536 #

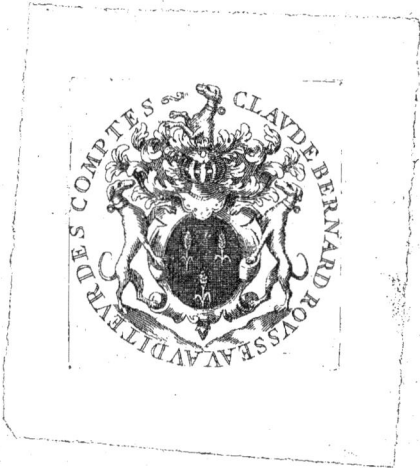

N.º 30

M.ᵉ Capert

ESSAIS
DE
MEDECINE
Où il est traité
DE
L'HISTOIRE DE LA MEDECINE
ET DES MEDECINS.

Du devoir des Medecins à l'égard des malades, & de celui des malades à l'égard des Medecins.

De l'utilité des remedes, & de l'abus qu'on en peut faire.

Par J. BERNIER, *Conseiller & Medecin ordinaire de feuë Madame, Duchesse Doüairiere d'Orleans.*

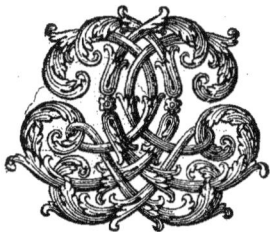

A PARIS,

Chez SIMON LANGRONNE, ruë saint Victor, au
Soleil Levant.

M. DC. LXXXIX.

Avec Privilege du Roi.

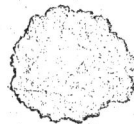

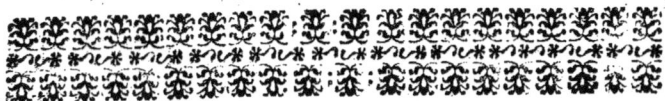

PREFACE

J'Entreprens pour le bien public d'écrire de la Medecine, & des abus qui s'y sont glissez, tant du côté des Medecins, Chirurgiens & Apotiquaires; que du côté des malades & de tous ceux qui s'efforcent de leur rendre de petits soins.

Quoi que cette matiere soit une des plus sujettes à l'envie, & une des plus difficiles à traiter à cause de son étenduë & des obscuritez qui s'y presentent; j'espere neanmoins, si je ne suis moi-même trompé par la passion que j'ay de détromper les autres, que cet Ouvrage sera bien reçû des personnes équitables & de bon sens, ne me mettant gueres en peine de plaire à ceux qui ne se reglent que par le caprice & l'interêt, & encore moins à ces impertinens Critiques, qui ne sçavent rien, & qui ne laissent pas de juger de tout : semblables à ces pauvres aveugles, qui se mêlent d'en conduire d'autres, quoi qu'ils ayent eux-mêmes besoin d'être conduits.

Je n'écriray donc pas simplement pour écrire, comme font tant de personnes, qui pour éviter l'oisiveté, ou pour se faire connoître, écrivent sur des sujets qui ne sont ni proportionnez à leurs forces, ni de leur Profession. Car s'il faut, comme tout le monde en tombe d'accord, *que chacun s'exerce dans son Art*, il est évident qu'aprés plus de quarante-cinq ans d'étude & d'experiences faites avec des Medecins de differentes Facultez & de differens genies, tant dans Paris que dans la Province; il ne me sera pas difficile de donner les caracteres des Medecins de nôtre tems, & de redresser bien des personnes que l'amour propre avoit prevenuës, & qui donnoient trop facilement dans la mauvaise foy & dans l'ignorance de gens qui se disent Medecins, quoi qu'ils ne soient rien moins que cela.

De plus, comme je n'ay presque jamais fait aucun autre personnage que celui de Medecin & d'infirme, & que je n'ay tiré aucun avantage de la Medecine, que celui de me conserver un petit patrimoine, une assez longue vie, & quelque reputation de sincerité; je ne croy pas qu'on me doive regarder comme un homme qui écrit par interêt, à un âge où je n'ay pas grand'chose à esperer de la Medecine & de la fortune.

Je feray à peu prés comme ce fameux Historien, qui aprés avoir donné les Annales de son païs dans l'Automne de son âge, reserva pour le commencement de son Hiver, & pour occuper sa vieillesse, ce qu'il avoit de meilleur & de plus important à écrire.

Uberiorem materiem senectuti seposui. Tacit. Annal. l. I.

Mais comme je ne veux blesser, s'il se peut, ni la charité ni la bien-seance, exposant au grand jour de mes inductions, les défauts des Medecins qui meritent quelque censure, je ne parlerai qu'en termes generaux, ou sous des noms feints & empruntez, exceptant toûjours les sçavans & ce petit nombre de bons & de vrais Israëlites, qui n'ont pas fléchi le genoüil devant Baal, ni donné dans l'avarice,

Mammona iniquitatis.

Avaritia quæ est idolorum servitus.

qui est la veritable idolatrie: separant pour ainsi dire de cette masse de corruption ceux qui pensent plus à faire leur devoir qu'à faire leurs affaires & leurs maisons, & laissant le peuple juger comme il fait ordinairement de tous les autres, par leur emploi, & du merite de leur course par le prix qu'ils en remportent.

Ce n'est pas que je m'imagine qu'il n'y ait que moi qui puisse

écrire utilement & à fond fur cette matiere : car je puis dire
avec fincerité, que je ne l'entreprens que pour exciter ceux
qui voudront fe donner la peine de fuivre les voies que j'ay
découvertes, & le chemin que je trace dans une carriere,
dont la fin & le terme leur fera d'autant plus d'honneur,
que ce qui regarde la Santé eft toûjours parfaitement bien
reçû, & que fans ce precieux trefor, les plus grandes &
les plus belles Villes, ne feroient que de beaux grands
Hôpitaux.

C'eft pour cela que je ne donne à cet Ouvrage que le
modefte nom d'Essais, qui eft à peu prés en nôtre
Langue ce que la Latine appelle *Conatus* un effort, un
goût, ou fi l'on veut, une tentative.

Je les divife en trois Parties, 1. La Medecine, 2. Le Medecin, 3. Et les fecours de la Medecine.

Ainfi je traite dans la premiere de l'exiftence de la Medecine, de fon origine, de fa définition, de fa fin, de fon
excellence & de fes honneurs ; & enfuite de fes ennemis,
dont je refute les calomnies & les objections ; & finis,
par ce que la Medecine Chrétienne a d'oppofé à celle des
Infidéles, des Juifs, & même des Heretiques & des Schif-
matiques, & par un Chapitre du Secret, qui eft l'ame
de cet Art & de fa pratique.

Dans la feconde, je parle fort au long des Medecins, que
je difculpe d'abord de certains défauts qu'on leur impute en
particulier ; mais que je ne laiffe pas de blâmer enfuite de
ceux dont on ne les peut difculper ; pour apprendre au Public à difcerner les faux des vrais, pour obliger ceux-là à
changer de manieres ou de profeffion, chacun étant obligé de le faire, quand on manque des qualitez & des intentions neceffaires pour s'acquiter de fon devoir.

Mais comme je n'épargne pas les défauts de plufieurs

ἰατὸν, ἰατρὸν, &
Φάρμακα.
Artem, artificem
& artis inftrumen-
ta.

PREFACE.

quand l'occasion s'en presente, je n'oublie pas aussi les hommes de merite tant de nôtre siecle & de nôtre connoissance, que des siecles passez, en quoi j'imite un bon Historien du dixiéme siecle. *Je leur rends, dit-il, ce qu'ils* *meritent pour le mal qu'ils m'ont fait, je les montre tels qu'ils sont, & les expose aux yeux de nôtre siecle & de la posterité. Je desire aussi que le même Ouvrage tienne lieu de rétribution aux personnes de vertu qui m'ont honoré de leur amitié, & qu'il soit une marque publique de la reconnoissance que je conserve de leur honnêteté.* Car pour ces hommes qui se mêlent de la Medecine sans capacité, ni caractere, l'histoire que j'en donne, est bien moins pour rejoüir le Lecteur, que pour servir de Phare & de conduite à ceux que leurs infir- mitez obligent à s'embarquer dans le vaisseau d'Hipocrate, pour chercher leur santé perduë.

Dans la troisiéme Partie, aprés avoir dit quelque chose des maladies, des malades, & des remedes en general, je passe à ce qu'on appelle *les Ministres de l'Art, & les choses non naturelles* & externes, & de-là aux secours ou remedes de la Medecine, tant en general qu'en particulier. Ainsi l'on pourra observer combien il est facile d'imposer aux personnes credules, particulierement quant aux remedes de la Pharmacie, & combien les femmes abusent de ces remedes pour cacher ce qui ne laisse pas de sauter aux yeux malgré toutes les precautions ; manége introduit tant par leur vanité, que par l'avarice des Charlatans, & même de quelques Medecins, qui, à la honte de la Medecine, font le plus honteux de tous les commerces.

Mais comme au milieu de tant de desordres il se trouve encore dans Paris & dans les Provinces, comme je l'ai re-marqué cy-devant, quelques sçavans & conscientieux Me-decins, je ne croy pas qu'il y ait aucun de ces Medecins,

PREFACE.

ni même aucun de ceux que je ne mets pas au nombre de ces élus, qui soit assez imprudent pour s'appliquer ce que j'écris en general ou en particulier contre les reprouvez. Au contraire, je pense que ceux qui se reconnoîtront dans les miroirs qui se presenteront quelquefois à leurs yeux, n'en feront paroître aucun chagrin, & qu'au moins si la difformité de ces objets ne les oblige de changer de vie, ils riront eux-mêmes les premiers à l'aspect de ces masques & de ces figures, aux dépens de qui bon leur semblera, n'y ayant rien d'autre part qui émousse tant les traits des railleries les plus piquantes, que de les laisser passer froidement, ces coups ne portant jamais plus rudement, que quand on y paroît sensible. C'est ainsi que Socrate s'étant apperçû qu'on le joüoit dans une Tragedie d'Aristophane, demanda froidement à ce Poëte, à la sortie du spectacle, s'il avoit encore affaire de lui.

Spreta vilescunt si irascare agnita videntur. *Tacit.*

Pour moi, de quelque maniere qu'on prenne les choses, je n'auray rien à me reprocher ne nommant personne.

Parcere personis, dicere de vitiis.

Je presente à tous ceux qui voudront bien les lire,
Un miroir qui ne flate point,
Où je pretens que l'on se mire,
Que si quelqu'un de bonne foy
Y reconnoît son air, & s'y voit effroyable,
Je n'en suis point coupable,
Il ne faut pas s'en prendre à moi.

Suivant à la lettre cet avis, dont je croy que chacun fera bien de prendre sa part : *Ego autem neminem nomino, quare irasci nemo mihi poterit, nisi qui prius de se confiteri voluerit.*

Cicero Oratione pro Lege Manilia.

Que si l'on s'étonne tous les jours de voir que des gens sans nom, qui n'ont encore rien fait, ou qui

PREFACE.

n'ont fait que fort peu de chofe, entreprennent de juger des Ouvrages des plus habiles en des matieres qui ne font pas de leur reffort ; il n'en eft pas ainfi de mes ESSAIS, puifqu'ils ne regardent qu'une Profeffion que j'ay faite fi long temps, comme je l'ay marqué cy-devant.

Au refte, comme je n'écris rien que je n'aie vû, ou dont je n'aie de bons garands, je puis affurer que je n'auray recours à aucun de ces faits calomnieux, dont le faux fel eft fi fort au goût de nôtre fiecle, & que je n'auray pas même befoin de cette grace qu'un bel efprit demande dés le commencement de fon Ouvrage.

Torqu. Taffo cant. 2. delia Jerufalem liberat.

> *E tu perdona*
> *S'inteffo freggi al ver*

Car pour les ornemens de la poëfie, pour les hiftoriettes & les inductions, outre que ce font des preuves de ce que j'avance, je ne voy pas que cela puiffe être blâmé, fervant à délaffer le Lecteur quand il n'interrompt pas le cours de la narration ; les Dieux mêmes, dit Platon, ne *Dii jocos amant.* haïffans ni les bons mots, ni les honnêtes railleries. En un mot, quoi qu'en puiffe dire la critique, la verité n'eft pas toûjours médifance, au moins dans la matiere que je traite, & peut être comparée à un arbre dont il y a lieu d'efperer des fruits aprés quelque temps. *Aug. cap. Non nos S. q. 5.* *Non eft malevolus qui crimen alterius indicat, quia indicando corrigi poteft, & tacendo perire permittitur.* Frater.

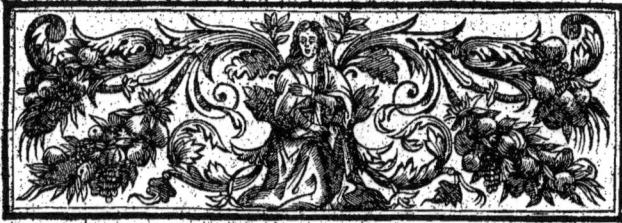

ESSAIS
DE
MEDECINE
PREMIERE PARTIE.

Contenant l'Histoire de la Medecine.

CHAPITRE PREMIER.

De l'existence de la Medecine.

P Uis qu'il faut prouver par de bonnes raisons l'existence de la verité de la chose dont on veut traitter, avant que d'aller plus loin ; & que la Theologie fait même entrer en question l'exiſtence de Dieu, avant que de parler de ses attributs & du culte qui luy est dû ; je croy ne pouvoir mieux commencer cet Ouvrage, qu'en prouvant qu'il y a une Medecine, contre ces incredules & ces ingrats qui la nient, & qui la traittent comme les Athées traittent ſon auteur, ſans penser aux graces qu'ils en ont receuës. Je feray donc voir que ni le nom ni la choſe dont je veux écrire, ne ſont point de ces illuſions dans leſquelles on a donné de tout tems, & dans leſ-

Ariſt. in poſterior. Analytic.

A

quelles on donne encore à present plus facilement qu'on ne les prouve. Ma premiere preuve sera tirée de l'autorité ; à laquelle je joindrai celles qu'on tire de la raison & de l'experience ; trois puissans instrumens de la certitude & de la verité qu'on veut établir. La premiere servira à convaincre ceux qui ont quelque sentiment de Religion ; la seconde sera pour ceux qui n'ont pas perdu la raison ; & la troisiéme pour ceux qui n'ont pas perdu l'usage des sens avec la raison.

Quant à la premiere, puisqu'il est certain que ceux ausquels la prevention tient lieu de raison, n'ont pas tous renoncé aux sentimens de Religion, je leur demande si ce grand personnage qui a écrit sous le nom de l'Ecclesiaste n'est pas un homme d'une sagesse consommée, & même inspiré du saint Esprit, & par consequent ce qu'ils ont à répondre à ces paroles si formelles: _Le tres-Haut a creé la Medecine, & le Sage ne la méprisera point?_ Car de dire que cela s'entend de la medecine spirituelle, s'est vouloir s'aveugler soi-méme, & s'opposer aux sentimens des plus doctes, & des plus pieux Commentateurs qui sont tous pour le sens literal & naturel. En effet peut-on donner un sens mysti-que ou allegorique à ces paroles : _Le Tout-puissant a creé de la terre les remedes, & l'Apoticaire fera des compositions agreables, & propres au recouvrement de la santé?_ Mais outre tout ce qu'on lit de l'existence de la Medecine dans l'Ecclesiaste, n'en est-il pas encore parlé en cent endroits du vieux & du nouveau Testament ? Le peut-on ignorer, à moins que de n'avoir jamais oüi parler de Concordance, d'être ennemi declaré de toute concorde, & de ne croire que soi-méme ? Aussi est-ce sur ce principe que tous les Peres de l'Eglise, tous les Patriarches des Ordres, tous les Theologiens, & tous les Casuistes ont non seulement établi une Medecine ; mais encore son merite, & la soumission qu'on doit avoir à ses ordres. Avançons.

Quoique la raison ne soit pas d'un fort grand poids en comparaison de l'autorité des saintes Lettres, & de celles de leurs Interpretes, voyons neanmoins en faveur de ceux qui donnent tout à la raison, & qui n'admettent point d'autres preuves, si le sentiment de plus de soixante siecles peut être une suite d'er-reurs & d'abus pour tout le genre humain. Tant d'Historiens, de Philosophes, de Jurisconsultes, de Theologiens pourroient-ils bien s'être tous trompez, pendant tout ce tems ? Hipocrate, cet homme que la nature avoit pourvû d'un si bon sens, qu'il a été

Ecclesiast. c. 28.

Gregor. Nazianz. Elias Cretensis. Estius. Tirin. Menochius. Dionys. Cartus. Hugo Grotius Aug. Evolius.

V. _Concordant. Biblior._

V. S. _Thom._ 2. 2. q. 99. articul. 1. S. _Antonin. p._ 3. titul. 7. c. 1. _Navarr. Manuel. c._ 22. num. 41.

admiré de toute la posterité aussi bien que de son siecle ; ce divin Vieillard dont on a dit qu'*il n'a pû ni tromper ni être trompé, & qu'il étoit la raison même*, auroit-il trompé tout le monde quand il a écrit *de l'Anciènne Medecine ?* Ce Celse que son éloquence, sa politesse, & son experience firent nommer *l'Hipocrate Romain*, auroit-il écrit une faussèté quand il a assuré que la *Medecine se trouve par tout ?* Non assurément, car ce seroit bien en vain que la nature auroit produit des forests de Remedes *, s'il n'y avoit point de Medecine ; car quant à tant d'autres Medecins, gens d'un merite reconnu par tout ce qui s'est trouvé d'hommes de bon sens dans le monde, je ne m'y arreste pas icy, puisqu'on pourra voir cy-après qu'ils n'étoient ni des ignorans, ni des credules, ni des entestez. Je me contenterai donc de remarquer encore ici en faveur de l'existence de la Medecine ; Premierement, que la difference qui paroist entre les alimens & les venins ; que ces specifiques qu'on oppose avec tant de succés à la malignité, non plus que la longue vie de tant de grands Medecins qui étoient d'une constitution fort valetudinaire, ne sont pas des fables faites à plaisir. De plus, ne voyons-nous pas que le bon & le mauvais usage qu'on fait des choses qu'on appelle *non naturelles*, dépose manifestement en faveur de l'existence de la Medecine ? car outre ce que remarque le Texte sacré *b* touchant la sobrieté & l'intemperance, qu'est-ce que les Medecins, les malades, & mêmes les personnes saines n'en éprouvent pas tous les jours ? En effet, s'il y a quelques extravagans débauchez, ausquels tout ce qui plaist paroist bon, le reste des hommes, ce me semble, fait quelque difference des choses, quand il y va de la santé & de la vie. Donne-t-on le vin pour rafraîchir, & la glace pour réchauffer ? ne procede-t-on pas en toutes choses par ordre & par raison quand on est un peu raisonnable ? Enfin cette application si naturelle à faire choix des Medecins les plus éclairez dans le besoin, ne fait-elle rien pour l'existence de la Medecine ? Mais encore s'il n'y avoit point de Medecine, & si elle n'étoit qu'une imagination, pourquoy un simple artisan, un crocheteur, un païsan, ne reüssiroit-il pas ordinairement dans l'exercice de cet Art aussi heureusement que les Medecins ? Car je ne parle que de ce qui arrive ordinairement, & non pas de ce qui arrive par un pur effet du hazard. Donne-t-on d'ordinaire son pied à chausser à un Serrurier ? Met-on son procés entre les mains d'un Architecte ? Ainsi vou-

A ij

Macrob. Saturn. lib. 7.

ὀγιὲς λόγος.

V. Libr. de veteri Medicina.

Medicina nusquam non est.

* Silva remediorum.

ὑλία ἵρεμχι.

a Æv. Cibus & potus, somnus & vigilia, quies & moti, s, excreta & reten a animi passchanata.

b Ecclesiast. c. 38.

droit-on commettre sa santé à un Peintre, à un Procureur, à un Marchand, en un mot au premier venu, & à tous ceux qui se vantent d'estre Medecins? Et si on le fait, fait-on sagement? Il y a donc une Medecine qui n'est autre chose que la pratique de la bonne methode, en ce qui concerne la conservation de la santé presente, & le rétablissement de celle qu'on a perduë, & qui est prouvée non seulement par la raison, mais encore par l'experience, qui va faire la troisiéme preuve de l'existence de cet Art.

Si toutes les raisons que je viens d'alleguer ne peuvent rien sur la prévention de ceux qui croyent se faire honneur de ne pas croire ce dont tous les sages conviennent, ne sera-ce pas plûtost fait de les mettre charitablement entre les mains de l'experience, avec ceux qui ont nié le mouvement, la chaleur du feu, la froideur de la glace, & pour ainsi dire la lumiere au milieu du jour? *Experientia rerum magistra.* Que pourront-ils dire contre cette *maîtresse des choses?* ce purgatif, ce vomitif, cette saignée, n'ont-ils jamais tiré personne d'affaire? Cet homme qui crevoit de plenitude & qui pâmoit de douleur, ne leur creve-t-il pas les yeux? Un simple & leger remede ne fait-il pas même quelquefois des merveilles, conduit par la prudence de celuy qui l'ordonne, & qui sçait ménager les secours suivant le besoin? Le demi-bain, qui semble si peu de chose, mais dont on se sert si utilement dans les intemperies des entrailles, & dans les douleurs de la nephritique seroit-ce une illusion, puisque l'experience nous apprend qu'il y a des occasions où un homme n'est pas si-tost plongé dans le bain, qu'encore qu'il ne sente rien qui flatte les sens, il paroist plus content dans l'estat d'indolence où il se trouve, que les plus voluptueux ne le sont au comble de leurs desirs? Mais que pourroit-on dire encore contre les effets sensibles & évidens des specifiques? contre ceux du fameux Kinakina, du Mercure, de l'Opium, du Baume, & de tant d'autres bons remedes qui ne sont pas moins confirmez par l'experience que par la raison? Car quant à ceux de la Chirurgie, l'ouverture de ce *Panaris* & de quelques autres apostemes, l'exclusion des corps étrangers, & en particulier l'extraction de cette pierre, aux duretez de laquelle il n'y avoit point d'autre adoucissement que l'operation; la merveilleuse operation de la Cataracte, qui semble rendre la vie avec la lumiere à ceux qui languissoient dans les ombres de la mort, la

reduction de cette fracture, sans laquelle l'homme né pour
contempler le Ciel rampoit sur la terre comme un serpent. Cette adroite & charitable main, qui dans les douleurs d'un travail mortel, sauve la mere d'une mort cruelle, & qui donne
en mesme temps la vie & la liberté à un pauvre petit prisonnier ; cette main, dis-je, si favorable, n'est-elle pas de celles que
les Anciens appelloient *les mains secourables des Dieux?* Et tout
cela en general & en particulier ; est-ce autre chose que la
Medecine? Car pour moy j'ose dire que si des preuves si sensibles ne contentent pas ceux que l'autorité divine, & la raison ne peuvent ramener ; ils sont dignes de la peine du sens,
& qu'au lieu de les réleguer en l'Isle d'Antiycre où croist l'Ellebore, c'est plûtost fait de les abandonner aux Dragonneaux
ᵃ de la Chirurgie, voire aux Dragons marins & terrestres, puis
qu'en effet le feu ᵇ & le fer sont les derniers remedes des maladies opiniastres.

Concluons donc qu'il y a une Medecine que les bestes mesme connoissent naturellement, *s'i trova la Medicina* ; car je n'e-
xamine pas encore icy, s'il est vray de dire, *ma il medico non
s'i trova.* Concluons, dis-je, qu'il y a une Medecine, & que nôtre Galien a eu grand' raison de dire, *Qu'il est bien plus raisonnable de s'en tenir aux experiences tirées des principes, que de nier temerairement l'un & l'autre.* * Car après tout, que les plus pas-
sionnez ennemis de la Medecine se joignent à tout ce qu'il y
a jamais eu de déclamateurs & de satyriques, tout cela ne prou-
vera tout au plus que les conjectures de la pratique, & l'ignorance de certains Medecins, sans donner la moindre atteinte à
l'existence de la Medecine, non plus qu'à la noblesse & à la
dignité de son origine, comme nous l'allons voir dans le Chapitre suivant.

ᵃ Dracunculi, Dra-
co marinus. V.
*Galen. in Isag. &
Paræum in Chirurg.*
ᵇ *Aphorismo ultim.
sect. 7.*
Proverbe Italien.

Galen. 3. de Crisib.

* *Quòd secundûm rationem & sensum hominibus patet. Porrò, quarum actionum
exempla certa sunt, earumdem certas causas dari necesse est: Et quarumcumque actionum certæ sunt causæ , earumdem causarum justa cognitio, in animo cognoscentis habitum quemdam gignit, juxta cujus præceptum similes actiones exercere possit. Mich.
Doringius de Medicina & Medicis adversùs iatro masticas & pseudo iatros.*

CHAPITRE II.

De l'origine de la Medecine, & de son progrés.

Quæ scientia magis à Deo est quam sanitas...
Medicamenta è terra procreavit, ne si accideret ægritudo corpori non deesset medicina. *Origen. in Num. c. 24. & homil. in Psal. 37.* Quamquam & illa corporis Medicina, si altius rerum originem repetas non inveniatur unde ad homines manare potuerit nisi à Deo, cui rerum omnium status salusque tribuenda est. *August. de Civit. Dei cap...* Sarmiz. caput Daciæ.

DEz que le premier homme eut transgressé le commandement de son Createur, ce ne fut plus que corruption; & c'est de cette source empoisonnée que les maladies du corps, aussi-bien que celles de l'ame, sont sorties. Mais comme ce Createur de toutes choses est la misericorde même, il eut la bonté d'y remedier dés qu'il eut consideré le pitoyable état de la creature. Ainsi c'est de luy que toute la Medecine a pris naissance. * Il l'a donc creée pour le soulagement des malades, pour empêcher qu'ils ne tombent dans le desespoir, pour obliger tout le genre humain à se ressouvenir éternellement de ses bontez; & si l'on en croit quelques Philosophes, pour une plus grande perfection du monde. C'est pour cela qu'il est reconnu par les Chrêtiens pour le veritable Alexicaque, pour le conservateur & pour le réparateur de la santé, dont les Payens n'avoient que le nom & qu'une fausse idée dans leur Jupiter.

IOVI CVSTODI
QVIRINO
SERVATOKI
PRO SALVTE CÆSARIS NERVÆ
TRAIANI AVG.
COL.
SARMIZ.

Or ces malheureux enfans du peché, ces maladies, dis-je, de l'ame & du corps, ne different pas moins entr'elles que font l'ame & le corps même; car comme celles-cy demandent le Medecin pour y remedier, & que le malade paroist luy estre obligé de ses soins; au contraire il tombe volontairement dans celles-là, & fuit tellement les remedes qu'il ne peut de luy-même, & sans le secours de la grace faire le moindre effort pour sa guerison; bien éloigné de chercher le Medecin & la Medecine. C'est pour cela que laissant la connoissance de ces maladies aux Theologiens, & leur cure au veritable Alexicaque, je m'arresteray simplement à l'origine de la Medecine corporelle, & ne parleray dans cet Ouvrage que des matieres qui en dépendent.

Je remarque donc premierement que ce que les Payens ont
enveloppé de nuages & d'obscuritez, attribuant à leurs Dieux
l'invention de la Medecine, & plaçant les Chirons & les Esculapes dans le Ciel, est la même chose que ce qu'en ont pensé
les Juifs, mais exprimé en des termes & en des manieres
differentes. *Dieu*, dit le sage fils de Sirach, *a creé la Medecine*;
voilà la creance du peuple de Dieu, & voici comme tout est
allé ensuite, non seulement selon les Juifs & les Chrestiens,
mais encore selon quelques sages & quelques sçavans du Paganisme. Adam sortit de la main de Dieu avec une connoissance parfaite de tout ce qu'il y avoit dans le monde. Il sçavoit
les vertus de toutes les plantes, de tous les mineraux, & de
tous les animaux; & c'est cette science que Dieu luy avoit
inspirée, qu'il communiqua à sa posterité quelque temps après
qu'il eut donné entrée aux maladies dans le monde par le peché. C'est ainsi que Seth en fit part à ses descendans, soit par
tradition, soit par les fameuses colomnies dont parle Joseph, &
que les Chaldéens, les Egyptiens, les Grecs, & tant d'autres
nations cultiverent successivement ces lumieres. Mais comme
les hommes ne laissoient pas de vivre long-temps nonobstant
ces seminaires de maladies & cette malheureuse impression du
peché, non seulement avant le deluge, mais encore quelques
siecles après,

Quando era cibo il latte
   Del pargoletto mondo, e culla il bosco,

ils ne furent obligez de mettre en pratique ces connoissances
qu'ils avoient receuës de main en main, que quand les maladies commencerent à se rendre plus frequentes, & lors que le
temps de la vie commença à s'accourcir notablement. Ce fut,
dis-je, alors & dans les besoins, qu'ils eurent plus particulierement recours aux remedes, dont ils rectifierent insensiblement
l'usage par des raisonnemens & des experiences reïterées. Et
c'est pour cela que je ne puis croire que Noé ait esté le premier Medecin, si ce n'est en la maniere qu'Adam l'a esté avant
le deluge, & non pas de la maniere que l'ont voulu ceux qui
croyent que ce Patriarche ait esté le mesme que le Promethée
du Poëte Eschilus, & qui s'imaginent que la reparation du genre humain a esté suivie immediatement de l'invention de la
Medecine pratique. Aussi n'entend-on point parler de la Medecine dans les Histoires les plus anciennes jusqu'à Mercure

Firmis adhuc soli-
disque corporibus,
& facili cibo non
per artem volupta-
temque corrupto.
Senec. Epist. 9.

Trifmegifte, à Athoth fils de Menés fecond Roy de la premiere Dynaftie, & à Tofortro Roy de la troifiéme, aufquels nous pourrions ajoûter cet Efculape Phœnicien, & fi l'on veut ces premiers Rois de la Chine, dont nous parlerons cy-aprés. Ainfi quels que foient ces hommes fameux, & quoy qu'on en penfe, il y a bien de l'apparence que la Medecine ne fut reduite en pratique qu'au tems du Patriarche Jacob, dont les

L. de errorib. falfar. Relig.

enfans la porterent en Egypte. Et c'eft pourquoy Julius Firmicus a penfé que Jofeph eftoit le Serapis des Egyptiens, à quoy il y a quelque apparence, fi l'on confidere que le *Congius* ou boiffeau qu'on voit fur la tefte des medailles de Serapis fe rapporte affez à la diftribution du bled que ce Patriarche fit faire dans l'Egypte pendant la difette des fept années. Car de dire que Serapis, qu'on fait le Dieu de la Medecine, eft ainfi

Jul. firmic. ibid.

appellé de ουΐας άτο, *le fils de Sara*, je laiffe à penfer s'il y a bien de l'apparence à cette autre conjecture du mefme Auteur.

Ex iis facti perfpicaciores, confiderantes res naturales apprehenderût medicinam, cujus fuit juventor Afclepius feu Æfculapius, avus Afclepii quem introduxit Trifmegiftus in Dialogo de hoc nomine, poftea vero res naturales declinando in fuperftitionem, immerfere fe in magicas attes, ut patet ex facro textu Exodi 7. & 8. Joan. Bap. Cazalius de veteribus Ægyptiorum ritibus.

C'eft encore pourquoy le docte Cafalius a écrit * que les Egyptiens apprirent par des fpeculations fortes & fréquentes tout ce qui appartient à la Medecine, & qu'ils le rectifierent à mefure que les maladies augmentoient. Mais ce qui n'eft pas moins vray, eft que leurs connoiffances furent bien-toft gaftées par le mélange de la Magie que leurs Rois, dont ils firent des Divinitez, ne manquerent pas à y introduire. Car comme il n'y avoit que les Princes & les Preftres de la Religion qui ofaffent en faire une profeffion ouverte, les particuliers ne s'en mêloient jamais qu'en fecret. Et c'eft de cette maniere qu'il faut entendre Homere, Platon, & Plutarque, qui ont avancé que les Egyptiens eftoient Medecins; car l'Egypte eftant fort fertile en remedes, il n'y avoit perfonne qui ne tafchaft d'en avoir quelque connoiffance. Neanmoins il faut avoüer que ce ne fut qu'au temps d'Efculape le Grec, qui vefcut un peu avant la fameufe Epoque du fiege de Troye, que la Medecine, laquelle avoit encore quelque chofe de rude fut *civilifée*, comme le remarque Mercurial au Livre 1. de fa Gymnaftique. Enfuite les hommes ◼◼◼◼ à fe déregler de plus en plus, & l'intemperance s'eftant introduite dans la Grece, Herodicus de Selimbre, maiftre du grand Hippocrate, inventa la Prophilactique, qui eft l'art de fe précautionner contre les maladies, & rendit, comme le remarque le mefme Mercurial, cette fcience, *de vierge qu'elle eftoit encore alors, feconde & remplie de quantité de beaux*

dogmes,

dogmes & de belles observations, tant il est vray que *la necessité &*
l'esprit ont inventé tout ce qu'il y a d'utile & de merveilleux dans le
monde. Ainsi la Medecine faisant tous les jours de nouveaux
progrès ; se trouva fort avancée au tems de la guerre du Pe-
loponese , qui fut l'an 300. ou environ de la fondation de
Rome , tems auquel on avoit déja cultivé quelques autres
Sciences.

 Ce n'est pas, pour dire le vray, & pour ne laisser aucun doute, que les hommes ayant commencé à se faire la guerre dès
les premiers siecles après le deluge , ils n'eussent dès lors inventé quelque moyen de bander les playes , de tirer les corps
étrangers , & d'extirper les membres pourris. Je ne sçay pas
même si les Tubalcains ayant manié le fer dès le commencement du monde pour en faire des armes, n'auroient point en-
treveu ses qualitez medicinales, & si après le deluge Cham &
Canaam, qui sont l'un le Jupiter & l'autre le Mercure du Paganisme, n'auroient point poussé plus loin ce que leurs peres
leur avoient communiqué touchant les qualitez des metaux &
des mineraux. Au moins est-il vray que Clement Alexandrin
* fait Misraim, qui estoit petit fils de Cham, inventeur de la
Chirurgie , & qu'on connoissoit la vertu du fer dès le tems
du siege de Troye ; témoin la lance d'Achille dont la roüille
guerissoit les plaies que ses coups avoient faites : car soit que
fraxinus soit pris pour la lance , soit que le fer de la lance &
la virole qui le serre & qui le tient ferme, soient la matiere
du medicament, on peut inferer de là que les hommes voyoient
dès lors quelques qualitez medicinales dans les arbres , &
dans les metaux. Mais à parler proprement ces connoissances
n'étoient que des rudimens de la Medecine, les maladies internes n'estant pas encore bien connuës, parce que, comme nous
l'avons cy devant marqué elles estoient rares, où peu aiguës,
& peu dangereuses.

 Tout cela estant donc supposé, au moins comme des conjectures raisonnables, je ne m'étonne pas si le Medecin Soranus
nous donne en peu de mots & selon les lumieres qu'un Païen
pouvoit en avoir, une histoire de la Medecine aussi courte &
aussi vray-semblable que celle-cy. *La Medecine a esté inventée*
p. Apollon, augmentée par Esculape, & perfectionnée par Hipocrate.
Car soit que les Grecs ayent entendu Dieu auteur de toutes choses & createur de la Medecine par Apollon qui est le

              B

Plato in Timæp.

Olimpiad. 87. *an-*
te Christ. 430. *ann.*

Vulnus deligavit a-
liquis antequam ,
hæc ars esset , &
febrem quiete &
abstinentia , non
quia rationem vi-
debat, sed quia id
valetudo coegerat,
mitigavit.
Quintiliam.

* *in Stromatio 6.*

Reinesius in variis
lectionibus.

in Isagoge.

Soleil, ou qu'ils ayent confondu cet Apollon avec Isis & Osiris,
dont les noms ne signifient pas moins la Medecine en langue
Ægyptienne, qu'ils signifient le Soleil & la Lune ; il est toûjours vray qu'ils ont voulu marquer par ces fictions qu'il ne
faut rapporter l'origine de la Medecine qu'à Dieu, ce que leur
posterité a si bien compris que quelques Auteurs ont écrit depuis que *l'invention en estoit au dessus de l'esprit humain ; qu'elle
estoit une chose sacrée, qu'elle estoit la doctrine des Dieux immortels,
& que l'exercice n'en estoit pas moins noble que l'origine : Divinitus data, divinitus accepta.* Quant au progrez de cette science il est
assez difficile de sçavoir précisément ce que veut dire Soranus
quand il l'attribuë à Esculape, l'histoire & la cronologie n'ayant
rien de bien assuré touchant cet homme si celebre, Celse méme tombant d'accord qu'il ne fut mis au nombre des Dieux
que parce qu'il avoit commencé à decrasser la Medecine. Ce
qu'il y a donc de plus vrai-semblable touchant l'origine de cet
Art, c'est que les fameux Rois d'Egypte, qui pouvoient avoir
appris quelque chose des descendans d'Heber, & ensuite des
Israëlites firent passer leurs connoissances chez les Grecs, où
elles firent quelques progrez du tems de Cadmus, de Chiron,
d'Esculape & de Podatere & Machaon enfans de celui-cy,
qui furent honorez comme des Divinitez, & aprés eux quelques-uns de leurs descendans, qui avoient exercé cet Art avec
generosité. Ainsi il en faut toûjours revenir à Esculape que
nous examinerons cy-aprés, pour trouver les fondateurs de
ces premieres écoles de la Grece, Gnide, Rhodes, & Cos,
& ensuite par divers degrez de generations le fameux Hipocrate, qui fut en son tems l'honneur de l'Ecole de Cos, y paroissant comme un Oracle malgré la jalousie des deux autres, qui
ne vouloient pas ceder à celle-cy. Mais quant à ce que nostre
Soranus avance touchant la perfection de la Medecine, qu'il attribuë à cet Hipocrate, il ne le faut pas prendre tellement à la
lettre en faveur de ce grand personnage, qu'on s'imagine que
la Medecine n'ait receu depuis aucun degré de perfection,
puisqu'il dit luy méme, que tout âgé qu'il est, il n'en a pas encore acquis une connoissance parfaite : car Soranus ne s'est apparemment servi de cette expression, que pour nous faire entendre que l'Art avant Hipocrate, n'avoit pour ainsi dire fait
que begayer, & qu'il n'avoit parlé un peu distinctement que
dans ces belles observations que nous admirons ; & enfin plus

Divina à stirpe cog-
nitio, ex Hesiod. &
Homer.
Deus sanitatis au-
tor. ex Pindar.
Quintil. decl. 268.
Lucian. in Abdicat.

Quoniam adhuc
rudem & vulga-
rem Medicinam
excoluit in Deo-
rum numerum re-
ceptus est.

V. Pausaniam &
Suidam.

Epistol. ad Dionys.

Coac. Prænot. li-
bri Epidem. Pror-
rhetic. & Apho-
rism.

intelligiblement dans les Commentaires de Galien, qui les sauva premierement de l'oubli en les tirant de la poussiere des Bibliotheques, où elles avoient esté comme ensevelies pendant six cens ans, & donnant à tous ces Oracles le jour & l'explication dont ils avoient besoin pour estre entendus.

Franc. Petrarchnell. Triomf. della fama. c. 4.

> *E quel di Coo che se ve miglior opra*
> *Se bene intesi fusse gli Aforismi.*
> *Un di Pergamo il segue, & in lui pende*
> *L'Arte gunsta infra noi allor non vile*
> *Ma breve & scura la dichiara e estende.*

Il ne faut donc pas douzer que si Hipocrate & les grands hommes qui l'ont suivi revenoient au monde, ils ne fussent surpris & étonnez de voir les merveilles qu'on a découvertes depuis eux dans la theorie & dans la pratique de la Medecine, & même le jour que tant de doctes plumes ont donné à leurs écrits. Et à ce propos je crois que ceux qui aiment la Poësie seront bien aise de voir icy une Epigramme que Utenhovius a traduite du Grec de d'Aurat qui l'avoit faite sur la traduction des Aphorismes d'Hipocrate par Jean Butin Medecin d'Angers.

> *Entheus Hipocrates quondam seu Pythia vates*
> *Hæc sacris cecinit pectoris ex adytis.*
> *Omnia sed cecinit confusa, sacer tulit illius*
> *Quò furor, ut nullus sortibus ordo foret.*
> *At nunc indigesta Oracula digerit hic dum*
> *Butinus, ratio est quod fuit ante furor.*

Il n'est donc pas vray, comme l'a pensé Aristote dans ses questions naturelles, que la Medecine ait été inventée par une espece de divination, par hasard, par revelation des demons & par leur invocation, ni que son inconstance, & son peu de certitude viennent de ces principes. Au reste, quoi qu'il me soit facile de confirmer non seulement la noblesse de la Medecine, mais encore son existence, par la continuation de ses progrez, & de son histoire depuis Hipocrate jusqu'à nous, je passe icy sur ces grandes & fortes preuves, parce que j'y reviendray cy-après en son lieu; & que d'autre part ce que j'ay allegué dans ces deux premiers Chapitres suffit pour convaincre les gens raisonnables de l'existence & de la noblesse de cet Art.

CHAPITRE III.

Du nom , de la définition , & de la fin de la Medecine.

LE terme de Medecine est fort équivoqué, car il signifie les instrumens ou remedes, dont l'Art se sert pour parvenir à sa fin. De plus les boutiques des anciens Medecins, qu'on appelloit *Medicina*, mais bien plus précisément une habitude de l'entendement par laquelle le Medecin opere, & l'operation même qui en émane. C'est pourquoy Michel Doringius s'expliquant sur ce terme, dit qu'il ne prend la *Medecine*, ni pour les remedes, ni pour les boutiques où on les garde, & c'est à peu prés en ce sens là que Tertulien appelloit les guerisons *des Medecines, quod Medicinas facit*, quoy qu'il appelle aussi en un autre endroit, la Piscine de Jerusalem une *Medecine*, il faut encore observer que *medicari* & *medicare*, qui signifient faire la Medecine, signifient aussi *changer, colorer & moderer, immutare, colorare.* Il n'en est donc pas du nom de la Medecine comme de tant d'autres qui sont l'image de la chose, & qui en marquent la nature & l'essence. Et c'est pour cela que ne voyant point assez clairement dans ce nom ce qu'est la chose qu'il signifie, j'ay recours à la définition que Rhases nous donne de cette chose, parce qu'elle frappe davantage l'esprit, & qu'elle est plus claire que tant d'autres définitions qu'il seroit inutile de produire icy. *La Medecine* est donc, suivant ce sçavant Arabe, *un Art effectif qui conserve la santé présente, & qui guerit les maladies curables avec le secours de la raison, & de l'experience;* définition dis-je d'autant plus juste & plus précise qu'elle comprend la nature de la Medecine, la fin qu'elle se propose & les moyens qu'elle prend pour y parvenir. D'où l'on peut tirer trois conclusions fort importantes à la Medecine, aux malades, aux ministres de l'Art, & même aux assistans ou amis des malades.

La première, que si la Medecine est un Art effectif, comme la définit Rhases, il s'ensuit qu'elle ne marche pas toûjours en aveugle, quoy qu'elle marche quelquefois dans l'obscurité, & par consequent que si elle ne guerit pas toutes les maladies, elle ne laisse pas d'avoir la santé pour fin, à laquelle elle tend

V. P. Kirstenii de usu & abusu Medicin.

Lasus Medicus.

Continens.

toûjours. A quoy nous pouvons ajoûter qu'outre les maladies incurables de leur nature, il y en a encore qui ont des causes surnaturelles, verité que les Payens ont reconnuë. *S'il n'y a donc point de conseil ni de prudence qui puisse s'opposer à Dieu*, le Medecin n'aura-t-il pas fait son devoir quand il aura mis en pratique pour le bien du malade ce que luy enseigne l'Art? De là vient que les Loix ne s'arment jamais contre luy pourveu qu'il ne paroisse ni malice, ni ignorance dans sa conduite. C'est ce qui a fait dire à Lucien que la Medecine estant si necessaire aux hommes, & par consequent si digne d'estime, ceux qui la professent doivent joüir d'une pleine & entiere liberté, & qu'il n'est pas raisonnable qu'une science qui vient de Dieu, & une puissance qui luy est consacrée soit sujette à la dureté des loix humaines, & à la peine des Tribunaux. Et neanmoins s'il en faut croire le caprice de bien des gens, le Medecin doit toûjours guerir, & si la mort arrive, ce n'est jamais elle qui a tort, c'est toûjours le dernier remede, quand ce ne seroit qu'une verrée d'eau ordonnée par le Medecin.

> *Fecerit & postquam quidquid jubet ipsa medendi*
> *Norma, nisi valeat subitoque revixerit æger,*
> *Murmurat insipiens vulgus, linguâque procaci*
> *Eloquitur de te connitia talia jactans.*
> *Hei mihi quam stultum est Medicorum credere nugis.*

Car pour le malade & les assistans qui ont souvent grand part à tout ce qui arrive de funeste, on ne manque jamais à les disculper, la raison a beau dire, & le Poëte a beau chanter:

> *Non est in Medico semper relevetur ut æger*
> *Interdum doctâ plus valet Arte malum.*

C'est une chanson pour ces gens là. La fortune qui a bouché les oreilles, & crevé les yeux de la pluspart, ne leur a déliè la langue que pour dire hardiment tout ce qu'ils s'imaginent; on diroit qu'on est obligé de les laisser conter tout ce qui leur plaît, parce qu'ils sont forts en comptant, & que l'argent qui semble redresser les jugemens de l'esprit, les rend toûjours tres-contens d'eux-mêmes, tant il y a de peuple, & de pauvres d'esprit parmi les richards: *Quanto piu richi d'i fuori, tanto piu poveri di dentro.* Ainsi je ne suis pas peu surpris de voir qu'un petit homme glorieux & sottement composé, qui n'a de genie que pour faire mal, dont la Religion & la dureté naturelle est cause de sa fortune, *Sicut Ethnicus & Publicanus*,

Proverb. 2. *Paralipomon. Reg.* 2. 4.

in Abdicato.

V. Langium in Epistolis.

Prospera omnes sibi vindicant adversa uni MEDICO. TACIT. *Annal.* I.

Perisaltus Faustinus.

Fortuna quem nimium fovet stultum facit Publ. *Mimus.*

Sapienza felic. del P. Bartholi.

& qui ne s'est élevé de la poussiere, que pour se guinder dans des airs de vanité & de cupidité ; qu'un homme ainsi fait , s'imagine avoir droit de se moquer d'un Art, que tant de grands Personnages, & le Fils de Dieu même ont honoré en le professant , & prétende traiter de haut en bas pour moins d'un écu, un homme qui pendant toute sa vie ne s'est appliqué qu'à son devoir, & à méprisér les biens mal acquis.

La seconde, que si la Medecine *conserve la santé presente & guerit les maladies curables* , on ne peut faire assez d'estime du Medecin. En effet ne voyons-nous pas que le goureux l'appelle son Sauveur dans Lucien ; qu'on honoroit de ce nom les Medecins du tems de saint Basile , témoin ce Jacques surnommé *Soter* & tant d'autres dont nous parlerons cy-après , qui sont parvenus au terme d'honneur & de gloire que le grand Hipocrate appelle ευχμοσυνη. C'est ainsi que le Mage, le Sage, le Philosophe & le Medecin n'estoient chez les Perses qu'une même chose, & que leurs Rois donnoient à leurs Medecins la qualité de Prince. Et c'est pour cela sans doute qu'Avicenne reçoit cet honneur, & non pas parce qu'il estoit le premier Secretaire du Roy , & que ceux qui ont le premier rang dans quelques emplois chez les Arabes, s'appellent *Abraies* ou Princes, comme ils sont appellez *Principes* chez les Latins. Ainsi qui ne voit que ce grand Medecin ayant gueri trois Rois de Perse , n'ait merité d'estre regardé comme un Sauveur , & comme un autre Cid & Seigneur de la Medecine. En effet

> *Après avoir sauvé trois Rois*
> *Pourroit-on manquer de Couronnes?*

Et si pour avoir sauvé la vie à un Citoyen, on donnoit à un simple soldat Romain une Couronne civile, le grand Avicenne n'avoit-il pas quelque droit après ces trois grandes cures à une Couronne , telle qu'on la donnoit chez les Perses à ceux qui s'estoient distinguez par quelque action d'éclat ?

La troisiéme conclusion que je tire de la définition de Rhases, est que comme la raison peut s'égarer quelquefois si elle n'est secondée de l'experience , de même l'experience nous conduit quelquefois dans de terribles extremitez , si elle n'est soutenuë & secouruë par la raison , comme nous le verrons plus au long dans la seconde partie de cet Ouvrage.

Quant à la fin de la Medecine qui est la santé, dont nous

wenons de parler en passant, & dont le Medecin est le directeur, que ne peut on point encore dire à son avantage? N'est-il pas vray qu'elle est le plus bel ornement du corps, le plus precieux des biens, & celuy sans lequel toutes les douceurs de la vie sont insipides. [a] Ce qui a fait dire à certain [b] Caton:

> *Capitis auxilium Medico committe sodali*
> *Sit tibi præcipuè quod primùm est cura salutis.*

C'est pour cela que le Poëte fait la Santé la plus ancienne des Déesses, & que la derniere coupe de vin luy estoit anciennement consacrée dans les festins. Il n'est pas necessaire, dit Lucien de manger à toutes les heures du jour, mais il est necessaire de se bien porter, & c'est pourquoy toutes les salles des festins chez les Egyptiens retentissoient de ce beau motet, *O santé tu es le plus grand des biens.* En effet qui ne sçait qu'une grande & continuelle santé est tres-rare, & que, selon la remarque du sçavant Erasme, on n'a veu que le Fils de Dieu & les Apostres qui n'ayent jamais esté malades: *Non erat in Tribubus eorum infirmitas*, exageration Hebraïque du Pseaume 104. pour marquer un bienfait & une grace insigne; mais verité à l'égard des Apostres, & de ceux à qui Dieu fait part d'une grande santé. C'est un si grand bien que celle du corps n'est pas moins promise que celle de l'ame à ceux qui font l'aumône de leurs biens. Ainsi on est riche des biens de la nature à mesure qu'on fait bon usage des biens de la fortune, & c'est de cette maniere que la santé étant le premier des biens de la nature, le pauvre qui se porte bien est incomparablement plus heureux qu'un riche malade. Tant de constitutions de rentes qu'il vous plaira, tout cela n'est rien si elles ne sont accompagnées d'une bonne constitution de corps: *Melius est corpus validum quam census immensus,*

> *Ultra hoc nitendum est vivamus corpore sano*
> *Quippe valetudo est censu præstantior omni*
> *Robustus fossor, Rege est præstantior ægro.*

Et si l'on en croit saint Augustin, ne vaut-il pas mieux se bien porter avec une petite figure, que d'estre malade avec une taille de geant? C'est ainsi qu'on peut estre riche au milieu de la pauvreté. Il n'est pas jusqu'au Paradis des Chrestiens, qu'ils ne se figurent comme un lieu, où il n'y a ni chagrin ni douleur, & où on jouit d'une santé parfaite. Aussi l'Eglise permet-elle de la souhaiter, mettant elle-même ces

Bona valetudine nullum ornamentum, nec monile præstantius Nicostratus apud Stobæum.
a Soran. in Isagog.
b Dionysius Cato in carminib.

in Abdicato.

O sanitas! tu maximum hominibus bonum.

in Encomio Medicinæ.

Ecclesiast. 34.
Isai. 58.

August. in Psalm.

Sanus est qui dives est.

Marcell. Palingenius Stellatus Zodiac. vita human. in Leone.

Melius est habere Zachei staturam, licet contractam & brevem quam Goliæ cum febre.
l. de bono conjugali.

paroles dans la bouche de ses enfans : *Perpetua mentis & corporis sanitate gaudere.* C'est pour cela que le *Sanitas tua* n'a pas esté moins connu pendant plusieurs siecles dans l'Italie, que *vostra Seignoria* y est à present ; & c'est pour cette même raison que cette nation qui sçait ses affaires autant qu'aucune autre, en fait sa principale affaire, & qu'elle donne pour ainsi parler la main droite à la santé sur le gain qu'elle aime si passionnement : *Sanita & guadin messer*, car voilà ce qu'on appelle son grand *Bon di.* nfin c'est dans cet esprit qu'un des beaux esprits de la nation ayant tout fait pour recouvrer sa santé perduë, parle de son rétablissement comme de la plus belle des inven-

Annib. Caro nell. Letter. l. 1.

tions : *Et quel ch'importa, mi pare d'aver trovata l'Alchimia di star sano.* Que s'il m'est permis de remonter à l'antiquité, je trouve un *Bene Valere* introduit dans toutes les lettres, & dans tous les témoignages de bien veillance par le Philosophe Pithagore ; car quoy que le *Bene Valere* le *Salus*, & le *Sanitas* signifient quelque fois l'honneur qu'on rend aux personnes, la consideration qu'on a pour elles, & le bien qu'on leur souhaite, ils marquent bien plus naturellement & plus ordinairement la

Genes. 42.

santé de corps & d'esprit. C'est ainsi que Joseph jure par la santé & par la conservation du Roy Pharaon ; que les Osse-

Heres. 19.

niens, secte de Juifs fameuse dans saint Epiphane, jurent par leur santé & par celle de leurs enfans. C'est encore ainsi qu'on juroit chez les Romains, par la santé des Empereurs, & que

Gregor. l. 10. Epistol. 31.

les Evêques estoient obligez de jurer *per salutem Dominorum nostrorum Rempublicam gubernantium.* C'est pourquoy les plus raisonnables & les plus ordinaires souhaits se terminent toûjours à ce qu'on appelle, *mens sana in corpore sano*, ΥΓΙΑΙΝΕΙΝ voilà tout ce que demande le brave Pirrhus, & le misterieux ΥΓΕΙΑ est pour ainsi dire l'heureux mot du guet qui fait triompher Antiochus des Galates, ses plus redoutables ennemis, & qui luy donne le nom de Sauveur. Tant d'inscriptions consacrées à la Santé, & particulierement celle du Temple

V. Miscelan. erudit. antiq. Spon. pag. 52.

d'Esculape qu'on voit dans le Palais Barberin à Rome, & que tant d'Antiquaires ont copiée, & cette fameuse Hymne d'Arifron traduite ainsi du Grec en Latin.

　　O Dearum Hygeia
　　Fac tecum exigam
　　Quod superest ævi
　Teque benevolam habeam mihi contubernalem,

　　　　　　　　　　　　　　　　　　　　　　Nam

Scaliger in Carminib.

Nam si quid in divitiis est gratia aut liberis
Aut quem beatum prædicare mortales,
Regio principatu, aut desideriis
Quæ clandestinis veneris cassibus venamur
Aut si qua alia Divinitas, hominibus voluptas
Aut laboribus est recreatio;
Tamen, ô diva Hygeia!
Illa omnia florent, charitumque ver renidet,
At te seorsum nemo est beatus.

Joan. Sambuci Bi-blioth. in imag. sa-nitatis.

Tu scopus & finis noster, fautrixque laborum
Adsis hospitii formula sana novi.
Edito quod rarum est, Thesauros prome benignos.
Thurea sic aris grana decusque feras.

Tant de medailles de la Santé divinisée par les Grecs & par les Romains; l'Hygée Minerve, ou la Minerve Hygée d'une medaille d'Antonin, cette fameuse Déesse *Salus* qui donne à manger à un serpent; ce Dieu que les Epidauriens appelloient Acesius, qu'ils donnerent pour compagnon ou pour substitut à Esculape, & qu'on a crû chez quelques peuples l'*Evomerion* ou le Telesphore d'Antonin, dont nous parlerons cy-après; ce Peon d'Homere, le Medecin des immortels, le plus proche du grand Jupiter, & qu'on appelloit de ce nom, parce qu'il appaisoit les douleurs; comme si on eût voulu marquer par cette invention qu'on ne peut estre heureux sans santé. Cette statuë de la Santé dont parle Cælius Rhodig. au pied de laquelle toutes les Dames Sicioniennes, mettoient les dépoüilles de leurs têtes, desorte qu'elle en estoit toute couverte : car quel sacrifice pour des femmes ordinairement idolâtres de cet ornement? Cette autre statuë que Lucien nous represente avec plusieurs pieces de monnoye, & quelques lames d'argent, dont les unes estoient à ses pieds & les autres attachées à ses cuisses, comme autant d'hommages qu'on luy rendoit pour les biens, la vie & la santé qu'on croyoit luy devoir. Ne sçait-on pas encore qu'il y avoit à Rome *Fana salutis*, *Porta saluta-ris*, *Augur salutis*, *Vicus salutaris*, *Ædes salutis*, *Jupiter salutaris*, *Sacra Meditrinalia*. De plus n'avoit-on pas le ΡΩΜΗ ou *Valetudo*, une des filles d'Esculape, le ΤΕΛΕΣΦΟΡΟΣ ΑΝΤΟΝΕΙ-ΝΟΣ ΘΕΟΣ, qui mettoit fin aux maladies les plus opiniâtres, & qu'on donnoit pour compagnon à Esculape & à

ΥΓΕΙΑ ΑΘΗΝΙ Roma in hort. Cardinal. Estensis.

V. Pausan. in Corinth. pag. 166. ἀπὸ τῇ πάγων τίς ἱας.

Lucian. in Pseudo Proph.

C

Hygée, comme il paroît dans plusieurs medailles Grecques
& Latines, & particulierement dans une medaille de l'Empereur Geta, où ce petit Dieu est debout entre Esculape & Hygée, coeffé d'un petit capuchon: Car quoy qu'il ne fût qu'une
de ces Divinitez qu'on appeloit *Minorum gentium*, il ne lais-
foit pas d'avoir un Temple à Pergame, comme on le peut
voir dans une autre medaille de Caracalla. J'observe encore
le ΝΕΙΚΑΕΩΝ ΚΙΑΒΙΑΝΩΝ de l'Empereur Adrien avec l'Efculape & la Santé, ce qui me fait souvenir de l'instance qu'il
faisoit à ses Medecins pour le faire mourir ou pour luy rendre la santé. A quoy on peut ajoûter cette Baze trouvée depuis peu proche des termes de Trajan avec cette inscription.

> ÆSCULAPIO SERVATORI
> DONARIA PRO SALUTE
> RESTITUTA GRATIA-
> RUMQ. ACTIONE
> NICOMEDES MEDICUS OFFERT.

Trois autres encore qui sont au sujet.

> FEBRI DIVÆ FEBRA
> SANCTÆ FEBRI MAGNÆ
> CAMILLA AMATA PRO
> FILIO MALE AFFECTO

> MINERVÆ MEMORI
> CÆLIA JULIANA
> INDULGENTIA
> MEDICINARUM
> EJUS INFIRMITATE
> GRAVI LIBERATA
> D. P.

> SACRUM NUMINI APOLLINIS
> L. NÆVIUS
> SECUNDINUS
> PRO SALUTE SUORUM
> T. V. M. V.
> V. S. L. M.

Mais ce qu'il y avoit de plus mysterieux & de plus singulier
dans les sacrifices qu'on faisoit à la Santé, est qu'il estoit permis d'y employer toutes sortes d'animaux, au lieu qu'on n'en
sacrifioit ordinairement aux autres Divinitez que de l'espece
qui leur convenoit, le taureau à Jupiter, le belier à Mars, le
coq à Esculape, le tigre à Bacchus, le pigeon à Venus, &c.
comme si on eût voulu marquer par cette diversité & cette
quantité de victimes qu'on immoloit à la Santé, qu'on fait

Brisf. in formul.

Ald. Manut. in Ortograph.

In oppido Insu-brium.

V. Pausan. in

toutes chofes pour guerir, & qu'il n'y a rien qu'on n'employe quand il s'agit de la vie. *V. I. Philip. Thomaf. l. dedowariis.*

Finiffons par le fameux ΛΩΣΤΟΝ ΔΕ ΥΓΙΑΙΝΕΙΝ du fameux Temple de Delos, & enfin par cet ΥΓΕΙΑ gravé fur le Tombeau de Leon le Grand Empereur de Conftantinople, dont on pourroit dire avec raifon,

O faffo amato & honorato tanto. *Torq. Taffo cant. 22. ftanz. 96. dell. Ierufal. liberat.*

En effet quelque horreur qu'on ait naturellement du tombeau, on attend, ce me femble, affez doucement la mort avec la fanté.

Bello in fi bella vifta ento e l'horrore. *Ibid. Canto 20. ftanz. 30.*

CHAPITRE IV.

De l'excellence de la Medecine par elle-même, & par les grands perfonnages qui l'ont profeffée ou qui en ont fait eftime.

SI la Medecine eft l'ouvrage du Tout-puiffant, comme nous l'avons remarqué cy-devant; fi elle eft loüée & recommandée par le faint Efprit; s'il ordonne de l'honorer à ceux mêmes qui n'en ont pas encore befoin: fi, felon *Caffiodore elle fait tout ce que les richeffes, qui font tant de chofes, ne peuvent faire; & fi même les fages Païens reconnoiffoient qu'elle eft un prefent des Dieux, & la main qu'ils tendent charitablement aux hommes pour fe relever quand ils font tombez dans quelque infirmité. Si dif-je elle a tous ces avantages, de quel prix ne doit-elle point eftre dans le monde? *Procul & de ultimis finib. terra pratium ejus.* Mais de plus fi nous confiderons que pour en avoir une connoiffance parfaite, il faut fe connoître foy-même; qu'il faut fe donner la peine de fonder ce profond abîme; qu'avec cette connoiffance il faut encore avoir celle de tous les remedes, occupation à laquelle une longue vie peut à peine fuffire; qu'après eftre pour ainfi dire entré dans l'homme & dans les corps fublunaires, il faut monter jufqu'aux globes celeftes, en un mot poffeder cette fameufe Encyclopedie que de grands perfonnages demandent pour la connoiffance de cet Art, penetrant jufques dans les facultez & les fonctions du divin reffort qui fait agir, pour ainfi parler, la machine du corps humain. Si nous confiderons, dif-je, tout cela, je demande fi tant de peines & de difficultez ne marquent pas l'excellence & la dignité de la Medecine? Auffi

*Antequam illa egeas, verfio Arabica c. 38. Ecclefiaft. verfiocul. 1. *Ibi nos nititur fublevare, ubi nullae divitiae, nullae dignitates poffunt fubvenire Caffiod.*

In Medico nulla poteft effe perfectio fine illa Encyclopædia, quae homini viam munit ad perfectionem. Scalig. de arte Poëtic. c. 16. Tiraquell. de Nobilit. cap. 31. n. 16.

C ij

L. *de lege & l. de de decent. ornat.*

est-ce pour cela que le grand Hipocrate a écrit que la *Medecine est la chose du monde qui merite le plus qu'on l'estime, quoy qu'en pensent les ignorans; qu'elle peut rendre un homme accompli dans l'étude de la sagesse dont elle est la sœur:* Que Pline tombe d'accord *qu'elle commande même à ceux qui sont preposez pour commander:* Que Galien soûtient *qu'elle est un Art des plus honnêtes & des plus liberaux; qu'elle a même quelque chose de grand & de majestueux,* & qu'il feint agreablement *que Mercure luy donna la premiere place dans une assemblée, mettant fort au dessous d'elle tout ce qui ne dépend que de la fortune.* C'est encore pour cela que Seneque est entré si heureusement dans le sens de la version Arabe du passage de l'Eclesiaste, que nous venons d'alleguer, & que tant d'autres grands hommes ont écrit qu'elle est une discipline qui ne cede à aucun autre, non seulement en utilité, mais encore en politesse & en agreement. Mais ce qu'il y a de plus admirable, c'est qu'elle force pour ainsi dire quelquefois par des cures surprenantes les ordres de la nature.

in Isagoge.

Sicut Medicinæ apud ægros etiam apud sanos honor est. Senec. in Epistol. ad Lucil.
V. *Plutarch. de tuenda valetudine. Quintil. in declam. Lucian. in Abdic. Plin. l. 20. c. 2. Isid. Pelusiot. Hali Abb. Petr. de Apono. Cardan. Just. Volf. &c.*

Ce n'est pas toutefois (pour ne laisser aucun scrupule sur cette pensée) que je croye qu'il faille prendre à la lettre ce qu'on raconte de certains Medecins, & qu'ils ayent en effet rendu la vie à des morts: car outre que les saintes Lettres nous apprennent que les morts ne reviennent plus, & qu'il n'est pas au pouvoir des Medecins de les ressusciter. Il est encore vray que les exemples qu'on allegue en faveur de ces Medecins sont équivoques & fondez sur un reste de chaleur naturelle, qui pour estre comme ensevelie, ne laisse pas d'avoir une force & une vertu vitale. Je tombe, dis-je d'accord de cela, mais ne voit-on pas aussi, qu'encore qu'il n'y ait que Dieu qui ait le pouvoir *de vivifier & de mortifier,* les soins de la Medecine ont l'avantage de retarder quelquefois la mort de plusieurs années, & qu'il n'y a pas une difference trop grande, entre retenir l'ame preste de partir, & la rappeller quand elle est partie? On pourroit encore ajoûter à tant d'avantages de la Medecine, que le Dieu vivant a bien voulu se nommer le Sauveur des Israëlites, & que son Fils unique, dans lequel sont enfermées toutes les sciences humaines avec les autres tresors de sa sagesse infinie, ne s'est fait appeller ni Philosophe, ni Jurisconsulte, ni Mathematicien, ni Orateur, ni Poëte, ni Historien, mais *Sauveur: Pertransibat benefaciendo & sanando.* Aussi est-ce-là le caractere le plus sensible de la Di-

Ex Phebo Medici didicerunt mortis dilationem. Callimac. Hymn. in Apollin.

Erasm. in Encom. Medic.

vinité ; c'eſt par là qu'il attire les hommes à luy : car quoy qu'il le faſſe d'une maniere ſurnaturelle, ce qu'il fait n'eſt pas moins la Medecine du corps , que celle de l'ame ; c'eſt tout ce qu'il entreprend de faire pendant ſes voyages, & les trois années de ſa vie connuë , *hæc meta laborum* , il guerit les paralitiques , les aveugles , les lunatiques , & les poſſedez : *Omnes languores, omnes oppreſſos à Diabolo !* mais il ne s'abaiſſe jamais juſqu'à donner les biens de la fortune. Il n'a pas de remede pour la pauvreté que les hommes regardent comme le plus grand des maux , & qu'il regarde comme un bien , juſqu'à vouloir que les riches même l'aiment au milieu de leur abondance. Il n'enrichit point ni Obed - Edon, parce qu'étant la realité de ce dont, l'Arche n'étoit que la figure ; il a bien d'autres biens à donner que les richeſſes, la grace ſeule des Santez étant infiniment au deſſus de toutes les graces de la fortune. Mais voudroit-on quelque preuve convaincante & ſenſible de l'excellence, de la nobleſſe , & de l'utilité de la Medecine? On n'a qu'à faire reflexion ſur ce qui ſe paſſe dans l'homme à cet égard: Car n'eſt-il pas vray qu'on ſouhaite naturellement d'eſtre Medecin ? Que chacun a inclination de donner des avis aux malades , & qu'on les donne naturellement? *Il n'y a rien* , dit un bel Eſprit, *dont on ſoit ſi liberal que de ſes conſeils :* mais de tous ces conſeils qu'on donne ſi profuſement, on peut dire avec verité qu'il n'y en a pas qu'on donne ſi frequemment & ſi facilement que ceux qui roulent ſur la ſanté, témoin le plaiſant du grand Duc, qui trouva tant de Medecins dans Florence en ſi peu de tems. Il n'y a donc pas lieu de s'étonner ſi les Egyptiens & aprés eux tant de ſages nations ont ordonné des ſalaires tirez du treſor public , à ceux qui faiſoient profeſſion de la Medecine , juſqu'à fonder des écoles pour l'inſtruction de la jeuneſſe qui s'adonnoit à cette ſcience, ſi les malades obeïſſoient aux diſciples d'Eſculape comme des ſoldats à leurs Officiers, & comme des ſujets à leur Souverain, & par conſequent ſi l'on peignit depuis ce tems-là les fameux Medecins la couronne ſur la tête, puiſque Pline, comme nous l'avons cy-devant remarqué avoüé que la Medecine a ſeule le privilege de donner des loix à ceux qui les font, que Caſſiodore fait dire à ſon Prince en faveur de ſon Medecin : *Nam licet alii ſub ecto jure ſerviant, tu rerum Domino ſtudio præſtantis obſerva* ; qu'on avoit dit longtems avant ces Auteurs,

Scip. Mercur. de gli errori popolari d'Ital. l. 4. c. 18.
Penſées de M. D. L. R. F.

ex Empedoc.

Et Medici in sethis qui hominum terrestribus insunt
Hinc existunt Dii quorum sunt maximi honores.
Et que deux autres Poëtes ont dit il n'y a pas long-tems,
Stat primo Medicina loco, reliquasque vetusto
Jure superba præit, siquidem cum prima futuro
Omnipotente manu junacta essent semina mundo
Jamque recens tellus, vernantem condita vultum
Induerat, turpe ante, nefas! morbosque nefandæ

Henric. Smetius ad
Frederic. IV. Ele-
ctorem Palatinum.

Culpa carnifices, ante ipsa exordia gentis
Humanæ, Medicina pari mox tempore cœpit.

Marcellus Palin-
gen. Stellat. Zodiac.
vit. hum. in Leone.

Sit bonus & doctus Medicus, Medicina parabit
Sufficiens lucrum Domino, morbosque fugabit.
Hanc olim Phochus coluit, Phobeius atque
Filius, hac se se immortali nomine digni
Effecere, hanc & didicit Chironis alumnus
Quamvis Eacidæ, quamvis Nercide natus.
Hac fuit illustris Paon, clarusque Machao.
Egregius Medicus, mendicus non erit unquam
Adde hoc quod plena est occultæ cognitionis
Hæc florum, herbarum, lapidum secreta recludit,
Et quidquid tellus intra sua viscera celat
Perspicit, ac vires natura provida pandit.
Corporis humani partes considerat omnes,
Et revocat multos regnum ad Plutonis ituros.
Ergo quid hâc potius sapientem scire licebit?
Ut non solum animos possit sanare medendo,
Verum etiam membris ægris prodesse medendo.

Ce sera donc pour confirmer tant de veritez glorieuses à la Medecine, par des exemples particuliers, & par des inductions plus sensibles, que tout ce que nous avons dit cy devant, que je vais faire une Histoire Cronologique des Medecins, où je m'arresteray particulierement à ceux d'un merite distingué, ce que j'entreprens d'autant plus à propos qu'il ne s'est trouvé personne jusqu'à present qui ait travaillé avec quelque exactitude

Chronologia Me-
dicorum.

à ce dessein. Car si Wolphangus Justus y a mis la main, il est certain qu'il n'est pas exact, & qu'il s'est trompé dans ce qui regarde la Chronologie & bien d'autres faits. Joannes Neander

De vitis illustr.
Medicorum.

n'a sur cette matiere qu'un projet fort mal ordonné. Petrus Castellanus, qui avoit écrit long-temps avant ceux-là, n'est pas plus exact dans l'ordre des temps. Andreas Tiraquellus, n'est (dans ce qu'il a écrit sous le titre de *Succeſſio Medicorum* de méme que dans ſon *Nomenclatura Medicorum per Alphabetum*) qu'un chaos, dont on a peine à percer l'embarras pour en tirer quelque lumiere. Je ſçais à la verité que Barthol. Mozerus, Otho Brunfelſius, Iſraël Spachius Andr. Chioccus, Jacobi Milichius, Barthol. Vvaltherus, Robert. Conſtantinus, Joan. Sambucus, Joan. Spithonius, Joan Sebardus, Joſias Simlerus, Laurent. Joubertus, Melchior Adamus, Petrus Lambecius Symphor. Campegius, Gerardus Voſſius, German. Conringius, Franciſc. Ranchivus, Renatus Moræus, ont écrit les vies de quelques Medecins ; mais outre que la pluſpart n'ont fait que paſſer ſur la matiere, les uns ne ſe ſont arreſtez qu'aux Medecins de leur tems, & les autres qu'à ceux de leur païs, Univerſitez ou Colleges, chacun ſuivant le ſyſteme qu'il s'eſt fait, ſans ſe mettre fort en peine de la Chronologie. Ajoûtez que les memoires de certains Auteurs qui euſſent pû ſervir à ce deſſein, & que Henricus Meibomius marque dans ſa lettre à Hieronim. Velſchius Medecin & Hiſtorien d'Ausbourg, ſont perdus. Car quant à ce qu'a marqué * Lypenius touchant le deſſein de Joan. Meibomius fils de Henricus, celuy de Hyeronim. Velſchius, & celuy méme de Mr. l'Abbé Menage: il faut ſçavoir que les deux premiers ne pûrent executer le deſſein d'écrire l'Hiſtoire Chronologique des Medecins, parce qu'ils manquerent de memoires & de ſecours, & qu'enfin ils furent prevenus par la mort, comme il parroiſt par l'epiſtre que Henric. Meibomius a écrite à Hyeronim. Velſchius ſur ce ſujet, & par la réponſe qu'y fit celuy-cy. Pour Mr. l'Abbé Menage, Lypenius n'a pas ſçû que ce que ce ſçavant homme a ramaſſé de divers Auteurs, n'eſt que la matiere des vies de plus de quatre cent Medecins, la pluſpart anciens, & qu'il n'y a rien dans ce manuſcrit qui regarde l'Hiſtoire chronologique des Medecins, l'ordre eſtant purement Alphabetique. Mais pour cela je ne dois pas paſſer ſous ſilence que comme ce manuſcrit eſt plein de bonnes choſes, il m'a eſté d'un grand ſecours, & que j'euſſe encore pû en tirer bien des éruditions, ſi des Vers & des paſſages de Poëtes, d'Orateurs, d'Hiſtoriens & de Peres Grecs euſſent pû entrer dans un Ouvrage que j'ay compoſé en François, & pour les François.

Comme je ne fais donc icy qu'une Hiſtoire Chronologique

L. de nobilitate,
cap. 31.

* *in Præfat. Bibliothec. realis Medica.*

& non pas des vies de Medecins, & que d'autre part on auroit
presque aussi-tôt compté les astres du Ciel que ceux de la
Medecine, j'imiteray ceux qui chassent dans une grande forest, ou qui pêchent dans un grand étang, ausquels il doit
suffire d'avoir cherché fort exactement sans s'opiniastrer à
vouloir trouver & prendre tout ce qu'il y a de caché. Ainsi je
me contenteray de marquer dans ce Chapitre tous ceux qui
se sont rendus considerables dans la Medecine, n'oubliant pas
même les défauts des Medecins, que les Poëtes & les Historiens font entrer dans leurs inductions, feints ou veritables,
pour donner en passant du relief aux vertueux, & pour inspirer aux vivans une juste horreur des imperfections des
morts. Quant à ceux qui ont approché de nostre siecle, je ne
feray que passer legerement sur leurs noms, sur leur patrie &
sur leur tems; parce que le nombre de ceux qui ont paru depuis le treiziéme siecle jusqu'à present, est si considerable,
qu'il faudroit des volumes entiers pour les marquer exactement, outre que les vies de la plufpart se trouvant au commencement de leurs Ouvrages, ou dans des Auteurs particuliers, les curieux y pourront avoir recours. Car quand par
exemple on n'auroit à parler que des Chimistes & des Arabes,
qui ne sçait qu'il y a une infinité de ces derniers dont les noms
seuls sont fatigans, & qu'il est difficile de sçavoir, où le docte
André Tiraqueau a pris tant de noms bizarres d'Arabes & de
Juifs dont il a rempli son recueil, si ce n'est peut-estre dans
l'Histoire composée par Ben-Casen docte Arabe, & dans celle
de Leon l'Africain, dont les originaux gardez dans les Bibliotheques de Leyde & de Florence, peuvent avoir esté
communiquez par extrait à ce grand Jurisconsulte. Et à ce
propos j'avertis icy, que quant à l'ordre de cette histoire ma-
nuscrite gardée dans ces Bibliotheques, je n'entreprens pas de
suivre ce grand dessein, non plus que celuy d'Alpagus, qui selon le témoignage d'Henricus Meibomius en l'épistre cy-devant alleguée, en avoit composé une qu'il n'a ni achevée ni
fait imprimer, puisque quant à ce Ben-Casen il a fait une Histoire generale des Medecins selon les nations, entreprise
d'une trop grande discussion pour mon dessein, & qui ne regarde pas la Chronologie en particulier, & que tout ce que j'en
puis dire après * Hottinger pour satisfaire le Lecteur en passant,
est qu'il divise cet Ouvrage en quatre Parties, où il traite dans
la premiere

*L. de Noblit. cap.
30.
V. epist. Henrici
Meibom. ad Hier.
Velschium.
V. Vossium de hi-
steric. Latin.*

*Hotting. Analect.
Historico Theolo-
gic. pag. 292. dis-
sert. 6.*

la premiere, de l'origine de la Medecine; dans la seconde, des premiers Auteurs de cet Art; dans la troisiéme, des Medecins Grecs de la race d'Esculape; dans la quatriéme, des disciples d'Hippocrate; dans la cinquiéme, de ceux qui ont paru depuis Galien; dans la sixiéme, des Medecins Chrétiens d'Alexandrie; dans la septiéme, de ceux qui ont fleuri depuis le Mahometisme; dans la huitiéme, de ceux qui se sont rendus considerables au tems des Abassides; dans la neuviéme, des Metaphrastes ou Traducteurs des Livres Grecs & Arabes; dans la dixiéme, des Medecins de la Mesopotamie & de Babylone; dans la onziéme, des Barbares; dans la douziéme, des Juifs; dans la treiziéme, des Africains; dans la quatorziéme, des Egyptiens; & dans la quinziéme, des Syriens.

Quant au Comput Chronologique, je suivray Scaliger, les Peres Petau, Salien & Torniel Jesuites, & autres Modernes qui conviennent à peu prés entre eux & avec la plufpart des Chronologistes, des Olympiades, & de la fondation de Rome; parce que je ne vois gueres de Medecins avant ces fameuses Epoques, qui ne soient en partie fabuleux, & d'un tems incertain, & que cette maniere de compter est plus methodique & plus intelligible pour les Lecteurs qui en sont la plufpart prevenus, que celle de quelques Modernes, qui se sont avisez depuis quelque tems, de faire le monde plus vieux de quinze ou de dix huit siecles, qu'on ne le croit communement: Car quoy que je ne doute pas que ces Auteurs n'ayent quelque raison de compter ainsi, je crois qu'il sera à propos d'attendre encore de nouveaux éclaircissemens sur cette matiere; & quant à ce qu'il y a de fabuleux dans l'Histoire des plus anciens Medecins, tout ce que je puis faire, est de tâcher à débroüiller ce cahos pour en tirer quelques lumieres, laissant à de plus heureux & de plus habiles, à retoucher cet endroit qui n'est pas le moins difficile de mon Ouvrage.

Nous avons deja marqué en passant qu'encore que le peuple ne fût pas ignorant dans la Medecine chez les Egyptiens, il n'estoit permis qu'aux Prestres & aux Princes de l'exercer publiquement. C'est pourquoy on a cru qu'un Hermes ou Mercure surnommé Trismegiste, Roy, Prestre & Legislateur, estoit l'inventeur de cette science. Pour moy, sans vouloir prendre parti pour ce personnage, ni le vouloir nier aussi absolument que quelques Auteurs ont fait; je marqueray simplement ici,

D

V. Olaum Borri-
chium, de ortu &
progressu Chymia,
& Francisc. Patri-
tium in Trismegis.

ce qu'on en a crû chez les Egyptiens, les Grecs, les Latins,
& enfin dans ces derniers siecles. Les uns ont donc crû que
Seth ou Enoch estoient le premier Mercure, & le veritable;
& que c'estoit luy qui avoit planté les fameuses Colomnes dont
les Historiens ont tant fait de bruit, & qui ont esté d'un si
grand secours pour les Egyptiens. Les mêmes ont crû que Noé
estoit le second Mercure, & que Chanaam fils de Cham, qu'ils
font inventeur de la Chimie, & Prestre d'Isis, d'Apollon &

V. Bellamicum
Carmelitan. l. de
fide & symbolis.

d'Esculape, estoit le troisiéme. D'autres ont soûtenu qu'il n'y
avoit que deux Mercures, tous deux Egyptiens & Roys de
Thebes, quoy que d'autres y ajoûtent un Babylonien : Que le
premier de ces deux Egyptiens surnommé le Vieux, fut Conseiller, & Precepteur d'Isis, & d'Osiris Roys d'Egypte : Qu'il
fut inventeur des Lettres & du culte de Dieu, & qu'il vivoit
environ le tems d'Abraham, ayant esté auditeur du vieux
Saturne qui est nostre Noé; & que quant au jeune Mercure,

M. C. secund.
Vvolph. Iustum.
2433.

il fut petit-fils du vieux, & auteur comme son ayeul, de quelques traitez de Medecine, de Philosophie, & de Theologie,
& peu moins ancien que Moyse; & qu'il fut surnommé Trismegiste, non pas pour avoir esté, comme d'autres l'ont crû,

V. Stobæum.
& Suidam. in le-
xic.

Roy, Prestre, & Philosophe, ni pour avoir écrit le premier de la Trinité, mais par une maniere de s'exprimer,
assez ordinaire aux Grecs & aux Latins quand il est question

Terque quaterque
beatus.

du sublime. Quoy qu'il en soit, ce Mercure a eû des noms
differens chez les Egyptiens & les Pheniciens, qui en ont fait
leur Thoot, Thoyt & Thaautus, & l'inventeur de la Medecine.
Ce qu'il y a d'assuré, est que les Grecs ont fait de Mercure,
quel qu'il soit, non seulement un Hermés marqué dans une infinité de monumens antiques, mais encore plusieurs Mercures,
par leurs inventions fabuleuses, & qu'ils ont gâté & obscurci
tout ce qu'il y pouvoit avoir de vray, & tout ce qu'en avoient
crû les Egyptiens; & que c'est pour cela que de grands personnages, tant du Paganisme que du Christianisme ont eû bien
de la peine à démêler le vray des Mercures, d'avec les fables
de ces Grecs : Car enfin tant d'Auteurs graves ont donné de
tout tems dans les Mercures Egyptiens, que pour venir à notre tems, le fameux Professeur en Philosophie Franciscus Patritius Romain a non seulement crû qu'il y avoit plusieurs

Nova de univer-
sis Philosophia.

Mercures Egyptiens, mais encore qu'un de ces Mercures estoit
Auteur d'une Philosophie, que ce Professeur a enseignée &

dédiée au Pape Gregoire XIII. & dont il a donné au Public les extraits illuftrés d'une fort belle Preface, où il fe declare *Francifci Patritii* pour ces Ouvrages, comme pour de veritables productions *Hermes.* de l'efprit de Mercure dit Trifmegifte, & où il fe vante d'avoir corrigé une infinité de fautes dans les editions de Marcille Ficin, & du Seigneur de Foix de Candalle Evêque d'Aire; furquoy il ne faut pas oublier en faveur du Mercure Egyp- tien que le fçavant Hottinger affure que Mahomet Beu-Ifac *in Analect, pag.* a écrit qu'un Mercure Roy d'Egypte a laiffé des Ouvrages, *251.* dont les Arrabes & les Perfes confervent une Traduction dans leurs Bibliotheques. Mais Patritius n'a pas efté le feul de no- ftre fiecle qui ait pris l'affirmatif avec chaleur pour Mercure Trifmegifte, puifqu'il n'y a qu'environ quarante ans que Monfieur Padet Profeffeur en Philofophie à Paris, fe mit en *Petrus Pade-* tête d'enfeigner la Philofophie de Trifmegifte, & donna au *tius.* public non feulement un Traité *de Ente* fur fes principes, mais encore des extraits de tous les Ouvrages qu'on luy attribuë, qu'il fit imprimer en faveur de fes écoliers, avec une Prefa- ce où il marquoit tout ce que Platon en avoit écrit fous le *Plat. in Phædon.* nom de Theuth, & tout ce que Ciceron, Jamblic, & mé- *Tertul adverf.Va-* me Tertullien, Eufebe, faint Auguftin & Suidas en avoient *Eufeb. præpar. E-* penfé, pour ne point parler de Marcille Ficin, du Seigneur *vang. l. 1. cap. 9.* de Foix de Candale, de Patritius, & de plufieurs autres. *& 10. Auguft. de*
Cependant J. Goropius Becanus fçavant Philofophe & Me- *Civit. Dei. l.18.* decin du fiecle paffé, avoit avancé qu'il n'y avoit jamais eû *c.8. v. 39.* de Mercure; & que tout ce qu'on a dit de ce perfonnage eftoit fabuleux, mais par des raifons que Francifcus Patritius *V. F.Patritium in* n'a pas laiffées fans réponces. C'eft pourquoy il ne faut pas *Hermete.* s'étonner fi un des plus fçavans Prelats de noftre fiecle a fçû bon gré à Gorop. Becanus de fon fentiment, & s'il a écrit que tout ce que les Egyptiens & les Grecs ont dit de Mercu- re, doit eftre attribué à Moyfe, tant à caufe des convenan- ces qu'il y a entre les noms de ce grand ami de Dieu & ceux de Mercure, qu'à caufe de celles qui fe trouvent dans les ac- tions de l'un, & dans tout ce que les Egyptiens & les Grecs *V. propofit. 4. De-* ont publié de l'autre, jufqu'à foûtenir que l'Afclepias, le Poï- *monftrat. Eange-* mander, & les autres Ouvrages attribuez à Mercure Trifmeg. *Hues. Sneff. Epif-* ne font point de luy, & que plufieurs grands perfonnages fe *cop.* font trompez avec Lactance, n'ayant pas reconnu au ftile & aux matieres qui y font traitez, que ce font des fuppofitions de

quelques Chrestiens Heretiques du premier ou du deuxiéme ſiécle, qui ont abuſé de leur loiſir, parce qu'en effet il y a bien des choſes qui ne peuvent s'accorder avec la Religion Chrétienne. Sur quoy il n'eſt pas mal à propos de marquer icy que Galien, qui vivoit dans le deuxiéme ſiécle, a dit de Mercure, qu'on avoit pris plaiſir de tout tems à luy attribuer tout ce qu'il y avoit de grand, ſoit vray, ou fabuleux : *Hermetem prædicavit antiquitás Autorem omnium rerum tam verarum quam falſarum.*

L. 6. de ſimplic. medicam. faculta. tib.

Quant aux fameuſes Colomnes qui portent le nom de Mercure, il faut ſçavoir que ceux qui croyent un Mercure Triſmegiſte autre que Moyſe, croyent pareillement qu'on a de tout tems, & même avant le déluge, gravé ſur des metaux, des pierres & des arbres, l'Hiſtoire des Tems, des Sciences & de la Religion; mais qu'ils veulent que les Philoſophes Payens n'ayent trouvé ſur ces Colomnes, que les choſes civiles & morales; & que quant à celles qui regardoient l'Aſtrologie, la Philoſophie & la Theologie, ils ne les apprenoient que par tradition des Preſtres Egyptiens, qui les avoient tirées & appriſes des Livres d'Hermés; & que c'eſt pour cela qu'on ne laiſſoit pas de dire qu'ils avoient étudié ſur ces Colomnes tant vantées. Quant à ceux qui ne connoiſſent point d'autre Mercure ou Hermés que Moyſe, ils ont crû que les Livres des Preſtres Egyptiens n'eſtoient que des extraits de la doctrine de ce Patriarche, qui avoient été gravez, (mais fort alterez par le mélange des faits qu'on y avoit ajoûtez aprés ſa mort,) ſur des colomnes qui eſtoient expoſées au public; & que c'eſt de cette maniere que le Sanchoniate avoit ajoûté ce qu'il avoit voulu aux écrits de Moyſe; & que Philon, dit Byblius, avoit pareillement ajoûté pluſieurs choſes aux écrits du Sanchoniate même, dans la Traduction qu'il en avoit faite, tant il s'y lit de choſes contraires à la doctrine de Moyſe. C'eſt, dis-je, pour ces raiſons que tous ces Philoſophes & Medecins qui paſſoient en Egypte pour y étudier, eſtoient regardez aprés leur retour comme des diſciples de ces Colomnes, où on croyoit que tout ce qu'il y avoit de plus caché & de plus myſterieux dans la Religion & dans les Sciences, eſtoit contenu. Mais il ne faut pas paſſer outre pendant que nous ſommes en Egypte ſans nous arrêter à deux de ſes fameux Rois du pays, qui ont fait profeſſion de la Medecine.

Georg. Syncell. pag. 54. 56. & 57.

Le premier eſt Athot ou Athotis fils de Menés premier Roy

de la premiere Dynastie, qui bâtit un magnifique Palais dans Memphis ; & qui fut si sçavant dans la Medecine, qu'il écrivit des Livres de l'Anatomie.

Le second est Sesorthrus ou Tosortros second Roy de la troisiéme Dynastie, sçavant dans la Peinture & dans l'Architecture ; & de plus si grand Medecin, qu'on le croit l'Esculape Egyptien dont il sera parlé cy-aprés. Mais ce qui est bien plus considerable, comme on croit les merveilleuses Annales de la Chine assez seures depuis Fohio le premier de ses Empereurs, qui vécut peu de tems aprés le déluge, on se persuade que Cinningo ou Xinnungo, ou Xinnum ou Yeuti successeur de Fohio, a esté un tres-habile Medecin ; qu'il trouva pendant les cent quarante années de son regne, l'invention du sel, & celle de la charruë, & qu'il fit cesser une grande famine par cette derniere invention. On croit encore qu'il fut si curieux de l'étude des Plantes dont il fit amas ; & qu'il se rendit enfin si capable dans cette connoissance, qu'il apprit en un seul jour le degré de venin, & le remede de soixante plantes. C'est pour cela qu'il fut appellé par ces peuples, le Prince des Medecins ; & c'est de-là que les Chinois se sont piquez de l'étude des Simples dont ils ont des Livres fort bien peins.

Mais Hoamti successeur & frere, selon quelques Auteurs, de Cinningo, qui regna quatre cent ans aprés le déluge 2697. ans avant la naissance de Nostre Seigneur, est bien un autre Medecin que ce Cinningo, puisqu'il a poussé si loin la doctrine du pouls, qu'on perd de vûë & l'Auteur & cette doctrine. Mais pour donner quelque éclaircissement à cette matiere, il faut que l'on sçache qu'André Cleyer Medecin de la Compagnie Hollandoise aux Indes, aprés avoir envoyé de tems en tems en Europe quelques Traitez qu'on croit composez par cet Hoamti, donna enfin au public tout ce qu'on avoit amassé de la Medecine Chinoise, imprimé à Francfort l'an 1682. sous le titre de *Specimen Medicinæ Sinicæ.* Aussi voyons-nous six traitez dans ce recueil, dont les uns sont attribuez à un Van-xo-ho grand Commentateur, qui vivoit il y a environ 1000. ans, les autres à quelques Mandarins, & les principaux à cet Hoamti ou Empereur Jaune, ainsi nommé parce qu'il ordonna que le Diademe des Empereurs de la Chine fût de cette couleur. Or à mesure que ces Traitez de la Medecine Chinoise arrivoient en Europe, le Pere Bohim Jesuite

V. Canon. Isag. Chronol. Joseph. Scalig. ad Calcem Eusebii.

Georg. Syncell. ibid.

1951. ante Christ. natum.

V. Chronolog. Monarchiæ Sinic. Par. Couplet. S. J.

2837. ante Christ. nat.

Polonois, Miffionnaire, ne manquoit pas de les illuftrer de
quelques Commentaires qui parurent dés l'an 1658. fous le
titre de *Clavis Medica ad Chinarum doctrinam de pulfib.* Quant
au merite & à l'utilité de ces fix Traitez il eft bien difficile de
s'en expliquer, tant ce qu'on y lit paroît abftrait ; ainfi je ne
vois pas pourquoy l'Auteur des nouvelles de la Republique
des Lettres a écrit dans l'article troifiéme du mois de Septembre 1686. que l'Auteur du Commentaire de ces Traitez explique nettement les Syftemes de ces Medecins ; puifqu'il
avoüe luy-méme un peu aprés, que les Principes des Medecins Chinois ne font pas fort clairs. Nous voilà donc reduits à
penetrer dans des fuppofitions & des vifions qui auroient bon
befoin d'un Oedippe, puifque ceux mémes qui nous les proposent, tombent d'accord que *tout cela n'eft fondé que fur l'auto-*

Tractat. de pulfib.

*rité des inventeurs de cette doctrine, confirmée par une experience de
plus de quarante fiecles, qu'ils le foûmettent au jugement des Medecins
de l'Europe ; qu'il y a bien des contradictions dans la doctrine des
Poulx, & qu'elle pourra nous parroître non feulement incroyable,
mais encore ridicule, fi nous ne daignons nous en rapporter à la bonne
foy des Chinois, qui ne s'en tiendront pas à leurs experiences, tant ils*

*Clavis Medic. ad
Chirar. doctrin.*

*font dociles, à quoy ils ajoûtent, que ces gens goûteront nos rai-
fonnemens Philofophiques, comme ils les ont goûtez fur d'autres matieres, fi on les leur propofe charitablement, & d'une maniere qui les
méne à quelque chofe de plus folide que ce qu'ils ont.* Il n'y a pas plus
de folidité & de jour dans les Traitez qui paroiffent fous le
nom d'un Medecin Mandarin Chrêtien, où l'Auteur juge des
maladies, & méme des fiévres malignes, par le feul fecours des
couleurs de la langue, fans y joindre celuy des poulx & des
urines. Il en eft de méme de ce que penfent les Medecins de la
Chine touchant la circulation du fang, qu'ils font aller comme il plaît aux Aftres, dont elle fuit felon eux, le mouvement:
il en eft encore de méme de ce qu'ils penfent de la faignée, &
plus particulierement de la vertu des plantes, lefquelles remedient au poulx, dans le déreglement duquel ils font confifter les maladies, & leurs caufes, au lieu de regarder ce de-
reglement comme un figne de ces maladies. Enfin toute cette
doctrine parroît fi embaraffée, fi obfcure, & fi peu conforme
au bon fens, à la raifon, & aux experiences des Medecins de
l'Europe, que je ne crois pas qu'on puiffe tirer la moindre lumiere de la lecture de ces Ouvrages pour la pratique de la Medecine de l'Europe.

Jachen, Jachon, Jacchin ou Jacchenus est un Medecin dont nous n'avons gueres de connoissance que par Suidas. *Cet Egyptien*, dit-il, *estoit grand amy de Dieu, & grand Medecin. Il vivoit sous le Roy d'Egypte EveneSenuïe. * Il sçavoit pour ainsi dire, charmer la peste par les Amulettes & Incantations, & enseigna son Art aux habitans des rivages de la mer Egée.* Et c'est de ces peuples, dit à ce propos Langius, que Democrite apprit cette doctrine, qu'il communiqua aprés son retour à Hipocrate. Quoy qu'il en soit, Suidas ajoûte *que pour reconnoistre les obligations que les Egyptiens avoient à Jacchenus, ils l'ensevelirent magnifiquement, & qu'ils luy bâtirent un Temple dans lequel les Prestres ne manquoient jamais dés que la peste commençoit a paroistre, de faire des sacrifices expiatoires, & d'allumer des feux qui purgeoient immanquablement l'air de cette corruption & malignité.* Mais outre que Suidas est plein de fables, & que tout ce qu'il nous dit de Jachenus n'a guere d'apparence de verité, qui ne sçait encore que ce qu'il écrit de ces feux avec tant de confiance & d'un air si affirmatif, n'est guere conforme à l'experience de plusieurs Siecles. C'est, dit Orose, parlant de la peste, *La vanité & la malice de quelques impies, qui s'est persuadé qu'il est aussi facile de se délivrer de ce terrible fleau de Dieu que des maladies ordinaires.* En effet il ne cesse gueres d'affliger les hommes que la justice de Dieu ne soit satisfaite. Il ressemble, dit-on, aux blessures du Scorpion, dont le remede dépend de leur cause. C'est pour cela qu'Homere, tout Payen qu'il est, nous represente la peste de l'armée des Grecs comme des traits décochez des propres mains des plus puissantes Divinitez, comme incurable, & bien au dessus des remedes des braves enfans d'Esculape; le mal a son tems & son cours: C'est ainsi que comme la peste envoyée au peuple de David est l'ouvrage d'un des Ministres de Dieu, ce Souverain Medecin s'en reserve la cure qu'il n'accorde qu'aux prieres de ce Roy penitent.

Et c'est de cette maniere, pour passer sur tant d'autres exemples, que la peste qui affligea Rome du tems de saint Gregoire le Grand, ne cessa que quand l'Ange de Dieu fut aperçû remettant au fourreau l'épée flamboyante qu'il avoit tirée contre l'Italie; & que la peste qui désola dans les derniers siecles l'Angleterre, la France, l'Italie, la Grece, faisant perir tant de millions d'hommes, eut son cours malgré les remedes de la Medecine. Mais pourrions-nous oublier à ce sujet ce que

V. Suidam in Iacchon & ιεϱϱϡαμματïs.

* *Rex secunda Dynast. Ægipt. in Ethiop. Epist. 2. l. 2. Epistol.*

Suid. ibid.

Mentita est iniquitas sibi pestilentiam communem casum esse, accidentemque ex morbis mortem, naturæ finem esse non pœnam. Oros. 7. adversf. pagan.

saint Ephraim raconte de deux Medecins. *L'un*, dit-il , *nommé Domnus assurant que la peste de Constantinople n'étant causée que par des vapeurs qui s'élevoient de la terre, il seroit facile de s'en preserver en changeant d'air, ne laissa pas d'en mourir luy-même avec toute sa précaution. L'autre nommé Macedonius ayant au contraire assuré que le mal estoit un effet de la colere de Dieu , & qu'il falloit tâcher de l'appaiser par la penitence, montra tout le premier l'exemple au peuple , & évita la mort qui avoit enlevé Domnus avec toute sa science , & se jetta ensuite dans le port tranquille d'un Monastere , où il finit ses jours saintement.*

Ce n'est pas toutefois que je veille nier pour cela, que cette maladie, provenant quelque fois de causes naturelles , ne puisse estre guerie par les remedes naturels , qui font diversion des vents , tels qu'estoient les feux qu'on alluma du tems d'Acron , d'Agrigente, & du tems du grand Hipocrate ; le vin même qu'on rependit en de semblables occasions dans les rües & dans les places publiques , pouvant corriger l'air , & la malignité des autres causes externes : Car quant à tout ce que je viens d'alleguer contre ceux qui prétendent que la peste se guerit facilement, par les remedes ordinaires, c'est particulierement pour marquer que si je ne suis pas persuadé de ce qu'on a écrit de Jacchenus, je ne le suis pas même trop de son existence.

V. Lucian. in To-xarid.

Qui sçait-même bien assurement si le fameux Zamolxis fut sçavant dans la Medecine ; comme quelques Auteurs l'ont écrit : Car d'autres ont dit seulement de ce fourbe qu'il imposa tellement aux peuples par quelques cures qu'on crût effectives, que non seulement il se fit reverer pendant sa vie comme un homme Divin , mais encore qu'on luy fit des sacrifices aprés sa mort, & que la superstition estant allée jusqu'à immoler des hommes à ce Dieu sanguinaire, les peuples qui en usoient ainsi , appelloient cela envoyer des Ambassadeurs à leur Dieu.

Il en est de même du fameux Zoroastre ; car quoy qu'un Zeroaster ait fait un Ouvrage *De Re Rustica* dont il reste quelques fragmens : Qui sçait s'ils sont de ce Roy de la Bactriane dont on a dit tant de choses incertaines ?

Il en faut penser de même maniere du fameux Bacchus ; car qui a-t-il de bien assuré touchant cette prétenduë Divinité de la Medecine ? Tout ce qu'on en peut dire , c'est qu'encores que l'Antiquité ait attribué à un Bacchus Egyptien quelque-uns

ques-uns des faits de Noé & de Moyse, les Grecs en ont
encore fait un fils de Semelé qui fit, si on les veut croire, la
guerre aux Nations Orientales ; & qui crut peut estre après les
avoir domptées qu'il manqueroit encore quelque chose à sa gloire, s'il ne passoit pour *aussi grand Medecin que grand Conquerant.*
Il est vray que comme les Poëtes le crurent inventeur du
Vin, non seulement ils se servirent de son nom pour signifier le Vin, qui est un souverain Cordial, mais encore ils
passerent jusqu'à le diviniser. A quoy on peut adjoûter que les
Atheniens ayant consulté l'Oracle d'Apollon sur quelques besoins, il leur ordonna d'adorer un Bacchus Medecin, & c'est
sans doute pour cela que Plutarque n'a pas fait de difficulté
de mettre Bacchus au nombre des Medecins.

*V. Thaleg. Bochar-
di, & demonstrat
Evangel. Daniel
Huet. Suess. Episcop.*

*ex. Hesicchio
Atheniens.*

Que ne dit-on point encore de Prométhée, qu'on confond
avec nostre Noé, & que le Poëte Eschilus fait inventeur de
la Medecine ? C'est ainsi qu'on fait Agatorchis premier Medecin des Arabes, gens la plus part sujets aux maladies d'inanition, causées par l'odeur des Plantes du Païs, ausquelles
ce pretendu Medecin avoit trouvé des Remedes, mais qui
paroîtront supersticieux à ceux qui les examineront serieusement. Et à ce propos.

*V. Stabone in Geo-
graphia & Diodor.
Sicul. l. 1. Bibliot.
Histvric.*

ARABO ou Arabs qu'on fait encore un des inventeurs de
la Medecine, est-il mieux prouvé que ceux dont nous venons de parler, quoyque Pline, Bocace & Antonius Sabelli-
cus en fassent mention ?

*Plin. Histor. natur.
l. 7. c. 17. Bocac.
Geneal. Deorum l.
5. c. 25. Anton.
Sabell. Ennead.
histor.*

Ast Arabs quem Phœbo tibi Babilona creasse
Fama refert, medica fertur dator artis & author.

Car ce n'est pas ici le lieu de faire voir que cet Arabs n'a
pas même donné le nom à l'Arabie, mais Iaarab fils de Jectan
petit-fils de Sem. C'est encore ainsi que Prométhée a passé
dans l'antiquité pour le premier Medecin des Scithes, Sedoc
des Pheniciens, & les Druides de nos Gaulois, quoyqu'ils
n'ayent esté la pluspart que des fourbes, & des Magiciens,
& qu'on ait bien mêlé du fabuleux à ce qu'on en a écrit.

*V. Gabriel. Simonis.
& Hotting. histor.
Oriental. l. 1. c. 5.*

Quant à Peon il y a grande apparence que c'estoit un de
ces fameux Medecins d'Egypte, qui avoient enseigné la Medecine aux Grecs, puisqu'Estathius a écrit que ce n'estoit
autre chose que l'Apollon de ceux-ci, & que le Serapis des
Egyptiens, qui fut appellé de ce nom parce qu'il soulagea
quelques malades de leur douleur, comme nous l'avons mar-

E

qué cy-devant. C'est pour cela, & parce qu'il avoit gueri Pluton de la blessure que luy avoit fait une des fléches d'Hercule, qu'Homere le fait même Medecin de Jupiter, le plaçant à sa table audessus des autres Dieux. Et c'est sur ce fondement que quand on a voulu élever ensuite le merite des Medecins, *Erasm. in Chiliad.* on a dit qu'ils étoient de la race de Peon ; que les remedes ont *Pœonia manus.* été appellez Peoniens, & qu'on a dit mille choses fabuleuses de la Peone ; & enfin quoy que le Peon fût Egyptien, comme nous l'avons remarqué, voila pourquoy les Docteurs Grecs ont voulu s'en faire honneur.

CADMUS est encore chez les Anciens un des inventeurs de la Medecine Botanique. Il en est de même d'Hercule qu'on fait inventeur de quelques especes de *Panax*, jusques à s'imaginer qu'il fut gueri des blessures de l'Hydre par le *Dracontion*, au-*Plutarchus in E-rotico.* quel il donna ce nom pour cette raison. Car quoy que Plutarque ait marqué qu'il guérit Alcestide d'une maladie dangereuse en faveur d'Admere qu'il aimoit luy-même trop passionnément, *V. Bochard. & De-monstrat. Evangel. V. Cl. Daniel. Huet. Sueff. Episc.* il se trouve tant d'Hercules fabuleux dans le Paganisme, que quelques-uns de nos Modernes reduisent les quarante-deux Hercules de l'antiquité à Josué & à Samson.

Qui me dira même ce que c'est que le grand Apollon, *erit* APOLLO. *mihi magnus Apollo.* Car quelques-uns des sçavans dans l'antiquité veulent, ou qu'il n'y ait point eu d'autre Apollon ni d'autre Esculape que Moïse, ou qu'Apollon soit un de ces suc-*Eustathius post Varronem.* cesseurs, de Cham & de Nembroth, qui s'est caché sous le nom d'Orus-Apollo, & qu'on a qualifié fils d'Apis & d'Osiris, ou peut-estre Serapis, Isis & Osiris même. Quoiqu'il en soit, il est asseuré que les Grecs ont fait un Apollon fils de Vulcain & de Minerve, qu'ils ont enrichi des dépoüilles de l'Apollon des Egyptiens, & que comme Minerve est l'esprit inventeur des Arts, & Vulcain, qui est nostre Chanaam est inventeur selon quelques-uns de la Medecine chimique, ils se sont imaginé qu'Apollon estoit fils d'une de ces prétenduës Divinitez. Quel ουλι valeo ουλι ti-catrix. qu'il soit, Strabon le fait si sçavant dans la Medecine qu'il l'apelle ουλιος, *salutaire & Pæonien*, peut-estre parce que toutes les anciennes inscriptions lui attribuent ce nom avec plusieurs autres.

APOLLINI INVICTO, DELPHICO, PACIFERO. PRÆSTANTI INDICO, SOLI, SALUTARI.

Le même Strabon le fait disciple de Pan Legislateur des Arcadiens dont il apprit l'Art de deviner. Il ajoûte qu'il alla au païs

où regnoit Pithon furnommé Dragon à caufe de fes méchan-
ceté, & que l'ayant heureufement tué, il fe rendit maiftre
du lieu des Oracles & des Spectacles, enfuite de quoy il alla
à Delphes où Themis donnoit des réponfes. Veritez comme il
eft facile de le voir, aufquelles on a mêlé mille fables ; Car il
faut fçavoir que tous les Dieux de l'antiquité n'étoient autre
chofe que des hommes, mais puiffans en biens de fortune & en
forces de corps, dont ils abufoient tellement, que Plutarque
nous apprend, au fujet de noftre Apollon, qu'Efculape tout bon
qu'il étoit, fortoit d'un tres-méchant pere. Mais comme ces hommes inventoient quelquefois des chofes utiles, leurs violences
n'empêchoient pas qu'on ne les honorât pendant leur vie, &
qu'on ne les adorât après leur mort, comme quelque chofe bien
au deffus des autres hommes. Quant aux filles que ces hommes
corrompoient, & quant aux fruits de leurs amours, on appelloit celles-là des Nimphes, quoy qu'elles ne fuffent fouvent
que de fimples Bergeres qui gardoient leurs troupeaux aux
environs des rivieres, & ceux-cy des Heros,
quelque chofe au deffous des Dieux, & bien au deffus des hommes, jufques à les divinifer à leur tour, quand on croyoit qu'ils
l'avoient merité.

C'eft donc ainfi qu'on faifoit des Dieux, & que les Grecs
avant l'établiffement de la Medecine Empirique appelloient enfans des Dieux tous ceux qui fe mêloient de cet Art ; d'autant plus facilement, qu'il n'étoit permis de l'exercer publiquement qu'aux Princes & aux Preftres de la Religion. Mais
pour revenir à noftre Apollon, comme le Soleil eft le pere des
Remedes, les Poëtes n'ont pas manqué de confondre Apollon
avec le Soleil ; car fi celuy-cy eft apellé Apollo d'*ἀπόλλων*, comme
cela ne s'entend que du lever & du coucher de cet Aftre, il n'en eft   *à perdendo.*
pas moins pour cela l'*Apollo falutaris* dont nous avons parlé cy-
devant.

C'eft encore ainfi que le Prognoftic étant une maniere de Prophetie, on a fait préfider Apollon à la vaticination, & de plus à
la Poëfie & à la Mufique, deux grands charmes de la mélancolie, & deux puiffans lenitifs de la douleur. Et voilà pourquoi Apollon, fi l'on en croit l'ingenieufe antiquité, juge non
feulement de la vertu des herbes fur le Parnaffe, mais encore
des belles faillies de la Poëfie, & des douceurs de la Symphonie. Auffi eft-ce de cette maniere qu'un de nos Poëtes en par-

le à un Medecin de merite & de ses amis.

Poëses de M. Gombaud.

> Meniot loin des erreurs de la troupe ignorante,
> Tu prens la Panacée où je prens l'Amaranthe
> Sur un même sommet, dans un même vallon,
> Et cherchant les vertus dont la mort est charmée,
> Par differens sentiers sous un même Apollon,
> Tu conserves la vie & moy la Renommée.

Les Vestales l'apelloient *Pean* dans leurs hymnes du mot Grec qui signifie adoucir. Mais à propos de Lenitif, je croy qu'il est bon de remarquer icy que Cibele fille de Minos Roy de Phrygie est apellée au langage des Poëtes, *la grande Mere*, parce

J. Nardius in natalitiis Medicina.

qu'elle fut selon eux, la premiere qui inventa les linimens dont on appaisoit les douleurs des petits enfans. Car pour ceux qui dépeignent Glauque & Apollon, qu'ils font son disciple, comme des arracheurs de dents, & qui ne traittent pas mieux Esculape, & ses descendans jusqu'au grand Hipocrate, je vou-

Leonard. di Capoa Ragionam. 1. & sequ.

drois, pour y ajoûter quelque foy, qu'ils nous donnassent de bonnes preuves de ce qu'ils avancent.

Les Sammotraces, les Cabires, les Dioscures & les Cirbantes, pour paroître des noms inconnus aux personnes de peu de litterature, ne le sont pas dans l'Histoire de la Medecine. Les premiers n'étoient pas apellez Cabires, des montagnes de Phrygie qui portent ce nom, étant de même que les autres Divinitez originaires de la Phenicie, & au reste des Divinitez, qui bien loin d'être du nombre de celles qu'on apelloit *mino-*

V. Strabon. Geogr. l. 10. & Demonstrat. Evangel. Daniel. Huet. pag. 645.

rum gentium, étoient tres-puissantes & tres-sçavantes dans la Medecine, même suivant leur signification Hebraïque & Arabe. Aussi quelques auteurs Chrétiens veulent-ils que comme Moïse étoit caché sous le nom de toutes les fausses divinitez, une partie de ce qu'il a fait de grand & de mysterieux soit caché sous les mysteres des Cabires. Cependant, quoy que les Payens comprissent particulierement sous ce nom de Cabires,

V. Vossium l. 2. de Idololatria.

Bacchus, Mercure & Esculape, qu'ils croient freres, il n'est fait mention dans cette ancienne inscription que de Jupiter, Hercule, Minerve & Apollon.

Reinesius in Inscriptionibus.

PATRI AMMONI ET HERCULI FRATRI
ET MINERVÆ PALLADIÆ, ET JOVI
OLIMPIO ET SAMMOTRACIBUS
CABIRIS ET INDICO SOLI ATQUE
APOLLINI DELPHICO.

CHIRON le Centaure de Thessalie, tout étrange monstre

qu'on le fait, n'eſt pas du tout ſi fabuleux qu'Apollon, mais il ne laiſſe pas d'eſtre auſſi galant avec ſa vilaine figure. Il triomphe comme celui-là de force ou de gré des filles & des femmes, & cet animal, à bonne fortune, eſt ſi prolifere, que ſa race ſemble n'eſtre ni éteinte ni malheureuſe aprés tant de ſiecles.

Chiron.

> *Ce goût biʒarre eſt-il pas de retour?*
> *Un franc cheval eſt ſouvent à la Cour,*
> *Ce qu'un Galand fort ſolide l'on nomme.*

Rondeaux de M. de Benſſerade.

Il ne falloit pourtant pas eſtre trop cheval pour orner comme il fit la Medecine, pour découvrir le *Chironium Panax*, & la Centaurée, qui le guerit, ſelon Pline, de la playe que luy fit une des fleches empoiſonnées d'Hercule tombant ſur ſon pied. Il ne falloit pas, dis-je, eſtre une bête pour inventer la Veterinaire, qui le fit prendre pour demi-homme & demi-cheval, & pour guerir les yeux de Phenix fils d'Amintor.

Theophraſt. lib. 9. & Dioſcor. l. 4. Euſtathius ad Iliad. 1.

* Medicina equorum.

> *Phenicis Chiron lumina Phillirides.*

Quoyqu'il en ſoit ; on luy donne Saturne & Phillira pour pere & pour mere, afin de nous faire comprendre qu'il faut du temps & de l'experience pour former un bon Medecin, & ſi on le fait pere d'Oxirrhoé, c'eſt pour nous marquer que la Medecine Pratique commence toûjours par la preparation des humeurs, ſur tout dans les maladies chroniques, où elle tâche de les rendre fluides & obeiſſantes aux purgatifs. Enfin ſi Chiron ne meurt, comme on nous le dit, qu'aprés avoir prié Jupiter de le dégager de ſon corps, c'eſt pour nous apprendre que la Medecine dont il faiſoit profeſſion, l'avoit rendu comme immortel, tant il éroit vieux. Auſſi avoit-il fait de ſi braves Medecins qu'on ne compte parmi ſes diſciples que des Palamedes, des Achilles, des Patrocles, des Pelées, des Ariſtées & des Eſculapes ; de maniere que la Poſterité n'a pas fait de difficulté de le placer avec ce dernier entre les Aſtres, & de l'honorer dans les ceremonies publiques ; témoin entre autres preuves cette inſcription de l'Empereur Claudius.

Gruter. p. 72.

> CHIRONI SATUR. F. HIPPOCENT.
> T. CLAUD. CÆS. LUDIS SECUL.

Avec tout cela, il ne faut pas douter que le diſciple ne l'ait tellement emporté ſur le maître, qu'on n'ait regardé preſque de tout temps Eſculape comme le Dieu de la Medecine aprés Apollon, parce qu'il inventa quelque choſe de plus que les autres Me-

Plin. l. 14. c. 4.
Apollonius Rhod.
l. 2. Argonautar.
V. Vossium l. 7. p.
175. de Philosoph.
Christian. & Gentili.
Republique des
Lettres du mois de
Iuin 1688. p. 718.

decins, jusques à l'avoir confondu avec Aristée Roy d'Arcadie, surnommé Battus fils d'Apollon & de Cyrene, Fondateur de la ville de Cyrene, & Inventeur de l'huile & du miel, qu'il mêloit avec le vin, qui fut pour cela adoré du culte qu'on rendoit à Jupiter & à Apollon ; car pour cet Aristée auteur du grand œuvre dont parle Herodote, c'est autre chose.

ÆSCULA-PIUS.

Esculape, dis-je, malgré toutes les fables qui semblent le dérober à la verité, est un Medecin effectif ; mais pour sçavoir à peu prés ce que c'est, voyons premierement ce que l'antiquité en a crû. Sa patrie est fort incertaine, car outre que Strabon fait deux *Triques*, l'une ville de la Poüille, & l'autre de la Thessalie, ce Dieu même ne s'en explique qu'en tremblant à la maniere des Oracles dans ceux des Sibilles, dont Obsopocus nous a donné une version.

> *Tricca ex sacra venio Deus, quem mater*
> *Phœbo succumbens, peperit sapientia Regem*
> *Peritum Medicina, Æsculapium, sed quid rogas?*

C'est ainsi qu'il est tantôt Egyptien, tantôt Phenicien, tantôt Grec, selon qu'il plaît à ceux qui s'en font honneur. Quant à sa mere on ne la connoît gueres mieux que celle de son pere, & que son pere même, tant le temps & la fable nous cachent le pere & le fils.

Petrarchtnell.
Triomf della fama.

> *Apollo & Escalapio gli son sopra*
> *Chiusi, che a pena il viso li comprende,*
> *Si par che nome il tempo oscuri & copra.*

M. C. 1242. ante
Christ. 1720. secundum Vvolph.
Justum.

Car il faut sçavoir que quelques auteurs ne lui donnent point d'autre pere qu'un certain Prêtre d'Apollon, soit (dit saint Cyrille) que ce Prêtre s'apellât Apollon, ou qu'il s'apliquât à la Medecine comme avoit fait Apollon. En effet

> . . . . *Multi*
> *Nomine divorum Thalamos iniere pudicos.*

Mais ce qu'il y a de plus embarassant, c'est qu'il se trouve plusieurs Esculapes : car Ciceron en fait un fils d'Apollon & de Coronis fille de Phlegias, dont il nous reste un monument dans une des Medailles de Sabine femme de l'Empereur Adrien ; un autre frere de Mercure & celui-là même qui fut foudroyé ; & un troisiéme fils d'Arsippe & d'Arsinoé, tous trois Medecins ; ainsi il n'est pas impossible qu'on n'ait donné à quelqu'un des trois tout ce qu'on a écrit des deux autres, & que comme on atribué dans les Ouvrages qui portent le nom

de Mercure Trifmegifte, l'invention de la Medecine à un
Efculape Egyptien, ou Phenicien, les Grecs n'ayant donné
cette invention à leur Efculape, avec les autres qualitez des
Efculapes qui l'auroient precedé. Il faut donc bien diftinguer les Efculapes dont il eft parlé dans les Ouvrages attribuez à Mercure Trifmegifte, d'avec l'Efculape Grec qui eft
effectif; car non feulement l'ancien de ces deux Efculapes
paroît dans ces Ouvrages ayeul de celuy qui écrit à Amon
Roy d'Ethiopie; mais l'un & l'autre font plus anciens de fix ou
fept fiecles que le Grec qui n'a rien écrit, & tous deux Egyptiens
au point que quelques-uns ont crû que cet ancien n'étoit
autre chofe que le Tofortrus Roy d'Egypte, dont nous avons
parlé cy-devant. Les Grecs n'ont donc rien fait autre chofe
que de confondre leur Efculape pere de Podalire & de Machaon, avec quelques autres Medecins de ce nom, quels qu'ils
foient, & même fi l'on veut avec Moïfe, tant il fe trouve de
convenance entre ce que l'Ecriture fainte nous apprend de l'un
& ce que les Grecs & les Latins ont écrit de l'autre. Auffi le
grand Hipocrate ne marque t-il rien précifement, ni de l'extraction, ni du temps, ni du païs d'Efculape, quoy qu'il fe
vante d'être de fa race, fe contentant de dire qu'il a écrit le
premier de la Medecine, aprés en avoir appris les principes de
Chiron; mais pour cela qui fçait s'il eft en effet l'auteur d'un
Traité de Medecine apellé *Navicula* * dont il ne nous paroît
rien; car pour ce *Miriogenefis* dont Julius Firmicus le fait auteur, il ne peut être attribué qu'à l'Efculape d'Hermés, vray ou
fabuleux, comme on le peut voir dans Patritius. Et quant aux
autres Traitez que les Bibliographes nous marquent fous le
nom d'Efculape, qui doute qu'ils ne foient fuppofez? C'eft
donc parce que l'Efculape Grec fit la Medecine avec quelque
fuccés que Tertullien l'appelle *le premier Maitre & Démonftra-*
teur de cet Art, & Arnobe *l'Inventeur des Remedes*, & que Pindare, Plutarque, Lucien & Suidas l'ont appellé *le Heros des*
Cures, *le tres-docte* & *le chef des Medecins*, & que l'antiquité fu-
perftitieufe l'a honoré de ces Titulades & de ces vœux.

ÆSCULAPIO SACRUM. COECUS ÆIDIS ÆDIT.

ÆSCULAPIO EPIDAURO. D. P. P. ET SALUTI

ÆSCULAPIO PERGAMENO SACRUM L. ANTONIN.
RUSCULUM   L. POLLIA

Pag 555 Bibliothec. Photii.

V. Francifc. Patri-tium in Hermete.

* *V. Julius Firmic. I. Alberiü Sebiziü Andr. Tiraquel.*

In Hermete.

Tertul. in Apolog. & de Coron. milit. Arnob. l. 1. contra gentes. Pindar. Ode 4. Plutarch. l. 5. Sympofiac. Lucian. in Abdicat. Suid. in Lexic.

V. Reinef. Infcript.

ÆSCULAPIO ET HYGIÆ. M. ANTONIN. SATURNIUS.

* ÆSCULAPIO ET SANITATI. L. CLAUDIUS HERMIPP
QUI VIXIT ANNOS CXV. PUELLARUM ANHELITU
QUOD. ETIAM POST MORTEM. EJUS NON PARUM MIRANTUR
PHISICI. JAM POSTERI SIC VITAM DUCITE.

pour ne point parler de tant d'autres qu'on voit dans tant de
Medailles frapées en son honneur. Mais pour l'intelligence de
la troisiéme de ces Inscriptions, il faut sçavoir qu'un nommé
Archias fils d'Aristæchmus, natif de Pergame, ayant été surpris d'une convulsion chassant à Pindaze, & s'étant persuadé
qu'il en avoit été gueri par le secours d'Esculape, il bâtit un
Temple à ce Dieu dans Pergame, dés qu'il y fut de retour. Ensuite dequoy on luy en érigea un autre à Smirne, où il fut honoré de même maniere. Quant à sa nourrisse, s'il est vray qu'il
n'en ait point eu d'autre qu'une chienne, ou qu'une chévre,
les Romules, les Licastes, Parrhases, Telephes, Cyrus & tant
d'autres grands Personnages n'ont pas été mieux nourris; les
uns n'ayant eu qu'une Louve & les autres qu'une Vache. Ce
qu'il y a d'assuré est que comme nôtre Esculape guérit en effet quelques malades, on s'entesta tellement de ses cures en
un temps où il n'y avoit gueres de Medecins heureux, que
les Poëtes prirent occasion de feindre que Jupiter l'avoit foudroyé à l'instance de Pluton.

Et Deus extictum cressis Epidaurius herbis
Restituit patruis Androgeona focis
Jupiter exemplum veritus, direxit in illum
Fulmen, qui nimium noverat artis opus.

Il est vray que Pindare & quelques autres s'imaginerent
que ce fut pour son avarice, & que Platon même a écrit que
ce fut pour avoir sauvé la vie à un mauvais riche qui se mouroit, ce qu'apparemment il n'avoit pas fait *gratis*. Mais outre
qu'il est certain que les hommes foudroyez étoient reputez
des victimes saintes & sacrées chez les Payens, & même qu'A-

ristophane se contente de l'introduire comme Medecin de
Plutus Dieu des Richesses, qu'il guérit de son aveuglement ;
il est encore assuré que le Poëte Homere l'apelle *irreprochable*,
terme dont il se sert ordinairement pour peindre ses Heros
d'un seul trait, & que Platon prenant son parti contre les
fictions de ses ennemis, raisonne de cette maniere : *s'il a été fils*

d'un Dieu, & par consequent vertueux & riche, comment aura-t-il
pû

pû être avare & intereſſé? Ceſſez donc ou de le qualifier fils d'Apol-
lon, ou de luy imputer ces foibleſſes. Et c'eſt à peu près de même
maniere que Tertullien a raiſonné depuis ſur ce ſujet. *Il fal-*
loit que Jupiter fût bien dénaturé pour traiter ainſi ſon bon petit-fils,
& encore plus injuſte de traiter ainſi un perſonnage qui avoit ſi bien
merité du public. Tout cela, ne ſe devoit point apprendre à des hommes
attachez à la Religion quand il auroit eſté vray, & devoit encore
bien moins eſtre inventé s'il eſtoit-faux. Auſſi eſt-ce pour cela que
je me range du côté de ceux, qui loin de l'accuſer de dúreté
trouvent de la douceur juſques dans ſon nom, comme s'il n'a-
voit été qu'un doux extrait de l'animal qui le nourrit, *Hin-*
nulus Caprea. Car quant à ceux qui diſent en faveur de la chair
des Chèvres & des Chevreaux, qu'il en faut manger *ante con-*
cubitum pour faire des enfans ſpirituels & de bonnes mœurs,
que cette viande eſt medicinale, & que la boüillie des enfans
faite avec du lait de Chèvre, contribuë à les rendre enclins à
la douceur ; je voudrois d'autres garans pour les croire, &
des experiences reïterées pluſieurs fois pour m'en aſſûrer. Ce
fut donc pour avoir bien merité du public qu'on l'honora
après ſa mort, qu'on luy bâtit des Temples, qu'on luy dreſſa
des Autels, & qu'on luy érigea une Statuë d'or & d'ivoire, faite
de la main du fameux Traſimede de Paros, & enfin qu'on le
ſurnomma Alexicaque Archiatre, & Pere de la Santé, qui
étoit figurée ſous les noms d'Ygée, de Panacée, de Romé,
que la Fable luy a données pour filles, comme Epione pour
épouſe; tous noms qui ne marquent & ne reſpirent que douceur,
ſplendeur, remede, force & ſanté deſorte que les Scithes;
mêmes appellerent *ſaint & ſacré*, le lieu où on luy immoloit des
victimes. Il ne faut donc pas s'étonner ſi les Socrates & les
Cicerons, qui peut-être reconnoiſſoient Dieu Createur de toutes choſes, & en particulier de la Medecine, ſous le nom d'Eſculape, ont été ſi reconnoiſſans du rétabliſſement de leur ſanté; que le premier ne charge Criton en mourant que de
payer le coq qu'il doit à Eſculape, & le ſecond ne recommande
rien tant à ſa femme Terentia, que de le remercier, ſuivant
ſa coûtume avec un cœur pur & chaſte, de la gueriſon qu'il
en a reçuë. Mais comme de tous les Temples que la ſuperſtition payenne bâtit à ſes fauſſes divinitez, celuy qu'elle érigea dans Epidaure à nôtre Eſculape, étoit apparemment le
plus ancien, ayant été fondé, ſelon quelques Auteurs, 17. ſié-

F

dit, capra mos dul-
cis.

V. Pauſan. in A-
chaic. lib. 7. & in
Corinthias.

V. Suidam in Eſcu-
lapio.

V. Paralipomen. ad
lib. 1. antiquit. Ro-
man. Roſini.

Plat. in Phædon.

V. Veſſius de Idolo-
latr. lib. 1.

cles avant la naissance de Nôtre Seigneur Jesus-Christ, ceux de Cos & de Pergame ayant disputé du droit d'Azile, dont on abusoit du temps des Empereurs Tibere & Claude ; le tout ayant été bien examiné, leurs Aziles s'étans trouvez plus anciens que ceux des Villes qui leur disputoient la preference, leurs privileges furent confirmez. Quant à celuy que le peuple Romain érigea à nôtre Esculape dans l'Isle du Tibre, aprés qu'il se fut imaginé que ses deputez l'y avoient amené sous la figure d'un serpent, quoi-qu'il fut beaucoup moins ancien que ceux d'Epidaure de Cos & de Pergame, on ne se contentoit pas d'y veiller pour en obtenir la santé, mais on abandonnoit encore dans cette Isle les pauvres Esclaves malades, à la merci du Dieu, abus qui obligea l'Empereur Claude de declarer que tous ceux qui réchaperoient de leurs maux seroient affranchis, pour punir par cet acte de douceur la dureté de leurs maîtres.

Tacit. annal. 4.
& 12.

Et à ce propos il faut remarquer que les Temples bâtis en l'honneur d'Esculape étoient bien plus grands que les autres, parce que les malades qui venoient implorer l'assistance de ce Dieu, étoient obligez d'y dormir, & par consequent d'y loger. Ce n'est pas encore là tout, car la prévention fut si grande à l'égard de ce Medecin, mort depuis si long-temps, que l'éloquence payenne en parle en ces termes chez le Sophiste Aristide. *Rien de si frequent que les cures qu'il a faites, même aprés sa mort, rien de si ordinaire que les apparitions de ce Dieu aux malades, pour leur inspirer des remedes infaillibles aux maux les plus dangereux & les plus opiniâtres. Il preserve même ceux qui sont en peril sur la mer. Il remet les membres disloquez & froissez. Il allonge le cours de la vie par les reponses qu'il rend à ceux qui le consultent. Il révele pendant le sommeil, les secrets de l'éloquence & de la Poësie, & apprend les coups de maîtres aux Athletes qui le reclament.* Bref, si l'on en croit le déclamateur, son pouvoir s'étend jusques à procurer les bonnes graces des Empereurs & de toute la Famille Imperiale. Bien plus, cette prévention luy fait même faire une Oraison en faveur du puits d'Esculape qui est à Pergame. Il le loüe *de sa situation, de la bonté de son eau, laquelle, outre les autres qualitez qu'on demande pour une eau potable & saine, a encore l'avantage de ne se corrompre jamais, & d'être une source inépuisable, de servir de preservatif à une infinité de maladies, & de ne souffrir le mélange d'aucune autre. Enfin elle est*

Pausan. in Corinthiac.

Aristides orat. in Asclepiad.

plus douce que le miel, préferable même aux eaux de Gnide, d'Eurimede, & de Choaspe, & comparable aux nectar des Dieux.

On peut donc conclure que tout ce qu'on a dit de l'Esculape grec est fondé sur des veritez & sur des cures, faites en un temps où le peuple grossier tomboit facilement dans l'admiration. Car quant aux cures miraculeuses qu'on attribuë aux vœux des malades qui le reclamerent aprés sa mort, qui doute qu'il ne s'y soit trouvé bien des coups de la nature & de la fortune, & que le Démon * ne s'en soit mêlé, pour tirer un gand avantage d'un petit bien, & pour entretenir les Idolâtres dans l'erreur. C'est sans doute ce que vouloit dire Saint Augustin, quand, prenant le parti d'Esculape contre ceux qui railloient de ce qu'il avoit répandu qu'il n'étoit pas sage-femme, mais Medecin, en un temps où tant de femmes enceintes, mouroient aprés l'avoir invoqué, il répond ; *Ce n'est pas le Medecin qui parle de cette maniere, mais l'Oracle, le Demon, ou le Prêtre fourbe & ignorant, qui emprunte le nom d'Esculape.*

Quant aux manieres dont les Sculpteurs & les Peintres l'ont representé, comme le peuple Romain s'imagina qu'il étoit venu d'Epidaure à Rome sous la figure d'un Serpent ou d'un Dragon, symbole de la vigilance, on le representa depuis sous cette image, pour signifier qu'un Medecin doit toûjours avoir l'œil au guet & à l'occasion ; si on n'aime mieux croire que ce Serpent signifie celuy qui apporta à nôtre Esculape l'herbe dont on vouloit qu'il eût gueri Glauque, ou avec Theodoret, que tout ainsi que le Serpent change de peau, de même les malades changent d'habitude & deviennent sains de malades qu'ils étoient par le secours de la Medecine. Quoi-qu'il en soit, il est assuré que le Serpent a toûjous été depuis le symbole de la Medecine & des Medecins, comme on le voit en tant de Medailles & d'inscriptions.

On couvre sa tête d'un chapeau, marque de liberté chez les Grecs & les Romains, d'où on peut inferer qu'on a confondu les Iatroliptes ministres de la Medecine, gens de basse naissance & d'un exercice aussi bas, avec les Medecins des siecles suivans, Ce n'est pas toutesfois quant à ce chapeau que les Egyptiens ne l'ayent quelquesfois representé chauve, & par consequent tête nuë, pour nous marquer qu'il n'y a rien de si fugitif dans la pratique de la Medecine, que ce qu'on appele occasion.

* Momento ubique sunt, totus orbis illis locus unus est, quidquid ubique geratur, tam facilè sciunt quàm enuntiant, velocitas divinitas creditur, quia substātia ignoratur, imitantur divinitatem dum furantur divinationem, Benefici planè circa curas valetudinum. *Tertul. in Apologetic.*

De civitat. Dei c. 17.

lib. de Martirib.

F ij

Le coq cét oiseau dont on a dit tant de belles choses, & qui est consacré au Soleil pere d'Esculape, ne marque pas moins la vigilance que le hibou, le dragon & le chien, qui luy tiennent souvent compagnie dans les Symboles.

Si on luy donne une longue barbe, il est facile de voir qu'elle signifie les années & l'experience necessaire pour former un bon Medecin.

Pour le bâton noüeux & le serpent qui s'y entortille, qui ne voit qu'ils marquent, l'un la vertu des Alexitaires, & l'autre les difficultez qui se trouvent dans la recherche & dans l'application des remedes? A quoy on peut ajoûter, que comme les bâtons étoient autresfois ce que les Sceptres ont été depuis, ce bâton noüeux marque l'autorité raisonnable, & le pouvoir paternel que les Medecins ont sur leurs malades, quand les uns & les autres font leur devoir, & que tout se passe entre eux, comme il se doit passer dans les familles & dans les Estats bien reglez.

On le peint nud jusqu'a la ceinture, pour nous enseigner que la pureté de corps & d'esprit doit être inseparable d'un Medecin; & quant à la longue robe qui luy couvre le reste du corps, elle nous apprend encore plus particulierement que la chasteté est une des qualitez qu'Hipocrate demande en un Medecin, & que comme le Pallium ou manteau étoit un habit honnête chez les peuples les mieux policez, on n'a pû expliquer plus naïvement l'estime qu'on faisoit de la Medecine, qu'en revetissant son Auteur d'une maniere noble & honnête.

Intortos de more accinctus amictus.

Silius Italic. de Sy-nale Medic.

Que si l'on me demande ce que veut dire la pomme de Pin qu'on ajoûte à tous ces symboles, je répons avec quelques Auteurs, que la douceur des amandes qui se tirent des noyaux des pommes de Pin, marque apparemment le fruit qu'on tire des remedes, & que comme il faut casser les noyaux avant que d'en avoir le fruit, il faut profonder avec soin & application, pour trouver les fruits & les secours de la Medecine, si l'on n'aime mieux dire qu'il y a quelque chose de medecinal dans les noyaux de la pomme de Pin, témoin cette inscription du Temple d'Esculape, *hisce diebus Caio cuidam cæco oraculum . . . . comedes nucleos Pini una cum melle, per tres dies, & convaluit.* C'est donc en veuë de tous ces symboles, qu'un Medecin du siecle passé, d'une famille noble, & qui faisoit la

Medecine fort noblement, fit fraper une Medaille qui m'a été communiquée par feu le R. Pere du Molinet, garde du Cabinet & de la Bibliotèque de sainte Geneviéve de Paris, où on voit d'un côté une figure d'homme à mi-corps avec ces mots à l'entour. Ludovic. D. M. *de Rochefort Blesas Medic. Reg.* & dans l'exergue Genio Salutis, de l'autre côté trois Génies, dont celuy du milieu tient une figure de la santé, & a un Soleil fur la tête, un coq & la mort à fes pieds avec une pomme de Pin.

V. *Thuanum de vita propria & Dionysii Alexandrin. opera, ubi de Ludovico & Vido Molinæo Rupifortio.*

Venons à la poſterité d'Eſculape & à ces Medecins qui ont précedé Hipocrate, qui fortit de cet Eſculape par divers degrez de generations. Comme le Poëte Ariſtophane appelé Eſculape, *le pere aux bons enfans,* & que *Coronis* eſt le nom de fa mere, il ne faut pas s'étonner s'il ne fort point de mauvais œufs de cette Corneille, & ſi les productions de fon fils font des Aigles en guerre & en Medecine. Qu'ainſi ne ſoit.

Podalire & Machaon fe ſignalerent également de la tête, du cœur & de la main au ſiege de Troïe, où ils rendirent tant de ſervices aux chefs & aux ſoldats de l'armée des Grecs, qu'ils voulurent bien encore s'enfermer avec les braves dans le cheval de bois qui fut fatal à cette Ville, quoi-que ſelon Diodore de Sicile, ils fuſſent non ſeulement exempts des contributions que les autres chefs faiſoient pour les frais du ſiege, étant occupez du ſoin des malades & des bleſſez, mais encore diſpenſez de s'expoſer aux perils & aux coups où les autres étoient obligez d'aller. Mais avant que d'aller plus loin, il eſt bon de marquer icy que comme Podalire choiſit cette partie de la Medecine qui s'attache à la connoiſſance des cauſes des maladies, & qui donna l'origine à la ſecte qui fut depuis appellée Rationelle, ſuivant la remarque d'Euſtathius, de même Machaon s'attacha particulierement aux operations manuelles.

Ducere tela manu & medicamina ſpargere plagis ,
Huic agiles dedit eſſe manus, ſi quando Sagittas
Extrahere hærentes opus, aut exſcindere ferro,
Aliaque vel peterent medicatum vulnera ſuccum.
Aſt alius melior morborum arcana ſagaci
Indagere animo, placidamque afferre medelam.

Palingen. in Zodiac. vita hum.

On dit donc de Podalire qu'ayant été jetté au retour de Podali-Troïe ſur la côte de Carie, & conduit par un paſteur au Roy rius,

F iij

Damætus, qui le reçût tout dégoutant du naufrage, il entreprit la cure de Syrna fille de ce Roy, laquelle étant tombée du haut d'un logis, fut bien-tôt guerie par les seignées & autres remedes dont ce Medecin se servit ; de plus que Damætus ne pouvant assez admirer cette guerison, & ne croyant pas même la pouvoir dignement reconnoître par tous ses trésors, il donna cette Princesse en mariage avec toute la Chersonese à son Medecin, qui de son côté ne voulant pas paroître ingrat fit bâtir deux Villes, l'une du nom de Syrna, l'autre de celuy du Pasteur qui l'avoit si charitablement accüeilli. On ajoûte que les peuples qui receurent ensuite des assistances merveilleuses de Podalire, luy érigerent un Temple dans le païs des Samnites, qui n'étoit pas encore ruiné du tems de Strabon, & dont la fontaine guerissoit, si l'on en croit cet Auteur, les animaux malades qui en beuvoient. On dit même qu'il fonda une Echolle dans Syrna, de laquelle sortirent celles de Cos, de Rhodes, de Gnide, de Crotone & de Cyrene ; mais que la premiere fut la plus estimée, & celle où le grand Hipocrate étudia six ou sept siecles aprés sa fondation.

Prusan. in.

Iliad. 4.

Machaon frere de Podalire & fils comme luy d'Esculape est si estimé d'Homere, qu'il ne le fait pas moins qu'égal aux Dieux mêmes. Aussi Darés Phrygius l'appelle-t-il courageux, patient, prudent, humain. Il partit dit Pausanias du païs des Messeniens pour aller au siege de Troïes, & y fut blessé à mort d'une fléche que luy décocha Telephe fils d'Euripyle ; mais il eut la consolation de se voir assisté & servi par Nestor son ami, qui eut la generosité d'emporter ses os avec luy. Quelque tems aprés Glauque Roy des Messeniens fut si touché de ce qu'on luy raconta de ce Héros de la Medecine, qu'il ordonna qu'on luy sacrifiât comme à une Divinité, & Pausanias marque qu'on voyoit encore de son tems les restes des Temples qu'on luy avoit consacrées dans Pheres & dans Gerenie, où Glauque luy avoit le premier sacrifié. Mais les Messeniens voulans encherir sur la magnificence de leur Roy, ajoûterent à tant d'honneurs la couronne appellée *Cyphos*, dont ils ornerent la Statüe d'airain qui representoit ce grand Medecin en pieds, de sorte qu'on ne crût pas depuis ce temps-la pouvoir rendre de plus grands honneurs aux Medecins, qu'en les appelant de son nom.

In Messeniacis.

MACHAON.

Dimitte Machaonas omnes

Ille Machaonia vix ope Salvus erit.

Ce qui luy fit encore bien de l'honneur, est qu'il eût cinq fils, dont le premier fut Nicomaque de Stagire, ayeul de Nicomaque pere d'Aristote & Medecin d'Amintas deuxième du nom, Roy de Macedoine, lequel écrivit cinq livres de la Medecine, & un de la Philosophie. Le second fut appelé Gorgasus Roy de Pheres, après la mort de Diocles son beaupere, & comme ils excellerent également dans l'art de remettre les os deboitez, cela leur attira des honneurs divins. Le troisième nommé Policrate receut les mêmes honneurs que ses freres pour avoir rendu de grands services à divers peuples. Quant aux deux autres Sphirus & Alexandre, on n'en dit rien autre chose, sinon qu'ils dédierent un Temple à Esculape leur ayeul. Au reste le Sophiste Aristide, ne nous paroît pas moins passionné pour l'honneur de Podalire & de Machaon, qu'il l'a parû cy-devant pour celuy de leur pere. *Il leur enseigna,* dit-il, *luy-même tout ce qu'il avoit apris de Chiron. C'est à eux qu'on est redevable de la prise de Troïe la grande, parce que s'ils n'eussent gueri Philoctete, abandonné comme un miserable dans l'Isle de Lemnos, il n'auroit pas apporté les fléches d'Hercule, qui étoient fatales à cette Ville.* Il les fait encore voyager *plus pour le bien public que pour leur plaisir & utilité dans l'Egypte, dans Rhodes, Carie, Merope, Gnide, Corse & plusieurs autres lieux.* Après quoy il les place comme les freres Castor & Pollux au rang des Divinitez, leur faisant encore bonne part des mêmes honneurs qu'on avoit rendus à leur pere.

Quant à la posterité de Podalire, on luy donne pour successeurs & pour descendans, quoy qu'un peu confusément, un Hippolochus, un Sostratus, un Dardanus, Cleamitides, Chrisamis, Theodorus, Sostrate second, Chrisamis second, Theodorus second, Sostrate troisième, Nebrus, Gnosidichus, Hipocrate premier, & Heraclide pere d'Hipocrate second, qui est nôtre grand Hipocrate de Cos. Mais quoi-qu'il en soit, l'on ne peut pas nier que l'Art commença à decliner après la mort des braves enfans d'Esculape & d'Apollon, *non semper arcum tendit Apollo;* car si l'on en exempte quelques uns de ces Heros, qui donnerent leurs noms aux Plantes qu'ils avoient découvertes, quelques Philosophes, quelques Rois & quelques Prophetes, qui la plûpart n'étoient pas même grands Praticiens, il se trouve peu de Medecins depuis le temps d'Escula-

Pausan. in Messeniac. & Corinthiac.

Pausan. Ibid.

M. C. 3400.

pe, jusques au temps du grand Hipocrate, comme il paroîtra cy-après, quoy qu'il se soit écoulé sept ou huit siecles.

Melampe d'Argos est donc un des plus anciens Medecins, s'il a vécu l'an du monde 2705. Quoy qu'il en soit il ne fut pas moins Poëte que Medecin : car outre les Ouvrages de Medecine qu'on a sous son nom, on luy attribuë encore quelques Poëmes. Il guerit les filles de Proctus Roy d'Argos, qui couroient les champs, & qui meugloient comme des Vaches poussées par un espece de manie causée de la vapeur maligne, d'une humeur noire & brûlé : Car quant à la Fable, elle veut qu'Iphinasse & Lisippe filles de ce Roy, ayant méprisé la beauté de Junon, elle leur troubla tellement l'esprit qu'elles crurent être Vaches. Les uns ont crû que nôtre Melampe fit cette cure avec l'Ellebore, d'autres que ce fut avec du laict de Chevres nourries d'Ellebore, d'autres avec l'acier seul, & d'autres enfin qu'il y employa un violent exercice, les faisant chanter, danser & courir jusques à ce qu'elles fussent arrivées à Sicione, où des hommes jeunes & robustes les entraînerent de force. Ce qu'il y a d'assuré, est que comme Melampe étoit Augure & Devin, & qu'il fit jetter les sorts qu'il employa dans la fontaine Azaria, ce qui donna lieu depuis à des Fables, il y eut bien de la superstition & de la magie mêlée avec les remedes naturels de cette cure ; mais ce qu'il y eut de bon pour le Medecin, c'est qu'ayant épousé Iphianasse, il eut la moitié du Royaume d'Argos pour récompense, & qu'il en fit encore donner une autre partie à son frere Bias, habille homme, si l'on juge par le succés de la maladie, & par le fruit qu'il en tira : car Servius marque positivement qu'il n'eut point de honte de mettre cette cure à ce prix. Quoi-qu'il en soit, les Poëtes estimans peut-être son merite par ce succés & par ce prix, en ont parlé comme d'un homme merveilleux.

> *Proctidas attonitas eripuit furiis*
>   *Cessere magistri*
> *Phyllirides Chyron, Amithaoniusque Melampus*

Mais ce qui nous persuade qu'il se servit de l'Ellebore, est que Servius marque qu'il fut appellé le Purgeur. Ainsi le succés de ses purgations paroît bien plus évident que celuy de ses lustrations, quoi-que Virgile les fasse également valoir.

> *Postquam per carmina & herbas*
> *Eripuit furiis, purgamenta mentis in illas*

Misit

MELAMPUS ARGIVUS

Gesner. Bibliot. Medic.

V. Vanderlind de Script. Med. & Tiraquell. de nobilit. c. 31. numer. 221.

Ovid. Metam.

Homer.

Plin. l. 5. cap. 2.

V. Herodot. & Stephan. de Urbib. in dict. Azaria.

Ad Eclog. 6. Virg.

Ovid Metam Virgil. in Georgic.

Kanienus.

V. Servium in hunc locum.

Mifit quas, odiumque meri permanfit in undis.

Nous avons parlé cy-devant d'Achille comme d'un des
difciples de Chiron, lequel ne le rendit pas moins habile dans
les exercices de la Medecine que dans ceux d'un Cavalier,
témoin la guerifon de Thelephe ; c'eft pour cela que Plutarque le confidere comme un fçavant Medecin, & que Stace le
rend celebre dans ces vers.

ACHILLES.

Opufcul. de modo
Legend. Poëtar.
Achilleïd. lib. 5.

> *Quin etiam fuccos atque auxiliantia malis*
> *Gramina, quo nimius ftaret medicamine fanguis.*
> *Quid faciat fomnos, quid hiantia vulnera claudat*
> *Quæ ferro cohibenda lues, quæ cederet herbis edocuit?*

Cocite autre difciple de Chiron eft non feulement fameux
par les cures qu'on luy attribuë ; mais plus particulierement
pour avoir penfé les playes du bel Adonis, bleffé par le San-
glier.

COCITUS

V. Bibliothec. Pho-
tii.

Homere natif de Chio eft encore un ancien Medecin, s'il
vivoit au temps de Melanthus Roy d'Athenes, comme l'a
écrit Archilochus au livre des Temps ; cité par le Docte André Tiraqueau.

HOMERUS.

Ovid. Metamorph.
lib. 10.

Polyclite, ou Polyclete, eft trop fameux pour ne s'y pas
arrêter quelque temps. On ne fçait pas pofitivement fi ce fut
dans la 20. Olimpiade, ou dans la 30. qu'il vécut ; mais il eft
affuré qu'il ne voulut jamais entrer dans la confpiration faite
contre Phalaris Tiran d'Agrigente, quoi-qu'il pût rejetter fur
la maladie de ce méchant homme, le blâme qu'on eût pû luy
donner de l'avoir immolé à fes ennemis par quelque poifon,
ou par des remedes donnés à contre-temps. Auffi ce Tiran
luy en tient-il fort bon compte dans la belle lettre qu'il luy
écrit, parlant de la Medecine, & du Medecin d'une maniere
fi avantageufe, qu'il avouë que *cét Art, eft plus l'Art d'un Dieu*
que d'un homme, & que le merite de Policlete eft bien au deffus de
toutes les loüanges humaines, & de toutes les reconnoiffances qu'on luy
peut faire, quoi-que les prefens que Phalaris luy envoyoit avec
cette lettre fuffent en effet magnifiques, comme on le peut voir
dans le détail qu'il en fait dans la même lettre. Mais ce qu'il
y a encore de plus obligeant du côté de Phalaris, eft qu'il ajoûte à tant d'honneurs & de recompenfes, *que la vie d'un des con-*
fpirateurs nommé Califchrus, qu'il accorde à la priere de ce Me-
decin, n'eft qu'une foible reconnoiffance de la vie qu'il doit à fon fça-
voir & à fa fidelité.

M. C. 2953.

De nobilitate cap.
31 pag. 366.

POLYCLITUS.

In Epiftolis veter.
Græcor. ad Policlet.
& ad Meffenios.

G

EURIBOTES. EURIBOTES fils de Telconte, si on en croit Orphée, guerit les playes d'Oilée, blessé par les Stimphalides.

NEBRUS. NEBRUS fut un des ayeuls du grand Hipocrate. Il est loüé par Thessale fils de celui-ci, en sa harangue au Senat d'A-thenes. C'est là qu'il nous apprend que les Amphictions assie-geans une Ville des Chriséens, furent attaquez de la peste, & qu'ayant consulté l'Oracle, il leur répondit qu'il falloit fai-re venir *le fils du Cerf,* c'est à dire Nebrus, & l'Or avec luy, signifié par Chrisus frere de Nebrus, tous deux excellens Medecins.

Νεβρος ελαφου παις.

Χρισος aurum.

GNOSIDICUS. GNOSIDIQUE qui succéda à la reputation de Nebrus dont il étoit fils, a écrit un livre des Luxations & des Fractures, sui-vant Galien qui le marque, *Comment. in lib. 1. de ratione vict. in morbis acut.*

CADMUS. *Miletius.* CADMUS de Milet dans l'Ionie vivoit, dit-on, l'an du monde 3010. & c'est pourquoy il est un des plus anciens Medecins. On le fait auteur de 14. livres des maladies, Erotiques, ou d'a-mour, pour ne point parler de Cadmus fils d'Agenor, auquel on attribuë l'invention de quelques simples.

Gesneri Biblioth.

DEMOCEDES CROTONIAT. *Olimp. 69.* DEMOCEDES de Crotone nâquit environ l'an du monde 3500. & de Rome 250. mais Caliphon son pere étant d'une humeur fâcheuse, il le quitta pour se retirer en Egine Ville de Sicile, où les Habitans l'arrêterent à leur service par un talent de pension annuelle, à quoy les Atheniens, qui reconnurent sa ca-pacité, ajoûterent cent Mines quelques temps aprés. Mais Po-licrate Tiran de Samos luy ayant promis quatre Talens de pension, il l'attira à sa Cour par cette liberalité; desorte que Democedes mit les Medecins de Crotone & de Cyrene en re-putation dans ce païs-là. Cependant Polycrate ayant été pris prisonnier de guerre par Oretés Lieutenant de Darius * & Democedes avec luy, il fut reduit dans une triste captivité, où il eût demeuré toute sa vie sans le malheur qui arriva à Darius. Ce Prince descendant de cheval au retour de la chas-se se déboëta le talon, & quoi-qu'il eut fait venir des Mede-cins d'Egypte, pour le secourir & remettre cet os en sa place, il n'en fut que plus malade. Ce fut alors que quelqu'un, qui avoit connu Democedes à Sardes, & qui en faisoit estime, s'a-visa d'en parler à Darius, qui le fit tirer de la compagnie des Esclaves d'Oretés, les fers aux pieds, & tout crasseux qu'il étoit de misere & de pauvreté. Le Roy luy ayant donc demandé

V. Suidam & He-rodot.

* *Histaspes.*

s'il étoit vray qu'il fut Medecin, il répondit hardiment que non, de crainte qu'on ne l'arrêtât en un Païs qu'il n'aimoit pas, & qui étoit fort éloigné du sien. Mais comme on vit qu'il ne disoit pas vray, & qu'on l'eut menacé d'un plus cruel traitement que celuy qu'il souffroit au service d'Oretés, il avoüa la verité. S'étant donc declaré Medecin, il commença par des remedes, qui appaisant la douleur du Prince, le firent dormir, & travailla si heureusement à la reduction de son pied, qu'en peu de temps on le vit gueri, quoi-qu'on le crût estropié pour toute sa vie. Democedes avoit de l'esprit autant que de capacité, & c'est ce qui le mit auprés du Roy sur un autre pied que ne le sont ordinairement dans les Cours les gens de sa profession. La premiere marque qu'il en donna, c'est que le Roy luy ayant donné deux chaînes d'or, il demanda à ce Prince s'il étoit juste de recompenser le bien qu'il luy avoit fait en le guerissant, par un double mal; mais ce Prince luy gardoit bien encore un autre present, car l'ayant fait conduire chez les Reines par des Eunuques, qui le leur presenterent comme le liberateur du Roy, il en reçût deux vases d'or si remplis de pieces d'or, qu'un serviteur nommé Sciton qui le suivoit se fit un trésor de celles qui se répandirent, & qu'il ramassa sur le chemin. Ce n'est pas là tout, le Roy luy donna encore une maison magnifique dans Suze, & il parvint à un tel point de faveur, qu'il obtint la grace des Medecins Egyptiens que Darius avoit condamnez à la mort, pour s'être laissez surmonter par un Medecin Grec. Voilà donc enfin Democedes un des favoris du Roy, mangeant à sa table, faveur d'autant plus grande, que les Grands de la Perse n'approchoient du Roy, & ne mangeoient à sa table que le visage couvert d'un voile qui leur déroboit la veüe du Prince, au lieu que Democedes obtenoit encore tout ce qu'il demandoit. Mais pour tout cela, il ne pouvoit vivre éloigné de sa patrie, & loin d'écouter les promesses que la Cour luy faisoit, il rejetta comme un autre Ulisse celles de cette Callipso; & trouva même cét artificieux moyen de s'en délivrer. Il avoit guéri Atossa fille de Cyrus & épouse de Darius, d'un ulcere à la mamelle qu'on avoit crû incurable avant qu'il y mit la main, & entra si avant dans sa confidence, qu'il luy persuada tout ce qu'il voulut. Il luy fit donc croire premierement qu'il y alloit de la gloire & de l'interest de Darius de faire la guerre

aux Grecs, & qu'elle seroit bien plûtôt finie que celle qu'il
méditoit de faire aux Scithes. Ainsi Atossa, qui le croyoit de
fort bonne-foy le voyant declaré contre sa propre Patrie, en-
gagea son époux à cette entreprise par la declaration qu'elle
luy fit qu'elle s'accommoderoit bien mieux d'Esclaves Greques
que de Scythes, & que Democedes qui sçavoit les affaires des
Grecs le serviroit fort utilement dans cette entreprise. Democedes est donc envoyé en Grece avec des Persans pour reconnoître le païs, après avoir donné sa parole qu'il n'y de-
meurera qu'autant qu'il est necessaire pour son dessein. Ce
qu'il y eut de surprenant dans cette entreprise, est que le Roy
qui avoit donné des gens à Democedes autant pour l'observer
que pour luy faire compagnie, & pour observer le païs, luy
permit encore de charger son vaisseau de ses plus beaux meubles pour en faire present à sa famille, & qu'il crût que luy en
promettant de plus beaux après son retour à Suze, il ne manqueroit pas à revenir. Mais Democedes ne sçachant si cette
permission qu'on luy donnoit d'emporter ses meubles n'étoit
point une feinte pour reconnoître la disposition de son esprit,
refusa adroitement ces offres, & se contenta de la proprieté
du vaisseau qui le devoit mener, pour en faire, disoit-il, un
present à son frere. Le voilà donc parti pour la Grece, où
dés qu'il y est arrivé, il fait une description fort exacte des
lieux maritimes, & remplit si apparemment tous les devoirs de
sa commission, que ceux qui l'accompagnoient le crûrent de
fort bonne-foy. Mais Arestophilide Roy des Tarentins natif
de Crotone, ayant en effet pris ces Persans pour des espions,
fit ôter le gouvernail du Vaisseau, & les arrêta prisonniers.
Soit que Democedes fut de concert avec Arestophilide, ou
qu'il fût parti pour Tarente du consentement des Persans, il
ne fut pas arrivé en cette Ville qu'il en partit pour Crotone,
sous pretexte d'aller voir son pere. Cependant ces gens qui
l'attendoient, après avoir été mis en liberté par Arestophilide,
qu'il menacerent de la colere de Darius, voyant qu'il ne venoit point, se resolurent à l'aller chercher eux-mêmes, & le
rencontrant dans une des places de la Ville, le revendique-
rent comme un fugitif, & firent effort pour l'enlever ; mais
n'ayant pas été les plus forts, & l'affaire ayant été mise en
deliberation dans l'assemblée des Crotoniates, qui crurent être
obligez de conserver ce citoyen, ils pousserent tellement les

Perſans qu'ils furent obligez de ſe retirer avec quelques coups
qu'ils receurent dans cette émotion, ſans reſpect de leur qualité, n'ayant pû obtenir ny par douceur, ny par menace ce
qu'ils demandoient. Etant donc obligez de s'en retourner, la
réponſe qu'ils reçurent de Democedes, eſt qu'il les prioit de
faire ſçavoir à Darius qu'il alloit épouſer la fille de Milon,
ce fameux Luitteur dont ce Prince faiſoit tant d'eſtime, grace
qu'il tenoit plus grande que celle de manger à la table d'un
Prince Etranger, & ennemi de ſa Patrie.

TOXARIS le Scithe, fameux dans Lucien, eſt un des plus
anciens Medecins. Il paſſa de ſon pays à Athenes pour y apprendre la Philoſophie, & y fit un ſi grand progrés, que l'ayant
pratiquée dans toutes ſes maximes, les Atheniens le regarderent comme un homme extraordinaire ; de ſorte qu'ils ne ſe
contenterent pas aprés ſa mort de luy ériger un Tombeau magnifique prés du Dypile ; mais ils luy érigerent encore des
Statuës, & enfin luy rendirent des honneurs divins. * Ce qui
les y obligea particulierement, eſt qu'étant déſolez de la peſte
& que la femme d'un Senateur les ayant avertis que ce heros
luy avoit revelé en ſonge, qu'ils n'avoient qu'à répandre du
vin dans les ruës pour chaſſer ce mal, ils ſe perſuaderent par
l'évenement, qu'ils ne tenoient cette grace que de luy ; & c'eſt
dit-on pour cela qu'ils immolerent depuis un cheval ſur ſon
Sepulchre.

PAUSANIAS l'aîné fils d'Anchitus eſt connu par cette Epigramme Grecque qu'on voit dans Diogene Laërce *in Empedocl.*

 Pauſaniam Medicum inclytum Anchiti filium
  Mortalem Aſclepiadem patria aluit Gela,
 Qui multos moleſtis in tabeſcentes laboribus
  Mortales avertit Proſerpinæ adytis.

Car quant au jeune Pauſanias, nous en parlerons cy-aprés.

ANTIGENE Medecin de merite, eſt marqué dans la lettre
qu'on croit ſuppoſée d'Euripide à Sophocle, & dont ce qui
nous regarde eſt ainſi traduit. *Antigenem Medicum ſalutâ ſi
etiam eſt in Chio, neque diceſſit in Rhodum ſciaſque hunc eſſe verum
Cιανзον;* car quant à Antigenes contemporain de Galien, il viendra en ſon lieu.

ACRON fils de Xenon, natif d'Agrigente en Sicile, eſt fameux pour avoir donné le commencement à la Secte des Empiriques, & pour avoir preſervé les Atheniens de la peſte par

---

Marginal notes:

TOXARIS.
Scitha.

M. C. 3500.
R. C. 200.

* ιαπρῶ ξίτις.

Lucian. in Scytha.
Heſychius.

PAUSANIAS.

c. M. 3406.

Pauſan. l. 9. quo
Bæotica deſcribit.

ANTIGENES.

Olimpiad. 75.

Epiſt. diverſ. Græc.

ACRON
Agrigentin.

des cuirs & d'autres obstacles, qu'il opposa aux vents qui souffloient du côté dont elle venoit, à quoy il ajoûta les parfums. On croit qu'il vivoit environ l'an 300. de Rome, mais apparemment il est plus ancien. Quoi-qu'il en soit, il eût l'ambition de vouloir être enterré dans la ville d'Agrigente, faveur qui ne s'accordoit à personne. C'est pourquoy on dit qu'Empidocle, pour se moquer de sa vanité, luy demanda s'il ne voudroit point encore qu'on mit cette inscription sur son Tombeau, raportée diversement.

Plutarch. l. de Isid.
& Osirid. Plin. l.
19. cap. 1. Diog.
Laert. Ætius Paul.
Æginet. Vossius
Gesner. Biblioth.

Acron summus Medicus, qui summo
In patriæ culmine, habet Tumulum

※※※

Acron summus Medicus summo patre natus
In summâ Tumulus summus habet patriâ.

Il écrivit quelques livres de la Medecine, s'il en faut croire Suidas, mais rien n'en est venu jusqu'à nous : car quant à cette Epitaphe d'un Medecin du même nom, il est facile de voir qu'elle est du temps des Empereurs de Rome.

A C R O N I P.
MEDICO AVG.
CLODIA III.
LÆTÆ SOP.
C. CLODIVS
AQUILANUS.

August. Taurin.
V. Gruter pag.
580. & 6,4.

EMPEDO-
CLES.
Agrigentinus.

EMPEDOCLES disciple de Pythagore, natif d'Agrigente en Sicile, fils de Meton, selon quelques-uns, & selon d'autres de Zenon, vivoit environ l'an 300. de la fondation de Rome. Quoy-qu'on le considere ordinairement bien plus comme un Philosophe que comme un Medecin, il est neanmoins certain qu'il étoit si sçavant Praticien, qu'on crût qu'il avoit ressuscité une femme par ses remedes, de maniere même que les Selinotiens croyant qu'il les avoit preservez de la peste, l'auroient fait leur Roy, s'il eût voulu l'être. On dit encore qu'il avoit des remedes capables de retarder la vieillesse, tant on étoit prévenu de sa capacité, & qu'il écrivit plus de 6000 vers sur la Medecine. Quoy-qu'il en soit, Galien le loue pour avoir fait cette Profession avec un grand désinteressement. Cælius Aurelian. n'en a pas parlé en son temps avec moins d'estime, & Theodoret * parlant des hommes qui avoient merité chez les Payens d'être mis dans le Ciel, le fait auteur de ces vers traduits de Grec en Latin.

OLIMPIAD.
LXXXIV.

V. Diodor Ephesium
& Diogen. Laert.

l. de placitis Hipocrat. & Platonis.

* lib. de Martirib.

Hymnidici vates, Artis Medicaque periti
Mortales cunctos primi post terga relinquunt
Sunt ubi dii superi magnis in honoribus aucti.

Athenée, racontant l'honneur qu'il remporta à la course
des chevaux aux jeux de la Grece, dit qu'étant obligé de
donner un bœuf aux assistans, & ne l'osant faire, parce que
les Pythagoriciens ne mangent jamais rien ~~de vivant~~; il leur
donna la représentation d'un bœuf farci d'aromates, & de pretieuses odeurs à sacrifier & à partager entre-eux. Enfin soit
qu'il se fût jetté dans le mont Æthna, ou qu'il eût quitté la
Sicile, les peuples de cette Isle ne le voyant plus, & s'imaginant qu'il étoit monté au Ciel, luy rendirent des honneurs
divins.

C R E O N est un Medecin & Philosophe du païs d'Empedocle, qui ne nous est gueres connu que par Pline, & par l'estime
qu'on dit qu'Empedocle en faisoit.

P H O C U s fils d'Ornithion fondateur des Phoceens, dont la
Colonie bâtit la ville de Marseille, est fameux dans Pausanias, pour avoir gueri Antiope la furieuse, & l'avoir ensuite
épousée.

A L C M Æ O N de Crotone fils de Perithus est le premier selon
Aristote qui ait bien écrit de l'Anatomie. Il fut premierement
Auditeur de Pithagore, qui le rendit si grand Philosophe,
que Diogene Laërce en parle comme d'un genie sublime;
aussi pense-t-il fort bien de l'immortalité de l'ame selon cet
Auteur. Mais on ne sçait pas fort bien s'il est cet Alcmæon
que cite Stobée, * & qu'il fait auteur d'un livre de la maladie
& de la santé.

P H E R E C I D E S est un Medecin contemporain d'Hipocrate, s'il
est vray que celui-cy luy adresse des lettres. On luy attribuë
le livre *de victu salubri* d'Hipocrate même: car quant au Pher-
recides de Diogene Laërce, je ne sçay si c'est celuy-là même.

E U R I P H O N de Cos, instruit dans l'Ecolle de Gnide, fut Medecin de Perdicas Roy de Macedoine, & Auteur des *Sen-*
tences de Gnide, Ouvrage dont Hipocrate ne paroît pas fort satisfait, non plus que de la methode de ce Medecin. Il a encore
fait un livre des *Medicamens substituez.* C'est un grand Anatomiste pour son temps, & au reste si heureux que la posterité
luy a attribué le livre d'Hipocrate * de septimestr. partu, & que
Cardan en parle en ces termes; *Forsan Euriphon nulla ex parte*

l. x. de Dipnosoph.

qui ait de vio

CREON.
Vide Thomam Fa-
rellum de rebus si-
culis lib. 6. prioris
decad.
Plin. lib. 29. c. 7.

PHOCVS.
V. Meursium in
Gratia feria lib. 6.
pag. 263.

ALCMÆON.
Croton.

M. C. 3514.

V. Gesner. in Bi-
bliothec.
* *sermone 98.*

PHERECI-
DES.

EURIPHON.
Cous.

M. C. 3580.

* *Galen in 1. Epi-*
dem, & lib. 6. de
Medic. facultatib.
& passim.

Hipocrati inferior si ex unguibus leonem ut in proverbio est cognoscere mihi concessum est.

MELISSVS.

MELISSUS est un Medecin cité par Hipocrate au livre des Principes, & par Galien au livre des Elemens.

ICCVS.

Tarentinus.
* l. 4. de legib.
Dialog. 8. & in Protagora.

V. Stephan. de urbib. in dict. τάεγς.

ICCUS de Tarente vivoit dans la 77. Olimpiade, & a été, ou peu s'en faut, contemporain d'Hipocrate ; c'étoit un habile Medecin pour son temps, homme sobre s'il en fut jamais, puisqu'il a donné lieu au Proverbe *Icci cæna.* Platon le loüe de la force de son corps & de cëlle de son esprit, *Temperantiam simul & fortitudinem animi consequutus, nullam unquam in toto suæ exercitationis tempore venerem cognovit.* Surquoy il faut remarquer avec Erasme qu'Elien ayant fait mention d'un Athlete de ce nom, né à Tarente, qui n'étoit pas Medecin, on pourroit bien n'avoir fait qu'un homme du Medecin & de l'Athlete.

Erasm. in Chiliad. pag. 223.
V. Suidam in dict. Iccus.

JOLAS.

Bithinius.
advers. Iudæos.

JOLAS ou Jolaus de Bithynie, contemporain d'Iccus de Tarente, quoi-que ses Ouvrages ne soient pas exacts, ne laisse pas d'être cité par Nicandre, Dioscoride, Celse, Pline, Galien, & Saint Epiphane.

BOLVS.

Democritius.
Galen. lib. 1. Therapeut c. Laërt. in Empedocl. Suidas in Lexic. Vossius de Historic. Græcis.

BOLUS surnommé Democritius, vivoit au temps d'Iccus & d'Iolas. C'étoit un Medecin Philosophe & Historien, qui écrivit des livres des Medicamens.

DIONYSIVS.

Syrtensis.
Plin. lib. 20. c. 20.
Cæl. Aurel.
Andr. Tiraquell. de nobilit. cap. 31. pag. 35 4.

DIONYSIUS de Sirte en Egypte, étoit non seulement contemporain d'Hipocrate, mais encore un de ceux qui paroissent avoir eu quelque commerce avec luy. Il y a encore quelques autres Medecins de ce nom, dont les uns ont écrit des Plantes & les autres ne sont connus que de nom.

HERODICVS

Selymbrianus.

in Gorgia & Phædone.

* in Iliad. 1.

* V. Comment. & notas. Harduin. S. I. ad 1. 29. Plin. Fœsium & Mercur. ad sect. 3. lib. 6. Epid. Hipocrat. Tzetzes in Chiliad.

HERODICUS de Selivrée dans la Propontide étoit frere de Gorgias le Leontin. Il fut maître du grand Hipocrate, & Surintendant des exercices de son païs. Aussi fut-il un des premiers qui joignirent la Gymnastique à la Medecine, Platon le loüe pour cette raison, & pour quelques autres au 3. de sa Republique & dans deux de ses Dialogues. Il composa un livre de la diete selon Eustathius. *Quelques Auteurs ont écrit qu'il commença à separer par la Medecine de la Philosophie ; mais ce fut en effet Euriphon qui fit ce changement. Il faut bien se garder de le confondre *avec Prodicus disciple d'Hipocrate, comme ont fait divers Auteurs trompez par quelques MSS. qui ont πρόδικος, pour ἡρόδικος qu'un ancien interprete a retenu ; mais il y a lieu de douter si c'est cet Herodicus dont Hipocrate blâme

blâme si ouvertement la methode dans le 6. des Epidemies : car outre qu'André Tiraqueau paroît incertain sur ce fait ; Hipocrate étoit assez modeste pour ne pas parler si désavantageusement de son maître.

Py thocles est un fort ancien Medecin, puisqu'Hipocrate en fait mention au 7. livre des maladies populaires.

Cratevas étoit aussi habile dans la connoissance des Plantes, qu'Herodicus l'étoit dans la Medecine Practique, & dans la Gimnastique, témoin l'Epître que luy écrit le grand Hipocrate. On dit qu'il découvrit la Plante qu'il nomma Thapsia dans l'Isle Tapsos, une des Sporades dont il luy donna le nom. Dioscoride, Pline, Galien, le Scholiaste de Menandre & même S. Ciprien en font une fort honorable mention : car quant à ce Cratevas qui addressa un Livre des Plantes au Roy Mithridate, c'est autre chose.

Democrite d'Abdere étoit non seulement un grand Philosophe, mais encore un grand Medecin ; car pour le nom de son pere, il est incertain, les uns l'appellant Damasipe, les autres Athenocrite & les autres Hegesistrate. Il nâquit environ l'Olimpiade 80. Quelques-uns ont écrit qu'il avoit été maître d'Hipocrate, & que ce fut pour luy faire honneur que celui-cy, qui étoit Dorien écrivit en langue Ionienne ; mais si l'on s'en raporte à leur entrevûë, il paroît qu'Hipocrate n'étoit alors connu à Democrite que par le bruit de son sçavoir & de ses cures. Quoy qu'il en soit, Democrite fit plusieurs voyages dans l'Egypte, l'Etiopie, les Indes, où il s'instruisit de tous les secrets de la Philosophie dans la compagnie des Mages, de maniere qu'ayant mangé tout son bien, il fut obligé aprés son retour de se retirer dans un petit fond qui luy fut assigné par ses concitoyens hors la ville d'Abdere, où il philosopha le reste de ses jours, & composa, selon Pline & Diogene Laërce, un livre de la vertu des Plantes, & quelques autres Ouvrages tant de Philosophie que de Medecine, marquez par celui-cy dans sa vie, qui n'ont pas été inconnus à Hipocrate, puisqu'il le cite quelquesfois. Il excella particulierement dans l'Anatomie ; mais on ne peut pas disconvenir qu'il n'ait bien mêlé de la superstition à sa Medecine, & à sa Philosophie. On dit pour preuve de sa capacité que s'étant fait apporter du laict, il devina en presence d'Hipo-

H

Herodicus febricitantes interficiebat ambulationibus luctis fomentis sect. 3. lib. 6. Epid.
* *de nobilit. cap. 31. pag. 364.*
Pythocles.
Cratevas.

Hipocrates ad Cratevam.

Hereseon l. 25.
Plin. l. 25. c. 6.
Gesner. in Biblioth.

Democritus *abderita.*

Olimp. 80.

V. Epistol. Hipocr. ad Damaget. & Epist. de Cratevam.

V. Petrum Castellanum de invitis illustr. Medicor.

lib. de natur. human.

crate qu'il étoit d'une chevre noire, qui n'avoit fait qu'un
chevreau, *capella principata & nigra*, & qu'ayant salué une fille
qui étoit vénuë le voir avec Hipocrate en cette qualité, il la
salua le jour suivant comme femme; parce qu'il connut qu'elle avoit passé la nuit precedente avec un homme. Il mourut
âgé de cent ans, la premiere année de l'Olimpiade 94. de la
maniere dont nous le marquerons autre part.

HIPOCRATE, second du nom, nâquit au commencement
de l'Olimpiade 80. dans l'Isle de Cos, surnommée Portedieux,
parce qu'elle avoit donné la naissance à la plûpart des Asclepiades ou descendans d'Esculape. Son pere s'appelloit Heraclide, & sa mere Praxitée. Ceux qui se sont avisé de le dépeindre l'ont fait de petite taille, un peu grêlé, mais de visage agreable, & luy ont donné une grosse tête. Quant aux inclinations, ils ont écrit qu'il étoit taciturne, lent & studieux;
& que non contant de consulter les sçavans, comme il fit à Athenes où il étudioit, il apprenoit même les effets des remedes de
la bouche du peuple & des villageois : mais ce qui marque la
force de son genie selon Galien, est que si celui-cy devoit
presque tout à son étude, Hipocrate devoit tout à la nature.
Galenum erudiit lectio Hipocratem natura. C'est pourquoy il feint
qu'Hipocrate descendit dans le plus profond des reduits de la
nature, qu'il s'entretint quelques temps avec elle, & qu'il en
apprit ce qu'elle avoit de plus caché & de plus misterieux,
pour en faire part aux hommes lorsqu'ils commencerent à en
avoir besoin, & que les maladies se multiplierent, donnant par
ses découvertes & ses experiences une nouvelle face à la Medecine : car comme s'il l'eût nouvellement enfantée, il en
forma les membres tendres & delicats d'une main adroite &
sçavante, la nourrit, & y ajoûta comme un bon pere tous les
ornemens dont elle avoit besoin pour paroître avec éclat dans le
monde. En effet, quoi-que ses écrits paroissent obscurs, & qu'un
Poëte Italien en ait dit comme nous l'avons marqué cy-dessus.

> E quel di Coo che se vié miglior opra
> Se bene intesi fosse gli Aforismi.

Neanmoins cette brieveté qui donne à penser aux lecteurs, ne laisse pas de renfermer une doctrine tres-pure, &
des sentimens qui marquent que son Auteur est un genie des
plus élevez, & que dans l'état où il trouva l'Art, & où il le

[marginal notes:]
principata

HIPOCRA-
TES Cous.

A. Bei ant Phegas.
V Hegesium Soran.
Suidam Meibomiū
Mercurial.

F. Petrarch. nell.
Trionf. della fama.

mit enfuite, un Auteur du moyen âge a eû raifon de l'appeller le Promethée de la Medecine. Il vit, quoi-que d'affez loin, la pefte de l'Illyrie, qui comme une terrible Comette mena-çoit fon Ifle de Cos, & en preferva non feulement fon païs natal, mais encore toute la Grece, par fes foins & par ceux de fes difciples qu'il y envoya. Le bruit de cette merveille & de tant d'autres cures étant donc venu jufques aux oreilles d'Artaxerxe Roy de Perfe, il luy fit offrir par fes Lieutenans toutes les richeffes & tous les honneurs imaginables, s'il vou-loit fe donner à luy; mais il refufa tant d'avantages par des raifons de moderation, de generofité & d'état, tant il aimoit fa patrie, & tant il étoit éloigné du fafte & de l'avarice. On dit qu'étant de retour de divers voyages, il fût appellé par Perdica Roy de Macedoine fecond de ce nom, qu'on croyoit malade du Poûmon; mais qu'il reconnût que le mal luy te-noit au cœur, languiffant d'amour pour Philé maîtreffe de fon pere. Il étoit fi honnête, fi fidelle, & fi moderé dans fes paffions, qu'il n'y a qu'à voir fon fameux Jurement pour en être pleine-ment perfuadé; & fa fincerité le mena fi loing qu'il avoüa les fautes que les fignes équivoques & les reffemblances luy firent commetre dans la Pratique, franchife dont Celfe le loüe fi haute-ment, que les Medecins qui n'ont rien à fe réprocher, ne de-vroient jamais fe faire un chagrin de ces accidens qui arrivent quelquesfois aux plus habiles: car * *comme les petits efprits n'ont pas grand chofe à perdre, & qu'ils ne peuvent fouffrir pour cette raifon qu'on leur ôte quelque chofe, ces genies élevez qui fe confient en la ri-cheffe de leur fond, n'ont garde de pleindre de petites pertes, & font toûjours d'affez bonne foy pour marquer les pas où ils ont bronché, quand ils ont été trompez par les apparences.* Mais comme on pour-roit faire un Panegirique complet, des Eloges que Galien luy donne, & un livre entier de ceux que tant d'autres Medecins y ont ajoûté; je me contenteray de marquer comme en paffant les loüanges que luy ont donné les grands perfonnages qui n'étoient pas Medecins, & qui par confequent étoient défin-tereffez. Le Senat & le peuple d'Abdere l'appellent le Pere de la Patrie & le Jupiter confervateur * & Poëtus, dans l'Epitre au Roy Artaxerxe, le nomme le Pere de la Santé, le Lenitif de la douleur, le Sauveur & l'Econome d'une fcience toute

Hic ac fanitates pater, hic fervator, hic dolorum curator, hic divina fcientia particeps.
* O Iupiter fervato, adjuvato, vindicato.

Theophil. Protofpa-tar.

* More, magno-rum virorum & fi-duciam habentiû, magnarum rerum. Nam levia ingenia, quia nihil habent nil fibi detrahunt, magna ingenia, multaque nihilo-minûs habitura, côvenit etiam fim-plex erroris veri confeffio, præci-pueque in eo mini-fterio quod utilita-tis caufa pofteris traditur, ne qui decipiantur eadem ratione quâ quis antea deceptus eft. *Celfus lib. 8. c. 4.*

divine. Platon l'introduit par tout où il a besoin d'un homme sage, éclairé & prudent. Seneque & Pline l'appellent le Prince des Medecins, quoi-que ce dernier l'ait copié comme avoient fait longtemps avant luy, Aristote & Theophraste, sans le nommer. Aulugelle, & Macrobe le traitent de divin, jusques à luy donner l'infaillibilité. Saint Augustin &

De civit. Dei lib.
5. cap. 2.

quelques autres Peres de l'Eglise l'appellent *tres-illustre Medecin*, comme tant d'autres grands personnages avoientfait avant eux. Suidas dit que ses paroles & sa doctrine n'ont pas été reçûës comme celles d'un homme; mais d'un Dieu, Petr. Vincus est allé jusques à l'appeller *le miracle de la nature* ; &

I b. de præcipuis or-
bis miracul.
* *Pompeius Orni-*
vus lib. 1. cap. 3.
de mystica nomin.
interpretatione.
V. Tiraquel. deno-
bil.ta.e c. 31. n. 9.

d'autres * Auteurs ont crû voir des misteres non seulement dans son nom, mais encore dans chacune des lettres qui le composent. Paul le Jurisconsulte, Panorme, Bartole & autres l'appelent le plus grand des Medecins, & la Loy même parmi les Chrétiens s'est fait une loy de ses sentimens en quelques matieres. Bon mary, bon pere, bon citoyen, bon ami, religieux

Galiotus Martius
in doctrin. promis-
cua.

dans ses paroles, & même dans ses sentimens autantque le pouvoit être un homme qui n'avoit pas été de ce petit nombre, que la verité daigna éclairer avant la venüe du fils de Dieu.

Illicinus sopra gli
Triomfi di F. Pe-
trarch.

Hipocrate senti dirittamente di Dio circa il suo essere simplice, & Autore di tutte le cose mundane, il mondo fecce eterno, ma l'anima esser in spirto tenue è sutilissimo per tutto il corpo diffuso. Quod dicimus, dit-il luy-même, *calidum, videtur mihi immortale esse, & cuncta intelligere, & videre & scire omnia, tum præsentia tum futura.* Combien donc de Chrétiens, si Chrétiens on les peut nommer, qui n'ont pas des sentimens si droits & si religieux ? Il vécut, selon quelques Auteurs, 104. ans, & selon d'autres 109. & mourut peu aprés Democrite, dont la perte luy fut fort sensible. Le Senat d'Athenes voyant que les Habitans de Cos luy rendoient des honneurs divins, & voulant enchérir sur ces reconnoissances, luy rendit les mêmes honneurs qu'à Hercule dans les ceremonies des jeux de la Grece, où la Couronne d'or qu'on luy consacra fut exposée & proclamée par les Crieurs publics, à quoy le même Senat ajoûta le droit de bourgeoisie pour ses enfans dans Athenes, & une pension annuelle tirée du Trésor public. La prévention même alla si loin du côté des femmes, que des abeilles ayant fait leur miel proche de son Tombeau, elles s'en servirent comme d'un souverain remedes pour les Aphtes ou petits ulceres de la bou-

che de leurs enfans. Quant au chapeau dont les Sculpteurs
& les Peintres ont depuis couvert fa tête, quelques Auteurs
ont crû que cela s'eſt fait pour marquer les voiles qui dérobént au peuple le ſens & l'intelligence de ſes admirables écrits;
mais il y a bien plus d'apparence qu'on l'a repreſenté la tête
couverte, parce que le chapeau a toûjours été une marque de
nobleſſe, de liberté & de dignité, comme on le peut voir dans
les Statuës d'Eſculape, d'Uliſſe & de quelques autres grands
perſonnages. Pour les livres qu'il a compoſez, Suidas en fait
60. qu'on appele aprés luy Hexacontabibli, parceque ſelon la
diviſion qu'on en fait, il y en a peu plus ou peu moins, quoique Symphorian. Champerius les reduiſe à 26. Finiſſons par
des vers & par une inſcription que la poſterité luy a conſacrez,
quoi-que ce ſoit peu de choſe en comparaiſon de tout ce que
nous avons marqué cy-deſſus.

Lux hominum Hipocrates populos tutatus, in orco
Fecit ut umbrarum copia rara foret.

HIPOCRATICOO OB SALUBRITATEM HUMANO
GENERI DATAM BREVIBUSQUE, DEMONSTRA-
TAM COMPREHENSIONIBUS, BONA CORPORIS
VALETUDO DICAT.

Je laiſſe donc à penſer aprés tout cela, ſi un Medecin de nôtre temps a eu raiſon d'introduire Mome dans un dialogue, où
il luy fait dire que *les Grecs ont impoſé à la poſterité, outrant par*
une vanité & une legereté qui leur eſt naturelle, les loüanges qu'ils
ont donnez à Hipocrate, comme s'il y avoit à preſent plus de bon
ſens dans des Villes telles que, Conzence; qu'il n'y en avoit
dans l'ancienne & dans la nouvelle Rome, & même dans tout
le monde ſçavant, dont il a été & eſt encore à preſent admiré.
Car quant à Lionardo di Capoa Medecin de même nation, il
eſt certain qu'il ne s'eſt engagé à écrire contre la doctrine de
ce grand homme, que par une maniere de neceſſité, & pour
ſoûtenir le Syſtême qu'il s'eſt fait; & qu'à cela prés, il ne paroit pas trop perſuadé de ce qu'il écrit, comme nous le verrons cy-aprés dans l'extrait de ſon ouurage.

On pourroit encore ajoûter à la loüange d'Hipocrate, que
depuis qu'il a paru dans le monde, la Medecine n'a plus manqué de grands perſonnages, ſemblables à ces orangers toûjours
verts, & qui ne ſont jamais ſans fleurs & ſans fruits.

Con fiori eterni eterno il frutto dura

H iiſ

Mercurial. in vit.
Hipocrat.

Antholog.l. 1.

Thom. Corne. Con-
ſentinus Epiſtol. ad
M. Aurelium Se-
verinum.

Tarq. Tasso nell Ierusalem liberat.
Cant. 19. Stanz.
94.

E mentre spunta l'un l'altro matura.

En effet , pendant que les uns ont donné les doux fruits d'une experience consommée , les autres comme des fleurs agreables & de bonne odeur, ont insensiblement rembli l'attente de la Republique, & la place de ceux qui sont tombez. Et c'est ainsi que THESSALE & Draco enfans d'Hipocrate, ne dégenererent pas aprés la mort de leur pere, puisque celuy-là est appellé *homme admirable* par Galien, qu'il fit six livres de la Medecine, & qu'il fut en grande consideration dans la Cour d'Archelaus Roy de Macedoine. Il eut pour successeurs Gorgias, Hipocrate troisiéme du nom, Draco second & Draco troisiéme, tous Medecins de reputation & de merite, & fut enfin honoré de cette Epitaphe.

THESSALUS
Cous.

Commentar. in l. 1.
de natura human.

OLIMPIAD.
X C I.
R. C. 340.

Thessalus Hipocratis , Cous gente , hac jacet urnâ
Phoebi immortalis semine progenitus
Crebra Trophaea tulit morborum armis Ygeiae
Laus cui magna , nec id sorte , sed Arte fuit.

Car quant à ce Thessale qui empoisonna dit-on le grand Alexandre, il ne merite pas d'être mis au nombre des Medecins ; & quant à celuy de Tralles, qui fut Chef des Methodiques ; nous en parlerons en un autre lieu.

V. Biblioth. Schenchin Thessal.

DRACO frere de Thessale se montra comme luy digne fils du grand Hipocrate ; car ce n'est pas à ces braves hommes, qui ne furent pas moins grands Capitaines qu'habiles Medecins, qu'Aristophane, & d'autres Satiriques ont pensé quant ils ont fait des railleries des enfans d'Hipocrate*; parce qu'en effet, Draco eut un fils nommé Hipocrate quatriéme du nom, qui fut Medecin de Roxane épouse du grand Alexandre ; pour ne point parler d'un autre Draco que Palephatus * a mis au nombre des grands Medecins.

D R A C O
Cous.

in nubibus.

* Vulva Suilla mater filiorum Hipocrates quos obSuillum rude ac stupidum ingenium, comicorū salibus perstrictos fuisse novi.
Athenaeus deipnosophist. lib. 3.
* l. de non credendis fabulis.
POLYBUS
Cous.

Galen. Comment. in l. de natur. human.

v. Genrum in Biblioth. & Schench.

POLIBE gendre d'Hipocrate par Phanerete sa fille , eut part à la gloire de ses beaux freres, ayant fait des ouvrages si considerables, qu'on en a attribué quelques-uns à Hipocrate. Aussi tint-il Echole publique de Medecine aprés son beau-pere , comme si les filles mêmes sorties de la côte du grand Hipocrate eussent porté la Medecine dans le lit de leurs époux. *Biblioth. pag. 457. ubi plura.*

HERODOTUS
Mercurial. in lib.
de are aquis & locis.

HERODOTE est cité par Hipocrate comme son contemporain , & est par consequent fort different de celuy dont il sera parlé cy-aprés.

DIOCLES de Caristo fut surnommé par les Athéniens, le jeune Hipocrate, parce qu'il tenoit toutes ses maximes. Il écrivit une belle lettre au Roy Antigonus touchant la santé, laquelle a été traduite en Latin par Guillelmus Copus : car quant à son Traité de la melancholie hypocondriaque, il ne nous en reste qu'un fragment que Lionardo di Capoa critique avec toute l'ardeur imaginable. Celse nous apprend qu'il fut inventeur d'une machine Chirurgicale, qu'on appela pour cela *Diocleum instrumentum* ; mais ce qui le rendit plus considerable, est qu'il rétablit la Medecine dogmatique de même que la Gymnastique qu'on commençoit à negliger. Athenée, Pline, Plutarque, Galien le Scholiaste de Nicandre, & même Tertullien en font grande estime. En effet, c'étoit un sçavant Anatomiste & Simpliste, civil, honnête, accommodant, & apparemment bon courtisan.

PETRON ou Petronas, n'étoit pas fort éloigné du temps d'Hipocrate, & succeda même à Diocles, si l'on en croit Celse. Mais loin de suivre les maximes de ces grands maistres, il se fit une methode si extravagante, quoi-que suivie de plusieurs, que celles d'Asclepiade toute bizarre qu'elle étoit, ne nous paroîtra que raisonnable en comparaison de celle-là. Les sueurs, l'eau froide, la chair de porc, les salures, entroient si confusément dans sa pratique, que tout cela faisant quelquefois des revolutions dans les corps, & tirant ainsi les malades d'affaires, le peuple s'imaginoit que c'étoit un effet de cette methode.

ACESIAS est ce malheureux Medecin du proverbe *Acesias medicatus est*, qui voulant guerir un gouteux, le rendit encore plus malade. Il vivoit environ l'Olimpiade LXXX. mais malheureusement pour luy il vit encore dans le monde prévenu de son ignorance, par les écrits d'Aristophane, de Tertullien, de Suidas & d'Erasme.

DEXIPPE de Cos est ce fameux disciple d'Hipocrate, lequel ayant été appelé par Hecatombus Roy de Carie pour guerir Mausole, & Pixidare ses enfans, ne voulut servir ce Prince, qui faisoit la guerre à sa patrie, qu'à condition qu'il la laisseroit en paix ; mais il faut avoüer qu'avec toute sa reputation il avoit bien peu de methode, de laisser mourir ses malades de soif, & de leur accorder toutes sortes d'alimens. Ainsi quoi-que Plutarque & Aulugelle le citent, on n'a pas perdu

(marginalia)

DIOCLES
Caristius.

Athenæus lib. 3. Deipnosophist. Plin. lib. 26. cap. 2.

Gal. libris de sanitate tuend.

Ætius & Paul. Æginet passim.

Tertullian. lib. 1. de anima. cap. 15.

PETRON.

Celsus lib. 4, c. 9.

ACESIAS.

V. Erasmum in Chiliadib.

Tertullian. lib. de anima.

DEXIPPUS
Cous.

Galen. contra Erasistrateos.

V. Suidam in lexic.

grand chose en perdant les livres que Suidas luy attribuë.

EPICHAR-
MUS.
Cous.

R. C. 310.

Laert. in vitis Phi-
losophor.
Tertul. 1. de anima
cap. 45.
Volater. lib. 15.

EPICHARME natif de Cos fils d'Elophale étoit Poëte, Philosophe & Medecin. Il se fit instruire dans la doctrine de Pythagore, ayant été mené jeune en Sicile, ce qui l'a fait passer pour Sicilien chez quelques Auteurs. Il composa un Livre *De natura rerum*, & l'autre *De insomniis*, dont Platon s'est servi fort utilement, & dont Volateran croit qu'il y a encore des restes dans la Bibliotheque Vaticane, & mourut âgé de plus de 90. ans.

Vossius in syntagmat. Poëtar. Græcor. & Schenckius in Bibliothec. Medic.

NICOSTRA-
TUS.
lib. 13.
lib. 2. de Antidot.
Antiphanes lib. de
Atheniensib. Scor-
tis.

OLIMPIAD.
93. ex Gesner.
M. C. 3640.

NICOSTRATE est ce Medecin fameux dans Athenée, dans Galien & dans Æce, & qui ne laissa rien autre chose en mourant que de l'Ellebore à une courtisane appellée Oca & Anthea par Antiphane ; mais qui est encore plus connuë sous le nom d'Antycira, ou parce qu'elle traitoit ses amans inconstans avec de l'Ellebore comme des insensez & des brutaux, qui ne sçavoient pas estimer son merite, ou parce qu'effectivement nôtre Nicostrate ne luy laissa pour tout legs que la provision qu'il avoit faite de cette racine de l'Isle Antycere.

METO
Atheniensis.

OLIMPIAD.
LXXXVI.

cap. 31. libri de

METON d'Athenes est non seulement celebre par l'Astrologie, & par la grande année de son nom ; mais encore par la Medecine qu'il professa fort heureusement, si l'on en croit Callistratus, Euphranius & Phrynicus citez par André Tiraqueau.

nobilitat. pag. 370.

CTESIAS
Cnidius.

M. C. 3650.

* in vita Arta-
xerx.

CTESIAS de Gnide Medecin & Historiographe du Roy Artaxerxe surnommé Mnemon, le guerit fort heureusement d'une blessure qu'il avoit reçuë en combattant : car quoi-qu'il y ait mêlé quelques fables à son Histoire, il ne laisse pas d'être estimé de Diodore de Sicile & de Plutarque *, de Strabon, de Photius, de Suidas, & même de I. Gerard. Vossius.

PHILISTIO
Siculus.

PHILISTION Sicilien est un fort ancien Medecin, puisqu'il fût maître d'Eudoxe & de Chrisippe & contemporain d'Hipocrate, avec lequel on croit qu'il a eu commerce de lettres, quoi-qu'il ne nous en reste aucune marque ; & si habile que Galien le croit Auteur du Livre *De victu salubri*, attribué communément à Hipocrate. Quoi-qu'il en soit, Pline & Plutarque le citent avec estime. Quant à ses disciples, il faut premierement

mierement remarquer que Petrus Caſtellanus a paſſé Eudoxe *de vitis Illuſtr. Me-dic.*
ſans en faire aucune mention, & que quant à Chriſippe, il
s'eſt trompé, donnant au Medecin de ce nom natif de Gnide,
tout ce que Diogene Laërce à dit du Philoſophe né à Soles ou
Soloé Ville de Cilicie.

EUDOXE de Gnide fils d'Eſchines, diſciple de Philiſtion, EUDOXUS *Gnidius.*
étoit donc ce grand Philoſophe, Medecin, Aſtrologue & Legiſlateur dont on a dit tant de choſes ſingulieres: car on veut
qu'il alla de Sicile à Athenes, qu'il y profeſſa la Medecine à la
faveur du Medecin Theomedon qui eut pitié de ſa pauvreté. *Diogen. Laërt. in Eudoxo.*
On ajoûte que quelque temps aprés, il prit des lettres de re-
commandation d'Ageſilaus pour Nectabis, & qu'il alla en
Egypte avec Chriſippe le Medecin, qu'il y apprit tous les ſecrets de la Philoſophie & de la Medecine des Prêtres Egyptiens,
& des fameuſes colomnes dont nous avons parlé cy-deſſus;
qu'il fit encore divers autres voyages, & qu'étant de retour
dans ſon païs, il y donna des loix qui luy attirerent une grande veneration: mais que les Prêtres Egyptiens ayant connu à
certains Phenomenes qu'il ſervoit un grand perſonnage, mar-
querent encore que cela n'empêcheroit pas qu'il ne mourut à
50. ans. Quant aux temps d'Eudoxe & de Chriſippe ſon compagnon de voyage, ſi on les veut concilier, il faut remarquer
qu'il y a faute dans Diogene Laërce: parce qu'au lieu de lire
qu'Eudoxe vint au monde en l'Olimpiade lxxiij. il faut lire
en l'Olimpiade c.iij. autrement comment auroit-il été Au- *V. notas ad Laert. Aldobr. & Mena-gii. Voſſium de Hi-ſtor. Gracis Reinef. variar. lect. l. 3.*
diteur de Platon, qui ne nâquit qu'en l'Olimpiade lxxxviiij.
comme l'ont remarqué pluſieurs critiques: car je m'arrête
pas icy aux autres Medecins de ce nom, quoi-qu'il ſoit bon
de remarquer en paſſant, qu'un autre Eudoxe Medecin de
Gnide, eſt celuy qui étant né en l'Olympiade lxxiij. a été la
cauſe de l'erreur. Au reſte

CHRYSIPPE natif de Gnide, étoit un Medecin CHRYSIPPUS *Gnidius.*
extraordinaire dans ſa methode, & dans ſa conduite, tant il
prit à cœur de contredire Hipocrate & ſes Sectateurs, croyant
en effet pouvoir renverſer tous leurs dogmes par ſon babil & *Plin. lib. 29. in proemio.*
ſa dialectique. Auſſi Galien le traite-t-il fort mal, quoy qu'E-
raſiſtrate ſemble avoir été un de ſes Sectateurs. Il eut un fils *l. 2. de placitis Hi-pocrat. & Platon.*
de même nom & de même profeſſion que luy, mais malheu-
reux: car Ptolomée I. Roy d'Egypte dont il étoit Medecin,
ayant été prévenu par la calomnie, le fit mourir aprés l'avoir

I

V. *Laertium &*
Plinium l. 20.

fait fuſtiger. Diogéne Laërce en marque encore un diſciple d'Eraſiſtrate, cité par Pline, que Geſner n'a pas oublié dans ſa Bibliotheque.

PRAXAGO-
RAS *Cous.*

PRAXAGORE natif de Cos fils de Nicarque, eſt ce fameux diſciple d'Hipocrate, que Galien a fait de la race d'Eſculape, & auquel il a donné de grandes loüanges: car quoique Cælius Aurelianus ait critiqué ſes écrits, peut-être parce qu'ils luy paroiſſoient obſcurs, neanmoins quelques autres Medecins anciens & modernes ont tant fait de juſtice à ſon merite, que même Lionardo di Capoa, qui ne pardonne preſque à aucun Medecin, ne peut s'empêcher de regreter la perte de ces Ouvrages.

* *Plinius & Athe-*
neus.

PLISTONICUS

PLISTONICUS fut un des braves diſciples de Praxagore. Il écrivit ſi bien de la matiere Medicinale, que Celſe, Galien, Pline & Athenée le citent avec honneur, & que le même Lionardo di Capoa * a crû qu'il avoit eu quelque petite connoiſſance de la Chimie, parce qu'il avoit écrit que la digeſtion ſe fait par une maniere de putrefaction.

* *pag.* 321. *del ſuo*
Parere.

PHILOTIMUS
Cous.
* *lib. de placitis*
Hipocr. & Platone.

V. *Galen. Com-*
ment. 6. *Apho-*
riſmn. 1.

PHILOTIME de Cos eſt un autre diſciple de Praxagore que Celſe, Galien * & quelques autres Medecins du moyen âge, mettent au nombre des illuſtres. Auſſi étoit-il ſçavant dans l'Anatomie, la Gymnaſtique & la Prophilactique. Il avoit entr'autres maximes celle d'approcher les peſtiferez le plus prés du feu qu'il ſe pouvoit.

PRODICUS
Selymbrianus.
V. *Plin. cap.* 1. *lib.*
19. *cum notis I.*
Harduini S. I.
Galen l. 2. *de dif-*
fer. febrium cap 6.
& comment. in ſex-
ti Epidem ſect. 3.

PRODICUS de Selymbre étoit un des diſciples du grand Hipocrate. On le confond avec Herodicus, parce qu'il y a faute dans le Texte de Pline. Il joignit la Gymnaſtique à la Medecine; mais il tira un vilain tribut des Officiers des exercices, & traita les malades ſi peu methodiquement, que Galien l'eſtime moins qu'un ſimple empirique, quoi-qu'il en cite un traité intitulé *de hominis natura.*

ÆSCHINES
Athenienſis.

Plin. lib. 28. *Athe-*
naus, lib. 13. *cap.* 2.

ÆSCHINES dit *Socraticus*, natif d'Athenes, ayant mangé tout ſon bien ſe tira de la neceſſité par l'exercice de la Medecine: car pour cét Æſchines qui vivoit dans le quatriéme ſiecle de l'Ere Chrêtienne, homme d'induſtrie comme celui-là, nous en parlerons en ſon lieu.

ARISTO
Celſus l. 5. *Galen.*
Comment. in 6.
Epidem.

ARISTON eſt un fort ancien Medecin, & dont Celſe & Galien font tant d'eſtime, qu'on l'a crû Auteur du Livre *de victu ſalubri*, de même que Philiſtion, quoi-que ce Livre ſe trouve dans les œuvres d'Hipocrate.

DIODOTE de Iaſſo eſt cité par Dioſcoride ſous le nom de Petronius. C'eſt apparemment le Petronius Diodotus de Pline, qui ne fait qu'un homme de ces deux noms, dont Dioſ- coride en fait deux & qu'il met au nombre des ſçavans Her- boriſtes, avec un Bathus Tylæus, un Niceratus & un Niger.

PAMPHILE eſt le nom de pluſieurs Medecins. Le plus ancien qui eſt fils de Neoclide eſt cité par Platon & par Ci- ceron, au Livre *de natura Deorum.* Galien fait mention des trois autres Medecins de ce nom, dont l'un avoit écrit des Livres de Plantes ; mais avec ſi peu de ſoin & d'étude , que le tout n'étoit que fables, ſuperſtitions & contes de vieilles Egyptien- nes ; deſorte qu'il n'eſtimoit pas plus ces ouvrages que ceux d'Andreas homme auſſi peu exact, ayant l'un & l'autre don- né des figures de Plantes qu'ils n'avoient jamais veuës. L'au- tre eſt ce Pamphile qui gaigna tant d'argent à Rome dans la cure de la maladie appelée *mentagra.* Le troiſième eſt un Pamphilus *Pharmacopola* auteur d'un certain Febrifuge , auſ- quels on ajoute un auteur d'un Livre de la veterinaire cité par l'Empereur Conſtantin le Barbu , qui fut le patron de cét Ouvrage.

MNESITHE'E d'Athenes eſt un autre ancien Medecin dont Galien ſemble avoir entrepris l'Eloge dans le premier Livre des fièvres , adreſſé à Glaucon , comme d'un ſçavant Anatomiſte , d'un homme de bonnes mœurs & d'un ennemi juré de l'ivrognerie. Il n'eſt pas moins eſtimé de Pline , de Plutarque , d'Athenée & de Rufus Epheſius. Il a écrit des alimens & des effets dangereux des couronnes de fleurs.

APOLLONIDES eſt le nom d'un Medecin de Xerxes Roy de Perſe, dont Cteſias nous donne une Hiſtoire que je rapporteray au Chapitre XI. de la ſeconde partie de cét Ou- vrage : car il y en a un autre de Cypre cité par Galien dans ſa methode.

PHAON eſt un de ces anciens Medecins auſquels on attri- buë le livre *de diæta ſalubri* d'Hipocrate. *Galen. libr. de alimentor.* *facultatib. & Comment. in lib. de vict. ratione in acutis.*

MENESTOR écrivit ſelon Theophraſte des livres de queſ- tions naturelles, grand Anatomiſte Simpliſte & Sectateur d'He- rophile.

HEROPHILE de Chalcedoine Diſciple de Praxagore , eſt un des plus fameux Medecins de l'antiquité. Quelques

Auteurs l'ont mis dans la 52. Olympiade, en quoy ils se trompent, le faisant Medecin du Tiran Phalaris, qui n'en eût point d'autre que ce Policlete que nous avons marqué cy-devant. Quoi-qu'il se soit éloigné des sentimens d'Hipocrate à force de rafiner, par des subtilitez qui le rendirent obscur, Galien ne laisse pas de l'estimer. Il disoit entr'autres choses de l'Ellebore, qu'il faisoit comme un brave Capitaine qui sort le premier de ses retranchemens, aprés avoir excité ses Soldats à bien faire, ce qui n'est pas toûjours vray. Il ne nous reste dit-on de tant d'ouvrages qu'il composa qu'un Livre du poulx, traduit par le celebre Joann. Manardus, si l'on en croit Remaclus Fuchsius. Wolfang. Justus le fait Empirique, mais il s'est trompé en cela comme en plusieurs autres faits. C'est cét Herophile qui appelloit les Medicamens *les mains salutaires des Dieux*, quand ils sont fidellement & sagement administrez, & tout au contraire des poisons quand il sont donnez mal à propos. Pline s'est imaginé qu'il avoit trouvé une maniere de Musique dans le battement du poux, mais differente selon les âges. Ce qu'il y a d'assuré est qu'il a été non seulement le reparateur de la Gymnastique, mais encore un grand Anatomiste, & un grand Herboriste. Aussi Pline luy fait-il dire qu'on foule des pieds plusieurs Plantes dont on ignore les grandes vertus; ce qui est bien plus juste que de dire comme Fallope a fait touchant l'Anatomie, que c'est contredire à l'Evangile que de contredire à Herophile. Il entre-vit à la verité les veines lactées; mais la connoissance de leur usage étoit reservée à nôtre siecle. Il est vray que jamais Medecin n'a tant dissequé de corps qu'Herophile, en quoy il auroit été tres-digne de loüange, s'il n'avoit dissequé des hommes vivans. C'est ce qui a obligé Celse à declamer contre luy, & contre ceux qui l'ont imité, & ce qui a fait dire à Tertullien qu'il avoit parû dénaturé à force de vouloir connoître la nature dans le corps humain. Mais on se lassa même de sa methode, parce, dit Pline, qu'il faloit être sçavant dans les lettres pour comprendre quelque chose à ses écrits & à ses dogmes, tant on a aimé de tout temps le stile cavalier & dégagé du raisonnement.

STRABON d'Apollonie, dit Herophileus, parce qu'il étoit sectateur d'Herophile, écrivit un Livre de la vertu des onguens.

Ocir Kilgis.

Herophilus ille Medicus aut Lanio, qui sexcentos ex secuit ut naturam scrutaretur qui hominem odisset. Tertul. l. de Anima.

STRABO
Apollonius.

PERIANDRE eſt ce Medecin qu'Archiamus pere d'Ageſilaus Roy de Sparte, railla de ce qu'étant aſſez bon Medecin, il s'étoit aviſé de ſe faire méchant Poëte ; mais je ne ſuis pas aſſeuré ſi c'eſt celui-là même que Pline cite. *Plutarch. in Apophtegm. & Plin. lib. 5. Hiſtor. natural.*

EUDAMUS dont il eſt parlé dans Ariſtophane, étoit plû-tôt un Jongleur qu'un vray Medecin. Les Anneaux qu'il vendoit contre les eſprits & contre les Serpens, n'étans que tromperie & ſuperſtition.

SPITALE d'Athenes étoit fameux dans ſon païs au temps d'Ariſtophane, & l'eſt encore dans les Comedies de ce Poëte: car c'eſt à luy qu'il renvoie certain malade, quoi-qu'il le taxe en paſſant d'avarice, comme nous le verrons autre-part. Sui-das marque qu'il a compoſé un Livre des conjectures de la Medecine & un des Medicamens.

MENECRATES de Siracuſe, étoit à la verité Medecin Dogmatique, mais il n'en étoit pas plus ſage. Car il n'entre-prenoit aucun malade, qui ne luy eut promis de le ſuivre com-me ſon Eſclave. Et c'eſt ainſi que ſe croyant un Sauveur & un Liberateur du genre humain, il marchoit en habit de Ju-piter, ſe faiſant appeler de ce nom, & que pour mieux orner ſon triomphe, il donnoit les noms des autres Divinitez à ceux de ſa ſuite. C'eſt ainſi que Nicagoras Zelites, Nicoſtratus, Aſticreon ne le ſuivoient qu'en habit d'Hercule, de Mercure & d'Apollon. Il fut même aſſez fou pour écrire au Roy Age-ſilaus, ou ſelon quelques Auteurs, à Philippes Roy de Macedoi-ne en qualité de Jupiter ; mais ce Prince luy marqua adroite-ment ſa folie par cette ſuſcription de la réponſe qu'il luy fit, *Ageſilaus Menecrati ſalutem.* On ajoûte qu'il luy conſeilla de faire un voyage à Antycire, & que l'ayant un jour invité à dî-ner, on ne luy ſervit qu'un encenſoir fumant, pendant que ceux qui luy tenoient compagnie à table faiſoient bonne che-re, & que ſon eſtomach ne ſe repaiſſoit pas de la vapeur de l'encenſoir, il fut obligé de ſortir de table confus, & perſuadé qu'il n'étoit pas Jupiter. Au reſte il eſt aſſez difficile de ſça-voir ſi c'eſt ce Menecrate ou quelque autre que Galien a ci-té, pour ne point parler d'un Menecrates Zeophletenſis alle-gué par Cælius Aurelianus, ny d'un Menecrates marqué dans des inſcriptions Greques de Gruterus, comme Medecin des Ceſars.

PERIANDER

Olympiad. cv. R. C. 390.

EUDAMUS *Ariſtoph. in Pluto.*

SPITALUS *Athenienſis.*

Abi adſpicalum. in Acarnanienſib.

MENECRA-TES *Siracu-ſanus.*

V. Athenæum lib. 7. Deipnoſoph.

Plutarchus in Age-ſilao.

aut

6. de compoſit. Me-dicam.

ſecund. locos.

pag. 581.

CRITOBULUS
Plutarch. lib. 9. &
Q. Curtius libr. 7.
cap. 37.

CRITOBULE est celebre pour avoir tiré sans douleur une fléche de l'œil de Philippes Roy de Macedoine, pere d'Alexandre le Grand, & pour luy avoir remis si adroitement un œil supposé qu'on ne le pouvoit distinguer de l'autre ; ce qui ne s'accorde gueres avec ce qu'on a dit des Peintres de son temps, qui n'osoient le peindre de face, de peur de le faire paroître borgne.

NICOMA-
CHUS *Sta-
girit.*

V. *Gesnerum in
Bibliothec.*

NICOMAQUE pere d'Aristote & Medecin d'Amintas pere de Philippes Roy de Macedoine, tiroit son origine de Machaon, & fut ayeul d'un autre Nicomaque fils d'Aristote, qui a écrit un Commentaire sur les Livres de Physique de son pere, suivant le témoignage de Ciceron, & celuy de Suidas. Il écrivit encore six Livres de la Medecine & des choses naturelles, & c'est du temps de nôtre Nicomaque que vivoient un Bion, Evagerus & Philisteus, Medecins de reputation.

ACUMENIUS-
* *in mirabilib. p.*
786. *in verbo ἀκυ-
μένος.*
ARISTOTE-
LES *Stagirit.*

ACUMENIUS passe pour Medecin dans un des Scholiastes de Xenophon, * mais comme le remarque un autre Scholiaste, Acumenius paroît bien être le nom d'un medicament.

ARISTOTE de Stagire fleurissoit, selon la plus commune opinion, l'an de Rome 430. C'étoit, comme tout le monde sçait, le Prince des Philosophes, mais outre la fameuse Secte des

Olimpiad. CV.

V. *Plutarch. in
Alex. & Laert.
in Aristotel.*

Peripateticiens dont il est Auteur, il a encore orné la Medecine de plusieurs écrits, & l'a honnorée de son estime & de sa confiance dans les besoins. Après cela que tant de petits genies se fassent honneur de la décrier, & de s'opposer ainsi au sentiment de ce genie de la nature.

PHILIPPUS
Cous.

PHILIPPES de Cos, est ce disciple d'Herophile dont Pline & Galien font mention, quoique celuy-cy le blâme de n'avoir osé baigner un Hectique. Il y a un Charlatan de ce nom dans Galien, lequel promettoit l'immortalité à ceux qui se vouloient confier en luy. C'est peut-être ce Philippes de Cos qui répondit au Roy Antigonus touchant un Hydropique, qu'un Charlatan promettoit de guerir, que quant à luy il ne croyoit pas cette maladie incurable de sa nature, mais seulement du côté du malade, qui péchoit dans le regime de vie necessaire à cette cure ; en effet le malade mourut par sa faute quoi-que le Roy le fit garder, & trompa ainsi le Roy & le Charlatan.

PHILIPPUS
Acarnan.

PHILIPPES natif d'Acarnanie Province de l'Epire, est bien plus illustre que tous les autres Medecins de ce nom, &

que tous ceux de son temps par le succés de la maladie du Grand Alexandre, au détail de laquelle je renvoye les ennemis de la Medecine, tant il est capable de les confondre, me contentant de dire que c'est là qu'on voit la confiance d'un grand Roy aux remedes & à celuy qui les luy presente, malgré l'envie & la calomnie, & où l'Historien fait l'honneur à la Medecine de dire en faveur de Philippes, que toute la Cour & toute l'armée d'Alexandre, ne sçavoient aprés sa convalescence, qui elles devoient regarder avec plus d'admiration, ou du Prince ou du Medecin, qui leur paroissoit un Dieu. Quant à ce Philippes dont Juvenal a parlé en ces termes.

Medentur dubii Medicis majoribus ægri
Tu venam vel discipulo committe Philippi.

Je croy qu'il pourroit bien être quelque Medecin du temps de ce Poëte.

CRITODEME fut un des Medecins des camps & armées du Grand Alexandre, & celuy qui pensa les playes qu'il reçût en la journée de Malles.

ANDROCYDES est l'Auteur de la lettre au même Alexandre, où il prend la liberté d'avertir ce Prince, sujet au vin, qu'il est le poison de l'homme, & une maniere de cigüe par ses effets quand on en abuse.

PAUSANIAS le jeune est un Medecin du temps d'Alexandre le Grand, & dont Plutarque parle dans sa vie.

THEOPHRASTE d'Erese dans l'Isle de Lesbos, étoit fils d'un foulon nommé Melanthus, & neveu selon quelques Auteurs, d'Aristote. Galien n'a pas fait de difficulté de le mettre au nombre des Medecins, tant il a écrit de la matiere Medicinale, exactement & poliment; à quoy on ajoûte des Commentaires sur quelques Livres d'Hipocrate. Il avoit été Auditeur de Leucippe, puis de Platon, quand il se fit disciple d'Aristote qui changea son nom de Tyrtame en celuy d'Euphraste pour marquer la beauté de son éloqution, & ensuite en celuy de Theophraste, qui marquoit la sublimité de son genie tout divin. C'est à luy que nous avons obligation des ouvrages d'Aristote, qui les luy legua en mourant, parce qu'il les conserva comme de precieux trésors. Il tint Ecole de Philosophie aprés ce grand Personnage, & eut plus de deux mille Ecoliers; & si une longue vie est necessaire pour rendre un homme heureux, on peut dire qu'il l'a été, puisqu'il a vécu

V. Q. Curtium in vita Alexandr.

CRITODE-MUS.

ANDRO-CYDES.

PAUSANIAS.

THEOPHRAS-TUS *Eresius.*

Cicero lib. 3. de finibus.

plus de cent ans. Mais ce qu'il y a de remarquable, il ne laissa pas, dit Ciceron, d'accuser la nature en mourant de ce qu'elle avoit accordé une si longue vie aux corbeaux & aux corneilles sans qu'il en fût besoin , & qu'elle en avoit donné si peu aux hommes qui en peuvent faire un si bon usage.

AGATOCLES
Lucian in Cataplo
Plin. lib. 22. Ga-
len 5. de composit.
Medic. secundum
loc.

AGATOCLES fils de Lysimaque, est encore un Medecin du grand Alexandre celebre dans Pausanias & dans Strabon, & fort different de ceux de ce nom , dont Pline, Galien & Lucien font mention.

TRASIAS
Mantinensis.
* lib. 9. cap. 17.
de Plantis.

TRASIAS de Mantinée est ce fameux Herboriste dont parlent Theophraste * & Pline, lequel se vantoit d'avoir trouvé le moyen de mourir sans douleur, & qui mangeoit l'Ellebore sans aucune incommodité. Scribonius Largus parle d'un Chirurgien de son temps, qui s'étoit ainsi familiarisé avec cette Plante.

ALEXIAS
Mantinensis.

l. 9. Histor. Plantar.

ALEXIAS de Mantinée étoit disciple de Trasias, & se vantoit comme son maître de pouvoir mourir fort commodément , secret qui ne consistoit apparemment qu'en certaine préparation de la Ciguë. Quoi-qu'il en soit , Theophraste l'a rendu celebre à cause de la vivacité de son esprit.

EUDEMUS
* Hist. Plantar. l.
18. Galen. Comment. in 1. Aphorisme. lib. 6.

EUDEME l'ancien étoit un Medecin du temps d'Erasistrate. Il est celebre dans Theophraste * & dans Galien , parce qu'il a excellé dans l'Anatomie , & qu'il a été le premier qui ait bien écrit de l'origine des nerfs. Il n'étoit pas moins habile dans la science des Plantes. Quant à cet Eudeme contemporain de Galien, & quant au Galand de la Princesse Livie, nous en parlerons cy-aprés,

ERASISTRA-
TUS Juliacensis
* Urbs Cea insul.
maris Ægei.

R. C. 460.

* libr. de optim.
secta & lib. contra
Erasistr. Plin. lib.
14. cap. 7. Tertul.
lib. de anima. c. 15.

Olympiad. c. xxiv.

V. Valeriam Max.
l. 5. cap 7. Justin.
Polib. Appian.

ERASISTRATE de Jules ou Julias * étoit un des plus fameux Sectateurs de Praxagore, & de Theophraste. Il étoit petit fils d'Aristote par sa mere, aussi fut-il si grand Philosophe & Medecin, que Galien * ne fait pas de difficulté de le comparer à Hipocrate, quoi-qu'il n'ait pas toûjours été d'accord avec luy. Il fut encore le reparateur de la Gymnastique & de l'Anatomie, & fut assez heureux pour entrevoir les veines lactées ; car il n'en connut pas l'usage. Il fut aussi hardi à contredire Chrisippe, que celui-cy l'avoit été à contredire Hipocrate, Appian Alexandrin en a tant fait de cas , qu'il l'a appelé le plus éclairé des Medecins, mais il ne pût éviter le blâme d'avoir rendu la Medecine venale. Au reste ce qui luy fit le plus d'honneur, fût la maladie d'Anthiocus I. Roy de Syrie,

fils

fils de Seleucus Nicanor, qui brûloit d'amour pour Stratonice sa belle-mere : car ce jeune Prince mouroit tabide, si la connoissance qu'Erasistrate avoit du poux, & quelques autres signes ne l'en eussent assuré, & s'il n'eût adroitement trouvé le moyen de faire ceder l'amour conjugal à l'amour paternel.

> *E se non fosse la discreta aita*
> *Del Fisico gentil, che ben s'accorse*
> *L'Eta sua s'ul fiorire era finita.*

C'est ainsi qu'il connut un mal naturel dont la cure dépendoit d'un mal moral. Mais qu'on luy auroit été obligé s'il avoit trouvé un remede de précaution à ce mal, & s'il avoit pû empêcher que cét agencement & arrangement de parties qu'on appele beauté, n'ôtât en sautant aux yeux les lumieres de la raison, & ne transformât, comme il fait souvent, des Alexandres, & des Aristotes en valets de Tréfle ; car il n'est que trop vrai, que le mal est souvent au dessus des remedes.

Fulvia Testi nelle poësie liriche.

> *Martia Graiugenis scit vellere tela Machaon*
> *Non qua lascivus spicula figit amor.*

Mais il ne faut pas oublier icy que Guevarre & quelques autres Auteurs trompez par le Theombrote de Pline, dont il sera parlé cy-aprés, ont tellement gâté cette Histoire amoureuse d'Antiocus, qu'ils ont crû que le mal de ce Prince étoit une maladie de poitrine, jointe à une passion erotique : car si le mal luy tenoit au cœur, il n'étoit pas pour cela pulmonique, comme ils se le sont imaginé. Aussi étoit-ce bien assez de l'une des deux maladies pour le plus robuste.

Ægid. Menag. in Elegiis.

> *Inter mille neces, & durus facta Tirannus*
> *Tristia, mi surda qua parat aure dolor*
> *Idaliosne etiam regnare cupidinis arcus*
> *Cur nardus mulcet brachia myrrha caput?*
> *Ausus es hunc clamorem inter, huncque inter odorem*
> *Motibus assuete, ô nequitiose choris,*
> *Huc Hilarcis teneræ matris prætendere flammas*
> *Mortuaque extincti perdere corda viri?*
> *Astutum : crescat, potuit si crescere mors hæc*
> *Aut si non : saltem sit satis una mihi.*

I. Cæsar. Saliger. in Thaumant.

CLEOPHANTE étoit contemporain d'Erasistrate & apparemment son disciple ; mais sa methode étoit dangereuse, puisqu'il donnoit du vin dans les fievres & dans des maladies

CLEOPHANTUS. *v. Cels. l. 3. c. 14. & Plin. l. 16. c. 3.*

caufées d'intemperie chaude. Pline, qui ne défaprouve pas pour cela cette methode, le louë de la connoiſſance qu'il avoit des ſimples. Quant à ce Cleophante dont parle Ciceron, il viendra cy-après en ſon lieu: car au reſte il eſt aſſez difficile de dire ſi Cleophantus, Cleophanes & Cleophantas ſont la même choſe.

Orat. pro Murana,
V. Tiraquell. in nomenclat. Medic. lib. de nobilit.

NICIAS *ſolens.*

NICIAS de Soles compagnon d'étude d'Eraſiſtrate, étoit ſelon le Scholiaſte de Theocrite Poëte & Medecin. Il adreſſa à ce Theocrite quelques vers ſur le Cyclope: car quant à ce Nicius prétendu Medecin de Pirrhus par quelques Auteurs, c'eſt autre choſe.

HYCESIAS.
Hyceſias artis & natura prævaricator Tertul. lib. de anim.
l. 3. deipnoſoph. & lib. 7.
Plin. l. 27. c. 14.

HYCESIAS diſciple d'Eraſiſtrate, eſt marqué dans Pline & dans Athenée, * & même dans Tertullus, mais dans celui-ci comme un homme qui avoit une opinion fort extravagante, touchant la nature & l'infuſion de l'ame raiſonnable.

STRATO.
Galen. Contr. Eraſiſtrateos.

STRATON que Symphorian. Champerius appelle Strabon, n'a pas été Medecin, mais Precepteur & ami du Roy d'Egypte Ptolomée Philadelphe. Ce qui a trompé les Auteurs qui l'ont fait Medecin de ce Prince; c'eſt que Diogene Laërce a marqué quelques Ouvrages de Medecine parmi ceux qu'on luy attribuë. Comme il s'eſt donc trouvé pluſieurs illuſtres de ce nom, il n'y a eu à proprement parler qu'un diſciple d'Eraſiſtrate mentionné par Galien qui ait été Medecin, & c'eſt le troiſiéme de ces illuſtres, auquel on ajoûte le ſeptiéme marqué par Ariſtote, comme Medecin. Car quant à ceux dont parlent Macrobe, Trallien, Æce, je croy que ce n'eſt autre choſe que celuy de Galien; mais il ne faut pas oublier que c'eſt à peu prés en ce temps que l'Ecole d'Alexandrie, fondée par Ptolomée Philadelphe, commença à fleurir en Egypte.

M. C. 3800.

METRO-DORUS.
Olimpiad. 109.
R. C. 480.
V. Plin. lib. 28. Galen. in Iſag. & in tertium Epidem.

METRODORE eſt un nom de Medecins, qu'il eſt aſſez difficile de demêler, car on en fait un natif de Chio diſciple de Democrite, & maître du grand Hipocrate; un autre d'Athenes diſciple d'Epicure & de Chriſippe, maître d'Eraſiſtrate & gendre d'Ariſtote, Galien en fait un autre interprete d'Hipocrate, Auteur d'un Livre des Plantes, & diſciple de Sabinus ſon maître.

ARISTOGE-NES *Thaſius.*
* inſula maris egei
Laertium in Epicur. & ſextum Empiric. contra Mathematic.

ARISTOGENE eſt le nom de deux Medecins, dont Suidas fait l'un de Thaſo, * lequel a écrit 24. Livres qu'il dédia à Antigonus Roy de Macedoine, l'autre de Gnide valet de Chrisippe le Philosophe, en quoy il s'est trompé: car c'est Chrisippe le Medecin qu'il servit. Cependant Pline n'en a qu'un natif de Thaso, en quoy il est suivi par Gesner & par Vossius. En effet ces deux pourroient bien être le même si on les examine bien.

SIMON est le nom de deux Medecins, l'un d'Athenes Philosophe & Medecin, qui écrivit un Livre de la santé, l'autre estimé de Seleucus Nicanor Roy de Syrie, neanmoins celui-cy n'étoit qu'un Medecin de chevaux.

NICANDRE de Claros ou de Colophon, selon quelques-uns, étoit bon Poëte, bon Grammairien & bon Medecin, c'est pour cela qu'il fut mis au nombre des sept Pleyades de son temps, on voit quelques vers dans l'Antologie à sa loüange. Aussi tous les sçavans en font une fort honorable mention, quoi-qu'il ne nous reste rien de luy que ce qu'on appele *Theriaca* & *Alexipharmaca*, mais apparemment il est different de celuy cy.

MU. FONTEIUS NICANDER MEDICUS.

SOTION cité par Galien * pourroit bien être ce Medecin qui a écrit du temps des Ptolomées Rois d'Egypte divers traitez sur diverses matieres, & celuy qui est allegué par Constantin Pogonate, comme habile dans la Medecine & l'Agriculture.

EUPOLICE Sicilien est marqué par Wolfang Justus, comme un Medecin qui fit du bruit en son temps. Il y a aussi un Empolides dans Galien, dit secundus Autolicus, mais il n'est pas si ancien. *Comment. in lib. de vict. rat. in acutis.*

APOLLODORE est un nom si frequent dans la Medecine, qu'on auroit peine à marquer tous les Medecins de ce nom. Il y en a un de Tarente, l'autre de Chilo * ou Citicum, que Galien fait auteur d'un Antidote contre la Vipere. C'est apparemment celui-là qui selon Strabon dedia quelques Ouvrages à Ptolomée I. Roy d'Egypte, & celui-là même que Pline cite touchant les vins d'outremer, & peut-être celui-là que le Scholiaste de Nicandre allegue. Pline en fait deux, le pere & le fils, qu'il appele tantôt Apollodorus, & tantôt Apollonius: car quant à tant d'autres Apollonius & Apollodorus, il faut consulter le traité qu'en a fait expressément Scipio Tatius Napolitain.

R. C. 412.
Olympiad cxxv.

V. Tiraquell. in nomenclat. Medis. c. 31. l. de nobilit.
SIMON
Atheniens.
V. Laertium in Simone.

NICANDER
Colophonius.

Olimpiad. cxxx.
R. C. 500.

Spon. Miscellan. Erudit. Antiquit.

SOTION
* lib. de Medicin. expertis.

EUPOLICE
Siclus.

R. C. 530.

APOLLO-
DORUS.

* in Cypro insula.

v. Galen. Gesner. & Andr. Tiraquell.

C'eſt icy que la Secte des Empiriques, laquelle avoit commencé dés le temps d'Acron d'Agrigente, va pour ainſi dire ſe déchaîner contre celle des Dogmatiques. Car

SERAPION d'Alexandrie diſoit hardiment que le raiſonnement ne ſervoit de rien, & qu'il n'étoit beſoin que d'experience pour faire la Medecine. C'eſt pour cela que Galien le traite ſi mal. Auſſi à dire le vray, n'étoit-il qu'un ſimple Herboriſte, qui ne fit du bruit que par ſon eſprit particulier, c'eſt ce qui me fait croire que c'eſt de ce Serapion qu'a parlé Ciceron, quand il a marqué qu'il n'y avoit rien de ſi obſcur que ſes Ouvrages ; mais outre ce Medecin là, il faut remarquer qu'il y en a encore un natif d'Athenes, Poëte & Medecin, & que le peuple qui ſe plaiſt à railler juſques aux perſonnes qu'il eſt le plus obligé de reſpecter, donna à Rome le ſurnom de Serapion au grand Pompée, parce qu'il crût voir dans ſon viſage des traits ſemblables à ceux de certain Serapion, un de ces Miniſtres des Sacrifices qu'on appeloit *Popæ*

BACCHIUS de Millet eſt mis par Galien * au nombre des anciens Medecins, quoi-qu'Empirique. Il fit un Commentaire ſur les Aphoriſmes d'Hipocrate & ſur le ſixième Livre des Epidemies, & inventa un remede dont l'Empereur Antonin ſe ſervit en ſon temps, mais il ne laiſſa pas de s'attirer la critique d'Heraclide de Tarente.

THEOMBROTE ou Cleombrote qui reçût ſelon Pline cent Talens de Ptolomée en l'aſſemblée des jeux de Cybele, dits Migaleſiens, n'eſt autre choſe que cet Eraſiſtrate dont nous avons parlé cy-devant, & la cauſe de ce grand preſent autre choſe que la cure d'Antiochus fils de Seleucus, & non pas de Ptolomée. Car outre que ce Theombrote eſt appelé Cæus, *Θεωμβϱϐτος* eſt le nom de gloire & d'honneur d'Eraſiſtrate, qui d'autre part étoit neveu de Cleombrote frere de Critoxene ſa mere, & de Medius Medecin ; ſurquoy on peut voir le Docte André Tiraqueau, & plus particulierement le Docte Commentateur * de Pline, qui nous applanit ce fait.

STRATIUS eſt ce diſciple d'Eraſiſtrate Medecin d'Eumenes Roy de Pergame ; qui fut envoyé Ambaſſadeur à Rome par ce Prince pour obtenir la protection du Senat, contre les entrepriſes d'Attale ſon frere.

ÆGIMIUS eſt marqué dans Galien parmi les anciens

SERAPIO.
Alexandrin.
libris duobus contra ſectas.

Plutarch. de Orac. delphic.
Valer. Maxim. lib. 9. cap. 15.

BACCHIUS
Mileſius.
V. Lexicon. Erotian. Cæl. Aurel. & Heſner. in Bibliothec.
* *Galen. paſſim.*

THEOM-
BROT.

Plin. l. 7. c. 57. & l. 29. c. 1. ex interpretatione Joan. Harduin. Societ. Jeſu
* *Cea inſula cujus caput Iulias.*
l. de nobilitat. c. 31.

* *Idem Ioan. Harduin S. I.*

STRATIUS
Tit. Livius l. 45. cap. 19.
Polib. pag. 741.

R. C. 512.

Medecins. Athenée * le fait inventeur de certaines pâtisseries, mais ce qu'il y a de plus considerable est qu'il fut un des premiers qu'écrivirent de la nature du poulx selon le même Galien. *

Cratippe est allegué par Heraclide de Tarente, & Galien le cite à propos du mot *ναρθηξ*, qu'il donna pour titre à un Livre qu'il composa des Medicamens.

Herax Cappadocien disciple d'Heraclide, est cité par Galien, Paul Eginete & Æce. Ses Ouvrages sont intitulez *Narthecia* comme celuy de Cratitte ; car quoi-que *Narthecium*, signifie la boëte où les Medicamens sont enfermez, il signifie encore plus precisément les Livres qui traitent des remedes.

Heraclide est sans doute dans la Medecine un de ces noms dont on peut dire *nunquam obscura nomina* : car outre que c'est le nom du Pere d'Hipocrate, c'est encore celuy d'un Medecin & Philosophe de Pont, qui a écrit un Livre des causes des maladies cité par Galien ; celui-cy en cite encore deux autres avec grande estime ; l'un d'Erithrée & l'autre de Tarente, plus ancien de prés de deux siecles que celuy d'E-rithrée. Celui-là écrivit, quoi-que Empirique de secte, quelque chose sur Hipocrate, sur les Plantes & sur la Cosmetique. On le fait disciple d'un Apollonius Mus & contemporain de Strabon, ce qui n'est pas impossible, parce que ce fameux Geographe a vécu long-temps. Voyez au reste Diogene Laërce sur Heraclide.

Synalus Medecin d'Hannibal est trop remarquable pour le passer icy sous silence. Voyons donc comment en parle Silius Italicus.

Medicas hic ocius artes
Et senioris opem Synali vocat, ungere vulnus
Herbarum hic succis, ferrumque è corpore cantu
Exigere, & somnum toto misisse Chelydro
Anteibat cunctos ; nomenque erat unde per urbes
Perque Parethonia celebratum littora Syrtis.
Ipse olim antiquo primum Garamanticus Hamon
Scire pater dederat Synalo, morsusque ferarum
Telorumque graves ictus, sedare medendo ;
Atque is deinde suo moriens cælestia dona
Monstrarat nato, natusque hæredis honori

Marginal notes:
* lib 14. cap 19.
ÆGIMIUS
* lib 4. de different. pulsuum.
CRATIPPE.
* ferula.
HERAX Cappadox.
HERACLIDES Tarentinus.
Diogen. Laert.
R. C. 550.
SYNALUS.
l. 1. belli 2. punici.
Silius Italic. belli punic. 11. lib. 5.

Transmisit patrias artes: quem deinde sequutus
Haud levior fama Synalus Garamantica solus
Monstrata augebat studio, multaque vetustum
Hammonis comitem, numerabat imagine patrem
Tum patria ferens levi Medicamine dextra
Ocyus intertos de more astrictus amictus
Mulcebat lympha purgatum sanguine vulnus.

Il en est de même de

MARUS également grand Medecin & grand Capitaine.

MARUS.

Silius Italicus l. 6.

Tunc membra cubili
Evolvens non tarda Manus, vetus ille parentis,
Miles, & haud surda tractavat praelia fama.
Procedit renovata focis & paupere vesta
Lumina pratendens; utque ora agnovit, & aegrum,
Vulneribus duris, ac (lamentabile visu)
Lapsantem fultum truncata cuspide gressus
Funesti rumore mali jam saucius aures.

Inde aegra reponit
Membra toro, nec ferre rudis Medicamina (quippe
Callebat bellis) nunc purgat vulnera lympha
Nunc mulcet succis, ligat inde ac vellera molli
Circundat tactu, & torpentes mitigat artus.

Necdum exorta dies, Marus instat vulneris aestus
Expertis medicare modis, gratumque teporem
Exutus senium, trepida pietate ministrat.

ATTALUS.
REX.

R. C. 672.

TTALE fils d'Eumenes est loüé par Galien pour avoir composé d'excellens Antidotes, pour ne point parler d'un Medecin de ce nom, qui viendra en son lieu.

APOLLO-
PHANES.
Seleuciens.
Polib. lib. 3. Histo-rismum.

Plin l. 22. cap. 21.

APOLLOPHANES de Seleucie fut Medecin d'Anthiochus le grand Roy de Syrie, & un de ses Conseillers d'Etat pour avoir découvert la conspiration d'Hermias. Celse cite un Apollophanes, & après luy Pline & Galien. Paul Eginete, Trallien & Cæl. Aurelian. le font Sectateur d'Erasistrate; Tertullien & Suidas en marquent encore un; mais ils ne disent rien du temps auquel il vivoit, & tous sont fort difficiles à démêler.

APOLLONIUS
* l. de cæpasit. Med.
secundum loc. &
l. parabil. Medic. 1.

APOLLONIUS n'est pas un nom moins frequent dans la Medecine qu'Apollodorus; car le Docte Andr. Tiraquellus en marque plus de seize; en effet, Galien * en a un Sectateur

d'Herophile, lequel écrivit des Plantes & des Sacrifications. *Celf. lib. y.*
Il y en a encore deux pere & fils Empiriques marquez par Celse comme d'habiles Chirurgiens, qui n'ont pas été ignorez
par Galien. Il y en a un surnommé *Archistrator*, un surnommé
Mus, * un d'Alexandrie, un de Memphis, un d'Abdere, un * *Galen. lib. de*
de Tarse, un Sectateur de Straton nommé Claudius. Strabon *Antidot.*
en marque encore un de Citium Ville de Cypre; Varron en
a aussi un de Pergame grand Simpliste, & des écrits duquel *V. Athenaum Ætiü*
il dit que Pline s'est bien servi; tous Medecins dont il est fort *Cellum Aurel. Bi-*
difficile de démêler les écrits, le temps & la patrie, c'est pour- *bliothec. Schenck.*
quoy je donne encore à deviner ceux-cy. *pag. 55. & Tira-*
quell. in nomencla-
tur Medicorum.
& Vossium.

ΑΠΟΛΛΟΝΩΙ ΙΑΤΡΩΙ Μ. Χ. ΚΑΡΠΙΑΝΕΩ *Miscell. Erud.*
antiquit. I. Spon.
D. SERVILI D. APOLLONI *sect. 4. pag. 142.*
MEDICI SERVILIA. D L.
AMBROSIAR. FECIT PATRON.
SUO ET SIBI ET SUIS.
CYRUS fils d'un Apollonius se rendit si celebre dans Lam- *CYRUS*
saque sa patrie, qu'elle l'honora après sa mort de cette belle *Lampsacen.*
inscription.

Senatus Cyrum Apollonii filium Archiatrum
Civemque insignem veneratur, ob multa beneficia *Miscellan. Erud.*
Sibi collata, cum celebritate & multis expensis. *Antiq. I. Spon.*
Donumque senatui ab ipso factum Drachmarum
Mille Atticarum.

Mais comme il y a encore un Cyrus dans Galien, & un Archia- *l. 6. secundum loc.*
tre d'Edesse dans Ætius, * on ne sçait en quel temps ils ont *Tetrabibl. 2. ser-*
vécu: car pour celui-cy *mon 2. cap. 11.*
CYRUS
LIVIÆ DRUSI CÆSAR
MEDICUS
Il n'y a pas de difficulté, non plus qu'à ce Cyrus Alexandrin.
qui écrivit contre l'heresie de Nestorius.

MENON disciple d'Aristote & maître d'Herodote, ramassa *MENON.*
les sentimens des anciens Medecins dans un Ouvrage dont
on a crû Aristote Auteur. C'est un de ceux que Plutarque *4. de differ. puls.*
introduit dans son banquet, & un des Medecins dont Galien
fait le plus d'estime. Quant à ses autres Ouvrages, voyez Dio- * *Variar. lect.*
gene Laërce & le Docte Reinesius.* *lib. 10.*

HERODOTE de Lycie étoit un des disciples de Menon. *HERODOTUS*
On le fait Auteur d'un Livre intitulé *Medicus*; mais Galien *Lycius.*
remarque qu'ayant trop donné à ses sentimens particuliers, il *lib. 3. de Simpl.*
Medicament.

V. Ætium Stephan. & Schenck.

MENODO. TUS *Nicomed. in method. & lib. de l. propriis.*

GLAUCUS *V. Schenkh. in Bibliothec.*

ANDREAS

se trompa en beaucoup de choses. Diogene Laërce le fait disciple de Menodote, mais Gesner ne dit rien sur ce fait.

MENODOTE de Nicomedie étoit un des Sectateurs de Serapion, mais comme il étoit grand Herboriste, Galien n'a pas laissé de le citer.

GLAUQUE étoit un autre Sectateur de Serapion, dont Galien ne fait aucune estime, car quant au malheureux Glaucus, à Glaucius & à Glaucias, nous en pourrons parler autre part.

ANDREAS, Andras, Andros, & Andrias sont des Synonimes dans la Medecine, dont on a assez de peine à distinguer les sujets. Ce qu'il y a d'assuré, est qu'un Andreas & certain Pamphile étoient des Medecins superstitieux, jusques à croire que les Demons presidoient à de certaines herbes, & qu'il ne les falloit cueillir qu'aux heures où ces esprits se rendoient favorables, & de belle humeur. Aussi firent-ils des Livres des charmes & du changement des herbes en Demons. C'est apparemment cet Andreas, ou au moins un Medecin de ce nom, qui a feint que le grand Hipocrate, après s'être approprié tout ce qu'il y avoit de meilleur dans la Bibliotheque de Gnide, la brûla, & s'enfuit comme un criminel ; erreur dans laquelle Varron semble avoir donné depuis ; tant il est vray que l'erreur & le mensonge, cette espece de fausse monnoye, ne laissent pas d'avoir cours pour un temps comme des veritez, *gliscit utrumque posteritati.* Ainsi je ne m'étonne pas de voir que Galien traite cet Andreas d'arrogant, d'ignorant & d'extravagant, & qu'Athenée l'appelle faussaire, & corrupteur de * Livres. Polibe l'Historien fait mention d'un autre Andreas Medecin du Roy Ptolomée Philopator, que Theodore Lieutenant de ce Roy tua dans sa Tente. Mais je ne sçay pas si c'est le même que cet Andreas Archiater marqué par Æce, ou quelqu'un de ceux que Dioscoride, Pline & Tertullien ont marquez.

ἐπῳδαὶ ᾗ μεταμορ-φώσεις, περ βοτανῶν ᾗ δαιμόνιοι, ieexʃ βοτανᾶς.

Galen. passim.

* βιβλιαγράφος.

M. C. 3830.

Tertul. lib. de anima.

ZENO *Atheniens.*

* ex Laertio. Celso. *l. 2. c. 9. Galen. de diff. pulf. l. 4. c. 2. & Comment. in 3. Epidem. & 2. de Antidot.*

ZENON d'Athenes étoit de la Secte d'Herophile homme subtil, mais obscur ; * cependant il ne laisse pas d'être allegué par Celse, Galien & Alexandre Aphrodisée. Le même Galien en marque encore un de Laodicée ; mais on ne sçait lequel des deux a fait le Livre *de rebus notis Medicorum*, pour ne point parler icy d'un Zenon Precepteur d'Oribare, qui viendra en son lieu.

ARCHAGATE

ARCHAGATE natif du Peloponefe fut receu d'abord à Rome comme un Dieu, mais le peuple Romain ne mit guere à le chaffer comme un bourreau, quoi-qu'il luy eût accordé le droit de bourgeoifie, & une boutique dans un carrefour de la Ville, tant il eût de peine à fouffrir les operations de la Chirurgie aufquelles il n'étoit pas accoûtumé.

ARCHAGA-
TUS *Pelopones.*

R. C. 535.

Plin. lib. 29. c. 21.

ASCLEPIADE de Prufe * que Suidas femble avoir confondu avec celuy de Myrlée, fut premierement Rheteur; mais ayant mangé tout fon bien, il chercha une refource dans la Medecine, & s'établit à Rome du temps de Pompée le Grand. Comme il n'étoit pas ignorant dans l'Anatomie; qu'il fçavoit quelque chofe de la matiere Medicinale, & qu'au refte il étoit naturellement Orateur, tout le monde donna dans fes nouveautez, & le regarda comme un homme venu du Ciel, tant il fçavoit rendre fes remedes agreables au goût, & tant il étoit complaifant, jufques à donner du vin aux malades, chofe inconnuë jufqu'à lors. Au refte il fut fi heureux qu'ayant reconnu qu'un homme qu'on portoit en terre refpiroit encore, & que l'ayant reveillé par quelque petit fecours, on crût qu'il l'avoit reffufcité, ce qui mit fa fecte audeffus de toutes les autres, & luy donna un fi grand credit qu'il fe rendit, comme dit Pline, maître de la vie des Romains. C'eft pourquoy Mithridate Roy de Pont l'ayant voulu attirer à fon fervice, il méprifa tous les avantages qu'il luy propofa, tant il faifoit bien fes affaires à Rome. Ce n'eft pas pour dire le vray qu'il n'y eut bien de la bizarrerie dans fa pratique; comme de bons Auteurs l'ont remarqué, & comme on le peut voir dans les fragmens de fes Ouvrages que ces Auteurs alleguent: car pour moy je croy que tout ce qu'il a dit de meilleur eft, que le devoir d'un Medecin confifte à guerir promptement, feurement & agreablement. Mais ce qui marqua davantage fon bon-heur, eft qu'ayant été affez temeraire pour défier la fortune, & pour fe promettre de ne tomber jamais malade, il mourut en effet felon Pline, d'une chûte qu'il fit du haut d'un efcalier, quoi-que Suidas ait écrit qu'il mourut d'une inflammation de poitrine, ce qui eft affez vrai-femblable, fi on confidere, combien il étoit ennemi de la faignée, & avec quelle aigreur Galien difpute contre luy fur l'ufage de ce grand remede. Finiffons en marquant que comme il fe trouve felon le Docte Reinefius plufieurs Medecins de ce

ASCLEPIA-
DES *Prufienfis.*
* *Apamea in pro-*
pontid.

*Afclepiades primus
ægrotis vino opitu-
lari cœpit, fed d. ndo
in tempore. Apul.*

*Plin. lib. 26. cap.
3. & lib. 7. cap. 37.*

*Celfus paffim. Scrib.
Larg & C. Aurel.
Ætius & cet.*

*Cito tuto & jucun-
de ex Celf l. 3. c. 4.*

R. C. 650.

*Reinefius Epiftol.
ad R pertum pag.
394.*

L

nom ; le jeune Asclepiade viendra en son lieu.

CALLIGENE étoit Medecin de ce Philippes Roy de Macedoine qui fit la guerre aux Romains, & celuy qui cela si adroitement la mort de ce Prince pendant qu'il en envoya la nouvelle à Persée son successeur.

Livius bell. Macedonic. libr. 10.

CATON le Censeur, tout ennemi qu'il étoit des Medecins de la Grece, a bien daigné apprendre quelque chose de la Medecine, témoin le Livre qu'il fit de la maladie & de la santé, & son application à l'étude des simples.

Plin. lib. 25. cap. 2. Vanderlind. de script. Medic.

ANTIMAQUE est le nom d'un Medecin Poëte & Musicien, qui fut surnommé Psecas à cause de la douceur de sa Poësie, & parce que ses entretiens n'étoient pas moins agreables à l'esprit, que les pluyes du Printemps sont agreables à la terre qu'elles arrosent ; mais je doute si c'est cet Antimachus cité par Galien, & en quel temps il vivoit.

Voicy le commencement de la Secte des Methodiques, laquelle quoy qu'opposée à la Rationelle, ne laissa pas d'avoir des Medecins de grande reputation, ayant été soutenuë de Musa, de Meneseus, de Dionysius, de Proclus, d'Antipater, de Trallien, d'Olimpianus, de Soranus, d'Archigene, & fondée par Themison de Laodicée disciple d'Asclepiade, homme d'une grande reputation & d'esprit. Ce n'est pas toutesfois que sa methode fût quelque chose de fort seur & de fort solide : car de vouloir reduire la Medecine à deux chefs *de communitez*, l'un du *fluide*, & l'autre du *serré*, & de pretendre sur ce pied là de pouvoir rendre un homme habile en cet Art en moins de sept mois, cela paroît également bizarre & cavalier. Tout ce qu'il y a donc davantageux pour ce Medecin, est que Dioscoride Auteur grave a écrit qu'ayant été mordu d'un homme enragé, il fut assez habile pour se guerir ; car je ne me mets pas fort en peine de sçavoir si c'est luy ou son valet, comme d'autres l'ont écrit qui fut mordu d'un chien & non pas d'un homme enragé, pourveu qu'il ait été assez habile & assez heureux pour guerir ce mal, ce qui n'est pas impossible : car comme nôtre Themison n'étoit pas un pur Empirique ; qu'il avoit des principes tels quels, & de bonnes observations par devers luy, Dioscoride, Celse, Pline, Galien, Paul Eginette, Cæl. Aurelian. l'ont traité fort honnêtement. * Apulée parle encore d'un

Themiſon de ſon temps , mais dont nous n'avons pas de con- *Deipnoſophiſt. l. 7:*
noiſſance , non plus que de celuy qu'Athenée appele *Antiochi*
Regis Hercules , & qu'il fait Macedonien. Au reſte quand Juvenal ſe ſert du nom de Themiſon , pour ſignifier un Medecin expeditif , il ne faut pas s'imaginer qu'il ait eu le nôtre
en veuë. Car

    Quot Themiſon agros autumno occiderit uno
N'eſt qu'une fiction.

    P R O C U L U S , quoi-que diſciple de Themiſon , ne laiſſe pas P R O C U L U S.
d'être cité par Galien , comme Auteur d'un Livre intitulé *de* *Galen. l. 2. de dif-*
natura hominis , mais il eſt incertain ſi c'eſt celuy que Pline *fer febr. cap. 6. &*
allegue. *paſſim. Plin. lib. 13.*

    A N T I S T I U S qui viſita les playes de Jules Cæſar aprés A N T I S T I U S.
qu'il eût été maſſacré dans le Senat , eſt peut-être ce Mede-
cin qui fut pris avec luy par les Pirates , & que Suetone ne
nomme pas , quoi-qu'il luy faſſe l'honneur de l'appeler ami de
Céſar , *amicus Cæſaris* , & à ce propos il ne faut pas oublier icy *Sueton. in Iulio Cæ-*
que Mr l'Abbé Menage ayant remarqué avec un Critique *ſar.*
qu'il y a Antius dans un MS. pour Antiſtius , ſemble d'abord
pancher du côté de celuy-là , d'autant plus facilement que le
nom d'Antiſtius luy ſemble trop noble pour un Medecin , mais
enfin conſiderant que l'autre nom n'eſt pas moins noble , il ſe
rabat à croire qu'Antiſtius eſt un nom d'affranchi , la plûpart
des Profeſſeurs des Arts ayant été en ce temps-là de ſimples
affranchis ; mais voicy un Medecin auquel nous n'aurions pas
penſé , ſi Valere Maxime ne nous l'avoit depeint comme un
homme fait extraordinaire. En effet. *lib. 9. cap. 16.*

    H E R O P H I L E n'étoit au commencement qu'un Medecin H E R O P H I-
de chevaux , mais qui fit tant par ſes journées qu'il alla plus L U S.
loin qu'aucun autre du païs d'Heppiatrie. Il commença donc
par obliger & ſervir autant qu'il le pouvoit , les Soldats des
Camps & Armées de Céſar , & quand il vit qu'il étoit temps à
ſon avis de ſe déclarer , il fit courir le bruit qu'il étoit neveu
de Caius Marius ſept fois Conſul , & enfin ſe fit tant de creatures dans les vieilles bandes de Céſar , que chacun luy fit
la Cour , que pluſieurs le choiſirent pour Patron , & qu'il devint chef de parti. Il eſt vray que comme Céſar avoit l'ame
grande , il n'en fit pas paroître de chagrin au commencement , & qu'il ſe contenta de le faire chaſſer d'Italie voyant
que la choſe alloit trop loin. Mais les affaires ayant

changé de face aprés que ce Dictateur eut été tué dans le Senat, Herophile crût qu'il pouvoit remettre son parti sur pied ; en effet, il retourna effrontement à Rome, où il cabala & forma le dessein de faire tuer tous les principaux du Senat, mais ce dessein ambitieux & cruel ayant été découvert, il fut arrêté & condamné à une mort ignominieuse.

MITHRIDATE étoit si affectionné à la Medecine, que Pline remarque qu'il consultoit tous ses Sujets sur les vertus des remedes, & qu'il conservoit soigneusement leurs réponses & leurs découvertes, quand elles étoient conformes à la raison & à l'experience ; ce qui luy fournit la matiere de cette belle composition, qui porte encore à present son nom dans nos dispensaires, quoi-qu'on y ait joint celuy de Damocrate.

NICERATE est cité par Dioscoride, Pline & Galien, comme un Medecin sçavant dans la connoissance des Plantes, & Cælius Aurelianus estime fort son Commentaire de Catalepsia.

ÆLIUS Promotus d'Alexandrie vivoit selon Antoine Possevin * au temps de Pompée, & le Docte André Tiraqueau & Gesnier ont avancé fort hardiment que ses écrits sont en quelques Bibliotheques d'Italie.

ZEUXIS de Tarente quoi-que Medecin Empirique, étoit selon Galien un Medecin de merite. Il commenta les Aphorismes d'Hipocrate & quelques autres de ses Ouvrages, sur des Memoires qu'il trouva dans la Bibliotheque d'Alexandrie. Strabon * marque qu'il fonda un Temple entre Laodicée & Carura, dans lequel il établit une Ecole de Medecine, qui fut entretenuë par Alexandre Philalethe, à quoy il ajoûte qu'on étoit bien éloigné de son temps, d'imiter le zele des Medecins sortis de la race d'Erasistrate, qui en firent autant à Smirne.

ALEXANDRE Philalethe vivoit au temps de Zeuxis & non pas au temps de Tibere & de Neron, comme quelques Auteurs ont pensé. Il fut Sectateur d'Herodote & d'Asclepiade & maître d'Aristoxene, & de Demosthene Philalethe. Il est cité par Galien, & composa selon Theodore Priscien un Livre de Semine : car quant à cét Alexandre que Schenckius cite tout court, & qui composa un Livre Grec du Poux, qu'on garde, dit-il, dans la Bibliotheque du Roy à Paris, je ne sçay pas bien quel il est, non plus que ceux que Gesner a marqué dans sa Bibliotheque.

DIOSCORIDE est un nom fort connu dans la Medecine, parce qu'outre le Cilicien natif d'Anazarbe, & connu sous le nom de Pedacius Dioscorides, qui fleurissoit au temps de Jules Cesar, il y en a encore un d'Alexandrie dans Galien, & dans Paul Eginete, & de plus un de Tarse qui vivoit au temps de l'Empereur Hadrien. Et c'est peut-être pour cela que Petrus Castellanus a écrit que l'Anazarbéen étoit different du surnommé Phacas ou Lentin, des marques qu'il avoit au visage semblables à des nentilles, & qu'il fait l'un Empirique, & l'autre rationel, parce qu'en effet Athenée marque un Dioscoride qu'il fait disciple d'Hipocrate. Quoi-qu'il en soit, personne que je sçache ne s'est avisé de cette difference & de cette critique, que Petrus Castellanus ; car ce pretendu disciple d'Hipocrate marqué par Athenée, n'est en aucune maniere differentié. Pedacius Dioscorides est donc cét Anazarbéen & Lentin, & de plus ce brave Soldat que Marc Antoine & Cleopatre estimoient tant qu'ils luy accorderent le droit de bourgeoisie Romaine, & qui écrivit si bien de la matiere Medecinale, que Galien & tous les autres Medecins regardent son Livre comme un chef-d'œuvre de l'Art pour son temps, quoi-que ce Prince des Medecins le reprenne en plusieurs endroits, n'étans pas possible qu'il ne se soit quelquesfois trompé, sur une matiere si delicate & d'une si grande étenduë.

MEGES de Sidon fort estimé de Celse & de Galien, est comme Hipsicrate, un Medecin d'un temps incertain, ou pour mieux dire un Chirurgien.

PHILOXENUS n'est connu que par la Préface du septiéme Livre de Celse, où il marque qu'il composa huit Livres de la Chirurgie, qu'il avoit professée en Egypte.

ARETEE étoit en si grande reputation au temps d'Auguste César, qu'il fut surnommé l'Hipocrate Cappadocien. Il est loüé par tous les Medecins de merite & de reputation, & particulierement de ceux des derniers siecles : car Jules César Scaliger le croit tres-necessaire pour l'intelligence d'Hipocrate. Jacob. Goupilus a illustré ses écrits de quelques notes tresexcellentes. Lionardo di Capoa l'estime pour avoir écrit fort diligemment & avec une liberté Philosophique. Quant à Are-

DIOSCORIDES.

Galen. in exposit. ling. Hipocrat. & Paul. Æginer. lib. 4. cap. 24.

Galen. lib. 1. Commentar. in lib. Hipocrat. de natura human. & Ætius Tetrab. 2. Sermon. 10. cap. 88. & passim.

Athenæus Dipnosophist. lib. 1.

Petrus Castellan. in vitis illust. Medicor.

Φακας Lens.

Celsus in præfatione lib. 8. Geleni Method. med. nd. cap. ultimo. & lib. 8 secundum loc.

MEGES *Sidonius.*

PHILOXENUS

ARETEUS *Cappadox.*

Nell. suo Parere intorno. la Medicin. V. Vanderlind. script. Med. Schenck & Gesner.

teus Salinus, c'étoit le maître de Stratonicus, qui le fut de Galien, & l'Auteur d'un Commentaire fur les Epidimies d'Hipocrate ; c'est pourquoy quelques Auteurs ont crû qu'Aretée de Cappadoce étoit du temps de l'Empereur Hadrien : car pour cét Arethée de Corinthe mentionné par Lucien dans fon Toxaris Medecin rationel qui écrivit en Grec , je ne fçay, qu'en dire.

NICOMEDES   NICOMEDES Roy de Bithinie, étoit une maniere de Medecin tant il aimoit la Medecine. Auffi eft-il allegué par Galien aux Livres des Antidotes, & en fes Livres de la compofition des Medicamens; mais voicy deux Medecins de ce nom dont je ne fçay ni le temps, ni la patrie.

Miscell. Erudit. Antiquit. 5. Spomii fect. 4.

ÆSCULAPIO SERVATORI DONARIA
PRO SALUTE RESTITUTA GRATIARUMQUE
ACTIONE NICOMEDES MEDICUS OFFERT.

Cippum posuerunt.	*Anodynus.*
Cicomedi affines ejus.	*Anodynum.*
Qui erat optimus,	*Corpus nunc habet mortuus.*
Medicus in vivis cum.	*Bono animo Sum Nicomedes,*
Effet, multos autem.	*Quia non eram & natus fum.*
Servans remediis.	*Non fum & non contriftor.*
	Vixi Anu. XLIV. & dies XXIII.

MARCIANUS   MARCIAN cité par Æce vivoit felon Scribonius Largus au temps de l'Empereur Augufte; mais comme Galien parle d'un grand Anatomifte de ce nom, comme d'un homme fort

De prœcognit. ad Epigen. envieux, * & fut jaloux de fa reputation , il viendra en fon lieu cy-aprés.

SERVIL. DAMOCRATES.   DAMOCRATE eft un Medecin fort eftimé de Galien, il eft Auteur de divers Medicamens, & particulierement d'une Theriaque differente de celle d'Andromaque, & également

de Composit. Medicament. secundum locos & lib. 2. de Antidot. bon Poëte & bon Medecin. Mais fon temps eft fort incertain, quoi que Pline le loüe comme fon contemporain. Quoi-qu'il en foit, on dit qu'il guerit Confidia fille du fameux Q. Servilius avec du laict de Chevres, nourries de feüilles de Lentifque.

CRATERUS.   CRATERUS eft ce fameux Medecin de Ponponius Atticus celebre dans Ciceron, dans Galien & dans Porphire : car ce dernier a écrit qu'il guerit avec des chairs de Viperes preparées en maniere de poiffons, un homme dont les chairs fe feparoient de fes os , & c'eft celuy-là même dont Horace & Perfe parlent ainfi.

Craterum dixiſſe putato
Et quid opus Cratero magnos promittere montes.

Pompeius Læneus eft ainfi nommé, parce qu'il étoit affranchi de Pompée le Grand.

Parthenius de Nicée Medecin & Poëte Grec fut pris prifonnier dans la guerre contre Mithridate par Cinna. Il a écrit un Livre des Plantes & des Erotiques ou maladies d'amour. Il y a encore un Parthenius Auteur d'un Dialogue, intitulé *de humani corporis fectione*, imprimé avec les Opufcules de Georgius Valla *de Re Medica.*

Phidippus étoit Medecin du Roy Deiotarus, témoin le plaidoyé de Ciceron pour ce Roy.

Liso eft un autre Medecin de même temps qui guérit Tiro affranchi de Ciceron.

Asclapo de Patras, autre Medecin de Ciceron qui le recommande à fon ami Sulpice.

Alexio eft encore du même temps, & loüé par le même Ciceron dans l'Epitre I. du 15. *ad Atticum.*

Glicon ou Glaucon fut foupçonné d'avoir empoifonné les playes du Conful Panfa ; mais il eft pleinement purgé de ce foupçon dans une des Epîtres de Brutus à Ciceron. Il y a encore un Glicon Chirurgien cité par Scribonius Largus.

Cleophante eft un autre Medecin marqué par Ciceron, dans l'Oraifon *pro Cluentio.*

Claude d'Ancone pafferoit encore pour un Medecin de ce temps-là, fi Ciceron ne l'avoit dépeint dans la même harangue comme un miferable Charlatan Drogueur, empoifonneur, & à peu prés tel qu'une infinité, qui fe difent à prefent Medecins de Montpelier. Mais ce vilain perfonnage n'empêche pas que le nom de Claude ne foit illuftre dans la Medecine : car outre Claude Galien, il y a un Claudius Agathemerus, Claudius Apollonius marqué cy-devant, Claudius Damonicus, Claudius Philoxenus, aufquels on peut ajoûter celui-cy.

TI. CLAUDIUS JULIAN.
MEDIC. CLINIC. COHOPT. IIII.
P. R. FECIT VIVOS SIBI ET TULLIÆ
EPIGONÆ CONJUGI LIBERTIS
LIBERTABUSQUE.

POMPEIUS
Læneus.
Plin. lib. 15. *c.* 30.
PARTHENIUS
Nicenſis.

Plin. lib. 22. *c.* 22.
Vuolph. Iuſtus in chronic.

PHIDIPPUS.

LISO.
Epiſt. Fam liar. l.
ASCLAPO.
Patrenſ.

ALEXIO.

GLICO.

CLEOPHAN-
TUS.

CLAUDIUS Alcimus fait encore honneur à ce nom dans une Epitaphe Grecque, laquelle marque qu'il étoit Medecin de quelqu'un des Empereurs, & commence ainsi dans les Inscriptions de Gruterus.

KΛAYΔIO AΛKIMΩ IAPTPOKAICAPΩΣ &c.

OLIMPUS.
lib. 10.

OLIMPUS Medecin de Cleopâtre écrivit l'Histoire de sa mort, & eut part au secret, soit de l'Aspic ou du poison. Il y a aussi un Medecin nommé Olimpiades dans Pline.

MUSA.

ANTONIUS Musa est ce fameux Medecin d'Auguste Cesar qui étoit si grand Courtisan. Il avoit été disciple de Themison. Et c'est pour cela qu'il procura la protection de cét Empereur à ceux de sa Secte, ce qui fût d'autant plus facile qu'Auguste croyoit être redevable de la vie à Musa, encore que sa metode fut fort bizarre. C'est ainsi qu'il monta à tel point de faveur qu'il fut honoré de la qualité de Chevalier Romain, & qu'on luy érigea une Statuë proche de celle d'Esculape, tant il est vray que pourveu que le malade guerisse, fusse par une voye qui en auroit fait perir plusieurs autres, le Medecin est toûjours habile. On dit qu'Auguste faisoit difficulté de manger des laittuës, parce qu'on les avoit jusques alors considerées comme la nourriture des morts, Adonis y ayant été enseveli par Venus, & que pour cela Musa ne laissa pas d'en introduire l'usage à la Cour, malgré le Medecin Cimolius, qu'il fit chasser pour avoir voulu s'y opposer. Encore s'il en fût demeuré aux laittuës, & à la chair de Viperes qu'il ordonnoit mêmes aux blessez; mais sa pratique alla, jusques à plonger les malades dans l'eau chaude, & successivement dans l'eau froide sans aucun milieu, remede qu'il mit à la mode, parce qu'Auguste s'en étoit bien trouvé; mais ce qui fait croire que la fortune avoit eu grand part à la cure de sa maladie, est que Musa ne fut pas si heureux en celle du jeune Marcellus, qu'il traita de mesme maniere. On croit même, parce que le Medecin a toûjours tort quand on meurt, qu'il avoit expedié ce jeune Prince pour faire sa cour à l'Imperatrice qui ne l'aimoit pas, & c'est sur ce soupçon qu'il fut enfin chassé de la Cour, si l'on en croit quelques Auteurs, & que le peuple, qui étoit dés long-temps ennemi de ses Operations Chirurgicales, le massacra dans la chaleur d'une sedition. Quoi-qu'il en soit, comme les Poëtes ne sont

V. Lionard. di Capoa nel suo Parere pag. 378.

pas

pas avares de loüanges, quand on est en faveur ; un Poëte du temps ne manqua pas de le regaler de ces vers, qui font allusion à son nom.

Cui Venus ante alios divi divumque sorores
Cuncta neque indigno Musa dedere bona.
Cuncta quibus gaudet Phœbus, chorusque ipso Phœbi
Doctior, ô quis-te Musa fuisse potest ?
O quis-te in terris loquitur jucundior uno
Cleio nam certè candida non loquitur !

C'est encore ainsi que le Poëte Horace en parle.

Nam mihi Baias
Musa supervacuas Antonius.

On peut voir au reste les Ouvrages qu'on luy attribuë dans la Biblioteque de Gesner, & dans celle de Schenckius.

MARCUS Artorius est un autre Medecin d'Auguste, & fort different d'Antonius Musa, avec lequel Vossius l'a confondu, ayant lû Antonius pour Artorius : car après le témoignage de Valere Maxime, * & de quelques autres Auteurs, il ne faut pas douter d'un Artorius Medecin & favori d'Auguste, à la vision duquel ce Prince fit bien d'ajoûter foy aux champs de Philippes : car quoique Florus ne nomme pas le Medecin qui luy rendit ce bon office, il y a tant d'autres Auteur qui conviennent que c'est Artorius, qu'il n'en faut aucunement douter.

EUPHORBE frere de Musa & Medecin Grec comme luy, fut Medecin de Juba Roy de Mauritanie, il donna son nom à l'Euphorbe qui est une Plante des vertus, de laquelle les Herboristes ne conviennent pas fort, & laissa des Ouvrages dont Galien cite quelques fragmens.

PHILOTAS d'Amphise étoit Medecin du frere de Marc Antoine le Triumvir, qui luy fit present d'une Table d'argent, chargée de vases précieux pour avoir courageusement reprimé l'insolence de certain Sophiste qui s'en faisoit trop accroire ; mais je doute si c'est ce Philotas Poëte & Medecin qui a écrit un Livre des Medicamens, & qui est cité par Celse & par Galien.

CASSIUS est un Medecin du temps de l'Empereur Auguste, dont Celse, Pline, Galien & Scribonius Largus font mention, & que ce premier traite de Genie extraordinaire, mais qu'on fait different de CASSIUS Felix, & de Cassius Ia-

M

trofophista, furquoy on peut confulter Schenckius, Gefner &
le Docte Andreas Tiraquellus. Quant à celui-cy je le donne
à deviner.

DIIS MANIBUS SACRUM
L. ANNIUS CASSIUS MITHRADORUS
MEDICUS IIII.
FACTIONIS CIRCEN. FECIT
SIBI ET LIBERIS SUIS
POSTERIBUSQUE EORUM
LOC. MAR. ADI. N. LXXV.
IN FRONTE. D. XXX. IN AGRO. P. XV.

Miscellan. Erudit.
Antiquit. I. Sponii.

On remarque encore en ce temps-là un Valgius Arrun-
tius, Chafpitanus, Albutius, Rubricus. Q. Stertinius, Vectius
Valens, Alcon & plufieurs autres, dont les principaux viendront en leur lieu.

PHILO *Tar-*
fenfis.

PHILON de Tarfe eft cité par Celfe, par Galien & par
quelques autres, comme Auteur d'une compofition appelée *la*
main de Dieu, & de certains vers qu'il a faits fur les vertus de
cette compofition, qui a pris le nom de fon Auteur. ✳

✳ *Philonium.*

V. Celf. libr. 6. *cap. 7. & Galien. cap. 4. de compoſit. Medic. fecundùm loc. Plutarch. in Sympoſ.*
Paulus Æginet. *Trallian.*

PTOLOMEUS.

PTOLOMÉE eft un nom fort connu dans la Medecine:
car il y a un Medecin Prêtre & Hiftorien d'Egypte du temps
de Celfe, & celebre dans Tertullien, Eufebe, Saint Cirille,
& Clement Alexandrin. Il y en a un autre ami & contemporain
de Galien, un de Cythére ou Cerigo, Ifle de la Mer Egée
marqué par Suidas, pour ne point parler de Ptolomée Evergete, ou bien faifant, qui inventoit des compofitions de Medecine à l'envi d'Attale.

lib. 4. Pharmac.
fecundùm loc. cap.
4. & lib. 2. cap. 15.

AMMONIUS.

AMMONIUS eft une maniere de Medecin Operateur,
qui vivoit au temps de Celfe. Il eft cité par ce grand Medecin, à caufe d'un inftrument de fon invention, & de l'opinion
particuliere qu'il avoit touchant l'extraction de la Pierre:
car pour l'Ammonius du temps de Saint Auguftin, il viendra
en fon lieu.

lib. 7. cap. 25.

ÆMILIUS
Macer.

ÆMILIUS Macer Medecin & Poëte natif de Veronne,
fleurissoit au temps d'Augufte Cefar, & mourut en Afie après
avoir écrit quelques Ouvrages des Plantes, des oifeaux & des
ferpens: car ce n'eft pas icy le lieu de verifier fi certains traitez en vers de la vertu des fimples, eft de nôtre Macer ou
d'un autre. Quoi-qu'il en foit, Pline & Galien font cas de Macer, & c'eft pour cela que je fuis étonné de ce que Scaliger

V. Biblioth. Gef-
ner.

ne le met qu'au deſſous des Medecins, & des Poëtes mediocres.

ACHILLAS *Paracenteter* ou *Componctor*, eſt ainſi nommé
pour avoir fait le premier la ponction du ventre des hydropiques.

ACHILLAS.

DIOPHANES de Nicée écrivit au temps de Varron de
la Medecine Ruſtique, & de la Veterinaire; mais il n'en étoit
pas moins bon Medecin, auſſi eſt-il allegué comme tel par
Pline.

DIOPHANES
Niceenſis.

ARTEMIDORE n'eſt pas le nom d'un ſeul Medecin : car
Galien en cite un ſurnommé Capito, & un autre Phocas.
Cæl. Aurelianus en marque un de Seide de Pamphilie Sectateur d'Eraſiſtrate, & Ciceron en a un natif de Pergame, qui
fit compagnie à Verres dans ſa Préture de Sicile. On en
marque même un du temps de l'Empereur Commode, qui
pourroit bien être un des deux citez par Galien.

ARTEMIDO-
RUS.
Comment. in libr.
1. Praſag.Hipocrat.
& lib.de natur. hu-
man.

ZOPIRUS eſt l'inventeur de la Plante appelée Zopi-
rum, & conſideré comme un Medecin de merite par Dioſcoride, Celſe, Galien, & même quelques Medecins du moyen
âge. Mais je ne ſçay ſi c'eſt celuy que Plutarque* fait originaire de Gordes en Phrygie, & celuy que le Docte Andreas
Tiraquellus cite dans ſon Livre des Loix Maritales, ou ce
Zopirus d'Alexandrie, qui inventa quelques remedes agreables à Ptoloméé Roy d'Egypte, & duquel on voit cette Epitaphe.

ZOPIRUS.

* *in Sympoſ.*

> ZOPIRUS ALEXANDR. F. ALEXAND. MEDIC.

ASCLEPIUS & Aſclepias à la verité ſont des noms de
Profeſſion; mais Pline, Cælius Aurelianus, Ætius ont un Medecin de ce nom, qu'on luy donna; à cauſe de la facilité &
de la douceur qu'il affectoit dans la cure des maladies.

ASCLEPIUS.
Plin. lib. 11.

ICETIDES ou Iectidas, eſt un Medecin allegué par Pline
ſur un fait impertinent & apparemment faux.

ICETIDES.

Quartanam virginis coïtu finiri incipientis, dumtaxat menſtruis. lib. 28 *cap.* 7.

PHILOXENUS Medecin d'Egypte fut un des plus habiles de ſon temps, comme le marque Celſe; c'eſt pourquoy on
a raiſon de regreter la perte de ſes Ouvrages. Galien en cite
encore un Chirurgien, & un autre Medecin, qui eſt apparemment le même que nôtre Egyptien.

PHILOXENUS
Ægyptius.

CORNELIUS Celſus eſt ce Medecin Romain du temps

C. CELSUS
Romanus.

d'Augufte & de Tibere , qui fe rendit fi confiderable par la
beauté de fon ftile , & par la folidité de fa doctrine, qu'il fut
furnommé l'Hipocrate Latin , quoi-que d'autres ne l'ayent
appelé que *dimidiatus Hipocrates*, comme on a appelé Terence
dimidiatus Menander, parce qu'en effet , toutes fes plus belles
Sentences font prifes d'Hipocrate, & mifes dans un fort beau
Latin. Au refte il ne fut pas moins grand Chirurgien que
grand Medecin. De plus brave Soldat , homme poli & fçavant
dans toutes les belles difciplines, jufques à avoir compofé un
Traité de l'Art Militaire , & un autre de la Rhetorique que le
temps nous a enviez.

APULEIUS
Celfus.

APULEIUS Celfus natif de Centorvi en Sicile , Précepteur
de Scribonius Largus & de Valens Medecins , écrivit un Traité de la Medecine Ruftique , & quelques autres Ouvrages
du temps de l'Empereur Tibere ; mais je ne fçay qui font
ceux cy.

     L. APULEIUS LL. EROS MEDICUS
     L. APULEIUS FF. PHILUMENUS
     L. APULEIUS LL. JANUARIUS.

SCRIBONIUS
Largus.
* l. de compofit. Me-
dic. fecundum loc.
V. Gefner. Schenck.
& Vaderlind.
HELIODO-
RUS.

SCRIBONIUS Largus Medecin Latin vivoit au temps des
Empereurs Tibere & Claude ; Galien * en parle avec eftime.
Il ne nous refte de tous fes Ouvrages que le Livre de la com-
pofition des Medicamens, donné par Ruellius.

HELIODORE eft un Medecin & Poëte, dont Galien cite
plufieurs vers. Il y a encore un Peregrinus Heliodorus dans la
page 63. des Infcriptions de Gruterus.

EUCLIDES

EUCLIDES étoit un Medecin oculifte du temps de Celfe,
qui le cite. Il eft même marqué par Galien : car ces Medecins des yeux étoient confiderez comme les autres , témoin
celui-cy.

     ILLUSTRIUS TI. CÆSAR. AUG.
     SER. CELEDIANUS MEDICUS
     OCULARIUS PIUS PARENTUM
     SUORUM VIXIT ANNOS XXX.
     HIC SITUS EST IN PACE.

EUDEMUS.
V. Tacitum annal.
4.

EUDEME le jeune eft ce fameux Medecin de Livie ,
époufe de Drufus , & fœur de Germanicus ; mais infame pour
être entré dans la cruelle intrigue de Sejan , & pour avoir
abufé de fa profeffion en plufieurs manieres.

SALUSTIUS
Mopfentes.

SALUSTE de Mopfuefte Ville de la Cilicie , écrivit du
temps de Tibere quelques Ouvrages de Medecine felon Sui-

das. Il y a encore un Saluſtius Dionyſius cité par Pline. *lib. 32. cap. 7.*

CHARICLES Medecin de Tibere eſt celebre dans Corneille Tacite, pour avoir prédit le temps de la mort de cét Empereur, quoi-qu'il n'eut touché ſon bras, qu'en luy baiſant la main en partant de ſa preſence. CHARICLES.
Annal. lib. 6.

XENOPHON un des Sectateurs d'Eraſiſtrate, n'eſt pas moins fameux dans le même Auteur, non ſeulement pour avoir été premier Medecin de l'Empereur Claude, mais encore pour avoir fait accorder aux habitans de l'Iſle de Cos les privileges qu'ils demandoient. XENOPHON.
Annal. lib. 12.

SYMMACHUS autre Medecin de l'Empereur Claude, eſt marqué dans Suetone pour avoir donné un avis à ce Prince, qui l'obligea à donner une declaration en faveur de ceux qui étoient preſſez de quelques infirmitez naturelles. SYMMACHUS
*Suetoñ. in vita
Claudii.*

> *Pedere namque dixit non inutile*
> *Symmachus*

C'étoit, raillerie à part, non ſeulement un bon Medecin, mais encore un brave Soldat, quoi-que Martial ſemble s'être diverti à ſes dépens. *Epigrammat. lib. 5.
Epigr. 9.*

> *Languebam, ſed tu comitatus, protinus ad me*
> *Veniſti centum Symmache diſcipulis,*
> *Centum me tetigere manus aquilone gelatæ*
> *Non habui febrem Symmache nunc habeo.*

ALCON eſt ce Medecin que l'Empereur Claude exila dans les Gaules après l'avoir taxé à une tres-groſſe amande; mais qui étant revenu à Rome ne mit gueres à en gaigner autant; c'eſt de luy dont Martial a dit ALCON.
H. S. C.

> *Oſtendit digitum ſed impudicum*
> *Alconti &c.*
> *Mitior implicitas Alton ſecat Enterocelas.*

CALLINAX eſt le Medecin que Galien blâme pour avoir ſottement & fierement répondu à un pauvre malade, qui témoignoit avoir peur de mourir. CALLIANAX
*Commentar. 4. in
6. Epidem.*

> *Occubuit & Patroclus qui te multo præſtantior fuit.*

MENECRATE le jeune, quoi-que Medecin des Empereurs Tibere & Claude, n'eſt gueres connu que par une Epitaphe Grecque, gravée ſur un Tombeau de marbre trouvé dans un jardin proche de Saint Paul à Rome, mais on ne ſçait pas ſi le Livre des Medicamens cité par Galien, eſt de ce Menocrates ou d'un autre. MENECRATES.
*V. Gruterum pag.
581.*

DEMOSTHE-
NES *Philaleth.*

* *lib. de urbibus.*

*Galen. lib. 4. de
differ. pulf. cap. 5.
& lib. 3. Pharm.
local.*

DEMOSTHENE Philalethe eſt ainſi appelé, parce qu'il
étoit diſciple d'Alexandre Philalethe. Il étoit né à Marſeille,
& fleuriſſoit au temps de l'Empereur Neron. Ses trois Livres
des maladies des yeux furent fort bien reçûës en ſon temps;
car quant aux Bythiniaques citez par Stephanus, * cétOuvrage
n'eſt pas de luy, comme le remarque Monſieur l'Abbé Menage dans ſon Antibaillet. Galien cite encore un Demoſthene
Medecin qui n'a pas été inconnu à Paul Eginette & à Æce, &
qui peut être le même que nôtre Philalethe.

THEON
Alexandrin.
* *libr. 2. de Sanit.
tuend.*

THEON d'Alexandrie étoit fameux au temps de Neron.
Il fit des Livres de la Gymnaſtique, & quelques Commentaires
ſur Nicandre, dont Galien * fait eſtime. Photius fait mention
d'un de ſes Ouvrages intitulé *Homo*, où il traite de toutes les
maladies du corps humain; c'eſt pourquoy je ſuis ſurpris de voir
que Geſner n'en parle pas comme d'un Medecin, veu qu'Æce
cite après Galien un Medecin de ce nom.

THESSALUS
Trallicus.

V. *Petrum Caſtel-
lan. in vitis illuſtr.
Medic.*

*Rabie quaa m in
omnes ævi ſui Me-
dicos perorans.
lib. 29. cap. 1.*

* *ialegrieus,*

THESSALE fils d'un Tiſſeran de Tralles en Lydie, eſt
bien different des Medecins de ce nom, dont nous avons parlé cy-devant, & peut paſſer pour un grand Probleme: car d'un
côté Cælius Aurelianus l'eſtime juſques à regreter la perte de
ſes Ouvrages, ſentiment dont ceux de Proſper Alpinus & de
Lionardo di Capoa ne ſont pas fort éloignez, parce que les
fragmens qui nous en ſont demeurez, ſemblent marquer qu'il
n'étoit pas mauvais Praticien. D'un autre côté Galien arme
furieuſement ſon ſtile contre luy, & prétend que tout ce qu'il
a écrit contre Hipocrate, n'eſt que rapſodie & vanité. Pline *
ne l'a traité que de braillard. En effet, ſi pour quelques modernes qui l'ont eſtimé ſur des fragmens, on en conſulte pluſieurs autres, il ſe trouvera que c'eſt encore moins qu'un Empirique, ou qu'un Methodique. Avec tout cela il fut ſi adroit
courtiſan, qu'il ne laiſſa pas d'être Medecin de l'Empereur
Neron, & de ſe voir même du nombre de ſes amis. Et comme
la fortune inſpire ordinairement de la vanité & de la hardieſſe,
quoi-qu'il ne fut que le Singe de Themiſon, il ſe mit en tête
de ſe faire Auteur d'une nouvelle Secte, le reformateur de la
Medecine, & pour ainſi dire *le vainqueur* * de tous les Medecins qui l'avoient précedé, dans une Epiſtre qu'il addreſſa à
Neron. *Titulo res digna ſepulchri*, Il mourut à Rome & fut inhumé dans la voye Appie.

ARISTAR-
CHUS.

ARISTARQUE eſt ce Medecin qui perſuada Berenice.

épouse de Ptolomée Ceraunus Roy d'Egypte, qui s'empara de la Macédoine après avoir tué Seleucus, de faire la paix avec les Gaulois ; mais je ne sçay si c'est le Medecin de ce nom, natif de Tarse cité par Galien. *Policanus lib. 8. lib. de compos. Medic. secundùm loc.*

● CHRISERMUS Sectateur d'Herophile est cité par Pline, Galien & Sextus Empiricus. Ce dernier remarque qu'il tomboit dangereusement malade d'une affection cardiaque, s'il mangeoit tant soit peu de poivre. C'est apparemment de luy qu'Elien a dit qu'il guerit du temps de Neron, un homme qui vomissoit tout son sang, pour avoir bû de celuy d'un Taureau. *CHRISERMUS 9. de composit. Medicament. & libris de differ. puls. Hist. varia lib. 11. cap. 35.*

AGATHEMERUS de Lacedemone est ce Medecin ami du Poëte Perse, qui philosophoit si agreablement avec luy, comme le remarque l'Auteur de la vie de ce Poëte, & dont nous avons un Buste dans les marbres du Comte d'Arondel, avec une Epitaphe Grecque qu'on a traduite en ces termes. *CLAUDIUS AGATHEME-RUS Lacedemon. Marmor. Oxonienf. pag. 77.*

Claudius Agathimerus Medicus hic jaceo
Omnigeni qui cognoveram præstantissimum
Remediorum morbi, commune hoc mihi est
Et æque Myrtala conjugi monumentum,
Cum piis autem nos sumus in Elysio.

STRATOCLES de Sydon, duquel Philostrate fait mention dans la vie d'Apollonius est placé par Vossius sous l'Empire de Vespasien. *STRATOCLES Sydonius, libr. 8.*

ANDROMACHUS de Crete Medecin de l'Empereur Neron est connu par la description qu'il a faite en vers de la Theriaque de Mithridate, à laquelle il fit quelques additions de remedes, Ouvrage que Galien cite si souvent, qu'il l'a pour ainsi dire tout transcrit. Ætce marque encore quelques autres compositions de remedes de son invention. *ANDROMA-CHUS Cretensis.*

DIODORE est un Medecin mentionné par Pline & par Galien : car celui-cy en parle en plusieurs endroits de ses Ouvrages. Mais *DIODORUS Plin. lib. 20. c. 12.*

ACTIUS Caius est un Medecin d'un temps incertain, & qui n'est connu que par cette Epitaphe rapportée par Mercurial. *ACTIUS CAIUS. lib. 14 cap. 1. Variar. lect.*

D. M.
ACTIUS CAIUS
ARCHIATER SIBI ET
JULIÆ PRIMÆ CONJUGI
INCOMPARABILI.

EVAX Roy des Arabes étoit sçavant dans l'Histoire des Plantes, & des Pierreries dont il fit un Livre qu'il dedia à l'Empereur Neron, duquel il étoit ami.

STATIUS est ce grand ami & Medecin de Seneque, si estimé de Corneille Tacite.

CRINAS ou Crinias natif de Marseille, se voulut distinguer par des observations superstitieuses des Astres, & par des manieres de donner des alimens aux malades, en des temps & en des momens qui marquoient la bizarrerie de sa methode ; & non content de cela plongea encore les malades en des bains d'eau froide, au milieu même de l'hiver. C'est pourquoy

CHARMIS son compatriote & son Singe s'aquit une merveilleuse reputation chez le peuple Romain, amoureux des nouveautez, & accoûtumé aux ceremonies des Augures ; & fut si hardi qu'il improuva comme Crinias la conduite & methode de tous les Medecins qui l'avoient precedé. *C'est ainsi* dit Pline, *que ces deux temeraires se rendirent maitres de la vie & du destin d'un chacun, & qu'ils s'enrichirent tellement qu'ils laisserent assez de bien * pour bâtir les murs de Marseille, & pour les entretenir.*

QUINTUS Stertinius est fameux pour avoir reproché aux Princes de son temps, qui luy faisoient des offres honnêtes pour l'attirer à leur service, qu'il gaignoit bien davantage avec le peuple. Il avoit un frere auquel l'Empereur Claude n'avoit pas moins fait de liberalitez qu'à luy, de maniere qu'ils se virent en état de faire de grandes dépenses pour l'embellissement de Naples leur patrie, & de laisser encore de grands biens à leurs heritiers. *

ANTONIUS Castor prouva son habileté à ceux qui vouloient qu'un Medecin vécut long-temps & fort sain, pour meriter le nom d'habile homme, ayant en effet joüi d'une merveilleuse santé, jusqu'à l'âge de cent ans sans diminution de sa veuë, ny de son jugement. Pline qui l'admire, le loüe encore de la connoissance qu'il avoit des vertus des Plantes, & du curieux amas qu'il en fit.

SEXTIUS ou Sestius Niger, quoi-que né à Rome a si bien écrit en Grec de la Medecine, que les deux Plines l'appellent tres-exact & tres-poli, Galien cite un Niger sans prénom, & c'est apparemment celuy que Cælius Aurelianus appelé
l'ami

l'ami de Tullius Bassus: car quant à Petronius Niger mentio-né par Dioscoride, & Saint Cyprien, je doute fort s'il est different de celui-cy.

PLINE l'aîné natif de Veronne, surnommé l'interprete de la nature, ne doit pas être oublié icy, quoi-qu'il ait écrit contre les Medecins: car on ne peut nier qu'il n'y ait de grandes beautez dans ses Ouvrages , & que la Medecine n'ait de grandes obligations à ses veilles.

PLINE son neveu étoit comme luy un admirable genie, versé dans toutes les belles disciplines. Outre les Ouvrages appartenans à la Medecine dont on peut voir le détail dans les Bibliographes, il en fit plusieurs autres ausquels les Chrétiens de son temps ajoûterent ce qu'ils voulurent, si l'on en croit le Docte Reinesius. On peut voir un grand Eloge de son oncle, & l'Histoire de sa mort au troisiéme & au sixiéme Livre de ses Epîtres.

LUCIUS Durius Valla est marqué par Pline l'aîné, parmi ceux qui moururent de son temps inopinément.

COSMUS est un de ces Medecins que Martial a fait entrer dans ses Epigrammes.

> *Pastillos Cosmi luxuriosa vorax.*

❊❊❊

> *Præfertur Cosmi nunc mihi siccus Onix*

❊❊❊

> *Quod quacumque venis Cosmum migrare putamus.*

Il y a encore un Cosmus Medecin dans Marcellus Burdigal; mais je ne sçay si c'est le même.

CARUS étoit un autre Medecin de ce temps-là, comme il paroît par cette Epigramme.

> *Nequius à Caro nil unquam Maxime factum est*
> *Quam quod febre perit fecit & illa nefas.*
> *Sæva nocens febris , saltem quartana fuisset.*
> *Servari Medico debuit illa suo.*

ASCLEPIADE le jeune étoit natif de Pruse comme l'aîné, dont il peut avoir été petit-fils. Il fut Medecin des Empereurs Domitien & Trajan , & obtint du premier le droit dont nous allons voir la preuve. C'est luy qui dégraissa Nicocles ce prodige d'embonpoint. Il est fort estimé de Galien & de plusieurs autres Auteurs; mais il s'est tant trouvé d'Asclepius, d'Asclepias & d'Asclepiades, que ce nom est devenu

N

Dioscorid. in præfat.
Cyprian. lib. 1. *adverf. hareses.*

PLINIUS
major Veronem.

PLINIUS
junior.

Variar. lect. lib. 3.
cap. 4.

Epist 16. *lib.* 6.

L. DURIUS
Valla.

COSMUS

lib. 1. *lib.* 11. *l.* 5.

cap. 7. 14. 18. &
30.

CARUS.

Martial. lib. 10.
Epigramm. 78.

ASCLEPIAD.
Prusian.

un nom d'honneur à cause des disciples & descendans d'Esculape qui étoient ainsi appelez.

Reinesi Nova Reperta pag. 608.

> C. Calpurnius Asclepiades Medicus Prusa
> Ad Olimpum parentib. & sibi & fratribus
> Civitates septem à Divo Trajano Imperator.

Neanmoins il faut remarquer que ces sept Citez, ne doivent pas être prises à la lettre, & qu'elles ne sont autre chose qu'un droit de Bourgeoisie accordé à ce Medecin pour sa famille dans sept Villes; témoin une Epitre de Pline le jeune dans laquelle il demande à l'Empereur Trajan un droit de Bourgeoisie pour un certain Posthumius Marinus Medecin, auquel il avoit obligation; mais voicy un autre inscription d'un autre Asclepiade.

> L. ARRUNTIO　　　　　IM. DOMITIANI
> SEMPRONIANO　　　　　MEDICO T. H.
> ASCLEPIADI.　　IN FRONTE. P. XX. IN AG. P. XX.

LICINIUS *Sura.*

ex Spartiano.

LICINIUS Sura est un autre Medecin de Trajan, que cét Empereur ne laissa pas de favoriser, quoi qu'il eut été accusé d'avoir conspiré contre luy: car il luy fit ériger un tombeau & une Statuë après sa mort, aux dépens du public.

HARPOCRATION.

Epist. II. & *seq.*

HARPOCRATION, Harpocras, ou Harpocrates est souvent cité par Galien; mais je ne sçay si c'est cét Harpocrates si estimé de Pline le jeune, qui luy obtint de l'Empereur Trajan le droit de bourgeoisie à Rome & à Alexandrie.

SORANUS *Ephesius.*

V. Galen. libr. de Sectis, & Suidam & Vossium de Hist. Græc. lib. 3.

lib. de anim. p. 309.

Vide Gesner. & Schenck. Biblioth. & Vvolph. Iustum in Chronolog.

SORANUS d'Ephese fils de Menandre & de Phocbé, vivoit au temps de Trajan. Il fit premierement la Medecine à Alexandrie puis à Rome, où il composa quelques Ouvrages citez par Galien & par les Medecins du moyen âge. Il pratiqua même la Medecine dans la Gaule Aquitanique, selon Marcellus Empiricus. Il y a encore un Soranus d'Ephese, dit le jeune, qui a écrit un Traité de la Matrice, & des maladie des femmes, & un autre des vies & des Sectes des Medecins selon Suidas. Le même Suidas marque encore un Soranus Cilicien, dit *Mallotes*, fort estimé du Philosophe & Medecin Asclepodore. Quant aux quatre Livres de l'Ame citez par Tertulien, & à *l'Isagoge Medica*, on doute, avec raison, s'ils sont de ceux d'Ephese ou du Cilicien; ce qu'il y a d'assuré, est que les Lettres de Marc Antoine à Soranus sont supposées, & faites à plaisir pour grossir le volume du Petrone; à la fin duquel on les a mises, au lieu de les mettre au feu, tant elles en sont dignes.

Ru f u s d'Ephese étoit du temps & du païs de Soranus,
Galien estime beaucoup ses Ouvrages, & Rhasis rencherit
tellement sur l'estime que plusieurs Medecins en ont faits
avant luy, qu'il luy attribuë même les Livres de la santé,
qu'on croit communément de Galien. Il y a encore quelques
Medecins de ce nom, qu'il est assez difficile de demêler, témoin celui-cy,

Rufus *Ephe-
sius.*

V. Suidam in Lexic.
Bibliothec. Schenck.
& Vanderlind. de
Script. *Medic.*

T. VIBIO RUFO MEDICO
COHORT. V. PR. VALERIÆ
RUFINÆ CONJUG. OPTIM.

D i o g e n i e n est marqué dans Suidas comme originaire
d'Albace, *ex Albace Heraclia Circia*, homme sçavant dans toutes les belles disciplines.

DIOGENIA-
NUS *Albacenus.*
Gesner in Bibl. &
Suid. in Lexic.

N i c o l a s d'Alexandrie est un Medecin Grec cité par
Galien & par Paul Eginette, & fort different de tous les
autres Medecins de ce nom, & particulierement de ce Nicolaus Alexandrinus Myrepsus, dont il sera parlé cy-aprés.

NICOLAUS
Alexandrin.
5. de composit. Me-
dic. secund. locos.
Gesner. Paul. lib.
4. cap. 39.

L u p u s de Macedoine est un Medecin d'un temps fort
incertain: car tout ce qu'on en sçait, est qu'il s'avisa d'une
methode qui le rendit considerable pendant quelque temps.

LUPUS *Ma-
cedo.*
Galen. l. 2. de fa-
cultib. naturalib.

C e l e r premier Medecin d'une Legion, est marqué
par Galien comme Medecin; en effet, il y avoit autresfois
des braves sçavans Medecins, & des Medecins braves Capitaines.

CELER.
Galen. 7. de com-
posit Medic. secun-
dum genera.

A t h e n e e d'Attale se rendit considerable par ses Ouvrages, & par cette nouvelle Secte des Pneumatiques dont il
se fit Auteur, & dans laquelle il eût pour disciples, Agathe-
nus, Herodotus, Archigenes & quelques autres, qui s'imaginerent avec luy une substance fort subtile, qui s'insinuë dans
tous les corps, *spiritus intus alit*, & voila toute leur spiritualité, sur laquelle on peut consulter Lionardo di Capoa. Il y
en a encore un de Tarse cité par Cælius Aurelian.

ATHENEUS
Attalus.

pag. 50 & 365. del
suo Parere

A g a t h i n u s est donc un des disciples de cét Athenée
qui fut Precepteur d'Herodote de la même Secte, Precepteur
de Sextus Empiricus.

AGATHINUS
Galen. contra Era-
sistrat. & passim.

S e r a p i o n d'Athenes étoit un Poëte & Medecin qui
vivoit au temps de Trajan, & étoit un des amis de Plutarque

SERAPION.

qui en fait mention, comme nous l'avons marqué cy-deſſus en
paſſant.

ARCHIGENES
Apamenſis.

Galen. libr. de
pulſib.

ARCHIGENE d'Apamée en Syrie, vivoit du temps de
Trajan. Il avoit été diſciple d'Agathinus, & fut Medecin de
Philippes Roy de Syrie. On en fait un autre du temps d'A-
drien, connu pour avoir enſeigné à cét Empereur le moyen
de ſe donner le coup mortel ; mais c'eſt apparemment le
même. Quoi-que Juvenal ſe ſoit ſervi de ce nom, il ne faut
pas croire qu'il ait penſé ny à celui-là, qui n'étoit peut-être
pas encore connu de ſon temps, ny à aucun autre quand il
a écrit :

> *Tunc corpore ſano*
> 　　*Advocat Archigenem*

Non plus que quand il a dit :

> *Si non eget Anticyra nec*
> 　*Archigene.*

HERMO-
GENES.

HERMOGENE eſt un des Medecins de l'Empereur
Adrien, de la Secte d'Eraſiſtrate, cité par Galien. C'eſt ſous
ce nom là que Lucille avoit fait cette fameuſe Epigramme
que Martial a imitée, en le changeant en celuy d'Hermocrate.

> *Tam ſubita mortis cauſam Fauſtine requiris*
> 　*In ſomnis Medicum viderat Hermocratem.*

Lucian. in Pſeudo.
prophet.

Ce qui me fait ſouvenir de la Statuë de Policus General
des Corinthiens, dont les differens aſpects rendoient les gens
malades, ou les gueriſſoient.

SABINUS.

SABINUS eſt cité par Galien en pluſieurs endroits de
ſes Livres. Il fut Précepteur de Stratonicus, un des maîtres
de ce grand Medecin, & commenta quelques Ouvrages d'Hipocrate. Il y a encore un Pompeius Sabinus & Aretheus Sabinus, qu'on croit n'être pas differens de celuy-là. Quoi-qu'il
en ſoit, Galien en fait grande eſtime ; mais nous ne connoiſ-
ſons pas celui-cy.

> L. SABINUS L.
> PRIMIGENIUS.

V. Epiſt. 12. lib. 1.
Sidon Apollinar.

Reineſii Varia Re-
perta.

> *Ortus ab Ignuvio Medicus fora multa ſequutus*
> 　*Arte feror nova nobiliori fide.*
> *Me conſurgentem valida fortuna inventa*
> 　*Conſtituit, rapidis impoſuitque rogis.*
> *Cluſino cineres flamma ceſſere ſepulchro*
> 　*Patronus patrio condidit oſſa ſolo.*

PHILOTHE'E est ce Medecin du temps des Antonius, qui écrivit des Commentaires Grecs sur les Aphorismes, si ce n'est point ce Theophile Medecin Grec dont nous avons plusieurs autres Ouvrages.

PHILOTHEUS

Vide Gesner. & Schenck. it Biblioth.

XENOCRATE est le nom de deux Medecins. L'un étoit d'Alexandrie, homme sçavant & que Pline a copié en plusieurs endroits. L'autre étoit d'Aphrodisée, & à peu près contemporain de Galien, qui n'en faisoit pas grand estime, tant la curiosité l'avoit mené loin dans la recherche des remedes dangereux, superstitieux & honteux, au point que quelques Auteurs l'ont crû Magicien.

XENOCRAT.

Galen. libr. 6. de Medicament: facultatib. Gesner. Paschal. Gallus, & Schenck. in Bibliothec.

PALLADIUS Sophiste Grec a écrit un Livre des fièvres; mais son temps est incertain. Quoi-qu'il en soit, un Palladius a écrit des Scholies sur divers Ouvrages d'Hipocrate cité par Rhasis, & un autre surnommé Palladius Rutilius Taurus, qu'on fait contemporain de Galien, a fait d'autres Ouvrages de Medecine.

PALLADIUS.

Schenckius & Gesner in Bibliothec.

HERENNIUS Philo est mentionné par Saint Epiphane, comme un grand Simpliste, en son Livre contre les Heresies, si ce n'est point le Philo Auteur de l'Antidote, nommé Philonium cité par Galien.

HERENNIUS Philo.

CRITON a été un des plus fameux Medecins Empiriques de son temps, & fort versé dans la connoissance des remedes; mais comme il suivoit la Cour, il dés-honora la Medecine par l'exercice de la Commotique; * car il ramassa en un juste volume tout ce qu'Heraclide, Cleopâtre & quelques autres en avoient écrit; quoi-que Galien ait tâché de l'excuser sur l'importunité des gens de Cour, qui donnent la plûpart dans la couleur & le faux brillant, & que Martial ait emprunté son nom pour désigner un habile Medecin.

CRITO.

* ars fucatoria.

l. de composit. Medicament: secundum locos cap. 2.

Quod

Nec sanare Crito nec quod ne Ygeia potest.

Epigrammat. l. 11.

ANTIOQUE est cité par Galien, dont il étoit contemporain, comme Auteur de quelques remedes. Il est remarquable pour avoir vécu plus de 80. ans dans une parfaite santé de corps & d'esprit par sa conduite, quoi-que, si l'on en croit Athenée, il ne mangeât que du poisson.

ANTIOCHUS.

Galen. libr. 5. de Sanit. tuend.

PETRONE est le nom de plusieurs Medecins: car Galien en fait un surnommé Musa, & un surnommé Areta. Pline a un Petronius Niger. Dioscoride & Saint Epiphane font encore mention d'un Petronius Deodotus, pour ne point parler du

PETRONIUS.

de composit. Medicament. secundum itinera.

V. Tiraquell. de nobilitat. cap. 31. numer. 119.

ATTALUS.

lib. 13. de morb. curand. & lib. 1. de Antidot.

C. AURELIA-NUS Siccensis.

MARINUS.

Galen. comment. in 5. Epidem & 1. de administr. Anatomicis.

LICUS Macedo.

Galen. comment. in 5. Epidem & 1. de administr. Anatomicis.

ANTIPATER.

Galen. passim.

MOSCHION.

V. A. Tiraquell. cap. 3. de nobilis. Vanderlind. de Scrip. Med.

JULIUS Alexandrinus.

Galen. 4. Method.

fameux Petronius Arbiter, quoi-que quelques Auteurs l'ayent crû Medecin.

ATTALE Medecin methodique est regardé de Galien comme un ignorant, pour avoir tué le Philosophe Theagene faute d'avoir pris ses judications, aussi l'appelle-t-il l'Asne de Thessale dont il étoit Sectateur.

CÆLIUS Aurelianus ou Lucius Aurelianus étoit de Sicca en Affrique, de la Secte des Methodiques, & grand partisan d'Archigenes & de Soranus, qu'il a copié en divers endroits.

MARINUS disciple de Quintus Precepteur de Galien, fit des Ouvrages d'Anatomie, fort estimés de celui-cy ; mais il ne le faut pas confondre avec ce Marinus Posthumius, dont parle le jeune Pline dans une de ses Epistres à Trajan.

LICUS de Macedoine fut un grand Anatomiste, & un des disciples de Satirus maître de Galien. Toutesfois celui-cy luy a objecté que s'il fut assez hardi pour reprendre Hipocrate, ce fut par ce qu'il ne l'entendoit pas. Pline & Erotien le font Napolitain, apparemment parce qu'il y a une Ville de Naples dans la Macedoine, comme dans l'Italie.

ANTIPATER étoit celebre à Rome du temps de Galien qui l'estimoit fort, quoi-que Methodique de Secte. Aussi Cælius Aurelian. & Æce le citent-ils souvent. On dit qu'il mourut d'une palpitation de cœur.

MOSCHION fut surnommé le Correcteur, pour avoir reveu quelques Ouvrages d'Asclepiade. Plutarque introduit un Medecin de ce nom dans ses Symposiaques. Pline a le sien qui pourroit bien être le même que celuy de Plutarque. Galien appele celuy de son temps son ami. Quant à Theodorus Muscienus, on croit que c'est le même que Moschion.

JULIEN d'Alexandrie n'étoit pas un des Medecins de Neron, comme l'a pensé Wolfang. Justus ; mais un Sectateur de Thessale, Medecin de cet Empereur. Il vivoit donc au temps des Antonius & de Galien, homme fort inconstant en ses opinions, & neanmoins si hardi qu'il écrivit 48. livres contre les 7. Sections des Aphorismes d'Hipocrate, temerité qui luy attira la censure & l'indignation de Galien, qui le compara à l'Asne d'Esope. Il croyoit qu'un Medecin étoit obligé de sçavoir déssigner, surquoy il faut remarquer qu'encore que Galien ne fut pas approbateur de la doctrine & des sentimens de Julien, il ne laissa pas de donner dans cette opinion, peut-être parce que les Medecins de son temps faisant les operations Chirurgicales, il croyoit que l'Art de dessigner n'y étoit pas inutile; ou si l'on veut, parce que les figures servent à l'Anatomie & à la Botanique. *Fabius Colomna l. de plantis.*

GLAUCUS & Glauco sont connus par Galien, & particulierement celuy auquel il adressa son Livre des fievres. GLAUCUS.

MAGNUS de Tarse étoit un contemporain de Galien, & Medecin dans la Cour des Antonins. Il a écrit un Traité du poulx, & un autre des Antidotes. Serapion a dit de ce Medecin qu'il fut surnommé le Roy des Medecins à cause de la fortune qu'il fit, comme si c'étoit assez d'être riche pour être estimé le premier d'une Profession. Il y a encore un Magnus d'Antioche, un Periodente, ou Charlatan, dont il sera parlé en son lieu, un d'Ephese, un de Philadelphie tres-difficiles à démêler. C'est de ce Magnus d'Antioche & d'un Zenon qu'Eunapius a dit que l'un étoit sçavant à pratiquer, & l'autre à contredire & à blâmer ses collegues; mais nous verrons cy aprés que cét Eunapius qui étoit Payen, n'a loüé l'un que parce qu'il étoit de sa Secte, & blâmé l'autre que parce qu'il étoit Chrétien. Avançons, mais avant que de passer outre, & que de nous arrêter un peu à Galien, arrêtons-nous premierement un peu à ses maîtres, & ensuite à quelques-uns des Medecins qui peuvent nous avoir échapé, & que Celse, Pline & Galien ont citez. MAGNUS *Tarsensis.*

V. Schenck. Bibliothec. de Magno Eumeseno.

Eunapius in vitis Philosophor.

SATIRUS est donc un des plus considerables entre ceux que Galien appele ses Précepteurs : car outre qu'il l'estime fort, il fit des Commentaires sur quelques Ouvrages d'Hipocrate.

PELOPS de Smirne est encore un des maîtres de ce grand maître de la Medecine.

PHECIANUS est encore un de ceux sous lesquels il étudia, puisqu'il nous l'apprend luy-même. *Commentar. 7. in 3. Ep. d.*

STRATONICUS est aussi marqué comme tel au Livre *de Atrabile.*

QUINTUS est celuy qu'il reprend de son incivilité auprés d'un malade, quoi-qu'il l'estime beaucoup.

ÆMILIANUS est encore un de ses maîtres, comme il paroît au Livre de la *Theriaque.*

NUMISIANUS de Corinthe autre maître de Galien, & interprete d'Hipocrate.

ALBINUS Platonicien est celuy qu'il écouta à Smirne ; comme

ÆSCHRION surnommé l'Empirique de Pergame ; mais on n'est pas assuré s'il en est de même de

Hist. Dynastiar. p. 77.

ÆLIANUS Moccius sçavant Anatomiste, quoy qu'Abulpharage l'ait écrit. Enfin

ANTONIUS Epicureus est aussi mis par quelques Auteurs

lib. de dignosc. animi affect.

au nombre des maîtres de nôtre illustre ; mais je ne voy pas qu'il le qualifie tel, en parlant de luy & de ses Ouvrages.

Quant aux Medecins dont Celse fait estime, outre ceux que nous avons marquez cy-devant, il a encore un

Theodorus,	*lib. 6.*
Arabs,	*lib. 5. cap. 18.*
Hermon *passim.*	
Nymphodorus,	*lib. 8. cap. 20.*
Athenion,	*lib. 5. cap. 25.*
Medus,	*lib. 5. cap. 18.*
Micon,	*Ibidem.*
Dexius,	*Ibidem.*
Poliarchus,	*lib. 5. cap. 18.*
Ptolomæus Chirurg.	*lib. 6. cap. 7.*
Triphon Senior,	*lib. 6. cap. 5.*
Lysius,	*lib. 5. cap. 18.*
Numenius Heracleotes.	
Theosenus,	*lib. 5. cap. 18.*
Timæus,	*lib. 5. cap. 22.*
Cresiphon,	*lib. 5. cap. 18.*
Diogenes,	*lib. 5. cap. 27.*
Gorgias,	*lib. 7. cap. 14.*
Jolas *passim.*	
Menophitus,	*lib. 6. cap. 17.*

Mais Pline en cite une si grande quantité, que si nous voulions les transcrire, ce seroit abuser du temps. Nous en marquerons donc simplement quelques-uns.

Caius Julius qui mourut subitement appliquant un cautére à un malade.

Sotacus ancien Medecin,	*lib. 38. cap. 16.*
Solon Smirneus,	*lib. 20. cap. 20.*
Marcion Smirneus,	*lib. 28. cap. 4.*
Nymphodorus,	*lib. 33.*

Aristogiton,

Ariftogiton,   *lib.* 27. *cap.* 4.
Cleomporus,   *lib.* 24. *cap.* 17.
Apollonius Pitaneus,   *lib.* 2. *cap. ultim.*
Aulaus feu Anchæus,   *lib.* 28. *cap.* 1.
Artemon,   *lib.* 28. *cap.* 1.
Hyginus,   *lib.* 20. *cap.* 11.
Mnefícles,   *lib.* 20. *cap.* 18.
Olympiades,   *lib.* 20. *cap.* 21.
Sozimenes,   *lib.* 20.
Thrafillas,   *lib.* 23. *cap.* 5.
Petridius,   *lib.* 20. *cap.* 23.
Ariftander,   *lib.* 11. *cap.* 15.
Anazilæus,   *lib.* 25. *cap.* 13.
Damion,   *lib.* 20. *cap.* 19.
Cleophanes,   *lib.* 20. *cap.* 17.
Philinus,   *lib.* 20.
Dation *paffim.*
Miletus,   *lib.* 28. *cap.* 1.
Ophitus,   *lib.* 18. *cap.* 4.
Solon Licius,   *lib.* 20. *& * 21.

Voici les principaux de ceux que Galien a alleguez, outre
ceux que nous avons marquez ci-devant. Medutus qui fut *lib. de præcogn. ad*
empoifonné à Rome par fes collegues.   *Epigenem.*

Antiphanes Delius,   *lib.* 5. *cap.* 9. *fecundùm loc.*
Chienus,   *lib. de Seƈtis.*
Charmidas,   *lib.* 2. *de Antidot.*
Acacius,   *lib.* 7. *de compof. Medic.*
Jul. Agrippa,   *lib.* 7. *de compof. Medic.*
Quadratus,   *lib.* 7. *de compof. Medic. fecundùm gra.*
Theophilus,   *lib. de Symptom. differ.*
Callimenus,   *lib.* 7. *de compof. Medicam.*
Aphrodifcus,   *lib.* 7. *fecundum gra. & paffim.*
Dieuches & Numenius Heracleota, *Comment. in lib. de na-*
tura humana, & apud Atheneum, lib. 1. *Deipnofophiƒt.*
Arrhabianus,   *lib.* 7. *cap.* 4. *fecundùm loc.*
Ariftarchus,   *lib.* 5. *fecundùm loc.*
Callimachus,   *lib.* 7. *fecundùm loc.*
Angedemus,   *lib.* 2. *Simpl. Medicament.*
Euphranor,   *lib.* 2. *de compof. Medic. fecundùm loc.*
Agrippa,   *lib.* 7. *fecundùm loc.*

O

Antrochides,	*lib. 9. cap. 2. secundùm loc.*
Andronicus,	*lib. 7. de comp. Med. secundùm loc.*
Phaseus,	*lib. 5. cap. 7. Pharmac. local.*
Biennius,	*Ibid. lib. 9. cap. 3.*
Dionas,	*lib. 6. Simplic. Medic.*
Amphilochus,	
Æginus,	*4. de differ. puls.*
Achillas,	*lib. 7. Pharmac. general.*
Amphion,	*lib. 4. secundùm locos.*
Æneas,	*lib. 2. Medic. secundùm gener.*
Acostror,	*lib. de Medic. expertis.*
Aristocles,	*lib. 6. cap. 1. secundùm loc.*
Hiparchus *passim.*	
Aphrodus,	*lib. 3. cap. 4. secundùm gener.*
Heliodorus poëta,	*in Antidotar.*
Bachullus,	*Ibid.*
Higinus *passim.*	
Evangelus *passim.*	
Bassus Cletus . .	
Aristoxenus . . .	
Caius Neapolitan.	
Daphnus Ephesius . . .	
Macharion . . .	
Arabs Thebanus,	*lib. 2. Antidot.*
Darius,	*lib. 7. secundùm loc.*
Deletius,	*lib. 9. cap. 5. secundùm loc.*
Diomedes *passim.*	
Epigenus,	*lib. ad Glaucon.*
Evangæus,	*lib. 5. secundùm loc.*
Eubulus,	*Ibid. cap. 5.*
Fabianus Cretensis,	*lib. 7. cap. 2. secundum loc.*
Galenus Hallæus,	*lib. de composit. Medic.*
Galenus Menodoti filius,	*Orat. Suasor. ad bonas artes.*
Gemelus,	*Medic. local. lib. 5. cap. 5.*
Gualerius Paulinus,	*lib. 7. secundum loc.*
Hermes Alciptus,	*lib. 6. Simpl.*
Isidorus Antiochus,	*lib. 6. secundum gra.*
Licinius Atticus,	*lib. 5. secundum gra.*
Marcus Caugæus,	*lib. 2. Antidot.*
Marcus Talentinus,	*lib. 7. secundum gra.*

Menander,	*lib. 9. secundum loc. cap. 1.*
Mostaces *passim.*	
Naucratitas,	*lib. 4. Pharm. local. cap. 7.*
Neapolitus,	*lib. 4. & 7. Pharm. local.*
Nicetes,	*Medic. local. lib. 4. cap. 7.*
Nicodemus,	*Ibid. lib. 9. cap. 7.*
Orcho Siculus,	*Pharmac. lib. 1.*
Orestinus,	*lib. 1. cap. 2. secundum loc.*
Origenes,	*Ibid. cap. 2.*
Perigenes,	*lib. 7. cap. 2. secundum loc.*
Petinus,	*Ibidem.*
Phœdrus,	*lib. 14. cap. 7. secundum loc.*
Pharnaces,	*Medic. local. lib. 8.*
Plato,	*Pharm. loc. lib. 7.*
Podanitas,	*lib. 7. Medic. local.*
Polonisus,	*lib. 7. Medic. Simplic.*
Protas Pelusiot.	*lib. 10. Medic. local.*
Proxenius,	*Ibid. lib. 7.*
Publius Lathegetes,	*lib. 5. secundum gra.*
Pyranus,	*lib. 14. cap. 7. secundum loc.*
Quadratus.	*lib. 7. secundum gra.*
Rheginus,	*lib. 1. Method. Med.*
Evomerus,	*lib. 4. cap. 7. Medic. local.*
Gercon,	*in Medicin. expert.*
Harcon,	*Ibidem.*
Hargemon,	*Ibidem.*
Hermon,	*lib. 5. secundum gra.*
Idiotas,	*lib. 9. cap. 2. secundum gra.*
Iras,	*Ibidem.*
Licomedes,	*lib. 7. secundum loc.*
Mambatæus,	*lib. 6. simpl. Medic.*
Menippus,	*lib. 2. Antidot.*
Menolaus,	*Ibidem.*
Menatianus,	*Ibidem.*
Mnason,	
Marchus,	*lib. 7. cap. 2. Medic. local.*
Nicomedes,	*lib. 2. cap. 2. Medic. local.*
Onesidemus *passim.*	
Olimpicus & Olimpianus *passim.*	
Philippus Agathin. discip.	*lib. 2. de differ. puls.*

O ij

GALIEN est si connu, non seulement des Medecins & GALENUS.
des gens de lettres; mais encore des hommes qui ont un peu
vû le monde, qu'il n'y a presque personne qui ne sçache qu'a-
prés Hipocrate, il est le Heros de la Medecine dogmatique.
Il naquit l'an de grace 130. de Micon Geometre de Profession,
à Pergame Ville de la Troade en Asie, ou s'étant adonné à
l'étude de toutes les belles disciplines, il ne mit gueres à se
distinguer. Mais ce qu'il fit de plus considerable pendant ses
études, est qu'il tira les écrits du grand Hipocrate de la poussiere, & qu'il en illustra la plus grande partie de beaux Commentaires.

> *Un di Pergamo, il segue, & in lui pende*
> *L'Arte guasta infra noi, alhor non vile*
> *Ma breve è chiara ; la dichiara & estende.*

Franc. Petrarch.
nell. Triomf. d'ella
fama.

C'étoit un homme si sage & si moderé dans ses passions, que
son nom même semble marquer la tranquillité de son ame,
quoi-qu'il fut fils d'une maniere de Xantippe, si emportée
qu'elle mordoit ses servantes dans les transports de sa colere.

γαλήνη Tranquil-
litas γαλήνιος Tran-
quillus.

Il est vray que comme la science enfle ordinairement, il étoit
si persuadé de son merite, qu'il ne laissoit passer aucune occasion de se vanter, foiblesse assez pardonnable à un homme,
qui étoit en effet le plus grand *a* Philosophe, le plus grand
Mathematicien & le plus grand Rhetoricien de son temps : car
c'est ainsi qu'Athenée en parle, & que Gesner semble le peindre aprés quelques autres Auteurs, Alexandre de Tralles étant allé jusques à l'appeler *tres-divin*, soit à cause de la
subtilité de son genie, ou parce qu'il fut reveré des Gentils
aprés sa mort comme un Dieu. * Tiraqueau n'avoit donc
pas fort grande raison de ne pouvoir souffrir qu'il se fût estimé un peu, & qu'il n'eût pas été insensible : car quoi-que tant
d'autres grands personnages ayent écrit quelque chose à sa gloire, ce qui semble luy faire le plus d'honneur, est que S. Jerôme, qui n'étoit ni Medecin, ni exagerateur comme Alexandre
de Tralles l'appelle, *tres-docte & tres-disert*, Saint Gregoire de
Nysse, *admirable*, & le Jurisconsulte, *le Pere & le Prince des Me-*

* Eusebius, lib. s.
Histor. Ecclesiastic.
cap. ultimo.
Dignus qui ab om-
nibus laudaretur,
nisi se magis lau-
daret, l. de nobilit.
cap. 31.
Hieronim. in Amos

---

a Galenus præterea Pergamenus qui tot editis libris Medicis, & Philosophicis Medicinam locupletatus est, ut superiores omnes à Tergo reliquerit, interpretationis claritate
ac eloquentiâ veterum nulli postponendus. *Athenæ. Deipnosophist. lib. 1.*

Inter Medicos eloquentissimus, inter eloquentes Medicus acutissimus, inter utrosque
diligentissimus, inter omnes maximus. *Gesner. in Bibliothec.*

decins. Il ne faut donc pas s'étonner si un homme de ce caractere, se sçait bon gré dans ses Livres de n'avoir jamais frequenté ni negotians, ni gens de bonne chere, ni gens d'affaires, peut-être parce que ces derniers n'étoient pas alors si
précieux que le sont ceux de nôtre temps. Mais il faut sçavoir, pour venir à l'Histoire de ce grand personnage, qu'étant
sorti de son païs, où il ne se trouva pas en seureté pendant
une sedition, il se retira à Rome, & qu'il s'y fit des amis & Patrons,
& entr'autres Eudemus Peripateticien, Alexandre de Damas,
Sergius homme Consulaire, Barbarus oncle de Lucius Verus
un des Empereurs ; de plus les illustres Consuls Boëthus &
Severus qui le firent connoître de l'Empereur Antonin, parce,
dit l'Histoire, qu'ils le consideroient comme un autre Oracle
d'Apollon le Pythien. Mais pour tout cela il ne laissa pas de retourner à Pergame, quand il sçût que la sedition étoit appaisée,
de crainte que ses Concitoyens ne trouvassent mauvais qu'il demeurât incommutablement à Rome. Neanmoins quelque temps
aprés, se voyant pressé des amis qu'il avoit dans cette capitale
du monde, il se laissa vaincre à leurs persuasions, & aprés
avoir mis ordre à ses affaires, & pris congé des Magistrats de
Pergame, il y retourna, & cela luy reüssit admirablement ; car
ayant guéri l'Empereur, qui regnoit seul par la mort de Verus,
d'une maladie fort considerable, & ensuite le jeune Commode
son fils reduit à l'extremité, il se vit en si grand credit que
l'Imperatrice Faustine, qui l'admiroit, voulant luy donner des
marques publiques de son estime, se moquoit hautement de
tous les Sectateurs de Thessale qui étoient alors à Rome, les
appellans methodiques de nom & de paroles. De plus le jeune
Commode s'étant souvenu de luy aprés qu'il fut parvenu à
l'Empire, voulut l'honorer d'une Statuë qu'il fit ériger à sa
memoire. Et c'est ce qui luy attira enfin l'envie des Medecins
de Rome & des environs qui le poursuivoient avec tant d'aigreur, & qui gardoient si peu de mesures dans leurs persecu-
tions, qu'il ne se crût pas en fort grande seureté pour sa vie.
Aussi est-ce pour cela que poussé d'un juste ressentiment, il n'en
parle dans ses Livres que comme des Scelerats, & des pestes
du genre humain, tant ils avoient peu d'humanité. Quant
aux Medecins qui ont entrepris de censurer quelques-uns de
ses Ouvrages, soit ceux de son temps, ou de celuy des Arabes, ou des derniers siecles, ils n'ont pas manqué de réponses,

tant le plus grand nombre & la plus faine partie des Medecins & des Philosophes, s'est fait honneur de défendre sa doctrine, qu'on n'a fait qu'illustrer & éclaircir par les belles découvertes qui se font faites depuis, & particulierement de nôtre temps dans les trois familles * de la nature. En effet, quoy qu'on veuille dire, n'a-t-il pas beaucoup fait, d'avoir surpassé tous ceux qui l'avoient precedé? Pouvoit-il sçavoir toutes choses? Car sans m'arrêter à tant de critiques qui l'ont attaqué, je diray seulement touchant le dernier de tous, que non seulement il n'a pas pardonné au grand Hipocrate; mais qu'il ne pouvoit soûtenir son Systeme, sans attaquer tous les grands Philosophes & Medecins de l'antiquité, comme nous le verrons cy-aprés. Venons donc maintenant aux autres contemporains, & ensuite aux successeurs de Galien, & parce que nous avons marqué cy-devant un Martianus qui fleurissoit au temps de l'Empereur Auguste, marquons icy ce

Animaux, vegetaux & mineraux.

Lionardo di Capoa nel suo Parere intorno la Medicina.

MARTIANUS contemporain de Galien, qui receut un affront sensible dans la cure d'une maladie, pour avoir voulu se jouër à ce grand Medecin, de même qu'un

MARTIANUS

ANTIGENES Medecin, hableur, moqueur & calomniateur de profession, mais qui s'en trouva mal, comme on le peut voir dans la narration qu'il en fait. *

ANTIGENES
* *lib. de præcognit. ad Epigen. cap. 3.*

HERACLIEN est encore un contemporain de Galien, qui enseigna la Medecine à Alexandrie.

HERACLIANUS.

DEMETRIUS premier Medecin d'Antonin le Pieux, étoit encore son contemporain & ami. Il y a de plus un Demetrius d'Apamée Sectateur d'Herophile & un d'Attale, un de Bythinie, un surnommé Chlorus, un Nigrinus, si l'Archiatre d'Antonin n'a point été quelqu'un de ceux-là, pour ne point parler de quelques autres modernes.

DEMETRIUS
V. Andr. Tiraquel. in nomenclatur Medic.

JULIUS Pollux ne doit pas être oublié icy pour avoir fait un *Onomasticon* fort commode pour les Medecins.

JULIUS Pollux

POSIDIPPE fut un fort mal-heureux Medecin, puisqu'il fut soupçonné d'avoir empoisonné L. Verus, de la maniere dont nous parlerons dans la seconde partie de cét Ouvrage.

POSIDIPPUS.
Capitolin. in Marco

SOLON surnommé Diætarius est un Archiatre, auquel Galien a adressé le Livre *de Remediis facile parabilib.* Il y a encore un Medecin de ce nom natif de Lycie, & un de Smyrne.

SOLON.
Galen. Medic. secundi loc. l. 5. c 1.
Plin l 20 & 21.

MARCELLUS de Seide dans la Pamphilie, Poëte &

MARCELLUS sideites.

V. Suid. in lexic. & Hieronim. adverf. Iovinian.

Medecin, vivoit fous les Antonins, & écrivit 24. Livres en vers heroïques de la Medecine, dont il ne refte que le Livre *de pifcibus.*

THEOPHILUS

V Riolan. Anthropogr. lib. 1. cap. 6.

lib. de different. Symptomat.

THEOPHILE eft le nom de quelques-uns de ces Medecins qui commencerent à défigurer les écrits de Galien, depuis le troifiéme fiecle jufques au quatorze : car nonobftant le foin que prit l'Empereur Julien de faire un ramas & un choix des meilleurs écrits des Medecins, il en paffa un fort grand nombre fous le nom de Galien. Quant aux fiecles fuivans chacun fe mêla jufques aux feize & dix-fept, de faire des verfions de fes Ouvrages, avec des Commentaires à fa fantaifie & maniere : car ce qu'il y a de meilleur eft des deux derniers. Pour nos Theophiles, Galien fait fort grande eftime du Medecin de ce nom, dont il nous dépeint le délire ; mais pendant que nous fommes fur ces Theophiles, je croy que nous pouvons mettre icy, quoi-qu'il n'ait vécu que dans le quatriéme fiécle,

THEOPHILUS *Protofpatar.*

THEOPHILE Protofpataire. Il écrivit cinq Livres de la fabrique du corps humain, & fit un Commentaire fur les Aphorifmes d'Hipocrate. Quelques Auteurs luy attribuent un Livre des urines, un du poulx, & un autre des excremens, furquoy on peut confulter Gefner & André Tiraqueau.

SEXTUS *Empiricus.*

SEXTUS Empiricus, vivoit dans le deuxiéme fiecle, en reputation de grand Mathematicien & Medecin, auffi Galien en fait-il grande eftime, quoi qu'il fut une maniere d'Empirique. Diogene Laërce le fait difciple d'Herodote le Pneumatique. Il y a encore un Sextus Platonicien qui a compofé un Livre de la Medecine des animaux. Pour Sextus Affer, il n'y a point de Medecin de ce nom dans Galien : car le Chronologue de ce nom, qui felon Voffius a compofé quelques Ouvrages de Phifique, a été confondu par André Tiraqueau avec nôtre Empirique.

PHILAGRIUS *Lycius.*

Macrenfis Epirota dictus.

Chrift. 552. ex jufto.

PHILAGRIUS de Lycie, ou felon d'autres de Macedoine, vivoit peu de temps aprés Galien, il pratiqua la Medecine à Theffalonique, & fit un Commentaire fur Hipocrate, outre quelques autres ouvrages marqués par Gefner & Vanderlinden, aufquels on ajoute un Traité *de Renum Calculo Philagrii & Archigenis* dont le Manufcrit eft dans la Bibliotheque du Roy à Paris, & dont on voit des fragmens dans Æce, & dans Mefue.

ABLABIUS

ABLABIUS est un Medecin du même temps, qui n'est guéres connu que par une Epigramme de l'Anthologie, & son Commentaire ; mais apparemment plus Historien que Medecin.

RHAMNIUS Fannius ou Faninus vivoit dans le troisié-me siecle. Il étoit disciple d'Arnobe & sçavant Grammairien, & Poëte, témoins les vres sur des matieres de Medecine addressés à Lactance, dont à la verité il ne nous reste rien, car pour son Ouvrage *de Ponderibus & mensuris,* c'est peu de chose.

PHILOTHEUS n'étoit pas éloigné du temps de Galien. Il fit un Commentaire sur les Aphorismes d'Hipocrate, qui a été traduit en Latin par Ludovic. Collado. On luy attribuë quelques Ouvrages de ce Theophile qui a fait un Livre des urines, jusques à croire qu'il n'est autre chose que celui-là.

ALEXANDRE est un certain Medecin du deux & troisié-me siecle, lequel ayant été mandé par le Philosophe Peregri-nus, pour le soulager de quelque indisposition, en attendant le jour que sa vanité avoit indiqué pour le voir brûler aux jeux de la Grece, lui répondit que sa maladie étoit assez pe-rilleuse pour n'avoir pas besoin d'executer cette belle resolu-tion, & qu'il n'avoit qu'à la laisser faire, s'il étoit si las de vivre.

CALLIMAQUE Medecin des Bandes Imperiales, n'est guéres moins ridicule dans Lucien que Peregrinus, parce qu'il prétendoit, au sujet d'une Histoire touchant la guerre Par-thique qu'il vouloit donner, que c'est particulierement aux Medecins d'écrire l'Histoire, *comme disciples d'Esculape, fils d'Apollon, Pere des Sciences & Protecteur des Muses,* quel compte? Car quant à un autre Callimaque qui a écrit des Couronnes, il étoit plus ancien que Pline, puis que celui-cy luy associe un Mnestheus.

ALEXANDRE d'Aphrodisée vivoit du temps des Anto-nins. Il a fait des Ouvrages marqués par les Bibliographes, dont les Manuscrits sont dans la Bibliotheque du Roy à Paris. Mais ce que nous en avons de nouveau, est un Traité des fié-vres que Monsieur Emeric Bigot de Roüen, si connu des sça-vans, a trouvé dans la Biblioteque du Grand Duc de Toscane, & dont la Traduction a été imprimée en divers lieux.

DAPHNUS d'Ephese, un des convives introduits par Athe-née, étoit un si fameux Philosophe Academicien, & si grand

P

Médecin qu'il merita, selon cét Auteur, qu'on luy rendît des honneurs divins. Rufin de Nicée est pareillement un de ces connives.

SERENUS.　SERENUS Sammonicus écrivit quelque chose de l'Histoire naturelle, qui n'est pas venu jusqu'à nous, & pratiqua fort heureusement la Medecine. Bel esprit, bon Poëte, bon Medecin, & né pour la Cour, où toutesfois il ne fut pas heureux: car le cruel Empereur Caracalla le fit massacrer dans un festin, sans raison. Saint Jerôme & quelques autres Auteurs en font grande estime. Il avoit commencé une Bibliotheque que son fils Quintus augmenta de quantité de volumes, de même que celle du jeune Gordien Empereur, dont il fut Bibliothequaire & Precepteur. Il est vray que Conigius, Vossius & quelques autres luy attribuent l'Ouvrage en vers *de Re Medica* ; mais d'autres le donnent à son fils, qui étoit Poëte & Medecin comme luy.

V. Vossium & Tiraquell.

FLAVIUS.　FLAVIUS Grammairien & Medecin du temps de l'Empereur Diocletien, fit quelques Ouvrages de Medecine en vers, dont Saint Jerôme parle dans son Livre des Ecrivains Ecclesiastiques, & dans le second contre Iovinien.

ZENO *Cyprius.*　ZENON de Cypre maître d'Oribase, est bien different de celuy dont nous avons parlé cy-devant, puisqu'il étoit Medecin Chrétien, & qu'il fut exilé pour la foy. Mais les Citoyens d'Alexandrie ayant intercedé pour luy, il fut rappelé par l'Empereur Julien, qui luy écrivit une lettre fort obligeante, le remettant dans tous ses biens & honneurs, & dans laquelle il se sçait bon gré d'avoir rendu Zenon à la ville d'Alexandrie, & Alexandrie à Zenon.

Eunapius in vitis Philosoph.

Ann. Christ. 332.

PHILUMENUS.　PHILUMENUS ou Philomenus est un Medecin de ce temps-là, dont les écrits sont alleguez dans Oribase, Trallien & Æce, & marquez dans toutes les Bibliographies de Medecine ; mais parce que nous avons marqué ci-devant qu'il se trouve plusieurs Magnus Medecins, il est à propos de remarquer encore icy, comme nous avons fait ci-devant en passant, que

MAGNUS *Antiochenus.*　MAGNUS d'Antioche disciple de Zenon, dont Eunapius fait mention, étoit bien moins un Medecin, qu'un Dialecticien vanteur & hableur, & que comme Eunapius étoit Payen, il ne faut pas s'étonner s'il le loûe d'avoir enseigné à Alexandrie, avec tant de reputation, qu'on y accouroit par mer & par terre, pour le voir & pour l'entendre : car c'est pour cette même raifon qu'il en eſt ainſi parlé dans l'Anthologie.

> *Prætrepidus Pluto Magno veniente ſub Orcum*
> *Defunctos, inquit, qui revocabit adeſt.*

PAULIN de Scithopolis étoit compagnon d'étude de Porphire qui en fait mention dans la vie de Plotin, & par conſequent different de celuy que Galien & Pline alleguent.

ZETHUS Arabe de naiſſance ne nous eſt connu que par le même Porphire, qui en fait mention dans la même vie.

ORIBASE de Sardes, & ſelon Eunapius de Pergame, fut Medecin de l'Empereur Julien l'Apoſtat, auquel il dedia ſes Ouvrages. Car pendant que ce Prince n'étoit qu'un particulier, il fit quelques brigues qui ne furent pas inutiles pour le faire parvenir à l'Empire ; & c'eſt pour cela qu'il le fit encore Queſteur à Conſtantinople ; mais ce qui marque davantage le merite de ce grand perſonnage, eſt qu'ayant été exilé par le ſucceſſeur de Julien & dépouïllé de ſes biens, il fit tant paroître de conſtance & de force d'eſprit, que les Barbares parmi leſquels il fut relegué, le reſpecterent comme un Dieu. Auſſi fut-il rappelé quand le menſonge eut fait place à la verité, & rétabli dans ſes biens & dans ſes honneurs, après quoy s'étant marié richement, & noblement, il eut quatre enfans de ſon épouſe, qui luy firent honneur. Voicy ce que la poſterité a penſé de ſa perſonne & de ſes Ouvrages.

> *Juliani Regis Medicus celeberrimus, hic eſt*
> *Divus Oribaſius dignus honore coli.*
> *Providus inſtar apis, veterum monumenta pererrans,*
> *Ex variis unum nobile fecit opus.*

DIVI ORIBASII QUEM IMMORTALEM PROPTER ARTEM
SÆPIUS REVERITA VITAS HOMINUM REMITTEBAT PARCA.

IONICUS de Sardes, ſçavant Medecin, Chirurgien & Pharmacien, & de plus Aſtrologue & Poëte, eſt loüé par Eunapius, & plus particulierement par Oribaſe ſon maître pour tant de belles qualitez.

ARISTON à la verité, eſt qualifié Medecin dans le Poëte Prudence ; mais ce n'étoit qu'un Chirurgien, ou pour mieux dire qu'un Bourreau, puiſqu'il ſe ſervit de ſon Art pour arracher la langue à Saint Romain.

> *Ariſto quidam Medicus accitus venit*
> *Proferri linguam præcipit, profert ſtatim*
> *Martyr retectam pandit ima & faucium*

P ij

PAULINUS Scithopolites. Medicament. local. lib. 8. cap. 8.

ZETHUS.

ORIBASIUS Sardianus.

Eunapius in vitis Philoſoph.

Suidas in lexic.

V. Plotium in Bibliothec. & Antholog. lib. 1.

Beverovic. in Epiſtolic. quæſt. p. 44.

IONICUS Sardianus.

ARISTO.

in Martirio Sancti Romani.

Ille & palatum tractat & digito exitum,
Percurrens vulneris explorat locum,
Linguam deinde longè ab ore protrahens
Scapellum in usque guttur insertans agit.

NEMESIUS. NEMESIUS vivoit dans le quatriéme siecle. Il composa un Livre de *la nature de l'homme*, où il est traité des parties du corps humain, & c'est pour cela qu'il est mis au nombre des Medecins par Vanderlinden, quoi-que le bon Evêque ne soit cité communément qu'en qualité de Philosophe.

MARCELLUS
Empiricus. MARCELLUS fleurissoit à peu prés du temps de Nemesius. Il nâquit à Bourdeaux, & étoit, si l'on en croit Scaliger, Pirrhonien de Secte, c'est pour cette raison, dit ce
Scaligerana 1. p. sçavant critique, que n'osant faire profession d'aucune science,
114. il se fit appeler Empirique. Quoi-qu'il en soit, il est certain qu'il fit un Livre des Medicamens confirmez par l'experience, qu'il dédia au jeune Theodose, homme au reste de distinction, puisqu'il est intitulé *Julister ex magno Officio Theodosii*, & ami d'Ausone, qui n'a pas manqué de le faire valoir comme son compatriote ; mais pour tout cela pas moins grand copiste de Scribonius Largus : car quant à ce Marcellus cité par Æce, Paul Eginette & Trallien, je croy, avec Tiraqueau, que c'est le même que celui-là.

THEODORUS
Priscianus. THEODORE Priscien est un Medecin du quatriéme siecle. Il est qualifié Archiatre, & a écrit d'une maniere qui prouve que la langue Latine n'étoit pas encore fort corrompuë en
ce temps-là. On peut voir la liste de ses Ouvrages dans les
Gesner. Paschal. Bibliotheques de Medecins, & s'il est le même que l'Octavius
Gall. Vanderlind. Horatianus, comme l'a crû Otho Brunfelsius; mais il ne faut pas
Andr. Tiraquell. oublier icy qu'il invective contre ces esprits pointilleux & ces prétendus Philosophes, qui disputent de la Medecine avec plus d'opiniâtreté que de raison, & qui ne se rendent jamais ; &
* Idiota secundum qu'il fait moins d'estime de ces gens là, * *que de Paisans qui*
naturam se habens *seroient entrez dans l'exercice de cét Art, avec dessein de se rendre*
præfertur Sophistæ. *à ce qu'on leur auroit fait voir d'assuré*, pensée toutesfois qu'il
H. stor. Campor. a prise de Galien, comme le remarque Symphorian. Campe-
Elysior. lib. 4. gius.

TIMOTHEUS. TIMOTHÉE l'ancien étoit Medecin du Roy Mithridate ; mais quand à celuy du cinquiéme siecle, il étoit frere de
Reinesii Nova Re Theodore Priscien, & disciple de Vindicianus si estimé de
persia pag. 945. Saint Augustin, & c'est apparemment celuy dont nous avons

cette inscription : trouvée dans Saint Paul de Rome en la voye d'Oſtie.

LOCVS TIMOTHEI ARCHIATRI ET PAVLINÆ.

DORUS Medecin des Bandes, fait une figure bien honteuſe dans Ammian Marcellin, où il paroît comme un lâche & cruel délateur pendant la Tirannie de Magnentius : car chaque Bande avoit en ce temps-là ſon Medecin, comme il paroît par quelques inſcriptions, & par quelques endroits du Code de Juſtinien.

DORUS.

Chriſt. 350.

GENNADIUS eſt illuſtre par l'eſtime qu'en fait Saint Auguſtin, ayant exercé la Medecine à Rome & à Carthage avec un grand applaudiſſement, & à ce propos il ne faut pas oublier icy cét autre Medecin, dont il parle dans le Chapitre troiſiéme du Livre quatriéme de ſes Confeſſions, & dans le ſixiéme Chapitre du Livre ſeptiéme, qui le guerit de la prévention qu'il avoit pour l'Aſtrologie judiciaire, & pour d'autres vanitez : cét homme, dis-je, dont il eſtime tant la conduite & l'eſprit.

GENNADIUS

Gennadius frater noſter notiſſimus omnib. nobiſque chariſſimus Medicus, qui nunc apud Carthaginem degit, & Romæ ſuæ Artis exercitatione præpolluit ut hominem Religioſum. Epiſtol. 100. *ad Ennod.*

VINDICIANUS fut premier Medecin de l'Empereur Valentinien I. auquel il dedia les Livres *de Medicinis expertis* écrits en vers. Saint Auguſtin l'appelle, le grand & illuſtre Medecin de nôtre ſiecle ; & le loüe particulierement de ſa prudence dans l'Epître 5. à Marcellin.

VINDICIANUS.

CLEOBULE n'eſt gueres connu que pour avoir gueri S. Epiphane de la maladie que luy cauſa une chute de deſſus un cheval.

CLEOBULUS.

JEAN Medecin du temps de l'Empereur Theodoſe I. étoit un véritable Medecin de Cour : car voyant qu'Epictete Medecin de cét Empereur, étoit mort, il penſa bien plus à occuper ſa place, qu'il n'avoit penſé à s'en rendre digne, employant pour cela tout ce que la brigue, les preſens & les amis peuvent faire en ces occaſions. Mais comme il y a d'honnêtes gens par tout qui ne peuvent taire la verité, Symmachus Prefet de Conſtantinople, écrivit à l'Empereur que c'étoit la coutume d'aſſembler le College des Medecins pour prendre leurs avis ſur ce fait, ce qui fut executé malgré les ſollicitations de Jean, quoi-qu'il fut de famille Patricienne.

JOANNES.

Symmachus lib. 1. *Epiſt.* 26.

EUTROPIUS Medecin eſt different, ſuivant quelques Auteurs, de l'Hiſtorien de ce nom, ſur quoy on peut voir le ſen-

EUTROPIUS.

v. Vossium de Hi-
storic. Latin. l. 2.

timent de Vossius, & de Janus Cornarius, qui trouvent assez
de convenance dans les temps, pour croire que ce Medecin &
l'Historien sont le même.

EUNAPIUS
Sardianus.

Vossius de Histor.
Grac. lib. 2. c. 18.

EUNAPIUS de Sardes, grand Philosophe & grand Historien, est mis au nombre des Medecins pour avoir sçu quelque
chose de la Medecine. Quoi-qu'il en soit, c'est de luy que nous
avons l'Histoire d'un pretendu Medecin nommé

Eunapius in vita
Proaresii.

ÆSCHINES.

ÆSCHINES *J'étois, dit-il, tombé malade au Port de Pyrée,
& reduit en un état si pitoyable par la fatigue de la Navigation,
qu'on ne me voyoit plus aucun signe de vie, lorsque le Medecin Æschines, qui se trouva là par hasard, pria mes amis qu'on luy laissât
prendre soin de ma guerison. En effet, quoi-qu'il fût connu pour un
homme qui avoit fait mourir, non seulement tous les malades qu'il
avoit entrepris, mais encore ceux mêmes dont il n'avoit fait qu'es approcher; on luy permit de me faire violence pour faire entrer dans
ma bouche quelque remede qu'il portoit sur luy, & je ne l'eus pas si-tôt
avalé, comme je l'ay sçû de mes amis là presens, que mon ventre s'é-
tant ouvert, je recouvray la parolle & la veuë, distinguant ceux qui
étoient prés de mon lit. C'est ainsi qu'Æschines noya le souvenir de
ses fautes, & de ses ignorances dans une cure, qu'on pouvoit appeller
unique, & qu'ayant été traité de Divinité dans toute la Ville d'A-
thenes, il repassa dans l'Isle de Chio sa Patrie, où il fut consideré
toute sa vie, comme un des plus grands Medecins du siecle.*

EUSTATHIUS

EUSTATHIUS est ce Medecin & Theologien auquel Saint
Basile écrit une lettre fort honnête, & dans laquelle il loüe
les hommes de sa profession, de la douceur & de l'urbanité
qu'ils font paroître dans leur conversation. Il y a encore un
Eustathius Quercenatus dans Gesner qui a écrit quelque cho-

V. Bibliothec. Me-
dic. Schenck.

se sur le Livre d'Hipocrate *de natura humana*, & sur le Livre
des Temperamens de Galien, & que le Docte Andreas Tiraquellus croit n'être autre chose que cet ami de Saint Basile.

MELETIUS.

MELETIUS & Pasinicus sont deux Archiatres ausquels le
même Saint Basile écrit avec beaucoup d'estime. Surquoy il
faut remarquer qu'il y a encore deux Meletius dans les Biblio-

V. Gesneri Biblio-
thec. & Schenckii.

graphes differens de celui-cy: l'un étoit Moine Grec converti du Mahometisme, & Auteur d'un Livre de la nature de
l'homme, imprimé avec quelques autres Ouvrages de Me-

Gregor. Gyrald.
Præfat. in Simeon.
Sethi versionem.

decins; l'autre étoit, selon Lilius Gregor. Gyraldus, un autre Grec son contemporain, qui fit divers Ouvrages de Mede-

cine. Mais je doute ſi ces Commentaires ſur les Aphoriſmes d'Hipocrate, gardez dans la Bibliotheque du Roy à Paris ſont de ce dernier, ou d'un troiſiéme Meletius.

A u s o n e étoit natif de Baſas,
AUSONIUS.

Vaſates patria, ſed patre Burdigalus.

homme de diſtinction, & ſelon Voſſius Gouverneur de l'Illirie, quoi-que Medecin. Car s'il ne dédaigna pas de faire la Medecine, il la fit avec tant d'honneur, que ſon fils marque cette circonſtance comme un des beaux endroits de ſa vie.

Auſon. in parentalib.

   Obtuli opem cunctis poſcentibus artis inemptæ.
   Officiumque meum cum pietate fuit.

Il eſt vray qu'il exagere un peu ſa capacité

   Præditus & vitas hominum ratione medendi
   Porrigere, & fatis amplificare moras.

mais il n'a pas eu tort de luy faire dire ce qui ſuit.

Ibidem.

   Invidi nunquam, cupere atque ambire refugi,
   Jurare aut falſum dicere par habui.

Et même de mettre en vers en ſa faveur cette belle Sentence d'Hipocrate:

   Felicem ſcivi, non qui quod vellet haberet,
   Sed qui per fatum non data non cuperet.

Expliquant au reſte le long & heureux terme de ſa vie en cette maniere,

   Undecies binas vixit Olympiadas   90. ans.

A b s i r t u s de Nicomedie, & ſelon d'autres de Pruſe, étoit Soldat dans l'Armée de l'Empereur Conſtantin, & écrivit de la Veterinaire & de la Medecine ruſtique. On dit qu'il vécut ſix vingts ans.
ABSIRTUS Nicomed.

Chriſti 330.

T h e o p h i l e Medecin du même ſiecle eſt diſtingué par ſa qualité de Comte, marquée dans une lettre de S. Jean Chriſoſtome, *Theophilus Comes idemque Medicus.*
THEOPHILUS ad Olympiam diaconiſſ.

A r r i a t e r ou Archiater eſt allegué dans une lettre de Saint Auguſtin par le Comte Darie, à propos de certain remede.
ARRIATER.

A m m o n i u s étoit contemporain de Saint Auguſtin, & fort eſtimé d'un certain Innocentius, qui l'appela pour ſa maladie.
AMMONIUS.

lib. 22. de Civit. Dei

H i m e t u s eſt celebre dans l'Epître 38. de Saint Jean Chriſoſtome, qui luy addreſſe l'Evêque Seleucus affligé d'une toux dangereuſe & importune : car il le traite *d'homme de bien,*
HIMETUS.

& d'ami sincere, qu'on est toûjours bien aise de voir, soit en santé ou en maladie, tant on goûte de douceur dans sa conversation.

AGAPIUS
Alexandr.

AGAPIUS d'Alexandrie, ayant quitté cette Ville où il étoit né, pour s'établir à Constantinople, y ouvrit le premier une Ecole, & ne mit gueres à se faire riche. Mais son temps est si incertain que Suidas ni Vossius n'en marquent rien, non plus que des Ouvrages qu'il composa.

ACONISTUS
Histor. Æthiop. lib. 4.

ACONISTUS, vray ou fabuleux, parle si juste dans l'Histoire Ethiopique d'Heliodore de la Sympathie qu'il y a entre le corps & l'ame, & de ce que la Medecine peut raisonnablement & humainement promettre, que je ne puis le laisser passer, non plus que

CHALASIRIS

CHALASIRIS Mage & Medecin d'Egypte. Car il paroît si habile dans cette Histoire, qu'il connoît la passion de Chariclée par la seule observation de ses yeux, & du changement de son visage.

CLAUDIUS.
* Heres. 66. l. 2.
Epist. 12.

CLAUDE Medecin du temps de Saint Epiphane, * eut l'honneur d'être un des Juges d'une celebre dispute.

DIOSCURUS.

DIOSCORE ou Dioscure n'est pas moins le nom d'un Medecin en particulier, que *Dioscuri* l'est de certaines divinitez Medecines, dont nous avons parlé cy-devant. Ce Dios-

Agathias lib. 5. de bell. Gothic.

core étoit donc de Tralles, & pere d'Alexandre de Tralles, dit Trallien, & frere d'un Antemius Mathematicien, & de Theodore Grammairien: C'est luy dont Saint Jerôme parle dans l'Epître à l'Orateur Magnus, & qui enseigna la Medecine à

ALEXANDER
Trallianus.

Christ. 550.

ALEXANDRE Trallien son fils, qui fut Medecin de l'Empereur Justinien I. Il voyagea premierement en divers païs, puis il composa les Ouvrages qui nous restent, & dont les Manuscrits sont dans la Bibliotheque du Roy à Paris. On le loûe de son exactitude, & de la docilité qui le portoit à apprendre des personnes les plus simples, quand ce qu'ils disoient étoit conforme à la raison & à l'experience. Il y a tant d'autres Alexandres Medecins, qu'on peut voir le Docte Tiraqueau sur cette matiere.

PAULUS
Ægineta.

PAUL d'Egine ou Eginette, vivoit selon quelques-uns dans le quatriéme & dans le cinquiéme siecle, & selon d'autres dans le sixiéme, parce que ceux-cy pretendent qu'il a copié Alexandre de Tralles. Quoi-qu'il en soit, il fut surnommé le Singe de Galien, parce qu'il avoit bien pris des choses de ce grand

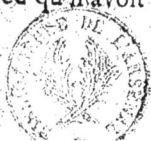

grand Medecin, qu'il infera dans cét Ouvrage de Medecine qui porte son nom.

ÆCE d'Amide dans la Mesopotamie, homme de qualité, a écrit en Grec dans le cinquiéme siecle, des Ouvrages de Medecine, que Photius n'a pas manqué de critiquer : car il faut sçavoir en passant que ce fameux Patriarche de Constantinople, n'étoit pas ignorant dans la Medecine, mais on ne laissa pas pour cela de les preferer à ceux d'Oribase. Quelques Auteurs le placent avant Paul d'Egine, parce, disent-ils, qu'il le cite. Mais quant à ceux qui l'ont confondu avec le fameux Heretique de ce nom, qui vivoit au temps de l'Empereur Constantin, il se sont manifestement trompez. L'erreur vient de ce que cét Heretique se mêloit de la Medecine, par où il entroit dans l'esprit des simples, & faisoit valoir ses fourberies. Car il ne faut pas oublier à ce propos que Philostorge ne laisse pas de le peindre, quoi-qu'il ne fut qu'un ignorant, comme un habile homme, jusques à le faire triompher de ses adversaires, & mêmes des maladies de l'ame comme de celles du corps ; qu'il traitoit, dit-il, sans interest. A quoy il ajoûte qu'il avoit appris la Medecine de Sopolis Medecin Grec, le plus renommé de ceux de son temps ; & tout cela parce que Philostorge étoit Heretique comme Æce & son partisan : car Saint Gregoire de Nisse, qui se connoissoit en esprits, tranche nettement que ce Sopolis n'étoit qu'un Charlatan courant le païs, qu'Æce n'avoit suivi que pour en apprendre quelques secrets, à la faveur desquels il faisoit le grand Medecin. Mais un autre

ÆTIUS
Amidenus.

PHILOSTORGE different de cét Historien, étoit un Medecin effectif de ce temps-là, pere de Philagrius & de Possidonius, deux Medecins du même temps, & habiles, si l'on en croit Philostorge l'Historien. Au reste Andreas Tiraquellus, qui se persuade par un passage d'Æce d'Amide qu'il a été Chrétien, fait encore un *Ætius Sicanius*, Auteur d'un traité *de Atrabile.*

PHILOSTOR-
GIUS.

ELPIDIUS étoit de Milan, Chrétien, Diacre de l'Eglise, & un des Medecins du Roy Theodoric ; mais il fut malheureusement envelopé dans l'affaire de Boece & de Symmaque. Quelques-uns croyent que c'est le même que ce *Rusticus Elpidius vir clariss. & inlustris,* Questeur & Auteur de l'Histoire du vieux & du nouveau Testament en vers, & des choses mira-

ELPIDIUS

Procopius, lib. 5.
de bell. gothic.

Exnodius Epist. 1.
lib. 8.
Bibliothec. Gesner.

Q

culeuses que Jesus-Christ a operées, & de plus d'un Traité de la consolation à la douleur qu'on a perdu.

DIONYSIUS *Diaconus.*

DENIS autre Diacre & Medecin faisoit la Medecine à Rome, en un temps où les Chrétiens avoient besoin des Ministres de l'Eglise, & de ceux de la Medecine, pour leur consolation.

Hic levita jacet Dionysius artis honesta
Functus & Officio, quod Medicina deflet.

Et à ce propos il ne faut pas oublier qu'Isidore a écrit qu'il y

Epist. 190. lib. 1.

avoit de son temps un autre Diacre Medecin nommé

DOROTHE'E, & par consequent fort different de ce

DOROTHEUS Dorothée Medecin, dont Phlegon affranchi d'Auguste parle

Phleg. de mirabi- ainsi : *Dorotheus Medicus retulit in Commentariis, Alexandriæ in*
lib. cap. 26. *Ægypto Cinædum peperisse fœtum conditum miraculi causa* : car celui-cy est le Dorothée que Pline a cité, *lib.* 20. *cap.* 8.

GESIUS *Petræus.*

GESIUS Medecin Chrétien, étoit natif de Petra en Arabie, & vivoit dans le cinquiéme siecle en reputation de grand Medecin. Il convainquit le Juif qui luy avoit enseigné la Medecine, de la fausseté de sa Religion, & le gagna avec tous ses Sectateurs au Christianisme. Ainsi Dieu benit toutes ses bonnes intentions, car il fit une grande fortune à Rome, & s'y vit en fort grand honneur. Il est vray que Suidas l'a peint comme un homme vain, & qui le portoit un peu trop haut ; mais quoi-qu'il en soit, il fit une action bien noble & bien Chrétienne, quand il cacha Homiscus, que l'Empereur Zenon cherchoit pour le faire mourir injustement, le recevant dans sa propre maison, & luy donnant ensuite le moyen de se sauver, & enfin luy rendant les derniers devoirs quand il eut appris qu'il étoit mort pendant sa fuite. C'est ce Gesius

* ad Calcem Phi- dont parle Zacharias le Sophiste * ou Scholastique depuis
localiæ Origenis. Evêque de Mitilene, dans le Dialogue où il l'introduit avec
V. Photium in Bi- deux autres, & où il le traite de grand Medecin.
bliothec.

EUDOXIUS.
Prosper. in Chronic. EUDOXIUS est cet habile Medecin, mais si seditieux, &
Histor. si mal intentionné, qu'ayant excité seul une sedition dans Bagdet, il fut obligé de se retirer chez les Huns.

SYRIANUS.

SYRIANUS est un Medecin Grec du cinquiéme siecle, qui a donné quelques Commentaires sur la Metaphysique d'Aristote, & que Sidonius Apollinaris marque avec un autre nommé Theodose en une des lettres qu'il a écrites à son frere.

JUSTUS.

JUSTUS vivoit en ce même siecle en reputation de grand

Medecin ; mais le même Sidonius ne laiſſe pas pour cela de ſe *V. Epiſt. diverſ.* divertir un peu à ſes dépens, le loüant d'une maniere & en des *Græcor. pag. 234.* termes qui font douter, s'il parle de ſon adreſſe aux Operations Chirurgicales , ou à attirer manuellement l'argent des malades ; mais voici trois Medecins dont on peut être embaraſſé, parce que comme ils s'appellent tous trois Jacques, & que les temps & quelques autres convenances, font pour l'unité , on pourroit croire qu'il n'y en a qu'un ; mais voici comme on les doit ce me ſemble diſtinguer.

JACQUES de Damas fils du Medecin Heſychius eſt JACOBUS nommé Pſichriſtus ou Pſicochriſtus, parce qu'il ſe ſervoit de *Damaſcenus.* remedes, adouciſſans & humectans dans la douleur des maladies. Il fit la Medecine à Conſtantinople ſous Leon le Grand avec tant d'honneur & de ſuccés, qu'on le nomma *Sauveur* comme on avoit fait ſon pere, & que Suidas n'a pas fait de difficulté de le traiter de Saint. Au contraire

JACQUES Grec de nation ſe trouve Paien de Religion, JACOBUS & par conſequent different de celui-là, quoi-que ſon contem- *Achivus.* porain. On dit de luy qu'ayant été appelé pour la maladie de Leon, il ſe plaça dans le fauteüil du lit Imperial, & que cette liberté ſurprit tellement les Courtiſans qu'ils firent ôter ce ſiege de ſa place ; mais que ne ſe ſentant pas moins indigné contre eux, qu'ils paroiſſoient l'être contre luy , quand étant retourné voir ſon malade il ne trouva plus où ſe mettre avec commodité & dignité, il ſe jetta ſur le bord du lit Imperial, *Marcellin. Comes* diſant hautement qu'il avoit appris des plus anciens & habiles *in Chronic. indict.* Juriſconſultes, qu'il pouvoit s'aſſeoir par tout où on avoit be- *15. Leone ſolo Con-* ſoin de luy, ſans diſtinction de qualitez. *ſule.*

JACQUES d'Alexandrie eſt remarquable dans Photius par JACOBUS des faits qui ne paroiſſent pas tous veritables. Car outre qu'on *Alexandrinus.* luy atttibuë dans cét Auteur la cure d'une infinité de maladies extraordinaires , on luy fait même dire qu'il a veu une *Damaſcius apud* femme à laquelle les dents étoient tombées en éternuant. *Photium.* Mais ce qu'il y eut d'avantageux pour ce Medecin, eſt que quant il arriva à Conſtantinople, il y trouva des Medecins fort ignorans, qui ne faiſoient que badiner & vetiller auprés des malades, au lieu de les traiter ſerieuſement, & avec application & methode. Mais je ſçay ſi ſa methode étoit meilleure que celle que l'Auteur cité par Photius, blâme dans ces Medecins: car il ne ſaignoit jamais, ſe contentant de baigner, de purger, *Ibidem.*

Q ij

& de faire obferver une diete exquife aux malades : & quant aux maladies chirurgicales, particulierement aux ulceres, il ne fe fervoit que du fer & du feu. Ce qu'il y avoit de noble dans fa pratique & dans celle de fon fils qui le fuivoit, eft qu'ils ne prenoient point d'argent, qu'ils exhortoient les riches à avoir foin des pauvres malades, & qu'ils fe contentoient de quelques mefures de bled, qui leur étoient fournies du public. C'eft fans doute pour cela qu'on érigea des Statuës au pere dans Athenes, qui conferverent même longtemps tous les traits d'un homme d'efprit, quoy qu'auftere & refervé. Neanmoins on ne laiffa pas de douter de la Religion du pere

& du fils, puifque quelques-uns allerent jufques à les croire non feulement impies, mais mêmes Magiciens, quoi-que d'autres fe contentaffent de les croire fimplement Payens. Car quant aux Auteurs des derniers fiecles, & entre autres Cafaubon, ils ont écrit qu'ils étoient Chrétiens, & que le peuple, qui blâme tout ce qu'il ne peut comprendre, les crût Magiciens. Quoi-qu'il en foit, le pere eut pour difciple

ASCLEPIODORE d'Alexandrie, Philofophe, Medecin, Muficien, & felon Photius Theologien, mais d'une Theologie Payenne. On dit quant à fa methode, qu'il mit l'Ellebore en pratique ; mais que quant aux Medecins, il n'eftimoit que fon maître. On ajoûte qu'il eut la curiofité d'entrer dans la caverne, ou étuve de Hierapolis, & qu'après en avoir confideré la ftructure, il en imita une femblable avec des metaux, dont il ménagea fort artiftement le mélange ; mais il fut enfin fi mal-

heureux, qu'il fe noya dans le Meandre. A quoy il faut encore ajoûter que Pline marque un ancien Medecin de ce nom.

A G A Z O d'Athenes eft connu fous le nom *d'Experimentator* dans *Petrus de Apono* ; mais comme il ne marque pas fon fiecle, il eft d'un temps incertain.

PIÈRRE eft un Medecin du cinquiéme fiecle, en faveur duquel Theodoret écrivit deux lettres, une à un *Audibertus homme illuftre, magnifique & de qualité* dans la Ville de Cyr, l'autre à Apella, homme de pareille diftinction, dans lefquelles il les affure que ce Medecin merite qu'on le confidere, tant à caufe de fa capacité, que pour la maniere noble avec laquelle il exerce la Medecine. Il y a encore un Pierre du

feptiéme fiecle, Medecin de Thierri ou Theodoric Roy de France, qui joüoit aux échets avec Protade favori de la Rei-

Reine Brunehaudt , lorſqu'il fut enlevé par les Barons du
Royaume.

MARILELFE étoit, ſelonquelques-uns, Medecin Arabe ;
mais il ne fut pas heureux dans ſon emploi , car s'étant donné
au Roy de France Chilperic , il fut ſi maltraité par Meroë &
par Gontran, qu'il fut dépoüillé de tous ſes biens, & ſa famille
reduite en une maniere d'eſclavage & de ſervitude ; heureux
avec tout cela , de n'avoir pas été aſſommé pendant qu'on le
pourſuivoit ; Riolan a donc tort d'avoir voulu ſoutenir que
Marilelphe n'avoit pas été Medecin de Chilperic, puiſque Gregoire de Tours marque le contraire ; mais à ce propos il ne
faut pas oublier

NICOLAS & DONAT, ces deux innocens Medecins que
la cruelle Auſtrigilde, femme de Gontran Roy de Bourgogne,
fit égorger pour n'avoir pas gueri ce Prince.

REONAL eſt marqué dans Gregoire de Tours , comme
Medecin de Sainte Radegonde , & comme habile à cauſe de
la Caſtration qu'il fit à un jeune garçon, de la maniere qu'il
l'avoit apprife des Medecins de Conſtantinople, pour le guerir
d'une maladie que cét Hiſtorien ne nomme pas , & qui étoit
apparemment une hergne inteſtinale.

ZACHARIE Medecin de l'Empereur Juſtin, & de Sophie
ſon épouſe, eût l'honneur d'aller de leur part en qualité d'Ambaſſadeur vers Coſroes Roy de Perſe.

TRIBUN Medecin originaire de la Paleſtine ; ayant gueri
le même Coſroes d'une grande maladie , retourna à Conſtantinople chargé de preſens. C'eſt pourquoy Juſtinien voyant
qu'il étoit agreable à ce Roy, le nomma pour negocier une paix
avec luy. L'ayant donc chargé de ſes pouvoirs & de ſes memoires , & muni de tout ce qui étoit neceſſaire pour cette grande
affaire , il fut ſi heureux qu'il en vint about , & que Coſroes le
mit encore au choix de ce qu'il luy voudroit demander. Mais
Tribun, qui étoit homme d'eſprit , d'honneur,& d'érudition ,
juſte & deſintereſſé , ne luy demanda que trois cens priſonniers, qu'il choiſit entre ceux qui avoient le plus d'eſprit &
de ſcience, comme gens neceſſaires à l'Etat, ce qui luy acquit
une gloire immortelle.

THEODORE fut non ſeulement Medecin de l'Empereur
Maurice , mais encore un de ſes favoris. C'eſt pourquoy il
l'envoya Ambaſſadeur vers Chagan Roy des Avares, obſtiné

MARILELFUS.

Curieuſes recher-
ches touchant les
Ecoles de Medeci-
ne.
Greg. Turon. lib.
15. cap. 15.

NICOLAUS &
DONATUS.
Greg.Turon.lib.15.
cap. 25.

REONALIS.

Greg. Turon. lib.
10. cap. 15.

ZACHARIAS.
Procop. de bell.
Perſic.

TRIBUNUS.

THEODORUS.

Q iij

à ne vouloir point de paix avec luy, & il réüssit si bien dans sa commmission, qu'il fit la paix, & qu'il rendit Chagan ami de Maurice, & cela dit-on pour luy avoir adroitement raconté l'Histoire de Sesostris Roy d'Egypte, qui se laissa toucher par une simple parole, & avertissement d'un des Rois qu'il avoit impitoyablement attachez à son Char. C'est ce Medecin d'un si grand merite, & d'un si grand credit, que Saint Gregoire le Grand ne fait point de difficulté de l'appeler son glorieux fils, le priant de plaider la cause de Jesus-Christ auprés de l'Empereur, au sujet de quelques Monasteres. A quoy on doit ajoûter, que Simocrate & Nicephore, ne traitent pas ce Theodore avec moins d'honneur que fait ce grand Pape.

THEOTIME est un autre ami & Medecin du même Saint Gregoire, qui l'assure dans une de ses lettres qu'il ne tiendra qu'à luy, qu'ils ne fassent tous deux qu'une ame & qu'un cœur, & que s'il ne le voit pas toûjours, il ne laisse pas de l'avoir continuellement dans l'esprit; mais il ne faut pas passer sous silence que ce grand Pape faisoit tant d'estime de la Medecine, qu'il a encore rendu celebres les noms de Fuscus, d'Anastasius, d'Archilaus ou Marchilaus Sicilien, Medecins de son temps & de ses amis,

GILLES d'Athenes étoit, dit-on, un Moine Benedictin du sept & huitiéme siecle, qui écrivit un Livre du poulx & un des urines, & quelques notes sur le Livre *de febrib. ad Glaucon.* de Galien.

ANTHÆMIUS *vir illustris & Comes* est un personnage que Skenkius fait Auteur d'un Livre intitulé *de Observationibus Ciborum*, dedié à Thierri Roy de France, & gardé MS. dans la Bibliotheque d'Occo Medecin d'Ausbourg.

GARIOPONT étoit Affriquain, & est selon quelques Auteurs, d'un temps incertain. Cependant le Docte Reinesius le met dans le huitiéme siecle; mais il n'en fait pas grand cas, ne le traitant que d'impertinent copiste de Theodore Priscien. Quoi-qu'il en soit, son Ouvrage est divisé en huit parties, & parce qu'il traite de toutes les maladies du corps humain, il est intitulé *Passionarius Galeni*, ce qui a fait avancer à Rhases, qu'il est en effet de Galien, & qu'il n'a été attribué à Gariopont que parce qu'il y a fait quelques notes.

NONUS vivoit selon René Moreau dans le dixiéme siecle, & fit un Livre de la cure des maladies.

V. Epist. 65. lib. 2. & alias.

V. Tzezem in Chiliadib.

THEOTIMUS

Epistol. 66.

Dialogor. lib. 4. cap. 57.

ÆGIDIUS *Atheniensis, V. Biblioth. Gesner. & Vanderlind. de Script. Medic. & Renat. Moreum l. de V. S. in Pleuritid.*

ANTHÆMIUS

GARIOPONTUS.

Variar. lect. lib. 3. lect. 12.

V. Præfat. Operis.

NONUS.

V. Paschal Gal. & Schenckium in Bibl.

ALTHMAR ou Jean Medecin est marqué par Flodoart *in praecepto Caroli Regis*, de son Histoire de Reims.

JEAN d'Alexandrie est un Medecin Sophiste, mais d'un temps incertain, qui a fait un Commentaire sur les Epidemies d'Hipocrate & ~~de Galien~~, sur le Livre des Sectes ~~De Galien~~

MICHEL Psellus, est connu de tous les sçavans comme un homme également grand Philosophe, Theologien & Medecin, qui eut l'honneur d'être Precepteur de Michel Ducas Parapinace Empereur de Constantinople.

JEAN, dit Actuarius, fils de Zacharie Medecin Grec, est marqué par Vossius parmi les Medecins d'un temps incertain. Cependant d'autres le mettent hardiment dans l'onziéme siecle ; mais s'il est vray qu'il ait traduit d'Arabe en Grec le Livre des urines d'Avicenne, comme le croit le Docte Gesner, il faut qu'il soit du douziéme siecle. Au reste il a composé divers Ouvrages, dont les MSS. sont dans la Bibliotheque du Roy à Paris, & marquez par les Bibliographes, tous fort estimez, ce qui a fait que quelques Auteurs l'ont traité d'homme divin.

NICOLAS Myrepse Alexandrin, est encore un Medecin d'un temps incertain selon le même Vossius ; c'est pourquoy quelques-uns le mettent devant Paul Eginette, & d'autres, comme René Moreau * dans le douziéme siecle, & cela parce qu'il a copié, disent ces Auteurs, Mesué, en plusieurs endroits, assurans au reste que c'est le même que *Nicolaus Præpositus.*

RAOUL surnommé le Clerc, ou *mala Corona*, est loüé par Oderic Vital, d'avoir avoüé franchement qu'il n'avoit trouvé personne à Salerne qu'une vieille & sage Matrone, qui fût plus habile que luy, mais il ne marque pas son temps.

JEAN de Chartres surnommé le Sourd, étoit Medecin de Henri I. du nom, Roy de France.

SIMEON Sethi natif d'Antioche Medecin Grec, a vécu dans le douziéme siecle ou environ, puisqu'il a fait un Livre dedié à Michel Ducas Empereur de Constantinople : car quant à ses autres Ouvrages, on peut consulter Gesner-Vanderlinden, &c.

ADELARD étoit Medecin de reputation dans ce même siecle, Anglois de Nation, & qui reviendra peut-être encore ci-aprés.

DEMETRIUS surnommé Pepagomene, a fait un traité de

ALTHMARUS *lib. 3. cap. 4.*

JOANNES *Alexandrin.* V. *Bibliothec. Gesner & Tiraquell. in nomencl. Medic.*

MICHAEL *Psellus.* V. *Gesner. Biblioth. Vanderlind de Script. Medic. Vossium de Hist. Græc. lib. 4.*

JOANNES *Actuarius.*

NICOLAUS MYREPSUS *Alexandrin.*

* *de V. S. in pleuritid.* Petr. *Castellan. in vitis illustr. Medic.*

RADULPHUS *Clericus.*

JOANNES *Carnotensis.* T. 2. *Histor. Vniversit. Parisiens. p. 573.*

SIMEON SETHI *Antiochenus.*

ADELARDUS

DEMETRIUS *Pepagomen.*

la Goute, & des maladies de cette nature en faveur de Michel Paleologue Empereur de Constantinople : car quant aux autres Demetrius Medecins, on peut voir le Docte André Tiraqueau, Gesner & Vanderlinden.

Voila ce me semble tout ce qu'on peut dire en matiere de Chronologie, des plus considerables Medecins Grecs & Latins qui ont fleuri avant les Arabes, ou de leur temps. Il faut donc maintenant passer à celle de ces derniers, aprés avoir dit quelque chose touchant les Juifs, qu'on confond souvent avec eux. Observons donc, avant que d'aller plus loin, que les Juifs qui se sont mêlez de la Medecine avant la venuë du Messie, ont ou échapé à l'Histoire, ou ont été en si petit nombre, que je me trouve obligé à me retrancher à ceux dont il est fait mention dans les Saintes Lettres : car quant au Fils de Dieu & aux Apôtres qui sont nez parmi eux, quoi-qu'ils ayent quelques fois exercé la Medecine avec des remedes naturels, ils ont bien plus operé par la vertu du Tout-puissant que par ces remedes. Je commence donc par

MOYSE, si ce Moschus ou Mochus, dont il est tant parlé dans les Historiens prophanes, est nôtre Moyse, & si tout ce qu'on a dit de Mercure Trismegiste, d'Apollon, d'Esculape, & de tant d'autres Medecins pretendus, n'est autre chose que ce grand Patriarche, & ce Sauveur des Israëlites. Car quoy qu'il en soit à cét égard, combien de cures n'a-t-il point operées en Egypte & dans le désert, même par des remedes naturels, *nonne à ligno indulcata est aqua ?* Aussi Saint Jean Chrysostome l'a-t-il regardé comme un tres habile Medecin, en quoy il a été suivi par Mesué, auquel il n'a pas moins parû qu'un Taumaturge.

SALOMON, grand en toutes choses, paroît encore plus grand Medecin que tous ceux qui l'ont suivi, & que tous ceux qui l'ont precedé : car outre qu'il n'y a rien de fabuleux dans son Histoire, il paroît aussi élevé audessus de tous ceux de l'Egypte, de la Grece & de la Judée, que les Cedres du Liban le sont au dessus de * l'Hissope qui croît sur les murs, & tout cela parce qu'il avoit preferé la sagesse, qui est sœur de la Medecine, à tout autre bien ; & c'est à cause de cette sublimité de genie, que quelques Auteurs ont crû que le grand

Hipocrat?

Hipocrate avoit tranfcrit dans fes Ouvrages quelques-unes de *Hyeronim. Bardus Medic. Catholico politic. pag 110.*
fes plus belles Sentences.

Elise'e eft un Medecin qui guerit Naaman de fa lepre, *Hegefippus Hift.*
qui rend les eaux de Jericho faines & potables, de corrom- *Iudaic. lib. 4.*
puës qu'elles étoient, & qui ôte même la malignité aux Colo-
quintes.

Isaye ne s'étant fervi que d'un fimple cataplâme de fi- *lib. de corona mili-*
gues, n'en paroît pas moins grand Medecin à Tertullien, qui *tis.*
étoit un homme fçavant dans toutes les Sciences. Saint Jerôme même fe fert de cette cure, pour avoir occafion de louer
cette Medecine qui a été inventée par la raifon, & foutenuë *Homil. fexta in*
de l'experience, & c'eft ce qui avoit obligé Saint Jean Chri- *Marcum.*
foftôme, avant luy de le regarder comme un Medecin ratio-
nel, en quoy il fut fuivi par Serapion & par quelques autres *Antidotarii c. 17.*
Medecins marquez par *Hyeronim. Bardus in Medic. Catholico po-*
litic. pag. 87.

Esdras eft cité par Nicolaus Myrepfus, Æce, Paul
Eginette, & même par Avicenne comme un excellent Medecin.

Jesus fils de Syrach, Auteur du Livre intitulé *l'Ecclefia-*
ftique, eft un Juif & Hellenifte fi admirable en tout ce qu'il a
écrit en faveur de la Medecine & des Medecins, qu'on ne peut
luy refufer la qualité de Medecin. Il vivoit comme il paroît
dans la Préface de fon Ouvrage, au temps du Roy d'Egypte
Ptolomée Evergete.

Quant aux Juifs qui ont exercé la Medecine depuis la venuë du fils de Dieu, outre que l'Hiftoire n'en eft pas bien
feure, il faut encore avoüer qu'il ont été de fi mauvaife foy à
l'égard des Chrétiens, que l'exercice qu'ils ont fait de la Me- *Si vis magnus ha-*
decine parmi eux, a plus caufé de mal que de bien. Mais *beri Medicus Ju-*
ce qu'il y a de plus déplorable en cela, eft que les Chrétiens *dæum vel Arabem*
les ont encore préferé aux autres, & c'eft ce qui a obligé le *profitere, in Epift.*
pieux & Docte Medecin de trois Empereurs, Jean Crato, de
dire qu'il n'y avoit pas de meilleur moyen de paffer pour
grand Medecin que de fe dire Juif ou Arabe.

Toutesfois il ne faut pas oublier icy les Juifs qui ont le *V. Nobilis focii Sa-*
plus fait de bruit. Aprés quoy nous pafferons aux Arabes Ma- *lodienfis, prefenta-*
tionem pro Arabum
hometans, & aux Arabes Chrétiens; parce que quoi-que dif- *& Probor. Medic.*
ferens des Grecs en quelques maximes, ils n'ont pas laiffé de *tutela & Lionardo*
faire honneur à la Medecine, témoins les difciples qu'ils ont *di Capoa, nel fuo*
Parere pag. 39.

faits, lesquels n'ont pas moins marqué les erreurs de Galien, que les Galenistes celles des Arabes. *

Il faut donc sçavoir qu'aprés que les Ecoles d'Alexandrie eurent été dispersées par les Califes successeurs de Mahomet, sous prétexte que les Professeurs de ces Ecoles n'étoient pas d'accord entre eux, mais en effet, parce que leur Philosophie marquoit nettement les fables & les impertinences de l'Alcorani, ces Professeurs, & particulierement ceux qui enseignoient la Medecine se retirerent, les uns dans la Perse, dans l'Arabie, & dans l'Egypte, où ils demeurerent cachez; les autres en divers païs de l'Europe. Ainsi pour commencer par les Juifs, nous ne connoissons rien de plus ancien que

in Canone Isagog. Chronolog.

MASARIGNIA Israëlita & Thiarok qui fleurissoient, selon Joseph Scaliger, l'an 70. de l'Egire, ou environ l'an de grace 689.

ISAAC dont les Ouvrages sont marquez dans tous les Bibliographes, a tant écrit, que je ne sçay si les Juifs de ce nom qui suivent, ne seroient point Auteurs de quelques-uns de ces traitez.

Hottinger in Bibliothec. Oriental.

ISAAC ISRAELITA Beimeiran; fils adoptif du Medecin SALOMON ROY des Arabes, qui composa des Livres des Medicamens, & du Regime des malades citez par Mesué, Tiraqueau, Vanderlinden, Schenckius &c. que Symphorien Champier met dans le siecle onziéme, & René Moreau dans le douziéme, quoi-qu'apparemment du septiéme.

ISAAC Israëlita Auteur du *Viaticum*, mis en Grec par Constans de Memphis, & gardé MS. dans la Bibliotheque du Roy à Paris.

Basch. Gallus in Bibliothec. & Vanderlinden.

ISAAC Hebn Amaran. De plus

ISAAC fils de Chunein, qui a écrit en Grec.

ISAAC Ben Sulamein, ou Bon Sullaimon, cité par Serapion.

Hottinger in Bibliothec.

RABI Juda qui s'est fait connoître par le Traité *de Medelis corporum.*

* V. Scaliger. in Apiculis & Heroiibus. Cardan. in libr. Hipocrat. de aere aquis & locis. Andr. Caesalpin. in Catoptro pag. 6. Alois. Mundell. Epist. Medicin. pag. 329. Valesc. de Tarant. Valesium Controvers. l. 9. Controvers. 19. Sauanarol. Roderic. à Castro in Medico Politic. lib. 2. & 9.
Gofrid. Stechius in Epist. dedicant. Medic. artis.
Scintillae veterum ad Arabes Occidentales pervenerunt, & ita pullularunt ut Fessae & Maroci Scholis ad mare Athlanticum sitis justam acquisierint magnitudinem.

ABRAHÁM Caflari, qui a compofé le *Dux* ou *Rector Medicina.*

GALAF ISRAELITA Juif de Catalogne, a écrit un Antidotaire felon Symphorian. Campegius.

FIDELIS *Medicus Ifraëlita,* a compofé en Arabe un Ouvrage *de cognitione Dei,* que Guillaume Poftel, au rapport de Gefner, avoit en fa difpofition.

SAMUEL Ebn Juda Juif Efpagnol,* ou Occidental, grand Philofophe, Mathematicien & Medecin, fut fort eftimé des Princes de fon temps, l'an 560. de l'Egire. Il fe maria à Maragua, où il eut des enfans qui furent Medecins de reputation; mais il fe fit Mahometan, & fi paffionné, qu'il écrivit contre les Juifs & leur cabale: car pour fes Ouvrages de Medecine, je ne voy pas qu'il en refte quelque chofe. Il mourut à Malaga l'an de l'Egire 570.

*Mogrebinus Adulefenus.

Apulpharag. Hift. Dynaft.

YUSIF Ebn Yahia Medecin Juif de Phares, grand Philofophe & Mathematicien, vivoit l'an 623. de l'Egire. Il eut des Conferences avec Mofes fils de Maimon dans l'Egypte, où ils firent quelques obfervations & corrections Aftronomiques. De-là il fe retira en Syrie, & s'établit à Haleb, où il fe maria, & fit la Medecine, & amitié avec Alkadi Al-Akeran au point, qu'il fe promirent de fe venir dire des nouvelles de l'autre monde après fa mort, comme on le peut voir, avec la fuite de ce beau projet, dans Abulpharage.

Ibidem.

Hift. Dynaftor. pag. 303.

ABRAHAM Aben-Efra Efpagnol, a fait felon Vanderlinden un Traité *de Colorib.* & quelques autres Ouvrages marquez par Schenckius; mais ils ne marquent pas fon temps non plus que celuy des Juifs de ce nom, qui ont laiffé quelques Ouvrages de Medecine. Ainfi je finis par ceux-cy.

RABI MOSES Maimonides, ou fils de Maimon, a été le plus fameux Medecin Rabin de tout le Judaïfme. Il naquit à Cordouë en Efpagne l'an de Jefus-Chrift 1160. & felon d'autres 1200. & fit quoi-que Juif dans l'ame, une profeffion apparente du Mahometifme: car il fe declara Juif après qu'il fe fut retiré d'Efpagne en Egypte, où il demeura le refte de fa vie, & c'eft ce qui a trompé ceux qui l'ont crû Egyptien. C'étoit un fi fçavant Rabin qu'on a dit de luy, *à Moife ad Moifem, non furrexit ficut Moifes.* Auffi Scaliger & Cafaubon luy rendent-ils ce témoignage, que c'eft le premier des Rabins qui a ceffé d'écrire des fottifes. Outre fes Ouvrages de Theolo-

V. Abulpharag. Hift. Dynaft. pag. 297. & Hotting. in Biblioth. Oriental.

V. Herpenii orationem de lingua Arabic.

gie & de Rabinifme, nous avons de luy un Traité *de Regimine*

V. Vanderlinden de Script. Medic.

fanitatis, dedié au Sultan Saladin, dont il étoit Medecin. De plus fes Aphorifmes fuivant la doctrine de Galien, avec les contradictions qu'il a trouvées dans fes Ouvrages. Il mourut l'an 664. de l'Egire.

JACOBUS Mantineas ou Mantinus Medecin Juif Hellenifte du quatorfiéme fiecle, a fi heureufement traduit quelques Ouvrages d'Avicenne qu'il auroit beaucoup obligé le public s'il avoit traduit le refte.

V. Vanderlinden de script. Medic.

DAVID de Pomis eft un Juif moderne qui a écrit des maladies des vieillards.

Ibidem.

SALOMON Auteur du Sebeth Juda, ou Hiftoire des Juifs depuis la deftruction du Temple de Jerufalem, eft un Juif du fiecle paffé qui faifoit la Medecine en Efpagne.

Nicol. Auguft. in Bibliothec. Hifpanis.

AMATUS & ZACUTUS Portugais font d'autres Medecins Juifs fi modernes, & dont les Ouvrages font fi connus, qu'il fuffit de les nommer en paffant.

Quant aux Juifs prétendus Medecins de nos Rois, Zedechias n'eft connu que pour avoir empoifonné Charles le Chauve : car Farragius n'a jamais été Medecin de Charlemagne, comme fe le font imaginé quelques Medecins aprés Schenkius,

* in Bibliothec.

*trompez par l'équivoque du nom, & par l'Eloge donné à

*Explicit tranflatio libri Elhauy in Medicina compilati per Mahumed Bizzacaria el Razy facta, de mandato excellentiffimi Regis Karoli, gloriæ gentis Chriftianæ coronæ filiorum Baptifmatis & luminis peritorû, per manum magiftri Farragii Judæi filii magiftri Salem de Agregento devoti interpretis ejus. Et laus fit Deo utriufque feculi, qui in adjutorio ejus fuit, dié Lunæ XIII. Februarii, VII. Indictione, apud Neapolim. Deo gratias. Amen.

* Charles premier Roy de Sicile dont ce Farragius étoit Medecin, ainfi qu'il paroît fur la fin du 25. livre du *Continens* de Rhafes de l'édition de Brixianus, & plus particulierement par les Manufcrits fur lefquels cette édition a été faite, dont le plus rare, eft celuy la même qui fut prefenté à Charles I. Roy de Sicile, de Naples & de Jerufalem, garde dans la Bibliotheque de Monfieur Colbert, où Monfieur Baluze qui en prend foin, & qui eft fi connu par fon érudition & honnêteté, me la fait voir : car on y obferve d'abord dans une Miniature ce Roy qui envoye fes Ambaffadeurs au Roy de Tunis, pour luy demander de fa part une copie de ce *Continens* écrit en Arabe, & dans la même Miniature ces mêmes Ambaffadeurs de retour prefentans cette copie à Charles, qui donna ordre à Farragius de la traduire en Latin ; mais il ne paroît nullement ni par ce Manufcrit, ni par l'édition de Brixianus, que Farragius ait été un de ces Ambaffadeurs comme Riolan l'a avancé de fon chef, dans fes curieufes recherches fur les Ecoles en Medecine de Paris & de Monpelier. Venons donc maintenant aux Arabes.

Il eſt bien vray qu'on les accuſe la plûpart d'avoir fait perir
pluſieurs originaux Grecs, aprés les avoir traduits en leur langue ; mais il nous en reſte une aſſez grande quantité pour
croire que quand cela ſeroit vray, la Medecine n'en eſt pas
plus pauvre, tant la plûpart des anciens Auteurs ont eu peu
de honte de s'entre-copier. Quoi-qu'il en ſoit, ceux que j'ay
marqué cy-devant page 130. font voir manifeſtement que la
Medecine n'a pas peu d'obligation aux Arabes, quand ils
n'auroient découvert que les purgatifs doux & benins inconnus
aux Grecs & aux Latins, dont leurs ennemis mêmes ſe ſervent
ſi ordinairement & ſi avantageuſement.

Paſſant donc icy ſous ſilence tous les Auteurs originaires
d'Arabie marqués cy-devant qui n'ont rien écrit, & ceux qui
ont écrit en Grec, & même les SS. Coſme & Damien qui viendront en leur lieu. Je commence par

GEBER quoy qu'il ne ſoit que du huitiéme ſiecle, parce *V. Leonem Affrican.*
que Cardan l'a tant eſtimé, qu'il l'a mis entre les douze ſubli- *Simlerum.*
mes genies du monde. C'étoit un Grec de nation & de Re- *Geſner. Voſſium.*
ligion, mais qui écrivit en Arabe, & qui ſelon quelques-uns
ſe fit Mahometan, & eſt par conſequent un fort grand Probleme. Car quant au temps

HARETH Ebn Calda eſt un Medecin Arabe bien plus *Gregor. Abulph.*
ancien que Geber, puiſqu'Abulpharge le fait contemporain *Hiſt. Dynaſt.*
de Mahomet. Il apprit la Medecine dans la Perſe en un temps
où l'ignorance étoit ſi grande, qu'il paſſa pour fort habile
homme, & qu'il amaſſa de grands biens dans l'exercice de cette profeſſion. Aprés avoir demeuré long-temps en Perſe il retourna à Tais, ville d'Egypte ſa patrie, où le faux Prophete
Mahomet, dont il étoit grand partiſan, le mit en credit. On luy
fait dire que *pour ſe bien porter, il n'y a qu'à déjeuner du matin, à* *Ibidem.*
ne point contracter de dettes, & à ne pas approcher de trop prés des
femmes.

KIRANIS ou Kiranides a écrit des Livres Arabes, des
Animaux, des Plantes & des Pierreries, que Gerard de Cremone a mis en Latin. Quant à ce que Geſner & Schenkius en
diſent de ſingulier, il n'y a aucune apparence, tant tout cela
ſent la fable.

AHARON étoit un Medecin en fort grande reputation
du temps d'Ebn Calda. C'étoit un Prêtre d'Alexandrie, le- *Ibidem.*
quel compoſa en Syriaque un *Syntagma Medicum* de 30. Cha-

R iij

pitres, aufquels un nommé Sergius en ajoûta deux autres, d'où il s'enfuit qu'il eft bien different de cét Haron fils de Semion, dont Ben-Cafen parle dans fes Eloges, & que Mefué, Rhafes & Serapion citent fouvent.

M ASSERIAVVAIH Medecin de Baffora, quoi-que Juif de Religion & Syrien de langue, ne laiffe pas de venir icy, parce qu'il traduifit les Pandectes de Medecine d'Afron en Arabe, fous le Caliphat de Meruuam fils de Hakomi, l'an de l'Egire 65. On dit qu'un pauvre homme l'ayant confulté fur une maladie qui n'étoit autre chofe qu'une faim naturelle, il répondit, *ô la fotte maladie de s'être attachée à un gueux, plût à Dieu qu'elle fe fût attachée à moy & à ma famille;* mais que le confultant ne comprenant rien à cette exclamation, nôtre Medecin lüy dit nettement, que c'étoit un figne de fanté dont il ne fçavoit pas le prix, & qu'il prioit Dieu de luy ôter cette pretenduë incommodité pour la faire paffer dans fa maifon aü dépens même de la moitié de fon bien.

THEODOCUS & Theodunus furent Medecins du Calife Heiaius, environ l'an de l'Egire 80. Ils firent de fçavans difciples, & celui-cy fit en faveur de fon fils une grande collection de Theoremes de Medecine. On dit que ce Calife luy ayant demandé un remede contre un appetit dépravé qu'il avoit pour manger de la Terre, il luy répondit en bon courtifan & affez fpirituellement, qu'il n'avoit qu'à fe fervir de ce courage dont la nature l'avoit doüé, & qu'à faire une refolution digne de luy, pour n'y plus fonger; ce qu'il fit & qui le guerit.

ABUKORAISTH qui n'étoit qu'un fimple Apoticaire l'an de l'Egire 165. ou environ, fit un prognoftic fi jufte fur l'urine d'une des concubines du Calife Al-Mofdi, qu'il fut choifi pour fon Medecin, avec des honneurs & des prefens extraordinaires, quoi-qu'il n'eût parlé, comme il l'avoüa à fes amis qu'au hafard.

GEORGIUS Ebn Bactishua, ou George fils de Baptichou étoit un Medecin Arabe Chrétien de Iondifaburg, fameux du temps du Caliphe Al-Manfor, qui le manda fur le bruit de fa reputation. Ayant donc laiffé à fon fils le foin d'un Hôpital dont il étoit Intendant, il fe rendit aux ordres de ce Prince qui fut charmé de fa bonne mine, de la beauté de fon exterieur & de fon éloquence, & ce qu'il y eut encore d'avantageux

Chrift. 684.

Ibidem pag. 126.

Ibidem pag. 128.

Chrift. 700.

Syntagma magnū.

Chrifti 750.

Ibidem pag. 148.

Greg. Abulphar. & Georg. Elmasin. Hegir. 171.

Chrifti 770.

pour l'un & pour l'autre, est que le malade fut bien-tôt gueri. C'est pourquoy un jour que ce Calife demanda à Georges s'il avoit quelqu'un pour le servir avec amitié & assiduité, & Georges luy ayant répondu qu'il n'avoit pour toute compagniё & assistance que sa femme déja vieille, il luy fit present de trois mille écus d'or, & de trois belles Esclaves ; mais Isa Ebn Shahlaiha son disciple qu'il avoit amené avec luy, l'ayant fait souvenir qu'il n'étoit pas permis aux Chrétiens d'avoir plusieurs femmes, il renvoya les trois Esclaves aux Calife. Cependant celui-cy ayant tâché de le faire Mahometan, luy promettant de grands biens en cette vie, & le Paradis de Mahomet en l'autre, comme une chose assurée ; non seulement il resista à ses persuasions d'une maniere fort Chrétienne, mais il declara encore qu'il souhaitoit de retourner en son païs, laissant son disciple au Calife, qui luy donna un Esclave pour le servir en chemin, & pour le conduire, avec dix mille écus de presens. Mais comme ce disciple ne fut pas si sage que son maître, il s'en fallut beaucoup qu'il fit si bien ses affaires : car ayant choqué les Puissances, & mêmes quelques Evêques du païs, ils firent ensorte qu'il fut disgracié & dépoüillé de tous ses biens. Au reste nôtre Georges Baptichou eut un fils nommé Georges comme luy, & qui ne fut pas moins celebre dans son païs. * C'est pourquoy il fut appelé en la Cour du Calife Aaron Rassid, abandonné des autres Medecins l'an 170. de l'Egire. Ce Georges luy ayant donc ordonné une saignée, malgré la resistance des assistans & des amis du Calife, qui tâchoient de paroître affectionnez par leurs contradictions, & l'ayant gueri par ce remede d'une grande douleur de tête, ou selon Georges Elmacin, d'une Apoplexie, ce Prince luy en sçût tant de gré, qu'il le fit Sur-intendant de ses Medecins, honneur auquel il ajoûta une pension pareille à celle qu'il donnoit au Capitaine de ses Gardes ; *parce*, disoit-il, *que si ce Capitaine gardoit son corps, ce Medecin y retenoit son ame* ; mais il ne faut pas oublier icy que ce Rassid fit tant d'estime de la Medecine & des Medecins, que comme on le verra cy-après, la ville de Tauris fut fondée par ses liberalitez, comme un monument éternel de la cure faite en la personne de son épouse, particularités que nous marquerons plus au long en son lieu.

GABRIEL fils de ce Georges fut si heureux qu'à la fa-

* Iondisaburg.

Christi 784.

Centum staterum millium.

veur de fon pere, il fucceda à fon employ auprés de Raffid, & enfin à fa faveur & à fa fortune, tant ce Prince luy témoigna de tendreffe paternelle, le confiderant en effet, comme s'il eût été fon fils. On raconte de ce Gabriel qu'une des Concubines de Raffid étant attaquée d'une parlifie du bras, elle en fut heureufement guerie par une galanterie que ce Medecin luy fit ; mais qui fans doute ne plairoit pas fort, ny aux Mahometans, ny aux Chrétiens de nôtre temps. * Quoiqu'il en foit, le Medecin avoit réüffi & le Prince étoit prévenu en fa faveur, & c'eft ce qui fut caufe de fa récompenfe : car quant à celle de cette paralifie, & quant à la raifon que le Medecin rendit de la cure, je laiffe à juger aux Medecins de de nôtre fiecle qui voudront examiner cét endroit de l'Hiftoire, fi Gabriel raifonnoit jufte, & s'il n'y avoit point de remede plus feur & plus honnête à ce mal, que celuy dont il fe fervit. Ce Gabriel dit l'Hiftoire, eut un fils nommé Gabriel Bacthifua, qui fut Medecin du Calife Motauuacel, l'an de l'Egire 244. & ce jeune Gabriel fut fi heureux, qu'il conferva longtemps les bonnes graces de fon maître, quoi qu'il fe fut rendu un peu trop libre avec luy : car le Calife étant un jour en fa belle humeur, & ayant ouvert la vefte de ce Medecin jufqu'à la ceinture, luy demandant en même temps à quoy les Medecins connoiffoient qu'il étoit temps de lier les fous, il luy répondit hardiment, *c'eft lorfqu'ils ont fi peu de confideration pour leurs Medecins, qu'ils ne les épargnent pas, & qu'ils fe jettent fur eux pour déchirer leurs habits*, & cependant Motauuacel trouva cette liberté fi naive, qu'il tomba par terre à force d'en rire, ordonnant, aprés qu'il fut relevé, qu'on luy donnât un autre vefte d'un prix bien plus confiderable que celle qu'il avoit déchirée. Il eft vray que comme il n'y a rien de fi inconftant que le vent de la Cour, les richeffes de ce Medecin firent ce que fes libertez n'avoient pû faire, luy attirant l'envie des courtifans qui trouverent enfin le moyen de le perdre.

JEAN fils de Mefué eft mis au rang des Medecins de Raffid par Abulpharage. Il marque que ce Medecin ayant

Abulpharagii Hift. Dynaft. pag. 153.

Chrifti fæcul. 9.

Abulpharag. Hift. Dynaft. pag. 171.

* Jubente ergo Al Raffido prodiit puella, quam confpicatus Gabriel ad ipfam accurrit & inclinato capite fimbriam ipfius præhendit qnafi ipfam denudaturus; puella verò commotá præ conturbationis & pudoris vehementia, membra fua dimittens manu deorfum extensà fimbriam fuam prehendit. Gabriel autem fanata eft inquit Ofidelium Imperator, dicente ergo Al Rafido puella extende dexteram &{finiftram manum tuam, cùm feciffet illa ftatim Gabrieli dari juffit quinquies mille nummos, ipfumque charum habuit.

fait

fait la Medecine à Bagdet, il l'enfeigna publiquement, & commenta quelques Livres par ordre de ce Prince ; mais que c'étoit un homme d'humeur inconftante, tantôt gay, tantôt refervé avec fes difciples. Quant à fes Apophtegmes & aux contes qu'il en fait, ils ne me femblent gueres capables de réjoüir le Lecteur. Il eft feulement à propos de marquer icy qu'il eut diverfes avantures pendant fes voyages, qu'il fut pris prifonnier, & qu'il fut racheté cent mille écus, & c'eft peut-être pour cela qu'on a confondu ce Jean, Saint Jean Damafcene furnommé Manfur, & Jean fils de Mefu edu douziéme fiecle, comme nous le verrons cy-aprés.

Vide Abulpharag. Hift. Dynaft. pag. 153. 54. 59. 163. 164 166. 67. 68. & 172.

THEBIT ou Thabit Ebn Corah étoit un grand Mathematicien, Philofophe & Medecin fort eftimé du Calife Halmotatide. Il naquit à Saba dans l'Arabie heureufe, l'an 221. de l'Egire, & mourut l'an 288. de cette Ere.

Hottinger Analect. pag. 302. & Albuphar. Hift. Dynaft. pag. 197.

Chrifti 890.

THABET Ebn Senan étoit non feulement grand Medecin, mais encore fameux Hiftorien chez les Arabes l'an 330. de l'Egire. Il y a un autre Thabet fils d'Abraham fameux Medecin à Bagdet, mort l'an 369. de l'Egire, qui fit des Prognoftics merveilleux, quoi-qu'au hafard, & que les Arabes attribuoient à fa conftellation, comme on le peut voir dans les pages 208. & 217. de l'Hiftoire des Dynafties. Mais il ne faut pas oublier que ce dernier étant Chrétien, & que le Caliphe Allacker dont il étoit Medecin le vouloit faire Mahometan, parce qu'il l'aimoit, il choifit la fuite, & abandonna fa fortune plûtôt que de fe rendre lâchement à fes offres. Mais ce qu'il y a de particulier touchant la Medecine dans fon Hiftoire, eft qu'étant obligé d'interroger un certain foy difant Medecin fort ignorant, & qui tâchoit de fe le rendre propice par des prefens, il le laiffa aller, mais gratis, parce qu'il vit que ce miferable n'ordonnoit que de l'Oximel & des Juleps à fes malades, & que voyant qu'il avoit une famille à entretenir, il crût qu'il le falloit laiffer vivre, pourvû qu'il promit, comme il le fit, de n'ordonner jamais aucun grand remede. Encore fi nos Charlatans en ufoient ainfi ; mais des Antimoniaux, des preparations de Mercure, de l'Ellebore, de l'Arfenic, de l'Opium, *videant quibus intereft.*

BATRICIDES ou le fils de Batrice, ou Patrice, eft ce fameux Eutichius des Grecs, Patriarche d'Alexandrie, également grand Hiftorien, Theologien & Medecin, furnommé

S

V. Georg. Elmac.
lib. 3. & Seldenum
in præfat. operum
Eutichii & Ga-
brielem & Joann.
Maronit. in Hist.

Saide ou l'Heureux, si connu par ses Ouvrages & par les loüan-ges que tant d'Auteurs luy ont données. Il naquit sous l'Empire de Charles le Chauve, l'an de grace 866. & tint le Siege d'Alexandrie sept ans & six mois, & mourut l'an 939. âgé de 63. ans.

SALMANATH Medecin du Caliphe Almotasen qui vi-voit environ l'an 220. de l'Egire, fut si estimé de ce Prin-ce, que le voyant mort il témoigna ne se mettre gueres plus en peine de vivre. En effet, non seulement il s'abstint de man-ger pendant quelque temps; mais encore il se fit preparer une bierre & des funerailles à la maniere des Chrétiens. Cepen-dant s'étant souvenu que Salmannaih luy avoit fait estime de Jean fils de Mesué, il resolut enfin de vivre & de se confier

Abulpharag. Hist.
Dynast. pag. 176.

en luy, mais ayant observé qu'il ne suivoit pas la methode de son maître, il ne voulut plus entendre parler de remedes & de Medecin, & mourut tabide au bout de 20. mois.

SALEHUS est un Medecin Indien, qui n'a de rapport à l'Histoire des Medecins Arabes, que parce qu'il fit des cho-ses miraculeuses, ou pour mieux dire fabuleuses, du temps d'Aron Rassid, dont on peut voir le détail dans Abulpharage *pag.* 154.

Christ. 842.

Le Medecin du Calife Vaticus qui vivoit l'an de l'Egire 218. ne doit pas être omis icy, quoi-que l'Histoire ne le nom-me pas. On raconte donc que ce Calife s'étant mis dans la tête qu'il gueriroit d'une fâcheuse incommodité, s'il pouvoit être en état d'approcher des femmes, ordonna à ce Medecin de luy preparer un remede qui excitât ses puissances; mais que le Medecin ayant d'abord refusé de le faire, soit par un principe d'honnêteté ou de crainte de rendre le Calife encore plus ma-lade, enfin il resolut de le contenter. Il luy conseilla donc de manger trois dragmes de chair de Lion; mais le Calife ayant préferé le boüillon de cette viande à la substance, loin de s'en trouver mieux, mourut quelque temps aprés. Ce qu'il y eut de remarquable dans la suite de cette sottise, est qu'elle fut sui-vie d'une grande resignation de ce barbare à la volonté de Dieu, & qu'il parut bien plus sage en sa mort qu'en sa mala-die, ayant prononcé en cessant de vivre ces belles paroles, les yeux tournez vers le Ciel, *o tu cujus regnum non transit, mi-serere ejus cujus regnum transit !*

HONAIN Ebn Isaac de la Tribu Arabe d'Ebade, fut

Medecin du Calife Mottauuacel. Il etoit Chrétien & fils d'un Apoticaire de la ville d'Arie, dans la Province de Coraſſan en Perſe. Il étudia l'an de l'Egire 200. ſous Jean fils de Meſué dont nous avons parlé cy-devant, avec lequel il ne s'accorda pas fort bien, ce qui l'obligea à ſe retirer dans la Grece, d'où il retourna dans ſon païs aprés y avoir étudié quelque temps, & eut l'avantage de faire amitié avec Georges Baptichou qui admiroit ſon érudition. Mais Mottauuacel apprehendant qu'il n'eut été envoyé par l'Empereur de Grece pour l'empoiſonner, s'aviſa de le tenter & de s'aſſurer de la verité par cet artifice. Il luy demanda donc un jour, aprés luy avoir fait quelque preſent, s'il ne ſçavoit point quelque moyen prompt & facile de ſe défaire d'un ennemi; mais voyant qu'il avoit témoigné de l'horreur de cette propoſition, il changea de maniere, & tâchant de ſçavoir par des menaces, ce qu'il n'avoit pû apprendre par artifice, il commença par la priſon & par les gehennes, avec leſquelles il tâcha de luy faire peur, & luy fit enfin voir le genre de mort qu'il luy preparoit, s'il ne luy donnoit ſatisfaction. A quoy le Medecin ayant répondu qu'il ne craignoit que Dieu, auquel il etoit obligé de rendre compte de ſes actions, le Calife revint à luy-même, le loüant de ſa genereuſe reſolution, & luy avoüant que tout ce qu'il avoit dit & fait, n'étoit que pour ſonder ſon deſſein touchant le poiſon qu'il apprehendoit, à quoy il ajoûta des preſens fort conſiderables. Mais qu'eſt-ce que de l'eſprit humain, puiſque ce Medecin qui avoit été ſi conſtant dans cette occaſion, tomba en une autre dans le deſeſpoir? car les Courtiſans jaloux de ſon bonheur, l'ayant broüillé avec les Puiſſances, il ſe fit mourir crainte des tourmens; mais Hottinger dit ſimplement qu'il mourut aprés avoir traduit la Sageſſe des Grecs, qui eſt apparemment le Livre de Jeſus fils de Sirach, en Siriaque & en Arabe, & expliqué Euclide & l'Almageſte de Ptolomée. Il laiſſa deux fils, Iſaac & David qui ſe rendirent habiles, & un neveu qui traduiſit quelques Livres Grecs, en Arabe & en Syriaque.

JOSEPH Prêtre fut ſurnommé le vigilant, parce qu'il ne dormoit que quatre heures chaque nuit, à cauſe d'un Cancer qu'il avoit à la tête, mais il ſçavoit admirablement la matiere medecinale. Jean Ebn Batrik affranchi d'Almamin eſt un autre Traducteur, mais plus grand Philoſophe que grand Me-

S ij

Abulpharag. Joann. & Gabriel Maronit. in Hiſtor.

Abulpharag. in Hiſtor.

in Analect. pag. 299.

* *Sahir.*

decin. Sahet Ebn & Sapor font encore des Traducteurs & Medecins Arabes, Auteurs de quelques Ouvrages du temps de Batrik.

JACQUES Alkindi originaire de Baſſora, d'une famille
noble & ancienne, dont il prit le nom, n'ignora rien de ce
qu'il y a de rare dans les Sciences & dans les beaux Arts. Mais
il fit un Livre avec tout cela intitulé *de gradibus Medicamen-*
torum, qui plut ſi peu à Anerrhoes, qu'il en dit ſon avis d'une
maniere fort injurieuſe à cét Auteur.

Chriſti 920.

MANSUR Ebn Mokasher Medecin Chrétien Egyptien, fut
en grande conſideration chez les Princes & grands Seigneurs
de ſon temps l'an de l'Egire 340. témoin les lettres que luy
écrivit Al Aziz ; mais il ne fut pas toûjours heureux, ayant été
ſupplanté par un Charlatan Juif, à cauſe d'une cure qu'il avoit
faite par haſard.

Abulpharag. pag.
223.

HELAL fils d'Abraham, Medecin natif de Charres en
Meſopotamie, fit la Medecine à Bagdet avec beaucoup de reputation, auſſi étoit-il ſçavant, bel eſprit, & d'une conduite
merveilleuſe, c'eſt pourquoy il fut Medecin de Tuſan General des Armées du Calife. On dit que ſon fils Abraham
l'ayant un jour felicité des graces & des honneurs que luy faiſoit ce Tuzau, il ne luy repondit rien du tout ; & que ce ſilence ayant obligé le fils à preſſer ſon pere de luy faire quelque reponſe, il luy tint enfin ce langage : *Mon fils, vous n'en-*
tendez rien aux manieres de la Cour & des Grands, mon Maître, pour
vous parler franchement, avec toute ſa puiſſance & toutes ſes richeſſes,
ne ſçait ce qu'il fait, il n'agit que par prevention & ſans raiſon ; &
c'eſt pour cela que je ne compte gueres ſur ſes careſſes, & ſur le
bien qu'il me fait. Je luy ay ordonné un remede purgatif ; qui
malheureuſement l'a fort mal-traité, parce que je ne connoiſſois pas
aſſez particulierement ſon temperamment, la conſtitution de ſon corps,
& le degré de ſes forces, de ſorte qu'il a été purgé juſqu'au ſang. Ce-
pendant comme il s'eſt enfin tiré d'affaire, & qu'il n'eſt pas mort du
remede, bien éloigné de ſe prendre ny au Medecin ny à la Medecine,
des accidens qui l'ont mené ſi loing, il s'eſt imaginé que cette Mede-
cine l'a guert. Dela eſt venuë ma faveur & les grands biens qu'il
m'a faits enſuite. Ainſi j'ay grand ſujet de craindre que comme il
m'a fait du bien par caprice & ſans raiſon, il ne me faſſe auſſi du
mal en des occaſions où je ne l'auray pas merité.

Hottinger pag 166.
Bibliothec. Orien-
tal. & Abulpharag.
pag. 214.

MUHAMED Ibn Achmet Altemimi, Medecin Arabe faiſoit une grande figure vers l'an 470. de l'Egire, & écrivit

un Livre des Alimens & de la vertu des simples.

Nadhisæluch Medecin Grec, & un autre nommé Mansur, comme Ebn Mokasher Medecin Chrétien du Calife Al Azizi, fleurissoient aussi en ce temps-là, témoin une lettre de ce Calife, fort avantageuse aux Medecins & à la Medecine. *Abulpharag. in Hist. Dynast.*

Abunazar Alpharabius natif de Pharab en Turcomanie, vivoit l'an 430. de l'Egire, & étoit si versé dans la lecture des Livres d'Aristote & de Galien, qu'il fut regardé à Bagdet comme l'Esculape de son temps, & surnommé *Homme honorable* en Arabe. Aussi fit-il de sçavans disciples & des Ouvrages dont il sera parlé cy-après, au sujet d'Avicenne. Il mourut, dit Abulpharage, pour s'être trop appliqué à l'étude, l'an 435. de l'Egire. Mais il faut se garder de le prendre pour un Abunazar, Philosophe & Medecin, qui vivoit l'an 190. de l'Egire. *pag. 235.*

Ebn Botla natif de Bagdet ou Baldac dans l'Arac Arabique étoit Medecin Chrétien, homme à la verité fort laid de visage, mais bel esprit, qui fit de bons Livres, & qui se rendit considerable par les conferences qu'il eut avec les habiles de son temps, & par les differens qu'il eut avec Ebn Reduvan, & voila pourquoy n'ayant rien trouvé dans le monde qui le contentât pleinement, il se fit Moine à Antioche, l'an 442. de l'Egire. *Sæcul. 11.*

Ebn Reduvan est par consequent contemporain de Ebn Botla, outre que celui-cy en parle dans ses Ouvrages; mais comme d'un homme singulier & bizarre dans sa methode, & à peu près du caractere d'un autre bizarre, lequel ayant fait marché avec un malade pour le guerir d'une fiévre tierce, demanda au moins la moitié du prix dont on étoit convenu, soutenant, suivant la signification litterale & ordinaire du terme de demie tierce, qu'on luy devoit la moitié du prix, ne restant à son compte que la moitié du mal à guerir. *An Tertiana simplex an Hemitritæus?*

Yahia Ebn Isa Ebn Iarla étoit Medecin Chrétien natif de Bagdet, mais il se fit Mahometan à la persuasion d'Eduslvvalid qui luy enseignoit la Dialectique. Toutesfois il mourut en reputation de Medecin charitable, l'an de l'Egire 473. Mais il ne faut pas oublier icy certain *Abulp' arag. pag. 240.*

George Egyptien qui faisoit la Medecine l'an 510. de l'Egire, & *qui étoit* selon Abulpharage, *Medecin comme un corbeau est blanc, & un homme mordu d'un serpent, est un homme sain*

& vigoureux ; mais cela, continuë cét Auteur, ne l'empêchoit pas de faire le sçavant, & de se moquer même des plus habiles, quoi-qu'il ne dît que des fadaises. Il en vouloit particulierement à un Medecin Juif nommé Abulchair, contre lequel il fit ces vers.

> *Abulchair adeo stultus est, ut in lance ejus levius sit quisquis excellit,*
> *Adeo infaustus ut ægrotum qui ipso Medico utitur in mare*
> *Perditum sit cui nullum est littus,*
> *Tria simul, ipsius aspectus, & feretrum, & qui mortuos lavat.*

Il y eut encore en ce temps-là plusieurs autres Medecins Arabes Chrétiens, un Colathat, un Abatella, Ebn Talmid, *Hebatella donûm* Abatella Ebn Matka, Abatella Ebn Joham, tous estimez des *Dei.* Calises leurs Seigneurs, & particulierement d'Almataki, qu'il ne faut pas laisser passer sans remarquer que son fils luy ayant demandé pendant sa derniere maladie, le voyant fort indiffe- *Appeto hoc ut ap-* rent & fort dégouté, s'il n'avoit point appetit à quelque chose, *petam.* il luy répondit, *tout mon appetit est d'avoir appetit.*

A L R A H A B I fut un Marchand mêlé de Damas, qui vivoit l'an de l'Egire 632. faisant en effet la Medecine & la Marchandise ; mais au reste tout Amphibire qu'il étoit, homme magnifique en tout & par tout.

A B U B E C E R El-Feric est un Arabe d'un temps incertain, *Bibliothec. Orien-* qui a fait, suivant Hottinger, un Traité *de medendis morbis,* *tal. pag. 211.* gardé Manuscrit dans la Bibliotheque de Laurent *de Medicis,* à Florence.

M O H A M E T Ben Abditalif, surnommé Ebn Elbitad, écri- *Abulpharag. Hist.* vit des Plantes de l'Egypte, l'an 646. de l'Egire, comme *Dynast.* M U H A M E D Ben Eladib, écrivit des causes des maladies.

A B D O S S A L E, Vahia Ebn Haid, Poëte & Philosophe, Saet Ebn Abatella, & plusieurs autres Medecins Arabes, tant Mahometans que Chrétiens, sont marquez dans le même Auteur.

T H E O D O R E d'Antioche Jacobite de Religion, se donna *Abulpharag. pag.* à un Prince Chrétien de la Nation des Francs ; mais l'ayant *341.* quitté sans sujet aprés quelque temps de services, & tâchant de gagner son païs, aborda par un coup de vent dans une Ville *Abulpharag. Hist.* où ce Prince se trouva par hasard. Ainsi de honte de son in- *Dynast. pag. 341.* constance, il aima mieux se donner la mort, que de rougir devant luy de sa desertion.

Ibn Zoar est appelé admirable par Averrhoes, parce qu'il vécut cent trente ans, & qu'il n'avoit commencé à étudier qu'à l'âge de 40. ans.

Hottinger. in Annalect.

EbnElbeitar Abenbicar Espagnol, natif de Malaca de Grenade, a écrit en Arabe un Livre des Medicamens simples, dont le Manuscrit étoit, si l'on en croit Paschalis Gallus & Schenkius, parmi les Livres de Guillaume Postel, à quoy ils ajoûtent qu'il y en avoit encore un chez certain Jacobite; mais ce qu'il y a de plus vray-semblable, est que tout cela & tout ce que nous en avons, n'est que des compilations faites dans les Medecins Grecs.

Christ. 1163. ex justo.

Kinanis ou Kinannus, a écrit en Arabe un Livre des facultés des Plantes, des animaux, & des mineraux, lequel a été traduit en Latin par Gerard. Cromonensis.

V. Paschal. Gall. & Tiraquell.

Abhinguefit ou Albinguefit a donné un Livre de la vertu des alimens & des Medicamens, traduit par le même Auteur, & un autre des Redemedes, imprimé avec les Oeuvres de Mesué.

Vanderlind. de script. Med.

Joannitius est un Arabe du dixiéme siecle, qui a écrit sur divers sujets, & apparemment le même que cét Humain ou Human cité par Rhasis, qui a interpreté Andromachus, & qui a donné les Canons Occonomiques & les Tables Isagogiques, qu'on voit dans l'Avicenne de Gerard de Cremone, & d'André d'Alpago.

Tiraq. lib. de nobilit. cap. 3.

Jean fils de Serapion a vécu dans l'onzième siecle. Quelques Auteurs l'ont fait Mahometan; mais quand il n'y auroit que son nom, c'est assez pour croire qu'il étoit Chrétien.

Albatenus ou Albatenius a vécu dans le même siecle, & a traduit quelques Livres de Galien en Arabe sur le dessein de Joannitius, qui luy avoit montré le chemin.

Rasis, Rases Abubeter, ou *Bulchare Mugamet filius Zacharia Rhasis*, est un Arabe de la Mauritanie, connu de tous les Medecins par la quantité des Livres qu'il a faits, & particulierement par son *Continens*, ou Traité de toutes les maladies du corps humain, & l'abregé de ses autres Ouvrages; mais son temps paroît incertain, parce que René Moreau le met dans l'an de grace 996. Campegius & d'autres en 1070. Vanderlinden, & Wolphang. Justus en 1080. Mais s'il est vray qu'il ait vécu six-vingts ans, toutes ces opinions ne sont pas difficiles à concilier. Quoi-qu'il en soit, il écrivit même une Histoire

Vanderlind. descript. Medic.

d'Espagne en faveur du Miramolin Balharabi. On dit qu'il commença à faire la Medecine à l'âge de trente ans, qu'il fut Empirique 40. ans, & 40. ans Medecin rationel. Il fut encore Medecin d'Almansor Roy des Arabes, mais si malheureux qu'il ne put conserver sa faveur. Arnault de Ville-neuve est un de ceux qui ont travaillé à son Eloge avec le plus d'applica-

Analect. pag. 195.
tion, & Hottinger nous apprend que non seulement il est preferé à Avicenne par les Arabes, mais encore qu'un certain Ibn Chatican l'a appelé Medecin par excellence.

ALBUCASIS ou Buchasis vivoit, si l'on en croit Wolph. Justus, l'an de grace 1085. & composa trois Livres de la Chirurgie, & d'autres Livres des maladies des femmes, fort differens du Livre intitulé Bulchasim Benabenazerim, ou *liber servitoris*, traduit par Simon Januensis.

V. Schenkium & Vanderlind.
SALADINUS de Esculo, ou Saladinus Esculanus Medecin du Prince de Tarente, a fait un Abregé des Medicamens aromatiques, & quelques autres Ouvrages marquez par les Bibliographes.

HALI ABBAS ou Ebn Abba disciple de Rhases, a été en grande reputation dans le dix & onziéme siecle, quoi-qu'il ait été surnommé le Singe de Galien. Aussi Avicenne qui avoit fureté tous les Ouvrages des Grecs & des Arabes qui l'avoient precedé, s'est-il bien donné la peine de le copier en divers endroits. Il dédia ses Ouvrages à son Prince, qu'il ne nous fait connoître que sous le nom de grand Roy, & de plus fort que tous les autres Princes de son temps. Certain Estienne

Hottinger. Bibliothec. Orient. pag. 135.
Philosophe les mit en Latin l'an 1117. & Michel Capella les illustra de quelques notes l'an 1523. Il y a encore Hali Rodoam que Vanderlinden fait Egyptien aprés Wolphang. Justus, & qui a écrit sur l'*Ars parva* de Galien, apparemment different d'un autre Hali Abbas Juif qui a écrit *de Re Medica*, d'un autre qui a fait un bel Ouvrage de Chirurgie.

Hottinger. in Analect. pag. 197.

V. Schenkii Bibliothec.
ALSHARAVIUS ou Alpharabius est un Arabe Maure du douziéme siecle, de si grande reputation que Zacutus & Paulus Riccius le croient le premier des Medecins, aprés Hipocrate & Galien : car outre sa pratique donnée au public par ce Riccius, il fit un excellent Livre de la Chirurgie que Golius a veu, dit-il, à Constantinople.

HELLUCHAZIM Ellimitar fils de Nahadun, petit fils de Cellam, natif de Bagdet, a fait les *Tacuins* ou *Tabula sanitatis* marquez par les Bibliographes.

KALEHUS

KALEHUS Egyptien a fait un Traité ou Commentaire sur les Canons d'Avicenne, de même qu'Ibn Nephis : car je marque icy plusieurs Auteurs, quoy qu'au dessous d'Avicenne & d'Averrhoes, quant au temps & au merite, afin de n'y pas revenir.

AVICENNE donc, cét Arabe si connu, & qui fleurissoit dans l'onziéme siecle, est un nom corrompu d'Ebn Sina, qui signifie le fils de Sina, & c'est peut-être pour cela que le Cardinal du Perron a crû qu'il étoit fils d'un Chinois. On l'appele encore Abuhali pere de Hali, Ebn Hali, le fils de Hali, & on ajoûte que son vray nom étoit Hosam, & que c'est pour cela qu'il a été encore appelé Alhasen. Quoi-qu'il en soit, son pere étoit natif de Belch, & Intendant des affaires de Nuch fils du Roy de Buchara sur l'Euphrate, & sa mere s'appeloit Citara. Il naquit à Buchara en Perse l'an 370. de l'Egire. C'é-toit un tres-bel esprit, mais il fut toute sa vie Mahometan malgré toutes ses lumieres, tant l'éducation, la coutume & la commodité de sa Religion eurent de force sur luy. Il eut pour Precepteur Abn Abdalla de Nahel, qui luy enseigna la Grammaire, la Rhetorique & la Dialectique, d'où il passa à l'étude de la Medecine, & à celle des Livres d'Euclide. Il étudioit jour & nuit presque sans aucun repos, & prenoit un peu de vin pour reparer la perte des esprits, quant il se sen-toit affoibli. Quant aux mœurs il étoit honnête, équitable, charitable & pieux à la maniere des Mahometans, de sorte qu'il fut admiré de tout le monde dés l'âge de 18. ans. On dit qu'a-yant trouvé par hasard un Livre composé par cét Albumasar Alpharabius, dont nous avons parlé ci-devant, il y découvrit des Tresors d'érudition qui le rendirent sçavant dans la Metaphysique, à laquelle il n'avoit pû rien comprendre avant cette découverte. S'étant donc ensuite adonné à la Medecine, il s'y rendit si sçavant, que Nuch fils du Roy de Buchara, abandonné des autres Medecins, demeura fort persuadé qu'il avoit obligation de sa vie à ses soins & à sa capacité. Ainsi Avicenne se voyant en possession de la Bibliotheque de ce Prince, il profita de l'occasion par le bon usage qu'il en fit, & eut encore l'avantage après la mort de son pere, de luy succeder dans l'intendance de ses affaires, & fut si heureux pendant ce temps-là, qu'il guerit le Prince d'Eléram d'une maladie mé-lancholique. Mais ayant jugé à propos de donner quelque

Perronian. fol. 18.

V. Ejus vitam per Sorsanum ejus discipulum initio operum.

Christi 992.

T

trève à ses études, & de mener une vie plus douce, il admit ses Ecoliers à ses divertissemens, & à quelques petites débauches qui luy attirerent leur amitié, quand ils le virent de cette humeur. Cela ne l'empêcha pas de faire un voyage à Abda, où il guerit de la colique le Prince de ce lieu, qui le fit un de ses Visirs ou Conseillers. Delà il passa à Apheca, où il fut receu des sçavans avec de grandes demonstrations d'estime & d'amitié, & il y aquit beaucoup de gloire dans les disputes & les conferences. Le Roy de Sensadule voyant cependant qu'il s'adonnoit avec beaucoup d'application à l'étude des Mathematiques, luy fit fournir tout ce qui étoit necessaire pour le rendre accompli en cette science; mais pour cela il ne dédaignoit pas de faire de ses propres mains tous les instrumens dont il avoit le plus de besoin; mais étant obligé de suivre ce Roy dans quelques expeditions militaires, il y contracta des incommodités qui dégenererent en Epilepsie, n'ayant pas été pendant cette guerre assez sur ses gardes contre les attaques des femmes. A quoy il faut ajoûter que comme il usa trop long-temps de Mithridat, & que ses domestiques, qui ne l'aimoient pas à cause de sa severité, mêlerent trop d'opium à ses remedes, ils le firent doucement mourir par celui-là. Ainsi voyant approcher la mort, il se dépêcha de prendre son parti, mais en Philosophe. Il donna donc une partie de ses biens aux pauvres, & la liberté à quelques-uns de ses Esclaves, recommandant enfin son ame au Seigneur à la maniere des Mahometans. Il mourut âgé de 58. ans, & fut inhumé en Chamadan, l'an de l'Egire 428. & de grace 1062. selon la plus commune opinion. Quant à ses Ouvrages Cardan a écrit, que quoy qu'il ait beaucoup pris d'Hipocrate, de Galien, d'Oribase, d'Æce & de Paul Eginette, il a mis tout cela en si bon ordre, qu'il merite d'être lû. De plus qu'il a découvert la plûpart des purgatifs doux & benins, qui étoient inconnus aux Grecs, & que quant aux fautes qui se trouvent dans ses écrits, elles viennent de l'ignorance ou de la negligence des interpretes. J. Cesar Scaliger va encore plus loin que Cardan, car il croit la lecture d'Avicenne si necessaire, qu'il ne croit pas qu'on puisse être bon Medecin qu'on ne l'ait bien lû.

A v e r r h o e s n'est gueres moins connu qu'Avicenne, & n'est gueres moins grand Medecin que grand Philosophe, comme il paroît par ses Ouvrages. Il s'etablit à Cordouë en

Comment. in prognost. Hipocrat.

Scaligerana l. pag. 115.

Efpagne l'an 1140. & fut le plus paffionné de tous les partifans d'Ariftote. On luy fait dire plufieurs chofes, & même fur la Religion, tant bonnes que mauvaifes, & rapportées diverfement par les Auteurs. Il compofa quant à la Medecine un Ouvrage qu'il intitula *Colliget*, ou Abregé de toute la Medecine, par l'ordre du Miramolin, dont il étoit Medecin ; mais il n'eft pas vray qu'il ait empoifonné Avicenne, & que celuy-cy luy ait rendu la pareille, comme l'a écrit Vanderlinden, trompé par Wolphang. Juftus qu'il fuit trop aveuglément : car outre qu'aucun Auteur n'a marqué ce fait, s'il eft vray qu'A-verrhoes ait fleuri en 1145. felon quelques-uns, & felon d'au-tres en 1165. ou 1170. comment cela fe peut-il croire, Avicenne étant mort dés l'an 1062 ?

A v e n z o a r Abhomeron, ou Abymeron Abynzoar, étoit à peu prés du temps d'Averrhoes qui l'eftime fort, c'eft pour-quoy il fut nommé fage & illuftre. On dit qu'il commença d'étudier en Medecine dés l'âge de dix ans, & qu'il en vécut plus de fix-vingts. Son plus fameux Ouvrage eft le *Teirir*, ou *de Re Medica feu Medicationes rectificatæ*, marqué par tous les Bibliographes.

Chrifti 1163. ex Jufto.

Caftell. in vitis Medic illuftr. Andr. Tiraquell. in nomenclat. Medic Vanderlinden. de fcript. Medic.

J e a n fils de Mefué natif de Damas Auteur des Canons, & de quelques autres Ouvrages de Medecine Pharmaceuti-que, eft fi different de ce Jean fils de Mefué Syrien dont nous avons parlé cy-devant, que les temps feuls & les furnoms font fuffifans pour les diftinguer. En effet, l'un vivoit dans le hui-tiéme fiecle, comme nous l'avons marqué en fon lieu, & celuy dont il s'agit icy, vivoit dans le douziéme felon tous les Me-decins & Hiftoriens, & étoit petit-fils d'un Roy de Damas, té-moin la Genealogie qu'il a mife à la tête de fes Ouvrages à la maniere des Orientaux. Quant à fes écrits on ne fçait s'ils font en Arabe, Grec ou Siriaque ; mais il eft certain qu'il avoit lû les Grecs avec tant d'affiduité, qu'il a pu écrire en leur langue. Il faut donc encore remarquer à nôtre fujet que Andreas Bellunenfis fait deux Jean fils de Mefué, l'ancien & le jeune. L'ancien a, dit-il, écrit en Arabe, & voilà le Maffuia ou fils de Mefué du huitiéme fiecle, mais dont nous n'avons pas les écrits. Quant au jeune, il dit qu'il n'a pu trouver fes Ouvrages parmi ceux des Arabes, d'où on pourroit inferer, qu'il auroit écrit en Grec ou en Siriaque, & voila celuy du douziéme fiecle, *Maffahi* ou *Chreftien* ; mais Voffius, nonol fta t

Meffannathi filius Medicus Syrus.

v. Jacob. Sylvii præfat. Petr. Ca-ftellanum in vitis illuftr. Medicor. Pafchal. Gallum Schenkium in Bi-bliothec. & Juftum in Chronol. Medic.

T ij

De Hiſtoric. Grac. lib. 4. & l. de Philoſophia.

cette diſtinction, a tellement confondu ces deux Medecins ſur les Memoires de Leon l'Affriquain, & ſur la lecture de quelques autres Auteurs, qu'il n'en fait qu'un, & ſi bigaré qu'on n'y connoit rien. La convenance de *Maſſuia*, & de *Maſſahi*, celle de Patrie, de Profeſſion & de Religion, car ils étoient tous deux Chrétiens, a donc cauſé cette confuſion, dans laquelle cet habile critique a donné, & l'erreur de pluſieurs Medecins, qui non ſeulement n'en ont fait qu'un, mais qui l'ont confondu avec ce Jean de Damas qui ſuit.

JEAN Damaſcene eſt le Synonime de deux Medecins qu'on ne peut démêler qu'en démêlant les écrits qu'on a mis ſous leurs noms, & ſous ceux des Auteurs qu'on a confondus avec eux. Il faut donc ſçavoir que Vanderlinden a fait, aprés Wolfang. Juſtus, un Janus Damaſcenus Auteur de certains Aphoriſmes, d'un Traité des fiévres, & d'une Therapeutique, le qualifiant, Prêtre, Moine & Medecin de Decapolis ou Paneas. Mais il n'y a gueres d'apparence que ces Ouvrages, qui ne ſont que des compilations de ceux de Galien, d'Æce & de Paul Eginette, ſoient d'un de ces Solitaires du quatriéme ſiecle, qui n'étoient occupés en ce temps-là qu'à la Priere, & au travail des mains; auſſi Geſner & Schenkius croyent-ils, que loin d'être d'un Solitaire de ce nom & de ce temps-là, ils ſont de Jean Serapion. Quant à Joan. Damaſcenus fils d'un Meſué, qui a écrit des Canons de Medecine, & pluſieurs autres Ouvrages de la matiere Medicinale, qui vivoit dans le douziéme ſiecle, Wolphang. Juſtus & Vanderlinden ſe ſont encore trompez quand ils l'ont fait Moine Benedictin: car outre qu'il n'y a aucun Moine Medecin de ce nom dans toute l'Hiſtoire Benedictine, l'erreur vient ſans doute, de ce qu'ils ont pris un Moine Benedictin Précepteur de Saint Jean Damaſcene, pour ce Joann. Damaſcenus, & qu'ils ont confondu tous ces noms. Trithemius même, Bzovius, & Symphorian. Campegius, ont tellement défiguré ce Joann. Damaſcenus Medecin du douziéme ſiecle, que non ſeulement ils l'ont confondu avec Saint Jean Damaſcene, qui n'a jamais rien écrit de la Medecine; mais encore qu'ils ont mis ce Saint au nombre des Saints Medecins; de ſorte qu'on trouve même nôtre Joann. Damaſcenus & Saint Jean Damaſcene confondus avec les deux Jean Meſué dont nous avons parlé cy-deſſus, parce que l'un étoit fils d'un Meſué, & qu'ils avoient été tous deux furnommez Manfur, * quoy qu'à de dif ferens refpects. * Victorieux. Illuftre. Sarrafin.

ALKANAMUSALUS ou Canamufalus de Baldac a écrit dans le douziéme fiecle, des maladies des yeux. *Chrifti* 1130.

YAHIA Ebn Hamech, vivoit, dit-on, l'an 719. de l'Egire, & fit un Livre *de Re Medica,* qu'il dédia au Roy Albulafem, & qui contenoit la maniere d'examiner les Medecins fujets du Roy de Grenade. *Hottinger. Bibliothec. Orient. p. 163.*

ABDARAMAHUS Afintenfis, eft un Arabe Egyptien, dont les Ouvrages ont été traduits de nôtre temps par Abraham. Echellenfis Maronite fur le Manufcrit de la Bibliotheque Mazarine.

BUHAHYLYHA Bingezla a fait les Tacuins ou Tables des maladies du corps humain, traduits de l'Arabe en Latin fuivant l'ordre de Charles I. Roy de Naples, de Sicile & de Jerufalem, frere de Saint Louis, par ce Farragius qui a traduit le *Continens* de Rhafis, comme il paroît par la Préface de ce Juif, où il donne les mêmes Eloges à ce Roy, qu'il luy donne dans la Traduction de ce *Continens,* fur la fin du 25. Livre, & où il prend les mêmes qualitez qu'il y a prifes. Mais comme je ne voudrois pas affurer que ce Bingeflas n'ait écrit au temps de Charlemagne, je croirois plus apparemment qu'il a écrit au temps de Charles I. Roy de Sicile, puif-qu'il a donné ordre à Farragius d'en faire la Traduction pour l'ufage de fa maifon, & que de plus Occo * ni Schenkius ne nous donnent aucune preuve évidente qu'il ait été du temps de Charlemagne. * *Epift. ad Joann. Scholum præ xa operi Bing. ft.*

Il y a encore dans Abulpharage plufieurs Medecins Arabes, tant Chrétiens que Mahometans, depuis l'an de l'Egire 620. & entr'autres Said Ebn Tuma Medecin Chrétien de Bagdet, mal-heureufement affaffiné par une horrible trahifon. Hainon autre Medecin Chrétien d'Edeffe. Iakub Ebn Saklan, Ebn Salem, ou Ebn Karaba Jacobite, Theodore d'Antioche, Ma'fud de Bagdet Medecin fçavant & fpirituel, Ifaac de Bagdet & plufieurs autres qu'on peut voir dans les pages 343. & 444. de l'Hiftoire des Dynafties d'Abulpharage. Mais à ce propos il ne faut pas paffer à d'autres matieres, fans s'arrêter un peu à ce fameux Medecin & Hiftorien, des Ouvrages duquel j'ay tiré la plûpart de ce que je viens d'écrire touchant les Medecins Arabes. *Rohenfis.*

GREGOIRE ABULPHARAGE étoit né à Malaca, fils

d'un Medecin Chrétien nommé Aaron, & n'étoit pas Chrétien Renégat, comme l'ont voulu faire croire les Mahometans, jaloux de voir un si grand Personnage Chrétien; mais ce qui fait à sa gloire, est que ces ennemis du nom Chrétien, & de la reputation de Gregoire, ne laissoient pas de le consulter, comme faisoient tous les Orientaux dans leurs maladies. On peut voir les Eloges qu'on luy donne, où on ne le traite pas moins que de Phenix, & que de l'honneur de son siecle; aussi est-il appelé de quelques Chrétiens: *Pater noster Sanctus, Christianorum Princeps Primarius, Sectæ Jacobiticæ purissima substantia.* Il fit une Grammaire Syrienne, & quelques autres Ouvrages, outre l'Histoire des Dynasties, & mourut à la fin du douziéme siecle, & selon quelques-uns à la fin du treiziéme, l'an de l'Egire 670.

Je passe donc maintenant aux Rois & aux Princes qui ont honoré la Medecine ou par l'étude, ou par la profession qu'ils en ont faite. Ainsi je remarque entre les Héros de l'antiquité la plus reculée, Jason, dont le nom semble marquer la principale étude & application. Hercule, Achile, Thesée, Telamon, Pelée, Aristée, Teucer, Patrocle, Palamede, Cadmus & Bacchus, entre les Grecs, comme Nekepsus, Petosiris, Tosorthrus, & ces autres Rois d'Egypte que la Fable a défigurés, Alcibiade, Denis Tiran de Sicile, Idomenée Roy de Crete. Nous avons encore le Grand Alexandre, puisque Plutarque le met au nombre des Medecins, Lysimaque, Antiochus Roy de Syrie, Ptolomée Evergete Roy d'Egypte, Attale, Codamus, Amarot & Laodicus marqués par Galien. Juba Roy de Mauritanie, Mithridate Roy de Pont, Seleucus Roy de Locres, Gentius Roy d'Illirie, Pharnaces, Eupator, Agrippa Roy des Juifs, Evax & Sabid, Rois des Arabes, Sabor & un autre Prince d'Orient, cité par Æce & Mesué, Abderame Roy des Sarafins, & ce Mesué petit-fils d'un Roy de Damas. Un David Roy de ce païs, cité par Avicenne. Iacissuta & Kermit marquez dans Serapion, * Sandropictus ou Sandrocatus Roy des Indes, marqué dans Pline & dans Athenée. De plus Gentius, Climenus, Aaron, Agrippa, & Masinissa Roy de Numidie, Kinamis Roy de Perse, qui a écrit de la vertu des Plantes, tous Rois ou Princes & Héros de la Medecine. Nous avons

marginal notes:
ἀπὸ τῦ ἴασαι à medendo.

in Antidotar. cap. 17.

Balaus de Scriptorib. Anglic.

* *Indiæ Rex, ad Antiochum Medicamenta quædam astringentia misit quæ subdita pedib. coëuntium aliis venerem excitarent passerculorum modo; in aliis cohiberent. Athenæus Deipnosophist. lib. 1.*

encore un Renta Natacius & Josina Rois d'Ecosse, qui vivoient prés de deux siecles avant Jesus-Christ, & dont le second a écrit des Regles ou Canons de Medecine : car quant à Josina il ne faut pas oublier qu'ayant été nourri & élevé par des Medecins, ausquels il se sentit obligé, il aima depuis & la Mecine & ceux qui la professoient, jusques à composer des Traitez des playes & des facultez de Medicamens, d'où il est arrivé que les Ecossois ont long-temps cultivé cét Art qu'ils honorent encore à present. Il ne faut donc pas s'étonner si quelques Plantes & quelques Medicamens composez, ont pris leurs noms des Princes qui en ont été les inventeurs, & si quelques-uns mêmes des Empereurs Romains ont estimé la Medecine au point de la pratiquer en quelques occasions ; entre lesquels on marque Auguste, Tibere, Neron, Adrien, Tite, Constantin le Grand, Justin, & Constantin IV. dit le Barbu, duquel nous avons quelques Ouvrages de Medecine. N'avons-nous pas encore l'Epître de Theodoric Roy des Ostrogots, touchant les facultez Medecinales des bains d'Apone ? N'avons-nous pas même dans les derniers siecles Robert Roy de Naples, & Alphonse Roy de Castille, lequel a écrit des metaux ; Edoüard .... Roy d'Angleterre, un Prince de la Mirande, un Barthelemi Prince de la Maison des Comtes de Lanoy en Flandres, un Prochite grand Seigneur Napolitain, & pour ne pas remonter plus haut, des Rois d'Egypte, des Indes, de la Chine, des Arabes que nous avons ou touché ci-devant, ou passé sous silence pour éviter prolixité ? car pour les Princes de l'Eglise, ils viendront cy-après en leur rang. Quant aux Poëtes

Georg. Buchanan. in Hist. Scotic. & Balæus in illustrib. Major. Britan.

Vanderlind. de script. Med.

ORPHE'E qui est un des plus anciens a écrit de la vertu des Plantes. Musée, Hesiode & Homere paroissent sçavans dans la Botanique, & particulierement ce dernier, qui avoit encore toute la connoissance de l'Anatomie, qu'on pouvoit avoir de son temps ; ce qui a obligé J. Sambucus de le mettre dans ses Images des Medecins. Empedocle ne paroît-il pas Medecin par ce que nous en avons remarqué cy-devant ? Alcæus Poëte Lyrique n'a-t-il pas écrit un Poëme des Plantes ? Melampe d'Argos ne nous a-t-il pas paru Poëte & Medecin tout ensemble ? Diagoras de Millet étoit Philosophe, Poëte & Medecin, au point que Dioscoride, Pline & Serapion le citent souvent. Morsinus d'Athenes neveu du Poëte Æschines, étoit encore

Medecin & Poëte. Il en eſt de même d'Aratus qui a écrit de
la Theriaque, d'Heliodore d'Athenes cité par Galien touchant les contre-poiſons. Ptolomée de Cithere écrivit auſſi
des Plantes en vers, comme fit Servilius Damocrates marqué
cy-devant. Nicandre, Æmilius Macer, Andromachus, Eudemus firent divers Ouvrages touchant les Antidotes ; mais
il ne faut pas oublier Virgile * la gloire des Poëtes, puiſqu'il
avoit étudié en Medecine, & que ce fait eſt marqué dans ſa
vie.   Mais je ne voudrois pas inferer de là, comme a fait
Hipolitus Obicius, que luy étant arrivé des ſuccês fâcheux
dans la cure de quelques maladies, il ſe dégouta du métier,
& l'abandonna de chagrin : car Obicius auroit bien pû expliquer ce vers de ce Poëte.

*V. Simphor. Cam-
peg. in illuſtrib. Me-
dic. & Servium in
ejus vita.

    Mutas agitabat inglorius Artes.

Sans ſuppoſer un fait, dont aucun autre Auteur que je ſçache
n'a fait mention. Ovide parle de la Medecine bien plus per-
tinemment quand il eſt obligé d'en parler, que ne font tant
de méchans copiſtes de ſes Ouvrages, & de ceux de nos Medecins, dont on eſt à preſent fatigué. Cæcilius Argivus, Rufus Epheſius, Silius Italicus, Marcellus Sydites, Philotheus,
Philo Tarſienſis, Petronius Arbiter, Q. Serenus Sammonicus,
Thimariſtus, Periander, Rhamnius Fannius, lequel a adreſſé
ſes vers à Lactance, Philés qui adreſſe les ſiens à Michel Empereur de Conſtantinople. Ægidius Moine Grec de l'Ordre
de Saint Benoiſt, quels eſſains d'abeilles qui nous ont fourni
des douceurs du Parnaſſe, & la Manne de la Medecine ? Mais
pourrions-nous oublier entre les modernes, Bruno Seidelius
Poëte, Grammairien & Medecin, Hieronimus Fracaſtor, Lucas
Valentinus, ces dignes enfans d'Apollon, Joan. Baptiſt. Fiera,
Joan. Urſinus, Medecins & Poëtes couronnés, Joannes Vadianus de Saint Gal. Jacques Grevin Medecin de la Ducheſſe de
Savoye, l'ami du fameux Ronſard, ſi diſtingué par ſes Ouvrages, quoi-que mort à 29. ans. Jacques Pelletier du Mans, Al-
phonſe Lopés de Valladolid, Jean Poſthius Allemand, Conſtantin Pulcharello different du Jeſuite de ce nom, enfin Pierre Petit Philoſophe, Poëte & Medecin de Paris mort depuis peu, ſi
eſtimé des hommes du métier, & tant d'autres qui ont excellé
doublement dans l'art d'Apollon, & dont quelques-uns pou-
ront venir cy-aprés.

    Pour les Philoſophes je ne marqueray icy que les plus con-
                                  ſiderables

siderable : car on peut bien dire du reste, *Turbam quam dinumerare nemo poterit.* Pythagore est donc si incontestablement Medecin, que non seulement ses Sectateurs étoient Medecins, & qu'il fit selon Pline & Diogene Laërce quelques Ouvrages de Medecine; mais encore qu'on disoit de luy qu'il ne voyageoit pas pour apprendre, mais pour guerir les maladies du corps & de l'esprit. Empedocle, Platon & Speusippe l'Athenien disciple de celui-cy, raillé par le Poëte Epicrate pour s'être trop scrupuleusement attaché à l'Anatomie & à la Botanique. Epicharme de Cos, cy-devant marqué. Epicure, qui a écrit un Livre des Plantes. Democrite si connu par luy-même & par Hipocrate son ami. Theophraste, dont le merite sauva sa patrie de la colere d'Alexandre. Timée de Locrés fameux par le Dialogue de Platon de son nom. Thales de Millet, un des sept sages de la Grece. Socrate qui paroît si souvent Medecin. Aristote. Alcmæon, & tant d'autes marquez cy-devant. Comme Straton de Lampsaque, un des disciples de Theophraste, qui a composé un Traité des maladies. Eudoxe, Heraclide de Pont, Methrodore, Simon d'Athenes, Epimenides, Proclus, Apollonides, ausquels on peut ajoûter Plutarque de Cheronée, Sextus son neveu, Apulée, Poles ou Polles, Conon, Theodotion, Trachius, Porphire, Martirius & Psellus, pour ne point parler d'une infinité de modernes.

Nous n'avons donc plus à parler, que des Medecins Chrétiens qui ont honoré leur Art, ou par la sainteté de leur vie, ou par la maniere charitable avec laquelle ils l'ont exercé, ou qui se sont rendu considerables par la pieté de leurs écrits, ou par les Dignités qu'ils ont euës dans l'Eglise. Je ne puis donc mieux commencer que par

SAINT LUC, Evangeliste de Jesus-Christ, disciple de Saint Paul, Historien Ecclesiastique, & Medecin à Antioche, le premier de nos Medecins Chrétiens, dans l'ordre de dignité & du temps. Il écrivit, dit-on, son Evangile d'une maniere si concertée, qu'il semble qu'il ait pris à tâche de faire voir à toute la terre, que le Fils de Dieu n'étoit pas moins le Medecin des corps que le Sauveur des ames; tout cela, dis-je, & pour porter témoignage à la verité, & comme chacun fait cas de sa Profession, pour faire honneur à la sienne : car qui pouroit douter après Saint Jerôme, Saint Epiphane, & quel-

Cornel. Celsus in præfat. & Ælian. de Var. Histor. lib. 4.

V. Epist. Pauli ad Colossens. Hierony-mum Euseb. Anselm. in cap. 4: hujus Epist. Fresseniü Bibliarum disquisit. pag. 68.

Molan. Diarium Storum Medic. Bzovius in nomenclat. Storum Medic.

V.

ques autres grands perſonnages, qu'il ait été Medecin? Ou ſi
l'on en veut douter avec Eraſme & Calvin, on n'a qu'à voir
dans l'examen qu'a fait Molanus de leurs doutes s'ils ſont
bien fondez, & ſi les Proteſtans d'Allemagne ont eu raiſon,
quand ils ont voulu ſoutenir que ce Saint exerça encore la
Medecine corporelle aprés ſa converſion, & pendant le Miniſtere de l'Evangile, afin de ſe rendre favorables à leurs
Miniſtres qui font la Medecine corporelle & ſpirituelle,
pour manger, comme on dit, à deux Tables & en differens
endroits; mais je ne voudrois pas aſſurer que le Manuſcrit de
la Bibliotheque de Michel Cantacuzene, *de duodecim curationi-
bus*, fut un Ouvrage de Saint Luc.

U R S I C I N natif de Ravenne, ſuit Saint Luc dans l'ordre
des temps. C'eſt celuy auquel Saint Vital diſoit, le voyant
chancelant dans la Foy, & étonné de l'appareil du ſupplice,
*Prenez garde, mon cher Urſicin, vous qui avez tant gueri de ma-
ladies corporelles, que vous ne perdiez vôtre ame, & que vous n'en
abandonniez le ſoin, pour conſerver un corps mortel & periſſable.*
Avis & avertiſſement qui fut d'un ſi grand effet, qu'Urſicin eut
aſſez de courage pour preſenter ſa tête aux Bourreaux, qui le
décapiterent par l'ordre du Juge Paulin, ſous l'Empire de Neron.

O R E S T E eſt un autre Saint Martir Medecin, mais Bzovius qui nous marque ſes études, & ſon martire ſous Diocletien le 9. Novembre, ne nous marque pas le lieu de ſa naiſſance
ny celuy de ſon martire.

C O S M E & Damien Arabes, ſi celebres par les cures qu'ils
faiſoient gratuitement, & par les aumônes, ſouffrirent le martire à Egée ſous Diocletien le 27. Septembre, & firent pluſieurs
miracles aprés leur mort.

D I O M E D E homme de qualité né à Tarſe dans la Cilicie,
faiſoit la Medecine corporelle & ſpirituelle, quand il fut pris
pour la foy & décapité à Nicée Ville de Bithinie, ſous Diocletien le 16. Aouſt.

Z E N O B E Medecin d'Egée dans la Cilicie, puis Evêque
de cette Ville, ne ſe contentant pas de faire la Medecine
aux pauvres, mais leur donnant encore les alimens neceſſaires, ſouffrit le martire avec ſa ſœur Zenobia, ſous Diocletien
le 30. Octobre.

C Y R U S d'Alexandrie & Jean, deux Medecins Anargires priſonniers pour la Foy, eurent le bon-heur d'être viſitez

Chriſt. 44.

V. Hieronym. Ru-
beum Hiſtor. Ra-
vennat. lib. 1. &
Martirolog. Ro-
man.

Ex Roman. Marti-
rol. Græcor. Menol.
Metaphraſt. & Su-
rio.

Baron. in notis.
Bzovius in nomen-
clat. Martyr. R.

Martirol. Roman.
& Cedren. in com-
pendio.

Metaphraſt. Su-
vius, Brovius, Lipo-
man.

dans leur prison par les deux Anargires, Cosme & Damien qui leur apparûrent & les consolerent, aprés quoy ils souffrirent constamment le martire, pour avoir voulu sauver l'honneur de trois saintes Filles & de leur mere, sous Diocletien le dernier de Janvier. Ils sont si celebres dans le Menologe des Grecs, qu'il y est remarqué que leur Boutique fut changée en Eglise aprés leur mort.

Bollandus ex Melano.

ALEXANDRE Medecin de Phrygie, est condamné aux bêtes pour la foy de Jesus-Christ, sous Marc Aurelle, & enfin égorgé à Lion, aprés avoir évité d'être devoré des bêtes le 12. de Juin, l'an de grace 177.

Euseb. Hist. Ecclesiast. lib. 5. cap. 1.

JEAN de Phrygie souffrit le martire sous Antonin Verus, suivant le Martirologe Romain.

ANTIOQUE Medecin de Sebaste, aprés avoir converti ses Bourreaux, souffrit avec eux le martire sous le Juge Adrien, qui le fit décapiter le 15. Juillet ; mais le Menologe traduit par Sirlet, ne marque ny le lieu, ny le temps de son Martire.

Baronius T. 1. & Lipoman.

ANTIOQUE Gentil-homme de Mauritanie, autre que celuy de Sebaste, homme de lettres & grand Medecin, souffrit une maniere de martire dans l'Isle de Sardaigne sous Adrien: car aprés avoir gueri charitablement plusieurs malades, & converti quantité de Payens, étant accusé devant l'Empereur qui luy fit endurer plusieurs tourmens, il fut enfin relegué dans l'Isle qui a pris son nom, * où il mourut tranquillement, quoi-que les plus grands Seigneurs du païs demandassent instamment sa teste. Sa mort est marquée le 13. Decembre l'an de grace 135. dans le Martirologe Romain, & dans Bzovius.

* insula Sulcitana Isola di Santo Antiogo.

SANCTUS ou Benedictus natif d'Otricoli dans le païs des Sabins, souffrit longtemps pour la Foy, & fut enfin décapité par l'ordre de Sebastien Lieutenant de l'Empereur Antonin, le 26. Juin l'an de grace 130. selon Bzovius. L'extrait de l'acte de son martire cité dans l'Itineraire d'Italie, de Dom Jean Mabillon, Religieux Benedictin, page 47. le nomme Benedictus, & marque son martire au 6. des Kalend. de Juillet.

ex Bibliothec. Roma Vallicellan.

PENTALEON Noble Medecin de Nicomedie, fils d'Eustorge Senateur, Saint & sçavant personnage, souffrit diverses injures & tourmens, accusé qu'il fut par les Medecins Payens sous l'Empire de Maximin, & enfin le martire le 7. Juillet. Bzovius * marque les differens miracles qu'il fit aprés sa mort.

Symphorian. Campeg. in specul. Medic. Christ. doctrin. 4.

* in nomenclat. Sanctorum Medicor.

J U L I E N natif d'Emese dans la Phenicie, souffrit le martire sous l'Empire de Maximin Galere, le 6. Février, exhortant les Medecins Chrétiens exposez au Theatre, à souffrir aussi constamment qu'il faisoit.

Molan. in Diario Medic. Bolland. & alii.

R A S I P H E & Ravenne freres, Prêtres & Medecins natifs de Bretagne, selon quelques Auteurs, souffrirent le martire en faisant la Medecine le 23. Juillet, mais on ne sçait pas l'année. Ce qu'il y a d'assuré, est que leurs corps sont à Bayeux.

P A P I L E Medecin de Pergame, puis Diacre, souffrit le martire avec Carpe, Agathodore & Agathanice sa sœur le 13. Avril, sous l'Empereur Dece.

Ex Gracov. Sinaxar. Metaphrast. Lipomano & Surio.

Lipoman. in ejus vita.
Bzov. in nomenclat Martyrol. Rom.

C O D R A T jeune Medecin de Corinthe, souffrit le martire, exhortant ses freres à le suivre, le dixiéme Mars, sous Dece & Valerien.

L E O N C E & Carpophore deux Medecins Arabes, ayant évité le feu & l'eau, qui ne servirent qu'à convertir plusieurs Payens, furent décapités par l'ordre d'un des Lieutenans de Diocletien à Aquilée le 6. Aoust.

Bzov. in nomenclat.
Pacius in præfat.
Method. Medend.
Galeni.

E U S E B E Grec, Pape de Rome, est mis au rang des Medecins par quelques Auteurs, quoy qu'apparemment il ne fut que fils de Medecin. * Il souffrit le martire sous l'Empereur Maxime le 26. Septembre.

Roman. Martyrol.
Baron. in Annal.
Bergom. in supplem.
Chronic.
* *Luitprand in vitis Pontific. c. 32.*

L I B E R A T Medecin d'Affrique, souffrit pour la Foy pendant la persecution des Vandales, qui le firent mourir le 25. Mars 485. à Zurzane en Affrique.

Molan. in Diar. & Victor Vittensis.

E M I L I E N autre Medecin Affriquain de grande reputation, souffrit pareillement la mort pour la Foy, pendant la persecution Arrienne, avec quelques autres Chrétiens le 6. Decembre.

Roman. Martyrol.
Victor lib. 3. de persecut. Vandalor.

D E N I S Medecin & Clerc, ayant souffert pendant la persecution d'Alaric, tout ce que la captivité a de fâcheux, inspirant de respect aux Barbares par sa patience & par ses autres vertus, qu'ils le regarderent enfin avec un profond respect. Aussi ne s'étoit-il pas contenté de faire la Medecine aux malades, mais il leur faisoit encore de grandes aumônes, comme on le peut voir dans son Epitaphe en vers, rapportée par Bzovius, qui met sa mort le 28. Février l'an de grace 410.

I S I D O R E Evêque de Seville est mis par quelques Auteurs au nombre des Saints Medecins, & confondu par Molanus avec Isidore natif de Chio. Il est vray que Luc Evêque de

Tuy, n'en parle que comme d'un homme fçavant dans les fept Arts liberaux; mais Symphorian. Champerius en fait un grand Medecin, que Bede & Ufuard font martir, de même que Gregoire de Tours, l'an 732.

De Gloria Confeff, cap. 101.

Voicy encore des Saints Medecins, qui pour n'avoir pas fouffert le martire, n'ont pas laiffé d'honorer la Medecine par la pureté de leurs mœurs.

CESAIRE Senateur de Conftantinople, & premier Medecin de l'Empereur Conftance, frere de Saint Gregoire de Nazianze, dit le Theologien, qui a fait fon Eloge, aima mieux renoncer à tous les avantages que l'Empereur luy propofa, & quitter la Cour que de fe faire Arrien. Auffi Dieu le recompenfa-t-il de fa fidelité? car il revint à Rome après la mort de cét Empereur, glorieux, careffé du peuple & de toute la Cour, & difpofant comme il luy plaifoit des finances, dont il fit un fi bon ufage, que les pauvres trouverent un pere & un Medecin en fa perfonne. On celebre fa fête chez les Grecs le 25. de Février felon Baronius.

Gregorio a luy 19.

Baron. in notis.

S. BASILE le Grand & Saint Gregoire de Nazianze, apprirent la Medecine dés leur bas-âge avec Saint Cefaire, & celuy-la aima tant les pauvres malades, qu'il bâtit un Hôpital, où il faifoit la Medecine aux Lepreux de fes propres mains.

Nazianzenus Sermon de amore Pauperum.

SAMSON étoit un Saint Perfonnage du cinquiéme fiecle, qui donna tout fon bien aux Pauvres. Il guerit l'Empereur Juftinien d'une grande maladie, ce qui l'obligea à faire bâtir à fa confideration un grand Hôpital à Conftantinople. Il eft mis au nombre des Saints pour avoir eu foin des pauvres, & leur avoir fait de grandes aumônes, & fa Fête marquée le 27. de Juin, comme celle d'un Saint, au Sepulchre duquel il s'eft fait de grands miracles.

V. Bzovium & Molanum.

ZENON de Cypre foutint conftamment l'exil pour la foy de Jefus-Chrift, & convertit le fameux Juif Jofeph. Sa mort eft marquée le 13. Juin.

PIERRE Prêtre & Medecin de la Ville de Cyr, eft marqué comme un Saint Perfonnage par Bzovius, en l'année 495.

THEODOTE Medecin puis Evêque de Laodicée en Syrie eft fort eftimé par Eufebe, s'étant converti à Dieu dans l'exercice de fa Profeffion, par la meditation de fa derniere fin, fur celle de fes malades. C'eft pourquoy Bzovius le prefente aux Medecins comme un miroir tres-fidelle, où ils peuvent voir leurs obligations.

Hift. Ecclefiaft. l. 2. cap. 28.

L'Evêque de Tiberiade, qui sous pretexte de faire la Medecine à Ellel Patriarche des Juifs, prit occasion de le baptiser, étoit apparemment Medecin, sur quoy on peut voir Saint Epiphane, & après luy Baronius qui l'a copié sur ce fait mot à mot, mais qui ne le nomme point autrement que l'Evêque de Tiberiade.

Tom. 1. l. 1. haref. 3.

Baron. ad Annum 327.

Martyrol. Rom. Bed. Usuard. Bzovius, Surius 2. Edition.

JUVENAL fut premierement Medecin à Narni, puis Prêtre ordonné par le Pape Damase, & enfin Evêque de Narni, où sa memoire est honorée de même qu'à Fossan, & où on a porté ses Reliques, & bâti des Eglises sous son invocation.

GENNADIUS Grec est mis au nombre des Medecins par Bzovius, qui nous en fait un bel Eloge; mais sans nous marquer ny le lieu de sa naissance, ny celuy de sa mort. Ainsi je crains fort qu'il n'ait fait un Saint Medecin de Gennadius Evêque de Constantinople, dont il est fait mention au Menologe des Grecs le 25. Aoust sous Justinien, ou de ce Gennadius de S. Augustin, dont nous avons parlé ci-devant.

Bzovius in nomenclatur.

Sozomen. lib. 7, c. 18.

PHILIPPES Benitio natif de Florence, après avoir étudié en Medecine à Paris, & pris le Bonnet de Docteur à Padoüe, se fit Religieux Servite, fut General de son Ordre, & mourut, en odeur de Sainteté, à Tuderte le 22. Aoust 1285. Mais pourrions-nous oublier icy le celebre Medecin Tribun, quoi-que marqué cy-devant, puisqu'il préfera la délivrance des Chrétiens Captifs aux biens temporels.

MARTIRIUS, qui se jugea indigne du Diaconat pour avoir exercé la Medecine.

Ex Molano in diatio.

Flodoard. ad ann. 914.

BARBATIEN, lequel ayant le *don des santez*, ne guerissoit neanmoins aucun malade, qu'il ne se servit des remedes naturels, pour se mettre à couvert de la vanité.

DEOLDUS Evêque d'Amiens, qui viendra encore cy-après. Enfin deux Medecins Japonnois nommés Paul, dont il est fait mention dans les Lettres du Japon des Peres Jesuites.

Bzovius ex Epist. Gabriel. Mallos. S. I.

JOACHIN autre Japponois converti, qui faisoit la Medecine aux Pauvres, & qui leur donnoit encore l'aumône, ce qui luy attira la couronne du Martire à Facaya le 13. Mars de l'année 1613. mais il ne faut pas oublier icy, que quelques autres Medecins que Guillaume du Val a inserez dans son Monogramme des Saints Medecins sont supernumeraires, ou parce qu'ils n'ont pas été Medecins de Profession, ou parce qu'ils n'ont gueri que surnaturellement. L'on peut encore remarquer

en paſſant pour l'honneur de la Medecine, que preſque tous
les Peres de l'Egliſe ont été partiſans de la Medecine, & après
eux tous les Patriarches & Fondateurs des Ordres Religieux.
Auſſi voyons-nous que la plûpart des Saints Perſonnages dont
il eſt parlé dans les Peres & dans l'Hiſtoire, ont aimé ou profeſſé cét Art. Un

AMMONIUS ſi celebre dans la Cité de Dieu de Saint
Auguſtin. Ce Proconſul d'Affrique, cy-devant marqué,
ou pour mieux le deſigner, ce Vindicianus. Un Prêtre nommé Pierre, dont Theodoret fait une ſi honnorable mention,
un Euſtathius ſi celebre Medecin & Theologien du troiſiéme
ſiecle, ce Ruſtic. Elpidius cy-devant marqué, ce Medecin
qui ramena ſi ſpirituellement Louis Lantgrave de . . . . . .
Epoux de Sainte Eliſabeth, de la ſotte opinion qu'il avoit
touchant la Predeſtination. Le fameux Turrianus, qui quitta
le monde pour ſe donner tout à Dieu dans une Chartreuſe,
après avoir long-temps profeſſé la Medecine. Gui de Cer-
celles, qui ſe retira du monde, après y avoir longtemps exercé
la même Profeſſion l'an, & qui legua cinq cens livres aux
Religieux du Val des Ecoliers de Paris, où il paſſa le reſte
de ſes jours. Petrus Ægid. Corbolienſis, qui quitta pareillement la Cour du Roy de France Philippes Auguſte, pour ne
plus penſer qu'au Salut de ſon ame. Hierôme Seſſa, qui bâtit &
fonda la fameuſe retraite des Solitaires de Rua dans le Padoüan.
Saint Charles Borromée, qui fit luy même la Medecine à Milan
pendant une grande peſte, & dont Dieu benit les ſoins, parce
qu'ils n'étoient animés que de l'eſprit de Charité. Voyons maintenant ceux qui ſe ſont diſtingués par la pieté de leurs écrits.

ANTON. Muſa Braſſavolus, outre tant d'autres Ouvrages
de Medecine, a compoſé en Italien la vie de Jeſus-Chriſt, &
paraphraſé les quatres Evangeliſtes pour ſa conſolation & pour
celle de ſa famille. De plus un Problême dans lequel il tâche de
prouver à la Ducheſſe Anne de Ferrare, que la mort eſt toûjours à craindre. Guillaume Ader *Medecin de Touloufe, a écrit
fort doctement & ſpirituellement ſur les gueriſons miraculeuſes faites par le fils de Dieu. Renaud Sturmius de Soiſſons
non content d'avoir écrit ſur les Aphoriſmes d'Hipocrate, a
encore écrit contre les Athées. Henri Valentin Vogler a donné une curieuſe & Crétienne Phiſiologie des inſtrumens de la
Paſſion du Fils de Dieu. Vincent Moles a écrit une Philo-

Bzovius ad annum 1228.

Hiſtor. Univerſit. Pariſ. T. 5. p. 892.

* *Ægri. in Evan-gelium.*

1500.

sophie qu'il appele Sacrée, touchant le sacré Corps de Jesus-Christ, avec un Traité des maladies dont il est parlé dans la Bible, en quoy il a été secondé par Marcellinus Uberte, & par Barhlemmi Horstius, qui a aussi composé des Prieres à l'usage des Medecins. Guillaume du Val Medecin de Paris, ramassa de nôtre temps, quoi-que d'une maniere assez confuse, les noms & les actions des Saints Medecins, & quelques monumens de la pieté des autres Medecins Chrétiens des derniers siecles. Levinus Lemnius a fait l'explication des similitudes tirées des fruits, & des herbes mentionnés dans la Bible. Louis Takius a fait *le Medecin Chrétien* sur l'idée ou image d'Aza Roy de Juda. Bernardus Tomitanus Medecin de Padoüe, a fait un Commentaire sur Saint Mathieu. Otho Brunfelsius, quoi-que sa vie soit un grand Problême, s'est aussi distingué par quelques Ouvrages de Medecine Chrétienne, selon Gesner en sa Bibliotheque. Mæyius Volschonius a fait voir dans une belle dissertation l'accord qui se trouve entre la Medecine & la Theologie. Jean Vandermei nous a donné l'exposition des passages du Pentateuque de Moïse, où il s'agit de Medecine. Franciscus Valesius a fait la Philosophie sacrée, ou explication des mots de la Bible qui regardent la Medecine. Jean Grossius a fait un abregé de la Medecine, dans l'esprit de l'Ecriture sainte, & y a ajoûté le moyen de bien comprendre cette Ecriture. Anton. Ludovicus a écrit contre Galien sur la nature de l'ame raisonnable, soutenant fort doctement son immortalité contre ce grand Medecin, qui semble en avoir douté. Jean Baptiste Codronchius a parfaitement bien écrit, touchant la maniere de faire la Medecine en vray Chrétien. Paul Zachias a expliqué plus au long qu'aucun autre Medecin, tout ce qui regarde les loix divines & humaines, touchant l'exercice de la Medecine. Thomas Erastus, quoique Lutherien, n'a pas laissé d'écrire de la Medecine Chrétienne fort doctement, si l'on en excepte ce qui regarde la Polemique. Daniel Ulierdenus de Bruxelles a fait une Epître Theologomedicale touchant les maladies du corps & de l'ame. Joachim Vadianus, Poëte, Theologien & Medecin, a fait un Commentaire sur les Actes des Apôtres, outre ses autres Ouvrages. Jacques Goupil a fait une docte & pieuse Paraphrase de l'Epître de Saint Paul à Tite, dediée au Cardinal du Belley. Thomas Bartholin a fait quatre Traités fort pieux

&

V Paschal. & Spizel. in infelicitat. Literator.

Monogramma Storum & Sanct. Medic.

& fort doctes, fur la Croix de Jefus Chrift.

Peut-on s'imaginer un Medecin & Philofophe plus pieux que Marcille Ficin. Nicolas Bierius natif de Gand, & Medecin de l'Empereur Maximilien II. n'a-t-il pas écrit contre les Heretiques & libertins de fon temps? Jules Cefar Scaliger, quoi-que Catholique fufpect, a dans fes Poëfies plufieurs pieces qui ne font pas indignes d'un Medecin Chrétien. Nicolas Maffa Medecin de Venife, a fort bien écrit de la creation du monde, & de l'immortalité de l'ame. Guillaume Rondelet Medecin de Montpelier, a commenté quelques Pfeaumes de David. Adrianus Junius a fait l'Anaftaurofe, ou Hiftoire de la Structure & fabrique de la Croix du fils de Dieu. Paul de Midelbourg a écrit touchant le jour de la mort & Paffion de Jefus-Chrift. Hieronimus Bardus, Prêtre, a fi bien écrit de la Police de la Medecine Chrétienne qu'il ne fe peut mieux, quoi-qu'il ait avancé, fans le prouver, qu'Ariftote a été Sectateur de la doctrine de Moïfe. Aprés toutes ces remarques que nous refte-t-il que d'entrer dans l'Hiftoire des dignités Ecclefiaftiques, poffedées par des Medecins?

E u s e b e Pape, furnommé Anteros, Grec d'origine, étoit avant fon exaltation, ou Medecin, ou au moins fils d'un Medecin, qui eut l'honneur de donner un Chef & un Saint à l'Eglife de Dieu.

S i l v e s t r e II. à la verité n'a jamais exercé la Medecine, mais il eft certain qu'il fe plaifoit à la Theorie de cét Art, comme il paroît par cét endroit de l'Epître 150. *Nec me autore quæ Medicinæ funt tractare velim, præfertim cum fcientiam illorum, tantum affectaverim officium femper fugerim.*

J e a n XXI. natif de Lifbonne, dit Petrus Hifpanus, étoit un fort fçavant Medecin, comme il paroît par fes Ouvrages. *

P a u l II. fe plaifoit comme Nicolas V. à l'étude de la Medecine. Auffi ce dernier étoit-il fils d'un Medecin * forti d'une fort noble famille, & d'une mere illuftre en vertu & en naiffance, appelée Andreola Sarrazanenfis.

Quant aux Cardinaux de l'Eglife Romaine.

H u g u e s le Noir, dit Atratus ou d'Evesham Anglois de naiffance, étoit homme d'un efprit délicat, d'une memoire heureufe, & de mœurs tres-innocentes & tres-honnêtes. Il de-

Hypomnemat. 4. de fedili medio. de coron. Spin. de vino myrrhat de Sudor. Sanguin.

Gerberti Epift. 150.

* *Canones Medicinæ, Problemata, & Thefaurus pauperum.*

* *Bartholomeus ex familia Parentucellorum.*

1287.

X

vint fi fçavant dans la Medecine, la Philofophie & les Mathematiques, qu'il fut furnommé le Phenix de fon temps. Le Pape Martin V. connoiffant fon merite, & voulant apprendre la décifion de quelques faits qui regardoient la Medecine, après l'avoir confulté avec application fut fi fatisfait des réponfes de Hugues encore fort jeune, qu'il le fit Cardinal Prêtre du Titre de Saint Laurent *in Lucina*, l'an 1281. Auffi a-t-on dit de luy, qu'il fut le Medecin le plus honnête, le plus décifif, & le plus agreable de fon temps, à quoy on ajoute qu'il n'étoit pas moins grand Theologien. Au refte Pitzeus nous apprend qu'il a écrit un Livre *des Genealogies humaines*, qui n'eft pas venu à nôtre connoiffance, non plus que *Canones Medicinæ fuper oper. febrium Ifaaci, & Problematum liber unicus &c.*

Fulgof. & Ciaco-nius in Martin. 4

in Elogiis Illuftr. & glor.

J A C Q U E S d'Utine, * dit *Jacobus* ou *Jacobinus Utinenfis*, eft appelé par Saint Antonin homme fort Religieux. Il fut, après avoir exercé la Medecine, Protonotaire Apoftolique, & enfuite Evêque; mais fi l'Hiftoire ne marque pas d'où, elle nous affure que le Pape Gregoire XII. le fit Cardinal du Titre de Sainte Marie la Neuve, & que comme fa Sainteté projettoit de l'envoyer Legat à Venife, il mourut l'an 1410.

* dans l'Etat de Venife.

Ciacon. in Gregor. XII.

L O U I S M E Z A R O T A de la famille dell'Arena, furnommé Scarampo, fe fit recevoir Docteur en Medecine à Padouë, où il étoit né, & y exerça quelque temps cette profeffion; mais s'étant enfuite tranfplanté à Rome, il prit parti dans l'Armée du Pape Eugene IV. commandée par le Cardinal Vitelefchi, qui faifoit la guerre aux Rebelles de fa Sainteté. Il fe rendit enfuite fi neceffaire à ce Pape, que luy ayant découvert les deffeins de ce Cardinal, il s'enrichit de fes dépoüilles, dont les principales étoient l'Archevêché de Florence, & le Generalat des Troupes Eccleffaftiques. Je ne m'arrête icy ni à fa conduite, ni à fon bonheur, ni à fes exploits de guerre; mais je marqueray feulement que s'il ne triompha pas dans Rome après fes expeditions militaires, comme avoit fait Vitelefchi, le Pape ne laiffa pas de payer fes fervices d'un Chapeau Rouge, le créant Cardinal Prêtre du Titre de Saint Laurent *in Damafco.* Voyez au furplus *Auberi tom. 2. Hift. Cardinal.* qui a compilé fa vie de divers Auteurs.

V. Petrum Serviū prolufione habita in cad. Roman.

1440.

pag. 156.

V I T A L du Four, dit, *Vitalis de Furno*, étoit Gafcon natif de Bazas. Il étudia fi bien en Medecine, qu'il compofa un Livre *de Tuend. Valetudine*, & quelques autres Ouvrages de

Vanderlinden. de fcript. Med.

Medecine. Enſuite il ſe fit Cordelier, & entra ſi avant dans les bonnes graces du Pape Clement V. qu'il le fit premierement Cardinal, & depuis Evêque d'Albe. On luy fait dire dans un Livre intitulé *de ſmaragdi virtutib.* qui n'eſt pas venu à nôtre connoiſſance, qu'il vivoit au temps de Béla Roy de Hongrie, ce qui n'eſt pas impoſſible ſi c'eſt Béla quatriéme du nom, qui mourut l'an 1275. Il n'eſt donc pas vray comme l'a écrit Volphang. Juſtus qu'il ait vécu en 1486.

1305.
1329.

*v Cronic. Minor.
Antonin. parie 3.
Tit.* 24.

HIERÔME ALEANDRE étoit fils de François Aleandre Medecin Venitien. Comme il étoit fils d'un bon Maître, il eut encore le bonheur d'être diſciple de Daniel de Padoüe, qui luy apprit la Medecine & l'Aſtrologie. Ainſi le Pape Paul III. ſe ſouvenant des ſervices de ſon pere, & voulant reconnoître ceux du fils, qui ſans doute luy en avoit rendu de conſiderables, le fit Cardinal du Titre de Saint Chriſogone. On dit qu'il mourut par l'ignorance d'un Medecin.

1536.

HIERÔME Seſſa, ne fut pas Cardinal, comme quelques-uns l'ont penſé, mais outre qu'il avoit tout le merite neceſſaire pour obtenir la Pourpre Cardinale, il eſt certain qu'il ne tint qu'à luy d'en être revêtu, le Pape Paul IV. l'ayant nommé pour cela; honneur qu'il refuſa avec une humilité que les veritables Chrétiens eſtiment beaucoup plus que cét honneur.

1495.

HERMOLAUS Barbarus, ſi connu des Sçavans, n'a pas été Cardinal comme Volphang. Juſtus ſe l'eſt imaginé aprés Trithemius & quelques autres; mais il fut ſeulement déſigné Patriarche d'Aquilée par le Pape Innocent VIII. & auroit apparemment été Cardinal s'il eût vécu davantage. Que s'il n'a pas été Medecin de profeſſion, au moins a-t-il extrémement obligé la Medecine, en luy donnant un Dioſcoride & un Pline plus corrects & plus illuſtrés que tous ceux qui avoient parû auparavant.

SIMON PASQUA Docte Medecin & Theologien natif de Gennes, fut premierement Ambaſſadeur de cette Republique vers le Pape Pie IV. qui le fit ſon premier Medecin, puis Evêque de Sarzano. Enſuite il aſſiſta au Concile de Trente, & fut enfin nommé Cardinal Prêtre du Titre de Sainte Sabine par ce Pape. Il laiſſa quelques Ouvrages Hiſtoriques, & mourut en reputation de fort grand Perſonnage en 1565.

FERDINAND Poncet Evêque de Melphe, Napolitain &

Cardinal du Pape Leon X. a fait un Traité des venins, & un de Phisique, qui marquent assez que s'il n'a pas professé la Medecine, il n'a pas laissé d'y être sçavant, comme on le peut voir dans Ciaconius.

VINCENT LAURE' natif de Tropia dans la Calabre, fut premierement Précepteur ou plûtôt Catechiste d'Antoine Roy de Navarre, par la faveur du Cardinal de Tournon son Patron, qui le mit auprés de ce Prince. Il étoit également grand Philosophe, grand Theologien & grand Medecin. Le Pape Pie V. luy donna la direction de l'Eglise du Mont-Royal, & le nomma Nonce successivement, aupres du Duc de Savoye, de Sigismond Roy de Pologne, & du Roy de France Henri

Tuan. ad ann 1561. Ruger. Triton. Pinelli Abbas in vita ejus.

le Grand. Aprés quoy le Pape Gregoire XIII. voulant reconnoître son merite & ses grands services, le fit Cardinal du Titre de Sainte Marie, & c'est pour cela qu'il sera parlé plus d'une fois de ce Cardinal dans cét Ouvrage. Il mourut environ l'an 1592.

Gregor. Palear. observat. 162. in Tacit.

Voici les Medecins Archevêques au nombre desquels on met

Vanderlinden. de script. Medic.

ALBICUS Archevêque de Prague qui fit l'an 1484. un Traité intitulé *Praxis medendi*, & quelques autres Ouvrages de Medecine.

PIERRE RUICPAELLE étoit né si pauvre, qu'il avoit demandé son pain en chantant ; mais il ne laissa pas d'être élevé à l'Archevêché de Mayence ; parce, dit l'Histoire, que le Pape Clement V. voyant qu'il étoit si habile dans la cure des maladies corporelles, esperoit qu'il ne le seroit pas moins dans celle des maladies de l'ame.

Spondan. ad ann. 1308.

V. Galliam. Christian.

ANGELO CATHO Medecin du Roy de France Louis XI. fut nommé, comme chacun sçait, Archevêque de Vienne, où il tint le Siege, pendant le Regne de ce Prince.

Quant aux Medecins devenus Evêques, outre ces Saints personnages cy-devant marqués, on remarque encore un Pamphilus Episcopus cité par Æce, au sujet d'une certaine suffumigation.

Sermon. 4. Tetrabibl. 4.

THEODOTE Evêque de Laodicée, dont j'ay parlé cy-devant, se rendit fort considerable dans le V. siecle : car Eusebe en parle comme d'un homme d'un merite extraordinaire, même avant que d'être parvenu à l'Episcopat, & encore Medecin.

Morales l. 11. c. 17. & Padill. centur.

PAUL Grec de nation & Medecin de Profession, dont nous

avons l'Hiſtoire dans Paul Diacre de Merida la grande , fut fait Evêque de cette Ville pour ſa vertu , & y opera des cures miraculeuſes.

E P I P H A N E Evêque de Conſtance eſt mis au nombre des Medecins par quelques Auteurs , pour avoir fait quelques Traitez de Phiſique ou de Medecine.

T H I A D A G E Moine de Corbie en Saxe , & fort habile Medecin , qui accompagna Boleſtas Duc de Boheme à la guerre de l'an 996. devint enfin Evêque de Prague.

S A H I D E ou Patricides , dont il a été parlé cy-devant dans l'Hiſtoire des Medecins Arabes, Patriarche d'Alexandrie , étoit Médecin de Profeſſion ſous le Calife Hamed Aradibella. Il mourut l'an de l'Egire 328. aprés avoir tenu le Siege ſept ans & ſix mois.

N E M E S I U S , dont le temps, l'Evêché & la Patrie paroiſſent aſſez incertains, étoit à la verité grand Philoſophe. Auſſi l'aurois-je mis parmi les Philoſophes, ſi l'Ouvrage *de natura hominis* qui porte ſon nom, n'étoit un Ouvrage appartenant à la Medecine ; puiſqu'il y eſt fait mention, du corps, des élemens , des ſens & de leurs organes, du poux, des maladies, de la reſpiration, de la faculté generative & de ſemblables matieres. C'eſt ainſi qu'on pourroit mettre en ce rang Syneſius Evêque de Cyrene , & un certain Theobaldus Epiſcopus, puiſque l'un a fait un Livre *de Inſomniis* , & l'autre un *de Natura xij. Animalium.* Mais il eſt certain que

W I G E B E R T fut Evêque de Hildeshim l'an 880. qu'il y tint le Siege quatre ans , & qu'il n'y exerça pas moins la Medecine du corps que celle de l'ame. Auſſi voit-on dans la Bibliotheque de cette Ville pluſieurs Ouvrages de ce Prélat Medecin.

D E R O L D U S étoit Medecin de Profeſſion l'an 929. quand il fut nommé Evêque d'Amiens. Il mourut l'an 940.

A L B E R T le Grand , également grand Medecin & grand Theologien , fut Evêque de Ratiſbonne , l'an 1260.

G O N S A L V E de Tolede ne m'eſt connu que par Lionardo di Capoa qui le fait fameux Medecin , & Archevêque de Leon en Eſpagne : car aprés avoir cherché dans tous les Auteurs de l'Hiſtoire d'Eſpagne , je ne trouve qu'un Gonſalve Evêque de Leon , qui vivoit au temps du Roy Ramire I I. environ l'an 900. mais il ne paroît pas dans cette Hiſtoire qu'il ait été Medecin.

X iij

6. c. 50. Paul. Diaconi Emeritenſis in vita Patrum Emeritenſium ſacul. V.

Vanderlinden. de ſcript. Med.

Duthmar. Chronolog. Hiſt. Saxonenſ. & in Hiſt. Bohem. in Boleſtao. Catal. Epiſcop. Prag.

V. Nicoſium Ellebaudium & Plantin. in monit. ad lect. ejus operis.

Vanderlinden. de ſcript. Med.

Flodoard. Hiſt. Rhemenſ. lib. 4. c. 35.

pag. 576. del ſuo Parere.

NICOLAS Ferveham Anglois, fut auſſi grand Medecin que grand Philoſophe, & comme il étoit conſommé dans la connoiſſance des Plantes & des autres Remede , il fut appelé dans la Cour & dans la Famille du Roy d'Angleterre Henri III. mais pour cela il ne laiſſa pas de s'adonner à la lecture des Saintes Lettres, & à la meditation des choſes Celeſtes. C'eſt pourquoy le Roy le nomma premierement à l'Evêché de Cheſter l'an 1239. grace qu'il refuſa d'abord ; mais comme il en reçût une forte correction de Robert Capiton Evêque de Linceſtre, il ſe reſolut à l'accepter. Il étoit Maître és Arts de l'Univerſité de Paris, & Docteur en Medecine de l'Univerſité de Bologne, d'où il fut tiré par le Roy & par la Reine d'Angleterre, pour être le Directeur de leur conſcience & de leur ſanté. On dit qu'il écrivit un Livre de Pratique, & un de la vertu des ſimples, qui ſont apparemment perdus.

Ceſtrienſis Epiſcopatus.

Goduuin. in ſcriptorib. Anglicis.

GUILLAUME Barfetti natif d'Aurillac, Medecin du Roy de France Philippes le Bel, dont il étoit fort eſtimé pour ſa probité & capacité, fut nommé à l'Evêché de Paris, l'an 1304.

Gall. Chriſt.

THEODORIC Eſpagnol Dominicain Evêque de Cervie, étoit conſommé dans la pratique, qu'il écrivit l'an 1280. un Traité ſi ſelon la Methode de Hugues de Luques ſon Maître, imprimé avec la Chirurgie de Guidon, de Roland & de quelques autres.

Vanderlinden. de ſcript. Med.

ALEXANDER Benedictus Evêque de Civitta di Chieti dans le païs de Benevent, eſt mis au nombre des Medecins par quelques Auteurs Allemans ; mais je crains fort qu'ils ſe ſoient trompés : car comme il eſt certain qu'il y a un *Alexand. Benedictus* dans le Catalogue de ces Evêques, il n'eſt pas vray qu'il y ſoit qualifié Medecin ; ainſi je croy que ces Auteurs pourroient bien avoir confondu l'Alexandre Benedictus Medecin Italien de ce ſiecle-là, avec l'Evêque de même nom.

Vanderlinden. de ſcript. Med.

KAMINTUS où Ranutius Kamintus Evêque d'Aroze en Dannemarch, a écrit deux Ouvrages, l'un de la peſte & l'autre du Regime de la Santé ſelon les differentes ſaiſons de l'année.

Vanderlinden. de ſcript. Med.

GASPAR Torella Evêque de Sainte Jutte, ou ſelon d'autres de Valence en Eſpagne, a compoſé un Traité *de Pudendagra*, & un *de ægritudine Peſtifera*.

Hiſt. de Blois.

PIERRE BECHEBIEN natif de Blois, où il avoit fait longtemps la Medecine, ayant été quelque temps premier Me-

decin de Marie de Sicile, Epouse du Roy de France Charles
VII. fut nommé & sacré Evêque de Chartres, l'an 1422.

GUILLAUME Pellicier Evêque de Monpellier, composa
selon quelques-uns le Livre des Poissons attribué à Rondelet, & par consequent obligea & orna la Medecine de ce bel
Ouvrage.

PAUL IOVE, si fameux par les differens Livres que nous
en avons, étoit un fameux Medecin, qui pour son merite fut
élevé à l'Evêché de Nocera * dans l'Ombrie.

* An Regni Nea-
politani vel Om-
briæ.

GERARD RAMBAUD, surnommé le Prelat Lettré,
sçavant Medecin, assista au Concile de Trente de la part du
Pape Pie IV. & fut nommé par sa Sainteté à l'Evêché *de Civitta
di Chieti* dans le Benevent.

HENRI STACHER premierement Medecin de Profession,
puis Recteur de l'Université de Paris, & ensuite de celle de
Louvain, fut honnoré d'une Dignité dans l'Eglise de Liege,
& enfin fut nommé Chorevêque de Maëstrik.

*Histor. Universit,
Parisiensis.*

*Chor- Episcopus
Trajectinus.*

SIMON PAULLI premier Medecin du Roy de Danne-
mark, si connu par son érudition & ses écrits, a été de nôtre
temps Evêque d'Arrose dans le Dannemark.

JEAN STENON, dont nous attendons la vie, ou au moins
l'Eloge d'une bonne plume, nâquit l'an 1630. à Copenhague
Capitale du Royaume de Dannemark, Protestant de Religion & des plus zelez, d'où il alla étudier à Leide en Hollande. Etant venu de-là à Paris, il y trouva ce qu'il cherchoit
dans les dissections des corps, & ce qu'il cherchoit dans
l'Ecriture Sainte, & dans la lecture des Peres & de l'Histoire
Ecclesiastique ; je veux dire les verités de la Religion Catholique, prévenu qu'il étoit déja par les Conferences qu'il
avoit euës avec un Curé d'Amsterdam fort sçavant ; car les
erreurs de la Religion Protestante luy sauterent tellement aux
yeux, qu'il se sentit dés-lors pressé d'en faire une abjura-
tion sincere. Etant donc allé de Paris à Florence, où le Grand
Duc Cosme III. l'appella sur le bruit de son érudition, & s'y
étant declaré Catholique, ce Prince ravi de cette action, &
de voir tant de science & de probité dans un homme de cét
âge, luy assigna une pension, & luy confia l'éducation & la conduite du Prince Ferdinand son fils. Cependant cette occupation ne l'empêcha pas de vaquer à l'étude de la Medecine, &
il y fit tant de belles découvertes, que le Roy de Dannemark,

jaloux de voir que ce Duc qui s'est acquis une gloire immortelle, pour avoir honnoré les Sciences & les Sçavans, possedoit un tresor qui avoit longtemps été caché dans ses terres, le revendiqua, pour ainsi parler, mais avec des honnêtetés qui obligerent son Altesse Serenissime à le luy envoyer pour le voir, & pour joüir quelque temps de sa personne. Mais Jean Stenon n'y voulut aller qu'à condition qu'il luy seroit permis non seulement de faire Profession de la Religion Catholique qu'il avoit embrassée, mais encore de la prêcher de voix & d'exemple, ce qui luy fut accordé. Il passa donc de Florence à Rome, où il fit voir que sa reputation étoit bien mieux fondée que celle de tant d'autres Medecins & Philosophes, & où sa probité éclata encore plus que ses autres grandes qualitez. Aussi le Pape le nomma-t-il Commissaire General dans tout le Nord, pour y enseigner & prêcher les veritez Catholiques, après l'avoir fait sacrer Evêque de Titiopolis *in partib.* * mais les Ministres qui furent bien surpris de le voir dans cet exercice, & qui eussent bien voulu qu'il eut encore fait honneur à leur Religion, ne manquerent pas de publier qu'il s'étoit fait Catholique en Italie par interest, quoi que la vie qu'il menoit en ce païs-là fît bien voir qu'il n'étoit pas de ces Prêtres qui s'approchent des Autels pour en vivre à leur aise. Ainsi Dieu benit tellement sa conduite, que comme il y avoit de l'onction dans ses Predications & ses Conferences, il convertit quantité de personnes de toutes conditions, & qu'il confirma le Duc d'Hanowe dans la creance qu'il venoit d'embrasser, d'une maniere dont il demeura fort consolé. Le Prince de Fustemberg Evêque de Munster, l'appela ensuite dans son Evêché en qualité de Suffragant. Enfin ayant été envoyé après la mort de ce Prince à Hambourg, & de-là à Suverin dans le Mekelbourg pour le service de l'Eglise, il y mourut cassé des travaux de sa vie toute Apostolique, dans le temps que l'Archevêque de Treves tâchoit de l'attirer en son Diocese, à cause de la reputation qu'il s'étoit acquise dans celuy de Munster. Quelque temps après le Grand Duc de Toscane Cosme III. qui vouloit honorer sa memoire, fit transferer son corps à Florence, où il fut inhumé dans l'Eglise de Saint Laurent, & mis avec les Princes & autres grands personnages qui y reposent. Au reste je renvoye le Lecteur aux Ouvrages de Medecine qu'il nous a donnez pour preuve de sa capacité,

laissant

＊ Gratia.

1687.

laiſſant ce petit portrait comme un miroir de déſintereſſe-
ment, de diligence, d'érudition & de Religion aux Medecins
de nôtre ſiecle, qui n'aiment qu'à faire du bruit, qu'à intriguer & à débiter des vanitez pour s'établir & pour gagner de
l'argent.

Veut-on de fameux Abbez, & des Moines d'un merite di- *Petr. Diacon de Illuſtrib. Caſſinenſib.
cap. 23.*
ſtingué, qui ne ſe ſoient point ingerez de la Medecine par
faineantiſe, libertinage, avarice, inquietude & preſomption;
qui l'ayent faite avec charité, & connoiſſance de cauſes?
Commençons par ceux qui en ont écrit quelque choſe.

MAXIMUS Planudes Moine de Conſtantinople, a fait un *Bibliothec. Schenkii.*
Livre des Urines, & un autre du Prognoſtic de la Vie & de
la Mort, gardez Manuſcrits dans les Bibliotheques de Paris,
de Vienne & de Conſtantinople 1430.

NEOPHITUS autre Moine, a fait un Livre du recueille- *Ibidem.*
ment des Plantes, & un des Medicamens ſubſtituez, gardés
dans la Bbliotheque du Roy à Paris.

CALLISTE autre Moine a fait un Livre des Plantes, des *Ibidem.*
huiles, des Antidotes, des Emplâtres, des Unguens, gardé Manuſcrit dans la même Bibliotheque.

BERTHARIUS diſciple & ſucceſſeur de Baſſalius Abbé
du Mont-Caſſin. Jean ſon diſciple & Religieux de l'Ordre de
Saint Benoiſt. Baſile Valentin, un des grands ornemens de
cét Ordre. Notker Moine de Saint Gal, Peintre & Medecin *Ekkehardi de Ca-
ſib. Monaſter. San-
ti Galli. Goldaſt.
Rerum Alemanic.
Tit. 1. pag. 75.
Chronicu Gabriel.
Bucelin. ad annum
957.
* Vide obſervat.
117. Ephemerid.
Medico Phyſic.Ger-
man. ann. 1671.
pag. 272.*
des plus eſtimez de ſon temps, ſurnommé *piperis granum*, qui
fit dans le dixiéme ſiecle des cures ſi admirables, particulierement en la perſonne d'un certain Crato, auquel on avoit crevé les yeux, que cela ſent un peu la Fable, à moins qu'on
n'entende par ces yeux crevez, une ſimple effuſion de l'humeur aqueuſe. * Joannes ou Joannellus Abbé de Feſcamp,
natif de Ravenne fils d'un Medecin, qui l'iſtruiſit dans la connoiſſance de la Medecine & des beaux Arts, étoit d'une ſi pe-
tite figure, & paroiſſoit ſi mépriſable, qu'il fut appelé Joannel- *Chronic. S. Benigni
Divioneſ. Spicileg.
Domn. Luca d'A-
cheri Tit. 1. p. 445.*
lus ou petit-Jean; mais les gens de bon ſens ne laiſſoient pas
de voir tant de dons du Seigneur dans un ſi petit corps, qu'ils
le regardoient comme une merveille.

MAGISTER SIMON eſt un Moine Benedictin, Medecin de Rahzenhaklach, marqué dans la vie de Sainte Eren-
drude Abbeſſe, en l'Hiſtoire du ſiecle douziéme des Saints

Y

de l'Ordre de Saint Benoist, page 353.

V. Bibl. Schenckii.

THRITEMIUS le fameux Abbé de Spanheim, a tant fait de Traitez de Medecine, qu'il ne doit pas être oublié icy.

V. Vanderlind. & Paschal Gallus in Bibliothec.

CONSTANTIN l'Affriquain Medecin, Grec fut fort estimé des Princes de son temps. Il étoit sçavant dans les Langues, & écrivit quelques Ouvrages marquez par l'Abbé Thriteme, aprés quoy il se fit Moine au Mont-Cassin l'an 1072.

V. Petrum Castellan. in vitis illustr. Medicor.

CONSTANTINUS Lucas Philosophe d'Alexandrie, a écrit quelque chose sur le Chapitre de la saignée d'Avicenne; mais André Tiraqueau, qui l'a marqué, ne dit point s'il a été Moine.

GILLES Calixte, dit Gilles d'Athenes dont nous avons parlé ci-devant, étoit aussi Moine au Mont-Cassin, comme Mophitus & Valentin, qui n'est autre que le frere Basile marqué cy-dessus; mais pourrions-nous bien oublier Sainte Hildegarde, cette fameuse Benedictine d'une des grandes Maisons d'Allemagne, puisque pour ne point parler de ses Ouvrages de spiritualité, qui n'ont pas été du genie de tous les Sçavans, elle a fait des Livres de Medecine qui ont merité l'approbation des Medecins & des Philosophes.

V. Bibliothec. Gesner. Schenk. Vanderlind.

RIGORD Moine de Saint Denis, étoit Medecin & Historiographe du Roy Philippes-Auguste.

Les Camaldules ont un Hieronimus Surianus, qui a donné le *Continens* de Rhases, & quelques autres Ouvrages.

Les Carmes eurent un Albert Beir, un Richardus Kunentius, un Georgius Keplerus Anglois, premierement Chanoine, puis Carme, & un certain Theophanes marqué par Vossius. *

1490.
* De Hist. Latin.

Les Chartreux ont Jean de Hagest, dit Joannes de Indagine, & le fameux Turisanus ou Taurisanus Florentin, qui fut appelé *plusquam commentator*, pour avoir fait quelque chose sur l'*Ars parva* de Galien, & qui se fit de cét Ordre l'an 1300. parce que son habileté n'avoit pas été secondée des heureux succês.

Voicy des Cordeliers qui n'étoient ny des Fraters Barbiers, ny des Religieux las du Cloître. Rogerius Bacon dont ont fait un prodige de Science, parce qu'il a longtemps travaillé à la Chimie 1280.

Brthelemi Glannuil autre Cordelier Anglois, mais *V. Pitzeum & Ba-leum.* homme d'un vray merite & de grande maison, dont les écrits furent imprimés à Bologne l'an 1500. Guillelmus Holk & Helias Auteur du *speculum Chimiæ.* Joann. Basol disciple de Scot, Joan. de Rupescissa ou de Roquetaillade, si c'est le même que ce Cordelier Auvergnat si connu dans le quatorsiéme siecle, par ses inquietudes, ses paradoxes, ses hableries, & bien different du Cardinal de ce nom, tant ces Cordeliers Medecins sont de grands Paradoxes ; mais il ne faut pas oublier à ce propos

RAIMOND Lulle du même Ordre, quoy qu'une autre maniere de paradoxe, non plus que Morienus ce fameux Hermite Romain qui vivoit du temps de nos peres.

JOANNES *Ganivetus* 1490. Cordelier de Vienne en Dauphiné, qui fit un Livre intitulé *Amicus Medicorum.*

Les Dominicains ont eu comme les Cordeliers leurs Medecins.

JOANN. ÆGID. à Sancto Quintino nâquit à Saint Alban en Angleterre l'an 1253. Comme il ne mit gueres à se rendre grand Philosophe & grand Medecin, il professa à Paris & à Monpelier, & devint enfin un des Medecins du Roy de France Philippes II. mais s'étant lassé du monde & de la Medecine, il se donna tout entier à la Theologie, & se fit enfin Redigieux de l'Ordre de Saint Dominique, aprés avoir quitté l'habit seculier en pleine assemblée, à la fin d'un de ses Sermons. *V. Pitzeum ad annum 1253. & tom. 3. Historiæ Univerfitatis Parifienf.*

ALBERT le Grand, dont il a été parlé cy-devant, étoit pareillement de cét Ordre.

ROBERT d'York, ou Robertus Eboracus autre Dominicain, étoit aussi grand Medecin que grand Theologien, De même que *Pafchal Gall. in Bibliothec.*

HENRY DANIEL qui composa l'an 1379. un Livre des Urines, & un autre qu'il intitula *Manipulus.* *V. Baleum.*

S. THOMAS D'AQUIN a composé quelques Ouvrages qui sont en quelque maniere de Medecine.

CAMPANELLA du même Ordre, que nous touchons encore du doigt, étoit un Medecin qui a fait beaucoup de bruit par la nouveauté de ses Sistemes.

Les Augustins ont eu leur George Kepler Anglois, Poëte,

In scriptorib. ill estr Angl. Mathematicien, Theologien & Medecin, qui se fit enfin Anachorette, & laissa les Ouvrages mentionnés par Pitzeus.

Voicy des Chapelains & Medecins de Papes.

Anastas. in Præfat. ad Miracul. Sancti Basilii magni pag. 61. Itinerar. liter. D. Mabill. Relig. Benedict. Matheus Paris. in Histor. Angl. URSO Sous-diacre de la Sainte Eglise Romaine, Medecin ordinaire du Pape Nicolas.

RICHARD de Vendôme, Chanoine de Saint Paul de Londres, fut premier Medecin du Pape Gregoire X. l'an 1270. qui luy legua en mourant une Croix pleine de Reliques.

SIMON de Gennes, ou *Simon Januensis*, Medecin & Chapelain du Pape Nicolas IV. l'an 1288.

RAIMONDUS Chalain de Vinario, étoit Medecin des Papes Martin IV. Nicolas IV. & Honoré IV. Arnald de Villanova, Joann. de Alesso, Guido de Cauliaco, Raimondus de Poiolis, Petrus Falquetus, étoient pareillement Medecins des Papes, Campanus Medecin de Paris, étoit aussi Medecin du Pape Nicolas V. Guillelmus Brixianus, Medecin & Chanoine de Paris, étoit encore Medecin du Pape Sixte IV. Ambrosius Thurinus, Victorius Mervilius, Fabius Calvus, Petrus Pintor, Richardus Vandoperanus, autres Medecins de Papes, comme Joannes Bodier Cænomanus Medecin de Jules II. inhumé à Saint Sebastien de Rome, où son Epitaphe le qualifie tel.

Mais puisque les Prêtres de l'ancienne Loy étoient tous Medecins, & qu'il n'appartenoit qu'à eux de discerner & de guerir la lepre, pourquoy ne ferions-nous pas icy quelque mention des Prêtres, des Chanoines, Curez & autres Ecclesiastiques de merite & de reputation, qui ont honoré la Medecine, ou par l'étude, ou par la profession qu'ils en ont faites?

L. 2. Histor. Universit. Paris. ROBERT Medecin de l'Abbé Sugger, dont il est parlé dans l'Histoire, étoit apparemment Prêtre.

THOMAS Linacer Prêtre Anglois, est un Medecin trop connu par ses Ouvrages & par sa reputation, pour être oublié icy.

Hist. de Blois part. 3. PIERRE de Blois Archidiacre de Bathe en Angleterre si connu par ses beaux Ouvrages, étoit sçavant dans la Medecine, comme on le peut voir dans sa vie.

F. Guillelm. Carnot in vita Sancti Ludovic. DUDO Medecin & Clerc de Saint Louis, l'accompagna dans son voyage d'Affrique. On dit que s'étant voüé à ce Saint, en une grande maladie qu'il eut à son retour d'outre-mer, il en guerit miraculeusement.

Obizo se fit Chanoine de Saint Victor de Paris, où il est inhumé, aprés avoir été Medecin du Roy Louis le Gros, & luy avoir rendu la santé : belle & judicieuse retraite.

Pierre Lombard étoit Chanoine de Chartres, où il est inhumé, & premier Medecin du Roy de France Louis VII.

Robert de Doüai ou *de Duaco*, étoit premier Medecin de Marguerite de Provence épouse de Saint Louis, & Chanoine de Senlis, & un des premiers qui ont contribué à l'établissement du Collège de Sorbonne.

Guido de Cercellis, ayant quitté la Profession de Medecin l'an 1260. se fit Religieux au Val des Ecoliers à Paris, où il legua cinq cens livres.

Hist. Univers. Parif.

Guillelmus de Saliceto, étoit Docteur en Medecine, & Curé de Saneville Diocese de Roüen, l'an 1374.

Simon Alligret étoit Chanoine de Paris, & Docteur en Medecine l'an 1399.

Petrus Ægid. Corboliensis Chanoine de Paris, fut aussi premier Medecin du Roy Philippes Auguste, & Auteur d'un Poëme de 600. vers sur la nature des Medicamens composez, qu'il dédia à un certain Romuald Medecin du Pape. Il se donna ensuite tout entier à l'étude de la Theologie, occupation dont il est loüé par *Ægid. Parisiens. in suo Carolino.*

Jean de Mandeville Anglois, Gentil-homme natif de Saint Alban, Philosophe & Medecin, mais encore plus homme de bien, étant un grand Aumônier & un grand devot, avoit veu fort exactement toutes les trois Parties du monde, dont il donna l'Histoire aprés son retour, à quoy il ajoûta quelques Ouvrages de Medecine. Il mourut à Liege, où on voit son Epitaphe l'an 1372.

Pitzeus in illustr. Anglis.

Jan Lucas Medecin, fut pourvû en Cour de Rome l'an 1481. du Doyenné de l'Eglise de Paris.

Jan Voignon, fut premierement Promoteur de la Nation de France l'an 1373. puis Recteur de l'Université, & enfin Chanoine de Paris, & comme il se fit ensuite Medecin, il se trouva Doyen de la Faculté l'an 1394. Il eut divers emplois honorables, & particulierement celuy d'aller vers le Duc de Bourgogne avec Renaud de Fontaines, & N. de Courtecuisse, depuis Evêque de Paris.

Petrus de Castania Medecin de Paris, eut l'honneur d'être envoyé l'an 1395. Ambassadeur vers le Roy Richard

Y iij

d'Angleterre, & l'Université d'Oxfort.

JEAN de Marle Prêtre & Docteur de la Faculté, obtint l'an 1404. du Pape Benoist XIII. permission d'enseigner publiquement la Medecine. JEAN Grey Prêtre & Medecin eut en même temps la même dispence, & trois ans aprés Guillaume de la Chambre, quoi-que marié, eut permission de regenter.

JAN Fusoris ou le Fondeur Maître és Arts, étoit Chanoine & Medecin de Paris, l'an 1414.

ROBERTUS Poitevin fut Medecin d'Elisabeth de Baviere, Reine de France 1440.

GUILLAUME Meulnier Curé de Saint Benoist de Paris, fut Doyen de la Faculté de Medecine de Paris, l'an 1461.

JACQUES Sacq'epée, Gentil-homme Picard d'ancienne Noblesse, fut Medecin & Chanoine de Paris, l'an 1414.

HENRI Thiboust étoit Penitencier, Chanoine & Medecin de Paris l'an 1479.

MICHAEL de Colonia, Doyen de la Faculté de Paris, fut Chantre & Chanoine de Paris, & fonda l'an 1450 la Messe de la même Faculté.

GEOFFROI le Petit, étoit Maître és Arts de Paris, l'an 1414. & Chanoine du Saint Sepulchre de la même Ville.

ARRIAS Montanus natif de Seville en Espagne, sçavant dans la Theologie, & dans les Langues Orientales, Chevalier de l'Ordre de Saint Jacques, qui avoit refusé des Evêchez, étoit sçavant dans la Medecine, jusques à avoir enseigné publiquement la Chirurgie, avant que d'être entré dans les Ordres Sacrez 1590.

Mais ne pourrions-nous pas faire icy une petite digression au sujet de tant de Medecins de Paris, pour marquer que Pierre Mioti legua ses tapisseries pour servir aux actes de l'Ecole de la ruë du Feurre, à condition que chaque Maître diroit pour luy un *Miserere*, & remarquer, pour égaier un peu la matiere, que Jean l'Oisel ou l'Oiseau, dit Avis, Medecin de cette Faculté, & des Rois Louis XII. & François premier, donna le *Continens* du Manuscrit de Rhasis de la Faculté, pour être copié & mis dans la Bibliotheque du Roy, & qu'il étoit de si belle humeur, qu'on le representa en ce temps-là dans une tapisserie, avec un convalescent, & un tiers colloquteur, ces vers en la bouche.

Le Malade.   *Quand je voy Maître Jean Avis*
                Je n'ay ni fiévre ny frisson.

Le Medecin.   *Gueri êtes à mon avis,*
                Puisque vous trouvez le vin bon.

Le Colloquteur *La peinture de vôtre vis **   * Visage.
à Jean Avis.   *A plus coûté que la façon.*

Revenons à nos Chanoines.

PIERRE de Troyes étoit Chanoine du Saint Sepulchre de Paris & Medecin, l'an 1409.

MARSILLE Ficin cy-devant mentionné, étoit Prêtre, Philosophe & Medecin, & Chanoine de Florence, d'une reputation bien autre que tous ces Moines & Prêtres qui se mêlent à present de la Medecine.

GERVAIS Chrétien premier Medecin du Roy de France Charles V. Fondateur du College, dit de Maîstre Gervais à Paris, fut Chanoine de Paris & de Bayeux successivement.

JACQUES des Parts Medecin du Roy de France Charles VII. qui mourut en 1457. étoit Chanoine de Paris, & Trésorier de l'Eglise de Tournay.

GUILLAUME de Harcelay, ce Medecin qui guerit le Roy Charles VI. étoit Chanoine de Laon.

ESTIENNE de Monanteüil étoit Chanoine & Medecin de Paris, l'an 15...

JEAN Froideval Chanoine & Medecin, étoit encore Principal du College de Fortet, l'an 1538.

GILLES des Champs fut premierement Medecin à Blois, puis Chanoine de Senlis l'an 15..

VIDUS Vidius Florentin, étoit premier Medecin du Roy de France François I. puis s'étant fait Prêtre, il fut pouvû de plusieurs Benefices, & après la mort de ce Prince s'étant retiré à Pise, il y enseigna la Medecine.

JEAN de Saint Amand, fut Chanoine de Tournay.

LEVINUS Lemnius fut Chanoine de Zirixée au Pais bas.

NICAISIUS Ellebandius fut honoré de l'amitié du Cardinal de Granvelle, & fait Chanoine de Poson ou Presburg   *Pestonii.* dans la basse Hongrie.

MARCUS Nevianus étoit Chanoine de Gand.

JEAN Sander Medecin de l'Empereur Charles V. étoit Chanoine de Saint Bavon de Gand.

JACOBUS de Leugerio, ou Jacques de Leugen Medecin du Roy François II. & de Marie Stuard son épouse, étoit Chanoine de Paris, témoin son Epitaphe dans la Chapelle de Saint Michel de l'Eglise de nôtre Dame de Paris.

FRANÇOIS Rabelais de Chinon, étoit Prêtre Curé de Meudon lez-Paris, Medecin de la Faculté de Monpelier, & du Cardinal du Bellay Evêque de Paris.

PHILARETE ou Philbert de Limburg, Chanoine de Liege; fit divers Ouvrages de Medecine l'an 1570.

REMACLE Fuchse Chanoine de la même Eglise, a été un Medecin de reputation, & auquel nous sommes redevables des vies de quelques illustres Medecins.

*1586.
Anton. Miræus in vit. illustr. Belgar. & Valer. Andr. in Biblioth. Belgic.*

MARCUS Nevianus de Grammont en Flandre, Chanoine de Gand.

JAN Rosée fut Chanoine & Medecin de Paris, l'an 1500.

JAN Ruel, si connu dans la Medecine, fut Chanoine de Soissons, & de Paris successivement, par la faveur de Jean Poncher Evêque de cette Ville, aprés avoir perdu sa femme.

*Florebat 1520.
mortuu. 60. ætat s.*

THADÆUS Collicola étoit Camerier & Medecin du Pape Urbain VIII. & Chanoine de Saint Pierre de Rome.

FRANÇOIS Citois Medecin du Cardinal de Richelieu, étoit Chanoine de Paris.

FRANÇOIS Ranchin étoit Beneficier & Chancelier de l'Uhiversité de Monpelier, avant que de se marier.

FRANÇOIS Vautier premier Medecin de Marie de Medicis Reine de France, & ensuite du Roy Louis XIV. étoit Abbé de Saint Mange lez-Châlons.

Diocese de Cambray.

PIERRE Seguin Abbé de Saint Estienne de Femi, * se retira à Saint Victor lez-Paris, aprés avoir été Medecin d'Anne d'Autriche épouse du Roy Louis XIII.

Mais pourquoy ne joindrions-nous pas encore à tant de Medecins Ecclesiastiques, des hommes inspirez de suivre l'avertissement Evangelique, *Medice cura te ipsum*, puisqu'ils quitterent en effet le commerce & l'embarras de la vie dissipée & inreslée, que menent la plûpart des Medecins, pour se donner à Dieu dans la Meditation de ses commandemens : car outre tous ceux que nous avons marquez ci-devant qui se sont retirez dans des Monasteres & des Solitudes, comme dans des aziles & des païs de Salut,

VICTOR Pallu natif de Tours, apres avoir servi un grand

Prince

Prince & le public en qualité de Medecin , eut affez de courage pour rompre les liens qui le tenoient attaché au monde , & fe retirer au Port Royal des Champs, où il fit la Medecine aux pauvres des environs, qu'il affiftoit de fes aumônes, de fes avis, & de fes inftructions fpirituelles.

J E A N Hamon Parifien le fuivit quelque temps aprés dans cette retraite , & dans le même exercice , & finit fa carriere fort chrétiennement le 22. Février 1687. mais il ne faut pas oublier icy que celui qui a fait quelques dyftiques fur fa vie & fur fa mort, & particulierement ce dernier ,

> *Pauperibus gratìs Medicinam exercuit unus*
> *Inter tot Medicos res nova fanctus obit.*

a parlé fort ignoramment, puifque, comme on a pû le remarquer cy-devant , il n'y a pas de Profeffion qui ait donné tant de faints Perfonnages que la Medecine.

P I E R R E Mercenne Medecin de Paris, fut infpiré de prendre fa place , & ce qu'il y eut de remarquable dans fa vocation , eft que n'étant entré dans cette lice que fort âgé , le celefte Agonothete le recompenfa, comme s'il y eût couru long-temps , & en la maniere que le Pere de famille, dont il eft parlé dans l'Evangile, paye quand il lui plaît les Ouvriers qui ne font venus travailler dans fa vigne que le foir.

Il ne refte donc plus qu'à parler , felon nôtre projet , des Medecins que nous avons laiffez au douze & treiziéme fiecles, & de ceux des fiecles fuivans ; mais comme le nombre en eft trop grand , & principalement des Spagiriftes, je ne marqueray que les principaux, ne les faifant même connoître que par leurs noms, leurs furnoms, leur patrie, & le temps où ils ont fleuri, à la referve de ceux qui meritent quelque petite obfervation, renvoyant les Lecteurs curieux d'en apprendre toute l'hiftoire aux Auteurs qui ont donné leurs Ouvrages au public, à la tête defquels ils peuvent lire leurs Vies, & particulierement à Paul Freherus Medecin de Nuremberg, qui nous a donné depuis peu un abregé des Vies de la plufpart de ces Medecins, depuis le treiziéme fiecle jufques à prefent.

Theatr. viror. er d. clator. par. 3. pag. 1107.

Je les range donc pour faciliter la chofe par quelque ordre fuivant le lieu de leur naiffance , comprenant fous l'Angleterre, l'Ecoffe & l'Irlande ; fous l'Efpagne, le Portugal & les Ifles Maïorque & Minorque ; fous l'Italie, la Sicile & les Ifles

Z

de Sardaigne & de Corse ; sous l'Allemagne, la Suede, la Pologne, le Dannemark, la Suisse, les Païs-bas, & tout ce qui fait partie de cette grande partie de l'Europe ; & enfin sous la France, tout ce que le Roy Louïs le Grand possede depuis les Pirenées & les Alpes, jusques au Rhin, à l'Ocean & à la mer Mediterranée.

Ainsi je commence par l'Angleterre, où je remarque un Albricius natif d Londres, qui vivoit l'an de Grace 1087.

Adeldardus ou Adelardus, qui a fait un Livre de Questions naturelles, & quelques autres Ouvrages de Medecine, 1130.

Joannes à sancto Ægidio, qui écrivit une pratique de Medecine l'an 1212.

Gilbertus Legleus fameux Medecin, Philosophe & Mathematicien, grand voyageur & sçavant dans les Langues, Medecin ordinaire de Hubert Evêque de Cantorberi, qui fleurissoit l'an 1220. & dont Pitzeus & Symphorian. Compegius font l'éloge : mais qu'il ne faut pas confondre avec ce Gilbertus Magnus Theologien, & General de l'Ordre de Cisteaux, Poëte, Historien, & Orateur, Anglois de nation, qui vivoit l'an 1280.

Edmundus Hollingus natif d'York, qui vivoit l'an 1287.

Rogerius Bacon, ce prodige de science & d'esprit, mentionné cy-devant.

Joannes Gadesdens, ou de Gadesden, Auteur du *Rosa Anglicana*, 1320.

*Vid. Gesner: &
Schenk. in Biblioth.* Albanus Hillus d'un temps incertain, mais fort estimé de Bassianus Landus.

Henricus Daniel Dominicain, marqué cy-devant, 1370.

Nicolaus Hostroham 1440. marqué dans la Bibliotheque de Paschalis Gallus.

Georgius Riplæus est un grand Chimiste de l'an 1490. dont les écrits sont marquez dans Vanderlinden.

Richardus marqué cy-devant.

Thomas Linacer, homme d'un si grand merite, qu'il eut l'honneur d'être Precepteur du Prince Artus, fils du Roy d'Angleterre Henry VII. il fleurissoit l'an 1510. & mourut l'an 1524. aprés avoir fait amitié avec Erasme, & tous les sçavans de son siecle, fondé des Chaires de Professeurs dans le College d'Oxfort, & donné sa maison au College des Medecins de Londres, & fut inhumé dans l'Eglise de saint Paul.

Guillelm. Turnerus qui fleurissoit l'an 1548. dont on peut voir l'eloge & les Ouvrages dans la Bibliotheque de Gesner.

Eduardus Vottonus *Oxoniensis* , sur lequel on peut consulter le même Auteur, & même Paul. Freherus *in Theatro viror. Erudit. claror.*

Joannes Caius *Nordovicensis* , a vécu jusques à l'année 1573. mais on a tant mis d'écrits sous son nom, qu'il y a lieu de douter s'ils sont tous de lui.

Thomas Moufferus a écrit un Dialogue Apologetique pour les medicamens Chymiques, mais il est fort décrié quant aux mœurs, 1580.

Duncanus Lidellius est un Ecossois qui a fort bien écrit de la Medecine, & qui a vécu en ce dernier siecle, auquel il faut ajoûter Robert Flud, ou *de Fluttib.* Philosophe & Medecin, 1620.

Nous avons encore eu en ce siecle-cy les doctes Guillelm. Harvæus, Nathanael Higmorus d'Oxfort, Jacobus Primerosius, Thomas Willis, Joannes Davissonius Scotus, Georgius Ent, Gualtherus Charleton, & tant d'autres qui ont brillé, & qui brillent encore à present en Angleterre.

L'Allemagne nous presente d'abord dans ses extremitez Albertus Magnus, *Suevus* , 1280.

Daniel Bokerus *Dantisc.* gendre du fameux Melanchton, qui n'étoit pas ignorant de la Medecine non plus que son gendre, 1520. Mathias Michovius, *Polon.* 1523.

Jodoc. Willichias *Borussius* , 1550.

Franciscus Tedescanus, *Dantiscan.*

Melchior Guillandinus *Borussius* , qui a tant écrit au siecle passé, & qui fut Intendant du Jardin de Medecine de Konisburg en Prusse, 1589.

Petrus Severinus *Danus* , 1570 Joann. Pontanus *Danus* , 1572.

Joannes Jessenius à Jessen *Hungarus* , 1599.

Thomas & Gaspard Bartholinus, pere & fils, natifs de Copenhaguen, si connus par leurs écrits.

Olaus Borrichius, *Hafnienf.* 1600.

Joannes Stenon *Danus* , 1650.

Olaus Vvormius *Danus* , 1624.

Joan. Agricola Ammonius, qui a fait divers traitez de Medecine, & qui étoit Professeur dans la Langue Grecque, vivoit environ l'an 1480. different de Georg. Agricol. *Misnienf.* 1550.

marqué par Paull. Freherus & Vanderlind. grave Auteur: car quant à un Joan. Agricola qui a écrit en ce siecle de *Plica Polonica*, & à un autre Joan. Georg. Agricola, qui a écrit *Dissectio cervi extoriati*, c'est peu de chose.

Voicy les autres Allemans selon l'ordre de leur tems.

Jacobus Brulius *Roterodam.* 1500.

Marquardus Freherus, ou Froër. *Vvittembergens.* fleurissoit l'an 1470. Il eut un fils de même nom, qui mourut l'an 1530.

Martinus Pollichius Medecin, Philosophe & Theologien, *Melerstadiensis*, 1513.

Aureol. Philipp. Theophrast. Bombast connu sous le nom de Paracelse, Suisse, grand probleme de doctrine & de mœurs, puisqu'il est mort aprés avoir tant gueri de malades, dés l'âge de 52. ans, faute d'avoir observé les preceptes de la Medecine, 1540.

Paulus Riccius Juif converti, ami d'Erasme, fleurissoit l'an 1514.

Henricus Stromerus, *Aurbachius*, 1516.

Reinerius Snoius *Batavus*, 1537.

Guillelmus Copus *Basileensis*, Medecin de la Faculté de Paris, qui fut Medecin du Daufin de France, fils du Roy François I. dont Petrus Ramus a dit:

Unica nobilium Medicorum gloria Copus.

Et avec raison, puisqu'il a travaillé sur Hipocrate, Galien & Paul Eginette. Il n'est donc pas vrai, comme on l'a écrit dans le Scaligerana 1a. qu'il n'avoit fait autre chose toute sa vie que de commenter Rabelais.

Euricius, ou Henricus Cordus, *Hassiacus à Sinuessa pago* 1530. étoit Poëte, Medecin & ennemi juré des Astrologues, contre lesquels il a écrit. On le fait Auteur de l'Epigramme. *Tres Medici facies, &c.* Il fut pere de Valerius Cordus grand Herboriste, 1544.

Hieremias Thriverius *Flander Brachelius*, 1540.

Georgius Pilander, *Misniensis Cygnæus*, 1540.

Gilbertus Longolius, *Ultra ectan.* 1540.

Joannes Guinterius *Andernac. Coloniens.* Medecin du Roy François I. & du Cardinal du Belley, & Doyen de la Faculté de Paris, 1545.

Otho Brunfelsius *Moguntinus*, 1530.

Henricus Cornelius Agrippa *Coloniensis*, grand Problême de

mœurs & de fcience, 1530.

Adolphus Occo fçavant Antiquaire & Medecin, 1503. eut un fils & un petit-fils Medecins de fon nom, dont le dernier né à Aufbourg mourut l'an 1605.

Joannes Cufpinianus *Suinfortenfis*, 1530. Poëte, Philofophe, & Medecin de l'Empereur Charles V. dont Joannes Sambucus a donné le portrait, & dont Paul Jove, Melchior Adam & Voffius font une grande diftinction.

Joannes Sanderus autre Medecin de l'Empereur Charles V. *Gandavenfis*, 1540.

Gafpar Nævius Chemnitius 1550. eft different de Joan. *Francofurt.* tous deux celebres par leurs écrits.

Adamus Lonicerus *Marpurgenfis*, 1550.

Georg. Krant *Hagenœffus*, 1530.

Hermann. Comes à Nevenare, *Colonienf.* 1530. qui a écrit *de Febre fudatoria* & *de Plantis.*

Philippus Appianus, cet illuftre infirme qui fe guerit par l'étude de la Medecine, *Ingolftad.* 1589.

Juftus Velfius, *Haganus*, 1540. claruit 1560.

Thomas Eraftus, *Bafileenfis*, 1550.

Jafon Rratenfis Ziricceus marqué avec fes Ouvrages dans Vanderlind. 1530. n'eft pas le Joann. Philipp. Pratenfis marqué par Paull. Freherus, 1576.

Hieronymus Tragus *Brettenfis*, Medecin & Theologien, 1550.

Antonius Niger *Braunfvigenf.* 1550.

Reiner. Solénander, *Budericenfis*, 1556.

Jodocus Vvillichius Rofellian. 1550.

Laurent Frifius, *Argentorat.* 1520. different de Jacobus Frifius, *Tigurinus*, & de Jacobus Frifius, *Regiomontanus.*

Georgius Stuffiades *Miffinenfis*, 1547. Poëte & Medecin.

Camillus Squarcialupus, *Plumbenfis*, 1540.

Leonardus Jachinus *Emporienfis*, 1540.

Balduinus Ronfæus, *Gandenfis*, 1550.

Anton. Niger *Vratiflav.* 1550.

Marquardus Freherus Senateur d'Aufbourg, & Medecin de l'Empereur Charles V. *Dunkerfpulenfis*, 1550. differend de Joannes Marquardi *Viennenfis*, qui a vécu jufques en l'an 1580.

Gafpard Peucerus *Lufac. Budiffæus*, un des gendres de Melanchton, 1560.

Julius Alexander à Neuftein *Tridentin.* Medecin de l'Empereur Ferdinand I. 1550.

Iacob Bontius , *Rotcrod.* 1540.

Gerard. Bontius *Geldrienſ.* 1590.

Reiner. Bontius ejus filius, 1600.

Balduin. Ronſſæus *Gandenſis* , 1580.

Gemma Friſius *Doccumienſis* ; fleuriſſoit l'an 1550. Il eut un fils nommé Cornelius Gemma né à Louvain, & Medécin comme lui.

Gaſpar Peucerus , *Budicenſ.* 1550.

Joan. Driander, *Veterano Heſſus* , 1560.

Leonhardus Fuchſius *Vvimbdingenſ. Rhætus* , 1560.

Gregorius Pictorius *Villinganus* , fleuriſſoit en 1560.

Marcus Nevianus *Gerardimontenſ.* qui fut pluſieurs fois Conſul de ſa patrie, & qui fut Chanoine à Gand , 1560.

Petrus Lotichius *Hannov. Solitar.* 1550.

Goropius Becanus *Brabantin* , fleuriſſoit ſous Philippes II. Roi d'Eſpagne , & avoit été Medecin des Reines de France & de Hongrie, ſœurs de Charles V. Il étoit Philoſophe , Theologien , Medecin, & eſtimé le Varron de ſon tems , & qui eût pû être Chevalier de la Toiſon d'or , s'il eût fait quelques avances pour cela ; mort en 1572.

Andreas Veſalius, *Veſalienſis à Phaſulâ olim dicta civitate Comit tûs Cliviæ* , 1560.

Wolphang. Lazius, *Viennenſis* , 1560.

Ioannes Langius , *Sileſius Leobergenſ.* 1560.

Conradus Geſnerus , *Tigurinus* , 1560.

Geſner. Bibl. Nicolaus Bieſius , *Gandavenſ.* 1560. Medecin de l'Empereur Maximilien II.

Guillelmus Piſo , *Lugduno Batav.* 1550. different de Nicolaus Piſo *Lotharing.* & de Carolus Piſo *Pariſienſis.*

Levinus Lemnius *Xiriccenſ.* Canonicus 1560.

Ioannes Iacobus Vveker. *Baſileenſis* , 1560.

Gerardus Dornæus . . . . . 1560.

Paſchaſius Iuſtus *Echelonenſis* , 1560. qui a écrit *de Alea , ſeu curanda Indendi cupiditate* , different d'un autre Iuſtus Medecin marqué dans Vanderlinden.

Ianus Cornarius , *Cignæus* , 1558.

Geſner. Bibl. Guillelm. Adolph. Scribonius , *Marpurgenſ.* 1580.
Iacobus Milichius , *Friburgenſ.* 1550.

Laurentius Grillus , *Lanshutinsbavarus.*

Herman. Cruſerius , *Campenſis* , 1570.

Joachim. Cutæus, *Frislad. Silesius.* Auteur des Annales de Silesie, 1570.

Volcher. Coiterus, *Groningenf.* 1570.

J. Moibanus, *Vratislavienf.* 1560.

Bernardus Deffenius, *Amstelodam.* 1570.

Adrianus Junius, *Hornensis*, 1570.

Jacobus Skehius, *Schorndorf. Vvitemberg.* 1580. Medecin & Theologien.

Joan. Wierius, *Brabant. Gravius*, Medecin du Duc de Cleves, 1570.

Joannes Vifcherus, *Vvinbdingenf.* 1580.

Joachimus Camerarius, *Norimbergenf.* fils de Jean, a été un Medecin fort celebre, lequel a vécu jufques à l'an 1640. Il y a encore un Joan. Rodolph. Camerarius de nôtre fiecle, dont Vanderlind. a marqué les Ouvrages.

Salomon Albertus, *Vvitemberg.* 1580.

Thomas Erastus, *Badænus Heluetius*, 1580. Medecin, Theologien & Astrologue.

Joannes Crato, *Silesius Vratislav.* 1580. Comte du Palais Imperial, & qui aprés avoir été Medecin de trois Empereurs, voulut mourir à Dieu & à luy-même, fe retirant de la Cour.

Rembert. Dodonæus, *Mechlinienf.* 1580.

Godefridus Steechius, *Amerfortius*, 1580.

Bruno Seidelius, *Querfurtinus*, 1580. Poëte & Medecin.

Ifraël Spachius, *Argentinensis*, 1580.

Joan. Posthius, *Gemershemius Palatinus*, 1597. Poëte & Medecin.

Paul. Lutherus, *Islebiensis*, 1590. fils de Martinus Lutherus l'Herefiarque.

Petrus Forestus, *Alkmarian.* 1590.

Fortunat. Plempius, *Amstelodam.* 1590.

Petrus Monavius, *Vratislav.* 1580.

Jacobus Theodorus, *Tabernæmontanus* 1590. *fic dictus à patria quæ in ditione Principis Bipontinorum.*

Joannes Opfopœus, *Brettensis Palatin.* 1590. pere de Simon Opfopœus, *Hildebergenf.* 1619.

Henricus Pantaleo, *Bafileensis*, 1590. Hiftorien, Medecin, *Gefner. Bibl.* Poëte Couronné, & Comte Palatin.

Laurentius Scholtzius, *Vratislav.* 1590.

Joannes Vifcherus, *Vvembdingenf.* 1587.

Michael. Neander, *Bohem.* 1580.

Joannes Schenkius , *à Graffemberg.* 1590. differẽt d'Eufe-bius Schenkius, *Burgstadienfis* , 1620. & de Theodor. Schen-kius, *Iemenfis*, fils de celui-cy , mort en 1671.

Hieronimus de Rantzau, qui donna quelques écrits de Me-decine l'an 1580. & c'eft de cette famille qu'eft forti Henry de Rantzau , auffi fçavant Medecin & Poëte , que grand Capitaine.

Lubert. Efthius , & Francifc. Efthius, *Argentor.* 160.

Martinus Rulandus , *Lavingius*, pere & fils, 1600.

Raimundus Mindererus , *Augustan.* 1600.

Joan. Pincier: *Veteran.* 1600. Andr. Kragius , *Ripenfis* , 1600.

Joan. Heurnius , *Ultraject.* 1600. Otho fon fils , 1600.

Nicolaus Taurellus , *Vvittembergenf.* 1600.

Carolus Clufius , *Atrebas* , 1600.

Felix Platerus , *Bafileenf. Raurac.* 1600.

Barthol. Brunnerus , *Saxo* 1604.

Jacobus Zuingerus Theodori filius , *Bafilæus* , 1610.

Laurentius Hofmann. *Halofaxo* ; 1610.

Henric. Fabric , *Tabernæmont.* Poëte & Medecin 1611.

Erneft. Honnerus , *Novimberg.* 1612.

Melchior Utenhovius , *Novimbergenf.* 1613.

Henric. Ludovicus *Neuftad.* 1613. Joan. Urfinus , *Leopold.* 1613.

Georg. Wirth, *Lufatius*, 1613. Henric. Smetius, *Aloftinus* , 1613.

Felix Plateri , *Bafilæus* , 1614.

Ludovic. Gravius , *Hildebergenf.* 1615.

Petrus Pavius , *Amftelodam.* 1617.

Chryftophor. Mylius , *Ilfeld.* 1614.

Mathias Lobellius, *Infulan.* 1616. Andr. Libavius, *Hallenf.* 1616.

Hermann. Wolphius , *Marpurgenf.* 1620.

Joann. Neander, *Bremenf.* 1620. Francifc. Joel, *Roftochienf.* 1620.

Petrus Laurembergius , *Roftochienf.* 1620.

Martin. Panfa , *Schlenfingens* , 1620.

Melchior Adam . . . . . 1620.

Melchior Sebizius Falkemburg. Silefius 1625. pere de Mel-chior Sebizius , *Argentorat.* 1674.

Joan. Stephan. Strobelbergerus , *Lipfienf.* 1620.

Petrus Riif , *Bafileenf.* 1625.

Rodolph. Goclenius , *Vvitemberg.* 1620.

Michaël Doringius , *Vratiflav.* 1620.

Joann. Neander *Bremenf.* 1620.

Joan. Ionftonus , *Amftelodam.* 1630.

Guillel.

Gregor. Nymmannus, *Vvitemberg.* 1630. different de Hicro-
nimus Nymannus.

Guillelm. Fabric. Hildanus, *Badenſis*, 1630.

Joan. Prenotius, *Baſileenſ.* 1630.

Daniel Sennertus, *Sileſius*, 1630.

Mævius Wolſchonius , *Gripſuald. Pomeran.* 1630.

Nicol. Fontanus, *Amſtelod.* 1630. different de Joan. & de Jacob.
Fontanus Medecins François.

Joann. Rhenanus, *Francofurt.* 1630.

Thom. Fienus, *Antverpienſ.* 1630.

Laurent. Scholtzius, *Vratiſlav.* 1630.

Guillelm. Fabric. Hildanus, *Badenſ.* 1630.

Joan. Beverovicius, *Dordracenſ.* 1640.

Hermann. Conringius, *Friſius*, 1640.

Petrus Kirſtenius, *Vratiſlav.* 1640.

Joan. Freitagius, *Veſalocliv.* 1640.

David Helicius, *Miſnius*, 1636.

Georg. Kirſtenius, *Stetinus*, 1660.

Joan. Anton. *Lindan.* ſeu Antonides Vanderlind. 1660.

Joan. Schroclerus, *Vinarius Saxo*, 1590.

Philipp. Jacob. Schroëterus *Viennenſ. Auſtriac.* 1617. fils de
Joan. different de Joann. Frideric. Scroterus, de Maurit. Scroterus, & de Joan. Scoderus *Monofrancof.* Auteur de la Pharmacopée Chimique, 16

Joannes Rodolphus Globerus . . . . . . 1650.

Thomas Reineſius, *Gothanus*, ce prodige de ſcience de nôtre
temps.

Joannes Veſlingius, *Mindanus*, 1650.

Joannes Daniel Horſtius, Geſberus Horſtius, & Jacobus Horſtius, differens de ce Gregor. Horſtius, *Miſnienſ.* qui a tant écrit
en ce ſiecle, pere de Greg. Horſt. *Vlmenſis*, mort en 1660.

Gaſpar à Reies , *Francofurt.* 1650.

Adrianus Spigelius, *Bruxellenſ.* 1650.

Chriſtianus Langius *Luccenſis*, homme d'un grand merite, vivoit encore l'an 1660.

Anton. Deuſſingius , *Meurſeus*, 1660.

Henric. Meibomius , ce grand Philoſophe de nôtre ſiecle ,
natif de Hermeſtald, fut pere de Joan. Henric. Meibomius, qui a
compoſé de nôtre temps pluſieurs bons Ouvrages de Medecine.

Joan. Hieronym. Welſchius, *Auguſto vindelic.* 1670.

L'Italie n'a pas manqué non plus que l'Allemagne de grands Medecins. Aussi elle nous presente dans le douziéme siecle un

Saladinus de Esculo Medecin du Prince de Tarente, 1163.

Joann. de Mediolano qui a écrit sous le nom des Medecins de Salerne, l'Ouvrage addressé à un prétendu Roy d'Angleterre, sous le titre de *Schola Salernitana.*

Nicolaus Bertrucius, *Bononiensis*, 1250.

Ludovic. Francus, *Mediolan.* 1294.

Thadeus Florentinus celebre pour ses guains, vivoit encore à Florence sa patrie, l'an 1370. car quant à Thadæus Dunus Locarniensis autre Italien, il vivoit dans le dernier siecle à Zurich, comme le marque Gesner dans sa Biblioteque.

Turrisanus de Turisanis, ou Drusianus Florentinus, disciple de Thadeus Florentinus, ce fameux Chartreux dont nous avons parlé cy-devant 1300.

Lamfrancus Mediolanus Medic. & Chirurg. 1294.

Petrus de Apono, *Patavin.* mort à l'âge de 80 ans, l'an 1305. Astrologue, Philosophe & Medecin, surnommé le Conciliateur, & grand Problême de vie & de Doctrine.

Gentils Fulginas, *Perusinus*, 1310. grand Partisan d'Avicenne, mourut à Boulogne âgé de 80. ans.

Petrus de Ubaldis, *Perusinus*, pere de trois fameux Jurisconsultes, Pierre, Balde & Ange, 1234.

Dinus de Garbo, *Florentin.* disciple de Thadeus Florentin. Mathæus Silvaticus nobilis Mantuanus, 1300.

Thomas de Garbo ejus filius, 1346.

Guillelmus Variguana, *Genuens.* 1300.

Nicolaus Rheginus, *Calaber,* 1330.

Mundinus de Lentiis, *Florent.* 1305. Nic. Nicolus, *Florent.* 1311. Magninus, *Mediolan.* 1300. Joan. *Arculan. Roman.* 1440. Galeac. de Sancta Sophia, 1400.

Christoph. Georg. de Honestis, *Florentin.* 1420.

Hugo Senensis, dit Bencius; cet homme si sçavant & si magnifique, qu'aprés avoir donné un grand repas à tous les Sçavans qui étoient à Ferrare pendant le Concile, il les défia tous à la dispute, 1438.

Sancles de Hardoinis, *Pisauriens.* 1430. Bernard. Trevisan. 1430.

Joannes Michaël Savanarola *Patav.* Chevalier de Saint Jean de Jerusalem, 1430.

Jacob. Foroliviensis, 1430. Joan. de Marliano, 1438.

Bartholom. Montagnana, *Patav.* 1440.

Petr. Leonius, *Spoletan.* 1440. Joan. Arculanus *Veron.* 1460.

Mathias de Gradibus, *Mediolan.* 1460.

Clementius Clementinus, *Aventin.* 1470.

Antonius Benivenius, *Florentinus*, 1495.

Marcil. Ficin. *Florentinus*, 1480. Anton. Zeno, *Venet.* 1480.

Georgius Valla, *Placent.* 1490.

Gabriel Zerbus, ou de Zerbis, vivoit l'an 1500. en reputation de grand Anatomiste; mais il n'en a pas moins été censuré par M. Anton. Turrianus, qui n'a pas plus épargné Mundinus. Il fut mandé par les Triballiens pour traiter Schenderbasse leur Prince hidropique; & n'en ayant pû achever la cure, ils l'égorgerent lorsqu'il se disposoit à retourner à Veronne sa patrie.

Antonius Guaynerius, *Ticinensis*, 1440.

Anton. Cermisonus, *Patav.* 1470. Alex. Benedict. *Veron.* 1495.

Antonius *Galatheus Salentinus*, 1480. homme sçavant dans les belles disciplines.

Nicolaus Leonicenus, *Vincentin.* 1495. Medecin du Duc de Ferrare qui vécut 90. ans, si homme de bien, qu'il ne connoissoit pas même l'argent, 1524.

Laurentius Laurentianus, *Florent.* 1500.

Guillelmus Brixius, *Aggregator. dictus*, 1500.

Petrus Crinitus, *Florent.* 1520.

Marcus Antonius Turrianus, *Veronens.* est bien different du Chartreux Turisanus. Il étoit fils de Hieronimus Turrianus, *Novicomensis*, d'une des grandes maisons de la Lombardie. Il fut Professeur à Padoüe & à Pavie, grand Philosophe, grand simpliste, grand Anatomiste, & d'une prestance agreable aux sains & aux malades. Il fut le Maître & le Paranimphe de Paul Joüe Medecin, Evêque de Nocera; mais il mourut de peste dés l'âge de 35. ans, pendant la fameuse bataille de Ravenne; regretté de tous les Sçavans qui luy firent cette Epitaphe, *V. Paul. Freher. Theatr. viror. erud. claror.*

> *Ante annos sçivisse nocet, nam maxima virtus*
> *Persuasit morti ut crederet esse senem.*

Ainsi je ne voy pas pourquoy Jules Cesar Scaliger a emprunté le nom de cet excellent personnage, pour se moquer d'un Chirurgien qui tranchoit du Medecin.

> *De mane surgit Turrianus ut vivat,*
> *Est Vasco Turrianus atque Chirurgus,*
> *De claudicante Iambico facit rectum,*   *In Hipponare.*

De mane surgit Turrianus ut bibat.

Il y a encore un Barthol. Turrianus de Gennes, qui a écrit *de Medica consultatione*, & un Joan. Turrian. marqué dans Vanderl.

Barthol. Cochles, *Bonon.* 1508. Joan. de Vigo, *Genuensis*, 1517.

Jacob. Mantinæus Judæus, *Venetus*, 2520.

Marcus Gatinaria., *Ticinensis*, 1520.

Mathæus Curtius, *Ticinens.* 1544. Petr. de Bairo, *Taurin.* 1550.

Guillelm. Gratarol. *Bergonens.* 1562.

Marcellus Virgilius, *Florentin.* Secretaire & Médecin de sa Patrie 1520.

Joannes Manardus, *Ferrariensis*, 1530. Medecin de Ladislas Roy de Hongrie, & Professeur à Ferrare, s'étant avisé de se marier avec une jeune femme, dans un âge fort avancé, mourut dés la premiere année de son mariage, 1535.

Anton. Musa Brassavol. *Ferrar.* 1540.

Benedict. Victorius, *Faventin.* 1540.

Antonius Fumanellus, *Veronens.* 1530.

J. Baptista Confalonerius, *Veronens.* 1530.

Leonardus de Jacchim, *Emporiens. Florentin.* 1540.

Ludovic. Bonatiolus, *Ferrariens.* 1530.

Antonius Donatus ab Altomari, *Neapolit.* 1550.

Marcell. Donatus, *Mantuanus* . . Chevalier de l'Ordre de Saint Estienne 1560.

Anton. Fumanellus, *Vicentin.* 1530.

Andr. Thurinus, *Pisciens.* 1540. Ant. Mundella, *Brixian.* 1550.

Bassianus Landus, *Placent.* 1560.

Aloisius Mundella, *Brixianus*, 1550.

Bartholomæus Eustachius, *Santo Severin.* 1550.

J. Philippus Ingrassias, *Siculus*, Medecin de Philippes II. Roy d'Espagne, surnommé l'Hipocrate de Sicile, pour avoir preservé ce Royaume de la peste, 1570.

Leonardus Botallus, *Astensis*, 1560.

Joan. Franciscus, *Ripensis*, 1584. Poëte, Medecin & Musicien.

Petrus Romanus, Medecin & ami de Saint Ignace de Loyola.

J. Odus de Oddis, *Patav.* 1558. Paul Crassus, *Patav.* 1574.

Jul. Cæsar. Scaliger, *Veronens.* 1530. Nicol. Massa, *Venet.* 1560.

Petrus Beroldus, *Vicentin.* 1550.

Vide Freher. in Theatr.

Joan. Bapt. Giraldus, *Ferrariens.* 1573.

Joan. Bapt. Rasarius, *Novariensis*, 1578.

Hieron. Fracastorius, *Veronensis*, 1550. grand Poëte & grand

Medecin , & en l'honneur duquel Jules Cesar Scaliger fit *Aræ
Fracaftoreæ.*

Hieronimus Cardanus , *Mediolanus* , 1576.

Petrus Andreas Mathiol. *Senenfis* , 1577.

Andr. Turinus , *Pifcienfis* , Medecin des Papes Clement V I.
& Paul. I I I. 1540.

Mundinus eft un Anatomifte , critiqué par Jacob. Carpus.

Jacob. Carpenfis , Medecin & Chirurgien , qui mit le premier
le Mercure en ufage pour les maladies Veneriennes ; mais qui ne
pût éviter le foupçon , d'avoir difféqué vif un Efpagnol , 1550.

Joannes Baprifta Montanus , *Veronenf.* 1551. fort different de
Comes Montanus , *Vicentinus* , & de Joannes Montanus *Silefius* ,
qui mourut en 1604.

Baffian. Landus difciple de J. Montanus , *Placent.* 1560.

Joannes Argenterius , *Caftellonovenfis Pedemontan.* ami de ce
Vincent Lauré Cardinal , qui avoit été Medecin , 1572.

Reald. Colombus , *Patav.* 1540. Maître de Joan. Valverda
Efpagnol. Julius Delphinus , *Ticinienfis* , 1550.

Gabriel Fallopius , *Mutinenfis* , 1660.

Michael Angel. Blondus , 1540.

Arnoldus Lenfæus , *Belliolan.* 1550. Il fut mandé par le Duc
de Mofcovie pour être fon Medecin , & pour luy apprendre les
Mathematiques.

Franc. Bonafidus , *Patav.* 1558.

Bartholomæus Maranta , *Venufin.* 1550.

Andreas Alpagus , *Bellunenf.* 1550.

Petrus Andræas Mathiolus , *Senenfis* , 1577.

Alphonfus Bertucinus , *Fanenfis* 1550.

Alphonf. Ferrius , *Neapolit.* 1550.

Jacobus Antonius Cortufus , *Patavin.* 1590.

Albertinus Botonus , *Patavin.* 1596.

Andr. Baccius , *Elpidius* , 1580. Simon Simonius , *Lucenf.* 1580.

Hieronym. Donzelinus , *Brixian.* 1570.

Vidus Vidius , *Florent.* 1567. Marcell. Cagnatus , *Veronenf.* 1580.

Victor Trincavellius , Philofophe , Medecin & noble Venitien , 1568.

Andreas Baccius , *Epidian.* 1580. different de Baccius Baldin.
Florentin. 1550. & de Bernardinus Baldin. *Papienf.* 1600.

Hieronymus Capivaccius , *Patavin.* 1589.

Petrus Salius Diverfus , *Faventin.* 5580.

*Voyez Vanderlind.
pro Comite Mon-
tano Vicentin. Ni-
col. Montano Pe-
tro Montan. & Ro-
bert. Montano ,
marquez par le mê-
me.*

A a iij

Felician. Betera , *Brixian.* 1570.

Conftantius Varolius , *Bonon.* 1575.

Sebaftianus Montuus, *Allobrox.* pere de Hieronymus Montuus *Gallus* , 1590.

Joannes Baptifta Silvaticus , *Mediolan.* 1580.

Gafpard Tagliacotius , *Bonon.* 1599.

Euftachius Rudius , *Vtinenfis,* 1590.

Joan. Zechius , *Bonon.* 1570. Jul. Cæfar Arantius, *Bonon.* 1589.

Bernardin. Paternus, *Salodienfis Brixian. Profeffor. Ticinenf.* 1591.

M. Antonius Ulmus , *Patavin.* 1590. different de Francifc. Ulmus Brixian. qui vivoit encore en 1612.

Bartholom. Euftachius , *Sancto Severinus* , 1580.

Andreas Chioccus , *Veronenfis* , 1590.

Albertin. Bottonus, *Parmenfis,* 1596.

Joan. Marinellus , *Venet.* 1570.

Archangelus Piccolhominius , *Ferrarienfis* , 1580.

Gabriel Frafcata , *Brixianus* , Aftrologue Medecin & Pöete de l'Academie des Affidati , qui mourut defigné Medecin du Roy d'Efpagne l'an 1582.

Fabius Colomna , *Bonon.* 1590. Angel. Sala , *Vicentin.* 1590.

Jacobus Antonius Cortufus , *Patavin.* 1590.

Euftachius Rudius , *Bellunenfis* , 1590.

Hieronym. Niger. *Patavin.* 1600. Il eut un fils nommé Antonius, auquel le Pape Clement V I I I. fit de grands honneurs. Il mourut en 1626. & laiffa un fils Medecin nommé Jerôme , comme fon ayeul.

Joannes Baptifta Codronchius , *Imolenfis* , 1590.

Alexander Maffaria , *Vicentinus* , 1598.

Hercules Saxonia , *Patavin.* mort en 1607. different d'Henricus de Saxonia Allemand , difciple d'Albert le Grand.

Felix Platerus , *Vicentin.* 1614.

Thomas Platerus frere de Felix , *Bafleenfis* , 1618.

Hieronim. Fabric. *ab Aquapend.* 1619.

Uliffes Aldroandus , *Bononienfis* , 1605.

Joan. Bapt. Porta , *Neapolitan.* 1615.

Hieronym. Scipio de Mercuriis Ordinis Sancti Dominic. *Romanus* , 1602.

Fabritius Bartholetus, *Bononienfis* , 1630.

Jul. Cefar Claudinus qui a vécu dans nôtre fiecle , Poëte, Medecin & Philofophe ami du Guarini , & qui fit l'Arion

Comedie Italienne, pour les Noces de Charles Duc de Savoye avec Christine de France. Uliss. Aldroand. *Bononiensis*, 1605.

Paul. Sarpa dit Fra. Pol. peut avoir icy une place, s'il est vray qu'il a le premier découvert la circulation du sang, & les Valuules du cœur, comme le marque *Pater Fulgentius*, en sa vie.

Andreas à Cuce, *Venetus*, Medecin de nôtre siecle.

Horat. Augenius, *à Monte Sancto*, 1603.

Fabius Pacius, *Vicentin.* 1614.

Julius Gualtayin. *Patrit. Genuens.* 1610.

Jul. Casserius, *Placent.* 1625. Hippolit. Obicius, *Ferrariens.* 1620.

Vincent. Thomas Minadous, *Rhodigin.* 1597.

Cæsar Baricellus, *à Sancto Marco*, 1600.

Antonius Santorellus, *Nolanus*, 1630.

Hieron. Fab. *ab Aquapendent.* 1619. Franc. Pona, *Veron.* 1620.

Victor Maurilius Protonotar. Apostolic. Medic. & Camerar. Paul. V. Pontif. Max. Joann. Stephanus, *Bellunensis*, 1630.

Joannes à Colle, *Bellunensis*, 1631.

Baldus Baldius, *Florentinus*, 1630.

Antonius Ricciardus aussi éloquent que sçavant Medecin, *Brixian.* 1620. Paulus Zachias, *Roman.* 1620.

Angel. *Victorius*, un des Medecins qui verifierent les miracles de Saint Philippes de Neri, 1622.

Hieronymus Mercurial. *Forolin.* 1606. Eques Torquat. & Maximil. II. Imperat. Medicus.

Felix Calvuus, *Ravennas*, 1606. Medecin du Pape Clement VIII. Prosper Alpinus, *Venet.* 1616.

Æmilian. Campolongus, *Patavin.* 1604.

Andreas Cæsalpinus, *Aretinus*, 1603.

Joannes Costæus, *Laudens.* 1603.

Christoph. Guarinonus, *Veronens.* Clarus 1600.

Joannes Baptista Imperial. *Vicentin.* 1623.

Julius Casserius, *Placentin.* 1625.

Fabius Pacius, *Vicentin.* 1614. Poëte & Medecin, Auteur de *l'Eugenia*, Comedie Italienne.

Franciscus Redi *Florent.* Ducis Hetruriæ Medicus.

Ludovicus Septalius, *Mediolan.* 1633.

Marcell. Malpighius, *Bononiens.*

L'Espagne à la verité ne nous retiendra pas tant que l'Italie, mais elle ne laissera pas de nous faire voir de grands Medecins. Et premierement.

Petrus Hifpanus, qui fut Pape Jean XXI. en l'an 1276.

Raimond. Lullius, *Majorac.* 1315.

Arnaldus à Villanova, que quelques-uns font Efpagnol, quoi-que plus apparemment François 1363.

Chriftophor. Orofcius, 1490.

Petrus Pintor, *Vicentinus*, Medecin du Pape Alexandre VI.

Ludovicus à Luceria, 1520.

Petrus Garcia Carero, *Calaguritan.* 1530.

Antonius Cartagena, *Profeff. Compluti*, qui demeura prés des enfans de France, ôtages à Madrid pour le Roy François I. leur pere, loüé par les Hiftoriens de fon temps, 1530.

Anton. Ludovic. *Olifipponenfis*, 1540.

Jacob. Almenar. 1530.

Brudus, *Lufit.* &
Henric. à Guillard.   } *Profeffeurs à Conimbre*, 1540.

Joannes Valverda, *de Hamufco*, 1550.

Andreas Lacuna Segobienfis, fils de Ferdinand Lacuna, Me-decin de plufieurs Papes, 1552.

Blafius Villafranca, *Hifpan.* 1550.

Francifcus Michinus, *Viguenf.* 1550.

Martinus Akakia Catalaun. 1540.

Ludovicus Abulenfis, Medecin de Charles V.

Ferdinand. de Mena, *Lufitan.* 1550.

Gomezius Pereira, *Methinius Dullenfis*, 1550.

Nicolaus Monardus, *Hifpalenf.* 1555.

Petrus de Peramato, 1570. Alvares Nonnius, *Hifpalenf.* 1570.

Joan. Roderic. Caftelli, vulgò dictus Amatus, *Lufitan.* 1550.

Chriftoph. de Vega, *Complut.* Medecin de l'Empereur Char-les V. 1550.

Garcias Lopius, *Lufitan.* 1570.

Francifcus Arcæus, *Fraxinab.* 1570.

Andreas Alkazar, *à Guadalaxa*, 1570.

Petrus Vaëfius, *Caftellus Lufit.* 1570.

Petrus Nonnius, *Lufit.* 1570.

Alphonfus Daca, *Hifpalenf.* 1570.

Ambrofius Nonnius, *Lufit.* 1600.

Emmanuel Nonnius, *Olifiport.* 1580.

Ludovicus Mercatus, *Pintianus*, 1600.

Ludovicus Lemofius, 1580.

Thom. Roderic. à Veiga, *Eborac.* 1560.

Illefonfus

Illefonfus Nunefius, 1600.

Petrus Paulus Pereda, *Setabenfis*, 1580.

Michaël Pafchalius, *Valentinus*, 1580.

Garcias ab Horto, *Lufitan.* 1570.

Mathæus Adriani fils d'un Juif qui fe fit Chrétien. Il étoit fçavant dans la Langue Sainte, & fit imprimer fes Ouvrages en France, aprés avoir enfeigné en Allemagne, où il fit amitié avec Erafme.

Francifcus Valefius, *Covarrubianus*, ce fçavant Medecin de Philippes II. Roy d'Efpagne.

Ludovicus Mercatus, *Vallifolet.* Medecin des Rois Philippes II. & Philippes III.

Aloifius Torrez, *Placentin.* 1580.

Simon à Toüar, *Hifpalenfis* . . . .

Antonius Alvarez, Profeffeur à Alcala & à Valladolit, 1580.

Alphonz. Lupeus, *Tarracon.* 1580.

Joannes Fragofus, *Toletan.* 1580.

Laurentius Gozar, *Valentin.* 1580.

Scholaftic. Silvi.

V. Biblioth. à Sanɛ ɛo Peregrin. p. 330.

Hieronimus Ximenes, *Cæfar-Auguft.* 1580.

Henricus Georgius Henriques, *Guardienf.* 1590.

Ludovicus Rodriguez de Perrofa . . . .

Joannes de Carmona, 1590.

Joannes Alphonf. Fontecha, 1590.

Joannes Gallego de Lacerna, Medecin des Rois Philippes III. & IV.

Alphonfus Lopes *de Corilla.* Nonius à Cofta, *Lufit.* 1590.

Roderic. à Fonfeca, *Lufit.* 1580.

Petrus Jacobus Iflemius, *Valentin.* . . . .

Francifcus Scoburius, *Valentin.* 1590.

Joannes Braws, *Petrafilan.* 1590.

Joannes Bruflamantinus, *Camærenf.* 1590.

Voicy ceux de nôtre fiecle.

Georgius Henriques, *Lufetrus*, 1600.

Giouan. de Bagnolo, loüé par Lionardo di Capoa.

Zacutus, *Lufitan.* Juif de ce fiecle.

Gafpar Bravo de Sobremonte, Medecin de Philippes IV. & Profeffeur à Valladolit.

Philotheus Ælian. Montalte, *Lufit*, 1600.

Gafpar Caldera de Heredia, 1650.

Francifcus Ximenes, 1620. Anton. Ponce à S. Cruce, 1620.
Francifcus Sanchez, *Baccarenſis*, 1630.
Ludovic. Oviedo. Benedict. Matamorus.
Alphonz. *à Caranʒa*. Didacus Moranus.
Didac. de Soria, *Granatenſis*, tous Medecins Eſpagnols &
Portugais, marquez avec leurs Ouvrages dans les Bibliogra-
phies de Nicolaus Antonius, & à Sancto Peregrino, auſquels
on peut ajoûter ſi l'on veut la fameuſe Oliva Sambuco, qui
s'eſt piquée de Medecine & de Philoſophie.

Nous voicy enfin en païs de connoiſſance, & dans la terre
du monde la plus feconde en Medecins, tant bons que mauvais, c'eſt pourquoy je me retranche aux plus conſiderables,
de ceux qui ont donné quelques écrits, ou qui ont été d'une
grande reputation dans les Univerſitez, dans la Cour, ou dans
les Villes de France.

Nous avons marqué cy-devant Auſonius, *Vaſatenſis*, 1290.

Arnald. *à Villanova*, 1300. vendiqué par les Eſpagnols; mais
plus apparemment de Villeneuve dans la France Narbonnoiſe,
que de Villeneuve de Catalogne.

Guido de Cauliaco, 1360. Medecin du Pape Urbain V.

Valeſcus de Taranta Profeſſeur à Monpelier, & Medecin
du Roy de France Charles VI. 1380.

Raimond. Chalain, *de Vinario*, 1380.

Joannes de Tornamira Doyen de la Faculté de Monpelier,
1450.

Jacobus de Partibus n'étoit pas de Tournay comme l'a écrit
Vanderlind. mais Chanoine de Tournay, comme il paroît par
là Préface de ſon Ouvrage imprimé à Lion aux dépens du
Roy de France Charles VI. dont il fut Medecin aprés l'avoir
été du Duc de Bourgogne.

Stephanus Gourmelenus, *Curioſolita*, 1300.

Bernard. Gordonius, 1300.

Deodatus Baſſolus Chancelier de Monpelier, Medecin des
Rois Charles VII. & Louis XI.

Joannes Troſſeleri, *Gabalitanus*, Chancelier de Monpelier,
Medecin du Roy Charles VIII. 1495.

Joannes Martini Doyen de la Faculté de Monpelier, Medecin du Roy Charles VIII. & Maître des Comptes de cette
Ville. 1491.

Gerard. de Solo, 1480. Professeur à Monpelier.

Adamus Fumeus, *Turonenſis*, Medecin des Roys Charles VII. Louis XI. & Charles VIII. & Maître des Requêtes de l'Hôtel du Roy.

Jacobus Ponceau,
Honoratus Piquetus,
Joannes Burgenſis, } *Medecins du Roy Charles VIII.*
Joannes Graſſini,
Reginald. Freron ou Furon.

Gabriel Miron Medecin & Chancelier de la Reine Anne de Bretagne, pere de François Miron, qui le fut de Marc Miron premier Medecin de Henri III.

Joannes Ganivetus, *Viennenſis*, 1490. dont l'Ouvrage intitulé, *Amicus Medicorum*, fut imprimé à Lion l'an 1496. par les ſoins d'un Gondeſlaus ou Gondiſalvus de Toleto, qui ſe dit *Electus Regius Lugdunenſis & Prorex*, Medecin d'Anne de Bretagne Reine de France, & cependant employé ſimplement ſur l'état de la Maiſon de cette Princeſſe pour 150. livres de gages, à quoy Symphorianus Campegius ajoûte que ſon épouſe étoit de l'illuſtre Maiſon des du Terrail de Dauphiné. On voit dans les Ouvrages de Campegius une Epître que ce Gondiſalvus écrit à ſon fils, où il paroît favorable aux Aſtrologues.

Joannes Ruellius, *Sueſſonienſ.* 1520.

Guillelmus Rondeletius, *Facult. Monſpel. Decan.* 1520.

Symphorianus Campegius, *Lugdunenſis*, qui fut Echevin de Lion, Medecin du Duc de Lorraine, & Chevalier de l'Ordre de Saint Georges, 1520.

Simon de Papia eſt marqué dans Symphorian. Campegius, parmi les illuſtres Medecins. C'étoit un homme ſi charitable, qu'il rebâtit l'Egliſe des Cordeliers de Lion de ſes guains, qui étoient ſi grands, que le Duc de Bourbon ſon maître luy donna tout d'un coup dix mille francs, ſomme grande pour ce temps-là.

Joannes Hortenſis ou des Jardins, fut en ſi grande reputation à Paris l'an 1520. que quand la mort luy enlevoit quelque malade, on luy appliquoit ce vers de l'Ecole de Salerne.

Contra vim mortis non eſt Medicamen in hortis.

Joann. Moriſetus, *Burgund. Dolanus*, 1540.

Joann. Tagautius, *Ambianus*, 1540.

Franciſcus Valeriola, *Arelatenſ.* 1540.

Joannes Canapæus etoit un des Medecins du Roy François
I. quoi-que je ne le trouve par fur l'etat de fa Maifon. Symphorian. Campegius en fait cas. Il traduifit le Livre *de Offibus*
de Galien, de Grec en Latin.

Jacobus Sylvius, *Ambianus*, eft un fçavant Medecin de la
Faculté de Paris, mais homme fingulier dans fes manieres.

Joann. Gorrhæus, *Parifinus*, 1540.

Honorat. Caftellanus fut Medecin des Rois Henri II. François II. Charles IX. & de Catherine de Medicis, & pere de
Joan. *Medecin du Roy Charles IX. car quant à Petrus Caftellanus natif de Grammont au Païs-bas, qui écrivit la vie des
illuftres Medecins, il a fleuri jufques à l'an 1632.

* Chaftelain.
Caftelan.

Francifcus Rabelefius, *Chinonenfis*, & non pas *Lugdunenfis*,
comme l'a écrit Wolphang. Juftus, trompé par fes Ouvrages
fur les Aphorifmes d'Hipocrate, imprimés à Lion,

Petrus Bellonius, *Cenoman.* 1550
Antonius Mizaldus, *Monlucian.* 1560.
Joannes Gorrheus, *Parifinus*, 1540.
Carolus Stephanus, *Parifinus*, 1550.
Dionyfius Fontanonus, *Monfpel.* 1550.
Ludovicus Vaffæus, *Cathalanen.* 1550.
Sebaftianus Montuus, *Rivirenfis*, 1530.
Jacob. Dalechampius, *Cadomenfis*, 1550.

Joannes Fernelius, *Ambian.* 1550. le Héros de l'Ecole de
Paris, & qu'elle appele *Nofter*, quoi-qu'il ne foit rien moins
quant à fa pratique, ne faignant que rarement, & fe fervant
de tous les Medicamens que les Arabes ont découverts, & de
ceux qu'on tient ordinairement dans les difpenfaires ; de forte
que Scaliger n'a pas fait difficulté de dire qu'il répandoit également les fleurs de fon expreffion Ciceroniene, fur les excremens du corps, & fur les humeurs que la nature a travaillées
avec plus de foin ; & Duret, qu'il avoit débité la lie des Arabes, à la faveur de l'élegance & des fleurs de l'élocution Latine,
Latinitatis quodam nectare Barbarorum feces condivit, à quoy on peut
ajoûter fur le nom favori de *Nofter*, ce qu'Alexandre Maffarias
a dit dans fon Traité de la goute. *Summâ cum ratione hic vir
fuo libro Titulum infcripfit Medicina Fernelii, namque fi totam iftius
inftitutionem omniaque dogmata diligenter advertas, ea majori ex
parte funt ita ejus propria & pecularia, ut propè nullius fint alterius.*

Augerius Ferrerius, *Tholofan.* fit pendant le dernier fiecle plufieurs beaux Traitez de Medecine , & fut Medecin de la Reine Catherine de Medicis. De plus fçavant Jurifconfulte & Mathematicien, homme poli, bien fait & d'agreable converfation. Sa mort eft marquée dans les Eloges de Sainte Marthe, l'an 1576.

Michaël Noftradamus, *à Porto Sancta Maria, propè Burdegalam*, a fait quelques Traités de Medecine, & quelques traductions marqués par Vanderlinden ; car je ne m'arrête pas à ces Propheties qui ont fait dire à Scaliger *in Hiponace.*

> *Si Noftradamus, quid pudere fit, nefcit :*
> *Quod eft paratum , nec reconditum, & præfens*
> *Qua nam futura notione mentitur ?*

Antonius Mizaldus , *Monlucian.* 1560.

Jacobus Goupilus , fçavant dans les Langues ; mais fi jaloux de fes Ouvrages, qu'il mourut de douleur l'an 1500. voyant que les Soldats luy avoient enlevé fes Memoires.

Jacobus Grevin Poëte & Medecin de la Duchefle de Savoye, & ami de Ronfard 1570.

Ioannes Hucherius Profeffeur à Monpelier, *Bellovacenf.* 1560.

Antonius Fœfius , *Mediomatric.* 1560.

Laurentius Ioubertus , *Valentin.* 1580.

Ioann. Hollerius, *Stempan.* 1570.

Mauritius Cordæus , *Rhemenfis,* 1570.

Pafchal. Gallus, *Villefanenfis Picto* , Auteur d'une Bibliographie, 1580.

Defider. Iacotius , *Vandoperanus* , 1570.

Petr. Palmarius, *Parifienfis,* 1580.

Iacobus Dalechampius, *Cadomenfis,* 1580.

Iofephus Quercetanus , *Arminiacus,* 1570.

Ludovicus Duretus, *Segufian.* 1580.

Petr. Ioan. Faber , *Caftrinovid..*

Vincent. Burgundus, *Bellovac.* 1620.

Reginald. Sturmius , *Suefon.* 1620.

Iofephus Trullier , que Stephanus Roderic. à Caftro , dans un Traité intitulé *Pofthuma Varietas* , qualifie Medecin & Ambaffadeur du Roy de France, & Auteur d'un Traité *de fanguinis miffione contra Romanos.*

Anton. Merindolius, *Aquenfis*

Jacobus Quercetanus , *Arminiat.*

Philipp. Guibertus, *Parisin.* Carol. Piso, *Parisin.*

Iacob. Guillelm. *Aurelian.* 1570. Barthol. Perdulcis, *Parisin.*

G. Ballonius, *Parisin.* Ioan. Riolan senior, *Ambian.*

Andreas Laurentius, *Arelat.*

Abraham. Frambesarius, *Veromand.*

Joannes Marquis, *Viennensis ad Rhodanum*, ami de Justus Lepsius qui luy a addressé des Lettres. Il fit quelques Ouvrages dont il ne nous reste que la continuation de la Chronologie de Genebrard, il mourut l'an 1625.

Francisc. Ranchinus, *Monspel.* Lazar. Riverius, *Monspel.*

Ioann. Varandæus, *Monspel.*

Francisc. Citesius, *Pictav.*

Theodor. Turquetus de Maierne.

Ioann. Chicotius, *Silvanectens.*

Renatus Moreau, *Andegavensis.*

Ioann. Riolanus filius, *Parisinus.*

Ioann. Iacobus Chifletius, *Vezontinus.*

Ioann. Pequetus, *Dieppensis.*

Marinus Curæus de la Chambre, *Parisinus*, Philosophe si renommé, & Medecin ordinaire du Roy Louis XIII.

Petrus Petiteus, *Parisin.* Philosophe, Poëte & Medecin.

Franciscus Bernier, *Andegavensis*, Philosophe, Voyageur & Medecin.

Anton. Meniotus, *Parisin.*

Mais il ne faut pas oublier icy ceux qui ont travaillé pour la Medecine, quoi-qu'ils n'ayent pas été Medecins, tels qu'ont été Philippes Beroaldus, *in enarrat. quast. Tusculanar.* Desider. Erasmus, Ioannes Bodekenus, Ioseph. Mantensis, Ioann. Filesacius, Ahasnerus Fritzchius, qui nous a donné depuis peu un petit Ouvrage intitulé *Medicus Peccans*, fort utile pour la conduite des Medecins. Les Sçavans Iesuites Maximilianus Sandæus, Ioann. Beir, Leonard. Lessius, Iacobus Baldus, Anton. Possevinus, Theophil. Raynaudus, qui l'ont tous illustrée par de bons Ouvrages. Je croy même que nous ne devons pas passer sous silence quelques hommes de qualité qui ont honoré la Medecine par l'étude, ou par la profession qu'ils en ont faite ; car outre une infinité que nous avons marqué cy-devant, il s'est encore trouvé des Doges, & des Senateurs de Gennes, * & un Prochite Seigneur Napolitain qui faisoit la Medecine, avec une charité & une generosité heroïque. Nous

* Octavianus Rodericus Dux Genuensis.

avons encore eu en France un Eſtienne Boüet Gentilhomme
Tourangeau , qui non content d'avoir exercé la dignité de
Principal du College de Sainte Barbe à Paris , Employ encore
bien plus honorable en ce temps-là qu'à preſent , & d'avoir
paſſé par tous les degrez de la Medecine , en voulut encore
faire l'exercice , dans la ſeule veuë de ſervir ſes amis & les pauvres , comme fit quelque temps aprés Gui de Molins de Rochefort, Gentilhomme Bleſois , loüé par I. Auguſte de Thou, *l. de vi-*
ta propria, & comme ont fait longtemps en Picardie les Seigneurs
de Sacqu'Epée, à quoy nous devons ajoûter comme une remarque Hiſtorique , une famille que le Duc de Bourgogne n'enno-
blît qu'à condition qu'elle exerceroit toûjours la Medecine ,
comme elle avoit fait avant ; pour ne rien ajoûter , comme nous
le pourrions encore , à ceux que les Princes ont honnoré de leurs
Ordres de Chevalerie , d'Ambaſſades & autres Emplois conſiderables , & pour ne pas entrer dans la penſée de ceux qui
croyent qu'une Maiſon Souveraine qui honore les Saints Coſme & Damien comme ſes Patrons , doit une partie de ſon origine à la Medecine. Quoy-qu'il en ſoit , il eſt aſſuré qu'on en-
noblît les Medecins aprés quelque temps de ſervice , non ſeulement en Ecoſſe , mais encore en d'autres Eſtats , & que ſi
cela ne ſe pratique pas à Veniſe , ils ne laiſſent pas d'y être
diſtingués du peuple , & regardez comme des ſujets tous diſ-
poſez à paſſer dans la nobleſſe. Ce qui doit être d'autant
moins ſurprenant que les premiers Medecins des Empereurs
qui ſuccederent au grand Conſtantin , & même quelques-
uns de ces Medecins qui ne ſuivoient pas la Cour , & qui de-
meuroient dans les Villes , étoient Contes du premier ou du
ſecond ordre. A quoy on peut ajoûter que la fameuſe ville de
Tauris ou Thebris en Perſe , doit ſa fondation à la Medecine,
comme nous le verrons dans la ſeconde partie de cét Ouvrage. Enfin que la grandeur des Pharaons , ou au moins leur nom,
vient du Medecin Pharao ou Phariaco , qui tranſmit à ſes ſucceſſeurs Rois le nom & l'Empire , avec les belles connoiſſances
qu'il avoit dans la Medecine. Auſſi voyons-nous que comme
Raphael ſignifie Medecine dans la langue Sainte , de même
Raphaïm , qui ſignifie ordinairement des Geans , ſignifie non
ſeulement des hommes puiſſans & conſiderables , mais encore
des Medecins dans le particulier : *Hi ſunt potentes à ſæculo.* Mais
(ce qui paſſe tout ce que nous venons de remarquer , & qui re-

Simon Paſqua S.
R. E. Cardinal.
Bortholom. Me-
tellus Senator Ge-
nuenſ.
Chriſtophorus Ro-
ſcius Dux Genuenſ.
V. *Bartholom. Tur-*
rian. de Medica
conſult. lib. 1. *c.* 9

garde nôtre temps) quel plus grand honneur à la Medecine,
que de la voir honorée de la confiance du plus grand Roy de
la terre, en un temps où une infinité de perfonnes de mauvais
goût, la dés-honorent en tant de manieres ? Par un Roy qui
ne s'écarte point du chemin Royal, pendant qu'une partie
même de fa Cour, & prefque toute la Capitale de fes Eftats
s'égare & fe pert dans des fentiers détournés ? Par un Roy qui
veut bien fe fervir de ce bon fens, & de ces lumieres dont le
Ciel l'a fi liberalement pourvû, pour avoüer & infinuer par
fes exemples, qu'il eft bien plus feur de fuivre des maximes
fondées non feulement fur la raifon & l'experience, mais en-
* *Ecclefiaft. c. 38.* core fur un Oracle * infaillible, que d'abandonner fa perfonne
facrée, au hafard d'un remede donné temerairement par quel-
que étranger, ou par une perfonne fans aveu, qui n'ayant
pas fouvent plus d'honneur & de Religion que d'étude, n'a
pas toûjours une fidelité à toute épreuve ? Auffi la Medecine
auroit-elle ici une belle occafion de loüer ce grand Prince de
cette confiance, fi elle le pouvoit faire dignement : car quel
autre pinceau que celuy d'Apelles pourroit peindre Alexandre,
prenant un Remede de la main de Philippes, & quelle autre
plume que celle de Cefar pourroit apprendre à la pofterité jufqu'où eft allée la raifon, la patience & le courage de Cefar,
dans fes maladies comme dans fes autres affaires ?

Voila les Honneurs de la Medecine, Martirs, Confeffeurs,
& autres Saints & pieux perfonnages ; Papes, Empereurs, Rois,
Princes, Cardinaux, Archevêques, Evêques, Abbez, Chanoines, Prêtres, Religieux, Chevaliers d'Ordres ; Philofophes,
Poëtes, Orateurs & Ambaffadeurs, que j'ay bien voulu ajoûter à tous ces Medecins Grecs, Latins & Arabes dont j'ay donné l'Hiftoire Chronologique : car à propos des Ambaffadeurs,
il eft bon de marquer icy, que fi quelques Hiftoriens fe font
* Nempè cautus recriés fur ce que le Roy de France Louis XI. avoit envoyé
Rex diffidentia Olivier le Dain fon Chirurgien, en Ambaffade vers la Du-
primorum, folerter cheffe de Bourgogne, un bon Auteur * foutient qu'il le fit en
dedit legationem bon politique, choififfant un homme de confiance, qu'il enno-
homini fidei ex- blit par cèt Emploi. Mais pour ne laiffer aucun doute à ces
pertæ, qui certè eâ ignorans & gens de mauvaife humeur, qui pour tout ce que
non de honeftavit, nous venons de marquer à l'avantage de la Medecine, ne laif-
fed hominem no- fent pas de luy faire la guerre, voyons avec quelles armes ils
vum nobile munûs l'attaquent, & quelles raifons ils ont de la vouloir décrier.
nobilitavit. *Carol.*
Pafchafius de legat.   CHAP.
cap. 13.

CHAPITRE V.

Des ennemis de la Medecine, & du jugement qu'on en doit faire.

COMME il y a trois fortes de libertins en matiere de Religion, il y a trois fortes d'esprits particuliers qui déclament de vive voix, ou qui ont declamé par écrit contre la Medecine. Les premiers, gens fort ignorans, le font sans sçavoir pourquoy ny comment ; les autres moins ignorans, pour faire les beaux esprits ; les derniers, quoi-que gens d'esprit & même d'érudition, sont à peu prés à l'égard de la Medecine, comme ces visionnaires qui ne se trompent & qui n'errent que sur certains objets ; mais qui ne peuvent revenir de cette erreur par un malheureux effet de la prévention.

Je remarque donc que les premiers de ces esprits particuliers & de ces ennemis de la Medecine, ne sont, de même que la plûpart de nos libertins de Religion, que des miserables qui veulent parler de toutes choses, seulement pour parler, ignorans, dont toute la raison est qu'ils ont le bon sens, quoi-qu'il n'y ait rien de si rare que ce bon sens, & qu'ils ne sçachent pas même ce que c'est ; la plûpart brutaux & sac-à-vins plongez dans une vilaine crapule, qui croient avoir dit des merveilles, quand ils ont fait rimer d'un air goguenard, *vin* à *Medecin*, & qui aprés avoir bien dit des pauvretez, disent des injures à ceux qui se mettent en état de leur répondre, le tout presque sans penser à ce qu'ils font. Ceux du second ordre ne sont pas si bêtes que les premiers, ce sont des tiercelets de sçavans, qui s'admirent eux-mêmes, & qui sçachant bien qu'on n'aime gueres les remedes, croient faire leur cour à la compagnie, en attaquant quelque miserable Medecin qui se défend mal, ou qui n'ose leur faire voir la misere de leur raisonnement, de crainte de les fâcher, & de les trouver aprés cela dans son chemin : car enfin tout ce que ces beaux diseurs entassent de discours, n'est ordinairement que confusion, fausseté, galimathias, ou tout au plus sophismes ; mais quoy, en se déchainant ainsi, ils croyent s'être érigés en gens du bel air : Et c'est de ces deux fortes de critiques dont Galien se plaint, leur re-

Ebrietate quidam heri dimiserunt, & de his agere audent quæ exercitatissimi non sine timore tractant. *Galen. ad Trasibul.* c. 57.

Cc

prochant qu'à peine ont-ils cuvé leur vin, qu'ils osent porter jugement sur des choses qui ne sont connuës que des plus sages & des plus graves Maîtres de l'Art.

Quant aux derniers, j'avoüe que ce sont souvent des gens d'esprit, de bonne foy, & mêmes commodes, pourvû qu'on ne les mette pas sur le sujet de leur aversion, étant si malheureusement prévenus à cét égard, qu'ils n'y tombent jamais sans errer ; mais d'une maniere bien differente de celle de cette pauvre fille, laquelle étant tombée dans une passion érotique, qui la rendoit extrémement pensive & chagrine, ne sortoit de cét état pitoyable, que quand le temps étoit serain, & le Soleil entierement dégagé de nuages, comme elle s'en explique elle-même dans un de ses intervalles.

> *Non cosi vibbra il sol mi sfacce in guai*
> *Il celeste mi auviva*
> *Il mio di cor mi priva*
> *Come puo dar mi morte ,*
> *La vita il Sol , ria sorte !*

Car loin d'avoir aucun bon moment, ils n'ouvrent jamais les yeux aux lumieres de la raison pour se défaire de leurs préjugez, soit que quelque mal-habile Medecin ou Chirurgien les ait maltraités, ou que les maximes de la Medecine ne s'accordent pas avec leurs passions & leurs mœurs. Ainsi ils sont resolus à soûtenir la chose opiniatrément, jusques à se faire une loy & un honneur de n'en revenir jamais ; gens à peu prés du caractere de ceux dont je vais examiner les Ouvrages & les sentimens: car pour les autres, ils ne meritent pas qu'on s'y arrête, crainte de donner quelques poids à leurs legeretés en les voulant refuter. Pour connoître donc à fond ces derniers, examinons ces Auteurs dont ils se font les partisans, & dont ils ne sont souvent que les singes & les copistes.

M. PORTIUS CATO. CATON le Censeur est celuy par où je commence, parce qu'il est le plus ancien, le plus déchaîné, & celuy dont Pline se fait le plus d'honneur. Premierement tout ce qu'il écrit à son fils Marcus sur le sujet de la Medecine, dont il n'avoit qu'une connoissance grossiere & campagnarde, regarde bien plus les Medecins que leur Art, & ne conclut tout au plus que contre quelques Grecs de son temps. Tout y est d'un esprit opiniâtre, prévenu, & pour ainsi dire hereditaire à sa famille & à ses dé-

* Atrocem animū Catonis.

scendans. * Il invective mal à propos contre toutes les disci-

plines du païs, d'où la Medecine eſt venuë à Rome ; & comme
l'eſprit humain n'eſt ſouvent que bizarrerie & illuſion, quand
la paſſion le domine, il ne laiſſe pas de témoigner enſuite une
complaiſance ridicule pour d'autres choſes qui viennent de
ce païs-là, ſans en excepter les habits. Il ſe promet enſuite de
convaincre ces gens qu'il appele indociles, ſans penſer qu'on
ne ramene pas ſi facilement des gens de ce caractere, & particulierement des Grecs, ſur tout quand on eſt encore moins
docile qu'eux ; mais quoi-qu'il en ſoit, il tranche hardiment
du Prophete pour le faire croire à ſon fils. Il veut qu'on croye,
ſans ſe mettre en peine de le prouver, que la Medecine eſt
la plus méchante choſe qui ſoit venuë de la Grece en Italie ;
& pour faire croire que les Grecs en veulent à la vie des Romains, il donne malicieuſement la gehenne à un endroit d'une
lettre d'Hipocrate, pour faire de ce grand homme un meurtrier intereſſé, luy Caton, dont l'épargne & la leſine alloit
juſques à l'inhumanité, revendant ſes pauvres Eſclaves comme
des bêtes à juſte prix, pour ſe diſpenſer de les nourrir, quand
ils ne pouvoient plus luy rendre des ſervices conſiderables ;
meſquinerie & cruauté, dont Plutarque le blâme. Enfin il ſe
met ſi avant dans l'eſprit la haine qu'il a conçuë contre la Medecine & les Medecins, qu'il luy en coûte ſa femme & ſon fils
qu'il ſacrifie à ſon entêtement, pour avoir voulu faire le ſçavant en une matiere, où il n'étoit qu'écolier : car pour le beau
Livre de la Medecine qu'il ſe vante d'avoir compoſé, je laiſſe
à penſer entr'autres choſes, ſi ce n'étoit pas bien rafiner ſur
le regime des ſains & des malades, que de choiſir comme il
fait les cannes, les pigeons ſauvages, & les liévres pour leur
nourriture.

P L I N E, à la verité, eſt un homme incomparable à prendre
ſon Hiſtoire Naturelle en gros ; mais quant à ce qu'il dit de la
Medecine & des Medecins, qui ne voit qu'il y a bien des contradictions, du travers & de la paſſion, tant il eſt vray que les
Grands-hommes ont de grands défauts ? Il ne faut donc pas
s'étonner ſi par ce qu'il étoit bien plus Hiſtorien & Philoſophe
que Medecin, n'ayant jamais pratiqué ny veû des malades, il
a erré en tant d'endroits, particulierement quand il a blâmé
l'uſage des medicamens exotiques : car n'eſt-il pas vray qu'il y
a des païs ſi mal pourvûs de remedes, * qu'il faut neceſſairement
ſe ſervir de ceux qui viennent des païs éloignés ? *Non omnis*

V. Tertullian. de Pallio.

Vincam indocilé genus.

Et hoc puta vatem dixiſſe.

Epiſt. ad Cratevam.

Plutarch. in Caton.

P L I N I U S major.

* Peregrina reme-
dia.
lib. 25. cap. 24.

fert omnia Tellus. De plus quand les maladies se transplan-
tent d'un païs en un autre, ne faut-il pas avoir recours
aux remedes que la providence divine a fait naître dans
les païs d'où ces maladies se sont transplantées? Il blâme aussi
mal à propos, les compositions de remedes : car le mélange &
la fermentation de ces remedes, ne font-ils pas ordinairement
ce qu'ils ne pouroient faire seuls ? & se donnant ainsi les mains,
ne peuvent-ils pas devenir par cette mixtion, ce qu'on appele
dans la Medecine les mains salutaires de Dieu ? Il dit encore
que les Arcadiens ne se servent d'aucun medicament, & qu'ils
ne vivent que de laict, comme si le laict n'étoit pas souvent un
medicament alimenteux, & un *aliment medicamenteux,* quand on y
est accoûtumé, & quand il n'y a pas de dispositions dans le
corps qui y repugnent. Il impute à la Medecine, (quelle injustice !) les fautes des Medecins ignorans, & prend de là occasion
de déclamer contre cette Science, qu'il s'avise de loüer en un
autre endroit, quel raisonnement, quelle conduite ! Il dit,
sans y faire reflexion, que les Medecins ignorent la vertu des
mineraux, ce qui n'étoit pas même vray de son temps, les
plus anciens Medecins ayant connu leurs proprietez, & les
ayans mis en usage. Il dit aussi faussement, comme nous le verrons en son lieu, que la Medecine a été proscrite à Rome pendant 600. ans ; ingrat qui a pris des Medecins tout ce qu'il a
écrit de meilleur, & qui n'a pas voulu comprendre que les Romains ne condamnerent que les Operations du Medecin Archagate, & de quelques autres Chirurgiens venus de la Grece,
gens intrepides, assurez & tels que doit être un bon Chirurgien. Car après tout ce procedé du peuple Romain, marquoit-
il autre chose que son inconstance, ayant d'abord honoré Archagate de graces & de privileges, & l'ayant ensuite traité de
bourreau, *plebi non judicium non veritas.* En effet, ce qui fait
voir que Pline parle en homme passionné ; c'est qu'après avoir
pris droit sur les jugemens & sur l'inconstance d'un peuple
encore grossier, il se demande par une contradiction manifeste,
s'il faut croire que les anciens ayent condamné une chose salutaire ?
car il se répond, *Non en verité, ils ne condamnerent pas la Science,
mais la maniere de l'exercer,* après avoir dit faussement & sans
raison que *lues morum non aliunde quàm ex Medicina.* Comment
veut-il donc qu'on entende ces paroles ? *Mille peuple ne peuvent
s'en passer, quoi-qu'ils se passent quelques-fois de Medecins.* Accor-

dez cela. Car je referve pour un autre lieu à répondre, non feulement à fa prétenduë profcription de la Medecine pendant 600. ans ; mais encore à ce que fes partifans ont voulu inferer d'un autre paffage de cét Auteur mal entendu, pour mettre la Medecine aux fers, avec les Efclaves du peuple Romain. Je reviens donc à fes autres fentimens, & pour réponfe à ce qu'il dit, qu'il n'y a que les homicides des Medecins qui ayent le privilege de demeurer impunis, ne fçait-il pas que de fon temps même, la malice & l'imperitie des Medecins étoient puniffables, & que la Loy *Aquilia* y eft formelle ? Il fe plaint de ce qu'on ajoûte foy aux cajolleries des Medecins, comme fi cela ne venoit pas en partie de la credulité, & de la fottife des malades, qui veulent être flatés, & en partie de ces difcoureurs, qui ne font rien moins que de vrais Medecins, puifque la Medecine * fe plaint elle-même dans de bons Auteurs de ces Medecins, pour lefquels on devroit établir des grands jours, & faire revivre la Loy Coruclea de *Sicariis*, puis qu'Ulpien, qui eft bien plus proche de nous que ces Loix, eft dans ce fens-là, difant que quand il parle des Medecins, il ne reconnoît pour tels que ceux qui procedent par ordre & par methode, & non pas des ignorans & des empiriques. Ainfi nôtre Auteur aprés avoir furieufement declamé contre la Medecine & les Medecins, ne laiffe pas de revenir à luy-même, tant la verité a de force, avoüant de bonne foy que *la Medecine eft le feul de tous les Arts qui ait l'avantage de donner la loy aux Souverains, & que s'il n'y en a point de plus fujet au changement, cela n'empêche pas qu'il ne foit le plus utile de tous.* Auffi fon neveu fut-il bien plus équitable que luy, & bien plus conftant dans le jugement qu'il fit de la Medecine, défendant à fes domeftiques de luy donner autre chofe que ce que fon Medecin ordonneroit dans fa maladie. Je demande donc enfin aux partifans de Pline l'aîné, quel jugement on doit faire des fentimens d'un homme fi inconftant, & qui ayant nié l'immortalité de l'ame, contre le fentiment de prefque tous les fages de l'antiquité, pourroit bien encore nier fa propre experience, & tout ce qui tombe fous les fens dans l'exercice & dans les heureux fuccés de la Medecine.

D I O N Y S I U S Ægeus pourroit être mis au nombre des Ennemis de la Medecine, quoi que fçavant dans cette fcience, s'il avoit fait paroître quelque conftance dans fes opinions. Mais fes Dictiaques ne font autre chofe que cent Chapitres,

V. Threnod. Medicam Mindereri.

lib. 24. cap. 1.

Plin. junior.

DIONYSIUS Ægeus.

C iij

* c. 185. & 211.

dont les Sommaires sont marqués dans Photius * comme des choses qui ne sont pas d'un grand poix. Car cét homme bien plus habile Dialecticien que Medecin, établit dans les 50 premiers de ces Chapitres quelques Theoremes qu'il prend plaisir de détruire dans les 50. suivans, *Suarum ipse legum conditor & eversor.* Enfin c'est tout dire que de marquer avec Photius qu'il est passionné en plusieurs endroits, & qu'il n'est gueres propre qu'à des Dialecticiens, qui se plaisent à soûtenir le pour & le contre.

Tacit. de Pompeio Annal. lib. 1.

PETRUS de Apono.

PIERRE d'Apone, dit le Conciliateur, tout Medecin qu'il est, semble un de ces hommes qui n'ont pas fort bien parlé de la Medecine rationelle, parce qu'en effet, il a trop donné dans l'Astrologie, & dans d'autres vanitez; ce qui le fit condamner comme Heretique par les Juges de l'Inquisition de son temps. Toutesfois à prendre les choses comme il faut, il est assuré que tout ce que les ennemis de la Medecine en ont pris, n'est tiré que des objections qu'il se fait luy-même, & ausquelles il répond quelquefois si solidement, qu'il a été appelé *le Conciliateur* pour cette raison. Mais quant à l'avarice qu'il reproche aux Medecins de son temps, outre que cela ne fait rien à la Medecine, il a d'autant plus de tort de s'ériger en censeur de ce vice; qu'il paroît luy-même extraordinairement interessé, comme nous le verrons cy-aprés.

v. Vossium lib. 1. de idololatr. c. 34.

F. PETRAR-CHA.

PETRARQUE à la verité est un bel esprit, homme inimitable & original en sa Langue; mais tout ce qu'il a fait en Latin n'est que copie en comparaison; sur tout quand il a attaqué la Medecine & les Medecins. On n'y voit que passion & emportement, point de raisonnemens solides, & aucune de ces belles saillies d'esprit qui sont si frequentes dans ses Poësies. Mais pour bien comprendre ce que j'avance touchant la Medecine, il faut sçavoir le sujet de ses invectives, & de la querelle. Le Pape Clement VI. étant tombé malade, Petrarque, qui vouloit faire sa Cour aux dépends de la Medecine, luy écrivit une lettre fort injurieuse à la Profession, & même aux Professeurs qui étoient auprés de sa Sainteté. C'est pourquoy un de ces Medecins se vanta sur la nouvelle qu'il en eut que la lettre ne manqueroit pas de réponse, & qu'il écriroit une Philippique si forte, & contre la lettre & contre son Auteur, qu'il auroit sujet de se repentir de sa temerité; & apparemment il le fit. Car Petrarque qui cherchoit querelle, fit les quatre invectives qu'il intitula *contre le Medecin Anonime*, & prit en-

Contra Medicum Gallum anonim. & lib. rerum senilium passim.

core depuis occasion d'écrire tout ce que nous lisons dans ses
Epîtres contre les Medecins & la Medecine. Encore s'il se
fut contenté de faire le procés aux Medecins qu'il attaque,
mais il s'en prend même à la Medecine avec tant de chaleur,
que tout ce qu'il écrit n'est qu'injures & contradictions. C'est
ainsi qu'aprés avoir nié la Medecine qu'il ne fait *subsister que
dans l'idée de Dieu*, il dit, *qu'elle n'est chez les hommes que l'Art*   *Rerum Sen il. l. 1.*
de tromper, de voller & de tuer. Mais comme s'il ne se souvenoit
plus de cét emportement, ou qu'il en eût honte, il dit autre   *Epist. ultima.*
part, *qu'il ne méprise pas l'Art, mais ses Professeurs.* Il dit en un
lieu, *qu'il ne connoît pas un bon Medecin*, & en un autre, *qu'il*
y a certains Medecins qu'il cherit, & qui ont la prudence necessaire   *Invectio. 2.*
au plus noble de tous les Arts. Tantôt *il ne faut pas s'arrêter aux*
Medecins quand on est malade, puis il conseille, *de choisir un Me-*   *Epist. ad Clement.*
decin fidelle & sçavant. Il se moque des Medecins par une rail-   *P. M.*
lerie affectée contre le *vita brevis* d'Hipocrate, & autre part
il loüe Hipocrate & Galien ; & ne se souvenant plus qu'il a dit   *Certè quam brevé*
au Livre 15. *Epist.* 4. *rerum Senil.* qu'il n'y a pas de meilleur   *dixere suis libris*
moyen de se bien porter, que de ne se servir jamais des Mede-   *fecere brevissimà.*
cins, & qu'il n'en connoît pas un bon, il avoüe dans la premie-   *Præfat. lib. de re-*
re & dans la deuxiéme de ses invectives, *qu'il se trouve de bons*   *med. utriusque for-*
Medecins. Bien plus, il conclud, *que le petit nombre dès bons ne rend*   *tun.*
la Profession que plus honorable, & que la difficulté qu'il y a à parve-
nir à la perfection de cét Art, doit servir d'aiguillon aux nobles es-
prits, pour les exciter à s'élever au rang des illustres. Tout cela aprés
avoir nié la Medecine, & aprés l'avoir appelée l'Art de tromper, de voler & de tuer, pendant qu'il observoit luy même ses
regles & ses maximes jusques au scrupule. D'où on peut conclure que tout ce qu'il écrit sur ce sujet, n'est qu'égarement
d'un homme piqué au jeu, tant la passion est capable de méta-
morphoser le Poëte, & le bel esprit en braillard & en harangere.

    C O R N E I L L E Agrippa, tout Medecin qu'il est, s'en prend   C O R N E L I U S
même à sa Profession, tant il est possedé de la rage de médire.   *Agrippa ab Nethe-*
Aussi avouë-t-il de bonne foy dans l'Epitre liminaire de son   *sim.*
Livre de la Vanité des Sciences, *qu'il est si chagrin & si peu satis-*
fait de sa fortune, qu'il se regarde comme une Hecube transformée en
chien, tant il luy prend envie d'aboyer, de mordre & de médire ; &
que quand il pense à ses déclamations Oratoires, il y trouve tout d'un
vray chien, hors la flaterie, quoique necessaire à un courtisan tel
qu'il est. Ainsi quand il traite la Medecine dans la décla-

mation qu'il a faite contre elle en particulier, d'Art de tuer
& de tromper, qui ne voit qu'il ne sçait ce qu'il dit ? & qu'il
ne parle qu'aprés Caton, Pline & Petrarque ; & que quand il
s'étend sur les contestations des Medecins, & sur leurs differentes opinions, il ne fait que batre du païs ; tout cela n'a-
boutissant qu'à faire voir qu'il y a bien des ignorans, & des
temeraires qui passent à la montre sous le nom de Medecin,
& qu'aprés tout la Medecine est bien pleine de conjectures.
Voila donc de grandes nouvelles qu'il nous apprend, & bien
de quoy faire tant de bruit ; mais ce qu'il y a de plus outré &
de plus malin dans cette déclamation, est qu'Agrippa y donne
un mauvais tour au passage de Pline, *Medicos omnes & urbe
totà, & totà Italia pepulere.* Et c'est sur ce tour-là que Thomas
Lanzius, Melchior Junius, Robortellus, Michel de Montagne, & quelques autres ennemis de la Medecine, ont voulu
la décrier comme une chose dangereuse. Pour la Chirurgie
& la Pharmacie, qui sont parties ancillantes de la Medecine,
il ne faut pas s'étonner s'il n'a pas mieux traité les suivantes
que la maîtresse. Car n'est-il pas facile de voir que tout le
mouvement qu'il se donne, n'est que pour soûtenir son Systême, de la Vanité des Sciences aux dépens même de sa Profession ?
Ainsi tout cela n'est que fléches volantes qui ne font que siser
en passant, bien loin de donner quelque atteinte à la Medecine.

J. NOVIZA-
NUS.

JOANNES Novisanus, est un Auteur si rempli de Fables &
de badineries, que tout ce qu'il dit de la Medecine ne merite pas qu'on y réponde. Pour Hieronymus Cardanus, Eudo
Nehusius, Ferdinandus Abduensis, Vincentius de Petragone,
Robertus Fevinus, quoi-qu'ils semblent d'abord favorables aux
ennemis de la Medecine, il est certain qu'ils ne leur donnent
aucunes armes offensives : car ces contradictions apparentes
que ces Auteurs alleguent, ne sont souvent, comme celles que
Pierre d'Apone a marquées, que des difficultés qu'on se peut
peut former, & ausquelles ils donnent du jour, & quant même ces contradictions seroient effectives, cela ne marqueroit
que la foiblesse de l'esprit humain, ou l'instabilité qui le fait
souvent contraire à luy même : car pour en parler franchement, je tombe d'accord qu'il y a bien de la conjecture dans
l'Art, loin de croire avec Fernel, que *les loix de la Medecine
sont éternelles, invariables, & independantes des hommes, des lieux
& des temps,* & loin de m'imaginer que cette tirade de paroles

*Hæs nulla vis hu-
mana, nulla regio-
num locorumque
mutatio, nulla tem-
porû decursio per-
vertit, sed inviolata
stabilitate, & omni-
ni sæculorû æterni-
tate immutabiles
& perpetuæ ma-
nent. Fernel. de leg.
Medicin.*

est

est aussi vraye, qu'elle est bien écrite.

LISET BENANTIO Medecin de Poitiers, qui écrivit LISET BE-
en françois au commencement du siecle passé, & dont le Livre NANTIO.
fut traduit en Latin l'an 1571. par Thomas Bartholin, marque
à la verité bien des abus qui se commettent dans l'exercice de
la Medecine; mais tout cela regarde bien plus les Apotiquaires & les Charlatans, que les Medecins & la Medecine.

GUEVARRE est un Espagnol qui n'a pas fait si grand GUEVARRE.
mal à la Medecine qu'on pourroit se l'imaginer : car quant à
l'Epitre qu'il écrit au Seigneur de Melgar Medecin, elle ne
conclud rien de désavantageux à la Medecine. Il se plaint
seulement du peu d'habileté de ses Medecins, parce qu'ils
n'avoient pas été heureux dans la cure de sa maladie. Aprés
tout, si ce qu'on lit dans cette Epitre n'est pas plus serieux
dans l'original qu'il paroît dans la traduction françoise, on
peut traiter cette lettre de goguenarde, & par conséquent
d'ouvrage sans force & sans consequence. Ce qu'il y a de
meilleur est qu'aprés avoir bien déclamé contre ses Medecins ordinaires, il revient à la Medecine, qu'il estime, dit-il,
infiniment, & même les Medecins qui ont de l'érudition &
de la probité, jusques à dire qu'on ne peut assez reconnoître
leurs soins. Mais quant il vient à parler de l'origine de la Medecine, il le fait avec si peu d'ordre & de connoissance de cette matiere, qu'on voit bien qu'il ne parle qu'avec des Auteurs
Païens & fabuleux, encore place-t-il si mal leurs autorités,
qu'elles ne peuvent avoir aucune autorité de la maniere dont
il s'en sert.

SULPITIO Severo est un autre Espagnol qui ne paroît SULPITIO
Severo.
pas fort ami de la Medecine : car il faut sçavoir qu'un Anonime de son païs ayant écrit l'an 1668. un Livre en faveur des
principes de Galien, un Jacobin en fit un pour le contredire,
qu'il intitula *Monstro de Gracia*, traitant Galien de ce nom, parce
qu'il se déclare hautement pour la saignée. Sur quoy un troisième nommé Sulpitio Severo forma un nouveau Systême sous
le titre de Negromantico, qui fut imprimé à Saragosse & à Madrid; mais qui n'est pas fort injurieux à la Medecine, puisqu'il
y declare qu'il n'en veut point au Medecins sçavans, habiles
& experimentez, mais aux ignorans & malicieux : car quant
aux inductions qu'il y fait contre ces derniers, elles ne sont pas
de ce lieu, & pourront revenir autre part.

Dd

FERDINAND.
Nonnius.

FERDINAND Nunès de Gusman autre Espagnol, étoit à la verité un fort habile homme, mais qui doute avec toute son habileté, qu'il n'ait pû s'entêter contre la Medecine & les Medecins ? En effet, son entêtement alla si loin, qu'ayant trouvé un jour chez un malade certain Medecin qu'il n'aimoit pas, il luy porta ce trait en passant, *salutem ex inimicis nostris* : mais ce qu'il y eut de remarquable, est que le Medecin luy répondit sur le champ, en s'appliquant les paroles suivantes, *& de manu omnium qui oderunt nos.*

Pendant que nous sommes sur les Espagnols, il ne faut pas oublier

GARCIA
& GAMAR

GARCIA & Gamar deux Jurisconsultes, ausquels nous pourrions associer Chassanée & à de certains égards, André Tiraqueau deux autres Jurisconsultes François. En effet, le le dernier semble avoir proposé des objections contre la Medecine, ausquelles il n'a pas toûjours répondu comme il faut, quoy qu'à prendre en gros son Traité de la noblesse de la Medecine, il y ait de fort bonnes choses, toutes confuses & mal digerées qu'elles sont. Quant à Chassanée & à ces deux Espagnols, on n'a qu'à les suivre pied à pied, pour reconnoître que chaque trait qu'ils décochent contre la Medecine, n'est pour ainsi dire que *Telum imbelle sine ictu*, à quoi on peut ajoûter que Hieronym. Bardus, qui répond d'un bon sens dans la page 344. de son *Medicus Politicus* à ces Espagnols, fait encore voir qu'ils ne sont en effet, que de pauvres & de foibles Jurisconsultes, qui meritent plus de compassion qu'André Tiraqueau n'en a eu pour Chassanée. Mais à ce propos qui a-t-il de plus injuste pour des Ministres de la Justice & des interpretes des loix, que d'avoir voulu ravaller la Medecine, jusques à la mettre au rang des Arts les plus vils, comme quelques-uns ont fait, parce, disent-ils, qu'elle traite des choses viles & méchaniques ; comme si les Jurisconsultes ne s'occupoient pas sur des sujets aussi vils, ce qui ne doit être imputé ny à bassesse, ny à honte aux uns & autres, quand il se fait pour le public, & dans l'esprit de la charité. Que ceux-là donc qui voudroient se servir de ces autoritez, au mepris de la Medecine, sçachent que si les sages-femmes se trouvent en même lieu que les Medecins dans quelques loix, c'est parce qu'en effet ces femmes font en quelque maniere la Medecine aux autres femmes, en de certaines occasions, & que la Jurisprudence a crû devoir expedier, ce qui regarde le salaire des Matrones, & leurs interests en traitant de ceux des Medecins & des autres Professeurs. Et quant à cet air de superiorité qu'ils se donnent, il faut sçavoir qu'Albertus Gandinus & Joan. Baptist. Goyneus, ont été d'assez bonne foy pour preferer les Medecins aux Jurisconsultes, parce que ceux-cy ne traitent que des choses inanimées, & de biens fort au dessous de la santé & de la vie. Qu'ils sçachent encore que le sçavant Jean de la Mirande, abandonnant l'étude des loix se reserva celle de la Medecine, parce qu'il la croyoit digne d'un Philosophe & d'un honnête homme. Que Philippes Beroalde de Boulogne suppose le Testament d'un pere qui a trois enfans, un Medecin, un Orateur & un Philosophe, & qu'il institue son heritier celuy des trois qui sera le plus utile à la Republique, marquant tacitement par cette disposition de ses biens le Medecin. Qu'ils sçachent qu'il s'en faut beaucoup, que les Medecins soient si maltraités dans Tacite & dans Florus, que les Juges & les Avocats: qu'Astrée n'est au Ciel, comme a dit quelqu'un, que parce qu'elle s'y est cachée pour se mettre à couvert des injures que luy faisoient ses propres Ministres, & qu'au contraire les anciens y ont placé les Esculapes & les Chirons, après avoir été longtemps en honneur sur la terre, où la Medecine originaire du Ciel est demeurée pour le besoin qu'on en a. Qu'ils apprennent que les Jurisconsultes ont pris quelques choses des Medecins, & que les Medecins se sont toûjours passé d'eux; parce qu'il est plus facile de se passer des loix & des jurisdictions contentieuses que de la Medecine, quand on veut écouter la Loy de Dieu écrite dans tous les cœurs.

> *Ite ipsi in vestra penetralia mentis & intus*
> *Incisos apices, ac scripta volumina cordis*
> *Inspicite, & genitam nobiscum agnoscite legem.*

Qu'au moins il devroit bien être permis à chacun d'être le maître chez soy

> *Ægris dum Medicus, dum sanis Jurisperitus*
> *Imperat, imperio præsit uterque suo.*

Qu'enfin si l'on voit quelques Medecins passer trop facilement dans de petites Universitez, il est neanmoins assuré qu'on y a plus employé de temps qu'à faire des Licentiés ès Loix dans ces mêmes Universitez, & que ny Paris ny Monpelier,

---

Marginal notes:

in Dialog.

Garzonius Italus contra Jurisconsult. nella piazz. universal. al discors.

V. Tarquin. Gallutium in caput 9. l. 5. Moral. Aristotel. quæst. 3.

Chassaneus considerat. 41.

D. Andr. Majorio. de excell. Antiquit. Academ.

Flor. lib. 4.

Gregorius Nissenus.

Prosper de providentia.

Guill. Oncins. Colloq. mixtor.

n'ont jamais veu comme l'Université de Bologne, un Alexander Straticus, Boucher de son métier, lequel étant devenu amoureux d'une Damoiselle, qui dédaignoit de l'épouser s'il n'étoit ennobli par le degré de Docteur és Loix, reçut après quelque peu de temps d'etude, le bonnet en presence de l'objet de son amour, qui fit son personnage dans cette farce.

M I C H E L
de Montagne.

M I C H E L de Montagne est encore un de ces esprits pretendus forts qui se font déchaînez contre la Medecine ; mais son autorité n'est pas de grand poix, puisque, s'il n'est pas ce que Scaliger appele en parlant de luy, *un hardi ignorant*, c'est au moins un grand probleme. En effet, ses écrits sont à peu prés comme ces Plantes d'Egypte, où il y a bien autant de venin que de medicament.

> *Pot pourri de bien & de mal,*
> *Amas confus de mille choses,*
> *Dévelopémens, lettres closes,*
> *Boëte de Pandore, où les Roses*
> *Recellent un poison fatal.*

Pafquier lettre 18.

Premierement, pour ne point parler du peu de rapport qu'il y a entre ses Chapitres, qui ne voit qu'il est plein de contradictions, particulierement sur le fait de la Medecine ? car comme il y a des vallets qui ne font rien qui vaille pour avoir trop d'envie de bien faire, de même Montagne s'échauffe tellement l'imagination aprés la Medecine & les Medecins, qu'il prend le change à tous momens, & qu'il perd même le jugement, ce qui me surprend d'autant moins, que c'étoit un esprit fier, entêté & né, comme il l'avoüé luy même, *avec une aversion naturelle pour la Medecine*, sans doute, parce qu'elle rompoit les mesures à ses plaisirs, qu'il particularise sans aucune honte, se comparant *aux plus extraordinaires & plus débordez voluptueux, sans en excepter la Quartilla de Petrone*. Il paroît encore si peu judicieux sur le fait de la Medecine, qu'il declare *qu'il se fieroit autant aux brevets & aux barbotages des bonnes femmes, qu'aux regles de la Medecine*, sans faire reflexion sur ce qu'on doit à la Religion & à la raison, qui ne sont jamais d'accord avec des sentimens aussi bizarres que les siens, & qui s'accordent toûjours avec la Medecine. Il prend droit sur la longue vie de son pere, de son ayeul & de son bisayeul, *qui ne se sont jamais*, dit-il, *servis de Medecine*, & ne laisse pas d'avoüer, *qu'ils vécurent fort infirmes jusques à la mort*, & comme il veut être leur

digne fils & leur imitateur, il meurt enfin d'une Efquinancie,
moins âgé qu'eux, & bien plus tourmenté de gouttes, & de
quelques autres incommodités qu'il avoit bien meritées. C'eſt
pourquoy on a dit de luy, *qu'il s'étoit trop hâté en médifant de la* Patin, *lettre 6.*
Medecine, & que s'il eût eu quatre-vingt-dix ans avant que de le
faire, il auroit eu quelque couleur de raiſon. Mais quand ſes peres
auroient encore vécu plus longtemps, que feroit cela à la Medecine? puifque les chofes fingulieres, & tout ce qui arrive rarement n'eft pas de l'Art, & même que les perſonnes qui vivent d'un grand regime, n'ont pas moins d'obligation à la Medecine, que les malades, & que ceux qui fe fervent de ſes
remedes, les uns & les autres ſuivans ſes preceptes. Il doute
s'il s'eſt veu des malades qui ayent allongé leur vie par les ſecours de
la Medecine, & s'il ſe faut fier aux experiences des anciens & des
modernes. Eſt-ce raifonner, comme on l'a pû obſerver cy-devant, & comme on le verra dans la ſuite de cét Ouvrage?
Il doute même de la probité des Medecins. Eſt-ce là parler
en Chrétien & en honnête homme? Mais quand il veut faire
le Docteur, & qu'il fe moque des Medecins, parce qu'ils prog-
noſtiquent une grande maladie par une grande ſanté, qui ne
voit qu'il ne fçait ce qu'il dit, puiſque cela ne s'entend que
des habitudes Athletiques, & non pas de ce te ſanté qui con-
fiſte dans la fimetrie & dans le juſte accord des humeurs? Il fe
vante de ne s'être jamais fervi de Medecins, & ne confideré
pas que c'eſt pour cela qu'il a été toute ſa vie tourmenté de
coliques & d'autres incommodités. Il ajoûte que les Medecins
ſont auffi infirmes que les autres hommes. Oüi les ignorans, car
les Sçavans vieilliſſent, & ſe tirent d'affaire par le regime, &
par les remedes quand les maladies ſont curables; & tout cela
n'empêche pas qu'il ne revienne en quelque maniere à luy,
tant il eſt inconſtant, diſant *qu'il honore les Medecins, & qu'il*
n'en veut qu'à leur Art, en quoy il paroît un eſprit encore plus
particulier, que ces eſprits particuliers qui n'ont mépriſé que
les Medecins, & qui ont honoré la Medecine. Mais après ce
qu'un grand perſonnage de nôtre fiecle a dit de Montagne,
voudroit-on bien s'en rapporter à ſon jugement, ſur le fait
d'une Profeſſion qui n'eſt que charité, que pitié, qu'honnê- *piec*
teté, & qui s'accorde fi bien avec le Chriſtianiſme. *Les defauts,* Penſées de M. Paſ,
dit il, *de Montagne ſont grands, il eſt plein de mots ſales & dés- chal cap. 8.*
honnêtes, cela ne vaut rien, ſes ſentimens ſur l'homicide volontaire &

sur la mort sont horribles, il inspire cette nonchalance de l'esprit sans crainte & sans repentir. Son Livre n'étant point fait pour la pieté, il n'y étoit pas obligé; mais on est toujours obligé de n'en pas détourner. Quoi-qu'on puisse dire pour excuser ses sentimens trop libres sur plusieurs choses, on ne sçauroit excuser en aucune sorte ses sentimens tous payens sur la mort : car il faut renoncer à la pieté, si on ne veut au moins mourir chrétiennement. Or il ne pense qu'à mourir lâchement & mollement par tout son Livre. Voici encore ce qu'on pense

des sentimens de ce critique de la Medecine. *Le sot projet que Montagne a eu de se peindre, & cela non pas en passant & contre ses maximes, comme il arrive à tout le monde de faillir ; mais par ses propres maximes, & par un dessein premier & principal : car de dire des sottises par hasard & par foiblesse, c'est un mal ordinaire, mais d'en dire à dessein, c'est ce qui n'est pas supportable, d'en dire de telles que celles-là.* D'où l'on doit conclure que Montagne n'est pas un bon Juge, & particulierement au fait de la Medecine, qui n'est que prudence, charité & bon sens, & que loin de la mépriser, il eût bien mieux fait de la consulter serieusement, pour apprendre à temperer les sucs mélancholiques & brûlez, qui avoient déreglé sa constitution & ses moeurs.

GUILLAUME Bouchet Libraire & Juge-Consul des Marchands à Poitiers, traite la Medecine comme une marchandise de contrebande ; mais il ne la met pas pour cela au raval, si on appele de ses jugemens à la raison : car tout ce qu'il écrit, regarde bien plus quelques Medecins que la Medecine, outre

qu'on ne voit dans toutes ses Serrées, & particulierement dans celles où il parle de la Medecine, que quelques rapsodies tirées de Stobée, de Montagne, & de quelques semblables Plagiaires. Car au fond il n'y a rien de raisonné ny de fin, les contes en sont fades, vilains & hors de propos, & d'un Libraire qui a pris plaisir à s'imprimer luy-même, pour parvenir enfin à l'honneur de la reliûre.

GEORGIUS Hornius semble avoir fort mal pensé de la Medecine, quant il a rapporté l'Histoire de ce Prince, lequel

ayant perdu son fils unique par l'ignorance de quelques Medecins, fit voeu de ne plus confier les enfans qu'il plairoit à Dieu de luy donner, à cette sorte de gens. Mais si on lit cet Auteur sans prévention, on verra qu'il n'en veut qu'aux jalousies, à la désunion, & au peu d'application de ces Medecins, qui préferent leurs interêts au bien & à la santé des malades.

R. DESCARTES à la verité n'a presque rien laissé dans ses écrits qui puisse faire tort à la Médecine dogmatique ; mais on sçait assez qu'il avoit dessein d'en ruiner les principes s'il eût pû, pour établir d'autant plus facilement les siens. Quels principes hélas ! puisque pour avoir traité sa goutte suivant ses principes, & s'être imaginé qu'elle ne venoit que faute du mouvement de la matiere subtile, il s'échaufa tellement le sang, qu'il vouloit rendre plus fluide, par l'eau de vie dont il se gorgea si mal à propos, qu'il en mourut miserablement, semblable au Philosophe Heraclide, lequel ayant voulu soutenir l'aversion qu'il avoit pour la Medecine rationnelle, & pour les Medecins de cette secte, s'ensevelit jusqu'au cou dans du fumier de bœufs, croyant dissiper son hydropisie par cette chaleur : car loin du succés qu'il se promettoit de ce vilain remede, s'étant endormi dans cette ordure les chiens vinrent & le mangerent, vangeant ainsi les Medecins qu'il n'avoit mandez que pour leur demander en raillant, au sujet de cette hydropisie, s'ils pourroient bien faire succeder un temps serain à un temps humide & pluvieux ?

R. DESCARTES.

til le

MOLIERE & ses Partisans, pourroient être mis au nombre des ennemis déclarés de la Medecine, si Quintilien n'avoit remarqué, *qu'encore que les Comedies soient bien reçûës du public à cause de la grace que les Acteurs leurs donnent, elles ne trouvent aucune place dans les Bibliotheques ;* & si ce Comedien n'avoit luy-même retracté, ou si l'on veut interpreté en faveur de la Medecine tout ce qu'il avoit écrit de plus outré contre cette Profession. Mais pour ne laisser aucun doute sur cét article, il faut apprendre au peuple, aux demi sçayans, & aux adorateurs de la Comedie, que Moliere n'a fait monter la Medecine en spectacle de raillerie sur le Theâtre que par interest, & pour se vanger contre une famille de Medecins, sans se mettre fort en peine des regles du Theâtre, & particulierement de celle de la vrai-semblance : car de toutes les pieces dont ce Comedien a outré les caracteres, ce qui luy est souvent arrivé, & qu'on ne voit guere dans l'ancienne Comedie, celles où il joue les Medecins sont incomparablement plus outrées que toutes les autres ; mais comme il faut être maître pour s'en appercevoir, ceux qui cherchent à rire ne pensent qu'à rire, sans se mettre en peine s'ils rient à propos. De plus, comme il étoit encore meilleur Acteur que bon Auteur, il eut grand

MOLIERE.

foin d'accorder ses sujets, ses caracteres & ses Personnages à
son geste naturel, & à son visage qu'il avoit, comme on dit,
dans ses mains. Ajoûtez que comme il vit que la Medecine
étoit fort décriée à Paris, il crût ne pouvoir mieux prendre
son temps qu'il le prit alors. Ainsi il n'y avoit qu'à joüer toûjours à bon compte, & sur l'esperance que le jeu ne déplairoit
pas, sans penser scrupuleusement à joüer dans les regles. De
sorte que si on luy eût demandé serieusement, comme on fit
depuis à un Comedien Italien, pourquoy la Comedie n'avoit
plus rien de son ancienne regularité, sans doute qu'il auroit
répondu comme celui-là ; *Que si on ne vouloit rien representer sur*
le Theâtre que de regulier, on verroit mourir de faim bien des Come-
diens avec de bonnes Comedies. Quoi-qu'il en soit, si Moliere se
moque avec succés de quelques Medecins, je ne croy pas
pour cela qu'il ait ruiné le métier : car s'il arrive qu'un tombe malade au sortir de ses representations, on ne laisse pas
d'avoir recours à des ignorans & même à des empiriques, pires
que toutes les Satyres & tous les Theâtres. Aprés tout, il n'y
eut pas trop à rire pour Moliere : car, loin de se moquer de
la Medecine, s'il eût suivi ses préceptes, s'il eût moins échau-
fé son imagination & sa petite poitrine, & s'il eût observé cet
avis d'un meilleur Medecin, quoique bien moins bon Poëte
que luy,

> *Et l'on en peut guërir pourveu que l'on s'abstienne*
> *Un peu de Comedie & de Comedienne ;*
> *Et que choyant un peu ses poûmons échaufés.*

s'il eût dis-je suivi cet avis, & qu'il eût bien ménagé l'Auteur & l'Acteur, ceux dont il prétendoit se railler n'auroient
pas eu leur revanche & leur tour, outre que c'est une grande
temerité à un mortel de se moquer de la maladie & de la mort,
& particulierement à un Chrétien qui n'y doit penser qu'en
tremblant. Quant aux pauvres malades qu'il prend tant de
plaisir à railler, comme les visionnaires mêmes sont en cela fort
à pleindre, il me semble qu'il les devoit laisser là, s'il n'en
vouloit avoir compassion.

Aussi que luy arriva-t-il d'avoir voulu joüer les miserables,
il fut luy-même joüé en diverses langues, & puni selon son
merite, d'avoir fait sottement le mort :

> *Roscius hic situs est parva Molierus in urna*
> *Cui genus humanum ludere ludus erat,*

Dum

Dum ludit mortem, mors indignata jocantem
Corripit, & mimum fingere fæva negat.

※※

Ci gist un qu'on dit être mort,
Je ne sçay s'il l'est ou s'il dort,
Sa maladie imaginaire
Ne sçauroit l'avoir fait perir:
C'est un tour qu'il jouë à plaisir,
Car il aimoit à contrefaire;
Comme il étoit grand Comedien
Pour un malade imaginaire
S'il fait le mort il le fait bien.

Car pour tant d'autres pieces tant bonnes que mauvaises sur ce sujet, je ne m'y étendray pas icy, renvoyant même le Lecteur quant aux Epigrammes du Pere Vavasseur à son quatriéme Livre. Retournons donc aux Auteurs qui semblent avoir droit de prétendre quelque place dans les Bibliotheques, puis que les Comedies & les Comediens en sont exclus.

On a veu depuis quelque temps quatre Livres, dont le titre sembloit foudroïant pour la Medecine; mais quoi-qu'ils ayent furieusement grondé contre elle, & qu'ils se soient un peu soutenus à la faveur de l'ignorance publique, enfin ils n'ont pas laissé de tomber.

Le premier meriteroit à la verité quelque estime, si on n'a-voit égard qu'à la beauté du stile, & aux qualitez personnel-les de son Auteur; mais comme le solide & l'intelligible ne s'y trouvent pas, il ne faut pas s'étonner s'il a manqué de Lecteurs & d'Approbateurs. Car pour ne point parler de la faute qu'on a faite en le ventant trop, & en le faisant trop attendre, après l'avoir tant préconisé, il paroît si abstrait, qu'il échape par tout; la fin ne répond ny au commencement ny au milieu, & paroît même encore plus obscure que tout le reste. De plus il faut observer avant que de passer outre, que l'Auteur n'a été ny le seul ny le premier, qui se soit avisé de faire parler les parties du corps humain: car Symphorien Champier, sçavant Medecin de Lion, fit au siecle passé un traité *de la guerre Medicinale*, où il representoit le cœur & le cerveau, disputans de la primauté dans l'occonomie & le regime du corps; mais comme il n'y faisoit intervenir que ces deux parties, & que Diane même & Venus étoient du Dialogue, il passa à la

DIALOGUES DE LA SANTÉ

Symphorian. Campegii Medicinale bellum, cordis & cerebri contendentium de principalitate humani corporis. Item Dianæ & Veneris atroces conflictus.

E e

montre déguisé qu'il étoit en Latin, en un temps où on n'é-
toit pas si difficile à contenter qu'on l'est à present. L'Auteur
des Dialogues de la santé eût donc bien mieux employé son
temps & son stile, s'il eût écrit sur quelque matiere plus agreable
& de son ressort : car enfin des Prosopopées du foye, de la rate &
de l'estomach : la Santé, un Sauvage, un Medecin, & sur le tout
des expressions metaphoriques, ne sont gueres propres à persuader, & à divertir des Lecteurs, en une matiere où il ne s'agit pas
de moins que de la santé & de la vie. Mais quoy, on s'est imaginé de nôtre temps qu'il n'y a qu'à courir sus à la pauvre Medecine, pendant qu'elle est disgraciée, & qu'elle n'a plus que quelques amis bien sensez qui la soûtiennent. On s'imagine qu'il n'y a
plus qu'à débiter des plaisanteries contre elle, fade ou assai-
sonnées d'un sel attique, il n'importe, depuis qu'on l'a fait monter sur le Theatre, où tout paroît bon aux sots & aux rieurs
de profession. C'est ainsi que les cœurs étroits se sont de tout
temps declarés contre les malheureux, & que tant de petits
esprits, pour éviter d'être tournez en ridicules, plaisantent les
premiers aux dépens de quelque miserable ; c'est ainsi, dis-je,
que les animaux de la fable qui avoient mangé tout le pré
des Moines, sacrifient, pour se tirer d'affaire, ce pauvre âne,
qui n'en avoit tondu que la largeur d'un pied ou deux.

Et quæ sibi quisque timebat
Unius in miseri perniciem conversa tulere.

Le Medecin de soy-même, ou par instinct, a été bien mieux
reçû du peuple que les Dialogues de la Santé : car comme il
semble plus populaire, & qu'il promet bien davantage, le peuple s'est imaginé sur le Titre, qu'il se passeroit aisément de Medecins avec ce beau passeport ; mais pour tout cela je ne voy pas
qu'on y comprenne davantage qu'aux Dialogues, ny qu'aucun
se soit preservé ny gueri d'aucune indisposition par ce beau
systême. Car je demande & au Lecteur & à l'Auteur, si
quand ils sont malades ils sentent quelque instinct qui les porte aux choix d'un remede particulier & special, à l'exclusion
de tous les autres. Pour moy je croirois plûtôt ou qu'ils ont
inclination de n'en prendre aucun, ou au moins de n'en prendre que d'agreables. Car de dire qu'on se détermine plus facilement pour l'un que pour l'autre, quant un Medecin en fait
la proposition, ce n'est pas là ce qu'on appele un instinct, c'est

un effet de la raison ou de l'inclination naturelle, & du goût du malade. Pourroient-ils bien, dis-je, ces partisans de l'instinct, me citer quelque exemple du fruit qu'on en tire? Trouveroient-ils bien quelque chose dans la nature qui fut à l'homme, ce qu'est le Gramen au chien, l'Eclaire aux hirondelles, le Dictame au cerf, &c? Non assurément : car comme la Providence divine a fait naître une infinité de remedes qui ne servent à l'homme que selon l'application qu'il en fait, elle luy a donné la raison pour faire cette application ; mais quant à l'instinct, pure chimere, idole qu'on se forme pour l'encenser, & pour le faire encenser au peuple & aux richards idolâtres des nouveautez. En effet, je ne doute pas que si je demandois à nôtre Auteur, ce que c'est précisément que l'instinct dans l'homme, il ne se trouvât luy-même aussi empêché que ses Lecteurs, qui la plûpart lisent pour lire, & qui s'imaginent ensuite avoir trouvé au fond du sac, ce qu'ils y ont cherché sur la foy de l'étiquette. Il faut être bien bête pour ne pas sçavoir qu'il n'y a que les bêtes qui se portent naturellement à quelqu'un des remedes qui leur sont propres, la nature ne leur ayant donné ny la main, cét instrument des instrumens, ny l'esprit, l'Art de tous les Arts : car c'est faute de ce dernier que le cheval ne guerit jamais de la fracture des os, non plus que les autres animaux, parce que n'ayant pas comme l'homme la raison pour guide, ils ne comprennent pas qu'il faut du repos, après la reduction des fractures & des dislocations. Voila donc nôtre Auteur retranché au soin de tenir le boyau Colon net & vuide de toutes sortes d'excremens & d'ordures, mais je luy demande de bonne foy quand on aura bien nétoyé ce Colon, ne se trouvera-t-il plus d'excremens dans les autres boyaux ? De plus, le foye, la ratte, le pancreas & le mesentere, ausquels ces boyaux sont attachez, ne se déchargent-ils de leurs superfluitez, que sur ce seul boyau ? Faudra-t-il dorénavant qu'il devienne le foyer des maladies longues & rebelles, qu'il fasse ce que faisoient naturellement le Pancreas & le Mesentere, qui n'auront plus, selon nôtre Auteur, aucune de ces fonctions que la Medecine leur a de tout temps assignées avec tant de raison ? S'il étoit ainsi, la belle invention ! il n'y auroit rien de si commode ; les aperitifs, les purgatifs, les specifiques deviendroient superflus & inutiles aux longues maladies. Il n'y auroit plus qu'à se servir de quelques lavemens pour déloger

E e ij

les maladies qui ont leur fiege dans la baffe region , & qui
auroient, felon cét Auteur, élû leur domicile dans le Colon :
Adieu les Colons & habitans du Colon, adieu toute la colonie
des maladies croniques , puis qu'avec le torrent de deux ou trois
petits clifteres on entraineroit toutes les caufes conjointes & an-
tecedentes des maladies. Mais encore une fois , Monfieur l'Auteur de tant de belles inventions , croyez-vous effectivement
que ces excremens qui croupiffent dans le Colon ; ces matieres
pituiteufes , & ces vifcofitées dont il eft enduit , croyez-vous
qu'il les faille ainfi déloger fans délay ? Ne fçavez-vous pas que
ce font des excremens utiles , & que fans ces excremens il feroit
continuellement expofé à l'acreté & au piquant d'une infinité
de fuperfluités , qui fe précipitent de toute l'habitude du corps
dans le Mefentere ; mais dont les impreffions dangereufes font
éludées par cette humidité glaireufe , comme on le voit dans
les diarrhées & dans les diffenteries , où le malin & le corrofif
de la bile coule & paffe fur ces vifcofitées, dont la nature les a
enduits , pour empêcher qu'ils n'en foient ulcerés au premier
abord ? Mais quoy n'y auroit-il encore , felon nôtre Auteur ,
dans toute la baffe region que le Colon a nétoyer , & ces autres
parties fi parfemées de glandes & de petits vaiffeaux , ne con-
tiendroient elles que des fucs alimenteux ? j'en fais juge l'experience, & les Anatomiftes qui en font le receptable, & la fenti-
ne de tant d'ordures & de tant de caufes des maladies longues &
rebelles. Encore fi le Colon avoit quelque fympathie particuliere
avec les autres parties du corps ? car s'il eft vray que toutes les
parties fouffrent par fympathie , je ne voy pas que le Colon ait
plus de fympathie avec toutes ces parties , que le ventricule &
les autres boyaux dont nôtre Auteur ne fait aucun compte. En
verité ny les methodiques , ny Themifon de Laodicée leur
brave Chef, qui fe vantoient de pouvoir enfeigner la Medecine en moins de fix mois , avec le fecours & l'évidence de leurs
Communitez , n'y entendoient rien en comparaifon de nôtre
Auteur. On n'a felon luy qu'à fuivre l'inftinct , & à tenir le
Colon bien net , & on a trouvé l'abregé de la Medecine , & le
plus beau fecret du monde. Il n'eft plus queftion d'autre étude ; mais feulement de joüir d'une fi belle invention en vray
Quietifte de la Medecine : car au refte fi on vouloit fuivre pas
à pas toutes les autres pauvretés dont fon Livre eft plein, il en
faudroit faire un plus gros que celui-là, encore ne fçait-on fi

on rameneroit ceux qui en font leur breviaire & l'abregé de
la Medecine : car pour l'Auteur, fans doute qu'il n'abandon-
nera pas fon beau fyftéme, & qu'il fera fidelle à fon Idole jufques à la fin. Aprés tout cela je laifſe à penfer ſi l'Auteur des
nouvelles de la Republique des Lettres, a eu raifon de loüer
dans celles du mois de Juin 1686. cét Ouvrage : car outre qu'il
ne prend pas la peine de nous en marquer les beautez & les
traits les plus délicats, il fe contente de dire *que l'Auteur fe déchainant dans un fecond Ouvrage manufcrit contre les Medecins,
il y prouve fes principes fur tout à l'égard du Colon fiege des maladies,
& qu'il ne doute pas que Meffieurs de la Faculté, ne fouhaittent que
cét Ouvrage ne voye jamais le jour*, tant il eſt vray que ceux même qui font habiles en toute autre matiere, ne parlent de la
Medecine que comme les aveugles des couleurs. Mais quant à
ce qu'il dit d'une critique * de cét Ouvrage, il faut avoüer
qu'il en parle bien plus jufte que du Traité de l'inftinct, cette
prétenduë critique n'étant, comme il le reconnoît, rien moins
qu'une critique ; mais c'eſt que certains hommes brûlent d'envie de faire un Livre, *non totus moriar*, & de luy donner un
illuftre Patron, & un titre fpecieux : car qu'eſt-ce que ce beau
Regime qu'un Anamniftic de l'Indication, *à juvantib. & leden-
tib.* qu'un homme qui ne fçait ce que c'eſt, veut apprendre
aux gens du métier ?

* Regime de la fanté contre un Livre intitulé le Medecin de foy-même.

Le Traité de la tranfpiration des humeurs, que fon Auteur
appele *Difcours Philofophique &c.* n'eſt qu'un difcours en l'air,
& dont la matiere n'eſt que lie, quoi-qu'il n'y foit parlé que
d'efprit, & que l'Auteur y promette *la guerifon de tous les maux,
fans le trifte fecours de la faignée, & particulierement du pied, en quelque
maladie que ce foit.* Car affurement ſi le malade guerit, ce ne
peut être qu'en la maniere d'un qui mourut pour avoir été
gueri de travers, & pour avoir précipité la caufe du mal fur une
partie noble, *morbus curatus eſt*, dit Galien d'une telle cure, *fed
æger mortuus.* Mais pour venir plus précifément au fait, qu'eſt-ce,
je vous prie, que la prétenduë Panacée de cét Auteur, qui fait
fans aucune remiffion le procès à la faignée? *Ecco lò*, un efprit de
vin. Voila cét *Efprit Adminiftrateur*, & miraculeux de l'Auteur, &
dont la fingularité confifte en ce qu'il ne marche que tres-rare-
ment, en compagnie des autres remedes, Efprit particulier, foli-
taire, qui fe paſse de toute compagnie & de tout fecours, qui fuffit
à tout, qui n'admet pas même le cliftere, tout innocent, tout fa-

DISCOURS Philofophique par Cuſſon.

In arte curat. ad Glauconem lib. 2, *cap* 2.

milier & tout infinuant qu'il eft. Quant aux experiences &
aux hiftoires qu'il nous allegue faute de raifons, je m'en rapporte au fait comme je fais au bon fens ; mais quant à l'adminiftration de ce remede, & à fes prétendus vehicules, qu'elle
extravagance de vouloir qu'on n'ait aucun égard au fexe, à
l'âge, au lieu, à la faifon & au temperamment? indications, qui
ne feront plus, felon luy, l'ame & le fin de la Medecine,
comme elles l'étoient de tout temps, tant il paroît à chaque
page preffé de vendre fon baume. Avançons.

Il parut un peu aprés ce beau Traité un autre Livre, de
même efprit & de même merite que celúi-là, fous le nom de
Panacées. * Il eft bien vray qu'encore que les principes de fon
Auteur ne foient pas reçûs dans les Ecoles, au moins il y raifonne
fur fes principes; mais comme il nous envelope fes differentes Panacées dans les tenebres épaiffes d'un fecret, & qu'il veut qu'on
le croye fur fa parole, fur fes experiences, & fur fes écrits,
je ne voy pas que nous foyons obligez d'avoir plus de creance
à ces Panacées, qu'à tant d'autres qui courent les rües, & dont
les affiches tapiffent les murs de tous les carrefours de Paris,
quand elles feroient écrites en lettres d'or, & revétuës de tout
l'appareil qui donne dans la veuë de la badauderie. En effet, ce
Traité, comme tous les autres de cette nature, reffemblent à
ces bâtimens, dont le frontifpice & l'infcription promettent un
Hôtel magnifique ; mais où l'on ne trouve, quand n'eft entré
qu'une ou deux petites chambres mal tournées ; à ces Hôtelle-
ries, dont l'enfeigne promet bon vin, bon logis, & où on ne
trouve qu'un méchant lit & du vin de Brie ; ou, pour parler encore plus jufte, à ces Carvanferas de l'Afie, dont les maffes ne
contiennent que de grands vuides.

Neanmoins je veux bien qu'on fçache, à props de ces diftil-
lateurs, & pour ne laiffer aucun fcrupule fur cette matiere,
que je ne mets au nombre des ennemis de la Medecine, ny les
Arabes qui cultiverent les premiers la Chimie, dépuis qu'elle
eût été negligée pendant plufieurs fiecles, ny Bafile Valentin,
ny Paracelfe fon difciple, ny plufieurs autres Chimiftes qui
nous ont tous enfeigné quelques chofes qu'on avoit peut-être
ignorées avant eux, pas même pour venir à nôtre temps, l'Hi-
bernois Meara, Jean Faber, Campanelle Gliffonius, Willis,
Silvius Delboe, & tant d'autres dont Lionardo di Capoa admire les inventions, quoy qu'il tienne leurs fyftémes comme

infoûtenables. Je n'ay garde, dis-je, de mettre tous ces Auteurs, & encore moins Arnaud de Villeneuve, Raimond Lulle, Joan. à Rupecissa, le Docte Libavius & tant d'autres Chimistes, au nombre des ennemis de la Medecine, puisque les uns & les autres ont reconnu son existence, qu'ils ont cherché avec soin ce qu'elle a de meilleur, & qu'ils ont tous découvert d'assez bonnes choses, encore qu'ils se soient trompez quelquesfois, & qu'ils n'ayent pas tous pratiqué suivant les principes de la dogmatique : car qui doute qu'il n'y ait quelque chose de bon dans toutes les Sectes, pourveu qu'on le mette bien en œuvre? En effet, qui ne sçait (si on juge des choses par l'antiquité,) que la Chimie est encore plus ancienne que la doctrine d'Hipocrate, puis que les vertus des metaux & des mineraux commencerent à être connües dés les premiers siecles? Car si l'on en croit de bons Auteurs, Chus-Fils de Cham qui avoit étudié sous Trismegiste disciple de Noé son ayeul, fit passer ce qu'il en sçavoit aux Chaldéens & aux Baboloniens, qui le communiquerent à tous les Orientaux. Il y a même un endroit dans Job * qui paroît des plus favorables à la Chimie naturelle, sur quoy on peut voir le Docte Valesius *Philosophia Sacra c. 4.* Bernard Comte de la marche Trevisane, cite à ce propos l'Epître d'Aros au Roy Meffoc, par laquelle il paroît que la Chimie fut revelée aux enfans d'Israël, & que d'autres peuples en eurent connoissance, quoi-que d'une maniere moins parfaite, par la simple meditation des Œuvres de la Divinité, & d'autres enfin par la table Smaragdine d'Ermes, dont ils eurent l'intelligence par une forte & heureuse application. Mais à propos des enfans d'Israël, il est bon qu'on sçache que Casaubon s'est trompé, quand il a écrit qu'une Marie qu'il fait sœur de Moïse, avoit fait un Traité de Chimie : car le manuscrit, Grec, qui est ce prétendu Traité que j'ay eu curiosité de voir dans la Bibliotheque du Roy à Paris, n'est autre chose qu'un opuscule touchant la pierre philosophale, sous le nom d'une Marie, dite la tres-sage, éloge qui ne nous rend pas plus sçavans sur ses qualitez. Car quant au temps où elle a vécu, comme elle n'est même citée qu'après Cleopâtre, & avec quelques Auteurs des cinq premiers siecles de l'Ere Chrétienne, il est à croire que cette prétenduë sœur de Moïse n'est venuë que longtemps après la Cleopâtre de Cesar, laquelle a écrit de la Commotique * & des fards ; mais pour revenir aux Sçavans qui

Marginal notes:

* Lapis solutus, calore in æs vertitur.

Libr. de secretissim. Philosophor. opere.

Persii Trevi. exercitation. in libr. de sero lactis Stephan. Roderic. Castrensis.

* Ars fucatoria.

ont pratiqué cét Art, Democrite, qui avoit tant étudié en Egypte ne l'ignoroit pas, témoin le caillou changé en éme-raude par son industrie, & ce qu'il a écrit du Mercure sous des noms Enigmatiques. Les Romains en eurent ensuite quelque connoissance, comme on le voit par le Tombeau de Maximius Olibius, par la lumiere & les inscriptions qu'on y trouva, & par tant d'autres monumens de l'antiquité. André Mathiole nous assure, & nous l'experimentons tous les jours, qu'un Medecin ne peut être habile sans la connoissance & l'usage des Reme-des chimiques, & particulierement dans la cure des maladies longues & rebelles. Le Docte Hurnius dit bien davantage, puisqu'il assure que la Medecine n'a rien d'assuré * sans le se-cours de la Chimie, & si l'on s'en rapporte à un fameux Mede-cin * de nôtre temps l'Agriculture, l'Architecture, la Navi-gation, l'Art Militaire, la Sculpture, la Peinture & même la Philosophie tirent tous leurs ornemens de la Chimie. Ce n'est pas que la methode Galenique & ses remedes n'ayent leur usage se-lon la nature des maladies, les unes demandant des remedes doux, d'autres de mediocres, & d'autres enfin de violens. Ainsi nous n'avons pas peu d'obligation à ceux qui ont fait renaître l'Art admirable de tirer les differentes substances des vege-taux, des animaux, des mineraux & des metaux; mais il ne faut pas croire pour cela, comme a fait Raimond Lulle, & com-me ont fait après luy quelques Medecins de nôtre temps, qu'en-cores que cette Science soit plus ancienne que le grand Hi-pocrate, on la trouve dans ses écrits, & qu'encore que De-mocrite en ait pû avoir quelque connoissance, il en ait fait part à ce grand homme, puisqu'il ne nous en paroît rien dans ses Ouvrages. Ce qu'il y a d'assuré, est que les Medecins qui sont venus après Hipocrate n'y connoissoient rien, ou qu'ils n'en ont rien voulu laisser par écrit. Galien ne connoissoit qu'à peine les differentes substances du vinaigre, & sçavoit en-core moins le moyen de les separer; de sorte qu'il ne fait point de difficulté de dire, qu'il n'eût épargné ny dépense ny fatigue pour avoir ce secret qui est si connu à present. La Chi-mie a donc été perduë pendant quelque siecles, comme tant d'autres belles connoissances, & n'a pour ainsi dire été ressusci-tée que quand les Sarrasins se sont établis à Damas, sous leur Roy Maina, Rases, Avicenne & Albucasis ayant commencé de le faire revivre par le moyen des distillations. Chacun sçait

comme

Bernard. Scardeon. in Antiquit. Pata-vin. I. Baptist. Por-ta in magia natu-ral. Cambden in Britann Epheme-rid. Germanic. ob-servat. 10. ann. 8. decur. 1.

* Cespitat jam pro-pè sine hac ars Medicinæ.

* Lionardo di Ca-poa, nel Parere in-torno la Medicin.

Takenii Hipocrat. Chimicus.

comme elle s'eft perfectionnée depuis ce temps là, jufques à ce
qu'une infinité de vilains foufleurs l'ayent defigurée, au point
que fi le docte & diligent Libavius ne luy eût rendu fon luftre,
elle étoit profcrite par l'ignorance de ceux qu'il a fi manifeftement convaincus de fon utilité & de fon merite.

Il n'y a donc que ces prétendus Chimiftes qui ne jurent que
par leurs vifions, leurs fourneaux & leurs fecrets, qu'il faille
mettre au nombre des ennemis de la Medecine ; ces gens qui
verroient crever un malade de plenitude & d'inflammation,
plûtôt que de luy tirer une once de fang, vrais martirs de leur
opinion, foutenans d'ordinaire la chofe jufques à fe laiffer mourir eux-mêmes faute de quelques faignées ; gens au refte qui
ne veulent que renverfer fans rien etablir d'utile & d'intelligible, pour la diagnofe & pour la cure ; un Wanhelmom & un
Corneille Bontekoe Hollandois, dont le difciple Abraham
Gehema a fait l'Eloge fans fçavoir, non plus que fon maître,
ce qu'il vouloit dire, au commencement de la Traduction Italienne qu'il a faite de cét Auteur.

Van Helmont eft donc un de ces hommes qui ont plus
fait de bruit que de befogne dans la Medecine ; vrai baragoin
qui ne s'entend pas luy-même, homme qui en veut à toutes les
Sectes, & particulierement à la plus raifonnable de toutes, Enigmatique, Barbare, fans Religion, & qui fut pour cela retenu
dans les Prifons de l'Evêque de Malines, jufques à ce que la
faveur des grands, gens ordinairement fort curieux, mais fort
credules & fort ignorans, l'en eût tiré, pour finir fa vie par une
pleurefie faute de quelques faignées. D'où l'on conclud qu'il a
plus écrit par un efprit de fingularité, le plus dangereux de
tous les efprits, que pour fe rendre utile au public ; mauvais
cœur, & plus agité de l'efprit Arfenical, que de cét efprit Bal-
falmique qu'il vante tant.

> *Un cuor protervo, che poco puro habea*
> *Con molto feccia.*

Car s'il faut avoüer qu'il a donné quelque chofe de cét Alkali, & de cét Acide, dont la connoiffance bien entenduë n'eft
pas tout à fait inutile dans la pratique, quoi-que trop à la mode, il faut auffi qu'on tombe d'accord, que comme il a voulu
donner à fes principes trop d'etenduë, jufques à les faire principes des mixtes, qu'il n'y a rien de reglé dans les imaginations
de ce Maître, ni par confequent dans celles de fes difciples ; &

*Adeo Alchimiæ di-
gnitatem reftituit
Libavius contra
Scholam Parif. ut
nil amplius addii
poffe videatur. P.
Caftellan.*

*Arioft. canto. 12.
dell. Orland. fu-
rioſ.*

que comme ils se détruisent les uns les autres, il les faut abandonner à leurs imaginations sans se vouloir égarer avec eux,
renvoyant les Lecteurs curieux du surplus à ce qu'en a écrit
Monsieur Bertrand agregé au College des Medecins de Marseille.

Eant in adinventio-
nib. suis.

B O N T E K O E', pour ne pas passer sur le dos d'un homme de
même farine que Vanhelmont, sans le belutter un peu, a tâché
de détruire tout ce que les anciens nous ont laissé des causes
des fiévres ; mais tout ce qu'il a allegué n'est que Sophismes,
que suppositions & qu'ignorance de la vraye Medecine, n'éta-
blissant rien, ny pour la theorie ny pour la pratique ; comme
on le peut voir dans la réponse que Monsieur Bezançon Medecin de Monpelier a fait à ce Paradoxe, longtemps avant que
de se donner à Dieu, comme il a fait depuis quelque temps en
prenant les Ordres Sacrés, où il a trouvé le repos, & le remede
aux chagrins que cause à present l'exercice de la Medecine, à
tous ceux qui ont de l'honneur, de la Science & de la conscience. Et à ce propos, je croy qu'il faut que l'on sçache encore qu'un autre Ouvrage de ce Monsieur Bezançon, intitulé
les Medecins à la Censure, n'est pas comme on pourroit
croire un Livre fait contre la Medecine ny les Medecins ; mais
un Eloge de cét Art avec des réponses fort solides à quelques-
unes des objections faites par ses ennemis.

Finissons cette matiere par un bel endroit & assez difficile à
décider : car qui sçait si le Seignor Lionardo di Capoa a prétendu prouver qu'il n'y a pas grand fond à faire sur la Medecine pratique, ou s'il a même voulu en attaquer l'existence, tâchant de détruire les systémes de tous les anciens & nouveaux
Medecins ? En effet, qu'on examine son systéme avec tout autant d'application qu'il se peut, son intention est si cachée, qu'il
échape par tout au Lecteur. Et c'est pour cela que je donne icy
un extrait du Livre intitulé, *Parere del Seignor Lionardo di Ca-*
poa diviso in otto Ragionamenti, ne quali partitamente narrando si
l'origine, & progresso della Medicina, chiaramente l'incertezza della
Medesima si fa manifesta, pour juger de ses intentions.

Le premier de ces raisonnemens, contient les commencemens
de la Medecine, & le caractere des plus anciens Medecins. Il
s'étend ensuite sur la Secte des Empiriques, & sur celle des Methodiques, & fait voir avec quelles armes l'une & l'autre attaque

la Secte des Dogmatiques. Il n'oublie ny les querelles des Medecins anciens & modernes, ny la difference de leur opinions.
Il marque non seulement les erreurs des Philosophes & des Medecins; mais encore particulierement celle d'Hipocrate & de
Galien; & triomphe ensuite avec tant de joye de leur foible,
qu'il semble en le lisant, qu'il n'y a eu que ces grands hommes
capables de faillir; d'où il conclud qu'il n'y a rien de si incertain, ny de si problematique, que les dogmes de la Medecine,
puisque ses deux plus fortes colomnes tombent au moindre
branle qu'on leur donne.

Dans le second il prouve à sa maniere, que les anciens loin
d'avoir perfectionné la Philosophie & les beaux Arts, ne nous en
ont donné que de legeres teintures, & qu'ils se font trompez
évidemment en une infinité de choses. Il ajoûte que c'est pour
cela qu'il ne se faut attacher à aucune Secte, ny même jurer
sur l'autorité d'aucun Maître, si ses dogmes ne font d'accord
avec la raison & l'experience, & le prouve par cette honnête
liberté de Philosophe, qu'une infinité de sçavans Medecins
ont prise, retournant à la charge contre Hipocrate & Galien,
qu'il represente comme des Maîtres dont les sentimens ont enfin été abandonnez par ceux mêmes qui s'étoient declarez leurs
disciples.

Le troisiéme raisonnement est une exaggeration des differentes opinions des Galenistes, de leurs jalousies, de leurs dissen-
sions, qui sans les mener à la découverte de la verité (chose
difficile, comme il le fait voir par l'Anatomie des corps naturels,
& par l'autorité de Dionysius Exiguus,) les entretient dans l'o-
piniâtreté de leurs sentimens, & dans des vanitez insupportables.
Il expose pour cela au grand jour, quelques contradictions qui
se trouvent dans Galien, puis il retourne à l'histoire des Sectes,
par laquelle il prouve l'incertitude de la Medecine, & la part
que le hazard a eu à l'invention des remedes, marquant en passant
les plus considerables Medecins des differentes parties du monde,
& particulierement ceux qui ont été divinisez.

Dans le quatriéme raisonnement il examine avec aigreur, mais
d'une maniere divertissante, les systêmes des anciens Medecins,
sans épargner même ceux d'Hypocrate qu'il ridiculise, particulierement sur les matieres de Philosophie, que le bon homme
n'avoit pas pris la peine d'examiner en un tems où la belle Philosophie n'avoit pas encore paru dans le monde, & s'attache sur

tout aux Aphorismes, comme à ce qu'on a le plus estimé d'Hypocrate ; de sorte qu'il n'oublie rien pour persuader à ses lecteurs qu'il n'y a ni ordre, ni dessein, ni solidité dans cet Ouvrage.

Le cinquiéme Raisonnement regarde la doctrine & le merite des Medecins de reputation qui ont vécu après Hipocrate, ausquels il ne fait pas plus de quartier qu'aux autres, extenuant le plus qu'il peut tout ce que la posterité y a trouvé de bon ; & le fait avec tant de subtilité & d'éloquence, qu'on est tenté de le croire.

Le sixiéme est reservé pour les systêmes du Frere Basile Valentin, de Paracelse, de Campanella, de Roderic Castello, de Vanhelmont, de Meamozzarono, de Willis, de Silvius d'Eboe, de Fabri, de la Dona Olimpia Sambuco, de Glissonius, & de quelques autres, où il a bien-tôt trouvé l'incertitude, & la vanité qu'il y cherche ; d'où il conclud que les anciens, ni les modernes n'ont pû rien fixer dans la Medecine, & qu'il n'est pas même possible d'y rien établir de solide. A quoi il ajoûte la mauvaise foi, l'envie, la jalousie & les autres vices des Medecins de chaque Nation de l'Europe, & même des païs les plus reculez, comme autant d'empéchemens & autant d'obstacles aux avantages & aux fruits qu'on peut tirer de la Medecine ; mais tout cela n'empéche pas qu'il ne revienne en quelque maniere à luy-même dans

Le septiéme Raisonnement. C'est là qu'il établit, que nonobstant toutes ces incertitudes, les Medecins doivent se conduire dans le traitement des maladies cachées & rebelles aux remedes, comme feroit un homme qui se voyant exposé à la tempeste, se sauve du naufrage ou sur un mats, ou sur une planche ; & qu'il doit se servir en ces occasions, des conjectures, de l'experience, de la Philosophie & de la meditation, comme feroit un voyageur surpris de la nuit dans une épaisse forest, marchant doucement, à la faveur des éclairs, ou des foibles rais de la lune. Il demande donc de celuy qui pense à se faire Medecin tout ce qu'Hipocrate même en demande, les dispositions naturelles, le lieu commode pour l'étude, un peu de bien de fortune, & outre cela les Mathematiques, l'Histoire, la Morale, l'Anatomie, la Botanique sur lesquelles il s'étend fort doctement, & particulierement la Chimie, qu'il éleve comme le bras droit de la Medecine ; mais il ne manque pas d'avertir que les secours qu'on tire de cette derniere, luy sem-

blent aussi dangereux quand ils sont preparez & donnez d'u-
ne mauvaise main, qu'ils sont utiles & admirables entre les
mains d'un homme sage & experimenté; ce qu'il fait d'une
maniere à persuader qu'il est presque impossible d'être jamais
un fort grand Maître dans cette Science.

Le huitiéme & dernier raisonnement met hors de page tous
ceux qui ont dessein de philosopher, leur permettant de ne
s'arrêter à aucun Maître, & de suivre tout ce qu'ils trouveront de bon dans les Ouvrages de tous les Philosophes anciens
& modernes. C'est pour cela qu'il prend la liberté d'examiner Aristote, Zenon, Epicure, & quelques autres Philosophes
ausquels il fait le procez dans tous les chefs qui semblent meriter quelque censure; puis retournant tout d'un coup au devoir de son Medecin, il passe de là à celuy des Apotiquaires,
promettant dans quelqu'autre Ouvrage le reste de ce qui regarde sa matiere; le tout avec des varietez, des narrations &
des inductions, qui paroistroient encore plus agreables, si son
Ouvrage n'avoit pas le défaut de ces pieces de Theatre, dont
la chûte est fort au dessous de ce qu'on s'en étoit promis.

Je laisse à ceux qui auront suivi cet extrait, & plus particulierement à ceux qui voudront lire tout l'Ouvrage, à en conclure
comme il leur plaira: car quant à moy, je ne voi pas que nôtre
Auteur puisse inferer de tout son discours autre chose, sinon
que la Medecine n'a pas toute la certitude qu'on en peut souhaiter: aussi le titre ne promet-il rien autre chose; car enfin ces
conjectures dont on la veut battre, que font-elles contre son
existence & son utilité, quand elle est faite suivant ses principes,
& selon les maximes de la prudence & de la probité, toutes
les autres disciplines, à les bien examiner, n'étant gueres plus
assurées? Ainsi comme la pluspart des Raisonnemens de nôtre
Auteur tiennent non seulement du Sophiste, mais encore du
Rhoteur, & qu'il ne cite que fort rarement les garens de ce
qu'il avance, je conclus pour moy que son systême, quel
qu'il soit, n'est pas seur, particulierement quand il paroît opposé à l'existence de la Medecine. A quoy on peut ajoûter
qu'il écrit d'une maniere si tirée, qu'il n'est pas luy-même fort
persuadé de ce qu'il écrit: *Magis in speciem veri, quàm ut peni-
tus sentire videatur.*

Au reste puisqu'on comprend au nombre des ennemis de la
Medecine tous ces faiseurs de petites objections, donc on est

F f iij

fatigué dans la lecture des méchans livres, & quelquefois même dans les conversations, je croi qu'il ne sera pas mal à propos de leur faire encore icy quelques réponses en passant, quoi-
que tant de bons Auteurs aient travaillé sur cette matiere sans
les ramener : *Curavimus Babylonem, & non est sanata*, & que je
ne pretende pas être plus heureux qu'eux, m'attendant bien
de trouver en la pluspart de ces petits Critiques, des gens semblables à ces avares forts en billets portans interêts, qui ne
trouvent aucune monnoie de mise, ni de poids quand on veut
sortir de leurs mains, & se mettre à couvert de leurs duretez.

Ils alleguent donc premierement que les Empereurs Tibere,
(car ils ne connoissent gueres d'autres autoritez que celles des
Grands & des Riches) Neron, Vespasien, Adrien, Macrin,
Charlemagne, &c. étoient ennemis de la Medecine: que les Rois
d'Arragon Ferdinand & Alphonse, prefererent la lecture de
Quinte-Curse & de Tite-Live à celle d'Hipocrate pendant
leurs maladies ; & comme ils ne veulent pas laisser ces
grands Princes sans escorte, ils leur donnent Muimnerme &
Aristophane Poëtes, ausquels ils associent Jodocus Harchius,
Philipp. Hauzius, Sigismond. à Goës & même Luther homme si emporté contre les Medecins, qu'il ne les accuse pas
de moins que de tuer à prix d'argent, n'oubliant encore aucun de ceux que nous avons examinez & refutez cy-devant:
comme si l'autorité de ces Princes & de ces Auteurs étoit dé-
cisive en cette matiere: *Quod Medicorum est, promittant Medici.*
En effet Euripide importuné de ceux qui censurerent une de
ses Comedies, leur répondit de bon sens, qu'il ne l'avoit pas composée pour prendre des leçons, mais pour en donner. C'est encore ainsi qu'Anacharsis rioit de ce que des Grecs qui n'é-
toient pas Musiciens jugeoient des Musiciens & de la Musique.
Epistola ad Pamme-chium. Sur quoi S. Jerôme dit excellemment après Fabius Pictor &
Quintilien que les Arts seroient mieux traitez, s'il n'y avoit
que ceux du métier qui en jugeassent. Aussi Sidonius Apollinaris entre-t-il tellement dans ce sentiment, qu'il soutient que
ceux qui n'entendent pas un métier, ne sont pas capables d'admirer les beautez des ouvrages des gens de métier. Mais s'il
n'est question que de raisonner à la maniere de ces Critiques,
& que d'alleguer des autoritez, n'ay-je pas cette foule de Personnages si conderables par leur naissance, leur rang, leur

merite, que j'ay cy-devant montrez aux Lecteurs? De plus ne peut-on pas leur répondre que les plus considerables de ce petit nombre de leurs partisans, n'est-ce pas qu'ils pensent? puisque pour commencer par Tibere, Plutarque luy répond, que c'est *parler avec moins de raison que d'arrogance & de confiance en son propre sens, que de se moquer de ceux qui donnent leurs bras au Médecin quand ils ont passé soixante ans.* Quand à Neron qui appelloit les Medecins des bourreaux, il faut remarquer que cet Empereur vit pendant quelque tems d'un œil assez favorable les livres de Medecine qui luy furent dediez par des Princes & des Medecins; mais qu'aprés son fameux *Quinquennium*, ses organes estant gastez comme son Esprit, & ayant passé de l'humanité à la cruauté, il s'imagina que les Medecins étoient des gens faits comme luy. Adrien à la verité écrivit une lettre fort chagrine contre la Medecine & les Medecins; mais pouvoit-on attendre autre chose d'un malade de mauvaise humeur, & qui vouloit que des hommes qui ne sont que les ministres de la nature, s'en rendissent maistres en le guerissant d'une maladie incurable. Mais quand à Charlemagne, ne fonda-t-il pas l'Université de Paris, au moins n'établit-il pas des Professeurs pour la Medecine dans son Palais même? N'avoit-il pas des Medecins auprès de luy? Car pour le passage d'Egynard qu'on s'efforce de faire valoir contre les Medecins, voici ce que c'est. *Ce fut dans sa derniere maladie, qu'il se conduisit plûtost par son propre sens, que par l'avis de ses Medecins, pour lesquels il sembloit avoir quelque sorte d'aversion, parce qu'ils luy conseilloient de ne manger que du bouilli.* Voilà bien de quoi faire tant de bruit, & de quoi faire grand tort à la Medecine. Il en est de même de tous les autres, dont le sentiment ne merite d'être consideré que comme celuy d'un particulier; gens, (Principautez & Dignitez à part.) faits comme les autres, peut-être hommes d'une grande santé, & dont on peut dire qu'ils avoient raison de vouloir se passer de Medecins, parce qu'en effet *valentibus non est opus Medico.* Car quand à Muimnerme & à Aristophane, tout ce qu'on en cite n'est qu'injures & calomnies de Poëtes & d'Entousiastes, ausquels même ce dernier semble déroger, par des loüanges qu'il donne à la Medecine en d'autres endroits, & dans son sang froid.

Pour Clenard, c'est assez que Scaliger l'ait traité de petit ignorant pour verifier que ce n'est pas à luy à s'ériger en cen-

Tiberium Cæsarem dicente memini ridiculum esse hominem, qui sexagenarius manum porrigit Medico: sed ille mihi videtur dixisse arrogantius. De Saint Tirend.

Epiphan, ui lib. de Mensuris.

Scaligerana prima.

seur des Medecins, outre que quand il les appelle *Sanicides*, il ne sçait ce qu'il veut dire, puisqu'on ne s'en sert guéres que pour les malades, heureux au reste d'être mort si jeûne qu'on n'eust presque pas le tems de le mettre au nombre de ces Grammairiens & de ces Medecins dont Athenée fait la peinture *, & pour lesquels je n'ay garde de plaider icy. Il en est de même de Luther homme de feu & de bile, qui n'en vouloit sans doute à la Medecine, que parce qu'elle ne s'accommodoit guéres à son genre de vie & à ses maximes. Enfin s'il m'est permis, comme je l'ay déja insinué cy-dessus, de retorquer contre ces Critiques leur propre argument. Combien d'Empereurs, de Rois, de Princes, de grands Capitaines, de Philosophes, de Poëtes, d'Historiens, de grands Prelats & de gens de bien de nôtre côté?

Concluons donc que *la Medecine a cela de commun avec les bons Princes, qu'encore qu'elle fasse bien à tous, elle ne laisse pas d'être la matiere des sots entretiens d'une infinité d'ignorans & d'ingrats.* Mais ne laissons pas pour cela de répondre aux objections telles quelles de nos Critiques; car quoi que je n'espere pas de pouvoir convertir, j'auray au moins la satisfaction de les convaincre, par les raisons que j'opposeray à leurs sophismes.

La diete, disent-ils, & les alimens ordonnez & pris à propos, sont les meilleurs remedes dont on se puisse servir, puis qu'au sentiment même d'Aristote, les Medecins en font bien mourir. J'avouë que la diete tient fort souvent lieu de remedes; mais cette diete n'est-elle pas une partie de la Medecine preservative & curative, & cela empêche-t-il qu'on se serve des Medecins dans le besoin, & pour éviter les maladies qui nous menacent? Quant aux malades qui meurent entre les mains des Medecins, toutes les maladies sont-elle curables? Les Medecins peuvent-ils être garans des signes équivoques, des vices de conformation, des transpositions de parties, des erreurs de la nature, & pour ainsi dire de ses prévarications? Les ressemblances ont trompé le grand Hipocrate, mais il n'en a pas moins merité l'estime de la posterité; les maladies d'Autonomus de Phaetusa, de Namisia, & d'autres accidens ne l'ont pas empêché de passer outre dans la recherche de la nature. De semblables accidens, dit Galien, ne doivent qu'exciter les Medecins à faire leur devoir, & à ne pas donner dans l'excés où donnent ces ignorans qui promettent des guerisons, & qui
ne

Exceptis Medicis nihil est Grammaticis stultius. L. Dipnosoph.

Medicina id commune habet cum bonis Principibus, ut bene faciat & male audiat. Ex Levin, Lemn. & Pontan.

L. de sensu & sensili.

ne dépendent pas de leurs affirmations & de leurs hableries, & c'eſt à le bien prendre de ces gens qu'Ariſtote parle dans l'objection, & non pas des bons Medecins, luy qui les eſtimoit tant. Mais, dit-on, la Medecine étoit ſi mépriſée chez les Romains, qu'elle ne s'exerçoit que par de miſerables Eſclaves. Je répons à la premiere partie de l'objection, que ces Romains qu'on vante tant n'ont été long-temps que des Ruſtres; qu'ils n'ont commencé à ſe polir & à ſe faire ſçavans que fort tard; que leur Etat n'étoit pas encore formé, & qu'ils ne faiſoient aucune figure lorſque les Egyptiens, les Grecs, & quelques autres peuples faiſoient déja une grande eſtime de la Medecine. Quant à l'eſclavage, remarquons premierement que les Eſclaves auſquels Abraham ordonna d'embaumer Sara ſon épouſe, n'étoient pas comme quelques uns l'ont crû Medecins, mais Embaumeurs, & que ſi quelques Interpretes ont traduit le mot Grec * par ce-lui *de Medicis*, Saint Auguſtin & quelques autres ont traduit *Pollinctoribus*. Mais venons au fait : car voudroit-on ſoutenir que ces Medecins qui ont fait figure à Rome du temps de la Republique & des Empereurs n'étoient que de miſerables Eſclaves, puis qu'on auroit peine d'en marquer deux ou trois, & peu plus d'affranchis dans toute l'Hiſtoire ? Aprés tout, s'il s'en trouve quelques-uns qui ne ſoient pas venus à nôtre connoiſſance, c'étoit des Grecs ou d'autres gens reduits dans la ſervitude par le ſort de la guerre, mais qui étoient nez libres, & qui ſervoient leurs patrons ſelon leurs talens, de gré ou de force, la loy naturelle aſſujettiſſant le vaincu au vainqueur. Il y a bien plus, puis qu'un bon Auteur * ſoûtient par de bonnes raiſons & par de bonnes inductions, qu'on n'eſt tombé dans l'erreur de croire que les Medecins ont été Eſclaves chez les Romains, que parce qu'ils donnoient à garder leurs confections, Plantes, onguens, & autres remedes à des Eſclaves & à des femmes, qu'on fut obligé de chaſſer, quand on ſe fut apperçû qu'ils en abuſoient, & qu'ils s'érigeoient en Medecins. Sur quoy on peut voir l'obſervation LXXX. du VI. Livre de la ſeconde Centurie des Ephemerides d'Allemagne pag. 364. Car quant aux affranchis, qui ne ſçait l'honneur qu'on leur rendoit dans l'exercice de la Medecine, & que ces hommes parvenoient ſouvent aux plus hauts degrez de faveur dans la Republique & dans la Cour ? Mais quant la Medecine auroit été exercée par quelques Eſclaves, ſi ces diſtinctions d'Eſclaves d'affranchis, de libres, de Che-

* ἐνταφιασταί.

* *Camillus Pontius in Oratio. de nobilitate ſcientiarum.*

G g

* Quid est Eques
Romanus aut li-
bertinus aut servus
nomina ex ambitio-
ne, & injuria pro-
fecta. *Senec. Ep.* 32.

valiers, ne font que des chimeres, * la Medecine en eſt-elle
moins noble pour cela ? Au moins ſi nos petits critiques, ſi ces
petits tirans de la Medecine, qui ne la condamnent pas à moins
qu'à l'Eſclavage & aux fers, prenoient le terme d'Eſclave au ſens
de certain Bacha de la Méque. Il étoit malade, mais ſur une
terre où il n'étoit permis qu'aux Eſclaves Chrétiens, & aux
Chrétiens libres qui vouloient bien tomber dans l'eſclavage de
mettre le pied. Monſieur Bernier Medecin François, ſi connu
par ſes voyages & ſes autres bonnes qualitez, paſſoit par haſard
aux environs de cette Terre, on raporte au Bacha qu'il y a un
fort habile Medecin qui n'eſt pas loin de là, & qui le peut
guerir, s'il eſt poſſible de le faire venir ſeurement. Perſonne ne
pouvoit dénoncer ce nœud ſi fatal au malade & au Medecin,
lors que le Bacha s'aviſa de dire qu'il n'y avoit pas de difficulté
à l'affaire, les Medecins devant être regardez comme les Eſclaves du public, & jurant ſur ſa tête & ſur celle de ſon Empereur,
que le Medecin ne ſe repentiroit pas d'être venu. Voila tout
l'eſclavage de la Medecine, au ſentiment même d'un Barbare.
Pourſuivons.

Il n'eſt pas plus vray que les Romains ſe ſoient paſſez pendant ſix cens ans de Medecins : car premierement ils ne ſçavoient pendant les trois premiers ſiecles de la fondation de Rome ce que c'étoit que de Medecine, & ainſi *ignoti nulla cupido*.
De plus, cette objection eſt ſi frivole, que ceux qui la font ne
ſont nullement d'accord entr'eux : car ſi Pline & Tite-Live y

*Iſidorus Carax. in
Hiſtor.*

mettent les ſix cens ans tous entiers, Iſidore n'en met que quatre cens, Denis d'Halicarnaſſe n'en met que trois cens, diſant
poſitivement qu'il y eut une ſi grande peſte à Rome l'an 301.
de la fondation, qu'à peine trouvoit-on aſſez de Medecins pour

* lib. de Sera nu-
minis vindicta.

aſſiſter les malades. Plutarque eſt de ce ſentiment, & de nôtre temps le ſçavant & ſpirituel Lancellot dans ſon Hoggidi.
* Mais ne ſçait-on pas encore que les Romains étant affligez

*Secundus Lancelot.
parte 1. cap.* 31.

de la peſte l'an 460. de la fondation de leur Ville, ne publie-
rent qu'ils en avoient été délivrez par Eſculape venu d'Epidaure ſous la figure d'un ſerpent, que pour n'être pas obligez
d'avoüer qu'ils avoient été ſecourus & gueris de ce mal par
l'aſſiſtance des Medecins de la Grece ? Il n'eſt donc pas vray
préciſément parlant que les Romains ayent chaſſé tous les Medecins par averſion pour la Medecine ; mais par l'averſion qu'ils
avoient des Grecs, qu'ils regardoient comme des ennemis de la

Republique. Encore ne chafferent-ils Archagate, qu'à caufe
de la cruauté prétenduë de fes Operations Chirurgicales : car
ceux qui furent exilez aprés luy, ne reçurent cette difgrace
qu'à l'inftance de Caton le Cenfeur, qui ne croyoit pas qu'on
fe pût fier à des hommes d'une nation qu'il haïffoit mortellement, & dont il fe défioit peut-être avec raifon, ces pauvres
gens-là n'étans gueres contens du traitement qu'ils recevoient
de leurs Patrons. Mais quand on auroit chaffé tous les Medecins en haine même de la Medecine, ce qui n'eft pas vray, les
Mathematiciens, les Orateurs, les Avocats, les Philofophes
n'ont-ils pas été chaffez à leur tour de cette Republique tumul-
tueufe? Quoi-qu'il en foit, ce qu'il y eut d'honnorable & d'avantageux pour la Medecine, c'eft que Jules Cefar, Augufte & la
plûpart de leurs fucceffeurs, rapellerent ces Medecins & les honorerent de grands priviléges, particulierement Augufte, qui
voyant la Ville preffée d'une grande famine, en chaffa tous les
Etrangers, & plufieurs perfonnes de differentes Profeffions, excepté les Medecins qu'il retint, & aufquels il accorda le droit
de bourgeoifie, *Quod rarum*, dit Tacite, *nec nifi virtuti pretium.*
Ce qu'on ne peut croire, dit encore Cafaubon, *avoir été pratiqué à
l'endroit des Efclaves, à moins que d'être infenfé.* Auffi faut-il que
Pline même tombe d'accord que le peuple Romain ayant chaffé
les Medecins d'Italie long-temps avant le temps d'Augufte, cét
Empereur les retint avec privilege. C'eft donc d'un autre paffage de Pline malicieufement interpreté par Agrippa, Lanzius,
Junius, Montagne, Robortel, qu'on a confondu les Medecins
avec ces femmes & ces ferfs temeraires, & avec ces Grecs du
temps de Caton, dont nous avons parlé ci-devant. Car ces
mots *expertam damnarunt*, ne veulent pas dire qu'on ait condamné & bani la Medecine, mais qu'on la défaprouva, *non rem
fed artem*, dit Pline, c'eft à dire la maniere hardie de trancher
les membres pourris, qui faifoit horreur aux Romains du temps
d'Archagate. En voila plus qu'il n'en faut pour fatisfaire à l'objection : car il feroit affez difficile de fatisfaire ceux qui en font
encore de plus pitoyables, & qu'on pourroit renvoyer à Cafaubon, à Talentonius & à Meffieurs Drelincour & Spon, & même
aux nouvelles de la Republique des Lettres s'ils fçavoient lire.

    On ajoûte à ces objections, c'eft Dieu qui guerit, à quoi donc
bon d'avoir recours à la Medecine. Voila à peu prés l'argument
des Anabaptiftes, qui voulans rendre cette Profeffion méprifa-

Sueton. in Auguft.

In notis ad Sueton.

Præfat. lib. 29.

*Differtat. in Sue-
ton.*
*Talenton. in The-
fauro reconditor.*
*Oratione habit. Lug-
dun. Batavor*
*Mifcell. Erudit.
antiq.*
*Mois de Septembre
1685.*

* Quotquot Medicina deorum ope vincit est deorum munus, & remediorum efficacia ab eis pendet. *Hipocrat. lib. de Elegantia.*

ble, se contentoient de dire *omnis Medela à Deo est.* Car qui doute que Dieu ne guerisse, puisqu'il est Auteur de tout bien, & que les Payens mêmes en tombent d'accord. * Mais il faut comprendre que quoi-qu'il guerisse, il ne le fait gueres que par l'entremise des causes secondes; & que c'est le tenter & s'abuser soy-même que d'en attendre autre chose. Il est bien vray que la confiance qu'on a aux remedes doit-être bien au dessous de celle qu'on doit avoir en celui qui les a creés, & que le Roy Ezechias fit enlever du Temple de Jerusalem ce Livre que Salomon y avoit mis, parce que les Juifs le consultoient dans leurs maladies au mépris de Dieu; mais il ne s'ensuit pas qu'on doive mépriser les remedes. Il faut premierement prier Dieu qu'il les benisse, aprés quoi on peut, & on doit même s'en servir hardiment.

Erasm. libello de praparat. ad mortem.

On nous vient encore alleguer, que les medicamens usent le corps; mais faut-il apprehender un petit mal quand on en espere un bien tel qu'est la santé; outre que ce que le peuple appele user le corps, n'est souvent qu'une alteration passagere qui se repare par le repos & les alimens, quand les remedes ne sont point trop violens. Car s'il se trouve quelques mauvaises qualitez dans certains remedes, ne peut-on pas les adoucir & corriger, les mélant avec des cordiaux, des alimens, & d'autres corroctifs? Ce ne sont pas, dit admirablement Tertullien, les remedes qui font mal, mais la main d'un mal habile homme qui les prepare mal, & qui les donne mal à propos.

Horrorem operis fructus excusat. *Tertul.*

lib. de Anima.

Mais disent les voluptueux, n'est-ce pas toûjours vivre miserablement que de vivre *medecinalement*, *quoy se priver éternellement de ces douceurs & de ces plaisirs que la nature nous presente? Belle objection, répond Erasme; comme si la felicité de la vie consistoit à vivre en Sardanapale, à boire & manger en cochon, à se veautrer dans l'ordure des plus sales voluptez, & à se preparer matiere de gouttes, de paralisies, de fluxions, & de cent autres incommoditez.

*Quasi verò sit felicius distendi crapula, rumpi venere, cerevisia turgescere, sepeliri somno.

Malim me hominis habere nihil quam esse gulosus.
Vitæ leo edens consulit, haud libidinatur,
Cur solus homo ut dispercat invenit artem?

Scalig. Epidorp. l. 3.

* Sed istos Sycophantas quid opus est refellere, cum ipsi petulantiæ suæ satis magnas dent pœnas arti: mox podagra contorti, paralepsi, Stupidi, desipientes, ante tempus cæcutientes. Jamque priùs vituperatæ Medicinæ exemplo Athericorseram canunt palynodiam miseri & tamen his licet indignissimis artis bonitas non gravatur esse præsidio quantumlicet. *Erasm. in Encomio Medicinæ.*

En effet, n'est-ce pas là suivre à la lettre l'Evangile de Luther, un des plus grands ennemis de la Medecine?

> *Vino si te repleveris*
> *Dormire statim poteris,*
> *Et post somnum ventriculum*
> *Vino replebis iterum;*
> *Nam Alexandri Regula*
> *Præscribit hæc Remedia.*

Maximil. Sandæus Theolog. Medic. l. 1. pag. 118.

Sentimens dignes d'un homme, dont un des plus beaux Aphorismes étoit *comedite, ludite, bibite*, & qui eut enfin l'impudence de répondre à celuy qui luy demandoit pourquoy il avoit commencé son Commentaire sur les Evangiles le jour de ses nôces; Que c'étoit pour imiter Saint Mathieu, qui commença son Evangile par ces mots, *liber generationis.*

Ce n'est pas là tout : car selon nos Antagonistes, puisque tant de Peuples & tant de Nations se sont passez de Medecins, pourquoy ne vous en pas passer? Ils s'en sont passez je l'avouë; mais ils ne se sont pas passez de la Medecine : car si ces Peuples de l'Amerique qui n'ont point de Medecins se guerissent de la fiévre en avallant un petit poisson, qui a la proprieté de les tirer d'affaire par une grande évacuation, cela ne conclud rien contre les Medecins, puisque ce remede operant comme tous les autres, suivant la nature & la disposition des sujets, il seroit encore plus seur s'il étoit employé par des gens experimentez, & qui ont la raison pour guide. A quoi on peut ajoûter que ce que font tous les peuples les plus barbares, n'est qu'une tradition, quoi-que dépravée, de l'ancienne Medecine, qui a passé de main en main comme la Religion, mais fort alterée jusqu'à eux, *nusquam Medicina non est.* Puis donc qu'il y a une Medecine, il la faut chercher; c'est ce qu'ont fait autrefois, & ce que font encore à present les sages & judicieux Medecins, ceux qui ont de l'honneur, de l'application & de la probité. Car enfin quoi-qu'on veille dire, on ne peut se passer des ministres de la nature quand elle n'opere que foiblement, & quand il est question d'un grand remede. Quant aux Turcs & à quelques autres Nations qui ne s'adonnent gueres à la Medecine, c'est qu'ils ignorent les Langues, la Philosophie & toutes les belles disciplines, ne s'appliquant qu'à l'Art militaire, & à détruire au lieu d'édifier. Sur quoy il n'est pas mal à propos de remarquer ici que ces Nations ne laissent pas d'estimer les sçavans Medecins , de s'en fervir dans le befoin & de les diftinguer dans les occafions ; témoin ce Xi-Hoam-ti, lequel plus de deux cens ans avant la naiffance de Jefus-Chrift , & dans un temps où la barbarie regnoit encore dans la Chine , ayant fait brûler tous les Livres , épargna les Loix & la Medecine.

On demande encore fi les Medecins mêmes tirent de grands fecours de la Medecine ; s'ils ne font pas auffi infirmes que les autres hommes , & s'ils vivent plus long-temps? Il eft vray, di-foit à cela le docte Gemma Frifius à fes Auditeurs, que le mon-de eft plein d'impertinens qui nous jettent continuellement au nez , le *Medice cura te-ipfum*, qui n'a été dit par celui qui eft la Medecine même que dans un fens figuré. Mais quoi-qu'il en foit, peut-on inferer de-là que les Medecins foient plus infir-mes que les autres hommes, & qu'il leur foit honteux de parta-

Nunquid caro mea
caro ænea eft. 106.

ger les infirmitez de la nature avec eux ? En effet, quand on verroit encore plus de Medecins infirmes qu'on n'en voit, cela empêcheroit-il qu'il ne s'en trouvât de fçavans & d'experimen-tez? Au contraire , dit Platon, il feroit à fouhaiter pour le bien des malades , que les Medecins euffent eux-mêmes été mala-

lib. 3. de Republ.

Terentius in

des, ils auroient de la tendreffe pour les malades , & connoî-troient plus parfaitement ce qu'ils auroient experimenté fur eux-mêmes, *dum convalefcimus ægrotis recta confilia damus.* Pi-thagore , Democrite , Chrifippe , Platon , Caton le Cenfeur, Antonius Caftor , Saint Bafile, l'illuftre Philippes Appian d'In-golftad., & tant d'autres , n'ont-ils pas prolongé leurs vies , par l'étude & la connoiffance de la Medecine, malgré les maladies qui les tourmentoient continuellement? Mais comment vou-droit-on que les Medecins ne fuffent pas valetudinaires, pâles, maigres , & tout ce qu'on voudra s'imaginer , quand ils font leur devoir? Le travail d'efprit & de corps , les objets lugu-bres, les penfées melancholiques , l'air corrompu des infirme-ries, la crainte de la calomnie, les contradictions , le méchant goût du peuple & même celui des riches, & particulierement de ces riches qui étoient nez pauvres, la plûpart gens infuportables, tout cela peut-il rendre un Medecin de belle humeur, bien fain & bien coloré ? Aprés tout , ne fe trouve-t-il pas des hommes de toutes Profeffions d'une auffi pauvre figure que les Medecins?

Petrus Kirftenius
de ufu & abufu
Medicinæ.

Il n'y a donc gueres que des gens femblables à certain Ambaffa-deur Turc , qui ne puiffent fouffrir la maigreur d'un Medecin, & qui en demandent comme faifoit ce barbare un bien gras, & bien rubicond.

Mais fi nos jours, dit encore la critique, font comptez, pourquoy fe mettre tant en peine de la vie ? Je répons premierement à cette pitoyable nonchalance, que toutes les maladies ne
font pas mortelles, & qu'en ce cas-là, ne s'agiffant que de rendre le mal plus fupportable & plus court, il eft toûjours de la
prudence d'appeler un Medecin. Quant à ces jours que l'on
croit comptez à la lettre, il faut que le peuple fçache qu'ils ne
le font que quant à la préfcience de Dieu ; mais que cette préfcience ne fait rien à la liberté de l'homme, & à la vertu des
remedes. Cette neceffité même dont on parle tant, n'eft qu'une
neceffité de confequence, Dieu conduifant toûjours chaque
chofe à fes fins, & fuivant l'exigence naturelle avec laquelle il
l'a produite. La durée de la vie, toute contingente qu'elle eft,
n'eft donc neceffaire qu'à l'égard de la prévifion de Dieu. Ainfi
cét homme en qui Dieu avoit mis en fa premiere conformation,
un fond d'humide radical & de chaleur naturelle, capable de
le faire vivre quatre-vingts ans, n'en vivra que trente ou quarente, parce qu'il abufera en plufieurs manieres de la bonté de
fon temperamment. *L'homme*, dit Elie de Crete, *eft condamné à
la mort dés le premier moment de fa vie, mais le temps de cette mort
eft quelquesfois retardé, par les regles de la Medecine*, d'où il faut
conclure avec Saint Jerôme, *qu'il ne faut pas méprifer la Medecine*, & que fur ce beau principe de jours comptez, il n'y auroit
qu'à laiffer voguer le Vaiffeau au gré des vents, fans Pilote,
fans bouffole, dormir, faire bonne chere, & chanter *Vogue la
Galere.* Il faut donc que les ignorans faifeurs d'objections,
apprennent encore que toutes les infirmitez font difpofées par la
providence divine comme toutes les autres chofes crées ; mais
avec cette difference, que quelques-unes de ces infirmitez, font
envoyées comme un châtiment, [a] d'autres pour rendre les amis
de Dieu plus illuftres, & pour confondre le Demon ; [b] d'autres
pour accroître le merite des Saints, *gloriabor in infirmitatibus
meis* ; les autres enfin pour convertir quelques pecheurs, les
abandonnant aux paffions & aux débauches qui les font malades.
Quelques-uns de ces accidens à la verité n'ont pas befoin de
Medecins, parce qu'étant envoyés comme les executeurs de la
volonté de Dieu, ils ne font nullement curables ; mais quand ces
maladies viennent par des caufes ordinaires, & qu'elles paroiffent curables, le malade & le Medecin ne peuvent faillir ; l'un
en fe foûmettant aux remedes, l'autre fuivant les préceptes de

a *Exod.* 11. 4.

b *Job.* 1. *Tobia* 4. *Machab. lib.* 2. *cap.* 29.

Regum 2. *cap.* 24.

l'Art, mêmes dans les maladies defefperées, où le malade peut être confolé par la prefence d'un Medecin, & mêmement foulagé par fes petits foins, *dum fpirat fperat.* C'eft le fentiment non feulement des Chrétiens, mais même des fages Payens; car à la fatalité prés, que Quintilien * y fait entrer, n'eft-il pas veritable que la Medecine empêche fouvent que le pauvre malade ne fe défefpere? En effet, ne peut-on pas, pour ainfi dire, chicaner quelquesfois la vie, & n'eft-il pas à propos de le faire pour la confolation, & pour l'intereft de la famille & des amis? C'eft ainfi que Démocrite fe voyant mourir & fe laiflant aller doucement au torrent qui l'emmenoit fi naturellement, voyant d'autre part fa fœur au defefpoir, en un temps où il n'étoit pas bien féant de mêler le lugubre, avec la joye des fêtes de Cérés, luy dit: Ayez bon courage ma fœur, je fçay le moyen de vous contenter, je ne mouray pas avant la fin de la fête. Dit & fait; car avec un peu de pain chaud, & d'excellent miel, qu'on luy tint quelques temps fous le nez, & proche de la bouche, il fe maintint en vie par les vapeurs qui en exhaloient, aprés quoy il ceda au torrent qui l'emporta faute de continuer ce remede. Voicy encore deux ou trois objections, qui femblent de quelque poids, & aufquelles je me retranche, pour ne pas m'arrêter à tant d'autres qui font populaires & pueriles.

La Medecine n'a rien d'affuré, il y a bien de la conjecture & du Problematique, témoin les differens fuccés d'un même remède; les differentes conftitutions des corps, & mêmes les differentes opinions des Medecins fur un même mal; chofes dont Galien, tout Philofophe & tout Medecin qu'il eft, ne difconvient pas. Je répons premierement à cela, qu'on pourroit oppofer Galien, bien entendu à Galien mal interpreté, & que c'eft affez pour contenter les gens de bon fens de dire que ce même Galien nous apprend que fi la Medecine n'eft pas une Science, parce que dans la rigueur de l'Ecole, la Science ne fe trouve pas dans les chofes naturelles, au moins eft-elle un Art fcientifique. Car dit-il, *il eft difficile que l'homme ne fe trompe quelquesfois, foit par ignorance formelle des chofes qui font au deffus de fon efprit, foit en jugeant de travers, foit en écrivant trop negligemment, parce qu'il n'y a que Dieu qui ne fe trompe point; l'homme au contraire, fe trompant fouvent luy-même, aprés avoir trompé les autres.* Quant aux contradictions qu'on croit voir dans les Auteurs, loin d'être toûjours veritables, elles ne font fouvent qu'apparentes, &

dans

* Fato vivimus, languemus, morimur. Medicina quid præftas nifi ut juxta te nemo defperet?

Diogen. Laert. in Democrito.

Ad Trafibul. & 2. de compof. Medic. fecund. locos. Contra Archigen.

Scientia eft conveniens forma & nunquam à ratione declinans cognitio, namque apud Philofophos præfertim dum rerum naturas perfcrutantur non invenies, multò fane minus in remedica, imò ut uno verbo expediam, ne ad homines quidem pervenit. *Galen. introduct. cap.* 31.

dans l'esprit des ignorans. Au reste, s'il y a de la variation quant à l'effet des remedes, quant au temperamment des malades, & à la conduite des Medecins, cela n'empêche pas que la Medecine n'ait des principes generaux, & la raison & l'experience pour baze. Si donc avec tout cela les choses ne vont pas comme on le souhaite, il n'en faut imputer le malheur qu'aux causes externes, à l'ignorance du Medecin en particulier, & non pas à l'Art. *L'erreur,* dit Platon, *ne se trouvant jamais où l'Art se rencontre, parce que l'Art ne peut jamais être erreur.* Ce qui se doit, à mon sentiment, entendre de ces Arts honnêtes, au nombre desquels Ciceron met la Medecine; de ces Arts où il ne faut pas moins de prudence dans l'execution, qu'il se trouve de difficulté pour parvenir à la fin, & de ceux dont Lucien fait la Medecine le premier & le plus honorable. Mais je demande à ceux qui nous font cette objection, s'ils trouvent quelque chose de plus assuré, même dans les Sciences, que dans la Medecine qui n'est qu'un Art. La jurisprudence a-t-elle d'autres raisons que la loy qui change comme il plaît au Prince, & qui s'interprete comme il plaît aux Commentateurs, où Expositeurs & aux Magistrats? La Philosophie est-elle bien plus seure dans ses dogmes & dans ses maximes, témoin tant de Sectes differentes qui ont été chacune en son temps à la mode, & particulierement celles qui font tant de bruit aujourd'huy, en s'entreheurtant & qui font qu'on ne sçait plus à quoy s'en tenir? Ne dispute-t-on jamais sur les dogmes des Mathematiques malgré leur évidence & seureté prétenduë? La Theologie même, hors les veritez revelées qu'on ne revoque point en doute, & qui ne dépendent point du raisonnement, qu'a-t-elle qui n'ait été attaqué, & qui ne le soit tous les jours? On dispute de part & d'autre, on tient & soutient le pour & le contre, & on se separe ayant bien criaillé, sans rien conclure, laissant par honneur le soutenant maître en sa maison. Si la Medecine n'a donc rien d'assuré, si elle ne guerit pas toutes les maladies, c'est qu'elles ne font pas toutes curables; c'est qu'on ne peut prévoir tous les incidens; c'est que le malade cele une partie des causes de son mal par ignorance, honte, oubli, ou qu'il n'obeït pas aux ordres du Medecin. Ce n'est pas tout de dire & même de croire, il faut faire & pratiquer ce qu'on entend & ce qu'on croit, autrement tout cela est inutile; & c'est pour cela qu'un

Cels. lib. 2. cap 6.
Lucian. in abdic.

H h

Legat du peuple Romain étant interrogé, ce qu'il penſoit de certaines diſputes qu'il avoit entenduës en une Ville d'Aſie, où il avoit été invité à des Theſes de Morale, répondit que tout cela étoit beau, mais qu'il n'en faiſoit aucune eſtime, n'étant jamais mis en pratique, ny par ceux qui en diſputoient, ny par ceux qui en entendoient diſputer. En effet, de quoy ſert la loy ſi elle n'eſt obſervée ; mais quand tous ces obſtacles ne ſe trouveroient point dans le chemin des Medecins, je demande de bonne-foy, ſi les Rethoriciens ſont obligez de perſuader les braves de vaincre, les ſages de parer à tout ; l'eſprit humain n'eſt-il pas borné, peut-il être toûjours en même ſituation, ſes operations ne dependent-elles pas quelquefois des diſpoſitions du corps, & de celles des cauſes externes ? Le bon Homere, comme on dit, ne ſemble-t-il pas quelquefois rêver ? Voudroit-on que l'Artiſan fût toûjours auſſi exact que le ſont les regles de l'Art ? [a] La nature même ne fait-elle pas quelquefois des Monſtres, & ſi l'on tombe d'accord avec les Doctes qu'il y a bien à conjecturer dans l'exercice [b] de la Medecine, pourquoy les ignorans en demandent-ils plus qu'elle ne peut ? On fait la grace à un Livre de le croire bon, parce qu'il y a quelque choſe de bon avec du mauvais, & on ne fera pas l'honneur à la Medecine de la croire bonne, parce qu'elle ne parvient pas toûjours à ſa fin ? En verité je trouve le ſiecle admirable de demander l'infaillibilité en un Art plein de conjectures, après avoir ſi ſolemnellement dégradé une infaillibilité qu'il avoit ſi long-temps reverée & ſoûtenuë, & en comparaiſon de laquelle il croyoit tout faillible.

Encore une objection, que j'ay reſervée pour la fin parce qu'elle ſemble fort conſiderable à celuy qui la fait, & qu'il eſt luimême un homme fort conſiderable. Il n'y a rien, dit Bacon, de ſi ſterile que les preceptes & les inventions de la Medecine, tous ſes Auteurs n'écrivent que des redites, ils ne font que ſe copier les uns les autres, ils tournoyent continuellement ſans avancer. Cela eſt bien dit en Latin, mais cela n'eſt pas ſi vray que ce grand Perſonnage ſe le figure. Car il ſuppoſe premierement

---

Margin notes (left):

Etiamſi perpetuum eſt quod fieri debet, non tamen perpetuum eſt quod ſequi convenit. *Celſus lib. 7. cap. 12.*

[a] Loqutus eſt interdum barbare Grammaticus, abſurde cecinit muſicus & Medicus ignoravit remedia, an non contemnendæ artes ? *Ammianus Marcellin. Plato, & Hipocrat. paſſim.*

Eſt enim hæc ars conjecturalis, neque ei reſpondent, non ſolum conjecturæ, ſed nec etiã experientiæ. *Celſus.*

Plurima in Medicinâ iterata à Scriptoribus, pauca addita, labor in circuitu non in progreſſu *Lib. 1. de Augment. Scient.*

---

[a] Medici curant animal humi natum, ut confiſum ſcientiæ ventali; ſed in arte ſuſpicabili poſitum, & conjecturarum æſtimationibus nutans. *Arnobius.*

Hipocratis diſcipulos ut mihi conſulant conſulo, incerta ſemper ab eis oracula reportans, qui in vaſe vitreo coloris & ſubſtantiæ peccata diſcernunt. *Stephan. Tornacenſ.*

qu'on ne fait point d'obfervations de ce qui arrive dans la Medecine pratique. 2. Qu'on ne peut trouver de remede affuré à la douleur. 3. Qu'il n'y a point de remede particulier à chaque maladie. 4. Et qu'enfin l'Art n'a pû aller jufqu'à compofer des Thermes ou bains chauds, propres à la fanté, qui imitent ceux que la nature nous donne. Mais premierement qui ne fçait qu'il y avoit dés le rems même de Bacon plufieurs livres d'obfervations touchant les maladies, dont le nombre s'eft bien augmenté depuis ce tems-là? Que s'il y a tant de Medecins qui ayent copié les Anciens, il y en a beaucoup qui ne l'ont fait que pour leur donner quelque jour, par le dénouëment de quelque difficulté, pour confirmer ce qu'ils ont écrit, & pour l'accommoder au tems & aux lieux, par des raifonnemens & des experiences particulieres. Quant à la feconde partie de fon objection, qui ne fçait que la faignée eft prefque toûjours un remede affuré contre la douleur, & qu'il y a, outre ce remede general, des *Anodins*, des *Paregoriques*, & des *Somniferes* dans la matiere medecinale, qui font fort fouvent l'effet qu'il demande? Pour la troifiéme, fi nous n'avons pas beaucoup de fpecifiques affurez, c'eft ou parce que la nature n'a pas daigné nous faire ces riches préfens, pour des raifons qui nous font cachées, ou fi elle en a qui ne font pas encore venus à nôtre connoiffance, c'eft qu'elle cache ces remedes à nos recherches, de crainte que nous n'abufions d'une trop grande fanté, & que nous y ayons trop de confiance. Quoi qu'il en foit, au moins ne peut-on point nier qu'il n'y ait d'excellens antidotes fimples & compofez, contre les venins & contre la rage; des extraits contre les affections comateufes; des febrifuges outre celuy dont le Pérou nous a enrichis contre les fiévres intermittentes, & que nous avons méprifé depuis qu'il n'a plus été un fecret à cher prix. Ainfi ces remedes dont la plufpart n'avoient pas encore paru du tems de Bacon, étant aujourd'huy connus & publics, ceux qui fe fervent de fon objection, & qui fe veulent faire blancs de cette épée, ne doivent être regardez que comme des gens qui joüent de l'efpadon contre la Medecine. Pour les Thermes, il eft feur qu'ils ne font pas de neceffité nabfoluë dans la pratique de la Medecine, quoy qu'après tout il n'y ait gueres de Royaumes, où la nature n'ait fait naître des eaux chaudes pour le befoin des malades.

Laiffons donc là tous ces déclamateurs paffionnez, ces fai-

I.

II.

III.

IV.

Hh ij

seurs d'objections, & particulierement ces petits esprits, qui chagrins de ne rien comprendre à la Medecine, ou de n'en pas recevoir tous les secours qu'ils en desirent injustement, s'efforcent de la déchirer dans leurs discours, semblables à peu prés à ces ambitieux dont parle Montagne, qui desesperans de parvenir aux grandeurs aprés lesquelles ils ont si long-tems soûpiré, disent en eux-mémes : *Puisque nous n'y pouvons aveindre, vangeons-nous à en médire* ; gens au reste ordinairement si lâches & si moûs dans leurs maladies, qu'aprés avoir bien pesté contre la Medecine, pendant qu'ils n'en avoient point affaire, font mille promesses chimeriques aux Medecins dans le besoin, leur rendant des honneurs & des obeïssances qui les rendent ridicules & confus, quand ils sont revenus en santé & à leur bon sens, d'avoir chanté la palinodie, & d'avoir tant fait de differens Personnages. Concluons donc enfin avec l'Orateur Romain, *Que la Medecine comme toutes les Sciences & tous les Arts a ses usages, qui ne peuvent être pervertis que par la faute des Ministres ou des causes externes. Et avec d'autres grands Personnages, que si la Philosophie est une Science fort élevée, elle ne sert qu'à peu de personnes ; que si l'éloquence est admirable, elle ne fait pas moins de mal en de certaines occasions, que de bien en d'autres ; & qu'enfin la Medecine seule est une science dont tous les hommes ont besoin.*

Medicina pro incolumitate retinendâ proque repellendis ægritudinibus excogitata, usque adeo utilis præterea & necessaria est hominum vitæ, ut, cum cæterarum quidem artium studia aliis præcipuè profint, Medicina ipsa & aliis & Medico ipsi usui sit. *Libanius ad Atticum.*

CHAPITRE VI.

De la Medecine des Payens & de celle des Chrêtiens.

APRE'S avoir traité de l'existence de la Medecine, de son origine, de sa définition, de sa fin, de son excellence, de ses honneurs, & de ses ennemis, il semble qu'il faudroit encore dire quelque chose des Sectes, des parties, & de la pratique de cet Art. Mais comme on a pû apprendre l'histoire de la Medecine, par celle que j'ay donnée cy-devant, & par celle de ses Sectateurs, & que ce n'est pas mon dessein de donner des preceptes ny de la theorie, ny de la pratique, j'omets ces matieres un peu trop seiches pour les Lecteurs, & plus propres pour l'école que pour mon dessein, remettant à la troisiéme partie de cet Ouvrage, à marquer les précautions qu'on

doit prendre touchant l'usage des remedes. Je passe donc à la
difference qui se trouve entre la Medecine Chrétienne & la
Payenne : ensuite de quoy j'ajoûteray quelque chose de la
Medecine Chrétienne Catholique en particulier , & finiray
cette premiere partie de mon Ouvrage par un Chapitre du
secret qui est l'ame de la Medecine.

Tous les Medecins Egyptiens, Juifs, Gentils, Mahometans
& Chrétiens , ont eu une même fin dans la pratique, qui est
la santé. Ils se sont presque tous servis des mêmes indications,
& des mêmes moyens pour parvenir à cette fin : car quoy
qu'on puisse dire des Methodiques , des Empiriques, & des autres Sectes , ils avoient comme les Dogmatiques la santé pour
but, & quant à leurs remedes ils ne differoient les uns des autres
que de quelques degrez de vertu. Il ne s'est même trouvé aucune difference entre les dogmes de l'ancienne & de la nouvelle
Medecine , que celle que la Philosophie, l'experience reïterée
en diverses manieres , & quelques découvertes ont ajoûté à la
nouvelle. Mais ce que l'ancienne a eu de particulier , & ce qui
la mit en une tres-grande consideration , est qu'elle n'étoit
exercée que par les Princes & par les Ministres de la Religion,
particulierement chez les Egyptiens & les Perses. C'est pour
cela qu'elle s'accommodoit ordinairement aux maximes de la
Religion & de la Police. Ainsi la Medecine Juifve & la Chrétienne, qui ont eu raison de suivre quelques-unes des maximes
de la Police & de la Religion , ayant pensé tout autrement de
Dieu & de l'ame raisonnable que la Medecine Payenne , laquelle corrompit ce que les Egyptiens avoient déja alteré des
traditions des Israëlites ; la Medecine , dis-je , Juifve & la
Payenne ont eu bien plus de consideration pour le corps humain , que n'en a eu la Medecine Payenne , l'ayant regardé
comme le domicile d'une ame immortelle , & le Temple du
Dieu vivant : d'où elles ont tiré cette conclusion, qu'il ne faut pas
abuser des remedes, que Dieu n'a faits que pour la conservation
de la santé presente, & le recouvrement de celle qu'on a perdüe,
de crainte que les employant temerairement , & mal à propos, ils
ne délogeassent l'ame de son domicile avant le temps prescrit par
son Createur. C'est donc en consequence de cette creance que
la Medecine Chrétienne marche avec bien plus de circonspection
dans le traitement des maladies, & en tout ce qui regarde la vie de

Medicus non confulat ea quæ in perniciem vergunt animarum : melius eft enim femper ægrotare, quàm cum Dei contumelia fanus effe.
J. Baptifta Mantuan.
a Michaël Bodevinus in ventilabro a Medico Theolog. Paulus Zachias l. 8. Titul. 1. q. 7. quæft. Medic. Theolog. I. B. Crodronchius l. 3. cap. 2. de Chrift. medendi ration. Abafner. Fritzchius Medicus peccans Concluf. 1. & 11.
Plin. l. 2. cap. 63. Hift. natural.

* Venenum cicuta temperatum, olim fervabatur Maffiliæ mortem expetentibus. Sic in Coo fenio confecti mortem non expectabant.
* Qui fe vitâ privaverit, nec judicio civitatis, nec trifti & inevitabili fortunæ cafu coactus, neque extremo aliquo pudore compulfus, fed ignavia & animi formidolofi imbecillitate, huic fiat fepultura folitaria. Plat. l. 9 de leg.
* Turpe apud Indos morbum vereri. Si quis autem vereretur feipfum per ignem efferc. Nam pyra conftructa fuper eam perunctus & accendi jubens immotus côburetur Strabo Geogr. l. 15.

l'homme, que la Medecine Payenne, & même que la Juifve moderne; celle-cy ne faifant pas grande difficulté de fe fervir des remedes violens & des poifons pour faire mourir les Chrétiens. Car non feulement la Medecine Chrétienne ne permet pas l'ufage des medicamens qui font contraires à la loy de Dieu, mais elle ne permet pas même l'ufage des remedes douteux qu'à l'extremité, encore veut-elle bien de la prudence & de la difcretion dans l'exhibition.

C'eft pourquoy les Loix de l'Eglife a défendent encore plus précifément que les Loix civiles, comme nous l'avons cy-devant remarqué, la Pratique de la Medecine à ces temeraires, qui ne connoiffent point d'autres remedes que les violens, & qui n'ont aucun caractere pour l'exercer, ordonnant pofitivement qu'on les puniffe; parce qu'outre qu'ils font ignorans, ils mentent effectivement fe difant Docteurs : *Mentitur fe Doctorem profitendo, & tenetur pœna falfi.* Car quoy qu'un ignorant puiffe guerir quelquefois par hazard, & qu'il n'arrive pas toûjours du mal de fa conduite; il n'en eft pas moins coupable felon les Docteurs.

C'eft encore fur ce principe de l'immortalité de l'ame, que la Medecine Chrétienne ne croit nullement, que la nature ait fait naître les venins pour être un prompt fecours à ceux qui font las de vivre : car combien de faux fages fe font-ils eux-mêmes dépechez fur ce principe par des voyes violentes & infames? Encore s'ils euffent tous fait comme Pompon. Atticus qui tenta premierement la voye de la Medecine, pour fe tirer d'affaire, & qui ne fe fit mourir que quand il fut affuré que fon mal étoit incurable, ils n'auroient pas dérogé à la Loy de Platon, qui le permet en des cas approchans de celuy d'Atticus, & non pas à ces fous qui le faifoient par vanité; & à ces impatiens, qui pour éviter l'ardeur de la fievre fe faifoient brûler tout vifs. * Car quelle lâcheté aux uns & aux autres de fortir de fon pofte fans l'ordre du Commandant, & quelle infolence d'attenter fur les droits de celuy qui a feul droit fur nôtre ame & fur nôtre corps? Sur quoy il eft bon de remarquer avec la Loy qui a établi des peines pour les *Violateurs*, que celuy qui eft affez foû pour fe faire violence, l'eft apparemment affez pour la faire aux autres. Nôtre Medecine défend donc l'ufage de tout ce qui nous peut ôter la vie, & particulierement les venins, employez sur soy-même & sur le prochain, soit par interêt, vengeance, desespoir, & même sous pretexte de justice; jusques-là que les Loix de certains païs condamnent les empoisonneurs nez Nobles au supplice des roturiers. Et c'est en cela que la Medecine Chrétienne differe encore de la Medecine Juifve qui empoisonne les Chrétiens même contre le Precepte du Decalogue & contre la Loy de la Synagogue * ancienne. Car pour la Payenne, ª ses Sectateurs ont fait gloire de s'empoisonner eux-mêmes, & l'ont imputé à la force d'esprit, peut-être fondez sur la tolerance & l'impunité; le Droit Romain ne l'ayant en effet jamais defendu si précisément que le Droit Canon. Mais il ne faut pas oublier de loüer la Medecine Payenne de ce qu'elle n'a pas voulu empoisonner ses ennemis, l'Histoire ayant detesté la cruauté d'Aquilius qui empoisonna les fontaines des Villes qu'il assiegoit, pour les obliger à se rendre. *Quippe cùm contra fas Deum moresque majorum medicaminibus impuris in id tempus sacrosancta arma Romana violasset.*

Nôtre Medecine ne s'émancipe pas aussi facilement qu'a fait la Payenne en des experiences faites sur les criminels, soit par le moyen des vegetaux, des animaux, des mineraux & des exhalaisons empoisonnées des terres; ou par les operations de la Chirurgie: car si des Rois Payens comme Mithridate, Attale, & quelques autres experimenterent des poisons sur des criminels, si ces cruels Wandales, dont Paul Diacre d'Aquilée deteste l'inhumanité, firent ouvrir un Chrétien vif par les Medecins, pour connoître la position des parties internes; s'il est vrai même que le Pape Clement VII. & l'Empereur Rodolphe permirent d'experimenter la Terre de Lemnos & le mercure sublimé sur un voleur condamné à mort, & si le franc Archer de Meudon fut ouvert vif pour aviser, s'il y avoit quelque remede à la pierre. S'il est vrai, dis-je, que des Princes Chrétiens en ayent usé si librement, neanmoins comme cela pourroit dégenerer en cette damnable curiosité, dont on accuse non seulement Erasistrate, Herophile, ces Rois payens & ces Wandales que nous venons de marquer; mais encore quelques Medecins & quelques Peintres Chrétiens; la Medecine Chrétienne est tombée d'accord avec les plus sages Theologiens & Jurisconsultes de ne faire aucune de ces experiences.

Elle a encore tant d'égard au bien de ses Citoiens, que non seulement elle defend l'usage de tout ce qui leur peut nuire,

L. Qui rei si autem parag. Disting.

* *Lege cautum est, ne quis venenum lethale aut in alios usus noxios paratum penes se habeat. Quod si quis deprehensus vir mulctetur. Ioseph. Antiquit. Iudaic. l. 4. cap. 8.*

ª *Tales habet stulta Philosophia Martyres, Hieronym. Ep. ad Paulam.*

Florus l. 7. c. 20.

Historiar. l. 21. cap. ultimo.

Andreas Berthold. in Observationib.

Cronique de saint Denis, Hist. de Monstrelet. Part 1. 24. chap. 29.

Paré l. 4. c. 19.

J. Bapt. Codronch. cap. 24. Michael Bodevin. quæst. 23. Zachias l. 1. Tom. 2. quæst. 9. Ahasner. Fritzchius, conclus. 4.

* Et quæ originem futuri seminis extingunt parricidiū faciunt antequam pariant, *Minut. Felix in Octavian.*
Homicidii festinatio prohiberi nasci. *Tertul. Apologetic. cap. 9.*
Sepelitur nova odii rabie antequam nascatur matris jam in utero, sed sepulchro, incognitum pecus, quod legitimam nec mortem potuit sentire nec vitam. *Zeno Veronens. Episcop.*
* V. Campeg. Comment, lib. 2, in Histor. Galen.*
Michael Bodevin. quæst. 26 *Alphonz. à Fontech. speculi Medic. Christian. luminar.* 1. *pag.* 517. & 636.
V. Meibom Comment. in jusjur. Hipocrat. pag. 137.

mais encore qu'elle étend ses soins jusques à l'homme futur & désigne Citoyen, * ce que la Payenne ne fait pas à beaucoup prés si précisément, puisque non seulement il s'est trouvé bien des Medecins Payens qui ont donné des abortifs, mais encore parce que nôtre Medecine va jusques à condamner tout ce qui peut causer la sterilité. Il faut donc qu'on sçache, quant à ce qu'on appele avortement ou écoulement, qu'encore que la Medecine, & la jurisprudence Chrétienne ayent donné leur approbation à quelques belles sentences d'Hipocrate, elles ne voient qu'avec horreur l'inobservation de son fameux jurement dans un des Livres qu'on luy attribuë, * quoique nous devions à l'experience qui y est marquée la connoissance des trois ampoulles, celle des premiers lineamens du Fœtus, & celle de la maniere dont la nature travaille dans sa premiere conformation. Ainsi la Medecine Chrétienne n'a garde de dire, pour se consoler du mal que cette experience a fait, *felix culpa*, l'arbre de la Science du bien & du mal, ne produisant à son égard que de mauvais fruits, elle prefere une humble ignorance à une science criminelle, & regarde comme des homicides condamnables & effectifs, tout ce qui n'a parû à quelques Casuistes relâchez qu'un homicide negatif, ne voulant pas preferer, comme a fait Aristote, le bien politique & civil, au moral, qu'elle fait toûjours marcher le premier.

Michael Bodevin. J. B. Cedrouch.

Elle ne permet pas même, comme fait hardiment la Medecine payenne, qu'on employe de certains remedes pour sçavoir si une femme est enceinte, parce non seulement que tout ce qu'on fait pour en avoir connoissance est fort incertain; mais encore parce qu'on ne le peut faire sans risquer la vie de la mere, & celle de l'enfant, & qu'enfin de semblables curiositez conduisent insensiblement à d'autres, & enfin à des crimes énormes: car

Ahasner Fritzchius Medic. peccans.

non seulement elle abhorre, comme nous l'avons remarqué, tous les abortifs; mais elle ne permet pas même que quand on ordonne dans les maladies des femmes grosses des remedes que la Medecine appele *genereux*, on ait intention de les faire accoucher avant le terme; n'étant pas permis de provoquer directement l'avortement. Elle ne permet donc simplement que de se servir des remedes qui peuvent tirer la mere d'affaire, au hasard d'accoucher, parce qu'il n'arrive pas toûjours qu'elle en

Michaël Bodevin. lib. 26.

acouche, ni quand elle en accouche qu'elle meure. Ainsi dans la juste apprehension qu'a la Medecine, que la mere & l'enfant ne ne periſſent en de certaines occaſions, elle ſe met bien plus en peine de ſauver l'arbre que le fruit, ménageant cependant le tout, & ſongeant particulierement à aider la nature qui a grand beſoin de ſon ſecours en ces occaſions.

La Medecine Chrétienne ne permet pas l'uſage des fards, non ſeulemént parce qu'il eſt dangereux, mais encore parce que toutes les inventions de la Commotique, * dont la Mede- *Ars fucatoria.* cine Juiſve & la Payenne ont abuſé, luy paroiſſent indignes du *Michael Bodeuvin.* Chriſtianiſme, comme nous le verrons à la fin de la troiſiéme *quæſt.* 14. partie de cét Ouvrage.

Elle défend encore bien plus précieuſement que la Mede- cine Payenne, qui n'en a preſque pas fait de difficulté, les Phil- tres & breuvages amoureux provocans la ſenſualité, parce que c'eſt tenter un crime par un autre crime, & que quand ces re- medes feroient quelquesfois ce qu'on en demande, ils pour- roient auſſi perdre le corps & l'eſprit de ceux qui les pren- droient, comme il arriva au Poëte Lucrece, à l'Empereur Ca- ligula, au Califfe Vaticus marqué ci-devant, & à tant d'autres dont la plûpart ſont morts, ou par la jalouſie de leurs femmes, ou pour avoir voulu irriter la ſenſualité. Mais nôtre Medecine ne pretend pas pour cela condamner les remedes qui ſervent à l'impuiſſance, ou aux maladies ſecretes, ny tout ce qui peut entretenir, ce qu'on appele *concupiſcentia naturalis, non cupiditas* dans le mariage, & même de certains remedes en des maladies & en des occaſions qu'il n'eſt pas à propos de particulariſer ; Ainſi comme ces occaſions ſont fort rares, & qu'on ne peut s'en *Alphonſ. Fontech.* expliquer aſſez nettement en nôtre langue, les Medecins pour- *lumin. 3. F. 611.* ront conſulter ſur cette matiere les Caſuiſtes, & ces Medecins *Bodeuvin. Q. 17.* qui en ont traité. Car enfin la pudeur & la neceſſité doivent re- *18. 20. 21. 24. 44.* gler toute leur conduite, quand la Loy divine ne leur paroît pas formelle & préciſe. *Victima hac ſale condiatur, ut ſine ſanita- tis jactura æger ſalutem conſequatur.*

La Medecine Chrétienne croit que la virginité eſt un état de perfection, contre l'opinion de la Medecine Juiſve & de la Payenne, qui n'ont pas connu le merite & le prix de cette vertu, dont on peut bien dire ſans faire tort au mariage, qu'elle n'a garde de déſaprouver.

Nec dulces natos Veneris nec præmia curat.

C'eſt ainſi que le ſage Jean Chemnitius Secretaire de ſa patrié, garda une virginité perpetuelle juſques à l'age de quatre-vingts ans , auquel il mourut , ce qu'il fit d'une maniere si extraordinaire , que l'Histoire n'a pas dédaigné de la particulariser , *Observat. 59. Centur. 1. anno 9. Ephemerid. Germanic.* bien éloigné du sentiment de ce jeune voluptueux , lequel peut-être pour fâcher Pythagore , luy ayant dit qu'il aimeroit mieux passer toute sa vie , avec des courtisanes qu'avec des Philosophes , s'attira cette belle réponse , *c'est ainsi que les pourceaux preferent la bouë à l'eau claire.* Aussi la patrie de ce sage & courageux vieillard , l'honnora-t-elle d'un tombeau , sur lequel elle fit graver ces vers :

Quem spectas tumulum Chermiti suspice Lector ,
Hic vir & intacto corpore virgo cubant.
Grande virum Musæque decus , Vestalis amore
Otia cui nunquam nota nec ulla Venus.
Nescio quid tulerit tibi patria , serior ætas ,
Hoc scio , non scribet castior ulla manus. *

* Quia erat Secretarius & Magistratus Gedanensis.

C'est pourquoi les Loix Chrétiennes n'ôtent aucun privilege à ceux qui vivent dans le Célibat , & veulent même qu'on en garde eternellement le vœu quand on l'a fait librement & avec connoissance , la Juifve étant toute pour les nôces , & la payenne n'ayant approuvé ce vœu que pour ses Vestales , encore n'étoit-ce que pour un temps que la superstition avoit fixé.

Nôtre Medecine se contente donc de conseiller le mariage quand on y a quelque inclination , & de ne le pas differer en cas de besoin pressant , ce qui n'est pas improuver la virginité , dont elle ordonne la conservation au peril même de la vie quand on a choisi cét état , la Religion & la Medecine nous fournissant assez de moyens licites capables de contrecarer les fâcheux momens d'un temperamment importun. Ne voyons-nous pas même que quelques Philosophes & Medecins payens , Juifs & Arabes* font honte à quelques Canonistes* qui se sont relâchez en faveur de l'incontinence , & qu'ils craignent tout de cette passion , qui ne peut jamais être selon eux que préjudiciable à la vie & à la santé , sentimens que Galien appuye de son autorité , quoique d'ordinaire fort attaché à celle d'Hipocrate , ne pouvant s'imaginer comme ce bon vieillard avoit fait que la maladie de Pithion vint de s'être abstenu de femmes. Quoi-qu'il en soit , c'est au sentiment d'un autre sage payen , une assez honteuse maniere de guerir , que de le faire avec des remedes mal-honnêtes.

* Si quid spermatis profluat supra quam natura tolerat obest magis quam si quadragies , tantumdem sanguinis emanarit *Avicen. libr. de Animal.*
* *Francisc. Brognonini.*
Democrit. Epicur. Plutarch. Rabi Moses, Rhasis.
Gal. in Isagoge & in lib. 3. Epidem. comm. 68.

Vbi Turpis est Medicina sanari pudet.

Nôtre Medecine a donc grande raison d'avoüer que,

Candida virginitas res est gratissima divis.

Marcell. Palinge-nius in Capricorn.

& de ne rien permettre de ce qui peut blesser la pudeur, bien differente en cela de la payenne, dont la Theologie approuvoit en la personne de son Jupiter, & en celle de ses autres sales divinitez, tout ce qui est contraire à cette vertu. Que quelques impudens Medecins fassent donc tout ce qu'ils pourront pour corrompre le sens naturel de ce beau sentiment, *malo mori quam fœdari*, nôtre Medecine considerera toûjours la palleur de ces sages Princes, (encore plus remarquable par la pureté & par la blancheur des Ermines, que par la Pourpre qui les environne) comme la fleur de leur vertu, *pulcher sublimium virorum flos*, & pour ainsi dire comme la candeur de leurs belles ames.

Greg. Nazianz. de paliore.

> *E smarisce il bel volto en un bel colore*
> *Che non è palidezza ma candore.*

Torq. Tasso cant. 26. Stanz. 2.

Tels furent Casimir fils de Casimir troisiéme Roy de Pologne, Cardinal de la creation du Pape Calixte III. Robert Cardinal de Nobili neveu du Pape Jules III. Jacques ou Jaimes neveu de Jean I. Roy de Portugal, Archevêque de Lisbonne, Cardinal du titre de Saint Eustache. Saint Pierre de Luxembourg, Cardinal. Michel Verrin si considerable dans l'Histoire, & auquel on a fait dire,

1459.

> *Promittunt Medici coitu mihi Paule salutem*
> *Non tanti vitæ sit mihi certa salus.*

Angel. Politian.

Ausquels on doit ajoûter le Comte de Monterai Espagnol, parce qu'en effet,

> *Ne se pollueret maluit ipse mori.*

Pour les Dames dont la constitution du corps semble demander bien plus apparemment des secours contre les assauts d'Asmodée, on peut neanmoins dire avec verité, qu'il ne s'en trouvé que tres-peu qui ayent été aussi incommodées de leur virginité ou de leur veuvage, que cette vertueuse Galla, à laquelle il arriva le même accident qu'à la Phaëtuse d'Hipocrate, & que cette Imperatrice de Constantinople dont Zonare nous dépeint la mort pitoyable. Ainsi je laisse à penser si nos heretiques Albigeois n'étoient pas de vrais Turlupins, quand pour soutenir qu'on n'étoit pas obligé d'être chaste, ils disoient, *neminem peccare ab umbilico deorsum*; & si le sçavant Symphorianus Campegius n'a pas parlé en veritable Chrétien, quand il a con-

Gregor. Dialog. lib. 4.

Symph. Campeg. l.
2. Commentar. in
Galeni Historias.

clu sur cette matiere, qu'il étoit plus expedient de vivre malade que de se bien porter en violant la Loy de Dieu. *Nos autem
quibus propositum est nunquam à Catholica Religione discedere coitum
extra matrimonii leges flocci pendimus eligentes nos magis semper agro-
tare quàm cum Salvatoris contumelia salvos esse.*

Nôtre Medecine n'est pas plus indulgente à l'ivrognerie
qu'elle l'est à l'impudicité, quand même il s'agiroit de la vie du
malade, ce qui n'arrive jamais, quoique la payenne ne fasse aucune difficulté sur cette matiere. Comme on peut donc s'enivrer de toutes sortes de liqueurs, elle n'en permet pas plus
l'excez que celuy du vin, parce qu'il n'est pas permis de guerir le corps au préjudice de l'ame; que l'ivresse fait perdre la
raison, qu'elle peut causer des affections de cerveau mortelles,
& qu'encore que le vin puisse provoquer le sommeil & le vomis-
sement, la nature ne nous l'a pas donné pour cela; mais pour
aliment & pour cordial pris moderément; & qu'enfin elle nousa
donné des vomitifs & des narcotiques pour le besoin, qui ne causent point tous ces accidens, & dont l'usage est confirmé par la
raison, l'experience & l'autorité des Loix divines & humaines.
Quant à cette distinction d'ivresse materielle ou formelle, dont
parle Michel Bodeuvin, je croy que si on vouloit s'y arrêter,
elle ouvriroit la porte à bien des abus sur cette matiere; mais
quand il n'y auroit pas de peché, quelle honte de s'adonner à
ce vilain vice?

I. C. Scaliger. Epi-
dor. lib. 3.

Fædum crapula, fædius omnibus latrinis
Contenta pusillo sibi natura quiescit.

Car enfin l'ivrognerie est un vice maudit dans l'Ecriture Sainte, plus atroce selon Saint Augustin que le meurtre, & selon
Habacut. 2. c. 15.
Saint Ambroise une maladie incurable, & pour laquelle il a
fallu des miracles dans la conversion de Saint Guillaume Duc
d'Aquitaine, dans celle d'un homme que Saint Macaire guerit
V. Maximil. San-
dæum Theolog. Me-
dicin. pag. 228.
de ce vice, & dans celle de cette Siriene que le Saint homme
Macedonius guerit avec l'eau benîte. Qu'on m'allegue donc
tant qu'on voudra, l'exemple de Socrate parmi les sages
payens, qui avoit le don de tenir tête aux plus braves beuveurs
sans s'enivrer, celui de Pontus de Thiar parmi les modernes,
qui n'a pas laissé de joüir d'une grande santé & d'une longue
vie, avec tout ce qu'on a dit de son intemperance; quand on ne
regarderoit même que l'honnêteté & la vie civile, l'ivrognerie
n'est plus à present à la mode. En effet, qu'elle vie pour des

gens obligez à vivre en focieté ? ne vous femble-t-il pas voir un mari & une femme fujets au vin, s'entre-manger en l'autre vie comme ils avoient fait en celle-cy.

> *O he vir & uxor non litigant*
> *Qui fumus non dico, at ipfa dicam*
> *Hic Ebrius Bebrius, me Ebriam nuncupat*
> *Non dico ampliùs, hei uxor*
> *Etiam mortua litigas.*

Epitaph en Dialogue.

lib. 5. Lapidar. Mufeoli I. B. Ferreti.

Nôtre Medecine eft même fi éloignée de l'intemperance au manger, & de ce qu'on appele grande chere, qu'elle eft non feulement toute pour le jeûne, mais encore qu'elle ne connoît ny ces commoditez du corps, ny cette évexie de la Medecine payenne, que comme des chofes qui ne font point d'accord avec le Chriftianifme, & qui même font fouvent contraires à la fanté, & aux fonctions de l'ame ; ne difpenfant du jeûne & de l'abftinence des viandes prefcrites par l'Eglife en de certains temps, que les enfans, les vieillards, les nourrices, les pauvres malades, & ceux qui travaillent beaucoup. Car quelques conformes que foient quelques fois la Medecine Chrétienne & la payenne, touchant la quantité & la qualité des alimens neceffaires pour entretenir la fanté & la vie, celle-cy ne prive neanmoins jamais le corps de fes aifes, craignant toute forte d'inanition, parce qu'elle ne connoît pas la fin du jeûne Ecclefiaftique, & qu'elle ne s'oppofe pas trop à l'inclination de la nature corrompuë. Avec tout cela il ne faut pas laiffer d'avoüer icy & d'avertir ceux qui l'ignorent, que ce qu'on appele mortification dans le Chriftianifme, ne va jamais jufqu'à intereffer la fanté, parce que l'Eglife bien éloignée de cette intention dans l'inftitution du jeûne, condamne ces miferables martyrs de la fuperftition, qui tombent par des abftinences cruelles dans des maladies d'inanition, & qu'on les regarde dans les Communautés bien reglées comme des efprits finguliers, dont on ne manque pas à reprimer le zele indifcret quand il eft connû. Je ne croy pas même m'écarter trop de mon fujet, remarquant encore icy que comme le jeûne ne nuit à la fanté que quand il eft exceffif, auffi l'abftinence des viandes de bon fuc, & l'ufage de celles qui en font un mauvais, eft d'une perilleufe confequence en un fiecle qui nous a tant fait voir de maladies nouvelles, dangereufes, malignes, compliquées : car fi l'on veut bien confiderer que ces alimens font encore pires quand ils ont

Efca ventri & ventri Efcis & deftruet hos dominus.

J. Bapt. Codronch. lib. 1. q. 26.

Sic autem Deus fibi ferviri vult, non ut nimietate fuâ debiles fiant, & poftea remediorum fuffragia requirant. Ambrof. in Commentar.

Daniel. Ulierdin. de curatione morborum an.mi & corpor.

passé par l'huile & le beurre, souvent gâtés; par le sel, le poivre, les herbes chaudes & acres, & cent autres assaisonnemens picquans; on n'aura pas peine à comprendre qu'un si long usage de ces alimens ne peut rien produire de bon. Si l'on pouvoit donc reduire la pratique du Carême au jeûne, permettant l'usage moderé de la viande le matin, & fixant le repas du soir au pain & au vin, (chacun étant obligé de jeûner en la maniere qu'il le peut,) sans doute qu'on ne verroit pas tant de malades, qu'on en voit aprés le Carême, pendant l'Eté & pendant l'Automne, outre que tant de gens qui transgressent si facilement & si ordinairement le Commandement de l'Eglise, ne scandaliseroient plus les foibles comme ils font; désordre d'autant plus grand, & plus honteux qu'il vient en beaucoup de lieux de ceux qui sont obligez à donner l'exemple & à maintenir les Loix de l'Eglise & de la police. Ainsi quoi-que je n'ignore pas que l'abstinence de la viande est censée de l'essence du jeûne Ecclesiastique, je ne désespere pas que l'Eglise Catholique, laquelle comme une bonne mere ne veut ny la mort ny la maladie de ses enfans, n'entre enfin dans la consideration des temps, des climats, de la nature des maladies nouvelles qui regnent dépuis plus d'un demi siecle, & de la décadence des corps en general, & en particulier des langueurs de tant de personnes, qui portent les peines dûës aux pechez de leurs peres & meres. Car enfin n'est-il pas à croire que tant de maladies nouvelles, & inconnuës aux anciens ont formé des Hebrides dans la Medecine, & pour ainsi dire des monstres de maladies qui demandent un regime nouveau? Pourquoy donc, tout cela étant bien consideré, ne pas esperer que l'Eglise aura enfin les mêmes raisons d'une nouvelle condescendance, que celles qu'elle a eu en divers temps & en divers lieux, quand elle l'a jugé à propos, croyant cependant qu'il s'en faut tenir aux anciennes constitutions, & à ses saints ordres? A quoy on me permetra d'ajoûter que ces charitables condescendances doivent particulierement avoir lieu, à l'égard des nourrices & des femmes enceintes, la Republique ayant interest que les enfans dont les maladies proviennent ordinairement de la chaleur & de la formentation des humeurs soient formés & nourris de bons sucs, jusques à ce qu'ils soient en état d'apprendre à servir Dieu & le Prince: car s'il est vray que la chair est à l'égard du poisson, ce que font le feu & la terre à l'égard de l'air & de l'eau; comme

V. Alphonsٖ. Fontech. lumin. 2.

on fait des vases d'un fort bon usage avec ces deux premiers
élemens, on ne peut rien faire des deux autres que de ces ampoulles, & de ces petites bouteilles qui se crevent & s'évanouis-
sent en l'air, dés le moment qu'on les y éleve. Poursuivons.

Comme le Demon ne s'est pas moins attaqué à la Medecine
pour la gâter, qu'il a fait à la Religion dés le commencement
du monde, il y a introduit non seulement des badineries & des
superstitions ; mais encore les vanitez de l'Astrologie, qui ont
parû quelque chose de solide aux curieux. De plus, la Chiro-
mantie, la Metaposcopie, Ouromantie, & cent autres especes *Longius Epist. 72.*
de divinations dont on peut abuser ; & qui pis est, les horreurs *Michael Boduvin.*
de la Magie, comme on l'a pû voir cy-devant dans l'histoire *& Georg. Valla de inventatis Medic.*
Chronologique de nos Medecins, dont les pus anciens étoient
Astrologues, Augures, Devins & Magiciens ; ce qui a fait dire
à Aristarque que la Medecine avoit commencé par la Magie ;
c'est pourquoy Hipocrate a eu beau déclamer contre les Lu- *lib. de morbo sacro.*
strations, les purifications, la magie, & tant d'autres abus. C'est en
vain qu'il a representé, que l'Epilepsie venant de cause naturelle, elle doit être traitée par des remedes naturels. Il s'est toûjours
trouvé, dit le docte Langius, des Medecins particulierment parmi *Epist. 1. lib. 1.*
les Juifs, les faux Moines & les gens à tout faire, qui ont donné
dans les Astres, quoi-que quelques-uns, comme il est arrivé à
Pierre d'Apone, à Cardan & à son fils, n'ayent pû éviter leurs
disgraces, avec toutes leurs prétenduës connoissances. Ainsi la
Medecine Chrétienne ne permet en aucune maniere l'Astrologie judiciaire : car quoi-que quelques Medecins Chrétiens &
même de reputation y ayent donné, leurs erreurs sont si bien
refutées par une infinité de bons Auteurs, que cette occupation est à present fort méprisée, & fort décriée.

Elle n'aprouve donc pas plus tout ce qui s'appelle observa- *Michael Boduvin.*
tion dés santez. *Sanitatum observantia*, tout ce qui n'agit point *q. 16. ventilabri*
par une vertu naturelle : & par l'application des choses actives *Theologico-Medic.*
aux passives, les preservatifs, les ligatures, les billets, les talis- *Abasner. Fritzch.*
mans, les characteres, charmes, ceremonies, enchantemens, *conclusio. 8. f. B.*
& même les amulettes, s'ils ne sont familiers à nôtre nature ; les *Codronchius lib. 2.*
chants mêmes, conjurations, exorcismes, Oraisons * & Reliques ; *cap. 3.*
si cela n'est fait & approuvé par les Ministres de l'Eglise qui ont ca- *Gabriel Fantan. in*
ractere : car quant à ces billets & characteres, il y a une observation *Med. c. 5. sect 3.*
(106.) sur l'an 1683. des Ephemerides d'Allemagne d'un aveu- *tre Hureau.*
glement arrivé à une femme qui avoit la fiévre, pour avoir avalé

un billet où il y avoit certains caracteres, accident qui fut accompagné d'une si grande douleur de tête, & d'un si grand bruit, qu'elle s'imaginoit que toutes les cloches du monde étoient en branle. On remarque à ce propos que les anciens Exorcistes, ne commençoient jamais leurs abjurations, qu'aprés avoir bien purgé la bile brûlée des possedés.

Ce n'est pas que nôtre Medecine ne croye que les Saints Anges, les Apôtres & quelques amis de Dieu, n'ayent rendu la santé aux malades, par de simples commandemens faits aux Elemens, & aux maladies, armez qu'ils étoient de la vertu du Tout puissant. Ce n'est pas, dis-je, que l'Apôtre ne nous parle de la *grace des Santés;* mais, & l'Apôtre & les autres Saints, n'ont pas laissé de conseiller l'usage des remedes naturels & ordinaires, qu'ils n'ont blâmé que quant on y a plus fait paroître de confiance, qu'en la puissance de Dieu. C'est donc avec beaucoup de raison que la Medecine Chrétienne, condamne l'usage des remedes superstitieux & diaboliques, qui ne réussissent jamais qu'à la confusion de ceux qui s'en servent, tombant dans les lacets que le Diable leur tend finement pour les perdre. C'est pourquoy Saint Bernard refusa de guerir d'une grande douleur de tête par le secours d'une Sorciere, qu'il chassa d'un signe de Croix, qui le guerit en même instant ; c'est de cette maniere que le brave Duc de Nevers, aima mieux s'exposer au peril de mourir que de souffrir qu'on luy arrêtât son flux de sang par des paroles. Ainsi Saint Jean Chrisostome nous conseille quand Dieu nous envoie quelque maladie de n'écouter jamais aucune proposition de remedes suspects de superstition, de resister aux persuasions des meilleurs amis, & à se préparer par cette genereuse resolution une couronne de Martyr.

Ajoûtons, pour ne rien oublier sur cette matiere, que quoique Dieu ait fait de tout temps des graces differentes à ses serviteurs, il s'en faut beaucoup qu'il leur ait donné à tous cette *grace des Santés,* laquelle n'est plus à present necessaire pour la confirmation de la foy ; d'où l'on doit inferer qu'il l'a encore moins donnée à tant de gens qui s'en vantent, & qui n'ont ny probité ny aucune autre qualité qui nous en puisse assurer, & que ceux mêmes ausquels Dieu l'a donnée, ne l'ont assujeti ny aux jours, ny aux paroles, ny aux signes, ny aux sexes. Tout cela neanmoins sans préjudice des graces de cette nature, que l'Eglise Gallicane & mêmes quelques Auteurs Etrangers reconnoissent

Pomponac. de incantationib.

Corinth. 11.

Oratione adversus valetudinem.

Navarr. Manual. cap. 11. 36.

noiſſent avoir été données à nos Rois : car quoi-que veüille dire le Docteur Navarre en faveur de ſes compatriotes, je ne croy
ni ces *Salutadors*, ni ces Flamens *enfans de la Paſque*, gueres
plus grands Medecins que tant d'autres de cette nature, quoi
qu'approuvez par Delrio qui n'a peut-être oſé faire autrement.
Ajoûtons encore que ſi la Medecine Payenne a donné hardiment dans ces ſuperſtitions, non ſeulement les Loix des Empereurs Chrétiens qui ſont venus enſuite, les Conciles & les Decretales, ont foudroïé toutes les impertinentes & honteuſes manieres de faire la Medecine ; mais de plus que les ſages Payens
mêmes avoient oppoſé à ces déſordres la Loy *Cornelia* & quelques autres, & particulierement à l'égard de ceux qui employent
ces remedes à corrompre les femmes & les filles ; que les Perſes
leur caſſoient la tête entre deux pierres ; & que les Loix & les
Magiſtrats étoient ſi ſeveres du temps des Antonins à l'égard de
la magie & des ſortileges, qu'Apulée qui en étoit accuſé ne ſe
feroit pas tiré d'affaire avec toute ſa Philoſophie & ſon bel eſprit,
ſi Lollianus Avitus ami de Claudius, n'eût intercedé pour luy
auprés de ce Preſident.

La Medecine Chrétienne ne refuſe ſon ſecours à perſonne,
pas même aux Barbares, aux Infidelles & aux ennemis de l'Etat,
ſi l'interêt du Prince & l'interêt de la patrie ne s'y oppoſent :
car s'il eſt certain qu'il faut ſecourir un méchant homme, parlant en general, comme on feroit un homme de bien, on n'eſt
pas pour cela obligé de quitter ſa patrie, comme le Roy Artaxerxe le demandoit d'Hipocrate, pour ſe rendre ingrat envers
elle, par un eſprit d'interêt.

La Medecine Chrétienne ne permet à perſonne de feindre
des maladies ; mais elle le défend bien moins, crainte d'être
trompée, & de ſe voir expoſée à la raillerie de ſes ennemis, que
de crainte que le publie ne ſoit trompé. Elle blâmeroit juſques
à la folie ſimulée de David chez le Roy Achis, comme elle
blâme celle de Junius Brutus, d'Uliſſe, de Solon & de quelques
autres, dont les intentions n'étoient pas fort droites, ſi elle ne
ſçavoit que la feinte de David venoit d'un mouvement du Saint
Eſprit ; mais pour cela elle ne va pas juſques à exiger le ſerment des malades, comme a fait la Medecine payenne en quelques rencontres, pour éviter d'être trompée en la perſonne de
ſes Miniſtres, parce qu'elle n'a pas droit d'exiger le ſerment
d'autruy, ny même de jurer ſi elle n'eſt interrogée judiciaire-

K k

*v. Maximil. San-
dæum in Theologic.
Medic. lib. 1. com-
ment. 17. pag. 256.*

*Delrio diſquiſit.
magicar. cap. 3.
quæſt. 4.*

*Alphonſ. à Fon-
tech. lumin. 1. p. 6.*

*Meibomius in Juſ-
jurand. Hipocrat.
J. B. Condronch.
cap. 2.*

*Adulterinum eſt
quod fingitur. Pe-
trus du Bé, de vera
Medici idea.*

*lib. 1. de Præſag.
ex pulſ. lib. cap. 1.*

ment. Car s'il est vray que Galien se doutant qu'un certain malade vouloit se divertir à ses dépens, l'obligea de jurer solemnellement, que ce qu'il disoit étoit vray, c'est que les Payens ne faisoient aucune difficulté de jurer par leurs Dieux, & par tout ce qui leur venoit dans l'esprit, tant ils avoient peu de connoissance de la majesté du Dieu vivant, & de la consideration qu'on doit avoir pour tout ce qu'il a creé. Enfin nôtre Medecine se contente de rechercher les causes naturelles, de tous les evenemens surprenans, par des voyes licites & honnêtes, & quant avec toute son application, elle ne trouve pas ce qu'elle cherche, ou qu'elle ne fait que l'entrevoir, elle n'a garde d'attribuer ny à des Princes, ny à des Oracles, comme a fait la payenne, tout ce qu'elle ne comprend pas: car elle ne permet jamais de tromper, quelque avantage qu'on en puisse tirer, & se contente de laisser croire pieusement aux Chrétiens, que le Ciel peut avoir bonne part à de certains evenemens, quoy qu'elle ne les croit pas absolument parlant surnaturels.

Torq. Tasso cant. 2. Stanz. 9.

> *Incerta fama è encor se ciò s'ascriva*
> *Ad arte uman', od a mirabil opra.*
> *Ben è pieta, che la pietad' ô il Zelo*
> *Uman' credendo, autor s'n creda il cielo.*

C'est ainsi que la Medecine Chrétienne ne donne creance aux miracles, que sur les témoignages de personnes pieuses, & sur ses observations & experiences, de crainte qu'une trop grande facilité ne fasse tort aux miracles effectifs, & que les faux devots ne prennent sujet d'en feindre, comme il arriva à ces Moines qui guerissoient des boiteux supposez, pour s'attirer les admirations & les aumônes des bonnes gens. C'est encore ainsi qu'elle ne donne rien aux songes, si elle n'a des marques assurées qu'ils sont de Dieu, au lieu que la payenne donne indifferemment dans les diaboliques, comme dans les naturels: car à

Galen. passim.

l'exception de quelques-uns de ces derniers qui peuvent marquer les temperamens des sains & des malades, les causes & les prognostics des maladies, il y a bien de la vanité dans tout le reste. Mais me dira-t-on peut-être, Empedocle songea qu'il y avoit des œufs sous son coussin. Il consulta l'Onirocritique, & il luy répondit qu'il cherchât dans son lit, & qu'il ne perdroit pas sa peine. En effet, il y trouva & or & argent, & comme il ne vouloit pas être ingrat, il envoya quelques-unes des pie-

ces d'argent à l'interprete du songe, qui luy manda pour re-
merciement qu'il ne luy avoit envoyé qu'un peu du blanc des
œufs, & qu'il s'étoit reservé tout le jaune. Il en est de même d'un
Holandois fort impecunieux, il songe que s'il va vers un certain puits, il y trouvera bonne fortune. Il s'y transporte à son ré-
veil, & il y trouve un gueux, qui luy dit qu'il vient de songer qu'il y a un tresor dans un jardin ; il comprend l'Oracle,
il y court, il y foüille, & il y trouve de quoy s'enrichir. Sont-ce
là des songes diaboliques ou naturels, dira quelqu'un, ou des
songes qu'on a songez en faveur des songes ?

CHAITRE VII.

De la Medecine Catholique.

COMME l'Eglise Catholique Romaine n'est autre chose
que l'Eglise Chrétienne, défendant les droits, & les dogmes de la Primitive, contre les attaques des anciens heretiques,
celles des nouveaux & celles des Schismatiques ; la Medecine
Catholique marque bien plus précisément les devoirs d'un Medecin Chrétien, que la Medecine des heretiques & que celle
des Schismatiques.

Mais avant que d'en venir aux preuves en particulier, je
croy qu'il est à propos de poser pour fondement que le Christianisme n'a jamais crû, comme se le sont imaginé quelques *V. Epist. Hieronym.*
dévots prévenus sur ce sujet par leur zele, que les Préceptes *Mercurial. ad I.*
de la Medecine soient contraires aux loix de Dieu & de son *Baptist. Codronch.*
Eglise. Car qui ne voit que la Medecine est toute dans la temperance, dans la moderation des passions, & qu'elle fait le procés
à l'oisiveté mere de tous les maux, recommandant les exercices
du corps & ceux de l'esprit, moderant même la joye, toute ne-
cessaire qu'elle est pour se bien porter ? Qui ne voit encore qu'el- *Tristitia exsiccat*
le est charitable envers le prochain, si religieuse & si dégagée *ossa. Proverb.*
des affections basses & terrestres, que si l'on en croit Arnaud de
Villeneuve, *elle est le chemin du Ciel*, d'où elle est originaire, &
qu'elle conduit naturellement les hommes à la pieté, à la douceur, à la misericorde, à la continence & à plusieurs autres vertus ? Qui jamais, dit à ce sujet le sçavant Erasme, a prêché plus
hautement la sobrieté, l'abstinence, la moderation dans les plai-

firs, la paix & la tranquilité de l'esprit, que la Medecine? A quoi on peut ajoûter que l'Eglise même se repose tellement sur elle en plusieurs occasions, qu'elle ne canonise pas même ses Héros sans la consulter. Que si l'on m'objecte que Saint Ambroise n'est pas fort d'accord avec les preceptes de la Medecine, & que Saint Bernard n'étoit pas pour l'usage des remedes. Je repons que le premier ne méprisoit que la Medecine payenne, dont les préceptes luy étoient suspects, en un temps où elle n'avoit presque que des Ministres Payens. Quant au second, il n'a retranché les secours de l'Art à ses Religieux, qu'à l'égard des maladies chroniques, & non des aiguës, croyant celles-là necessaires pour exercer la patience de ses Athletes, & les tenir toûjours en haleine Il en est de même à l'égard de Sainte Agathe, & de Sainte Petronille, lesquelles n'ont jamais méprisé les remedes, quoi-qu'elles ayent cherché les souffrances. Il ne tenoit qu'à Saint Pierre de prolonger la vie de celle-cy, & il ne le fit ny par les remedes naturels, ny par ses prieres, se contentant de laisser agir Dieu & la nature; mais pour cela il ne méprisoit pas les secours humains, & les voyes qu'on suit ordinairement dans les maladies. Je remarque donc pour venir au fait, que l'Eglise n'ayant osé parler hautement de ses misteres, ni même des devoirs des particuliers pendant tout le temps qui préceda la paix que l'Empereur Constantin luy donna, elle n'a pas manqué ensuite de faire des reglemens à mesure que les occasions s'en sont presentées, & particulierement à l'égard des Medecins.

Modestin. D. lib. 27. Text. 1. Codic. Theod. lib. 13. T. 1.

Elle a donc condamné depuis ce temps-là bien plus précisément qu'elle ne faisoit sous les premiers Empereurs, tous ceux qui n'étans pas parfaitement instruits des preceptes de la Medecine donnent hardiment des remedes, s'ils ne sont benins, & si ce n'est dans de legeres maladies; parce qu'il y a toûjours du danger à faire un mêtier que l'on ne sçait pas, quand il y va de la vie, que cela peut donner de mauvais exemples aux temeraires, & que qui aime le peril y demeure ordinairement. De plus comme cette Eglise a donné des attributions aux Universitez qu'elle a établies avec les Empereurs & autres Princes Chrétiens, les Officiers de l'Eglise ny ceux de ces Princes ne donnent leurs approbations qu'aux Medecins qui ont fait les actes probatoires dans ces Universitez.

I. Bapt. Codronch. lib. 11. cap. 1. 13. Ahasnerus Fritzchius Medicus Peccans conclus. prima.

Lainez lib. 1. Theolog. moral.

Elle n'approuve pas même les opinions nouvelles & celles

qui choquent la méthode établie par une longue experience,
quand elles n'ont pas des demonstrations évidentes, & particulierement quand elles ont quelque chose de la bizarrerie de
celles de ces anciens Medecins dont nous avons parlé cy-devant ; encore moins la malice de ces modernes, qui pour se distinguer se font une pratique toute opposée à la pratique ordinaire ; pas même ceux qui outrent l'usage des bons remedes,
& ces hommes de bonne-foy qui tombent dans l'erreur de ces
imprudens, dont le Poëte a dit,

    Dum vitant stulti vitium in contraria currunt.

Il y faut joindre ceux qui traittent les malades sans les voir,
parce qu'il n'y a aucune maladie où il ne soit necessaire d'interroger le
malade, si on veut le traiter seurement.

    Mais parce qu'on peut demander icy s'il n'est pas permis au
Medecin de donner quelquefois ses avis pour des malades absens. Je répons avec de bons Auteurs qu'il le peut, soit que le
malade ne soit pas en état de le chercher, ou qu'il ne puisse
luy même aller voir le malade, pourveu qu'il soit instruit de
toutes les circonstances du mal, par une personne intelligente,
qui ne confonde, ni les temps, ni les signes, & qu'il n'ordonne
que des remedes generaux & seurs, comme nous le dirons plus
particulierement en un autre lieu.

    Elle ordonne une grande assiduité & application aux Medecins qui se chargent du soin des malades : car s'ils en entreprennent un trop grand nombre, & qu'ils ne les voyent qu'en
courant, cela s'appelle se dépêcher, de dépêcher le pauvre malade, *non observasti occidisti.* Ce qui est si vray que Galien pas-
soit la nuit chez les malades, quand il le jugeoit à propos, tant
il y a de difference entre *currere & curare*, ce qui a fait dire à
quelqu'un que *qui præscribit ex equo, præscribit pro equo non ex*
equo. Ainsi l'on demande sur cette matiere, si le Medecin ne
pourroit pas en seureté de conscience quitter quelquefois le
malade ? Les opinions sont differentes. Un nouveau Casuiste
qui n'entend par le mot de quitter que quelques petites absences, répond qu'il le peut, quand le malade ne fait que de petites fautes contre ses conseils ; mais ce n'est pas là ce dont il
s'agit dans la question, puisqu'elle regarde cette désertion qui
laisse le malade sans secours & sans assistance de son Medecin
ordinaire. Quelques Casuistes tranchent net, que le Medecin
peut abandonner son malade quand il est ingrat, & qu'il ne

reconnoît pas ſes ſoins. 2. Quand il refuſe de ſe confeſſer. 3. Quand la maladie eſt contagieuſe. 4. Quand le malade n'a pas de confiance au Medecin. Mais pour moy, je croy que c'eſt faire plus chrétiennement & plus noblement d'aſſiſter le malade tout ingrat qu'il eſt, outre que ſi le Medecin eſt intereſſé, il a ſon action en juſtice contre luy. De plus que quand même il ne voudroit pas ſe confeſſer, il doit ſuffire au Medecin de l'avoir averti ; & que quand il n'auroit pas de confiance en luy, il doit demeurer, ſi les aſſiſtans l'en prient, parce que le pauvre malade ne ſçait ſouvent ce qu'il veut, ny ce qu'il luy faut, ſur tout dans les maladies aiguës ; & enfin qu'il eſt encore plus digne d'un Medecin Chrétien de voir le malade, quand ſa maladie ſeroit contagieuſe, que de s'enfuir ; parce que, ſelon quelques Auteurs, s'il y périt, c'eſt finir par une eſpece de martyre. Auſſi eſt-ce dans cét eſprit qu'Euſebe loüe la pieté de ces Medecins d'Alexandrie, qui ſous l'Empire de Galienus ſe dévoüerent genereuſement au ſalut public ; mais je ne croy pas pour tout cela que le Medecin y ſoit obligé en conſcience, s'il n'eſt aux gages de la Republique ou d'un particulier, avec lequel il a tſt pulé de ne le point abandonner.

On demande encore ſi le Medecin peut abandonner les malades qu'on appele déplorez ? Les uns répondent qu'il eſt à propos de le faire aprés avoir fait un prognoſtic ſincere, crainte de prophaner les remedes en les employant inutilement. D'autres diſent que comme on ſe trompe quelquefois dans le prognoſtic, il ne le faut jamais quitter pendant qu'il reſpire. Ce qu'il y a d'aſſuré, eſt qu'il ne faut rien craindre à preſent de ce côté-là : car nos Medecins ne déſertent plus, & ne ſe laſſent gueres de continuer les viſites, ſemblables à ces animaux qui ne quittent jamais la paille pendant qu'il y ſentent du grain. Serieuſement je croy que ſi le malade & les aſſiſtans demandent des viſites dans des maladies déplorées, le Medecin les doit contenter pour leur conſolation, à moins que d'y trouver des Charlatans, qui ne conſultent que ſur leur ſecret, des fâcheux, ou de ces ignorans qui croyent avoir droit de luy faire quelque indignité, parce qu'ils ſont en Charge ou en fortune : car en ce cas là il faut ſe tirer hardiment de telle cohuë, ſans crainte de bleſſer la charité, qui doit commencer par nous mêmes.

On pourroit encore demander icy, ce que la Medecine Catholique penſe de ces Medecins, qui ſe chargent d'autant de

Michael Bodevin. quæſt. 38.
Zachias T. 1. lib. 6. cap. 6.
Guilielm. Onciacus colloq. mixt. lib. 2.
I. Baptiſt. Codronchius cap. 15. & 38.

Ripa tractat. de peſte parte ultima Aha.ner. Fritzch. Concluſ. 9.
Theophil. Renodæus

Scipio Mercurius de gli errori popul. d'Italia lib. 3. cap. 16.

malades qu'il s'en presente ; qui n'en font aucun scrupule , & qui croient avoir rempli leur devoir quand ils les ont visitez en courant ? Cardan , Codronchius , * Zachias , Mercurial & quel-ques autres Catholiques , sont du sentiment de Celse , qui ne croit pas qu'un Medecin puisse se charger d'un grand nombre de malades , s'il veut faire son devoir , croyant même qu'il n'y a rien de si dangereux qu'un Medecin trop employé. Ainsi comme la chose est un peu problematique , & que la question pourra revenir dans la seconde partie de cét Ouvrage , je tom-be par provision dans leur opinion , ajoûtant que quand les Me-decins sont parvenus à une vieillesse , qui leur ôte la memoire & quelquefois même le jugement ; la Medecine Catholique ordonne qu'ils se défassent de cette horrible demangeaison , qu'ils ont de voir des malades.

* *cap.* 4. 15. *lib.* 1.

Zach. q. 7. *Tit.* 1.

Mercurial. cap. 15.

Franco à Reies q. 3. *Medic. quast. campor. Elysior. Roder. à Castro in Medico Politic. lib. cap.* 19. *Paul. Zachias q.* 7. *lib.* 6, *Tit.* 1.

Elle défend encore aux Medecins d'ordonner aucun remede à leurs malades , qu'ils n'ayent parfaitement connu leur mal ; parce qu'il vaudroit mieux les abandonner à la nature , qui gue-rit quelquefois sans aucun secours , que de l'empêcher par des remedes donnés à contre-temps. Car quant à ce que le Docteur Navarre , appele dans sa distinction des remedes innocens , ils peuvent toûjours plus faire de mal que de bien , s'ils sont donnés sans connoissance de cause , nôtre Medecine étant si circonspe-cte , même quand aux alimens , qu'elle ne permet pas qu'on en donne aux malades , quoi-que déplorés , s'ils sont de si mauvais suc qu'ils soient capables d'abreger leur vie de quelques mo-mens.

I. B. Codronch. lib. 1. *cap.* 2. *de Chri-stian. medendi ra-tione.*

Michael Bodevin. q. 28.

La Medecine Catholique défend même si positivement aux malades de s'administrer les remedes à leur fantaisie , & de re-fuser le secours des Medecins , que nos Theologiens & nos Ca-suistes les obligent sous peine de peché mortel de recourir aux remedes ordinaires & naturels.

Sanctus Antonin. part. 3. *Tom.* 7. *co-Navarr. cap.* 12. *&* 41. *S. Th. Secund. secund. quast,* 98. *Articul.* 1.

Elle défend d'employer aucun medicament gâté , falsifié , al-teré par la negligence des Artistes ou des Marchands , commet-tant les Medecins sur leur conscience à la visite de ces medica-mens , ordonnée par le Magistrat. Mais sur toute chose la Me-decine Catholique exhorte les malades à la Confession de leurs pechez , particulierement si la maladie est aiguë & dangereuse. Surquoy il faut observer que les Medecins pechent bien moins contre ce Precepte que les malades & les assistans , sur tout à Paris & chez les personnes de qualité , qui sont si inquietes

Michael Bodevin, ibid. Ahasnerus Fritzchius conclus. 14.

I. B. Codronch. lib. 1. *cap.* 8.

qu'elles s'imaginent qu'un prognostic net & sincere, & un bon conseil donné au malade, est capable d'augmenter le mal. Mais comme cette Ordonnance enferme bien d'autres questions, entr'autres si quand la maladie est mortelle, le Medecin en doit avertir le malade; s'il doit dés les premiers jours luy parler de Confession; s'il le doit faire luy-même, ou s'il suffit qu'il le fasse par une personne interposée; s'il doit abandonner le malade qui refuse de se confesser, si les malades absens sont compris dans cette Ordonnance comme les presens. Comme cette Ordonnance, dis-je, comprend plusieurs questions qui nous pourroient arrêter trop long-temps, & qu'elles pourront revenir en quelque autre endroit de cét Ouvrage, je dis simplement icy que le Medecin doit insinuer doucement au malade, que suivant la Philosophie & la Theologie, le corps ne pouvant se guerir que l'esprit ne soit bien purgé, il ne peut mieux faire que de commencer par l'invocation de celuy qui seul guerit les langueurs du corps & de l'ame; parce que Dieu se plaisant à voir le pecheur humilié, il ne manquera pas de le consoler quand il le verra contrit aux pieds des Ministres de ses Autels, & de benir les remedes qu'il a creés pour son usage.

Car enfin que les malades fassent tout ce qu'ils s'imagineront, ils ne cesseront jamais d'être inquiets, irresolus & malheureux, s'ils ne commencent par la paix de la conscience, & s'ils ne donnent ensuite toute la créance raisonnable & necessaire au Medecin qu'ils ont choisi. S'ils font autrement, tous ces faux amis, ces donneurs d'avis, qui se mêlent de ce qu'ils n'attendent pas, leur gâteront tout, augmentant leurs irresolutions, ou les jettant dans une insensibilité pire que le mal, & encore plus funeste à l'ame que l'irresolution & l'inquiétude ne le sont au corps.

La Medecine Catholique est encore fort circonspecte sur ce qui regarde les Monasteres des Religieuses, puisqu'elle en défend même l'entrée au Medecin Catholique hors de la necessité, & absolument aux Juifs Mahometans & heretiques, jusques à ne pas permettre au Medecin Catholique de conferer avec eux. Riolan va si loin, à l'égard des Juifs, qu'il ne croit pas qu'on s'y puisse fier, s'ils n'ont été rectifiez par plusieurs generations.

Aussi Langius & Simon Scultzius n'ont-ils pas crû qu'on les doive admettre aux consultations fondez sur les Decrets des Papes & sur l'autorité des Docteurs. Sur quoi j'ose dire avec toute

la

la foûmiffion poffible aux Ordres de l'Eglife, que je ne croy pas qu'on puiffe refufer à un malade la confolation de voir un Medecin, de quelque Religion qu'il foit, s'il le fouhaite paffionnément, s'il y a confiance, & fi le Medecin eft un Medecin rationnel; mais qu'on ne luy doit jamais permettre de l'avoir en qualité d'ordinaire, s'il n'eft Catholique, de crainte qu'il n'abufe de fa facilité en un tems ou l'efprit eft affoibli par la maladie, n'eft ce qui pas fans exemples. En quoy nos Pr. R. de France ont efté bien plus politiques, que les Catholiques, n'en ayant prefque jamais apelle d'autres que de leur Religion, quand ils en ont pû trouver : à propos de quoy un Plaifant difoit, qu'ils aimoient mieux un afne de leur Communion, qu'un barbe de celle de Rome. Mais fi cela eft de confequence, il l'eft particulierement à l'égard des Princes, comme le fçavant Poffevin l'a judicieufement remarqué. Auffi le brave Duc de Nevers, non content d'avoir refufé de guerir par des remedes fuperftitieux, ne voulut pas même qu'on luy amenât un Medecin Huguenot. A quoy nous pouvons ajoûter l'exemple d'un Roy, qui eft un modéle de bon fens, de Politique & de pieté, & qui a fait leçon fur cette matiere à tous les Princes Catholiques : car loin d'en admettre aucun prés de fa perfonne facrée, il n'a pas même permis qu'aucun foit entré dans fa Cour, pour le fervice de fa maifon. *Bibl. fcieël. l. 14. o. 15.*

La Medecine Catholique a encore un grand foin d'examiner les befoins de ceux qui demandent à eftre difpenfez de l'abftinence des viandes & du jeûne Ecclefiaftique, ne permettant pas aux malades de confulter là deffus des Medecins heretiques, ni même ces Medecins relâchez, qui donnent dans les raifons captieufes de Fuchfé. En effet y a-t-il rien de fi ridicule & de moins Catholique, que de prendre avis d'un Medecin qui fe moque des ordres de l'Eglife & de fes Miniftres ? *L. 4 de morbis.*

La Medecine Chrétienne Catholique ordonne de plus à fon Medecin de ne pas abufer de l'état pitoyable auquel fon malade fe trouve fouvent, en exigeant des falaires exceffifs; & de fe contenter de ce qu'il peut faire. Ainfi je ne croi pas, comme a fait Codronchius, qu'il puiffe faire marché avec le malade, cela fent trop le charlatan, fi ce n'eft en des cas dont nous parlerons autre part; mais s'il a fait marché, & que le malade retombe, je ne doute pas qu'il ne foit obligé de le traiter gra- *C. 29. l. 1. Chrift Med. Meth.*

tuitement la seconde fois.

Zachias q. 7. l. 6
Guillelm. Oncia.
Colloq. mixtor. c.6.
Codronch. c. 25.
Abasner. Fritzch.
conclus. 9.

De plus si la Medecine Chrétienne Catholique veut bien que le Medecin vive de son travail, elle luy ordonne d'autre part de servir les pauvres gratuitement, & même de leur donner, comme un charitable Samaritain les medicamens dont ils ont besoin ; parce que personne ne sçait mieux que luy ce qui est necessaire au pauvre malade, ni qui puisse mieux prendre le tems de le donner efficacement.

* Ostendat ægro
morbi magnitudi-
nem, & per hoc
concitet ejus solli-
citudinem, ne lan-
guorem negligat
pars Medicinæ vi-
debitur. Zeno Veron.
Episc. Serm. de li-
vore & invid.
Medicus falsum di-
cit quandoque, non
tamen fallit aut mé-
titur ; id enim re-
fertur ad salutem
ejus cujus curam
gerit. Sextus Empi-
ric. adversf. Math.
c.22. Galen. l. de Off.
Symphorian. Cam-
pegius Speculi Me-
dici Christian. doctr.
7.
Meibomius in jus-
jurand. Hipocrat.
pag. 212.

Elle veut encore bien plus précisément que la schismatique & que l'heretique, que le Medecin dise sincerement aux malades & aux assistans, ce qu'il croit de l'issuë de la maladie, tant parce qu'on menage ensuite l'administration des Sacremens, que parce qu'en effet c'est en cela que consiste la principale partie de l'Art, & le devoir de l'Artisan. * Mais elle ne defend pas pour cela de donner de la confiance, & de l'esperance par des paroles équivoques & même positives, quand on a fait le devoir de Chrétien, parce que cet adoucissement peut contribuer à la guerison ; que ce n'est pas mentir, quand de promesses pareilles ne se confirment pas par des juremens, & qu'enfin la nature a quelquefois des ressources malgré nos lumieres & nos progno-stics, fort avantageuses aux malades : il suffit qu'on n'imite pas Galien qui fit perir un malade par un mensonge affecté, car ayant assuré à deux charlatans ausquels il abandonnoit un malade, que l'epaule de ce patient n'étoient pas luxée, ces ignorans le firent mourir pour l'avoir traité sur ce pied-là. Mais si cette sincerité est si necessaire dans la pratique, c'est particulierement à l'égard des affirmations verbales, ou literalles que les Medecins font, quand ils sont interrogez judiciairement ; parce que le jurement que nous faisons en ces rencontres, est une religieu-se affirmation faite à Dieu, & que c'est abuser de son nom, que de ne pas répondre juste aux interrogations du Juge qui le represente. Car quoy qu'on puisse pretexter la charité dans des rapports faits en faveur de ces miserables, qui sont retenus pour dettes, & plus particulierement de ceux qui sont retenus par les Fermiers & Officiers du Prince, on ne peut gueres servir les particuliers en ces occasions, sans donner lieu à des abus de consequence ; outre qu'on fait un mensonge, qui est un mal ef-fectif, pour causer un bien qui n'est pas certain. Ainsi comme l'odeur du mal est toûjours mauvaise, les mieux sensez veu-

lent que le Medecin dise toûjours la verité en matiere de rap- *I. Baptista Codron-*
ports & d'affirmations , laissant à Dieu le soin des miserables , *chius l. 1. c. 38.*
qu'on pourroit peut-être secourir par une espece de parjure. *Paul.Zachias titul.*
de Torment. q 6. l.
Quant à ces Canons de l'Eglise Catholique , qui , dit-on *Faul du Bé in vera*
communément , défendent au Medecin de se traiter luy-même *Medici idea.*
quand il est malade, c'est une chimere: car quand il s'en trou-
veroit, il ne les faut pas prendre à la lettre & sans distinction. *Roderic. à Castro in*
En effet à moins d'une vieillesse décrepite , ou d'une perte de *Medico Politic.*
memoire & de jugement , qui sçait mieux que le Medecin ma- *Paul. Zachias q. 7.*
lade, ce qui luy est propre , sur tout dans les malades croni- *l. 6.*
ques.

Comme l'Eglise ne permet le divorce que pour les maladies
honteuses & contagieuses , pour des vices de conformation , &
& des indispositions qui regardent l'Officialité ; la Medecine Catholique veut que ses Ministres , les examinent serieusement &
avec application , & que tout s'y passe avec toute la decence
possible.

Il en est de même des attestations qu'elle donne, sur tout en ma-
tiere criminelle, où les Juges ne concluent que sur ces atte- *Zachias T. 1. L. 3. q. 1*
stations & ces rapports ; ce que je marque encore une fois: *I. B. Codronch. l. 1.*
car quoy-que la Medecine schismatique & l'heretique ne soient *c. 37.*
pas éloignées de ce sentiment, elles ne laissent pas d'avoir quelques reserves en faveur de la Religion & des Religionnaires,
comme nous le pourrions verifier par plusieurs exemples. Enfin
il y a des Docteurs dans l'Eglise Catholique, dont le sentiment *Osiäder, Freitagius*
& la pieté vont jusqu'à croire que le Medecin ne doit traiter *Theophilus , Spize-*
son malade qu'aprés avoir invoqué le secours de Dieu , qui est *lius de infelicit. Lit-*
le veritable Archiatre. *Car que sert*, disent ils, *le dictame , si Dieu* *terat. Ahasnerus*
ne luy donne la vertu, preferant même un Medecin homme de *Fritzch. conclus. 1.*
bien moin sçavant, à un plus sçavant moins vertueux , fondez *& 3. Henricus*
qu'ils sont sur le proverbe Flamant, qui veut que de trois Me- *d'Assia ex Bodevin.*
decins il y en ait deux fort mauvais Chrétiens, supposition que
nous examinerons en son lieu. Ces mêmes Casuites non contens de proposer au Medecin l'exemple d'Aza, Roy de Juda,
pour le proposer à son malade, & de luy mettre devant les
yeux l'avertissement de l'Apôtre saint Jacques, l'Oraison de
Syracides, les Constitutions d'Innocent Pape III. Ces Casuites,
dis-je, blâment encore les Medecins qui se confient bien plus
en leur étude qu'en la benediction du Seigneur, & qui ne luy

raportent pas les heureux fuccez : *Hoc ego feci, tunc fiant feci.*
Pour ne point parler de tant d'autres fautes qu'ils font ordinairement, & que nous examinerons à loifir dans la feconde
partie de cet Ouvrage, qui ne traitera qu'une Morale tres-u-
tile aux Medecins & aux malades qui en voudront profiter,
mais d'une maniere degagée des fechereffes & des épines de
l'Ecole.

CHAPITRE VIII.

Du fecret de la Medecine.

VOICI l'ame de la Medecine, ce qui luy donne le mouvement, ce qui la rend pratiquable, & la fait entrer dans
le commerce de la vie. Auffi eft-ce pour cela que j'ay gardé
cette matiere pour la fin, & pour la perfection de cette premiere partie.

Ce n'eft pas fans raifon que l'Orateur Romain introduit Archias, difant que toutes les beautez des cieux ne toucheroient
gueres celuy qu'on y auroit enlevé, s'il n'y avoit perfonne en
ces lieux-là avec qui il pût s'entretenir, puifque comme le
remarque Ariftote, l'homme aime fi naturellement le colloque,
qu'il eft appelé *Philomite.* En effet il n'y a rien dans la vie
civile qui en adouciffe davantage les amertumes prefque continuelles, que cette joie qu'on fent d'ordinaire dans la converfation d'un amy fidele. C'eft là qu'en épanchant fon cœur
avec liberté & fans crainte, on fe décharge du pefant fardeau
d'un ennui mortel, ou qu'on reçoit un confeil fincere, qui
tire de la peine, qu'une trop grande referve, & un filence
fcrupuleux rendoit fans remede. Mais quoy-que la Medecine
n'ait rien d'incivil ni qui interrompe la focieté, toutefois quand
il s'agit de ce qu'on appelle le fecret, dans les converfations
mêmes les plus particulieres, il n'en eft pas de même que des
autres affaires de la vie civile, c'eft l'intereft de nôtre prochain. Le malade peut bien s'ouvrir à fon Medecin ; il y
eft même obligé, s'il veut guerir ; mais le Medecin ne doit jamais
faire entrer le particulier de fon malade dans la converfation,

L. de amicitia.

quoi-qu'il y puisse faire entrer toute autre chose, pour partager avec ses amis, cette douceur si necessaire à l'entretien de
la vie & de la societé dont nous venons de parler. Quand il a
donc reçû le precieux dépost du cœur du malade, il faut que
son cœur & sa bouche l'enseveliffent dans le silence, & qu'ils
luy servent, pour ainsi dire, de tombeau : ce n'est plus alors
une matiere de conversation ; & il n'est pas moins obligé à
garder ce secret, que le Confesseur à garder celui de son penitent. En effet si l'un & l'autre n'y étoient obligez, quelles suites & quelles consequences dans la Religion & dans la Republique ? En combien de maladies du corps & de l'ame ne crou-
piroit-on point tous les jours ? Quels doutes, quels scrupules,
quels chagrins, quels embarras, & particulierement pour les
temperamens melancholiques, de n'oser recourir aux remedes
qui leur paroissent si necessaires? S'il est donc vrai que le Me-
decin soit le Confesseur des infirmitez corporelles, il ne faut	*Michel Bodevin.*
jamais que ce qu'il sçait sorte du lieu où il a été mis en dé-	*q. 42.*
post, tout cela ne doit être que pour luy & pour le malade ; & loin d'être le lien & l'entretien de la societé civile,
il ne peut servir qu'à la dissoudre. Le lieu qui reçoit ce dépost, doit ressembler à ces vaisseaux où l'on fait entrer tout ce
que l'on veut, mais d'où rien ne sort, quoy qu'on fasse, quand
il y est une fois entré A moins de cela plus de Medecine Pratique. Sur quoy on peut remarquer icy, que ce qu'on appelle
secret, a deux faces dans la Politique ; l'une qui comprend &
recele les desseins loüables & les plus nobles entreprises, de
crainte qu'elles n'avortent en voiant le jour ; l'autre qui cache
les trahisons, les desobéissances & les revoltes, pour lesquelles
le silence n'est pas moins necessaire, que pour les plus honnêtes &
les plus loüables projets. C'est dans le dernier de ces deux sens que
Tacite parloit de son Beau-pere Agricola : *Secretum & silentium
ejus non timeres*, & que le Duc d'Albe appelloit le Prince d'O-
range *le Taciturne*. Mais il n'en est pas dans la Medecine comme dans la Politique, le silence n'y peut avoir qu'une bonne
face, il n'enferme rien de mauvais. C'est pourquoy il est dans
dans l'école d'Hipocrate, ce qu'il étoit dans celle d'Epemenides
& de Pythagore, où il étoit si précisément recommandé que celui-cy en chassa Hyparchus, pour en avoir revelé le secret,
faisant ériger une colomne en sa place avec une figure du si-

lence. C'eſt ce que Plutarque appelle *non minor pars virtutis,* & par
conſequent ce qui rend le Medecin accompli. Car enfin ſi l'on s'en
rapporte au Sage Siracides, *celui qui revele le ſecret, perd toute la
creance, & toute l'eſtime qu'on avoit pour luy, parce que c'eſt le propre d'un fourbe de mettre au jour ce qu'on luy confie, comme c'eſt la
marque d'un veritable amy de ne rien reveler de ce qui doit être caché. Rougiſſez, ajoute-t-il, à la moindre tentation de reveler le ſecret, ſi vous voulez éviter la confuſion d'avoir trahi vôtre devoir,
& ſi vous voulez meriter l'eſtime univerſelle.* Conſeil qui ſemble
d'autant plus fait pour les Medecins en particulier, que celui-
cy doit être regardé comme le meilleur amy qu'on puiſſe faire.

Saint Jerôme parlant des obligations du Medecin, luy ordonne particulierement de garder le ſecret des familles où il eſt appellé, de ne regarder que ſon devoir en tant de differens endroits,
où tant d'objets differens ſe preſentent à ſa vûë & à ſon imagination ; & l'avertit que ſi Hipocrate, tout payen qu'il étoit,
a fait de ſi belles leçons à ſes diſciples ſur cette matiere ; à plus
forte raiſon les Chrétiens à la fidélité deſquels on ſe commet,

ſont obligez de conſiderer le prochain comme eux-mêmes. Il
n'eſt pas juſques à ce ſage Juif, qu'un de nos Arabes cite ſouvent à ce ſujet, qui ne recommande à ſon Medecin d'enſeve-
lir, pour ainſi dire, tout ce qu'on confie à ſa diſcretion. Mais

Medicum eſſe piũ
& ſepelientem pri-
vata revelata ipſi.
Rhaſis l. 15.
Contin. c. 9.

ce qui eſt bien plus conſiderable, l'Egliſe de Dieu s'explique
ſi formellement ſur cette matiere, qu'elle ordonne au Medecin de garder le ſecret ſous peine de peché mortel, & particulierement dans les maladies qui ſont une ſuite du peché ; &

I. B. Codronch.
I. B. Silvatic. in
Med. c. 8.
Zachias l. 6. t. 1. q. 3.
Ahaſner. Fritz.
Concluſ.

c'eſt ce qui a fait dire au Juriſconſulte que le Medecin n'eſt
pas obligé de reveler le ſecret du malade même en jugement,
ſi ce n'eſt pour des faits generaux, & quand par exemple il
s'agit de maladies contagieuſes, qui infecteroient le public,
aprés avoir infecté le particulier, ſi on n'y mettoit ordre : *Salus
populi ſuprema lex, &c.* Tous les Maîtres même de l'Art, n'ont
jamais oublié ce precepte dans leurs ouvrages, parce que le ſecret ſemble être le lien qui attache le malade au Medecin &
le Medecin au malade. Ainſi le grand Hipocrate ne ſe contente pas de jurer par ce qu'il croit le plus venerable, qu'il ne re-
velera jamais rien de ce que le malade luy aura dit ; mais encore il proteſte de garder la même fidélité en toutes ſortes
d'occaſions & de rencontres qui ne regardent pas la Medecine.

Auſſi l'Orateur Romain veut abſolument, *que les Medecins qui ont l'entrée libre des chambres & des cabinets, cachent tout ce qui doit être caché, juſques à ſe taire même aprés avoir été offenſez, quoy qu'il ſoit aſſez difficile de ſe taire quand on eſt faſché.* Plaute * dit à ce ſujet qu'un Medecin doit plus ſçavoir & plus penſer que parler. Le Conciliateur veut que ſes diſciples ſoient, pour ainſi dire, les receleurs des paſſions qui portent la confuſion avec elles. Un autre Auteur a de même païs ne met pas de difference entre un Medecin & un Confeſſeur, quant au ſecret. Le docte Valerie b, quoy qu'en termes differens de ces deux Italiens, eſt de même ſentiment, & fait une grande affaire du ſecret à un Medecin. Un c Moderne ſoûtient que c'eſt du ſecret que ce vers de Virgile doit s'entendre :

Medici qui thalamos & tecta aliena ſubeunt, multa tegere debent etiam læſi, quamvis ſit difficile tacere cùm doleas. *Cicer. in Officiis.*
* *In Moſtellar.*
a *Ludovic. d'Avila della infirmit. corregian. l. 4. c. 27.*
b *Enarrat. Medic. l. 4. cap. 27.*
c *Franco Reieſq. 7. Iucundarum Quæſt.*

.... *Mutas agitabat inglorius artes.*

La Loy de nature qui ne permet pas qu'on faſſe à autrui ce que nous ne voudrions pas qu'on nous fît, ſemble ſi delicate ſur cette matiere, que les premiers ſiecles n'ont pas manqué de marquer cette verité, par des Apologues & des Hyerogliphes, qui ſautent aux yeux des clairvoyans. C'eſt ainſi que l'antiquité a feint que Siſiphe roule éternellement une roche dans les enfers, pour avoir revelé aux mortels le ſecret des Dieux ; & c'eſt pour cette raiſon que le fameux Scite Anacarſis n'étoit jamais repreſenté que dormant la main gauche ſur ce qu'on ne peut nommer honnêtement, & la droite ſur ſa bouche, pour marquer qu'on doit s'aſſurer de l'une & de l'autre de ces parties, & particulierement de cette derniere commiſe à la droite comme à la plus forte. Mais ce qui ſemble de plus précis ſur cette matiere, c'eſt qu'on diroit que la convenance des noms aſſocie Harpocrate avec Hipocrate, pour nous apprendre que le ſecret eſt particulierement recommandé au Medecin, & que quand Harpocrate ſe trouve joint chez les Egyptiens avec Iſis & Oſiris inventeurs de la Medecine, c'eſt bien moins pour nous enſeigner que les peuples ayent voulu envelopper dans un ſilence affecté, que ces Divinitez ont été des hommes effectifs, que pour nous faire voir que par tout où il y a du malade & du Medecin, le ſilence doit ſe trouver au milieu. Qu'ainſi ne ſoit, on ne voit gueres de repreſentations d'Eſculape appuyé ſur ſon baſton noüeux & entortillé d'un ſerpent, qu'on ne voye un Harpocrate à côté, tenant un doigt ſur ſa

Clemens Alexand. Stromat. l. 5.

Miscell. Erudit.
Antiquit. Tabul. 15
sect. 1. *art.* 1.

bouche, & assis sur la fleur du Lotus consacré au soleil son pere, auteur de toutes les productions de la nature, & particulierement des remedes. Soit donc que le Medecin confere avec le malade seul à seul, ou qu'il confere avec quelqu'autre Medecin pour ce malade ; soit qu'il fasse quelques inductions dans les ouvrages qu'il donne au public, il ne doit jamais manquer au secret, épargnant toûjours & les noms & les qualitez de ceux qui entrent dans ces inductions.

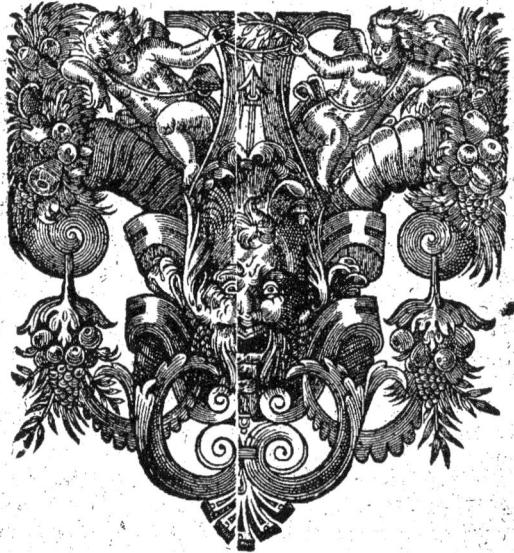

ESSAI

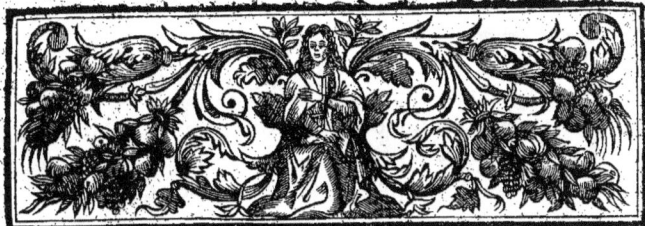

ESSAIS
DE
MEDECINE
SECONDE PARTIE.

Des défauts & des devoirs des Medecins.

---

*Définition du Medecin, & celle des quatre plus fameux Medecins
qui ont fait la Medecine à Paris de nôtre temps.*

CHAPITRE I.

APRES avoir écrit de la Medecine & des Medecins qui luy ont fait honneur aux siecles passez, je viens aux Medecins de nôtre temps ; & pour mieux marquer les devoirs des Medecins en general, aux défauts de ceux qui déshonnorent la Medecine par des singularitez qui n'ont rien de conforme ni aux préceptes de l'Art, ni à ceux de la Religion. C'est ainsi que le droit étant & la regle de l'oblique, & sa propre regle, je commence par la définition d'un bon Medecin.

Homere qui n'étoit pas seulement grand Poëte & grand Theologien dans le Paganisme ; mais qui étoit encore sçavant

M m

Iliad. 2.

V. J. Talenton. lib.
4. c. 31. Thesauri
rerum recondita-
rum.

dans la Medecine, dit que c'est un *personnage excellent, & bien*
au dessus du commun des hommes. Hipocrate va bien plus loin,
puisqu'il le fait *égal aux Dieux*, en quoy il a été suivi par Aristote, & par quelques autres Philosophes.

Ne pourrions-nous donc pas bien dire d'un bon Medecin sur
nos propres experiences, ce que quelques Poëtes ont dit du Soleil, que l'Antiquité a regardé comme le Dieu de la Medecine?

> *C'est le Dieu sensible aux humains,*
> *C'est l'œil de la nature,*
> *Sans luy les œuvres de ses mains*
> *Naîtroient à l'avanture;*
> *Et sans luy l'on verroit perir*
> *Tout ce qu'on voit naître & fleurir.*
>
> *Giuthto ch'un ciel d'honor, con cinthio aparo*
> *Scorri, alcui corse illustre, anzial cui volo.*
> *Termine angusto è l'un è l'altro polo*
> *Senza meta, & occaso eterno, è chiaro.*
>
> *Non hà di te natura altro più caro.*
> *Figlio è ministro è di que' raggi solo*
> *Cinto ten vai fra numeroso studlo*
> *Ch'al gran vecchio di Coo, la chiorma ornara.*
> *Tu de mortali à le caduche salme.*
> *Render sai vita, & immortale intanto*
> *Di due morti in un punto hai doppie palme.*
>
> *E ne l'arte salubre, hai doppio vanto*
> *Che sei non men, che'i corpi à sanar l'alme.*
> *Uso, è non men, ho con la man col canto.*

Medicus rerum
omnium cultor
scientissimus, na-
turæ in universum
minister, malorum
depulsor, fidusque
sanitatis comes.
Valeriol. locor. com-
mun. lib. 1. cap. 4.

En effet, outre le témoignage de tant de graves Auteurs, l'experience ne nous apprend-elle pas tous les jours, ce qu'on peut
attendre des secours d'un excellent Medecin? Ne voyons nous
pas qu'il penetre dans les secrets de la nature les plus cachez,
comme son plus fidelle ministre? Les coctions, les distributions,
les generations, & tant d'autres Ouvrages de la chaleur naturelle, tout cela ne depend-il pas dans le petit monde, des soins,
de l'économie & des secours du Medecin, à peu prés de même
maniere que dans le grand monde, où tout se fait & se perfe-
ctionne par la vertu du grand luminaire? Les solutions des maladies, les fonctions de l'ame sensitive & vegetative, & quelques-

fois même celle de l'ame raifonnable iroient-elles pas à l'avanture fans la prudence, & fans la conduite du Medecin ? Que de
morts, que d'avortemens, que de monſtres, & que d'autres défordres, fans cette main charitable qui remet fouvent la nature
égarée dans fes voyes, ou qui l'empêche de demeurer court
en tant d'occaſions ! Tout cela eſt vray ; mais à parler franchement & fans figures, comme ces defcriptions de Poëtes que nous
venons d'alleguer paroiſſent un peu hiperboliques, elles ne font
gueres conformes à l'idée fimple & nuë qu'on doit avoir d'un
bon Medecin, ne l'étant pas même à celle que je me fuis faite
pour l'économie de cette feconde Partie de mon Ouvrage.

V. O'fervat. 274.
anno 6. Cenſur. 2.
Epkemarid. Ger-
manic.

　　Difons donc fimplement & fuivant l'idée d'Hipocrate, que *le*
Medecin n'eſt rien autre chofe qu'un homme de bien, qui pratique
l'Art de guerir avec connoiſſance & exactitude. Vir bonus medendi
peritus, fentiment appuyé, non feulement des Medecins de la
Secte de ce grand homme, mais encore des Theologiens & des
Jurifconfultes, comme on le verra dans la fuite. Ce ne fera
donc ny l'étude, ny l'experience feule qui nous donneront un
Medecin ; mais la probité jointe à l'étude & à l'experience ; La
fcience & les bonnes mœurs, fans cela point de Medecin. *Vir*
bonus medendi peritus. Auſſi ce fera fuivant cette regle & fur ce
plan-là, que je chercheray des Medecins en cette feconde Partie, & que marquant ce qu'il y a de plus oppofé à la perfection
des Profeſſeurs, je feray voir ce qui a rendu la Profeſſion fi
méprifable depuis quelque temps. Car y-a-t-il un meilleur
moyen de ramener au bon chemin, les Medecins qui s'en font
écartez, que de leur faire obferver qu'ils font comme des
Afpics dans la voye des pauvres malades, *ficut ceraſtes in via,*
au lieu d'y paroître & de s'y faire regarder comme ce falutaire
ferpent qui fait la devife des bons Medecins, *Venitque falutifer*
orbi.

Hipocrat. lib. de
lege. feu de Medico.

v Tiraquell. de
nobilit. cap. 31.

　　C'eſt pour cela que je commence par les portraits des quatres Medecins de nôtre fiecle, qui femblent avoir fait le plus
d'honneur à la Medecine, dans Paris & dans quelques-unes des
Provinces, & que je laiſſeray enfuite à conclure dans l'état où
la Medecine eſt reduite depuis quelque temps. 1. Que le jugement qu'on fait du merite des Medecins eſt fort trompeur,
2. Que les Medecins qui font le plus de bruit, le font fouvent
par la cabale, ou par des artifices & des déhors qui impofent.
3. Que la fortune a fouvent plus de part à leur reputation qu'un

vray merite. 4. Et qu'enfin les beaux jours de la Medecine étant passez, c'est fait de cet arbre de vie, dont il ne reste tantôt plus que le tronc; si le ciel ne suscite quelque puissant genie, qui fasse reverdir ces branches qui s'étendoient autresfois si loin, & qui donnoient de si beaux fruits; le rajeunissant comme il arriva à l'Empire Romain sous les heureux auspices de

Anneus Flor. in praef. lib. 1.
Trajan.

Le premier donc de ces quatre Medecins de reputation que je vais dépeindre paroîtra sous le nom de Neptune: Le second sous celuy de Grand: Le troisiéme sous celuy de Politique, & Le quatriéme sous celuy de Petit-homme, pour les raisons qui suivent chacune en son lieu.

Le Neptune est ainsi nommé, non seulement parce qu'il étoit le plus vieux des quatre, & qu'il a vécu prés d'un siecle; mais bien plus, parce qu'il a presque toute sa vie présidé aux plus fameuses Eaux Minerales du Royaume; que sa voix, sa chevelure & sa barbe imposoient si naturellement à ceux qui cherchoient du secours dans ces eaux, qu'il sembloit un autre Neptune. *Os humerosque Deo similis*, & qu'enfin il sembloit à l'entendre parler, qu'il fut non seulement le Seigneur de toutes les Eaux Minerales, mais encore l'intelligence motrice de celles qu'il comparoît à la Piscine de Jerusalem.

Il nâquit à la fin du seiziéme siecle, sur les rives du Fleuve qui mêle ses eaux avec celles de la Loire, un peu au dessous de Nevers. Comme il étoit fils de Maître & d'un assez bon Maître; qu'il avoit beaucoup de feu, qu'il fut fort bien élevé; il prit ses dégrez à Monpelier avec de grands éloges. Ainsi son pere qui étoit fort en consideration à la Cour, où il occupoit un des premiers postes de la Profession, ne manqua pas de le pousser; mais il ne se soutint pas long-temps dans les divers Emplois qu'il y eut. Son humeur fiere & emportée luy fit des affaires, & son imprudence étant allée jusques à en conter à des Dames de qualité, & à faire des Vaudevilles & des chansonettes sur des matieres tres-delicates, il changea tant de fois de maîtres, qu'il n'en eut plus d'autre que le public. Il parloit à la verité fort bien pour son temps, & avec une volubilité de langue surprenante; mais il mêloit tant de fables & d'exagerations dans ses discours, qu'on voyoit bien qu'il parloit plus par ostentation que pour une bonne fin. C'est ainsi qu'il faisoit un melange si particulier des lettres humaines avec la Medecine, & d'une maniere si rapide, qu'on n'avoit ny le temps de juger de ce qu'il avançoit, ny le loisir de luy répondre. Voila pourquoi ceux qui le connoissoient parfaitement, & qui ne vouloient pas se commettre avec cette humeur hautaine, cedoient quelquesfois aux premiers efforts du torrent, sçachant bien que tout impetueux qu'il étoit, il ne laissoit pas de paroître à sec, quand il avoit coulé certain temps. A quoy on peut ajoûter qu'encores qu'il fît souvent entrer la sainte Ecriture dans les discours qu'il tenoit aux malades, il y méloit tant de vanités, qu'ils n'en étoient pas plus consolez & édifiez. Il est vray qu'il avoit de l'étude, & qu'il connoissoit assez les remedes de la Medecine ; mais pour ne pas s'arrêter à l'usage bizarre qu'il en faisoit, ce qu'il y avoit de plus avantageux pour luy dans sa pratique, est qu'étant assez heureux pour élever d'abord les esprits mediocres par ses manieres affirmatives & par sa hardiesse, il n'avoit pas ensuite grand peine à faire valoir les heureux succés, & à les attribuer à sa conduite, rejettant adroitement les suites malheureuses des maladies sur ceux qui n'avoient pas le bien de luy plaire. Car non seulement il ne vouloit jamais avoir tort dans la pratique ; mais jusques aux matieres problematiques, loin de revenir & de prendre le bon parti, après les avoir agitées, il ne faisoit pas de difficulté de pousser la chose jusqu'au paradoxe & au galimathias. Souvent c'étoit assez qu'il l'eût dit, pour vouloir qu'on le crût sur sa parole, semblable en cela au Geant de la Comedie, dont il avoit quelque chose dans la taille & dans le parler.

Quand on luy dit comment il répond, je le veux.
En effet,

    Ces grands hommes pleins de chimeres,
      Sont d'un raisonnement fâcheux,
    Et fiers d'être au dessus des hommes ordinaires,
      Pensent que la raison doit être au dessous d'eux.

Quant aux honnêtes retributions qu'il pouvoit prétendre de la Medecine, quoi-qu'il semblât désinteressé, tout ce qu'il faisoit n'étoit qu'apparence, joüant toûjours fierement son jeu par le moyen de ses Apotiquaires, & de quelques autres affidez qu'il faisoit intervenir, jusques à employer des moyens encore plus bas pour venir à ses fins, comme nous le verrons dans quelques uns des Chapitres suivans. Jureur d'autant plus hardi, que par un malheur déplorable les juremens étoient non seulement alors

tolerez ; mais pour ainsi dire du bel air & un ornement du discours. Il ne laissa donc pas avec tout cela d'être long-temps à
la mode, & dautant plus que contre l'ordinaire des Medecins,
il fut long-temps esclave de la mode, & même de celle des habits : car ses fraises étoient toûjours des plus proprement gode-
ronnées, ses habits des mieux chamarés & découpés, ses castors
& ses bas des plus fins ; & comme sa curiosité alloit jusques aux
roses de ses jarretieres & de ses souliers, on n'auroit pas manqué
de le prendre pour la veritable Belle rose, s'il eût eu la douceur
de cet Acteur, qualité qui luy étoit d'autant plus necessaire
auprés des Dames, qu'il n'entroit jamais en matiere avec elles
qu'en Capitan, quoi-qu'il n'en sortit ordinairement qu'en Pantalon ou en Gratian. Enfin on ne peut s'imaginer plus de differentes Scenes dans la vie qu'on en voyoit dans ses actions,
changeant à tous les momens du blanc au noir, & du noir au
blanc. Il avoit ses apophthegmes particuliers, mais qui ne pas-
seroient à present que pour des turlupinades. Enfin aprés avoir
fait fort mauvais ménage avec son épouse, & aprés avoir demeuré veuf pendant un long-temps, il s'avisa de se remarier à
l'âge de 78. ans. Je ne sçay pas bien s'il le fit pour la santé de
son corps ou pour le salut de son ame ; mais je sçay que la
femme qu'il epousa étoit fort jeune & fort pauvre, qu'elle mourut peu de temps aprés, & que ces deux femmes ne luy ayant
point laissé de mauvais enfans, la premiere luy laissa de fort
bons procés, ce qui luy donna bien plus d'exercice sur la fin
de ses jours, que n'avoit fait la Medecine toute sa vie ; de maniere que de tout ce qu'il avoit gagné & de tout son patrimoine, il ne laissa presque rien en mourant que la seule reputation
de grand Medecin. On se contenta d'outrer aprés sa mort les
Eloges qu'il avoit tant ambitionnés pendant sa vie, & avec
lesquels on le payoit quelquefois, comme il arrive à tant d'autres Medecins.

DECUS MEDICINÆ, REGUM DELICIÆ, GALLIÆ
PRÆSIDIUM, ORBIS ORACULUM. ORBIS ÆSCULAPIUS
ET GALLIÆ MERCURIUS.

Vixit sub Tribus Regibus, aut potius sub eo vixere.

En voulez-vous davantage ? encore si cela avoit été mis en
vers, comme la Poësie a ses libertez, on le souffriroit aussi patiemment qu'on a fait cecy.

Qui jacet hoc tumulo quam multos vivere fecit
Tu mirere hospes, hunc potuisse mori.

C'est ainsi qu'on a dit d'un autre.

Hic est Pat . . . inclitum Asclepii genus
Per quem perire non licet mortalib.

Ainsi je laisse à penser à ceux qui feront reflexion sur ce que je viens de remarquer, & sur ce que je remarqueray en quelques endroits de cet Ouvrage, touchant la conduite de nôtre Neptune, si sa reputation étoit fondée sur la verité ou sur les apparences & la prévention.

J'appele le second de nos quatre Medecins, LE GRAND, plus par rapport à sa taille & à son bonheur, que par rapport à sa science & à ses autres qualitez. Aussi est-ce en ce sens-là qu'un Medecin d'une riche taille est appelé Heros chez Ulpien. Il nâquit vers la fin du seiziéme siecle dans une des Villes de la Loire situeé entre Nevers & Orleans, fameuse par ses Antiquitez & par ses Foires. Il fit ses études à Paris, où il prit ses Degrez dans la Faculté de Medecine. Aprés y avoir pratiqué quelque temps sans fruit & sans bruit, il fut obligé de se donner à un Prince peu liberal, mais d'ailleurs fort commode, & avec lequel il vivoit au moins d'esperance ; mais comme il eut reconnu aprés quelque temps que ny la continuation de se services, ny la Galenique pour laquelle il avoit juré, ne rendoient pas sa fortune meilleure, & que l'Empirique Semini avoit gagné quelque argent & fait bien du bruit à Paris par une methode fort hardie, il resolut de changer la sienne & en même-temps de quitter son Maître, pour se donner au peuple & aux riches de cette grande Ville. Ce qui le détermina particulierement à rompre ses liens, est qu'il apprit que son Patron improuvoit hautement la conduite d'un Seigneur son beaufrere, qui enrichissoit ses domestiques en si peu de temps, qu'au lieu d'être assidus au service, ils alloient se promener dans leurs maisons de campagne, & qu'il disoit à ce Seigneur que l'unique moyen d'être bien servi étoit de promettre toûjours, & de ne donner que peu & fort tard. Voyant donc par là qu'il perdoit son temps, & ayant demandé son congé il vint s'établir à Paris, où il ne mit gueres à se confirmer dans cette creance, que si un Empirique qui n'étoit guidé que par une experience infidelle, ne laissoit pas de réüssir quelquefois avec des remedes inconnus à la Galenique, il feroit d'autant mieux ses affaires & cel-

les des malades avec de semblables secours, qu'il les conduiroit
avec bien plus d'Art & de prudence, que ne faisoit un ignorant
temeraire. En effet, s'étant servi des mêmes remedes que Semini, premierement parmi le peuple & la bourgeoisie, & ensuite chez les personnes de qualité, il se distingua si bien de ses
Collegues par le succés de ses remedes, qu'il fut enfin recherché des Grands & du peuple plus qu'aucun autre Medecin de
son temps, & que de degré en degré il monta si haut, & parvint
à de si grands honneurs, qu'on n'a veu en France de memoire
d'homme, aucun Medecin si applaudi & si recherché, quoi-qu'il
y en ait eu bon nombre de bien plus sçavans & de plus agreables. Car quoi qu'il eût assez la mine d'un Medecin, qu'il fut
decisif, qu'il eut l'expression mâle, le naturel franc, jusques à
avoüer à ses amis que le hasard n'avoit pas peu contribué à sa
reputation, il n'avoit pas une fort grande étude, & encore moins
cette douceur si necessaire à un Medecin pour s'insinuer dans
l'esprit des malades, & pour s'attirer leur confiance. Il paroissoit même quelquesfois si brusque, qu'il fâchoit ses égaux sans
sçavoir pourquoy, & qu'il perdoit le respect aux Grands sans
penser à ce que la raison & la bien-seance veulent qu'on leur
rende. Quant à ce qu'on appele l'honnoraire ou reconnoissance,
il étoit si interessé, qu'il continua à prendre de l'argent des malades après être entré à la Cour, sçachant bien qu'on ne pouvoit être malade ny mourir honnêtement & dans les formes,
sans quelques-unes de ses visites.

La fortune le mena encore si loin, qu'étant allé au secours
d'un grand Prince perilleusement malade hors du Royaume, non
seulement on se persuada que l'heureux succés des remedes
étoit un effet de sa capacité; mais encore que les Députés des
Villes allerent à son retour au devant de luy, avec des presens &
des complimens extraordinaires, le conduisant comme un Esculape. Enfin il eut le plaisir touchant de se voir dédier une These ornée de son portrait, où il étoit appelé, Medicus Prin-
cipum et Medicorum Princeps, Urbis et Orbis
Medicus, pour ne point parler des menus suffrages qui
donnoient du relief à ces Titulades. Et voila comment la Faculté, quoi-qu'elle ne l'estimât *in petto* que son prix, & qu'elle
crût avoir quelque sujet de s'en pleindre, ne laissa pas, tant elle
étoit bonne, de faire l'Apotheose d'un sujet vivant, & *d'un in-
grato che veramente non le meritava.*

Le

Le Politique eſt ainſi nommé, parce qu'il étoit en effet le plus politique, le plus accommodant & le plus inſinuant de tous les Medecins de ſon temps. Quoi-que ſa mine & ſa taille ne promiſſent rien de fort grand, il faut avoüer qu'il avoit effe-ctivement de la douceur, de la politeſſe, de l'eſprit, de l'érudi-tion, & qu'il étoit honnête homme. Mais ſon pere qui s'étoit tranſplanté de la Champagne à Paris, s'étant fait recevoir Do-cteur de la Faculté, & ſe croyant obligé de le mettré ſur les bancs, il ne manqua pas de ſuivre la methode, les maximes & les allures qu'on luy montra.* Neanmoins, comme il avoit les inclinations nobles, cela ne l'empêcha pas de continuer le com-merce qu'il avoit eu dés ſon bas-âge avec les belles Lettres. *Caro à lo muſe Encor.* Ainſi, ſoit qu'il parlât François ou Latin, ſon expreſſion étoit ſi aiſée, & ſes compoſitions ſi pleines d'agré-mens & d'érudition, qu'on ne pouvoit pas mieux conſulter, à la Galenique, qu'il faiſoit. Outre qu'il poſſedoit Hipócrate, Celſe & Galien, il s'étoit tellement mis Fernel dans la tête, qu'il le débitoit preſque tout pur. Quant à la fortune, ayant pratiqué aſſez jeune; ſon pere luy ayant laiſſé de grands biens; ſon épouſe ne luy en ayant pas moins apporté; & ayant été l'un & l'autre fort bons ménagers; & s'étant enfin veu dans une reputation bien au deſſus de celle de tous les autres Medecins, il ne faut pas s'étonner s'il mourut le plus riche Medecin de France.

Il n'éxigeoit rien à la verité des málades, & ne ſe ſervoit d'aucun artifice bas & honteux pour entrer en pratique; mais il prenoit tout de toutes ſes mains & de tout le monde, & ne retournoit gueres le ſoir quand on avoit manqué le matin au devoir. S'il ſe fut donc donné tout entier ou au moins en partie, à qui plus luy donnoit, & s'il n'eût pas toûjours été preſt de ſuivre qui le deman-doit, on ne ſe feroit pas étonné de le voir faire valoir le métier; mais de bonne-foy, étoit-ce faire la Medecine & gagner l'ar-gent comme il faut, que de quitter les malades auſſi-tôt qu'il les avoit regardez, aprés avoir ordonné deux ou trois ſaignées, du ſenné, de la caſſe & du laict clair, dont il commettoit la di-rection à quelqu'un de ces Medecins qui l'adoroient, & qui n'euſſent oſé prendre la liberté de l'arrêter un moment en in-terpretation de ſes Arreſts & de ſes Oracles, s'eſtimans trop ho-norez de le ſuivre, & d'avoir ſon attache pour s'introduire dans le monde malade? Ainſi je laiſſe à paſſer ſi ce qu'il donnoit ſi charitablement aux pauvres, de la même main avec laquelle il l'avoit tiré des riches, doit s'appeler aumône ou restitution. Au reste trois & quatre fois heureux, si avec les grands biens & les belles qualitez qu'il avoit, il se fût appliqué à toute autre chose qu'à la Medecine, où l'on n'est pas toûjours guidé dés le commencement dans le bon chemin, & dans les maximes les plus methodiques & les plus nobles, & où on conserve ordinairement la teinture qu'on reçoit d'abord.

Le Petit-homme, le dernier en toutes manieres de nos quatre Medecins, est bien moins nommé Petit-homme par rapport à sa petite taille, que par rapport à son peu de merite, n'étant rien moins en effet que ce qu'on s'imaginoit, & que ce qu'il affectoit de paroître.

Il nâquit au commencement de nôtre siecle sur les rives de la Loire, d'un pere qui ne se contentoit pas de passer pour habile Chirurgien; mais qui tranchoit encore du Medecin, comme font tant d'autres Chirurgiens. Aprés avoir fait ses Humanités & sa Philosophie, il alla prendre ses Dégrez à Monpelier, d'où il retourna s'établir en son païs natal, resolu d'entrer dans la Pratique à quelque prix que ce fut. Mais avant que de le considerer dans cet exercice, je croy qu'on sera bien aise que je le represente un peu par les traits & par l'air de son visage. S'il est vray que chacun a sa bête sur la face, comme quelques Auteurs se le sont imaginé, on peut dire sans exaggerer qu'il avoit toute la phisionomie d'un chat, & par consequent d'un tygre, cachant un naturel impitoyable sous un exterieur qui tenoit de la douceur du poil de ces animaux; non seulement fin, rusé, flateur, & traître comme un chat, mais encore cruel comme un tygre, quand il s'agissoit de son interest & de sa passion. Avec tout cela fort éloigné de la hardiesse du dernier, tant il étoit lâche: car quoy qu'il se picquât de fermeté & de generosité, il étoit plus rempant que le plus petit des reptiles quand il avoit affaire aux riches, & paroissoit le plus mesquin des mesquins, quand il s'agissoit de l'épargne & du gain, n'entreprenant même *jamais rien d'honnête que par vanité, &*
P. D. M. D. L. R. F. *ne faisant le bien que pour pouvoir faire le mal impunément.* Inquiet, leger, inconstant, n'étant jamais où il vouloit être, prest à partir de la chambre du malade dés qu'il y entroit, consultant sa montre, & ne manquant jamais d'y trouver l'heure qu'il avoit promis à Monsieur le Comte, ou à Monsieur le Marquis. Petit chez les Grands, altier, hautain & insupportable

avec ſes égaux & ſa famille, & particulierement avec ſes Collegues, qu'il ne les loüoit jamais que pour les pouvoir calomnier plus adroitement :

Parlar facondo e luſinghiero e ſcorto
Piegheuoli coſtumi, è vario ingegno
Al finger pronto, a l'ingannare accorto
Gran fabro de calonnie, adorne in modi
Novi, che ſono accuſe è paion' lodi.

Si diſſimulé, dis-je, qu'il pleuroit avec les pleureurs, & qu'il
rioit avec les rieurs ; en un mot le plus grand Comedien du
monde, juſqu'à ſes habits qui paroiſſoient toûjours à la mode,
quoi-qu'ils ne fuſſent pas toûjours fort neufs. Auſſi avoit-il
plus étudié pour ſurprendre que pour apprendre, & plus pour
paroître que pour s'inſtruire, ſe mettant peu en peine du ſuc-
cès des maladies, pourveu qu'il gagnât l'argent & l'amitié des
gens ; bref un de ces hommes *qui n'ont pour toutes vertus que les*
vices qui ſervent au commerce de la vie. Il fit long-temps la cour ⟨P. D. M. D. L. F.⟩
à un homme de ſon païs natal, brave & ſçavant tout enſemble,
& dont il apprit plus d'Helleniſme que de cette generoſité qui
ne le diſtinguoit pas moins que les belles Lettres ; mais il ne
paſſa parmi les Sçavans avec tout ſon Grec, que pour une tres-
foible copie de cet original ꝑne connoiſſant ny les Auteurs
qu'il citoit à veuë de païs, ny les lieux où il falloit placer ce
qu'il en citoit. Cependant il ne laiſſa pas d'acquerir de la reputation dans l'exercice de la Medecine, quoi-qu'il ne ſçût
que par cœur tout ce qu'il en débitoit, *flumen verborum, guttula*
mentis ; mais il le faiſoit ſi hardiment, & il avoit tant de ſoin d'é-
viter les conferences & les entretiens qui font connoître les
hommes pour ce qu'ils ſont, qu'il paſſoit à la faveur de l'ignorance publique pour un Eſculape. Ce n'eſt pas là tout ce qui
le faiſoit valoir, & par où il ſe rendoit neceſſaire & agreable :
car il étoit auſſi grand negociateur que grand negociant, donnant à tout, faiſant & défaiſant des mariages, des marchez, des
parties ; débitant des rimes, de la proſe, des Anagrammes, des
Deviſes, des Bouts rimez, quoi-qu'il n'y entendit rien du tout,
& qu'il n'y paſſât pour Maître que parmi les écoliers. Complaiſant, chaſſeur, joüeur, juſques à manier les gobelets aprés
avoir fait tous les tours de cartes, portant & rapportant des nouvelles des belles & des galans de la Ville & de la Cour, à ſes
amis & à ſes amies ; donnant à manger & mangeant avec tous

ceux qui le pouvoient prôner, jufques à boire avec les beuvers, quoi-qu'il n'eût ny la tête ny l'eftomach propre à ce commerce; ouvert en apparence jufques à ouvrir fa bource felon les veuës qu'il avoit, à ceux qui luy paroiffoient en avoir befoin ; vigilant & toûjours à l'erte ; infatigable à cheval & à pied, la nuit comme le jour, dormant à cheval & preft à y remonter dés qu'il en étoit défcendu ; fouffrant tout des malades & des fains, des Grands & des petits, & ne reputant rien à perte que la feule perte de l'argent, qu'il pleuroit toûjours avec des larmes de fang, & pour tout dire en peu de mots, *vray corps de bronʒe, & vray front d'airain.* Avançons. Le plus vindicatif des hommes quand il pouvoit fauver les apparences & couvrir fon jeu, n'ofant rompre en vifiere à perfonne, & faifant toutes chofes fous main : car s'il arrivoit par hafard qu'on le convainquit de ce qu'il avoit nié d'abord, il avoit fes diftinctions & fes détours tous prêts, finiffant par des proteftations d'amitié, & par des larmes capables de défarmer les plus irritez. Que fi on luy fermoit la porte chez les malades par quelque remerciment prématuré, ou parce qu'on étoit mal fatisfait de fa conduite, il rentroit pour ainfi dire par la fenêtre ; & s'il arrivoit quelque chofe de finiftre dans la maladie, il fe gardoit bien de faire comme ceux qui s'enfuïent, car il retournoit hardiment chez le mort comme un Cid de la Medecine, une ou deux heures aprés l'avoir expedié, pour y pouffer les fentimens de condoleance avec la premiere Chimene qu'il y trouvoit, & pour fe difculper fur le mort même, ou fur quelque incident, s'il ne trouvoit occafion de charger quelqu'un de fes Collegues de tout le malheur. Il ne faut donc pas s'étonner fi avec d'auffi grans moyens que ceux-là, un fi petit-homme fe fit un auffi grand nom que celuy qu'il avoit dans la Profeffion. Car pour comble de bonheur, quoi-qu'il eût fait beaucoup d'ennemis par fes manieres, & qu'il n'eût pas l'approbation de tous les honnêtes gens, on ne laiffoit pas de le proteger quand il luy arrivoit quelque affaire, tant il eft difficile aux gens prévenus & aux hommes d'habitude d'abandonner leurs amis dans le befoin ; ceux même qu'il avoit fouvent fâchez, fe mélant quelquefois de faire fa paix avec les autres, quand il l'avoit faite avec eux : car le moyen de refifter aux larmes & aux baffeffes d'un homme qui rampe ? Comme c'étoit donc fur ce pied-là qu'il fortoit des plus mauvais pas, c'eft fur le même pied qu'il entroit de maifon en maifon, & qu'il s'emparoit de la pratique aprés avoir

chaſſé ſes Confreres, aidé des Emiſſaires qu'il entretenoit afin
de faire naître l'envie de le voir, ſur leur rapport & ſur l'idée
qu'ils donnoient de ſa capacité.

C'eſt ainſi qu'il gagna à faire la Medecine tout ce qu'on
pouvoit gagner en Province de ſon temps, ſoit en graces, ſoit
en preſens, ou en comptant, qu'il tiroit même en refuſant, ou
demandant d'une maniere inimitable; ſecondé dans ce manége, des Apotiquaires ſes affidés, & encore plus du petit Trou-
peau où il faiſoit une ſi bonne figure, qu'il étoit compté parmi
les meilleures & les plus graſſes de ſes oüailles, & conſideré
comme le Millord Protecteur de cette petite Republique. Outre tous ces avantages, il fut encore ſi heureux qu'il vit la
mort ou la chûte de tous les Medecins de ſon païs, qui pouvoient luy faire tête, & que tous ſes progrés ne furent inter-
rompus, ny par aucune indiſpoſition, ayant toujours été d'une
tres-grande ſanté, ny par la haine de ſes confreres, de ſes parens & de tous ceux qui pouvoient avoir des affaires avec luy,
ny par le ſcandale des coups qu'il donna & qu'il reçût en diverſes occaſions, ny par les affaires qu'il eut avec ſes femmes,
& avec celles d'autrui, qui luy attirerent cent Vaudevilles. Tout
cela n'ayant donc point diminué ſon Employ, ne l'empêcha pas
de paroître content & heureux, les choſes ne le touchant qu'autant qu'elles touchoient à ſa bourſe. Ainſi, quelque affaire qui
luy arrivât, ſoit au dehors, ſoit dans ſon domeſtique, il ne penſoit jamais à y remedier quand cela ne ſe pouvoit ſans qu'il luy
en coûtât, oubliant juſques aux plus grandes injures quand elles
demandoient une vengeance de dépenſe & d'application. C'eſt
pour cela que n'aimant la dépenſe que quand elle luy produi-
ſoit de quoy s'en dédommager graſſement, étant ſur le point de
prendre une troiſiéme femme aprés la perte de ſa ſeconde, il
ſe rendit facilement aux remontrances de ſes amis, dés qu'ils
luy eurent repreſenté que cela ne le meneroit à rien qu'à un
repentir, bien qu'il fût de ces gens qui ne peuvent vivre ſans
femme ny avec les femmes.

Enfin aprés avoir long-temps demeuré dans la Province, & aprés
avoir reconnu enſuite de la mort d'un Prince qui en étoit l'a-
me, qu'il n'y avoit plus moyen d'y vivre, & que même tous les
commerces dont ſes affidez l'avoient mis dévenoient ſteriles, il
vola pour ainſi dire à Paris dés qu'il en eût trouvé l'occaſion,
en un âge où les ſages ſe retirent quand ils le peuvent des em-

barras de la Cour pour joüir de quelque repos. Il est vray que
comme il étoit de ces hommes qui ressemblent à certains arbres
dont l'écorce fait tout le merite, *homini cui tutto il ben sta nella*
scorza, il n'y fit paroître d'abord que ce qu'il avoit d'agreable,
les autres endroits de sa vie demeurans cachez dans l'obscurité
& dans le lointain de la Province. Ainsi une genereuse & bonne Maîtresse, un Patron d'autorité, bien des connoissances, son
âge, son exterieur, la nouveauté qui plaît toûjours, sa vigilence & sa cupidité, furent les moyens avec lesquels il se fit
bien-tôt une reputation d'autant plus grande, qu'il n'y avoit
alors que fort peu de Medecins à Paris & à la Cour, qui eussent cét agreable exterieur qu'Hipocrate demande en un Medecin : Car s'il s'y en trouvoit de bien plus sçavans qu'il
n'étoit, c'étoit pour ainsi dire de ces vins dont les muids sales
& défigurés ne promettent rien de fin & de délicat au dedans.

J'ay gardé la religion de nôtre Petit-homme pour le dernier
trait de sa peinture, parce qu'il la mettoit luy-même au dernier
lieu, & que c'étoit la chose du monde à laquelle il songeoit le
moins. En effet, quoi-qu'il ne parlât jamais que *de conscience*
& d'honneur, & qu'il ne laissât gueres passer de Dimanches sans
faire un voyage, & quelque petite station à Charenton, il n'y
alloit que pour y parler des nouvelles; que pour y voir les riches
& en être vû, se postant toûjours pour cela à la plus belle entrée
du Temple, où le rusé Pharisien ne manquoit pas de presenter
de l'eau benîte de Cour à tous les publicains qui passoient; de
maniere que s'il sembloit par intervalles y faire quelque petite
Oraison, ce n'étoit pas sans doute celle de quietude.

Voila comme il vécut dans la Province prés de 45. années, &
à Paris prés de 12. & comme il fit ses affaires avec les malades
& avec les sains, quoi-qu'il ne sçût plus ce qu'il faisoit ny ce
qu'il disoit pendant les trois ou quatre dernieres de ses années;
& voila comme on boit à Paris, jusques à la lie, le vin qu'on a
pris pour du Champagne sur la foy de quelques côteaux, quoi-
que ce ne soit assez souvent que du Brie.

Pour conclusion le Petit-homme finit la vie qu'il avoit menée
dans la Province & à Paris, d'une maniere à faire paroître toute
la foiblesse dont l'esprit humain est capable, ou pour mieux
dire, à faire admirer les jugemens de Dieu, qui *punit les aveu-*
glemens volontaires par des aveuglemens incomprehensibles: car loin de
se disposer doucement à la mort & de s'instruire de la verité, en

un temps où une infinité d'honnêtes gens de la Religion Prétenduë Reformée rentroient dans le bon chemin, il ne parloit que
de jolies femmes, que de chasse, que de ballets ; que de tuer
des hirondelles en volant, & des perdrix de quarante pas, luy
qui ne voyoit pas plus loin que son nez. Toûjours inquiet,
vain & envieux ; toûjours en queste & toûjours ardent, au milieu même des glaces d'une vieillesse décrepite.

Fæmineo prada & spoliorum ardebat amore.

Cependant comme il avoit été luy-même un grand Saigneur
dans la Medecine, les plus Grands de Paris ne manquerent pas à
le traiter pendant sa derniere maladie comme il avoit traité les
autres. Ainsi jamais cochon de la fameuse troupe d'Epicure ne
fut mieux saigné, & ne fut laissé pour mieux mort, tant les choses
se passerent dans les formes & dans l'ordre. Heureux encore en
mourant d'avoir évité les Dragons qui le talonnoient, luy qui
comme le Capitan de la Comedie, craignoit jusques à la fureur
d'un Poëte. Mais quel prodige dans la mort de ce Héros de la Medecine, & dans la Medecine même de voir en un petit homme un
de ses Colosses par terre, & quel dommage pour les malades qui aiment la crème foüettée, de voir tant de crème de Bl.... répanduë.

Mais quelqu'un me dira peut-être, est-il possible que ces hommes dont vous nous avez fait le portrait ayent imposé à tant de
monde ? Creve-t-on ainsi les yeux du public, & n'est-il ny esprit
ny bon sens pour discerner le faux du vray, en un siecle où on
se pique tant de bon sens ? Belle question ! comme s'il n'étoit pas
facile d'imposer en une matiere où il y a tant d'obscurité, que
les Maîtres mêmes les plus clairvoyans n'y voyent pas toûjours
fort clair ; en un siecle où l'entêtement domine par tout, où la
plûpart ne voient que par les yeux d'autruy, où on se laisse
agreablement surprendre par les apparences, & où chacun se
fait juge des matieres les plus sublimes. Mais pour prendre la
chose de plus hault, n'a-t-on jamais imposé au public en matiere même de Religion & d'Etat ? Le Paganisme n'a-t-il pas
imposé par ses fables à presque toute la terre dés les premiers
siecles contre toute apparence, contre toute raison, & presques
à la veuë des graces, que les premiers hommes & même le peuple de Dieu avoient reçuës de leur Createur ? Les Heresies
n'ont-elle pas imposé premierement aux Juifs, & ensuite à une
infinité de Chrétiens, malgré la resistance des successeurs des
Apôtres, & ce fameux Arianisme qui laissa le monde d'autant

plus confus & étonné qu'il en avoit enlevé si subitement la plus grand part, ne prouvent-ils pas assez qu'on peut imposer? Le Paganisme, dis-je, des Egyptiens, celuy des Grecs, celuy des Romains, celuy de la Chine, des Indes, du Japon, du nouveau monde, a-t-il trouvé de la resistance? Les fables de Mahomet ne se sont-elles pas établies presque dans toute l'Asie & toute l'Affrique, avec une promptitude inconcevable? La credulité n'y-a-t-elle pas donné lieu à l'irreligion, à la barbarie & à l'ignorance? Les plus fertiles campagnes n'y ont-elles pas été changées en déserts, & les plus belles Villes en autant de nids de pirates & de hiboux par la prévention, bien plus par la facilité des peuples ausquels on a imposé par les apparences, que par la force des armes, puisque cette force n'est que foiblesse quand l'esprit est en garde contre les surprises de l'illusion? Pour ce qui regarde l'Etat, qui ne sçait qu'on imposa dès le temps même de Nembroth, autant par le Cortége, la Majesté, & les autres dehors de la Domination, que par la contrainte; accoutumant les hommes quoi-que nez libres au pesant joug de la tyrannie, & leur imposant doucement & insensiblement jusques à leur faire encenser les Idoles de ceux qui les dépoüilloient de leurs biens, & qui les rendoient Esclaves? Le peuple de Dieu ne prefera-t-il pas la domination des Rois dont Samuel luy fit tant de peur, au paisible gouvernement de ses Juges? Ne sçait-on pas que la Grece se lassa de ses équitables Legislateurs pour choisir des Tyrans qui l'opprimoient en luy imposant; qu'elle substitua tantôt l'injustice des Ostracismes, & tantôt celle des preferences à la justice distributive qui ne regarde que le merite? Que ces Romains, un peu avant si jaloux de leur liberté, & dont les Ancêtres avoient détrôné les Tarquins, ces mêmes Romains, oublians tout ce qu'ils avoient de Romain, retombent sous les Tiberes & les Nerons, en un état pire que le premier: *Ita studiis, votisque certabatur, nec metu, aut amore; sed libidine assentandi,* couvrant du nom d'Empereur, * auquel ils étoient accoûtumés, le nom de Roy qui leur avoit tant fait d'horreur; tout cela bien moins par la force des armes, que par une sotte prévention, puisqu'ils mettoient comme à l'envi les mains dans les fers, quoi que pussent dire ceux mêmes qui, non contens de leur ôter la liberté, se mocquoient hautement de leurs lâchetez; sous prétexte que Rome, qui avoit été si long-temps libre, *ne pouvoit plus souffrir ny une entiere liberté, ny une entiere servitude.* Aprés tout

* Quasi dictatorem Cæsarem aut Imperatorem Augustum prosequerentur. *Tacit. Hist. lib.* I.

O homines ad servitutes natos!

tout cela, doutera-t-on que l'amour de la vie & de la santé,
qui eft l'affaire de chaque particulier, ne puiffe faire regarder
comme des Efculapes des Medecins qui n'en fçavent pas plus
que les autres, & que ces hommes n'ayent pû impofer par quelques dehors, particulierement en une Ville où cet amour
de la vie mene les gens jufques à la confier à des valets, à
des pieds déchaux, des banqueroutiers, des brutaux, des vi-
fionaires, des Etrangers; tant il eft vray qu'il ne faut que faire
du bruit, payer de mine & d'affirmation pour impofer, & pour
être prôné de la renommée, qui fe plaît tant à donner l'apparence des grandes chofes non feulement aux mediocres, mais
encore aux petites, & même à faire croître de certains objets
jufqu'à l'infini.

> *Che tofto ô buona ô ria que la fama efce*
> *Fuor d'una bocca, in infinito crefce.*

Ce qui a fait dire à Pline qu'il n'y a fi impudent menfonge qui
ne trouve des témoins; & à Saint Auguftin, qu'il ne fe voit que
trop de gens qui comptent fur la facilité de ceux aufquels ils *Hift. naturalis lib.*
débitent des apparences pour des realitez. On n'aura pas, dis- *8. cap. 22.*
je, de peine à comprendre comment des hommes qui en fçavoient plus que des ignorans, & qui fçavoient le faire valoir par
quelques talens, ont impofé jufqu'à fe faire eftimer bien au-
delà de ce qu'ils valloient, ny comment plufieurs autres Medecins de moindre merite impofent encore à prefent à tant de
monde, au préjudice de ceux qui ont de la fcience & de la probité, & qui ne laiffent pas de demeurer cachez dans quelques
coins de Paris & des Provinces, où ceux qui n'ont des oreilles
que pour les comperes & pour les comeres, & des yeux que pour
les fauffes lumieres, n'ont garde de les appercevoir, n'eftimans *Quibus lingua eft*
que ceux qui impofent *par des promeffes, par des complaifances,* *magis fluida & po-*
par des reverences & par des paroles étudiées. *pulo grata hos d-*
ctiores perat. H-
C'eft donc pour cela que voulant faire connoître autant qu'on *pocrat. l. de natura*
le peut par des defcriptions & par des raifonnemens hiftoriques *humana.*
& moraux, les bons Medecins, en oppofant à leurs caracteres
ceux des mauvais, comme je me le fuis propofé; je difculperay
dans les quatre premiers Chapitres de cette feconde Partie les
Medecins, de ce qu'on leur impute fauffement, & de ces défauts qu'ils n'ont tout au plus qu'en commun avec tant d'autres
hommes de differens états & conditions, & que je marqueray
dans les autres Chapitres ce dont on les accufe particuliere-

ment & avec raison, d'où je concluray que ceux qui font exempts
de ces défauts, & qui poffedent les qualitez qui leur font op-
pofées font les plus parfaits; que ce font ceux qu'il faut choifir, & qu'il faut honorer dans le befoin & hors du befoin. * Commençons par l'irreligion dont le peuple fait tant de bruit, &
voyons fi les Medecins ont, comme on fe l'imagine, plus de penchant au libertinage que les autres hommes.

*Gloff. Arabic.
cap. 38. Ecclefiaft.*

De l'Irreligion prétenduë des Medecins.

CHAPITRE II.

*Lib. de cognofcend.
& curandis animis
affectionibus.*

S'IL eft vray que Galien & même Hipocrate, aprés avoir fortement invectivé contre les Medecins de leurs temps, ne leur
ont rien reproché touchant l'Irreligion, c'eft qu'en effet les Medecins & la Medecine du Paganifme penfoient bien de Dieu & du
culte qui luy eft dû, au moins en la maniere que les chofes leurs
étoient propofées par les Philofophes & les Miniftres de la Religion, & fuivant les lumieres qu'ils avoient. Les Hiftoriens,
les Poëtes & mêmes ces ennemis de la Medecine que nous avons
refutés cy-devant, ne leur ont fait aucun procés fur cette
matiere, quoi-qu'ils fe foient déchaînez contre eux. C'eft donc
fans raifon que le peuple s'eft laiffé prévenir infenfiblement fur
ce fujet, au point que de les taxer d'Atheifme. Car fi nous pre-
nons la chofe dés le commencement, nous verrons que les Prêtres
Egyptiens & ceux des Grecs étoient Medecins; que les plus habiles de ceux-cy étoient Prêtres d'Efculape; qu'ils traittoient les
malades avec les viandes offertes aux Sacrifices par une efpece
de pieté; que les Romains avoient leurs *Fétes Medecinales*; que
les foixante du College d'Efculape, la plûpart Medecins, ne
manquoient pas de s'affembler fort fouvent en un petit Temple pour luy facrifier, témoin cette infcription qu'on peut voir
dans Gruterus, & dont j'ay cy-devant parlé au Chapitre de la
Santé. Quant à la nature dont on veut que la plûpart des Medecins fe foient fait un Dieu, fi on les croit un peu Philofophes,
pourquoy en penferoient-ils autrement que celui-cy? *Quocumque
te flexeris ibi illum Deum videbis occurrentem tibi, nihil ab illo va-
cat, opus fuum ipfe implet; ergo nihil agis mortalium ingratiffime,*

*Senec. lib. 4. de
benefic. cap. 8.*

qui te negas Deo debere, sed naturæ, quia nec natura sine Deo est, nec Deus sine natura. Mais voudroit-on quelque chose de plus pressant du côté de la Medecine, voicy comme elle s'en exprime par l'organe d'un de ses Ministres. *La nature seconde est la vertu des formes inferieures dépendantes des superieures d'où elle tire son être, & sa conservation. La nature premiere, ou cause premiere, ne dépend d'aucune cause, étant la premiere de toutes & leur origine.* S'il y a quelque Medecin qui pense autrement, je ne pense pas qu'il differe beaucoup de ces enfans qui regardent leur nourrice comme leur mere, au moins, tout bien consideré, devroient-ils les imiter, en ce que quand ils sont sortis de l'enfance ils reconnoissent leur veritable mere, & avoüent que c'est à elle qu'ils sont redevables de la vie, & que la nourrice n'étoit que sa servante ou sa lieutenante. Et c'est sur ce fondement que le grand Hipocrate prend la nature pour l'auteur de nôtre être, comme font, dit Galien, *tous les sages; qu'il deteste la Goëtie, cette espece de magie si injurieuse à la Divinité, voulant qu'on s'adresse à Dieu dans les grandes maladies, jusqu'à s'exprimer par le singulier, parlant de ces autres prétendus êtres souverains des Payens. De plus il pense si raisonnablement de l'ame raisonnable, *qu'il l'appele une nature invisible qu'il est impossible de détruire.* La Medecine, dit-il encore, & les Medecins pensent bien de Dieu, & rendent à sa Majesté tout le respect qu'il luy est dû. En effet, Galien dit positivement *que la nature est l'ouvrier de toutes choses,* & malgré son irresolution touchant la nature de l'ame, il semble enfin donner dans ce qu'il a appris de Philon le Juif qui la croit un écoulement de la Divinité, avoüant qu'elle vient du Ciel & de l'ame universelle, laquelle n'est autre chose que Dieu. Il estime les disciples d'Erasistrate, parce *qu'ils compensent ce qui leur manque du côté de l'Art par leur probité,* au contraire, *de ceux qui par le levain des vices mêlent la corruption dans la sincerité de la discipline.* Il ajoûte que c'est une chose honteuse de voir des gens suer toute leur vie pour se faire bons Grammairiens ou bon Medecins, & ne pas employer un moment à se rendre vertueux. Il paroît exact & tout-à-fait religieux dans l'execution des promesses & des vœux qu'il a fait, rendant à Esculape ce qu'il croit luy devoir pour l'avoir gueri d'un abscez apparemment mortel, & chante enfin un Hymne admirable en action de graces de sa formation au Createur de toutes choses. Tous les grands Medecins qui sont venus devant & aprés ces deux Princes de la Medecine, & par-

ætis

Natura naturata.

Natura naturans.

* *de Placit.*

L. de probitat. & honest. Medic.

L. de morbo sacro.

Lib. de insomniis.

Lib. quod animi mores sequuntur temperam. corpor.

Lib. an animal. sit quod est in utero.

Lib. ultim. de usu part. cap. ultimo.

ticulierement ceux qui ont été Philosophes ont été dans leurs
sentimens, avoüans, comme fait le pieux Medecins d'Enée, que
les grandes cures sont bien plus de Dieu que des hommes.

Non hæc humanis opibus, non arte magistra
Proveniunt, neque tò Ænea mea dextera servat
Major agit Deus, atque opera ad majora remittit.

Æneid. 12.

Ce qu'il y a eu de défectueux dans la Religion de ces Medecins, est qu'ayant connu Dieu comme tant d'autres sages de
l'antiquité sous des noms & des attributs differens, ils en ont
fait autant de Dieux, & ne l'ont pas glorifié en la maniere qu'ils
devoient ; mais ils n'étoient pas pour cela sans Religion, puis
qu'outre le culte qu'ils rendoient à Dieu selon leurs lumieres,
ils reconnoissent avec le peuple de Dieu que la corruption des
humeurs pouvant causer celle des mœurs, il faut commencer la
cure du corps par celle de l'ame. En effet, si on considere la
Medecine de prés, n'est-elle pas une Theologie naturelle &
une pieté ? Si elle ne parle que de charité, que de regler les
passions, & si elle ne contemple que des objets de mortification,
comment pourra-t-elle faire des libertins & des Athées ? De plus,
si elle mene au Ciel, comme nous l'avons cy-devant remarqué
avec Armand de Villeneuve, comment pourra-t-elle mener à
l'impieté & à l'irreligion ? Quoy cét Art que Dieu a creé pour
le soulagement des corps & des ames, que son Fils a luy-même
exercé si charitablement, porteroit à mal penser de la Religion,
comme veulent le peuple & les ignorans ? Quel compte, puisque le sage Siracides paroît si éloigné de ce sentiment qu'il nous
assure *que ceux-là mêmes qui traitent les malades, prians le Sei-*
gneur de conduire leurs intentions, ces malades obtiennent leur gueri-
son par cette entremise. La cure, dit même un Arabe, *ne peut-*
étre heureuse si la crainte du Seigneur ne la prévient. C'est dans
cet esprit que Saint Basile, comme tant d'autres Peres de l'E-
glise, a tant donné de loüanges à la Medecine, qu'il felicite
un Eustachius de ce qu'il s'attache bien moins à la Medecine
du corps qu'à celle de l'ame, & qu'il le remercie si affectueuse-
ment des avis qu'il reçoit de sa part sur des matieres de Religi-
gion & de Medecine. C'est encore ainsi que les Peres du Concile de Lion accordent aux Medecins les mêmes avantages
qu'aux Ministres des sacrés Autels, les jugeans dignes des Prébendes & de toutes les Dignités Ecclesiastiques ; & c'est pour
cela même que la Glosse ne fait pas de difficulté d'attribuer

V. Marsil. Ficin.
& Hieronim. Bar-
dum p 307. & seq.
Bas. lib. Regul.
interrog. 5.
Pistorius Micro-
cosm. cap. 5.

Ecclesiast. cap. 38.

Mesué.

Epist. 20.

T. 3. Concil.

V. Goldast. Para-
dox. de honore Me-
dicorum.

aux Medecins le premier lieu aprés les Ecclesiastiques. Il est
vray qu'il s'est trouvé de temps en temps des Medecins bien
éloignés des pieux sentimens de tant d'autres, qui ont regardé
le Fils de Dieu comme le veritable Archiatre, & ses Commandemens comme leurs regles & leur Aphorismes ; qu'il s'est, dis-
je, trouvé des Medecins qui ne pensoient pas trop bien de la
Religion. On sçait même que parmi ceux qui ont fait profession
de la Religion Catholique, il s'en est vû, qui plus animez de
l'esprit d'interest que de celuy de la charité, renvoyoient aux
Saints les pauvres malades, témoin ceux dont Cæsarius a mar- *lib. de miraculis.*
qué si précisément le dépit & la jalousie contre une image de
la sainte Vierge qui faisoit des cures miraculeuses. Je sçay encore que le Medecin Montuus a rapporté à des causes naturelles les merveilleux Stigmates du bon Saint François ; que le
fameux Vesal crût qu'il n'y avoit rien que de naturel dans l'eau
qui sortit avec le sang du côté de Jesus-Christ. Je sçay même
qu'un Medecin de nôtre temps étoit si mauvais Catholique &
si imprudent tout ensemble, que d'exposer dans sa chambre la
peinture d'une Thiare soûtenuë en l'air par des flammes, avec
cette inscription à l'entour. *Idea Platonis ignitis suffulta chimeris,*
vray rebus qui ne marquoit qu'un esprit particulier & sottement
prétendu fort. Mais quant au fameux Curé de Meudon, si sçavant dans les belles Lettres & dans la Medecine, qu'on a si hautement accusé d'Atheisme & d'impieté, il faut sçavoir qu'on
luy en fait bien accroire en matiere de Religion, & que ce qui
paroît sous son nom n'est pas tout de luy ; & qu'enfin bien loin
d'être Athée, comme on a voulu se le figurer, le sçavant Car- *Codex MS. Biblio-*
dinal du Perron a assuré Antoine du Verdier qu'il avoit en sa *thec. Regiæ inscrip-*
disposition le Galien dans lequel ce Medecin Curé avoit écrit *tus Elogium Rabe-*
de sa propre main à l'endroit où ce Prince des Medecins semble *lesii.*
avoir douté de l'immortalité de l'ame raisonnable, * *qu'il paroit*
en cela tout-à-fait destitué de bon sens & de jugement: Et quant à * *Hic vero se Ga-*
l'heresie dont Lionardo di Capoa l'accuse, je voudrois qu'il nous *lenus Plumbeum*
eût marqué où il a lû que Rabelais s'étoit joint à Marot par un *ostendit.*
complot fait entr'eux, pour la Propagation de l'heresie de Calvin en France. Il n'y a pas jusqu'au Livre intitulé *Religio Me-*
dici, qui ne semble favoriser les préventions des ignorans sur
cette matiere, tant on prend plaisir à juger des choses sur des
termes, sans se mettre en peine d'en développer les équivoques.
Il faut donc qu'on sçache que l'Auteur de ce Livre s'appeloit

O o iij

Brovvon Anglois de Nation, & Medecin de Profeſſion ; que la
taille-douce du frontiſpice repreſente un enfant qui tombe du
Ciel avec ces mots , *à Cælo Salus* ; bref que tout cet Ouvrage
ne contient autre choſe que les ſentimens de ce Medecin en
matiere de Religion , écrits premierement en Anglois , puis
traduits en Latin en un temps & dans un Royaume où preſque
tous les particuliers avoient leur Religion en particulier ;
mais que ce Livre eſt ſi favorable à la Religion , & d'un Lutherien ſi mitigé , qu'il n'auroit qu'à hauſſer pour ainſi dire
de quelques crans pour ſe trouver dans la Romaine. Y a-t-il
là de l'Irreligion ? Car ſi la Medecine a eu quelques impies,
ſes Manés , ſes Æces , ſes Sopoles & ſes Socins , outre ceux
que nous avons marqués ci-devant , tout ce petit particulier
fait-il quelque choſe au general , & à cette *troupe qu'il eſt im-*
poſſible de nombrer ? Auſſi ne voyons-nous pas que ces pieux Ecrivains qui ont declamé contre l'Irreligion de quelques Medecins
de leur ſiecle , y ayent compris tous ceux de la Profeſſion. Peut-
on donc raiſonnablement inferer du particulier que les Medecins ſoient plus enclins à l'Irreligion , que les Juriſconſultes, les
Mathematiciens , les Philoſophes , les Poëtes , les Orateurs &
mêmes les Theologiens , qui n'ont pas moins leur place dans
l'Indice expurgatoire de Rome que les Medecins. Car au reſte
ſi l'Egliſe même du Fils de Dieu , après avoir avoüé qu'elle ſouffre , & qu'elle eſt affligée des mœurs corrompuës de ſes mauvais
enfans & de ſes mauvais Miniſtres , ne s'en croit pas pour cela
moins belle , *nigra ſed formoſa* ; la Medecine dont les Miniſtres
ſont admis au Sacré miniſtere des Autels , perdra-t-elle quelque choſe de ſon luſtre & de ſon éclat , parce qu'elle a de
mauvais Miniſtres ?

> *Che bruna è ſi*
> *Ma il bruno il bel non toglie.*

Il eſt vrai que le Petit-homme , car je vais commencer dés ce
Chapitre ce que j'appelle mes exemples & mes inductions ,
qui ſeront autant d'additions & de traits nouveaux aux quatre portraits que j'ay propoſez cy-devant. Il eſt vray , dis-je,
que le Petit homme n'étoit pas un fort bon Chrétien , tant il
avoit peu de connoiſſance de la Medecine Chrétienne , mais
pour le Neptune il avoit apparemment une Religion , ayant
lû quelques bons livres de Religion & de Medecine , quoique
ſes diſcours & ſes ſentimens ſemblaſſent extrémement bigar-

rez. Quant au Politique, il sentoit fort bien de la foy, & n'é-
toit nullement Politique en matiere de Religion. Il en parloit
& en croyoit comme font les honnêtes gens, & les vrais Sçavans. Nous n'avons pas même vû que le Grand, quoy que
bien moins sçavant que le Neptune & que le Politique, eût
des opinions heterodoxes. Il n'est donc pas vrai, parlant en general, comme nous l'avons déja fait voir cy-devant, que les
Medecins soient moins attachez à la Religion que les autres
hommes ?

Mais ce qu'il y a de déplorable dans la Medecine en matiere de
Religion, est d'y voir depuis quelque tems des hypocrites, vilains
*ulceres & fausses cicatrices cachez sous une apparence de gue-
rison. Il vaudroit mieux, pour ainsi dire, qu'ils fussent libertins declarez, on s'en garderoit. Il y auroit même quelque esperance de changement, puisqu'on voit quelquefois des conver-
sions de libertins & de scelerats, mais presque jamais d'hypocrites. Pourquoy la Medecine ne les regarderoit-elle donc pas
comme des monstres, puisque toutes les nations & même les
Payens les ont en horreur ? *Il n'y a pas*, dit on, *de plus grande injustice que de contrefaire le juste*. Les hypocrites font, selon Plutarque, *si mal-traitez aux enfers, qu'ils ne font jamais en même état.*
On les tourne & retourne sans dessus dessous, ce qui étoit n'agueres
au dehors, est au dedans ; & ce qui étoit au dedans, paroist en même
tems au dehors. Ils se renversent & se replient contre nature comme
les Scolopendres marines. Ils écorchent les autres damnez, pour faire
voir leur perversité & vilainie interieure. Aussi, dit ce même Auteur, *les Ephores firent-ils mourir un homme, qui contrefaisoit le*
Penitent public, une haire sur le dos comme un sac, pendant qu'il
portoit sous cette couverture un habit pourfilé de pourpre. C'est pourquoy nous ne sommes pas surpris de voir que le Legislateur des
Chrétiens les deteste encore plus qu'il ne fait les Publicains,
& les Idolâtres ? que Tertullien rit à son exemple de leurs jeû-
nes, qu'il regarde toutes leurs penitences comme des mommeries. En effet n'est-ce *pas tuer la vertu des armes mêmes de la vertu*,
que de se feindre vertueux ? *Ce font*, dit saint Basile, *des arbres*
dépouillez de feuilles, des murs recrepis, des Comediens qui font
les Rois, quoi-qu'ils ne soient que des miserables. Ce font, dit encore saint Gregoire de Nazianze, *des vieilles ridées qui ont recours*
au plastre, à la ceruse & au vermillon, d'autant plus laides, qu'elles
s'efforcent mal à propos de faire les belles : Ob venustatem invenustæ,

* V. Suidam in Di-
ction. ὑπουλα ἑλκη.

De sera numinis
vindict.

in Apophthegm.

Væ vobis Hipo-
critæ.

Advers. Marcion.
& de Idololatria.

Chrisostom.

in c. 1. Isay.

Proverbes Arabes.
Hotting. Hist.
Orient. l. 2. c. 25.

atque ob fœditatem deformes. Les Arabes mêmes difent au fujet de l'hypocrysie, qu'il se faut bien garder d'avoir les yeux dans les larmes, & le cœur en joie ; de porter un habit blanc dans l'obscurité de la nuit, & qu'on découvre bien souvent beaucoup d'orgueil dans une teste panchée vers la terre en figne d'humiliation. Le docte Valesius remarque qu'ils sont d'autant plus à blâmer, que ce vice ne vient pas d'un mouvement subit, qui pour ainsi dire, entraîne : Non enim habet perturbationis quas causetur.

De Philosophia sacra c. 9.

Avec tout cela rien de si frequent que des Medecins hypocrites, depuis que la fausse devotion a pris la place de la veritable. Tel étoit il n'y a pas fort long-temps ce fameux Lutherien Pierre Heilius natif de Lubec, qui faisoit gratuitement la Medecine aux Chrétiens du Caire, & contrefaisoit le Catholique Romain, & l'homme de bien, répandant à la faveur de ces dehors le venin du Lutheranisme dans plusieurs Villes du Levant. Tel étoit encore ce vilain Marran, dont nous parlerons au Chapitre des Charlatans, qui se fit Medecin d'une bonne & pieuse Princesse par sa cagoterie & par sa fausse devotion. Tel celuy qui ne parloit que de chapelets & de medailles, quoique toutes les plus vieilles medailles lui fussent bonnes, faute d'autres. Tel Lonpi surnommé le Pape, qui assembla toutes les parentes & toutes les voisines d'un enfant nouveau né, pour leur faire observer sur sa teste la figure d'une mitre ou d'une thiare, & quelques autres caracteres, qui cachoient, disoit-il, des mysteres & des evenemens favorables à l'enfant & à sa famille :

...... Magnum fata, fatisque canebat
illum.

Comme si on ne pouvoit être bon Medecin & homme de bien sans faire le marmiteux ? Mais quoi ! il n'y a tantôt plus d'autre moyen d'entrer en pratique, que de faire le petit collet, le petit serpent, & le petit porteur de rogatons.

Concluons donc malgré ce desordre, que s'il se trouve dans la Medecine, comme il s'en trouve dans toutes les autres Professions, quelques libertins declarez, ou quelques hypocrites averez, il les faut éviter comme quelque chose de bien pire que la maladie. Car comment un homme infidelle à Dieu pourra-t-il être fidelle à sa creature ? Comment fera-t-on une action de charité, si l'on manque de cette charité, qui ne se trouve jamais où Dieu ne se trouve pas ? Enfin comment se pourra-t-il

ra-t-il faire que la Medecine qui n'eſt que ſageſſe & que prudence, ſe trouve dans une ame impie ? *in malevolam animam ?*
Quelque peine qu'on ſe donne pour affermir le bâtiment, il eſt
peu ſolide, quand la benediction du Seigneur y manque. Apollon & ſes Diſciples ont beau cultiver & verſer de l'eau ſur la
plante, ſi le Seigneur ne luy donne l'accroiſſement. Cette benediction, ſans laquelle rien ne peut avoir une bonne iſſuë, ne
me ſemble promiſe ny à l'impie, ny à l'hypocrite. Malheur à
ces gens, dit un grand Medecin, qui menent une vie dont la
fin ne peut rien avoir que de tres-funeſte.

HYPOCRITA AD JESUM CONVERTERE.

I. C. Scaliger.

Epiderpior. lib. 6.

Albata ſepulchri facies, quid intus arces ?
Hic horribilis fœtor abominabilis nox.
Admittite ſolem mea pectora imminentem ;
Ne fortè ſi cum admittere poſtea velitis
Averſus, agens alio flammeas quadrigas
Vos deſtituat, tum Pluviis Typhonibuſque
Sitis præda agenda tempeſtatibus atris.

CHAPITRE III.

De l'Yvrognerie pretenduë des Medecins.

IL n'y a perſonne qui ne ſçache que les Anciens, & particulierement les Grecs, ont été ſi ſujets à l'yvrognerie, que la vie
de ces derniers a paſſé en proverbe & en exemple d'intemperence, * & ſur tout celle des Bizantins. Les Poëtes, comme Anacreon chez les Grecs, & Horace chez les Latins, ſemblent
n'avoir chanté que pour le vin. Auſſi étoit-on allé juſqu'à diviniſer ce vice long-tems même avant Anacreon. Neanmoins
Dieu n'a pas permis que la rapidité des torrens que ces Poëtes ont fait couler de leurs veines dans leur belle humeur, ait
entraîné tout ce qu'elle a trouvé dans ſon chemin. Il y a eu de
tout tems des Sages, amis de la temperence, & malgré même
tout ce que nos Poëtes François ont pris des Grecs & des Latins, l'yvrognerie n'a pas laiſſé d'être enfin bannie de la compagnie des honnêtes gens, Le tems eſt venu où la crapule n'eſt
pas plus à la mode en France, que l'impieté, les blaſphêmes &
les duels des derniers regnes,

* Pergræcari.

Où l'on n'avoit pas condamné
Ce Carnaval defordonné
De quelques-uns de nos Poëtes,
Qui fe trouverent convaincus
D'avoir facrifié des bêtes
Devant l'idole de Bacchus.

Cependant comme il ne fe trouve encore que trop de païs
& de conditions dans le monde, *où les fureurs de la débauche ne*
font pas tout à-fait éteintes, où l'on fait gloire de fe défier, & de
provoquer à ces combats d'intemperence; d'où les vainqueurs ne fortent
pas avec moins de honte que les vaincus, quelle feureté pour les
pauvres malades, quand ils confultent des hommes fortans de
cette lice; des Medecins dont les bouches & les têtes fument
comme des Volcans, du fouffre des vins qu'ils ont engloutis.
Car enfin la Medecine n'a garde de dire comme la Poëfie:
Quid non ebrietas prodeft? C'eft pourquoy j'entreprends d'éxa-
miner en ce Chapitre, fi le peuple, dont les Proverbes font
quelquefois fondez en raifon, en a eu quelqu'une d'attribuer
particulierement aux Medecins l'yvrognerie, comme fi le Barbier ne pouvoit eftre glorieux, & l'Apotiquaire fantafque que
le Medecin ne fût yvrogne? Nous avons remarqué cy-devant
qu'Hipocrate & Galien avoient leur morale; & c'eft fur ce
fondement que nous pouvons affurer que dans ce détail qu'ils
font des vices des Medecins de leur temps, & où ils ne leur laiffent rien paffer, ils ne les taxent pas plus d'yvrognerie que d'irreligion. Les Medecins qui les ont fuivis dans l'ordre des tems
& de la Doctrine, n'ont rien de formel fur ce vice dans les reproches qu'il s'entrefont, ny même ces ennemis des Medecins
que nous avons examinez ci-devant, ne leur imputent rien qui
en approche. Voila pour l'autorité des Anciens. Car pour les
Peres & pour les Docteurs de l'Eglife *altum filentium* fur cette
matiere. Quant à la raifon, la Medecine étant de fa nature
oppofée à tous les excés, ne conclut-elle pas évidemment pour
les Medecins plus que pour toutes les autres Profeffions? En
effet, Apulée remarque fort expreffément en faveur de fon Afclepiade, que s'il fut le premier à donner du vin aux malades,
il ne le donna neanmoins jamais qu'en temps & lieu, *fed dando*
fcilicet in tempore. Androcede ce grand Medecin, qui fçavoit
que le grand Alexandre s'en gâtoit fouvent, ne luy en voyoit
jamais boire, fans luy dire avec une refpectueufe hardieffe;

Souvenez-vous Prince que le vin est le sang de la terre, & le poison de l'homme, pour luy marquer en peu de paroles, que comme le vin pris dans le besoin, est le plus précieux des sucs de la Terre, il est un destructeur de nôtre nature quand on en abuse. Non seulement Hipocrate, Galien & presque tous les Grecs; mais encore les Latins & les Arabes, comme nous l'avons déja remarqué & comme nous le ferons encore voir dans la troisiéme Partie de cet Ouvrage, se declarent hautement contre le mauvais usage du vin : Car pour ne laisser aucun scrupule sur cette matiere, je veux que l'on sçache que si quelques Anciens semblent avoir avancé qu'on peut guerir quelques maladies par l'excés du vin, on ne doit pas pour cela inferer qu'ils ayent pris le parti de l'yvrognerie; ce qu'ils appelloient ἀκρόδωεσιν, n'allant selon eux, ni jusques à l'habitude de boire, ni jusques à troubler la raison, quoi-qu'il soit blâmé des Chrétiens, parce qu'il choque la temperance. Je répons encore que si Petronas, entre les anciens & quelques autres marquez cy-devant, ont donné dans l'intemperance, & que si le fameux Paracelse, & même quelques Medecins de nôtre temps se sont dés-honorez par l'yvrognerie, cela ne fait rien au general, & que la plûpart des derniers n'étoient que des Alchimistes alterez, & peut-être les seuls qui ont donné lieu au Proverbe qui a fait les Medecins yvrognes. Quant à ceux que je fais entrer dans nos inductions, j'avouë, si on le veut, que le Petit-homme s'enyvroit quelquefois aussi franchement qu'un gros & grand homme, & même que comme il avoit l'estomach petit & la tête foible, il en devenoit souvent furieux; mais il faut aussi luy faire justice, en disant qu'il ne beuvoit pas habituellement comme les veritables yvrognes, & que quand il prenoit trop de vin, c'étoit bien moins par inclination que pour faire le bon compagnon, & s'accommoder à l'humeur des gens qu'il vouloit gagner en leur paroissant homme à tout faire. Le Neptune, le Grand & le Politique étoient sobres, & si nous voulons en venir à l'experience, je suis seur qu'on trouvera plus de cent Medecins qui ne boivent que tres-peu de vin, ou qui n'en boivent point, pour un qui en boit par excés.

Il faut donc conclure que l'yvrognerie n'est nullement particuliere aux Medecins, mais que s'il s'en trouve de sujets au vin, *

* Ebrietas voluntaria est, dæmon voluntarius malitiæ mater, virtutis inimica, virum reddit ignavum, ex temperante facit lascivum, justitiam ignorat, prudentiam extinguit, *ex Basilio.*

Ebrietas fomentum libidinis, incentivum insaniæ, venenum insipientiæ.
Ex Ambros. Vide Isaya cap. 5. & Proverb. 23.

il faut bien se garder, quelques habiles qu'ils soient, de tomentre leurs mains, ni sain ni malade, puisqu'ils ne peuvent garder le secret ; que les femmes, qui haïssent ordinairement les yvrognes, ne seroient pas même en seureté avec eux, *vinum in quo luxuria est,* & que tous les sexes, tous les âges & toutes les conditions seront toûjours exposées au *qui proquo* en une occasion où il n'y va pas de moins que de la vie. Aussi un sçavant Medecin a-t-il écrit de bon sens.

J. C. Scalig.
Epidorp. lib. 2.

Extinguere me malo siti, quàm ebrius esse
Stola si Jovis est ebria, ne Jupiter esto.

CHAPITRE IV.

Des Medecins prétendus Homicides.

A voir les hommes parler & agir comme ils font ordinairement, il semble que la nature a eu grand tort de les faire naître mortels.

Muoiono le Città muoiono i Regni
Copre i fasti, è le pompe arena & herba
E l'huom d'esser mortal par che si sdegni.

Quelle honte donc de ne pouvoir apprendre à mourir pendant une assez longue vie, & de mourir tant de fois, de crainte d'une mort inévitable, puisqu'il est certain que

A chi morir è grave
Ogni momento è morte

Et que qui ne se peut resoudre à mourir, n'avoit pas besoin de venir au monde.

Si non voleva morire
Non bisognava nascere.

Craindre la mort, c'est au sentiment d'un ancien, craindre le terme & la fin du travail. Encore, dit Saint Ambroise, s'il étoit possible d'éviter la mort, à la bonne-heure ; mais s'il faut que ce moment arrive enfin, pourquoy ne le pas accepter aujourd'huy comme demain ? Vous ne voulez rien souffrir, dit Saint Augustin, & vous voulez encore moins ce qui vous mettra en état de ne plus craindre les souffrances, la captivité vous déplaît, & vous craignez d'en sortir.

La morte è fin d'una prigion oscura,
A gli animi gentili, agli altri è noia
Ch' anno posto nel fango ogni lor cura.

Mais encore quand il arrive que quelqu'un meure contre
nôtre gré, quel entêtement & quelle foiblesse de chercher des
consolations autre part qu'en la volonté de celuy qui nous fait
naître & mourir quand il luy plaît ? Faut-il en accuser les hommes, & particulierement ceux, qui bien éloignez d'en être la
cause, sont les instrumens & les Ministres dont Dieu a bien voulu
se servir pour retarder la mort, & rendre la santé aux malades ?
Car si le Medecin n'a été appelé que trop tard, par negligence
ou par avarice, comme il arrive tres-souvent, ou que les choses externes & la constitution du malade, n'ayent pas secondé ses
intentions, on ne manque jamais de le faire la cause de la mort,
le malade & les Assistans n'ont jamais le tort, on compte même
pour rien les decrets de Dieu ; & si au contraire, tout succede
bien, ce n'est presque jamais le Medecin qui en a la gloire. Encore
si on la rendoit à Dieu ; mais *prospera omnes sibi vindicant, adversa*
uni Medico. Errato meo nulla venia, recte facto laus exigua. C'est
pourquoy le grand Hipocrate se plaignoit si amerement, avoüant
que tout bien consideré, la Medecine luy avoit moins fait d'honneur que de chagrin, & que quand quelque malade mouroit,
la faute en étoit attribuée au Medecin, & la gloire de la convalescence à quelque divinité imaginaire. De-là est venu qu'on
s'est tellement accoûtumé à crier contre les Medecins, qu'enfin l'abus est allé jusques à les appeler meurtriers, *carnifices, pro-*
pinatores, bourreaux & empoisonneurs. *Quintus,* dit Galien de
son Maître, *étoit fort habile, avec tout cela il ne laissa pas d'être*
chassé de Rome comme un meurtrier. Voila l'endroit par où non
seulement le peuple, mais encore tant d'Auteurs ont attaqué
les Medecins, & par où ils leurs portent, comme ls le prétendent, le coup dangereux. Ce sont, disoit le fameux du Mou-
stier, à la verité bon Peintre, mais assez mauvais Auteur, *les ma-*
gnifiques bourreaux de la nature ensatinés. Encore s'est-on plaint il y
a long-temps de ce qu'on n'en fait pas bonne & brieve justice,
soli Medico occidisse summa impunitas est. Il n'y a pas selon le vulgaire jusques à la reconnoissance qu'on leur fait qui ne soit un
gage assuré de la mort. *Arrha mortis Medici pretium.* Mais soit
que ces gens-là ayent parlé serieusement, ou comme il arrive
souvent pour se divertir aux dépens de qui il appartiendra,

Cicer. contra Rutil.

Hipocrat. Epist. ad
Dionys.

Pp iij

examinons un peu ce que les Originaux & ceux qui les ont copiez nous font voir fur cette matiere. Commençons par les Poëtes, aufquels nous ajoûterons les Hiftoriens, & mêmes les faifeurs de contes, quoi-que ceux-cy meritent encore moins de creance que les premiers.

Martial dont les pointes font fi perçantes & fi aiguës, femble avoir eu particulierement en butte les pauvres Medecins, tant il a décoché de traits contre eux. Il ne faut à fon compte que fonger la nuit en un Medecin pour dormir éternellement.

Tam fubita mortis caufam Fauftine requiris
In fomnis Medicum viderat Hermocratem.

Il ne faut être que touché du bout du doigt d'un Medecin pour avoir la fiévre.

Non habui febrem Symmache nunc habeo.

Quelque commerce qu'on ait avec luy, quand ce ne feroit que par Procureur, il n'y va pas de moins que de la vie.

Vxorem charideme tuam fcis ipfe finifque
A Medico . . . . vis fine febre mori ?

Jupiter même ne peut garentir fes Statuës, quand un Medecin y a mis la main.

Clinicus en Marcus marmor Jovis attigit & mox.
Jupiter effertur fit licet ille lapis.

Penfée que le Poëte Aufone n'a pas manqué d'imiter dans les Epigrammes 72. & 73. & après luy quelques autres Poëtes.

On feint au Parnaffe que certain Hermogene, qui apprehendoit d'être foudroyé par la même raifon que le fut Efculape, s'avifa de faire mourir tout autant de malades qu'il en voyoit, pour éviter cette difgrace.

Phœbigenam quod quondam animas revocaffet ab Orco
Occifum audierat clinicus Hermogenes
Hoc ne illi accideret fubito demifit ad Orcum
Mille animas ægrorum, ingeniofus homo !

C'eft ainfi que dans le langage des Poëtes, les Medecins tuent dès la porte les malades qui font au lit, fans aller jufques à la ruelle.

Multorum Medicorum ingreffus me perdidit.

Il ne faut point dans ce langage de remede pour faire mourir le malade, le nom du Medecin feul peut faire le coup.

Non cliftere ufus Phifcon tetigitve, fed ejus

Nomen ut in febre commemini perii.

Jean second s'avise d'une nouvelle invention, il fait d'un même homme deux differens meurtriers, ou si vous voulez un Medecin ambidextre & expeditif.

> *Es simul Medicus simul & Chirurgus*
> *Cur? mittis stigium viros ad Orcum*
> *Et manu simul, simul & veneno.*

Joann. secund. in carminib.

On a dit d'un autre,

> *Qui fuerat Chiron ceperat esse Charon.*

Si chacun a son fait chez les Poëtes, où les Avocats & le Fisque du Prince sont comparés à l'Enfer qui prend par tout, les Medecins ne manquent pas de s'y trouver, même avec le Soudrille & le Bourreau.

> *Causidicis, Erebo, Fisco, fas vivere rapto*
> *Militib. Medicis, tortori impune necare,*
> *Mentiri Astrologo, Pictorib. atque Poëtis.*

En veut-on d'une autre fabrique?

> *Consilio atque armis multorum adjutus Achilles*
> *In bellis fudit millia multa virum,*
> *Tu sine consilio nullis adjutus & armis*
> *Interrimis, virtus major Achille tua est.*

Liodegar. à Quer-
cu

> *Chirurgus Medico quo differt? scilicet illis,*
> *Enecat his succis, enecat ille manu.*
> *Carnifici hoc ambo tantùm differre videntur*
> *Tardius hi faciunt quod facit ille cito.*

Maximil. Uzina-
tius.

IN NICOLAUM MEDICUM.

> *Nunc video haud rerum tantùm, sed & ipsa virorum*
> *Nomina, non temere sed ratione dari.*
> *Nicolaus nomen Medici est, qui convenit, inquis,*
> *Hic potius nomen debuit esse Ducis;*
> *Dux populos armis vincit, sed & iste venenis*
> *Et populum & fortes sternit uterque Duces.*
> *Sæpe Ducem bello repetunt, his nemo rebellat*
> *Huic uno dico vero est nomine Nicolaus.*

Thom. Morus.

Prudence même est de la partie, luy qui sçavoit si bien que la santé est le but de la Chirurgie; mais quoy il falloit faire valoir le Tragique aux dépens de la Medecine.

Horretis omnes hasce carnificum manus
Num meliores sunt manus medentium,
Laniena quando sævit Hipocratica?
Vivum secatur viscus, & recens cruor
Scalpella tingit, dum putredo abraditur.

Le fameux Baptista Mantuanus les fait encore monter à cheval
pour amener la mort en poste.

Sunt & equestre genus Medici qui tangere venas
Nonnunquam illicitas audent, & ponere quædam
Non intellectis temeraria nomina morbis.
His & si tenebras palpant, est facta potestas
Excruciandi ægros, hominesque impune necandi.

Louis Burgensis premier Medecin du Roy Louis XII. ne pût
éviter des vers où il y avoit sans doute plus de rime que de raison, & qui commençoient ainsi.

Magister noster Burgensis
Erat unus bonus ensis.

Encore si la Poësie avoit parlé aussi modestement que fait Balde,
qui ne les fait pas toûjours, & tous tant qu'ils sont meurtriers ;

Audistis Medicos factos aliquando Tragœdos.

mais de les peindre de ces couleurs,

Qui plerumque ipso facitis medicamine morbum
Et diro ante diem ægrotos dimittitis Orco.
Scilicet hoc vobis indulsit opinio rerum
Una potens, clades inferre impune per orbem
Mercedemque alieno obitu, laudemque parare.

Et d'en faire expedier des millions à un seul, comme fait cette
imitation de l'Antologie.

Automno ægrotos qui plures sustulit uno
Quam folia Automni frigore lapsa cadunt
Languebat Medicus Themison, & stamina vitæ
Præcipiti ardebat scindere parca manu.
Corripuit dextrâ fusci Regnator Averni
Iratusque Dea talia voce dedit :
Tunc illum stygias toties qui mittit ad undas
Millia tot hominum tollere stulta vales?

En voicy d'un autre,

Jul. . occubuit tandem, res mira tot inter
Carnifices, furem vix potuisse mori.

Passe, si on vouloit tomber d'accord qu'ils tuent quelquesfois
gratis,

V. Erasm. in Chi-
liad. p. 242.

Eclog. 6.

Ægid. Menag.
Pœm. lib.

gratis ; mais on veut encore qu'il en coûte, & qu'ils ne fassent pas plus de quartier que les bourreaux mêmes.

> *Carnifici Medicus par est , nam cadit uterque*
> *Impunè & merces cædis utrique datur ,*
> *Judicium melius fuerit subiisse latronis*
> *Gennadii Medicas quam petiisse manus.*
> *Ille etenim cædes sanctè execratur & odit*
> *Hic pretium capit & ducit ad Elysios*

Que de Prose Latine qui pourroit aller du pair avec la Poësie, tant elle est outrée & gaillarde ! *Solis Medicis licet impunè occidere. Sacerdotes & Medici latius & liberius qui cantant in funere, & quib. permittitur occidere.*

V. Chiliad. Erasm. pag. 54. I. Iovius Pontan. in Dial. Charontis.

LIBERATORI PATRIÆ.

C'est l'Inscription dont on regala à Rome le Medecin qui avoit assisté Leon X. Pape, dans la maladie dont il mourut, Voicy pour ceux qui se tirent d'affaire.

FATIS VICTRICIBUS.

Et voila comme on remercie les Medecins quand on est gueri. Poursuivons.

Evasit fati ope non Medici.

Un Espagnol & un Italien meurent après avoir pris une Medecine de leur ordonnance ; c'est le Medecin & non pas la Medecine qui les a tuez, qui en doute ? & l'on ne manque pas d'écrire sur le Tombeau de l'un, *Qui en jacio per estar meior,* & sur celuy de l'autre, *Stavo bene & per stat meglio sto quà :* Car les Italiens n'étant souvent que les copistes des Latins, il ne faut pas s'étonner si leurs Poëtes ne traitent pas mieux les Medecins qu'ont fait les Poëtes Latins.

> *Questi son segni che non vuol merire*
> *Ma i Medici lo non voglion ammazzare*
> *Perche non si sarrebe il loro onore*
> *s'egli uscisse termino, d'alle mani*
> *Avendo detto egli, e spaciato, e moro.*

C'est ainsi qu'on nous donne du Pline travesti en la même langue.

> *Ma perche un tal si puo donar la morte*
> *Senza punitione & senza pena*
> *Forza è che si gentil Titol * raporte.*

*Titre de Docteur.

Enfin c'est dans cet esprit que la Comedie Italienne nous as-

Q q

sure qu'on ne se sert point de bourreaux dans l'Empire de la Lune pour faire mourir les criminels ; mais qu'aprés les avoir condamnez, on les abandonne aux Medecins.

Les Poëtes François autres copistes des Grecs & des Latins ne les ont pas plus épargnez , tant il est vray que les enfans d'Apollon s'entremangent, par tout païs comme des Canibales.

> *Cy gist par qui gisent les autres*
> *Dites-luy des Patenôtres.*

Voicy du clinquant & du plus brillant ,

> *Cet Art qui fait le meurtre avec impunité*
> *Et dont nôtre foiblesse accroit l'autorité.*

Mais voicy quelque chose de bien plus galand ,

> *Croyez-moy charmante Dorise ,*
> *Bannissez tous vos Medecins ,*
> *Ce ne sont que des assassins ,*
> *Que la credulité du malade autorise.*
> *Ils sont fort éloquens , ils ont de bons desseins ;*
> *Mais quoi-que leur jargon vous dise ,*
> *La santé qu'ils vous ont promise ,*
> *Est une trop haute entreprise ,*
> *Pour être l'œuvre de leurs mains.*

> *En vain leur fausse conjecture ,*
> *Par l'inspection du dehors ,*
> *Juge de ce qui brûle ou pourrit les ressorts ,*
> *Par qui l'Auteur de la nature*
> *Fait agir l'ame dans le corps.*
> *Ils raisonnent à l'avanture ,*
> *Et ces invisibles accords ,*
> *Sont pour eux une tablature ,*
> *Où malgré leurs doctes efforts ,*
> *Ils ne lisent qu'à l'ouverture*
> *Des cadavres de ceux que leur seule imposture ,*
> *Vient de faire partir pour aller chez les morts.*

> *Le sang qui coule dans vos veines ,*
> *Ne vous a pas été donné ,*
> *Pour être au moindre mal par vous abandonné ,*
> *Aux effusions inhumaines*
> *D'un Docteur ignorant à saigner obstiné ,*
> *Tout ce qu'à le répandre un malade a de peine ,*

Ce froid, cette langueur, & ce teint tout fanné,
Sont-ce pas des preuves certaines,
Que le cours précieux de ces vives fontaines
Ne veut point être détourné?

※※

Aussi d'habiles gens & des têtes bien saines,
N'auroient jamais icy fait venir le Senné,
Que la nature avoit tout exprés condamné,
A naître en des terres lointaines,
De peur que nôtre monde en fut empoisonné.
Mais ces précautions si sages furent vaines,
Dés que l'Ecole en eut autrement ordonné.

Avançons en ce beau chemin,
Souverains juges du bien dire,
Que le blondin Phebus inspire,
Sur le choix des mets les plus fins,
Lequel des deux faut il qu'on die:
Jules mourut de telle maladie,
Ou mourut de tels Medecins?

Un de nos Poëtes décrivant une Fête pendant laquelle chacun
quittoit son employ pour en voir la solemnité, dit que *le Mede-*
cin même quitte son malade, & que

Le malade n'en est que mieux.

Finissons par ces vers dont on a voulu faire honneur à ce Comedien de nôtre temps qui a plus fait de mal aux ignorans Medecins, qu'à la Medecine.

Contre Moliere un Medecin,
Ayant fait un mauvais dessein,
Avec un pere à Patenôtre.
Tous deux l'attendoient à sa fin;
Mais Moliere fut le plus fin,
Et se passa de l'un & l'autre,

Moliere à chacun à fait voir,
L'inutilité du sçavoir,
De ceux qui font la Medecine:
Car pour parvenir à sa fin,
Et nous mieux prouver sa doctrine,
Il meurt dés qu'il est Medecin.

Bref, que si nous nous arrêtons un peu à la Comedie ancienne

& moderne , nous verrons que la mort n'est presque jamais introduite sur la Scene , que par le ministere d'un Medecin , c'est le Chorague , & même quelquefois le dévouëment de la Piece. Si la Muse n'est donc pas plus favorable à la Medecine en sa belle humeur, que ne luy fera-t-elle point en colere ?

Quoi-qu'il en soit , il est facile de répondre à tant de gentilles, jolies pensées : car qui doute qu'il y ait quelque chose de plus outré , de tout ce que le plaisir de railler a dicté aux Poëtes, que ce qu'ils ont inventé contre la Medecine & les Medecins, *Mort, Meurtre & Poison*, pas moins que cela ? Je m'étonne même comment ceux qui se sont imaginé que Saint Luc n'a jamais été Medecin, n'ont point donné le jour des Morts , ou celuy de Saint Barthelemi pour Fête aux Medecins : car voila comme la Muse s'égaye ordinairement sur ce sujet ; mais de bonne-foy, cela s'appelle-t-il gayeté ou fureur Poëtique ? De plus l'argument prouve-t-il quelque chose quand il prouve trop, ou pour mieux dire, quand la conclusion est aussi fausse que les premisses ? Sont-ce des raisons que des saillies de bel esprit, qui se terminent à peu prés comme ces feux d'artifice, qui aprés avoir attiré pour quelques momens nos yeux & nôtre attention, crevent en l'air où ils s'évanoüissent presque au moment qu'ils y ont parû ? *tantum crepitus :* * ce n'est que du bruit, rien d'effectif ny qui porte coup. Venons aux Historiens.

Comme les Medecins vendoient anciennement les poisons, cela donna lieu à leurs ennemis de croire qu'ils en abusoient. S'il n'y avoit donc eu qu'un Poëte qui eût fait dire à un de ses Personnages, *certum est ibo ad Medicum , atque me ibi intoxicabo*, cela seroit peu de chose ; mais Ciceron même parlant d'un Medecin de son temps, l'apele *jam cognitum & sæpe victorem*. C'est de cette maniere qu'Apulée nous en represente un autre, * Erasistrate dit-on , & Herophile dissequoient des hommes vivans, quelle cruauté ? Les Medecins donnent un breuvage assoupissant & mortel aux vieux Denis pour faire plaisir au jeune. *Certain Thessale, si l'on en croit Justin, empoisonne le grand Alexandre. Cynias Medecin de Pyrrhus propose le meurtre de ce Roy à Caius Fabricius Capitaine Romain, pourveu qu'on le paye bien. Antigonus empoisonne les playes de Phasael frere d'Herodes, & Glycon celle du Consul Pansa aprés la bataille de Modene. Antonius Musa abrege les jours de l'infortuné Marcellus pour faire sa cour à Livie femme d'Auguste. Le

---

Poëtis neque vigilantibus credam. Firmian. Lactant. institut.

* *Tela quæ grandinis modo dissiliunt , quæ incussa tectis sine ullo habitationis incommodo crepitat, & solvitur. Senec.*

Plaut. in Mercatore.
Orat. pro Cluentie.

* *Qui jam multoties palmarum spectatus præliis, magna dexteræ suæ tropæa numerabat.*
* *Plutarch. in Dionysio.*

Cicer. Orat. pro Rege Deiotaro & Plutarch. in Pirrho.

Tacit. Anno 4.

Medecin Eudemus empoisonne Livie femme de Drusus. Xenophon acheve l'Empereur Claudius avec une plume empoisonnée dont il fait semblant de le provoquer à vomir. Antonin est empoisonné par un Medecin gagné par Commode. Caracalla l'est par son propre Medecin. Hermogene montre à l'Empereur Adrian l'endroit par où il se peut porter le coup mortel. Marc Aurelle fait mourir son frere Verus, ou par cet artifice que rapporte Jules Capitolin, ou par la saignée que luy fait le Medecin Posidippe à contretemps. Il ne tint pas aux Medecins de l'Empereur Frederic II. qu'il ne fût empoisonné, à la sollicitation des Parmesans. L'Imperatrice Zoé fait empoisonner son malheureux Epoux par son Medecin. Jean de Schonen fait mourir Valdemar Roy de Dannemark, par un medicament assoupissant, qu'il luy donne pendant sa fiévre. Charles le Chauve Roy de France est empoisonné par son Medecin Zedechias Juif. Mainfroy fait empoisonner l'Empereur Conrard par des Medecins. Sanche Roy de Castille & Grimoald Roy des Lombards, sont empoisonnés par leurs Medecins. Ladislas Roy de Naples & Comte de Provence, est empoisonné au siege de Florence par la fille d'un Medecin de Pérouse, instruite pour cela d'une maniere aussi difficile à exprimer honnêtement qu'elle est difficile à comprendre. Un Medecin Juif Emissaire de Soliman II. Empereur des Turcs, trahit les Chevaliers de Rhodes avec Amarate, quel meurtre? Joachim Electeur de Brandebourg II. du nom, est empoisonné par Leopold Medecin Juif. Un autre Juif, si l'on en croit Sulpitio Severo, empoisonne un homme en luy touchant simplement la langue du bout du doigt. Selim I. fils de Bajazeth II. Empereur des Turcs, est empoisonné par Hamon Medecin Juif avec une poudre d'aimant. Un Medecin offre à Henry VIII. Roy d'Angleterre, de le défaire du Cardinal Volsey. Le Medecin Monteeuculi empoisonne le Daufin du Roy François I. On veut même que comme les Medecins avoient fait Leon X. Pape par un artifice qui dépendoit de la Medecine, d'autres le défirent par un remede donné à contre-temps. Le Czar de Moscovie est empoisonné de nos jours, par un Medecin fait comme celuy de la Gabrine du Poëte Italien.

Un Medico Trovo d'inganno pieno
Che sa meglio uccider de veleno
Che rissanar di sciropo.

Ibid. 12.

Capitolin. in Marco.

Cedren. in Histor.

I. *Lschania.*

Saxo lib. 15.

Sigibert. & Reginald. in Chronic.
Cranzius lib. 9. c.
29. *Ritius lib.* 2.
Neapolit. Histor.

1522.
in *Necromantico.*

Thuan. ad ann. 1571.

V. *Camerarium horar. subcisiv. sect.* 3. *cap* 7.

Voila à la verité quelques faits, de la plûpart desquels on ne peut douter. Mais quant aux partisans de Caton qui ont voulu s'imaginer avec luy, que les Medecins de la Grece avoient dessein de faire mourir les Romains ; pure prévention. Pour les Arabes dont on a écrit qu'ils avoient inventé une pratique opposée à celle des Grecs pour faire mourir les Chrétiens, qui ne sçait que c'est une calomnie inventée pour décrier leur methode, & pour établir celle des Botalistes, & qu'au contraire la Medecine leur a obligation de l'invention de plusieurs excellens remedes ? Quant à ce qui touche nôtre nation, si Belle-Forest a franchi le mot contre Adam Fumée sur la mort du Roy Charles VII. je n'ay qu'à répondre que cet Historien est fort infidelle. Il est bien vray quant à nôtre siecle que Louis Duret avoit resolu de faire le coup fatal à la conspiration de Mantes & du Tiers Parti ; mais il ne le vouloit faire, ny par le poison, ny en qualité de Medecin, mais par le fer & en brave, qui croyoit pouvoir tirer son parti d'intrigue par cette voye. A quoy nous pouvons ajoûter pour égayer un peu la matiere, que cette furieuse démangeaison qu'avoit le Medecin Blanquevaux de tuer des hommes, ne procedoit que de la bravoure dont il se piquoit, & de l'habitude qu'il avoit à battre le fer : car quoi-qu'il fut habile Medecin, comme il paroît par le Commentaire qu'il a fait sur le prognostic d'Hipocrate, & par les Eloges des Candidats de la Faculté, qu'il fit l'an 1608. il n'avoit pas si-tôt achevé de faire Leçon & quitté sa robe de Professeur, qu'il prenoit un manteau d'écarlatte, & qu'il s'en alloit l'épée au côté faire assaut contre les plus rudes Prévosts de Sale, cherchant de plus, dans les querelles de ses amis, quelque occasion de signaler son intrepidité & son adresse aux armes. On dit même à ce sujet, qu'ayant traité malade gratis un fort vaillant homme, qui ne sçavoit comment reconnoître ses soins obligeans, cet homme s'avisa de luy montrer un coup de Jarnac qu'il ne sçavoit pas, & que ce Medecin l'en remercia, comme du plus beau present qu'il eut pû luy faire, voilà comme il vivoit avec les vaillans ; mais quand aux malades ils luy paroissoient sacrés & dignes de toute son application. On dit du Neptune qu'il avoit empoisonné sa seconde femme quand elle mourut ; mais dans le vray, ce n'étoit qu'une raillerie faite sur le mariage d'un homme de 78. ans, avec une fille de 18. où comme au tourment de Mezence, le mort ne met gueres à dépêcher le vivant. Le Ieit-

Riolan. Recherches contre l'Ecole de Monpelier.

Thuana ad calcem Perroniana.

homme, quoi qu'on en ait pensé, n'étoit gueres capable d'un tel coup, tout vindicatif qu'il étoit. Ce n'est ni des sanguins ni des voluptueux, ni des poltrons, ni des inconstans comme luy qu'on peut dire :

Illi robur & as triplex circa pectus erat.

De pareilles resolutions demandent des melancoliques brûlez & determinez au mal. Quant au Grand & au Politique, je ne doute pas que la mort ne leur ait, pour ainsi dire, bien enlevé des malades sous la moustache ; & que comme ce Medecin dont on nous fait un vieux conte, ils n'en eussent pû compter autant qu'ils avoient de poils au menton. Mais tout cela ne s'appelle tuer que dans le langage du peuple, & des gens de trop de loisir. Qu'on dise donc tant qu'on voudra, que les Proscriptions des Medecins surpassent celles de Sylla, on ne le peut entendre que du Prognostic. Le bien qu'ils font, dit Erasme, est un effet de leur bonne volonté, & le mal qu'ils refusent de faire, quand on les tente, est une marque de leur probité. Quand même on voudroit tenir quelque compte des malades que d'ignorans Medecins font mourir, que seroit-ce en comparaison de tant d'autres, que les Sages & les experimentez ont tiré d'affaire? Ainsi pour toute réponse aux Historiens que nous avons bien voulu citer cy-dessus, il suffit de dire que la pluspart des Medecins qu'ils accusent, n'étoient que des Payens, des Juifs, des Heretiques ; & même que tous ces Historiens ne sont pas assez sûrs pour y faire fonds. Les Juifs, dit-on, sont obligez par les loix du Talmud de faire mourir les Chrétiens : mais quant aux Gentils, s'il s'est trouvé quelqu'un qui ayent abusé de la Medecine, il s'en est aussi trouvé en grand nombre, qui, à l'imitation d'Hipocrate, ont eu horreur de l'homicide ; & qui loin de donner dans cette facilité criminelle du Medecin Annius, qui fournit du poison à son ami las de la vie, auroient préferé la mort à cette action, comme il arriva à un des Medecins de l'Empereur Hadrien. Quant aux Chrétiens, il est assuré que le nombre de ceux qui se sont laissé entraîner à la tentation, est fort petit. Car si nous venons même à nôtre tems, on peut dire à l'honneur des Medecins, que la fameuse Chambre des poisons qui éclaira tant d'ouvrages de tenebres il y a peu de tems, n'a pas fait voir un seul Medecin impliqué dans les inhumanitez qu'elle a découvertes. Venons aux contes pour rire.

Bacon l. 4. Physic.

In Encom. Medic.

Tacit. Annal. l. 15.

v. Dion. in Hadriano.

On peut dire de ceux de Stobée, qui a ramassé la plûpart de ceux des anciens, que ce ne sont que de vieux contes, qui n'ayant pas ce sel & ce piquant qui satisfait encore plus que la verité, ne font aucune impression capable d'offenser ny la Medecine ny les Medecins : mais pour cela il ne faut pas laisser d'en marquer icy quelques-uns. Un homme, dit cet Auteur, interrogé pourquoy il avoit mal parlé de certain Medecin, puisqu'il ne le connoissoit pas, répondit : c'est que j'ay crû que je ne serois pas long-tems en vie, si j'avois quelque habitude avec luy. Un autre appelloit bon Medecin celuy qui ne laissoit pas long-tems languir ses malades, mais qu'il les expedioit promptement. C'est en ce sens-là que quelqu'un s'imagina avoir fait une belle réponse à un grand Seigneur, aux charitez duquel on recommandoit un Medecin de nôtre tems tombé dans la misere : car comme ce Seigneur demandoit, si ce pauvre Medecin ne voyoit pas encore des malades ? ce quelqu'un lui dît qu'il étoit bien éloigné d'avoir des Pratiques, puisqu'il les avoit toutes tuées. Pausanias interrogé comment on pourroit se défaire des Thraces ? En mettant, dit-il, un Medecin à la tête de l'armée. Diogenes ayant appris qu'un mal-adroit & lâche Luitteur s'étoit fait Medecin, dit : Sans doute qu'il n'a changé de métier que pour renverser ceux qui le renversoient en luittant. Les Romains, dit Paul Jove, (car il n'y a rien autre chose qui vaille dans Stobée) ne pouvoient assez estimer Curtius Medecin du Pape Leon X, s'imaginans qu'il les avoit délivrez de ce Pontife en changeant son regime ordinaire pour se distinguer des autres Medecins. Et à ce propos Raphaël Carrero raconte qu'un Villageois nommé Bertolde qu'Alboin Roy des Lombards ai-

Carrero confusion.
di Medici.

moit à cause de ses naïvetés, ayant été traité par les Medecins comme un homme de qualité, luy qui avoit accoûtumé de manger des féves & des navets, & qui en demandoit instamment pour tout remede, ne mit gueres à passer dans l'autre monde, malgré les bons alimens & les bons medicamens qui luy furent donnez, au lieu de ce qu'il desiroit si passionnément ; sur quoi on fit cette Epitaphe au pauvre mort.

In questa tomba tenebrosa e oscura
Giace un villano, di sì difforme aspetto
Chè piu d'orso chè d'human havea figura
M'a di sì alto e nobil intelletto
Chè se stupir il mondo, e la natura.

Mentre egli viſſe fu Bertoldo detto
Fu grato al Re, mori con aſpro duoli
Pèr non poter mangiar rape & faſeoli.

Voilà bien des contes de Medecins meurtriers : mais celuy-
cy n'eſt-il point encore un de ceux qu'on fait à plaiſir. Un miſerable ayant peine à vivre de la Medecine, trouva moyen
d'entrer par faveur dans la Muſique du Roy d'Angleterre Jacques I. mais il y tint ſi mal ſa partie, que le Roy s'en étant
apperçu, le caſſa, & le mit luy-même dehors de ſon cabinet,
aprés s'en être plaint pluſieurs fois au Maiſtre de ſa Muſique, qui
ne luy en avoit daigné faire raiſon. Comme ce miſerable en ſortoit, quelqu'un entendit qu'il diſoit qu'on s'en pourroit bien
repentir, & que malheur à ceux qui ſe trouveroient aprés cela
ſous ſa main ; ainſi on l'arréte, on l'interroge & on luy demande où vont ces menaces. Enfin aprés quelque ſilence il répond,
que voyant bien qu'il n'y a plus de moyen pour luy de vivre
de la Muſique, il eſt reſolu de reprendre ſon premier métier aux
perils & fortunes de qui il appartiendra. Mais n'eſt-ce pas répondre juſte à ces contes, que de dire que ce ſont des contes ?
& qu'il n'y a rien de plus vray que ce qu'on lit, & qu'on ob-
ſerve d'une infinité de Medecins ſemblables à ceux de Caracalla, qui aimerent mieux mourir que de faire mourir Severe,
& auſſi genereux que Policlete, qui preſſé, comme nous l'avons
vû de ſes compatriotes d'expedier leur commun Tyran pour le
bien public, ne voulut jamais y entendre, quoy qu'il eût pû
jetter ſur la maladie de ce méchant homme, ce qu'on demandoit de luy avec tant d'empreſſement au nom de la patrie? En
effet, diſoit Aretée, un Medecin qui a l'ame noble, & le cœur
bien placé, non ſeulement ne fera mourir perſonne, mais il
n'enſeignera pas même le moyen de ſortir de la vie, & s'en
ſervira encore moins pour luy-même, quelque malheureux
qu'il ſoit, quoi-que la mort paroiſſe douce & ſouhaitable aux
malheureux.

Il y a bien plus : car je ne croirai pas avancer un Paradoxe,
quand je ſoûtiendray qu'il n'y a pas au monde de Profeſſion
moins meurtriere que la Medecine. Qu'ainſi ne ſoit combien les
armes font-elles mourir d'hommes, ſoit dans les querelles particulieres, ſoit dans les mauvais traitemens que les gendarmes
font à leurs hoſtes : car je ne parle point des ennemis de l'E-
tat qu'il eſt permis de tuer dans la guerre juſte, ouverte & de-

Ex Herodian. vj
Senec. l. 3. de bene-
fic. c. 4.
Apuleius l. 10.

R r

324

clarée ? Combien de Harpies, lesquelles abufant du nom &
de l'autorité du Prince, & fous pretexte de fes droits, font
mourir de faim & de defefpoir leurs compatriotes par des exa-
ctions cruelles & infupportables ? Le feu des Decrets de juftice,
pire que le feu gregeois, quoi qu'on dife qu'il ne fait que purger les affaires ; ce purgatoire fi étrange, que le debiteur & le
creancier n'en fortent fouvent que pour dévenir plus malheureux, tant il fe commet de defordres dans les ordres, auffi-bien
que dans les autres procedures de ces Decrets. Ce Lac d'Aver-
ne, dont on peut dire :

> *Facilis defcenfus Averni ;*
> *Sed revocare gradum, hîc opus, hîc labor eft.*

Enfin les prevarications, le fecret trahi, ou dont on abufe en
tant de manieres dans le Palais, tout cela, dis-je, ne reduit-il
perfonne en un état pire que la mort ? Tant de jugemens de
travers ou paffionnez, en matiere civile & criminelle, n'eft-ce
pas quelque chofe de bien plus mortel, qu'une faute d'omif-
fion & même de commiffion faite par un Medecin, que la nature repare fouvent ? Aprés tout, peut-on dire raifonnablement
d'un Medecin ce que Scaliger, qui n'a pas épargné les Medecins dans l'occafion, a dit de la plufpart des gens du Palais ?

In Hipponac. de in-
folentia caufidicor.

> *Nemo eft eorum qui effe fe Deos cenfent*
> *Hoc fæculo, atque tempore hoc abortivo,*
> *Qui gratiâ, aut fcientiâ, aut feris armis*
> *Sibi fuifque vindicat locum primum,*
> *Quam qui loquaci contumacior lingua*
> *Fretus dolofis artibus fori diri,*
> *Interneciva bella comminaturus.*
> *Nefandus occupare nil timet quicquam,*
> *Audis, videfque confpicanfque connives*
> *Qui nutu opima Regna Galliæ Torques*
> *Qui Rex es unus, ferre tot potes Reges ?*

Mais il y a bien encore d'autres meurtriers parmi ceux qui font
obligez de diftribuer le pain aux membres du Fils de Dieu. Ils
n'en veulent, comme font les gens du Palais, ny aux riches,
ny à ceux qui font encore en quelque état de fe défendre.
Les pauvres dont ils font établis & conftituez les œconomes,
font par une horrible prevarication les objets de leurs cruautez
& de leurs meurtres : *Non pavifti, occidifti.* Peut-on douter aprés
le témoignage des Peres, & aprés ce qu'on lit de l'intention de

Fondateurs, que c'eſt les tuer, que de ne les pas aſſiſter d'un bien qui n'eſt donné que pour les nourrir. Le Medecin eſt excuſé par le Juriſconſulte même, qui ne regarde que ſon intention, quand le malade ſe trouve mal d'une Medecine : ſon ignorance ſouvent étoit invincible. Mais il n'en eſt pas ainſi de cet Oeconome, il tuë ſciemment le pauvre, le laiſſant mourir de froid & de faim.

Sanandi non nocendi animo dedit. Cujas ad Leg. Cornel. de Sicar.

Concluons donc que tout ce que la paſſion & la prevention ont avancé contre les Medecins touchant l'homicide, n'eſt qu'une outrageante & outrée raillerie, & qu'il n'y a rien de plus digne d'être écouté & d'être pratiqué au ſujet de leur miniſtere, que ce qu'un grand Prelat nous propoſe en ſe le propoſant luy-même. *Ie n'ay garde de rien dire qui puiſſe choquer les Medecins, tombant auſſi ſouvent que je fais entre leurs mains pour mes pechez. Il ſe faut bien garder de leur faire injure, au contraire il leur faut faire mille honnétetez, loin de dire, ni même d'en penſer ce que tant d'imprudens en publient ſi hardiment & ſi fauſſement. Ie croy qu'il n'y a rien de ſi neceſſaire dans la vie, qu'un Medecin ſage & prudent ; parce qu'il eſt le miniſtre & le diſtributeur d'une grace dont Dieu eſt l'auteur.*

Policratici l. 2. c. 29. l. Sariſb.

CHAPITRE V.

Des Richeſſes pretenduës des Medecins.

CE n'eſt pas que le public ait grand intereſt de ſçavoir ſi les Medecins ſont riches ou pauvres ; neanmoins comme on peut être avare ſans être riche, *que le riche eſt preſque toûjours ou méchant, ou heritier du méchant,* & enfin que le Medecin doit être homme de probité, & exempt même du ſoupçon d'avoir exigé des malades & abuſé de l'etat où ils ſont, il me ſemble qu'il ne ſera pas mal à propos d'examiner dans ce Chapitre ſi *Galien donne les richeſſes,* comme on le chante ordinairement, ou ſi en effet il y a peu de fortune à faire dans la Medecine. Mais avant que de paſſer outre, & d'en venir préciſément à la queſtion, je croy qu'il faut poſer pour fondement, que les ſciences ne font preſque jamais de fortune en comparaiſon des finances, des armes, & de quelques arts : d'où nous pourrons conclure, que de tous les emplois, la Medecine eſt celuy qui fait le moins de fortune, ſi ce n'eſt dans les Cours, ce qui ne fait rien à la queſtion, tous ceux qui ont le don de plaire au Prince, de quelque condition & état qu'ils ſoient, ne manquent ja- mais de faire fortune. Pour commencer par les finances, il n'y a qu'à ouvrir les yeux, ſi on veut voir une infinité de mou- ches, & d'autres inſectes metamorphoſés en vautours. Quant aux

Ariſtot. in Politic.

armes, ne ſçait-on pas qu'elles font naturellement tant d'horreur, qu'il a falu propoſer des recompenſes aux hommes pour les obliger à faire la guerre, & à répandre le ſang humain, leur- re dont les ſciences n'avoient pas beſoin, chacun ſe laiſſant aller doucement au plaiſir de les cultiver? tant il eſt vray que

> *Militia e frutto, e la ſcienza un fiore.*

*Cornazan. dell' ar-
te militari.*

Que les rameaux d'or ne ſont que pour ceux qui battent le fer, pour des Avanturiers, comme Enée, & que ces tiges dont on couronne les Sçavans, ne produiſent que des bayes, auſſi peu agreables à la vûë, qu'elles ſont ameres & deſagreables au goût. *Qual nagghezza di lauro, qual di mirto?* Combien de

*Bacca Lauri Mirth.
Juniperi, &c.*

miſerables foudroyez par la pauvreté à l'ombre même des lau- riers de la Maîtriſe & du Doctorat? *Povera e nuda vai filoſofia.* La Marchandiſe, les Arts & mille petits commerces qu'il n'eſt pas à propos de particulariſer icy, menent bien plus loin que la ſcience, qui pour l'ordinaire ne fait que laiſſer les gens en état où elle les a trouvés.

> *Qui pelago credit magno ſe fœnore tollit,*
> *Qui pugnas & caſtra petit, præcingitur auro.*
> *Vilis adulator picto jacet ebrius Oſtro*
> *Et qui ſollicitat nuptas, ad præmia peccat.*
> *Sola pruinoſis horret facundia pannis,*
> *Atque inopi linguâ diſertas invocat artes.*

*Petron. Arbit. in
Satyr.*

Que ſi l'on m'allegue ceux que la Morale, les Directions, ou l'éloquence de la Chaire élevent aux Prelatures, je répons qu'elles ne font jamais ce qu'on appelle des fortunes & des maiſons; les uns ne faiſant ſimplement que ſe tirer de la miſe- re où ils étoient auparavant, & les mieux partagez n'étant que de ſimples uſufruitiers, & s'ils font leur devoir, que les Econo- mes d'un bien qui n'eſt pas à eux, toûjours occupez de la ſain- teté de leur miniſtere, & par conſequent n'ayans que le vivre & le vêtement. Appellera-t-on donc cela des fortunes, ou des affaires des ſoins & des charges? Car s'ils ne font pas leur de-

voir, diſſipans ou theſauriſans, qu'en arrive-t-il ordinairement?
Les uns bien loin d'être riches, ne ſont que des miſerables, pou-
ſuivis de leurs creanciers, vivans preſque toûjours ſans argent,
& mourans en gueux ; les autres étans comme ces avares & ces
vilains hommes qui manquent de tout, au milieu même de leur
abondance, & mourans de faim comme les pauvres dont ils enferment le patrimoine dans leurs coffres. De ſorte que de quelque maniere qu'on le prenne, les richeſſes n'étans pas faites
pour ceux qui n'ont épouſé que la pauvreté de Jeſus-Chriſt,
il n'eſt pas vray de dire qu'ils ont fait fortune, *habentes tanquam non habentes.* Quant aux gens du Palais, quoi-qu'ils courent ſi vîte qu'ils ſemblent vouloir voler après la fortune, ils ne
l'attrapent pas toûjours pour cela. Car ſi l'on en excepte quelques Magiſtrats, dont les uns reçoivent des graces du Prince,
& les autres augmentent par leur bon ménage ce qu'ils ont eu
de leurs peres ou de leurs épouſes, nous ne voyons pas de grands
biens dans tout le reſte, & à peine trouvera-t-on trois ou quatre
hommes dans chaque centaine de ceux qui ſont au deſſous de
ces grands Officiers, leſquels après avoir ſué & gelé une bonne
partie de leur vie, perdu le repos & peut-être leur ame, ayent
une fortune de Croupier ou de petit Commis des finances. L'H'i-
ſtoire, la Poëſie, & tout ce qu'on appele les belles Lettres n'ont
pas un ſort plus heureux.

    Vilis honor ſtudiis

  Dulcis erat mercede labor, tempuſque ſequutum eſt
    Quod ſubito gratæ frangeret artis opes.

  Frange puer calamos, & inanis deſine Muſa

  Quid enim tibi fiſtula reddit
  Quo tutere famam? certè mea carmina nemo
  Præterquam ſcopulis ventoſa remurmurat Echo.

Combien, dis-je, en voit-on qui peſtent à preſent contre les Muſes, & qui crient d'un ton plaintif.

  Sed me litterulas ſtulti docuere parentes
  Ite procul Muſæ ſi non prodeſtis alumnis
  Ite procul Muſæ ſi nihil iſta valent.

  En effet, pour prendre les choſes de plus haut, & pour dé-
ſcendre inſenſiblement à nôtre temps, le preſent que fait Archelaus Roy de Macedoine au Poëte Cherillus ; a-t-il quelque

*Stat. Epicid. in Pa-
trem.*
Ovid Faſt 6.

Calphurn.Ecclog.4.

chose de Royal? Un ecu d'or pour chacun des vers d'Oppian, paroît-il quelque chose de proportionné à la magnificence d'un Empereur, & à la beauté de ces vers? car si la posterité les a nommé dorés, elle a sans doute eu plus d'égard à leur élegance & à leur merite, qu'au prix que cet Empereur y mit. Qu'on vante tant qu'on voudra ceux qui ont été plus heureux du temps de nos Peres, un Des-Portes qui eût trois mille livres de rente en Benefices, pour un Sonnet qui avoit plû au Duc de Joyeuse favori du Roy Henry III. les huit mille écus d'or donnés par le Roy Charles IX. pour le *Rodomont*, les deux mille écus donnés par Henry III. pour quelques autres Sonnets; les mille écus donnés à Claude Aquillini Poëte Italien pour le Sonnet qu'il fit sur la prise de la Rochelle; qu'on tâche, dis-je, de faire valoir ces presens, on aura toûjours raison de répondre que la fortune de Des-Portes, égala celle des Poëtes passez, presens & avenir, tant la chose est singuliere, & qu'il n'y a rien de si rare que les exemples des liberalitez faites aux Poëtes. Et de fait la pauvreté semble être tellement le sort de la Poësie, qu'il ne faut qu'un peu de contant à un Poëte pour le soupçonner de quelque méchant sçavoir faire.

Ils ne pouvoient s'imaginer,
Sans soupçon de beaucoup de crimes,
Qu'on trouvât tant à butiner,
Sur un simple faiseur de rimes.

Ainsi tant d'Amphions qu'il vous plaira, les pierres ne s'assembleront pas pour leur bâtir un domicile qui approche de celuy d'un Clerc des finances; c'est ce qui a fait pousser ces justes plaintes à un de ceux de nôtre temps.

Ah! pour bâtir si les charmans accords,
Si les beaux vers tenoient lieu de thrésors,
Que de Palais de splendeur infinie!
Nos Amphions sont en chambre garnie,
S'ils n'y sont pas, c'est qu'ils logent dehors.

Comme les riches sont rarement sçavans & beaux esprits, ceux-cy sont bien plus rarement riches en un temps.

Quo musæ malæ sunt, doctaque fama fames.

Encore si ces pauvres enfans d'Apollon avoient le sort des Enfans de Chœur, & qu'ils chantassent pour du pain bien blanc; mais malheureusement presques toutes les Muses meurent de faim, comme Homere, si elles ne montent sur le Theatre pour en vivoter.

Antonin. Caracal.

Rondeaux de Monsieur de Benserade sur les Metamorphoses d'Ovide.

Iuvenal, Satyr. 7.

Esurit, intactam paridi nisi vendat Agavem.

Ou si elles ne s'occupent à chanter les Myrtes, & les Myrtilles, loin de chanter les Lauriers des braves & des sçavans, comme elles feroient si elles étoient bien nourries, & qu'on pût se mettre dans la tête ces raisonnemens, de leur malheureux nourrissons.

Neque enim cantare sub antro
Pierio Thyrsumve potest contingere sæva
Paupertas, atque æris inops, quo nocte dieque
Corpus aget

✸✸✸

Lyetto nido, esca dolce, aura cortese
Bramano i Cigni, & non si va in Parnasso
Con le cure mordaci : e chi pur troppo
Col suo destin garisce, e col disagio.
Vien roco, e perde il canto, e la favella.

Un de nos Poëtes ne sçachant à qui se prendre d'un si grand malheur, en accuse le cheval Pegase, & jette tout sur la pauvre bête.

C'étoit Pegase, & ce docte cheval,
De la richesse ennemi capital,
Qui d'Helicon fit naître la fontaine.
Tout d'une traitte & toute d'une haleine,
Mene souvent son homme à l'Hôpital,
Sans s'écarter

Rondeaux sur les Metamorphose d'Ovide, par Monsieur de Benserade.

Encores si cét Hôpital étoit bon, & qu'il se sentit de la magnificence de ceux que quelques Princes de l'Europe & de l'Asie on bâtis & rentés, on n'auroit pas sujet de se plaindre de la dureté de ces Ministres mêmes qui ont voulu passer pour des Mecenes. Car qu'arriva-t-il à un pauvre Poëte qui avoit demandé à un Cardinal Ministre, par une requête en vers, quelque addition à l'ordonnance qu'il luy avoit fait délivrer, pour un habit qui ne se trouva pas aussi complet qu'on le donne ordinairement aux Poëtes ? je m'en rapporte à la réponse faite en rimes au Poëte par ce Cardinal, pour le payer de même monnoye.

Surintendant de Bullion,
Elargissez un peu la main,
En faveur du grand Neufgermain,
Mais pour moins que d'un million.

Conclusion que tout fut,

Reduit à soixante livres parisis, Pour la petite oye de l'habit.

Mais quelle plus grande dureté, que celle avec laquelle il renvoya bien loin les beaux vers de l'illustre Menard, que je veux bien mettre icy, quoi-que tout le monde les sçache par cœur, & que je les trouve par tout.

> *Armand l'âge affoiblit mes yeux,*
> *Et toute ma chaleur me quitte,*
> *Ie verray bien-tôt mes ayeux,*
> *Sur le rivage du Cocite ;*
> *C'est où je seray des suivans,*
> *De ce grand Monarque de France,*
> *Qui fut le pere des Sçavans,*
> *En un siecle plein d'ignorance.*
> *Dés que j'approcheray de luy,*
> *Il voudra que je luy raconte,*
> *Tout ce que tu fais aujourd'huy,*
> *Pour combler l'Espagne de honte.*
> *Ie contenteray son desir,*
> *Par le beau recit de ta vie,*
> *Et charmeray le déplaisir,*
> *Qui luy fit maudire Pavie ;*
> *Mais s'il demande à quel Employ,*
> *Tu m'a occupé dans le monde,*
> *Et quel bien j'ay reçû de toy,*
> *Que veux-tu que je luy réponde ?*

Car enfin cet or du Parnasse fut encore moins estimé par ce Cardinal, que l'oripeau de Neufgermain, & demeura comme terni par ce vilain RIEN, qu'il mit au bas de ces beaux vers pour toute réponse. Les choses n'allerent gueres mieux sous l'Eminence qui succeda a celle-là dans le Ministere, tant elle estimoit peu les Livres, jusques à faire crier un autre Poëte.

> *Ce n'est que marroquin perdu,*
> *Que les Livres que l'on dédie,*
> *Depuis que Monnerot mandie !*

Comme si les riches ne pouvoient comprendre que tout homme qui leur presente un Livre a droit d'en prétendre quelque reconnoissance, quand il n'est pas fort à son aise.

> *Pauper ego canto, Luca vir maximus audi.*

Pensent-

Penfent-ils qu'on foit encore au temps d'Euripide, & de cette
infcription du Temple de Delphes, où les beaux efprits ne fe
repaiffoient que de gloire, tant il faifoit bon vivre en ce temps-
là ;

> *Nolo ego pauper dona dare tibi diviti ,*
> *Ne me amentem putes, fi dando pofcere videar.*

Mais fans remonter au temps d'Euripide, combien le fiecle paffé
étoit-il plus heureux que le nôtre, puifqu'il n'y a rien de plus
vray que ce qu'en dit ce Rodeau ?

> *Le bel efprit au fiecle de Marot,*
> *Des dons du ciel paffoit pour le gros lot ,*
> *Des grands Seigneurs il donnoit accointance,*
> *Menoit par fois à noble joüiffance,*
> *Et qui plus eft, faifoit boüillir le pot.*
> *Or eft paffé le temps où d'un bon mot,*
> *Stance ou Balade, on payoit fon écot ,*
> *Plus ne voyons qu'on prenne pour finance,*
>   *Le bel efprit.*
> *A prix d'argent l'Auteur comme le fot,*
> *Boit fa chopine & mange fon gigot ,*
> *Heureux encore d'avoir telle pitance,*
> *Maints ont le chef plus rempli que la pance,*
> *Le fat eft riche, & nous voyons capot,*
>   *Le bel efprit.*

Combien encore étoit plus heureux le fiecle qui précéda celuy de Marot, où les Sçavans & les gens d'efprit, loin de fe faire
la guerre comme ils font à prefent, s'aimoient & fe prévenoient
par de bons offices, & par des manieres nobles & genereufes, au
point que Dante legua par fon Teftament, de quoy avoir un
habit à Petrarque pour étudier commodément en hyver , au
lieu que tant de gens d'étude gelent à prefent depuis les pieds
jufques aux dents, pendant que tant d'heureux ignorans fuent
le dos au feu & le ventre à table. Il y a bien pis : car les Mufes
au lieu de mener à quelque chofe de bon, menent fouvent à des
précipices.

> *En les fuivant on s'égare, on fe perd,*
> *Ces pauvres fœurs marchoient dans un défert,*
> *Il pleuvoit fort, & l'on ne voyoit goutte,*
> *On les logea, ce n'eft pas peu fans doute,*
> *Que d'être Mufe & d'avoir le couvert.*

*Rondeaux fur les Metamorph. d'O-
vide.*

S f

Chez un amant brutal & peu discret,
Fut leur retraite, il parle à cœur ouvert,
Les veut forcer, les presse & rien n'écoute,
En les suivant.

Les voila donc toutes prises sans vert,
Toutes aussi s'envolent de concert,
Il court après, & perit sur leur route;
A ses pareils, c'est le moins qu'il en coûte,
Et tel se nuit bien plus qu'il ne se sert,
En les suivant.

Cela est si vray que Theodore de Gaze n'ayant reçû que 40 ducats pour la traduction du Livre de la nature des Animaux fait par Aristote, qu'il avoit dedié au Pape Sixte IV. jetta premierement le present dans le Tibre, & se laissa ensuite mourir de chagrin de se voir si mal-traité.

On dira peut-être à tout cela, que Phalaris considera beaucoup le merite de Stesichorus; que Philippes Roy de Macedoine & Alexandre le Grand honorerent les Sciences & les beaux esprits, par des presens magnifiques & des pensions. Que Denis Tiran de Sicile fit triompher la Philosophie dans son char en la personne du divin Platon, qu'il fit asseoir à son côté, pendant qu'il tenoit luy même les resnes des chevaux des mêmes mains dont il tenoit le Sceptre & les rênes de son Etat. Que Pompée honora Possidonius, Marcellus Archimede, Trajan Dion Philosophe de Pruse. Qu'Antonin ne pouvoit vivre sans le Philosophe Apollonius, & qu'encores que ce Philosophe eût abusé de sa bonté & de sa patience, il ne fit que cette reflexion sur sa conduite : *Cela est surprenant qu'il ait été plus facile à Apollonius de venir de la Chalcide à Rome, que de venir de son logis dans mon Palais, quand je le mande.* On ajoûtera si l'on veut, qu'Athalaric Roy de Rome ordonna, tout Got qu'il étoit, des pensions aux Professeurs qui enseignoient les Sciences; que Menon Calife de Bagdet, & l'Empereur Michel disputerent à qui auroit le Philosophe Leon; qu'un Roy d'Aragon mettoit autant de difference entre un Prince ignorant & un sçavant, qu'il y en a entre un homme qui a deux yeux, & un homme qui n'en a qu'un. Que le Pape Sixte V. témoigna tant d'estime pour les Ouvrages des Sçavans, qu'ayant placé sa Bibliotheque au dessus du lieu où il avoit rangé le magazin de ses armes, il y mit cette inscription, *Subjecit arma litteris.* Que le Valestein assigna par an deux mille

V. Ælian. Varia Histor. lib. 4. c. 18.

Facilius fuit Apolloni venire in Palatium Antonini ex Chalcide, quàm ex domo sua.

Detti di Giouanni Botero.

Itinerarium Italic. D. Joannis Mabillon. Benedict.

Talers, payez par avance à Batiste Seny Aſtrologue Genois retiré à Vienne, aprés avoir dit à l'Intendant qui avoit voulu regler ces appointemens à vingt-cinq Talers, qu'il auroit *honte d'avoir des ſçavans à ſi bon marché.* On remontera même ſi l'on veut aux temps qui precederent l'invention de l'Imprimerie, où les Grands prenoient plaiſir à faire dépence, en mignatures, * en or & en précieuſes couleurs, & autres ornemens dont on paroit alors les Livres ; on dira que les Dames mêmes ont donné des marques extraordinaires d'eſtime aux Sçavans, témoins les Abaillards, les Chartiers, & les Clopinels, au dernier deſquels Valentine de Milan fit de grandes honnêtetez, & enfin qu'il ne s'eſt gueres trouvé de Petrarques, qui n'ayent reçû des témoignages d'amitié, ou quelques autres faveurs de leurs Laures. Mais que fait tout cela à la Republique des Lettres, ce particulier au general, ce ſont des choſes ſingulieres, dont ny l'Univerſité, ny pour ainſi dire l'Univerſalité des Sçavans n'eſt pas mieux. Quant même on a érigé des Statuës à quelques Doctes & aux inventeurs des beaux Arts, en ont-ils été plus à leur aiſe ; ces Statuës mangeoient-elles pour eux ? Non aſſurément ; & c'eſt pour cette raiſon que l'Illuſtre Preſident Fauchet, ſe voyant ſi mal recompenſé de ſes belles veilles, en marqua ſon chagrin par ces jolis vers.

> *J'ay bien trouvé à Saint Germain*
> *De mes longs travaux le ſalaire,*
> *Le Roy de Pierre m'a fait faire,*
> *Tant il eſt courtois & benin.*
> *S'il pouvoit me guerir de faim,*
> *Auſſi bien qu'il fait mon image,*
> *Que je ferois un beau voyage !*
> *J'y retournerois dés demain.*

Que le Fleuri Ferrarius admire donc tant qu'il luy plaira ce fameux Maracot, où les peines, & les douleurs, ſemblent avoir heureuſement dégeneré en une fleur, il n'en eſt pas au païs des Lettres comme en celuy des Jardins & de ces Iſles, où les fleurs naiſſent ſous les pieds.

> *Où l'on ne voit jamais pleuvoir,*
> *Si ce n'eſt des rubis échapés à l'aurore,*
> *Que des champs fortunez plus glorieux encore,*
> *Daignent à peine recevoir.*

Au contraire, ce que les Muſes ont de plus fleuri dégenere ſouvent en épines ; n'a-t-on pas vû juſques dans Rome le païs

Hiſtoire du Roy de Suede Guſtave Adolphe, par Monſieur de Prade 1656.

* *Inficiûtur membranæ colore purpureo aurum liqueſcit in Litteras.*

Ferrarius in Flora cap. de Flore Paſſion.
Pœnas degeneraſſe in florem.

des Lettres, les plus innocentes veilles déclarées criminelles ; *Res nova & inaudita etiam de ſtudiis ſupplicia ſumi.* La fortune même ne s'eſt-elle pas déclarée contre les Sçavans, au point de fournir la matiere des volumes entiers qui déplorent les ſouffrances des Martyrs des Muſes?

Voudroit-on donc aprés tout cela que la Medecine qui n'a rien de ſi fleuri que tant d'autres Sciences & tant d'autres Arts, eut eu un ſort plus heureux? Quant elle auroit été auſſi venale de tout temps, que le Barreau l'etoit à Rome au temps de Corneille Tacite, elle n'en auroit pas été plus riche, parce qu'on ne paye pas fort largement ce qui n'eſt pas fort agreable aux ſens, & ce qu'on eſt en poſſeſſion de ne payer qu'à ſa commodité. Cependant on fait ſonner bien haut le

> *Dat Galenus opes, dat Juſtinianus honores.*

Ou pour parler avec Accurſe, un

Comment. in Præm. Digeſt.

> *Dat Galenus opes, & Sanctio Iuſtiniana*
> *Ex iſtis paleas, ex illis collige grana.*

Car de quelque façon qu'on liſe ces vers, je ne voy pas qu'on en doive faire grand cas, puiſque cette autorité ne ſe trouve que dans une gloſe pire que le Texte. On n'a donc qu'à ſe promener un peu en eſprit dans Paris & dans les Provinces, pour voir ſi on y trouvera ces richeſſes, qu'on s'imagine chez les Medecins. Cherchez bien, & je m'aſſure que vous ne les trouverez qu'à peine dans une ou deux familles des Medecins de chaque Province, & tout au plus dans quatre ou cinq de ceux de Paris, ſi même ce qu'on y trouvera de plus conſiderable, peut être appelé richeſſes. En effet, qu'un Medecin ait tant d'employ qu'il vous plaira, qu'il courre le trot & le galop, à pied & à cheval, à la ville & aux champs, l'argent ne luy viendra pas pour cela en poſte. Il s'en faudra beaucoup que toutes les viſites & tous les avis ſoient payés, les amis, les parens, les ingrats, les impecunieux, les eſcrocs ne font jamais ſomme, *decem curati ſunt & unus egit gratias.* Quoi-qu'on puiſſe dire même de l'ancienne Medecine, elle n'a été gueres plus riche que la nouvelle : car ſi l'on en excepte les Medecins nez riches, & ceux qui ont ſervi les Princes, on trouvera cinq cens pauvres, & peut-être mille pour un qui aura gagné quelque choſe. Venons à la preuve le plus briévement que nous pourrons, par une reveuë de ceux dont nous avons donné l'Hiſtoire Chronologique, aprés avoir ſuppoſé, avec Galien, *que la fin des grands*

Medecins n'a été ny l'utilité, ny même la gloire, l'humanité & la
compaſſion ſeule ayant été le motif qui les excitoit. Qu'ainſi
ne ſoit, on ne convaincra jamais Eſculape d'avoir été riche :
car pour nous faire croire qu'il ait theſauriſé, il faudroit de
meilleurs memoires que ceux que nous avons examinez en
parlant de luy, de meilleurs témoins & des juges plus deſinte-
reſſez que des Poëtes pour faire le procez à un Dieu. Les grandes alliances de Podalire & de Machaon ſes enfans, les rendirent ſi puiſſans qu'ils ne tirerent rien de leurs malades, n'ayant
en effet beſoin de rien. Gorgaſus, Polemaque, Nicomaque enfans de celui-cy, & mêmes leurs deſcendans furent heritiers des
biens de leurs peres, comme ils le furent de leur merite, & furent adorez des peuples comme des divinitez, parce qu'ils faiſoient la Medecine en Héros de l'Art. Ceux qui les ont ſuivi
juſqu'a Hipocrate ne nous ont pas parû fort riches, au moins
par la voye des retributions populaires : car ceux qui s'enrichirent comme Melampus, ne le firent que dans les Cours. Hipocrate même qui put ſe faire puiſſant en biens, s'il eût voulu
tâter de la Cour, pratiqua par tout ſa belle Sentence, *Liberalis
Artis liberalia quoque ſunt opera.* Il refuſe tout ce que le Senat
d'Abdere luy preſente, & mepriſe tout ce que Perdicas Roy de
Macedoine luy veut donner, s'il veut bien ſe donner à luy. Il
pouſſe la generoſité juſques à ne vouloir pas entendre aux pro-
poſitions du grand Roy de Perſe Artaxerxe ; il vit de l'honneur
qui le ſuit par tout, & la couronne d'or que le Senat d'Athenes
luy décerne, n'eſt qu'un cercle où ſon domaine s'étend bien
moins que ſa gloire. Dexippe, qui fut ſon diſciple & ſon compatriote, l'imite juſques à mepriſer les richeſſes d'Hecatombus
Roy de Carie, qu'il ne veut ſervir qu'à condition qu'il ne fera
plus la guerre à ſa patrie. Si Theſſale eſt plus riche que ne fut
Hipocrate ſon pere, c'eſt parce qu'il veut bien être Medecin
d'Archelaus Roy de Macedoine. Il en eſt de même de Policlete
& de Democede Medecins, l'un de Denis Tiran de Sicile, l'autre de Darius Roy de Perſe, de même d'Androcedes qui fut
Medecin de Philippes Roy de Macedoine & d'Alexandre ſon
fils ; de même d'Apollophanes qui fut Medecin d'Antiochus, de
Stratius qui le fut d'Eumenes, d'Eraſiſtratus qui fut Medecin
de Seleucus ; de Calligene qui ſervit ce Philippes Roy de Macedoine qui fit la guerre aux Romains ; d'Archigene Medecin
de Philippes Roy de Syrie ; de Dioſcoride Medecin de Marc-

Antoine & de Cleopatre ; de Musa & d'Euthorbe freres Medecins, l'un d'Auguste & l'autre de Juba Roy de Mauritanie. C'est ainsi que Philotas s'enrichit au service du frere de Marc-Antoine, Simon l'Athenien auprés de Seleucus, Caricles auprés de Tibere, Vectius Valens en la Cour de Messaline, Andromachus en celle de Neron, Arnutus en celle de Domitien, Hermogene en celle d'Adrien. Il n'y a donc jusques-là que Crivias, que Charmis, que Castor, que Q. Stertinius, qu'un Archontius Chirurgien, taxé par l'Empereur Claude à deux cens cinquante mille écus, & peut-être deux ou trois autres qui ayent fait fortune avec le public. Car pour Decimus Merula, le moyen de le croire tel qu'on le dépeint, puisqu'on le fait si riche, qu'il est impossible de comprendre comment un simple Medecin pourroit avoir tant gagné de bien ? Galien même, loin d'avoir été riche & d'avoir fait fortune avec le public, ne fit qu'à peine quelque petit gain à Rome, où il s'établit, bien plus à la faveur de Demetrius premier Medecin de l'Empereur Antonin, que par son merite qui ne fut pas fort connu du public, & qui ne servit qu'à luy attirer l'envie des Medecins. Cela est si vray qu'il dit de luy même en un de ses Livres, qu'il n'est pas riche, & que quant aux autres Medecins, il y en avoit autant de semblables à ce Medecin de Plaute, que d'hommes malades.

Quid tu nunc Medicus es quæso ?
Imo Edepol una littera plus sum quàm Medicus.

Q. Serenus Sammonicus, Oribase, Æce, & tant d'autres mentionnés cy-devant, sans oublier la plûpart des Arabes, étoient tous Medecins de Princes, ou riches de leur estoc ; de sorte que si l'on cherche bien de-là en avant, on en trouvera à peine quatre ou cinq qui se soient enrichis avec le peuple. Pour les Medecins de nos Rois : car ce seroit une grande affaire de vouloir parcourir toutes les Histoires, tous les temps & tous les païs, quoi-que ces Princes ayent été magnifiques dés la premiere race autant qu'on le pouvoit être alors, ces Medecins ne furent recompensez qu'avec des Prébendes Ecclesiastiques, si l'on en excepte ce Pierre Medecin du Roy Clotaire II. marqué cy-devant page 124. Marilelse qui perdit tout par un revers de fortune, les Medecins de Gontran Roy de Soissons, que la cruelle Austrigilde fit égorger, & Zedechias Juif connu par la mort de Charles le Chauve : car je ne voy gueres d'autres Medecins

v. Plin. & Tiraquell. pag. 421.

Scipio de Mercuriis de gii errors popolar. d'Italia lib. 1. cap. 4.

Lib. 4. de composit. Medicam secund. locos.

In Rudente Actu 5. Scen. 2.

qui n'ayent été Moines, Chanoines, Abbez, ou Evêques dans la
Cour, jusques à Adam Fumée premier Medecin du Roy Charles VII. lequel ayant été Maître des Requêtes & Garde des
Seaux quelque temps après la mort du Chancelier de Rochefort, se trouva bien plus riche de son fond & des faveurs de la
Cour, que de celles de la Medecine ambulante. Le fameux
Jacques Cottier se fit encore bien plus riche que Fumée, car
quoi-qu'il eût été taxé à quarante-huit mille écus sous le Regne du Roy Charles VIII. somme grande pour ce temps-là, il
luy en resta bien davantage, & infiniment plus qu'il n'en meritoit, de la maniere dont il l'avoit gagné. Si on en excepte encore Jacques Ponceau, Jean Trosseleri, Jean Martin, Jean Michel, Jean Burgensis, tous Medecins du Roy Charles VIII.
Gabriel Miron premier Medecin & Chancelier de la Reine
Anne de Bretagne, Salomon de Bombelles, André Briau, Jean
d'Alez . . . . . de Francieres Medecins du Roy Louis XII.
Louis Burgensis Medecin du Roy François I. Jean Fernel &
Jean Chapelain Medecins du Roy Henri II. Jerôme Montuus
Medecin de François II. & de Charles IX. Marc Miron Medecin du Roy Henri III. André du Laurent d'Henri IV.
Bouvard de Louis XIII. à la reserve, dis-je, de ceux-là, tous
les autres furent recompensez par des Benefices qui les mirent
à couvert de la pauvreté sans les enrichir. Les Medecins des
Papes n'ont pas été recompensez autrement que la pluspart de
ceux de nos Rois, je veux dire avec des biens d'Eglise : car
on ne verra gueres qu'un Thadæus Florentinus, ce Medecin
si interessé qu'il ne partoit jamais pour la campagne sans faire
marché à cinquante écus d'or par jour ; de sorte qu'en ayant
exigé cent du Pape Honoré IV. sa maladie luy en valut dix mille,
qu'un Pierre d'Apone qui n'étoit pas moins avare : car quant à
Arnaud de Villeneuve son disciple, quoi-qu'il ait cherché la
pierre Philosophale, on ne voit pas pour cela qu'il l'ait trouvée.
On fait quelque bruit des pratiques & du Cabinet de *Fabricius*,
Ab aqua pendente, Medecin ambulant & populaire, mais avec cette specieuse inscription qu'on lisoit sur la porte de ce Cabinet,
Lucri neglecti lucrum, qui sçait si tout ce qu'il y avoit dedans n'é-
toit point de ces colifichets sur lesquels à peine pourroit-on marier une fille qui ne seroit pas fort jolie ? Prochite le Napolitain
étoit riche, mais comme il n'étoit pas moins grand Seigneur que
grand Medecin, ses richesses ne venoient pas de la Medecine

qu'il exerçoit fort noblement. Garcias ab Horto tira douze mille écus d'un Roy des Indes qu'il avoit gueri ; mais est-ce une recompense digne d'un Roy de ce païs-là, & de quoy rendre un homme riche ? Il est vray que Turquet Maierne a laissé de nôtre temps de grands biens qu'il avoit gagnés en Angleterre, le Perou des Medecins, où on luy donnoit une Guinée par chaque visite, & s'il en faut croire tous les contes qu'on fait à ce sujet, autant de Jacobus chez les grands Seigneurs qu'il y avoit de degrez à monter jusques dans leur chambre. Mais quand on aura posé qu'il étoit Medecin du Roy d'Angleterre, on ne s'étonnera plus de sa fortune. Je veux même que Carpus & Capivaccius, ayent mis au siecle passé à un prix excessif la cure des maladies Napolitaines, comme firent à leur imitation quelques autres Medecins & Chirurgiens, dont l'avarice fut cause qu'on appela tres-précieux ces pauvres malades, tant ils mettoient leur cure à haut prix. Quoi-qu'il en soit, ce ne sont que deux ou trois particuliers du passé, qui ne font rien au present, & à ces Medecins de nôtre temps que je vais examiner, pour voir s'il est vray que *dat Galenus opes.*

Le Politique, je l'avoüe, a été un tres-riche Medecin ambulant, & si l'on veut le plus riche de nôtre temps ; mais si l'on ôtoit de ces richesses ses biens de patrimoine, ceux de succession, ceux de son épouse, & ce que le bon ménage y a ajoûté pendant plus de quarante ans, le reste ne paroîtra pas des richesses. Quant au Grand, au Neptune & au Petit-homme, quoy qu'ils ayent tous servi des Princes, ils ne sont pas morts plus riches que les ambulans. N'oublions pas même si l'on veut les Païs Etrangers où l'on paye bien mieux qu'en France les visites des Medecins, & tout bien consideré, nous ne verrons pas que la Medecine y ait jamais parlé par tonnes d'or, comme a fait le commerce, ny par millions comme ont fait les finances de nôtre païs. Qu'on déterre tous les Medecins, on n'y trouvera ny Jacques Cœurs, ny Foukers d'Ausbourg, ny Ronis, ny aucun de ces noms que les richesses ont rendu celebres depuis un siecle dans la France. La fortune de quelques Medecins est donc comme rien en comparaison de tant d'autres fortunes : car même pour quelques-uns qui ont vécu du métier, combien en avons-nous vû qui ont croupi dans la misere, & combien en voit-on encore à present qui languissent dans la pauvreté, tous riches qu'ils sont de merite ?

D'où

D'où il faut conclure que la Medecine n'étant pas riche, elle merite au moins qu'on l'honore premierement de la *substance des Convalescens de tuâ substantiâ,* en second lieu de quelque distinction, & de quelques-unes de ces graces que le Droit Romain luy accorde, si on ne veut luy accorder quelques-unes de celles du Fisque; & enfin qu'on l'épargne dans les Satyres & dans les compagnies, où bien loin de l'estimer autant qu'elle le merite, & de satisfaire au Precepte du sage fils de Syrach * on luy envie même jusqu'à la moindre titulade du païs où les titulades sont si communes. *Les grands Seigneurs,* dit Apollon protecteur de la Medecine, *sont jaloux de voir les Medecins prendre, comme font les Jurisconsultes, le titre d'Excellence. Ils ont beau alleguer qu'ils sont plus anciens que les Ducs, les Marquis & les Comtes, ceux-cy leur répondent qu'ils ont le titre d'excellence, comme un Titre onereux, & acquis à beaux deniers comptans, qu'une Excellence de cinquante écus d'achapt, n'est pas comparable à celle d'un Duc qui vaut des millions.* Apollon là-dessus prend le parti de ses enfans, disant aux Seigneurs, *que leur état vient de leurs deniers, celuy des Docteurs de leurs veilles, & de leurs sueurs, & renvoye enfin l'affaire aux Sages qui jugent que les grands Seigneurs n'honorant l'excellence qu'avec les biens de fortune, & les Doctes luy faisant honneur avec les biens de l'esprit, si ceux-là veulent rendre leurs Excellences considerables, & en quelque maniere au dessus de celles des Doctes, ils n'ont qu'à mettre la main à la bource, & à enrichir la vertu; que c'est le moyen de s'acquerir le Titre de liberal, qui vaut mieux que celuy de Duc, & même que celuy de Prince au jugement de tous les habiles.* Voilà ce me semble un jugement fort spirituel & fort équitable, & dont la Medecine pourroit comme les autres Sciences se prévaloir, si les Seigneurs n'en avoient appelé à la coutume, & à la prescription, & si le peuple n'étoit en possession de dire des sottises de la Medecine, sans penser qu'ils en peuvent avoir besoin, & quelquesfois même après en avoir tiré de grands secours.

A l'égard des jeunes gens qui prennent parti dans la Medecine, concluons encore, que cette Science ne produisant d'ordinaire que des fruits tardifs & petits, on ne doit pas s'y engager si on n'a quelque petit Titre patrimonial, & assez de patience pour attendre doucement le temps de la moisson, si on est assez heureux pour l'attraper; car en verité la Medecine étant aussi noble & aussi charitable qu'elle l'est, ne peut être gueres honorée par

* Honora Medicum.

Trajano Boccalini nelli Ragionamenti.

Ibid. 49. Ragionament.

T t

une jeunesse, élevée dans la pouffiere & dans la crasse des Colleges ; par de malheureux restes de familles ruinées , souvent des esprits bas & sans aucune des dispositions necessaires pour se rendre habiles , par une jeunesse qui s'y engage dautant plus facilement qu'on y est bien-tôt reçû Maître, quoi-qu'on n'y devienne grand Maître qu'avec bien de l'application, du genie, & des années. On se fie sur l'exemple des plus heureux , & quand on est une fois en chemin , on ne pense qu'à entrer à quelque prix que ce soit, pour satisfaire sa propre cupidité, ou l'impatience de la famille, avec laquelle on n'est pas en paix qu'on ne gagne bien de l'argent, sans penser qu'en se jettant lâchement aux pieds, & pour ainsi dire à la tête des malades, on ne trouve pas pour cela le moyen de parvenir, quoi-que cette voye ait réussi à quelques-uns. Car en verité les choses iroient bien mieux qu'elles ne vont, si l'on avoit toûjours devant les yeux, le *Medicina rogata*, & ce beau précepte de Vitruve , qui semble être fait pour les Medecins. *Sic agas in praxi ut rogatus non rogans onus suscipias.*

CHAPITRE VI.

De l'Avarice des Medecins.

COMME nous avons fait justice aux Medecins touchant ce qu'on leur impute en particulier par un esprit de prevention ; aussi ne faut-il pas oublier ce dont on ne les peut disculper, pour les obliger, s'il se peut, à être plus honnêtes gens, & à se défaire de ces defauts, dont ils ne sont que trop convaincus. Car en verité il y en a bien de semblables à ceux que Cardan & Jules Cæfar Scaliger ne pouvoient souffrir, & qu'ils nous ont dépeins comme une foule de miserables qui se piquent d'être de fort braves gens * au reste envieux, médifans,

---

* Turbam videmus à primis literarum rudimentis seipsam venditantem , invidam, maledicam obtrectatricem , novam speciem cynicorum , avaram , supinam , ignavam simul atque ignaram. *Ex Scaliger.*
Medicina facit non rerum memores , sed verborum callidos ; versatiles ingenio, invidos , avaros , dolosos , laboriosos , non ingeniosos , & minimè graves : opus enim eorum & exercitatio minimè quàmliberalis est. Sunt autem improbi ferme omnes nostra ætate , adeo ut nil pejus excitari possit. *Ex Cardan.*

effrontez, vains, ignorans, avares. Mais avant que d'entrer
en matiere par l'avarice, que je regarde comme le premier &
le principal de tous les défauts dont on les peut accuser, il faut
remarquer que les Auteurs, & même le peuple qui leur reproche l'avarice, la dépeignent d'une maniere à la faire prendre pour l'ambition, quoi-que celle-cy ne soit pas ordinairement un défaut de Medecin. Car si elle est, comme a dit quelqu'un, l'erreur des grandes ames; si elle n'a que les honneurs
pour fin, nos Medecins n'ayant pas ordinairement l'ame plus
grande que la naissance, & se mettant bien moins en peine de
la gloire que du gain, l'ambition ne sera pas de leur goût. Un
homme né dans l'indigence & dans la misere, comme il arrive à la pluspart, songe bien moins à monter bien haut qu'à
sortir du neant. A quoi il faut ajoûter, que quelque merite
qu'on ait dans la Medecine, on n'y dit pas *Ascendam* avec autant d'apparence de réussir dans ce beau projet qu'en quelques
autres Professions. Non seulement les Armes, la Cour, les Finances; mais quelquefois aussi les Mathematiques, les Loix, la
Theologie peuvent élever un homme si haut, qu'on le perd presque de vûë, & qu'il ne se connoît plus lui-même. Et c'est pour
cela que Jason Maini celebre Jurisconsulte & grand Orateur,
interrogé par le Roy de France Louïs XII. qui lui témoigna
de l'estime, aprés avoir écouté une de ses leçons à Pavie, pourquoy il ne s'étoit pas marié, il lui répondit d'un air de confiance: *Pour conserver, Sire, la disposition que j'ay au Cardinalat,
qu'il ne tiendra qu'à V. M. de m'obtenir du Pape Jules.* Ce n'est pas
comme nous l'avons remarqué dans nôtre Histoire Chronologique, qu'il ne soit arrivé à quelques Medecins de monter
fort haut: mais outre que cela est rarement arrivé, il est certain que la plusart de ceux qui sont parvenus à des dignitez
considerables, y sont arrivez par quelque canal qui n'étoit pas un
de ceux de l'Art. Mais, me dira peut-être quelqu'un, le moindre Medecin ne peut-il pas être poussé de l'ambition de se voir
Comte des Archiatres? Sans doute, & j'avouë même à ce sujet que le Medecin du Prince étoit autrefois quelque chose
infiniment au dessus des autres Medecins : *Medicus Principis dicitur habere dignitatem,* & que Cassiodore ne fait dire cent belles choses au Roy Theodoric à l'avantage de ce poste-là, que
pour en marquer la dignité. Mais outre que ce n'est plus à present cela dans toutes les Cours, & que des Comtes jadis du

premier ordre, tels qu'étoient alors les premiers Medecins ? font bien à present au deſſous de ceux du dernier ; je ne croi pas qu'un homme qui feroit touché d'un veritable eſprit d'ambition, la voulût borner à une dignité de Jadis. En effet qu'y a-t-il dans ce poſte qui diſtingue fort un homme d'un autre ? Y paroît-on fort élevé au deſſus des autres hommes ? Y impoſe-t-on par les ornemens, par le cortege, par l'autorité, & par quelque caractere, qui attire le reſpect & la conſideration d'un chacun ? Car enfin qu'un Medecin ſe flate tant qu'il voudra d'eſperance, il ne ſera jamais que Medecin, habile, heureux, ambitieux, ſi vous le voulez, toûjours Medecin, s'il ne ſçait, & s'il ne fait que la Medecine. L'on s'engage dans le métier ſans y penſer, l'on y vit quelques années courant aprés ce qui peut garantir de la pauvreté, & l'on y meurt enfin aprés en avoir bien vû mourir d'autres qu'on a fait ſemblant de regretter. Engagement bien précipité, triſte employ, triſte conſolation, & triſte fin pour un homme qui auroit été touché d'ambition. Voilà donc nos Medecins pour l'ordinaire reduits à l'avarice, ſoit que l'indigence dans laquelle ils naiſſent ſouvent, leur faſſe appréhender d'y retomber, ſoit que le temperament y contribuë. Car, quoi qu'il en ſoit, l'avarice des Medecins a tellement paſſé en Proverbe, que le Conciliateur qui étoit luy-même ſi avare, l'a reproché aux gens du métier.

> *Diciſque faciſque quod ipſe*
> *Non ſani eſſe homines, non ſanus jurat Oreſtes.*

C'eſt elle qui a donné lieu à la fable d'Eſculape foudroyé pour ſon avarice ; fable qui pour trouver plus facilement la cauſe de la corruption des ruiſſeaux, s'eſt aviſé d'en empoiſonner la ſource. C'eſt ainſi qu'Ariſtophane * ne rend les Medecins commodes chez les malades qu'à force d'argent ; & que Martial, loin d'en demeurer là, fait même le Medecin Herodes voleur de ſon propre malade.

* Tu verò ſtillam pacis inſtillato hanc, hoc eſt æneam vel argenteam, quales habent Medici.

> *Clinicus Herodes Trullam ſubduxerat ægro,*
> *Deprehenſus dixit : Stulte quid ergo bibis ?*

L. de decenti ornatu, & Epiſt. ad Abderitan. & in ju-rejurand.

Auſſi ne conterois-je pas pour grand choſe l'autorité de ces Poëtes, ſi je n'avois celle d'Hipocrate même, qui regarde l'avarice comme propre des Medecins. C'eſt pour cela qu'il invective contre ce vice au point de l'appeller *la plus grande des maladies, & pire même que la folie ; & une racine ſi amere & ſi dan-*

géreuſe, que ſi l'on ne l'arrache du cœur du Medecin, il ne ſera ſain ny de corps, ny d'eſprit. La Politique Romaine, dit Pline, ne permit l'entrée de ſa Ville aux Charlatans, que pour reprimer, par cette digue, l'avarice des Medecins qui ſe mettoient à trop haut prix ; mais il eſt certain que comme ce remede étoit encore pire que le mal, il n'empeſcha pas qu'on ne criât encore depuis dans cette Ville : *Vis morborum pretia medentibus.* Pline le jeune ſe plaint hautement dans ſes Livres du prix exorbitant que ceux de ſon tems mettoient à leurs cures, quoi-qu'ils fuſſent fort ignorans. Galien ne diſconvient pas de ce fait quand il parle de ceux du ſien. Tertullien eſt dans cet eſprit. ✱ Philemon dit dans Stobée que *les Medecins ne ſouhaitent la ſanté, ni à leurs parens, ni à leurs amis, ni à leurs compatriotes, & qu'ils ſemblent ne ſe bien porter que quand tout le monde eſt malade.* S. J. Chryſoſtome ſemble marquer dans ſon Commentaire ſur le 8. Chapitre de S. Matthieu parlant du Lepreux, qu'on n'a raiſon des Medecins qu'avec de l'argent. Saint Bernard & Jean de Saliſbery ſe plaignent fort de l'avarice de ceux de leur ſiecle. Elle prend, dit ce dernier, adroitement le tems de la douleur pour en tirer avantage : *Cùm dolor cruciat ægrotantem, ſibique cooperatur languentis exulceratio, & avaritia medentis.* C'eſt pour cela que Goldaſte a écrit que l'exercice de la Medecine n'eſt plus qu'un commerce, où l'on vend ce qu'on ne peut pas garantir, & que Roderic. Zamorenſ. fait les Medecins ſi intereſſez, qu'ils voudroient, pour ainſi dire, que tout fût brûlé, pourvu qu'ils euſſent la cendre. Un Moderne ✱ tranche nettement le mot, diſant qu'il n'y a rien de ſi avare qu'un Medecin : *Nihil hodie magis avarum eſt Medico,* & qu'ils ſont tous des affamez & des alterez : *omnes enim ſitibundi.* Un autre dit que le Medecin ne ſe trouve jamais où il ne ſe trouve point d'argent ✱ L'illuſtre Saumaiſe les appelle des mercenaires dans ſes Obſervations ſur le Droit Attique. Ils n'aiment, dit-on communément, que les playes, *Vulnus amat Medicus.* Le docte Minderer fait entrer la Medecine dans ces ſentimens, en ces lamentations qu'il lui fait faire ſur ſes diſgraces. Enfin il n'y a pas juſques à la Verita Raminga Comedie joüée à Veniſe vers la fin du ſiecle paſſé, où un Apotiquaire & un Medecin ne ſe rejoüiſſent de voir que les maux publics vont faire leur bien particulier.

Si on s'en rapporte à Hierocles, on eſt tellement prevenu de l'opinion qu'on a de leur avarice, qu'un Ecolier demande

L. 29. c. 1.

Tacit. Annal 11.
Adverſ. Marcion.
L. de præcognit. de
curand. animi affect.
✱ Ut famoſius &
pretioſius curent.
Sicut Medicus pecuniis, Sic Chri
ſtus oratione placatur. Epiſt. 307.
in Dialog. c. 4.

Medicorum omnes
ferme res venditiones potius eſſe
quam curas. Paradox. de honore Medicorum.

✱ Carroé. de locis &
conditionibus.

✱ Ubi argentum aut
lucrum non eſt,
ibi Medicus venire
non vul. Paul Zachias l. 6. titul 31

Hier. diſ facetia.

pardon à un Medecin de ce qu'il y a long-temps qu'il n'a été
malade : tant il a peur qu'il ne s'en fâche : Qu'un Païfan rit
fous cappe de voir qu'un Medecin prend fes lunettes pour examiner l'argent qu'il luy prefente , & qu'il les quitte en exa-
minant l'urine fur laquelle il le confulte. Mais voicy bien encore un autre avare & larron que n'eft le Clinique Herodes,
puifqu'il ne peut s'excufer fur l'intemperance du malade,
comme cet effronté Clinique. Cela eft un conte à la verité
dans Efope ; mais c'eft une verité dans ce que nous n'avons
que trop fouvent vû , ou au moins dans ce qui en approche de
fort prés. Une bonne femme qui avoit la vûë fort baffe , & qui
craignoit de la perdre entierement, promet à un Medecin de
le bien payer , fi elle guerit par fes foins ; & elle le laiffe par
provifion maiftre de tout fon petit ménage. Le Medecin étoit
fort foigneux de la venir voir , & ne manquoit gueres de fe
payer de chaque vifite par fes mains, emportant tous les jours
quelque chofe de ce qui l'accommodoit le plus. Comme il fut
à bout de fes remedes , & qu'il ne refta plus rien de bon dans la
chambre, il demanda à la bonne femme fi elle n'étoit pas guerie, & fi elle ne voyoit pas fort clair ? Je voyois, dit-elle, il n'y
a pas encore long-tems quelque chofe dans ma chambre ; mais
je n'y vois plus rien à prefent. Elle avoit raifon. Tout le monde ne fçait pas l'hiftoire d'Afpafie, elle vient affez à l'avarice
des Medecins pour être icy rapportée briévement. La nature
qui avoit fait naître cette fille pauvre, n'avoit pas manqué de
l'en dédommager en quelque maniere par une beauté raviffan-
te. Mais quoy-qu'elle eût eu un preffentiment en fonge des
grands avantages & des grands biens qui luy en devoient revenir , elle ne laiffa pas de demeurer inconfolable, & de
prendre fon fonge pour une veritable réverie, quand elle fe
vit quelque tems aprés une tumeur au menton, qui la défigu-
roit horriblement. Son pere qui avoit pour elle une tendreffe
toute paternelle (car fa mere étoit morte la mettant au monde) la fit voir à un Medecin, qui fans avoir égard à fa pauvreté ny à fa beauté, mit à fi haut prix la cure de cette difform-
mité, que le pere & la fille en demeurerent défolez. Afpafie
pleure donc continuellement, à la table, au lit, & particulierement au miroir : mais enfin un jour où la douleur femble l'a-
voir affommée , elle fe laiffe doucement aller au fommeil, &
voilà qu'elle apperçoit une colombe , qui prend en un moment

la forme d'une femme, l'invitant à prendre courage, & à ne
songer ny à son mal, ny au secours que les Medecins luy refusent si impitoyablement. Cela dit, la femme Colombe luy presente un bouquet de roses consacrées à Venus, & luy ordonne de l'appliquer sur la tumeur. Elle obeït sans differer, & la
voilà en même-tems non seulement guerie de son mal, mais
plus belle que jamais, malgré l'avarice du Medecin qui luy
auoit refusé son secours. Voici bien pis que de l'avarice & de
la dureté envers une fille, ou quelqu'autre particulier : car des
Medecins ennemis du public y paroissent si enflammez d'avarice, que les eaux vangeresses qui les engloutissent, sont seules
capables d'éteindre ce feu, & de les punir de leur crime. Les
bains de Pouzolles faisoient des cures si merveilleuses, que les Du temps de l'Em-
Medecins de Salerne se crurent ruinez. Les voilà donc resolus pereur Frederic II.
de les empêcher, & de passer sur une barque pendant la nuit
pour renverser l'édifice & les canaux de cette piscine. En ef- *Histor. di Giouan.*
fet, conclu & executé. Mais au moment qu'ils repassent com- *Anton. Sümonte.*
me en triomphe de cette belle execution, la barque & tout ce
qu'elle portoit est ensevelie sous les eaux. Punition divine dont *Julius Cesar Capa-*
il demeura des marques sur un marbre, où l'attentat & le *cius. libr. de bal-*
nom des Medecins demeurerent exposez aux yeux du Public *neis apud Reg. mla-*
d'une maniere si exemplaire, qu'avant que le tremblement de *dislaum marmoreis.*
terre qui arriva l'an 1408. eût tout renversé, on en pouvoit *Petrarch. l. 1. Epist.*
encore dire ce qu'on disoit du tems de Pline * des restes du *Epist. 4.*
fameux taureau de Phalaris : *Adhuc servantur opera ejus, ut quot* * *Plin. l. 31. c. 1.*
quot illa viderint, oderint manus. Froissard parlant de la maladie
du Roy Charles VI. guerie par Guillaume de Harcelay, reproche aux Medecins que *c'est là la fin où ils tendent souvent, que d'a-*
voir de grands salaires & profits. Et après avoir remarqué que ce
Medecin ne dépensoit par jour que deux sols parisis, il ajoûte que *de telles verges sont battus tous Medecins.* Il n'y a presque
personne qui ne sçache l'Epitaphe de Silvius fameux Medecin
du dernier siecle :

> *Silvius hic situs est, gratis qui nil dedit umquam,*
> *Mortuus est gratis quod legis ista dolet.*

Mais tout le monde ne sçait pas qu'il offrit aux Medecins de
Monpelier par une insigne avarice d'être le Courtier de leur
Ecole, & d'y faire venir des Etudians, s'ils vouloient luy re- *V. lib. Silvii de vi-*
mettre les frais de la Licence & du Doctorat. Bien plus, il ne *ctu pauperum Sco-*
pouvoit souffrir en son Auditoire aucun Ecolier, s'il n'avoit *lasticorum.*

payé le prix qu'il avoit mis à ses leçons, s'emportant de colere
jusqu'à ce que les autres Ecoliers l'eussent mis dehors. Il vivoit
encore si pauvrement, quoy qu'il eût du bien, que pour épargner un fagot, il montoit & descendoit son escalier une grosse
buche sur ses épaules, jusqu'à ce qu'il se fût échauffé par cet
exercice. Mais voicy un avare bien moins crasseux que Silvius,
& dont l'insolence & l'avarice est payée de la même monnoie
qu'il a donnée à un Philosophe impecunieux. Il n'y a personne à
Florence qui ne sçache le septiéme sonnet de Petrarque, qui
commence ainsi :

> *La Gola e il sonno, e l'otiose piume.*

Le Medecin dont est question, ayant rencontré, tout fier
qu'il étoit de sa chaîne d'or & de sa sotane de soye, un assez
pauvre Philosophe dans le logis d'un de ses malades, & luy
ayant sottement reproché son indigence par ces mots du Sonnet :

> *Povera ignuda vai filosofia.*

Le Philosophe ne manqua pas d'insulter à l'avarice des gens de
sa Profession d'une maniere d'autant plus spirituelle & plus juste, qu'il le fit par le vers qui suit immediatement celuy dont
on l'avoit battu.

> *Dice la Turba a vil guadaguo intésa.*

Qu'est-ce donc que n'eût pas dit sur la chaîne du même Medecin, celuy qui ne pouvant souffrir les extravagances d'un
homme paré d'un semblable bijou, dit si heureusement : *A gli
altri pazzi basta una catena, ma la pazzia di costui e tal che mol-
te gli e bisogno.*

Le Neptune pour continuer nos inductions, faisoit le liberal avec les malades : mais outre qu'il avoit des manieres propres à en tirer toûjours quelque chose, jusques à tenir un Tronc
placé dans son escalier, où les consultans étoient invitez de
mettre ce qu'ils vouloient pour l'Office des Trépassez, dont
quelques devotes luy avoient, disoit-il, laissé la direction entiere, il étoit encore d'accord avec quelques Apotiquaires &
Chirurgiens de ce qui luy devoit revenir des pratiques avant
que de les leur mettre entre les mains ; & quoi qu'apparemment il n'eût plus gueres besoin de viatique, les dernieres années de son pelerinage, il ne laissoit pas de prendre de l'argent
de ceux dont il croyoit ne pouvoir tirer autre chose, & ce qui
étoit plus à blâmer, par des artifices si bas, que je veux bien
les omettre icy.

Le

Le Grand difoit hautement , qu'*un Medecin ne pouvoit rien faire avec les gens de Paris, s'il ne les trompoit.* Cela eſt trop vrai, mais il ne faloit pas pour cela le dire à de jeunes Medecins, & encore moins le faire. Ainſi quoi qu'il fût enfin parvenu à un Poſte , où il n'étoit pas fort honnête de prendre de l'argent , il ne paroiſſoit pas content quand on ne lui donnoit rien du tout. On dit à ce ſujet entre autres particularitez, qu'une maniere d'Abbé qui lui avoit fait écrire une grande ordonnance pour un petit mâl qu'il avoit , ne lui ayant rien preſenté , il le ſuivit pas à pas juſques à la porte , & que l'Abbé lui ayant reïteré pour la derniere fois avec une grande reverence, & en pliant reſpectueuſement l'ordonnance , qu'il ne manqueroit pas de l'obſerver ponctuellement ; il lui repondit d'un ton d'indignation : *Vous pouvez, Monſieur, en faire tout ce qu'il vous plaira , le papier vaut mieux que du foin.* Voilà ce que peut l'avarice , & ce qu'on appelle l'amour d'intereſt. Cet amour Geant veut trouver ſon compte par tout : car comme les autres amours ſont des enfans en comparaiſon de celui-là , & qu'ils ne penſent jamais qu'à rire, ils n'auroient fait que rire en leur cœur dans une occaſion où celui-là n'entendoit pas raillerie.

Le Politique paſſoit pour liberal & pour charitable par ſes aumônes, mais il ne laiſſoit pas de paroître fort intereſſé dans l'exercice de la Medecine : car outre qu'il ne retournoit gueres le ſoir où on ne l'avoit pas payé le matin , comme nous l'avons marqué cy-deſſus, il gagnoit l'argent ſi cavalierement, qu'entrer, prendre & ſortir de la chambre du malade n'avoient, pour ainſi dire, qu'un tems , à moins qu'on n'uſât de delay pour le payement. Sur quoy on raconte , que quittant un jour la chambre de certain malade de qualité , ſans avoir touché l'argent de la conſultation, il rencontra fort à propos dans l'antichambre des perſonnes qui l'arrêterent pour lui demander des nouvelles de ce malade ; & que comme il les entretenoit de ſa maladie fort éloquemment , un Valet-de-chambre lui ayant coulé un écu d'or dans la main, il trencha net le diſcours qu'il avoit commencé ; & dont ils attendoient fort agreablement la concluſion , prenant en même temps l'eſſort & diſparoiſſant plûtoſt qu'on n'y eût penſé : tant il étoit preſſé d'aller où un autre écu d'or l'attendoit.

Le Petit-homme ne ſeroit pas aſſez marqué au coin de l'avarice , quand on diroit que c'étoit *Avaritia Pelagus.* En effet

V u

ne l'a-t-on pas vû rendre souvent sa honte publique plûtost que
de la couvrir avec quelque petite dépense, & redemander puerilement l'argent qu'il avoit donné pour étouffer de mauvaises
affaires, quand l'orage étoit passé, les faisant revivre par ce
procedé mesquin. Quant aux retributions qu'il esperoit de la
Medecine, s'il voyoit qu'on ne le payât pas, ou s'il avoit refusé l'argent par des vuës doublement interessées, il parloit
ou faisoit parler d'acheter ce qu'il sçavoit à sa bienseance dans
la maison, & faisoit tant par ses artifices, que la chose lui tomboit enfin entre les mains. Quelque somme d'argent qu'il eût
par devers lui, il faisoit toûjours l'impecunieux, & ne parloit
que de l'ingratitude de certains malades, pendant qu'il faisoit
sonner haut d'un autre côté les liberalitez de ceux dont il avoit
reçû quelque present, comme une leçon aux ingrats. Enfin il
fit voir jusqu'à la fin de sa vie tant de passion pour l'argent,
qu'au lieu de faire retraite à propos, comme on le lui conseilloit, en un tems où on avoit perdu la creance qu'on avoit euë
de sa suffisanse dans une Cour, il aima mieux y demeurer par
un esprit d'avarice, que de s'épargner mille chagrins, & particulierement celui de se voir un Coadjuteur qui marquoit sa
caducité, ou son peu de conduite. Puis donc que l'avarice est
une maniere de fiévre étique, * qu'un avare n'est jamais bon
à rien, qu'il semble condamné comme un miserable à manier
les metaux, & qu'il est certain que toutes les vertus se perdent
dans l'avarice, comme les fleuves dans la mer, & enfin que
l'avare est son propre boureau & un Idolâtre.

> *Denique sordidius nil est, nil pejus avaro*
> *Qui totus terræ immersus seu talpa, cupit nil*
> *Nil amat, agnoscitve aliud quàm munera terræ,*
> *Propter quæ solet omne scelus patrare, Deumque*
> *Nullum aliud præter nummum væsanus adorat.*

Puis, dis-je, que l'avare est un si vilain personnage, concluons
que les Medecins doivent être exempts d'avarice, & même
qu'il leur est fort messeant de tourner en des équivoques ridicules, comme ils font entre eux l'Aphorisme de leur Maître : *Ubi fames laborandum non est* ; & que tant d'autres turlupinades de cette fabrique, dont nous pourrons parler autre part,
blessent la charité, & sentent le Medecin de quart d'écu. Car
quoi-qu'il soit permis de vivre de la Profession, le Medecin
ne doit paroître ni difficile au payement, ni negligent, quoi-

*Symphor Cam-
peg. de cor. o. is, &
animi morbis lib.
10.
Nisi captatio lucri
esset, nemo ageret
improbè. Diphilus
apud Stobæum.
Marcellus Paling.
Sellat. in Zodiac.
vita humana.

que le malade manque à son devoir. *Ceux ,* a dit l'Hipocrate Romain *, qui ne pensent qu'au gain , ne sont pour l'ordinaire
gueres soigneux de leurs malades , & font en cela une fort vilaine action.* Mais voicy une espece d'avarice bien plus étrange
que toutes les autres , & une b *veritable cruauté d'allonger par
malice ou par negligence , les maladies qu'on peut terminer en
peu de tems , & se faire par un sordide interest une maniere de
ferme d'un pauvre malade.* En effet ce n'est pas de cette maniere qu'en ont usé tant d'honnêtes Medecins, dont quelques-uns
se sont acquis par leur generosité le glorieux nom d'Anargire,
& les autres se sont declarez dans leurs Ecrits ennemis de tout
ce qui sent l'avarice. Au moins que ceux qui ont besoin de vivre, comme on dit de l'Autel, en servant l'Autel, se souvien-
nent de cette belle sentence de Seneque , où leur devoir est
écrit d'une maniere qui ne fait aucun tort à leur subsistance.
*Medicis gravis annus in quæstu est , sed qualem non expetit ipse non
desideret. In quibusdam civitatibus impium votum sceleris vicem te-
nuit ; at si res ita contingat, quidni sibi suisque consuluerit Medicus ?*
Quand la pauvreté même les presseroit de fort prés, qu'il fassent quelque petite reflexion sur ce conseil qu'un Medecin c attribuë au grand Hipocrate. *Il est plus avantageux d'être pauvre,
que d'être inquiet avec des richesses. On ne sent gueres les incommoditez de la pauvreté, quand on sçait se contenter de ce qu'on a. En
tout cas il ne faut pas souhaiter ce qu'on ne peut obtenir, si on veut se
posseder en quelque maniere & ne pas vivre en esclave ; ou tout au
plus, il ne faut souhaiter que ce qu'on peut facilement obtenir.* En
quelque état, dis-je, que se trouve reduit un Medecin, quelle honte de ne vouloir rien faire que pour de l'argent, & de
dire comme celuy-cy ? *Aperi bursam, & aperiam buccam.*

> *Aurea Causidicus loquitur suffectus ab auro*
> *Bulgam claude tuam, claudit & hic labium.*
> *Plurima divitibus Medicus, sed scribit egeno*
> *Pro nihilo infelix, accipe nil & abi.*

Plin. Valerius. & Tertullian passim.

Lib. 6. de Benefic. cap. 28.

* *Chiliad. 69.*

a Qui quæstui serviunt, amplexantur precepta quæ sedulitatem non exigunt, ita nec
à scelere se ipsos vindicant. *Cels. l. 8. cap.* 8.
b Crudelis est Medicus eos morbos qui possunt paucis diebus vel horis repelli, in
longum protrahere tempus, & ægros tanquam in reditus habere. *Plin. Valerius in Ep.*
c Timore cum divitiis paupertas secura eligibilior est. Vitabit quippe indigentia qui eo
quod modicum est , contentus erit. Qui liber omnino vult esse, quod nequit habere
non optet. Qui itidem quod optat vult possidere, cupiat quod facile nancisci potest.
Ilicinus sopra gli Triomphi di F. Petrarch. triomfo della fama. Capitol 4.

CHAPITRE VII.

De l'Envie des Medecins.

V o i c i le peché mignon des Medecins, leur Dalila, & ce foible dont les plus forts ne fe peuvent deffendre. L'envie, dit un fçavant Medecin, eft la fiévre maligne & peftilentielle de l'efprit, d'autant plus dangereufe que le malade ne la fent pas. On peut faire quelque chofe de l'avarice, puifque celle du tems eft permife, mais on ne peut rien faire de l'envie. Qu'on la pare tant qu'on voudra des habits & des couleurs de l'émulation, elle ne fera tout au plus que comme ces arbres dont les fenilles font verdoyantes, mais dont le cœur eft tout corrompu : *Invidia pianta in apparenza frondofa, ma di dentro corotta.* L'envie, dit un bel efprit, eft encore plus irreconciliable que la haine. Elle eft même pire que la mort, puifque l'envieux meurt autant de fois qu'il entend revivre les loüanges de l'envié; & voilà pourquoy.

> *Invidiâ Siculi non innovere Tyranni*
> *Majus tormentum.*

Auffi l'Auteur de ces vers ne manque-t-il pas de la mettre à la tête de tous les vices.

> *Invidus, iracundus, iners, vivofus amator.*

C'eft pour ainfi dire la bête de Matreas qui fe devore elle-même; c'eft affez d'elle, difent les Arabes, pour être fon propre bourreau. Zoile eft toûjours le plus infame perfonnage de la Comedie, il s'en prend aux ftatuës mêmes des Hommes Illuftres. C'eft pour cela que Galien qui le peint acharné fur celle d'Homere, dit *qu'il n'eft femblable qu'à luy-même, & qu'il n'y a rien de fi lâche, quoy qu'il faffe le Salmonée & le facrilege.* C'eft donc une grande douleur à la Medecine de voir que l'envie gourmande tellement fes enfans, qu'elle donne matiere au Proverbe : *Invidia Medica.* Ce qui l'oblige à s'en plaindre amerement dans les lamentations qu'elle fait chez un bon Auteur, c'eft qu'elle voit de la concorde dans toutes les autres Profeffions, & rien que méfintelligence chez elle. Les gens du Palais, dit-on, s'accordent à manger les pauvres Parties; mais les Mede-

Symphorian. Campegius l. de animi & corporis morbis.

E Botero nelli memorabil. detti.

Reflexions D. M. L. D. D. L. R. F. Balthafar Gratian. della Corte.

V. Chiliad. Erafm. pag. 1085.

Satis eft invida invidia fua.

1i Method. cap. 2.

Minderer. Trenodia Medica.

cins s'entremangent eux-mêmes. Leur haine est cette tache d'huile, & cette teinture qui ne s'en va qu'avec l'étoffe, *Lana Dybapha invidia Medica.* Je ne recherche point icy si la passion de dominer naturelle à l'homme, est plus furieuse dans les Medecins que dans les autres Professions, étant d'un temperamment chagrin, melancholique, & qui ne peut souffrir de compagnon, ou si cela leur arrive, parce qu'ils croyent se dédommager en quelque maniere auprés des malades du peu de consideration qu'on a pour eux, quand on n'en a plus besoin : car quoi-qu'il en soit, il est assuré que ce que les Italiens appelent *Cierra di Medico,* la pâleur, la maigreur, la taciturnité, l'air refrogné & chagrin, sont des traits bien approchans de ceux de l'envie, *source empoisonnée dont il ne coule que des contradictions de l'orgueil, des calomnies, des injures,* de ces coups fourrez, & de ces affronts reciproques bien plus effectifs que ceux que Tertullien s'est avisé d'appeller à sa maniere hardie & Affricaine, *Contumeliam communem.* ✱

> *Un affront si cruel*
> *Qu'à l'honneur de tous deux il porte un coup mortel.*

Aussi le bon cœur du bon homme Hipocrate saigne-t-il pitoyablement de ce désordre : *L'envie,* dit-il, *des Medecins est la plus grande des lâchetez, c'est elle qui les porte à improuver sans raison ce qu'un autre a ordonné au pauvre malade.* Il se plaint même des Echolles & des Professeurs de son temps, qui loin de convenir doucement des choses, & ne rien faire que par une honnête émulation, paroissent possedés de l'envie comme d'une furie. Galien met encore ce vice comme avoit fait Horace avant luy devant tous les autres, nous representant les jalousies des Medecins de son temps, comme quelque chose de terrible pour ses suites. ✱ Pline ne parle de Thessale que comme du plus déchaîné des envieux, & de tous les autres Medecins de son temps, que comme de gens incommodes chez les malades. Cælius Aurel. nous parle d'un certain Asclepiade qui désaprouvoit tout ce qu'on avoit proposé avant luy, & proposoit tout ce qu'un autre n'avoit pas encore proposé. Le Conciliateur ne fait pas moins d'un Medecin, qu'un veritable *Occean d'envie, Invidiæ Pelagus.* Cardan ne se contente pas de peindre ceux de son temps, comme des avares, des fourbes, des dissimulés, il y ajoûte l'envie, comme le veritable caractere du Medecin. Scaliger s'accorde au moins en cela avec Cardan, les traittans de medisans, de cyniques, de vautours, d'avares, d'ignorans, de jaloux & d'envieux : car c'est par ce dernier trait qu'il croit en avoir fini le portrait. Guevare chez les Espagnols se plaint dans la lettre qu'il addresse au Medecin Melgar de l'envie de ceux de son temps, comme du capital de leurs défauts. Il n'est pas jusques à Bouchet qui ne demande dans ses fades Serées, *Qù prendrions-nous des personnes de même Vacation qui s'accordent moins entre elles?* Les celebres Medecins Hieronymus Montuus & Roderic à Castro, tombent encore d'accord que l'envie est comme naturelle aux gens de leur Profession. Mais outre que ce vilain vice a chassé Galien de Rome & de l'Italie, & qu'il a même fait mourir Saint Pantaleon calomnié par les Medecins de son temps, auprés de l'Empereur Maximien, pour ne point alleguer icy tant d'autres exemples de pareilles inhumanitez ; n'avons nous pas dés les premiers siecles l'envie d'Apollon, qui tua Linus Medecin & Poëte, meu de jalousie & de cruauté ? ce qui donna occasion au celebre *Emaneco*, ou Vaudeville des Egyptiens, & au *Linus* des Latins qui en ont conservé la memo e. N'avons nous pas eu ensuite l'envie des Grecs contre les Latins, celle même qui regnoit entre les Grecs, celle des Latins contre les Latins & contre les Grecs ? N'en est-il pas de même des Allemans, Italiens, Anglois, & de toutes les autres Nations qui se sont fait la guerre dans leurs écrits ? Les Arabes ne se sont-ils pas pour ainsi dire traités de Turc à Maure, aprés avoir fait la guerre aux Grecs dans leurs Ouvrages. Arnaud de Villeneuve & ses contemporains ont-ils pû se souffrir ? Les Galenistes ont-ils souffert les Chimistes, & ceux-cy les Galenistes ? Si nous approchons de nôtre siecle, & que nous descendions aux particuliers, nous verrons Cardan opposé à Scaliger, Carpus à Mundinus, Vezal à Silvius, Joubert à Rondelet, Fernel à Fleselles, Riolan à Pequet, & ainsi de tant d'autres. Enfin les Medecins de Paris, n'ont-ils pas declaré la guerre à tous les autres sans sçavoir pourquoy ? Tous sont sur le *qui vive* pour un rien, & s'entredisent mille pauvretez dont l'envie est la seule cause, ou au moins la principale de celles qui les font agir. N'avons-nous pas veu que les Medecins du temps du bon homme Tichobrahé, ne se contenterent pas de le diffamer ; mais qu'ils s'en prirent encore à son curieux laboratoire d'Uranisbourg, qu'ils renverserent de fond en comble ?

On remarque même tous les jours dans ce qu'on appele la

Pratique de la Medecine, qu'il n'y a rien de si inquiet qu'un Medecin qui a son plein, ny de si envieux qu'un qui ne l'a pas. Celui-cy voudroit que tous les autres fuſſent au moins ſur le grabat pour ſe voir en pieds. Les jeunes ſur tout brûlent d'envie d'occuper le poſte des vieux, ſans examiner s'ils le peuvent dignement remplir, ils ſe pouſſent toûjours à bon compte à la faveur de leurs hableries, de la complaiſance & de la calomnie qui leur donnent entrée chez les gens credules. Pline le jeune, parlant des jeunes de ſon temps, nous les décrit ſi inſolens, qu'il ſemble que Galien en ait emprunté cette deſcription. *Ils oſent tout,* dit-il, *& ne ſe plaiſent à contredire que parce qu'ils croient que c'eſt le moyen d'acquerir de la reputation, & c'eſt pour cela qu'on ne s'y doit fier que de bonne maniere. Cepiſti tanquam diſcipulus audes autem tanquam contradictor.* C'eſt ainſi que l'envie monſtre inſatiable, né avec les Sectes & qui ne vit que de ſes entrailles, a fait dans la Medecine ce que le Satyrique remarque des habitans de Crotone, où on ne voyoit que des corbeaux qui déchiroient, ou des corbeaux déchirés, *aut corni qui lacerant, aut qui lacerantur,* déſordre qui me fait ſouvenir de ce chef de parti, que chaque ſoldat Romain vouloit avoir l'honneur d'enlever dans une mêlée, & qui pour avoir été trop ambitionné d'un chacun, ne demeura à perſonne en particulier, ayant été déchiré de tous. Voila l'idée de la Medecine Pratique, loin de la poſſeder en commun, & d'en tirer doucement l'avantage qu'on en peut prétendre raiſonnablement, chacun la déchire à force de la vouloir tirer toute à ſoy. Voila comme on ne peut pas même ſe reſoudre quelquefois à voir mourir ou guerir le malade en patience, quand quelque Medecin plus ſage que les autres fait halte aux remedes, & juge à propos d'attendre quelque choſe de la nature, *Pharmaca Pharmacis cumulat.* Voila comme l'envieux aime mieux ne rien faire qui vaille, que de paroître moins ſecourable & moins empreſſé que ſon Collegue. On va juſques à promettre la cure des maladies incurables, pour s'inſinuer par cette adreſſe & prendre enſuite la place d'un autre. L'envie en mene mêmes quelques-uns ſi loin, que de dire tant ils ſont impudens, qu'ils trouveront toûjours le moyen de contredire ceux qui n'auront pas le don de leur plaire. C'eſt de cette maniere, pour venir à nos inductions, que le Petit-homme étoit, toûjours preſt à contredire & à calomnier ſes Confreres. S'il voyoit qu'un remede avoit mal réüſſi, le Medecin ordinaire

Method. cap. 7 & de ſimplic. Medicament. facultatib. cap. 10.

Galen. Ibid.

Petron. in Satiric.

Quippe dum ad deprehendendum eum multitudo côtendit inter rixantium manus præda lacerata eſt. Florus in Epitom. cap. 19. lib. 13. Eraſm. lib. De preparat. ad mortem.

à l'entendre parler, ou l'Apotiquaire n'avoient pas penſé à l'E_
quinoxe, au Solſtice, à une Conſtellation, à certain quartier de
la Lune, il avoit toûjours de quoy charger quelqu'un de l'évenement s'il étoit mauvais. Il embraſſoit tout, il étoit par tout,
& ne diſoit jamais de bien d'aucun Medecin s'il n'étoit établi
à 50. ou 60. lieuës de luy.

Pour le Politique & le Grand, comme ils avoient leur plein,
ils étoient à proprement parler plus inquiets qu'envieux, ils ſe
voyoient ſuivis & adorés de preſque tous les autres Medecins,
point d'oppoſans, & s'il ſe trouvoit quelqu'un aſſez hardi
pour les contredire, l'un ne luy répondoit que par un ſous-rire
mépriſant, & l'autre luy impoſoit ſilence par des paroles rudes,
& par un air de domination. Ainſi point de jalouſie, point d'envie étans les maîtres par tout. Le Neptune étoit une autre maniere d'envieux, car comme il n'étoit pas ſi caché, ni ſi replié
en luy-même que le Petit-homme, il avoit des ſaillies d'envie aſſaiſonnées d'un ſel, qui pour n'être pas Attique, ne laiſſoit
pas d'être du goût de quelques-uns ; mais qui ne laiſſoit pas
auſſi de le mener quelques-fois à des violences indignes d'un
honnête Medecin. Et à ce propos, je croy qu'on voudra bien
que je faſſe voir icy, pour divertir un peu le Lecteur, quelques
traits de cette paſſion d'envie qui le poſſedoit ſi abſolument. Il
ne pouvoit ſouffrir que le premier Medecin d'un grand Prince,
qui n'étoit pas à la verité un des premiers Medecins de ſon ſiecle, mais au reſte bonhomme, occupât un poſte qu'il avoit luy-
même occupé quelque temps avant, & qu'il n'avoit perdu que
par ſon imprudence. Il avoit déja pluſieurs fois bruſqué ce bon-
homme, quand la converſation les ayant mis certain jour en
preſence du Prince ſur les coctions, ils tomberent enfin ſur ce
qu'on appele dans la Medecine, *le vice ou défaut de la troiſiéme.*
Le bonhomme qui ne ſçavoit pas trop bien la chicane de l'E-
cole, crût dans l'embarras où il ſe trouva, que le plus court étoit
de répondre d'un air qui marquât que la matiere ne venoit
gueres à propos pendant le repas. Mais le Neptune qui n'étoit
pas accoûtumé à diſſimuler ſe voyant traitté d'un air de mépris,
le prit ſur un ton ſi haut, que ſans penſer où il étoit, il luy porte au même temps ce coup de Trident dont il l'étourdit. *Aſne,
cheval, brutal, je te mépriſe, va je te mépriſe.* Ainſi le bon Prince
qui faiſoit quelquefois ce conte, n'entendoit jamais parler des
effets de l'envie des Medecins, qu'il ne ſe ſouvint du vice de la

troiſiéme

troisiéme coction. Au reste comme il arrivoit souvent des affaires de cette nature à nôtre Neptune, voicy la plus sotte & la
plus honteuse que l'envie luy ait jamais faite. Il ne pouvoit souffrir aucun Medecin sur ses Terres, & encore moins sur ces Eaux,
dont il se disoit le Sur-intendant.

Non illi imperium Pelagi sævumque tridentem,
　　Sed mihi sorte datum.

Mais de tous ceux dont la presence luy déplaisoit, il n'y en
avoit aucun qui le chagrinât plus effectivement qu'un vieux
Medecin de Bourges, honnête, modeste, composé, sçavant, &
d'un flegme à le desesperer, luy qui vouloit toûjours quereller.
Le mal venoit de ce que ce Medecin luy gâtoit ses eaux, ne
les estimant que leur prix, & ne les ordonnant que dans le besoin. Ce qu'il y avoit encore de fâcheux, est que le bon homme se trouvoit souvent dans son chemin, & qu'ils étoient presques à tous momens en concurrence. Le *Quos ego?* cette autorité du Trident, étoit trop manifestement méprisée par les manieres independantes, desinteressées & unies du bon homme.
Il faloit donc exciter quelque orage, qui effraiât cet adver-
saire, qui le fit deserter & qui laissât le Neptune rendre ses
Oracles en liberté & sans compagnon. Ils avoient tous deux
leurs partisans sur le lieu: car presques tous ceux qui venoient
des extrémitez du Royaume & des païs étrangers aux remedes
de la Piscine, aprés avoir pris l'avis du Neptune, prenoient encore celuy du bon homme, & chacun ensuite selon son inclination, & sa prévention prenoit parti pour l'un ou pour l'autre.
Voila donc la Medecine des eaux réduite en parti, & l'on y
demande qui vive en faveur des deux Medecins courtisans,
comme on avoit fait à Rome au siecle passé pour les deux plus
belles courtisanes de cette Ville.

Poi che mi ricercate ch'io ve
ne scriva alcuna cosa, non vi pos-
so dire accidente piu mirabile d'u-
n'incontro che si sece in S. Aposto-
lo fra lor due. Le traditore sanno
d'esser tenute le piu belle di Roma,
& ciascuna ha come sapete la sua
satione di quelli che l'amano, che
le ammirano, & che le celebrano.

Voicy l'Histoire de celles-cy
tirée de l'Original d'Annibal
Caro, sur laquelle on pourra
faire le paralelle, de l'envie
des deux Medecins, & de la jalousie des deux Courtisannes.
Comme il n'y a rien de si tiran-
nique que la beauté, qu'on
appele pour cette raison une

Partie 1. de le Let-
tere familiari.

X x

L'emulatione, che sia fra loro, ve la douete imaginare. Entrarono in Chiesa, l'una da la prima porta, l'altra da l'ultima; & a punto a la pila de l'acqua benedetta s'affrontarono insieme. Subito che si scoprirono, si raffazzonarono, si risorbirono, si brandirono, aguzzarono in un certo modo tutte le lor bellezze, si squadrarono tutte dal capo a le piante. Considerate voi medesimo con quali occhi si guardarono, con quali erano guardate da una corona c'havevano intorno di tanti ammiratori, & amanti loro. Dopo molti assalti, che si fecero con gli occhi l'una a l'altra, si gli fissarono ultimamente addosso in un modo, che ciascuna parea che dicesse, Renditi. Pensate quante scintille, quanti folgori, quanti dardi corsero allhora per quel Campo; quanti effetti fossero ne gli animi de' poueri ammartelati: quanti battimenti di cuori; quanti mutamenti de' visi, quanti atti di meraviglia; & a la fine quante dispute si sieno state di parole. Imaginatevi Gandolfo padrino da una parte, & l'Allegretto da l'altra; & considerate poi quello che fà l'affettione ne gli huomini, che ciascuno di loro gridò Vittoria, & corse il Campo per la sua donna.

espece de Royauté & d'Empire, il n'y a rien aussi de si dominant sur les malades, que la crainte de ne pas guerir, *Res est imperiosa timor.* Mais il y eut cette difference entre nos Medecins & nos Courtisanes au commencement, que les Medecins ne se connoissoient que trop, & les belles ne se connoissoient que de reputation. Il y eut encore celle-cy ensuite, que s'il n'y eût que des coups d'œil & de tête donnez du côté des femmes, il y eut bien des coups de poing & de dents du côté des hommes. Et s'il y eut quelque chose de commun entre les deux sexes, c'est que les hommes avoient même envie que les femmes de se défaire, ou de faire au moins quitter le terrain à son concurrant. Le Neptune ayant donc un jour trouvé son rival au logis d'un Seigneur, où quelques-uns de leurs amis étoient comme eux pour faire leur cour, chacun ne manqua pas de s'interesser selon le parti qu'il avoit pris dans la dispute qui survint trop facilement sur un fait des eaux, & comme cette dispute s'échaufa insensiblement, elle fit une telle impression dans l'esprit de nos Medecins, qu'ils se

trouverent enfin tout disposez à vuider, avec d'autres armes que des paroles, la querelle que le Neptune avoit cherchée, & de passer comme on dit, *de verbis ad verbera.* Mais voyant qu'il n'y avoit pas de moyen dans une maison de respect, & en presence de tant d'honnêtes gens qui s'y seroient opposés, ils en sortent comme de concert, & dés qu'il sont dans la ruë se martellent le visage d'une grêle de coups de poings qui les renverse sur le pavé. Le sang se mêle à la boüe dont ils sont soüillés, & fait un spectacle assez rare de deux têtes grises, & de deux fameux Docteurs en cet état. Cependant les amis qui étoient demeurés dans la chambre du Patron, arrivent au bruit qu'ils entendent dans la ruë, & les séparent enfin, quoy qu'avec tant de peine qu'il paroît par les vilanies qu'ils s'entredisent que leurs cœurs sont encore plus ulcérés que leurs visages. Catastrophe certes bien differente de celle de la querelle des deux courtisanes, où il n'y eut ny coups ny injures quoi-que l'aigreur vint du levain de l'envie du côté des femmes, comme de celuy des hommes. Que s'il y eut quelque chose de commun dans la suite de ces deux affaires, ce fut que la rencontre des deux Medecins servit d'entretien aux Temans des eaux, ainsi qu'avoit fait un siecle avant celle des deux Courtisans à leurs Paladins. Mais comme chacun de ceux-cy avoient quelque raison de donner suivant son inclination, l'honneur du champ de bataille à quelqu'une de ces deux belles, il est pareillement vray qu'on s'accorda facilement entre les beuveurs & les baigneurs de la Piscine à donner le blâme d'un combat & d'un emportement si scandaleux au Neptune, comme à l'agresseur & à l'envieux.

Encore s'il se fût trouvé quelqu'un des Paralitiques de la Piscine qui se fût aussi bien trouvé du spectacle des deux Mecins aux prises, que se trouva un malade presque désesperé, lequel s'étant éveillé d'un assoupissement dangereux au bruit de deux Medecins qui se battoient au pied de son lit, en fut tellement ému, qu'une évacuation aussi favorable pour luy qu'à contretemps pour son heritier, le tira d'affaire, forçant non seulement ce collateral à rapporter ce qu'il avoit déja enlevé, mais encore le réduisant de chagrin dans le même état d'où s'étoit tiré celuy qu'il avoit dépoüillé par avance. En voila assez ce me semble pour conclure que l'envie étant le principe de ces divisions qui arrivent entre les Medecins, & ce qui désole souvent les malades, ils sont obligez à éviter un si vilain vice. Car enfin si nous ne fermons les yeux aux petites prosperités de nos Collegües, l'envie ce collyre qui a la faculté comme a dit quelqu'un d'aiguiser la veüe, nous faisant voir les prosperités du prochain plus grandes & plus souhaitables qu'elles ne sont en effet.   X x ij

Vicinumque potus grandius uber habet.

Cette envie, dis-je, ne nous laissera jamais en repos, & ne nous donnera des desirs que pour occuper la place d'autruy, & s'opposer ainsi aux ordres de la providence.

Je finis donc par cette belle leçon d'un Medecin, Payen à la verité, mais digne d'un Medecin Chrétien. *L'envie est un vice qui doit faire horreur à tout ce qu'il y a d'hommes au monde, & particulierement aux Medecins, qui se trouvant obligez à l'humanité & à la misericorde par le droit de leur Profession, doivent être en exécration aux hommes & aux Dieux, quant ce vice les empêche de pratiquer ces vertus.*

Scribonius, Largus
in Præfat. peris.

CHAPITRE VIII.

De la vanité & du ridicule des Medecins.

COMME il n'y a rien qui enfle si ordinairement que la Science, & qui édifie tant que la charité, les Medecins n'ont pas tant de raisons d'être vains, qu'ils ont d'occasions d'édifier le prochain: car outre que les belles lettres ne leur peuvent enfler le courage, tant ils s'y appliquent rarement, la Medecine n'étant que charité, il me semble qu'ils ne devroient penser qu'à paroître modestes dans la conversation des pauvres malades. Cependant à les voir si présomptueux, on les prendroit pour la grenoüille d'Esope, tant ils ont d'enflure, ou pour la mouche qui croyoit avoir obscurci l'air par la poussiere que le char où elle étoit assise avoit excitée; quoi-que la plûpart n'ayent pas encore secoüé la poussiere de l'Ecole, qui les rend de fort vilains hommes. Tertullien appelle le Philosophe Pedant, *famae negotiatorem,* & Saint Jerôme *animal gloriae*; mais cela n'est rien en comparaison de la plûpart de nos Medecins ambulans: car courant comme ils font en vrais mercadens aprés le denier, ils ne laissent pas de paroître encore plus vains que les Philosophes de l'antiquité, quoi-qu'ils ne soient rien moins que Philosophes. Ils veulent être montrez du doigt par tout où ils passent, & se plaisent aux acclamations & aux applaudissemens des ignorans, bien que toutes leurs actions & tous leurs discours n'ayent rien que de servile & de méprisable. C'est un plaisir de voir ces beaux Messieurs disputer trois ou quatre heures sur un rien, & exa-

V. Tertul. de patient. & in Apologetic
Epist. l. 26.

gerer eux-mêmes leur prétenduë capacité devant ceux qui ont le loifir de les écouter, & qui feroient mieux de leur dire,

> *Omnibus in morbis offers te Didime nobis*
> *Hipocratem, nos te malumus Harpocratem.*

Bernard Bauhufius

Ils ne parlent que des cures miraculeufes qu'ils ont faites, le hafard, ny la nature, fi on les en croit, ny ont nulle part, ils ne permettent pas même à Dieu d'y en prendre, cela feroit bon à un Medecin de Roman, tel que celuy qui difoit fi ingenuë-ment & de fi bonne foy,

> *Non hæc humanis opibus, non arte magiftra*
> *Proveniunt, neque te Ænéa mea dextera fervat*
> *Major agit Deus &c.*

Ils ont, difent ils, des fpecifiques & des remedes infaillibles pour tous les maux, *ils n'en ont jamais manqué aucun*, quoi-que la plûpart ne connoiffent pas mêmes toutes les herbes potageres. Les jeunes s'imaginent en fçavoir autant que les vieux quand ils ont commis quelques lieux communs à leur memoire, & qu'ils ont quelque confultation bien élegante par devers eux, *Medici ex Commentario.* Εκ βιβλης κυβερνίτα. C'eft ainfi qu'ils font auffi avides d'employ que certains eftomachs languiffans & incapables de digerer le font de beaucoup d'alimens. Quant aux vieux, ce qu'il y a de pitoyable, eft que les nouvelles lumieres les furprennent tellement, qu'ils craignent en ouvrant les yeux de voir quelque chofe qui merite leur application. Ils font tant d'eftime de ce qu'ils fçavent & de ce qu'ils ont une fois avancé, que la retractation leur paroît un mal honteux : car quelle honte à de vieux Maîtres de retourner à l'Ecole, & de fe défaire de leurs préjugés.

V. Lib. 7. Epiftol. Medic. Joann Manard & Erafm. in Chiliad.

> *Turpe putant parere invenib. & quæ*
> *Imberbes dedicere fenes perdenda fateri.*

Enfin jeunes ou vieux, il fuffit, ce leur femble, qu'ils foient Licentiés pour être des *Jupiters fauveurs* comme Menecrates, c'eft à dire le ridicule & la vanité même. Quoi-qu'ils ne portent plus gueres de longues barbes ny de longs habits, on peut neanmoins dire avec verité des manieres, des habits, des montures, & particulierement des difcours de la plûpart, *pallium & barbam vidi, Medicum autem non vidi.* Voudriez-vous une peinture encore plus achevée de ces Medecins & d'après nature ? écoutez Pierre d'Apone c'eft un homme du métier & un connoiffeur, *Obloquutores, elati, loquaces, fcientia & laudis aliena detractores,*

Herod. Atticus apud Aul. Gell. lib. 9. cap. 2.

negligentes, vanæ gloriæ & superbia inhiantes. Ne les reconnoîſ-
ſez-vous pas à ces derniers traits nos petits ridicules & nos petits
ſuperbes? Sont ce là les Sectateurs d'Hipocrate, luy qui étoit
ſi ſage, ſi aviſé, ſi ingenu en ſes diſcours & en ſes actions? Sont-
ce de veritables diſciples de Galien, ſi ennemi de la Philautie
& de l'eſprit particulier? Non aſſeurément, puiſque de ſemblables préſomptions ont donné lieu à l'invention de tant de Fables
injurieuſes à la Medecine, les Poëtes anciens n'ayans pas moins
fait faire de figures ridicules à leurs Medecins que nos modernes. Ces Peintres ✶ de belle humeur que Bocace introduit ſi ſouvent ne ſemblent jamais plus enjoüés, que quand le ridicule
maître Simon Medecin leur ſert de Manequin. Le Pogge trouve toûjours facilement à broder ſur cette vanité des Medecins,
qui a donné lieu au Proverbe *Medicorum superbia*, ✶ & à tout ce
qu'on lit dans Stobée ſur ce chapitre, où je ne vois rien de
comparable à la fumée de cet encenſoir, dont le Roy Antigonus regala la vanité de Menecrates. C'eſt enfin cette vanité qui
a fait que le Theâtre François n'a jamais été plus frequenté
ny plus applaudi, que quand on y a fait monter les Medecins,
quoi-qu'on y ait un peu outré la matiere. Mais ce qui les rend
incorrigibles, c'eſt que s'ils ſçavent bien que la vanité n'eſt pas
un bon arbre, au moins il ne laiſſe pas de leur apporter quelques fruits qui ſont du goût de leur famille, & que Paris eſt
un lieu où plus le Medecin a de vanité, plus on eſt tenté de le
croire: car

On peut tuër avec impunité,
Quand on a pris en quelque Faculté,
Preſent ou non, bonnet ou bien Licence,
Qu'en ſon maintien on a quelque preſtance,
Qu'en habit noir, ſoit propre ou bien crotté,
On parle aux gens avec facilité,
Et quant enfin ſoit bien ou mal monté,
Pour ſa déviſe on prend la vigilence,
    On peut tuer.
Mais ſi l'on a beaucoup de vanité,
Qu'à tous venans on promette ſanté,
Qu'on ſe commette avec grande aſſurance,
Ah! c'eſt alors qu'avec récompenſe,
Qui bien plus eſt qu'avec impunité,
    On peut tuer.

Exemples, où je me retranche à nos quatres fameux, laissant là cette foule, *quam dinumerare nemo poterit.*

Le Neptune étoit si plein de vanité, qu'on n'avoit qu'à le regarder, & à l'écouter quelques momens pour être persuadé que c'étoit le Menecrates de son siecle; aussi paroissoit-il si ridicule que ceux qui ne le connoissoient pas pour un Docteur en Medecine, le prenoient pour un Comedien. Il s'intituloit entre autres vanitez *Medecin de trois Rois, Ambassadeur de l'un de ces Rois auprés du Duc de Nevers, & Noble Venitien.* Il prenoit pour sa devise un Hippolite ressuscité avec ces paroles, *Diis geniti potuere.* Il parloit aux personnes de qualité comme s'il avoit été leur égal, & souvent d'un air si extravagant, que pour dire à des Comtesses & à des Marquises bien marquées, qu'elles ne devoient penser qu'à guerir, sans trop étudier leur mal, ny s'en mettre en peine, il les renvoyoit à leurs quenouilles & a leurs éguilles. Tout ce qui luy venoit dans la bouche luy paroissoit toûjours si juste, qu'il eût crû se dés-honorer en se retractant; c'est pour cela que luy étant échapé de dire en presence d'un sçavant Evêque favori d'un grand Prince, qui s'étoit embarqué sur ses eaux, que Saint Augustin avoit écrit qu'il est permis d'avoir une Concubine, & que le Prélat luy ayant nié que cela fût dans Saint Augustin, il ne laissa pas d'insister si opiniâtrément qu'on le défia d'en venir à la preuve. Aprés donc qu'il eût cherché & recherché long-temps ce qu'il ne pouvoit pas trouver, enfin le Prelat lassé d'une vanité & d'une opiniâtreté si ridicule, ne pût s'empêcher de traiter la proposition de galimathias, & c'est ce que le Neptune attendoit pour sortir d'affaire : car étant monté en même temps sur ses grands chevaux, & s'étant écrié *qu'on ne devoit pas traiter ainsi un homme qui soûtenoit depuis tant d'années l'honneur de la Medecine, un homme qu'on consultoit comme l'Oracle de la Profession, qui avoit parû avec tant d'éclat dans les cabinets des Princes & des Rois, & dont l'esprit & l'experience animoit ces eaux, qui rendoient l'ame & le mouvement aux mourans,* il ajoûta *qu'il se retiroit, qu'il abandonnoit le Prélat à son sort, & qu'il se repentiroit peut-être bien-tôt d'avoir méprisé l'Oracle qu'il avoit tant de fois consulté.* Il le croioit comme il le disoit tant il étoit vain, & persuadé, que tous les autres Medecins n'étoient que de petits genies en comparison de luy qui étoit l'Ange moteur de la Piscine. Mais ce qu'il y eut de singulier dans cette affaire, & qui confirma le Neptune dans sa va-

nité, c'est que l'Evêque étant tombé malade deux ou trois jours
après la menace, il fut assez foible pour avoir recours au Pro-
gnostiqueur. Ainsi je laisse à penser si les minauderies ridicules
& pueriles, dont il falut se servir pour le faire revenir, ne le con-
firmerent pas plus que jamais dans sa vanité. Le Grand ne paroissoit pas le plus vain de tous ses Confreres, lorsqu'il entra
dans le grand Employ, mais comme l'appetit vient en mangeant,
il s'accoûtuma si insensiblement à l'encens que luy donnoient ses
adorateurs Medecins & malades, qu'après avoir reçû chez les
Etrangers des honneurs ausquels il ne s'attendoit pas, & qui ne
s'étoient jamais rendus qu'à luy, il souffrit encore fort doucement ceux qu'on luy rendit à Paris dans des Theses dont les Titulades étoient dautant moins justes, qu'elles luy attribuoient
solidairement des Eloges qu'il ne pouvoit prétendre, tout auplus,
qu'en commun avec tant d'autres Medecins de son temps. Le
Politique tout honnête & modeste qu'il étoit, ne se laissa pas aller moins doucement aux honneurs de l'Ecole & du public qu'a-
voit fait le Grand, quand il se vit occuper tout seul une place
dans la pratique, qu'il n'avoit long-temps occupée qu'en tiers:
car il en faloit passer par où il l'avoit ordonné, sans que presque
aucun de ses Collegues osât le contredire. Ainsi quoi-qu'il ne
tombât pas dans ces fades vanités qui exposent si souvent les
Medecins au peril d'être tournés en ridicules, il eut neanmoins
peine à éviter quelques-uns de ces accidens, que la précipitation des jugemens, & la trop grande confiance qu'on a en soy-
même attirent souvent, & qui font rire les rieurs: car faisant
un jour saigner un malade, & le Chirurgien luy ayant demandé après qu'il eut tiré trois ou quatre palettes de sang s'il con-
tinuëroit, comme il avoit pris, faute d'application, le bras d'un
Frater là present, pour celuy du pauvre malade, il répondit
d'un ton Magistral & de confiance, *tirez toûjours il a un poux de
crocheteur*. Et bien en prit au patient de ce que le Chirurgien,
qui avoit observé la méprise, ne passa pas outre, après en avoir
peut-être rendu raison à l'oreille du Medecin. Autre vanité d'une
toute autre consequence, mais dans laquelle il faut avoüer qu'il
fut entraîné par celle du Petit-homme. Le fils unique d'un
grand Prince étoit malade à Paris, où on l'avoit déja saigné
plusieurs fois, & peut-être trop, & deux Medecins de cette Cour
là, prévoiant que l'air du Bureau ne seroit pas pour d'autres saignées, attendoient le Petit-homme & le Politique aux opinions,
　　　　　　　　　　　　　　　　　　　　　　　　　　　　&

& ceux-cy ayant encore été d'avis d'une faignée, comme les Dames y reſiſtoient, ils firent ſemblant de céder & de differer le remede pour un beſoin plus preſſant. Mais étant retournez le ſoir en l'abſence des deux autres Medecins qui étoient de l'avis des femmes, & le Petit-homme étant reſolu de les tondre ſur *l'urgence* prétenduë, il conclud avec le Politique ſerieuſement & tout haut, qu'il falloit encore faire une faignée au malade. Il n'y avoit pas grand mal juſques-là : (car peut-être cette évacuation étoit-elle neceſſaire,) ſi le Petit-homme n'eût ajoûté, qu'il le falloit pour le bien du malade, *& plus bas* pour l'honneur de la Profeſſion. Je laiſſe donc à penſer ſi ces dernieres paroles tomberent à terre, & ſi aprés avoir été relevées par des femmes, & portées aux deux autres Medecins plus habiles Courtiſans que le Petit-homme, & plus politiques que le Politique ; ceux-là manquerent à broder ſur l'honneur de la Profeſſion. Il eſt vray que le Politique n'avoit fait que tauper de la tête aux paroles du Petit-homme, mais la Cour ne laiſſa pas de leur donner leur congé, & les Courtiſans de s'entre-demander à propos de faignées, ſi les Medecins n'avoient pas raiſon d'avoir égard à l'honneur de la Medecine en de pareilles occaſions ? Nôtre Petit-homme étoit encore ſi vain, qu'il faiſoit donner ſon nom à des remedes que des Apotiquaires ſes affidés avoient préparés de concert avec luy. Outre cela il avoit des Emiſſaires gagez & entretenus, pour porter ſon nom par tout où ils pouvoient porter leurs pas, & cette vanité le mena juſqu'à vouloir ajoûter la qualité d'Ecuyer à celle de Medecin du Roy qu'il prenoit ; ſottiſe qui eût été pardonnable, puiſque tant de roturiers y avoient donné comme luy, s'il n'y eût ajoûté une bien plus grande ſottiſe : car demandant grace pour ſa taxe à l'Intendant de la Province, & s'étant diſculpé pour l'obtenir plus facilement ſur les Notaires, qui donnent aſſez facilement du cetera, il fut aſſez lâche pour dire que *s'il ſe fut ſenti un grain de Nobleſſe, il y auroit appliqué trois grains de cautére,* vray raiſonnement de Barbier, comme ſi la Nobleſſe étoit une choſe à ne pas eſtimer, ſoit qu'on l'obtienne par le merite, ou qu'on l'a reçoive par la naiſſance ? Quand il s'embarquoit à faire des contes meſſeans, & mêmes faux, & qu'on l'arrêtoit ſur quelque particularité du conte, ou ſur la fauſſeté d'une citation, il croyoit être bien ſorti d'affaire en diſant, par une vanité ridicule, *Vray ou non, je ne m'en mets guéres en peine, & ne m'en crois pas moins bon Medecin* ; comme s'il

n'y eût eu que luy de bon Medecin, ou qu'il eût été permis à
un bon Medecin de dire des sottises & des faussetez? Mais quoy,
il vouloit être veu & montré du doigt, *Monstrari digito, & dicier
hic est?* aussi l'étoit-il souvent d'une terrible maniere, & pour ainsi
dire, *Infami digito.* Il ne nous reste donc après tout cela, pour
l'achever de peindre d'un seul trait, qu'à dire qu'il étoit le *Va-
nitas vanitatum* des Medecins. Ainsi

Concluons qu'il n'y a rien de si préjudiciable à l'honneur de
la Medecine, & à la santé du malade que la vanité du Medecin; que les jeunes ne se peuvent faire habiles avec les Livres
seuls qui ne servent qu'à les rendre de ridicules parleurs; mais
qu'il leur faut encore l'usage, l'experience & la docilité.

> *Seris venit usus ab annis,*
> *Multa vetustas scire dedit.*

Qu'il faut qu'un Medecin ressemble en quelque maniere à celuy dont il est dit, *Cui plurima mento canities;* que ce n'est pas
assez de parler, *Hecticus insignem Medicum non Rhetora quærit;*
que les paroles ne sont que des fruits de Cyprés qui ne servent
à rien; que le Poëte Ausone appele les jeunes gens:

> *Juvenum temeraria pubes.*

Comme pour marquer que la temerité est fille de la vanité, vice des jeunes gens; & qu'enfin le docte Bacon compare tous
ces petits discoureurs à des enfans qui parlent assez, mais qui
ne produisent rien d'utile à la Republique. Quant aux vieux
qu'ils se mettent s'ils le peuvent dans l'esprit, que ce n'est pas
celuy qui a travaillé le plus long-temps qui a satisfait au devoir
de Medecin; mais celuy qui a travaillé avec plus de methode
& d'application, *Non qui diù cecinit, Rhetoricatus est, aut guberna-
vit, sed qui rectè, laudatur.* Que la superbe est appelée par un docte Medecin, l'Apoplexie de l'ame qui précipite les Medecins
dans les Enfers, après les avoir endormis; que tous ces empressemens qu'ils ont les uns & les autres d'ordonner bien des
remedes par vanité, ne valent pas une judicieuse surséance,
puisqu'un grand Politique n'a pas moins estimé les sages délais
des Medecins, que ceux des Capitaines. Enfin ce qui fait particulierement à nôtre sujet, tous les Medecins doivent être per-
suadez que s'ils sont trop prévenus de leur merite, c'est le vray
moyen de dire adieu à l'étude & à l'experience, d'abonder en
son sens, & de devenir des superbes & des ridicules. Et voila
pourquoy Hipocrate demande de la douceur, de la modestie &

*Id quod puerorum
est ut ad garrien-
dum promptissimi,
generare autem
non possint. Baccon
de augment. scien-
tiar.*

*Apoplexia animi
qua tument & tan-
dem detruduntur
ad inferos. Lib. 2.
de corporis & ani-
mi morbis.*

*Duces & Medici
nihil agendo sæ-
pius multum pro-
ficiunt. Livius lib.
23.*

de la docilité en fon Medecin , & pourquoy Galien déteftant la fuperbe & la vanité , ne manque pas de leur affocier l'igno- rance , affurant qu'un *Medecin fufceptible de vaine gloire ne fe dés- honore pas moins qu'un galand homme qui feroit la cour à une Ef- clave pour en obtenir quelques petites faveurs.* A quoy nous pou- vons ajoûter avec Seneque , que *les humbles ne font jamais 'tant de fautes dans la pratique que les fuperbes , qui d'ordinaire gâtent tout.* Ce n'eft pas toutesfois pour ne rien oublier fur cette con- fideration , qu'il ne foit permis au Medecin de faire raifonna- blement ce qu'il peut pour conferver la gloire qu'il s'eft acquife avec tant de peine , pourveu que ce ne foit que pour fe confer- ver la creance des malades , qui n'obeïffent gueres qu'à ceux aufquels il ont confiance ; & c'eft peut-être pour cette raifon , que Galien paroît en quelques endroits de fes Ouvrages un peu trop content de luy-même. Quoi-qu'il en foit , quand nous aurons bien des Galiens , nous ne trouverons pas à redire qu'ils s'eftiment autant qu'il s'eft eftimé.

Lib. de decent ior- natu.

5. Method. cap. 16. & lib. de cognofc. & curand. animi affectionib.

Epift. 48.

CHAPITRE IX.

De la Pedenterie des Medecins.

COMME la Pedenterie eft une fuite de la vanité , elle ne manque gueres à être la chûte des Medecins. En effet il y en a , qui loin de fuivre l'ufage , comme le bon fens le veut , affectent des termes barbares , que le peuple même n'entend pas , quoi-qu'ils les admirent. Ils font dans leur langue maternel- le ce qu'étoient dans la Latine la plûpart de ceux du fiecle paffé , comme on le peut voir dans les écrits d'un fçavant & poli Medecin de ce temps-là. Encore fi fuivant le confeil de Platon ils fe fervoient de Periphrafes , & de détours pour éviter les termes barbares , on fçauroit peut-être ce qu'ils veulent di- re. Galien , à la verité , avoit fait un Livre pour excufer les fo- lecifmes qui peuvent quelques-fois fe glifter dans la chaleur du difcours ; mais je ne croy pas qu'il eût pardonné au jargon de ces Pedens , dont la plûpart ne peuvent traiter un malade qu'en Grec , en Latin , ou avec un Nerveze & un galimathias affecté ; & quelquesfois même en la langue de leur village , témoin celui

Plurimi hac tempe- ftate incompti , quib. fat eft , imo ex induftria eos dele- ctat rudis fermo. Symphor. Campe- gius de Phlebotom.

qui ayant fort long-tems fait la Medecine & le labour tout enfemble, parloit de fa Profeffion quand il fut dans la grande Ville
comme de faFerme, *Sic canibus catulos fimiles*: car pour exprimer le
Concoéta Medicari, d'Hipocrate, ce nouveau venu, & *Rupto robore*
natus, difoit à fes Confreres & à fes malades qu'il faloit labourer
l'humeur. D'autres encore pires, affectent comme on dit, de
parler en chiffre. C'eft ainfi qu'un de ces galans-hommes interrogé par des Dames comment il feroit pour aller au devant
d'un tranfport au cerveau dont le malade fembloit menacé; il

V. Erafm. Chiliad.
pag. 708.

répondit qu'il empêcheroit l'affomption des humeurs. Un autre
pour dire qu'il reftoit un levain dans les entrailles après la fiévre, difoit qu'il y avoit encore une matiere lévineufe. Car
pour celuy qui parloit en bon lieu de fièvres quintaines, fextai-
nes & octaines, & qui demandoit magiftralement à des Medecins
du premier ordre s'ils avoient lû *l'Hipocrate* là-deffus, il faudroit un Chapitre entier pour fon galimathias & pour fon Nerveze, tant il eft fingulier dans fes expreffions & dans fes vanitez.
On appeloit cette forte de gens, Medecins d'eau froide dés le
temps de Pline, comme nous les appelons Medecins d'eau douce. Galien les compara enfuite au Poëte Jalemus, le plus impertinent & le moins intelligible de ceux de fon temps. Cardan les dépeint d'après le Conciliateur, qui nous les reprefente
comme *de pauvres garçons, fans naiffance, fans bien, fans éducation,*
fans politeffe, fans expreffion, bref de veritables Cuiftres exaltez.
En effet, jamais ils ne parlent que d'Hipocrate, quoi qu'ils ne
l'entendent pas, que de maladies qu'ils ont difent-ils gueries,
& que des malades qui les demandent, quoi-que leur plus ordinaire artifice foit de fe faire demander dans les compagnies,
par quelqu'un de leurs domeftiques où par un affidé pour des
malades fuppofez. Ils vont & reviennent continuellement d'un
lieu à un autre, *Labor actus in orbem. Circui* quærens, & ils appelent cela aller fon train. La belle alleure! Au refte fi mal-
honnête-gens, qu'on en a veu refufer le falut à ceux qui les prévenoient de cette civilité, parce qu'ils n'étoient pas de leur cabale, hors laquelle ils croient qu'il n'y a point de falut, & que tout

Erafm. in Encom.
Moria

eft Arabe, ou heretique femblables à peu prés à ce Pedent qui
foutenoit que le paffage de Saint Paul *hominem hareticum devita*
fe devoit entendre ainfi, *de vita, fupple tolle*: car felon eux plus
de morts moins d'ennemis. Cependant ces maîtres Pedens, de
quelque Faculté qu'ils foient, car il s'en trouve de toutes, ne

font pas toûjours fort mal dans l'esprit des Dames, pourveu qu'ils ayent de certaines complaisances, & qu'ils traittent à fort juste prix : car toutes ne ressemblent pas à cette bourgeoise qui en chassa un comme un impudent, pour luy avoir dit qu'il la faloit *Phlebotomiser.*

La Pedenterie ne déplaît pas même toûjours aux personnes de qualité, il y en a de tous les goûts, jusques à la prendre pour une application particuliere à l'étude. C'est ainsi qu'un Medecin de Cour fraîchement débarqué du Village, ayant fait une incongruité devant un grand Prince, à laquelle il ajoûta pour la reparer quelque chose encore de plus ridicule, il fut assez heureux pour qu'un grand Seigneur auquel il avoit été recommandé, insinuât doucement au Prince & à la compagnie qui rioient du Pedent, Que ne s'étant jamais appliqué qu'à l'étude & au soulagement des malades, il ne faloit pas s'étonner s'il manquoit en des circonstances qui ne faisoient rien à la chose. On dit d'ordinaire à Paris, au sujet de tous ces Pedens, qu'on ne peut presque jamais se méprendre en disant *voila un Medecin*, quand on voit quelqu'un sur un cheval gris à housse noire, la moustache épaisse, le castor retroussé sur le front, & une baguette en main haut-élevée. Mais je croy que pour en porter un jugement infaillible, il faudroit y ajoûter bien de la crotte, une mine basse & un jargon tout particulier, tant pour les cavaliers que pour ceux qui sont à pied : car qui ne sçait qu'ils font ordinairement ce que font sur nos Quays ces Charretiers, qui ne sçachant faire autre chose, font continuellement claquer leur foüet, & s'offrent à tous les passans. Mais ce qui entretient encore leur commerce, est que comme il y a bien des gens dignes de tels Medecins, & comme on dit des malades de toile autant que de Medecins de drap, toutes les pauvretez que leur disent ces Medecins, ne laissent pas de passer pour de riches expressions, & pour des Oracles quand elles donnent dans leur foible, & qu'elles font accompagnées de basses flateries. En effet, n'ayant rien appris dans les Ecoles de ce qu'un bon Medecin & un honnête-homme doit sçavoir, que peuvent-ils débiter que des Pedenteries dignes d'eux, & de la plûpart des gens qui s'en servent? Aprés cela venez me dire qu'Athenée n'a pas parlé juste quand il a fait marcher les Grammairiens & les Medecins à peu prés sur le même pied. Qu'ainsi ne soit:

Le Neptune étoit le plus grand Pedent du Métier, quoi-qu'il

Adolescentes in Scholis stultissimos ideo fieri existimo, quia exiis quæ in usu habentur nil audiunt necvident. Petron. in Satyris.

Y y iij

se picquât de galanterie en un âge, où il ne pouvoit plus être qu'à la vieille mode : car comme il avoit commencé jeune & en un temps où la Pedenterie n'étoit pas encore décriée comme elle l'a été depuis, il mêla jusques à la fin de sa vie la Theologie, la Chicane & les Humaninez avec la Medecine, sans prendre garde s'il y avoit de la liaison & de la suite dans ce qu'il disoit : car enfin le Grec, le Latin, le François & la Metaphore étoient souvent de la partie, & Dieu sçait qu'elle Symphonie ? Mais ce qu'il y avoit de plus ridicule, est que bien loin de prononcer sur la nature de la maladie & sur le remede qu'elle demandoit, il commençoit & finissoit par un discours consolatoire, qui laissoit le pauvre malade plus embarassé qu'auparavant : car de bonne-foy un malade cloüé dans un lit par un cruel rheumatisme, ou par la goute, n'étoit-il pas bien satisfait d'entendre dire à un Medecin qu'il avoit attendu comme un Sauveur, *qu'il étoit bien-heureux de n'être pas paralitique ?* Ainsi n'auroit-il pas eu raison de luy dire comme un autre Job, *Vous n'étes qu'un impertinent & injuste consolateur, vos estis iniqui Medici & consolatores mali ?* C'est ainsi que quand il s'agissoit de la maladie de quelque précieuse, il luy disoit *qu'il n'y avoit que les lourdes qui eussent une grande santé ;* si elle étoit vieille, *qu'il faloit songer qu'elle n'étoit plus jeune ;* & s'il luy restoit encore quelque jeunesse, que de semblables indispositions guerissoient souvent par l'âge. Le Grand avoit l'expression & les manieres rudes & de vray Pedent, n'épargnant comme le Neptune ny les femmes, ny les personnes de qualité, qui en essuyoient non seulement des termes barbares, mais des discours fâcheux. Aussi ne haïssoit-il pas ces petits Pedens qui l'encensoient pour se le rendre propice & avoir son approbation. Le Petit-homme ne paroissoit pas Pedent à ceux qui étoient prévenus en sa faveur, & qui ne l'examinoient pas d'assez prés ; mais au fond c'étoit l'homme du monde le plus copieux en expressions & en termes du siecle passé & de l'Ecole, & le plus grand diseur de mots de Province, de Quolibets & de Proverbes.

Il n'y avoit donc de nos quatre Medecins que le Politique qui parlât fort-bien, & qui ne sentit point le Pedent ; en effet, on n'observoit rien que de naturel dans ses discours ; il n'y avoit rien d'affecté, de composé, ny de guindé dans son expression & dans ses manieres ; en un mot si le langage de Celse, de Galien, de Fernel, & même celuy de Malherbe & de Balsac eussent pû faire un Praticien, il ne faut pas d'outer qu'il n'eût été un des premiers de son siecle.

S'il est donc vray que le grand Hipocrate même, quoi-que laconique & un peu obscur, semble demander quelque éloquence dans son Medecin, pourveu qu'elle n'ait rien de la hablerie & du théâtre, & qu'on ne luy puisse pas dire avec raison, *Abi Opera hic vostra conducta est non oratio*, à quoy bon d'affecter les mots de l'École, & des termes encore pires? Si Galien veut qu'un Medecin, obligé de frequenter les honnêtes-gens, & les personnes polies, évite au moins les termes barbares, & la Pedenterie, à plus forte raison les Medecins de nôtre siecle sont-ils obligez de s'accommoder à ses manieres, & à ses expressions autant que la matiere le permet, *Vulgo parcendum, Utendum foro, Serviendum scenæ.* Car quand à ces gens dont le goût dépravé leur fait trouver de l'érudition dans la Pedenterie, je leur souhaitte des Medecins Pedens, comme Guevarre souhaittoit là vie des Galeres à ceux qui n'en vouloient pas concevoir les horreurs. *

Lib. de Medico & officio Medic.

* Qui aime la vie des Galeres, Dieu la luy doint.

Au reste, comme il se pourroit trouver quelqu'un qui croyant ajoûter quelque chose à ce que je viens de remarquer touchant la Vanité & la Pedenterie des Medecins, leur voudroit encore appliquer le *Parabolani* des Jurisconsultes, comme ont fait quelques Critiques & quelques Logistes, il me semble fort à propos de faire ici justice à la Medecine d'un jugement si précipité & si peu équitable. Car quoi-qu'il n'y ait que trop de hablerie, de Vanité & de Pedenterie dans l'exercice de l'Art, le *Parabolani* ne doit être nullement interpreté comme il a été par Accurse, ny du langage, ny des discours à perte de veuë de quelques Medecins. Premierement parce qu'il n'y a pas moins de discoureurs dans le Palais & dans toutes les Ecoles, que parmi les Medecins. En second lieu, parce qu'il ne s'entend effectivement & proprement que de ces *Assistans*, tels qu'étoient anciennement certains Freres Servans dans les Hôpitaux, gens qui se hasardent où il y a du danger, pauvres hommes sans étude, sans lieu, sans rang, aussi assujettis à cét exercice, que les serfs l'étoient aux Eglises, aux Evêques, aux Abbez & à quelques particuliers des Villes & de la campagne; gens qui n'eussent osé quitter leurs Patrons, προσκολλάνοι *ascripti Glebæ*, à peu prés comme nos Freres de la Charité, qui ne sont distinguez de ces Assistans que par le motif qui les porte à se voüer volon-

v. Hipolit. Obiciû de nobilit. Medic. pag. 88.

v. Scaligeranam secundam ex codice Theodos. & Iustin.

προσγειόλοι circa glebam.

tiers & charitablement à cet exercice. Il est donc certain qu'il n'y
a rien de juste dans les sens ou forcez ou injurieux, que Petrarque, Arnaud de Villeneuve, Scaliger & quelques autres donnent au *Parabolani*. A quoy nous pouvons ajoûter avec le docte Cujas que ce qu'on appeloit anciennement *Parabolani* étant
de l'inspection & de l'élection des *Surveillans*, & les Medecins
de celle des *Décurions*, il y a une entiere difference. Il ne
faut pas aussi oublier, puisque nous en sommes sur ce terme-là,
que les Gentils donnoient ce nom aux Chrétiens, parce qu'on
le donnoit pareillement à de certains hommes qui combattoient
volontairement contre les bêtes dans les Theâtres, & qui sembloient mépriser la mort, ce qui les faisoit appeler *Confectores*, *
Enfin on remarque qu'il y avoit encore à Alexandrie certains
Charlatans qui s'exposans au peril pour soulager les pestiferez,
furent appelez *Parabolani*, peut-être parce qu'ils méprisoient
la mort comme ceux qu'on appeloit *Confectores*, quoi-que par
un motif infiniment moins noble & moins héroïque que celuy
des Chrétiens.

* A conficiendis
bestiis.

CHAPITRE X.

De l'Ignorance des Medecins.

QUOI-QUE j'aye avoüé dans la Préface de cet Ouvrage,
qu'il y a encore à Paris & dans les Provinces des Medecins sçavans & de bonnes mœurs, je croy qu'il n'est pas mal
à propos de réïterer icy cet aveu, tout ce que j'ay à dire de
l'Ignorance des Medecins ne tombant que sur ceux dont le petit genie, & le peu d'application dés-honore la plus honnorable des Professions. Bien qu'on n'ait fait dire que dans un sens
vague & general à Trismegiste, que *la plus grande part des choses que nous sçavons, est la moindre de celles que nous ignorons*, & que
le docte Heinsius semble ne s'être écrié que dans le même
sens : Hélas ! combien y-a-t-il de choses que nous ne connoissons pas ? Il est neanmoins certain que ces plaintes semblent regarder plus particulierement, & plus précisément la Medecine
que les autres Sciences. Car si l'on ne marche encore qu'à
tâtons, dans les Arts & dans les Sciences, dont les principes ont
quelque

Quantum est quod
nescimus.

quelque évidence, que ne devons-nous point penfer de la Medecine qui souvent n'eſt que conjecture ? Les ſignes y ſont ſi équivoques, & le ſujet change ſi ſouvent de ſituation, étant compoſé de corps ſi mobiles, & de ſi differentes formes & figures, que le grand Hipocrate avoit raiſon d'avoüer qu'il n'étoit pas encore parvenu, tout vieux qu'il étoit, à la perfection de l'Art. C'eſt à ſon exemple que Laurent Joubert digne Chancelier de la Faculté de Monpelier, dit de luy-même, *trois fois Docteur, mais bien éloigné d'être docte,* & qu'un autre Auteur a dit de bon ſens, que nous reſſemblons tous au Renard de la Fable, qui ne faiſoit que lecher le vaiſſeau à col étroit où la boüillie étoit enfermée, ſans pouvoir atteindre au fond. Ainſi comme il eſt aſſuré qu'il y a bien plus de Médecins *de paroles que d'effet,* & que chacun craint naturellement de tomber en de mauvaiſes mains, quand il eſt malade, on ſe plaît tellement à reprocher aux Medecins leur ignorance, qu'on n'en épargne preſque pas un, & qu'on ne fait pas même de difficulté de leur attribuer les évenemens, qui ne ſont ſouvent qu'un pur effet du malheur, qui rompt les meſures à la prudence & à la ſageſſe la plus conſommée. C'eſt peut-être pour cela que le malheureux Aceſias paſſa en Proverbe d'ignorance chez les malades de ſon temps. Il n'eſt donc pas mal à propos d'apprendre à ceux qui l'ignorent, qu'il y a une ignorance ſimple, dont l'ignorant eſt luy-même convaincu, & une ignorance dont il ne s'apperçoit nullement. Platon les apele δαλὴ & ἀσλὴ, *ignorance ſimple,* & *ignorance de l'ignorance,* l'une & l'autre, dit Plutarque, font l'impieté quand elles ſe trouvent dans un naturel dur, & la ſuperſtition quand elles tombent dans une ame tendre. C'eſt pourquoy Hipocrate a crû que l'ignorance étoit la mere de l'audace, & de la timidité de certains Medecins de ſon temps; c'eſt, diſoit-il, à peu près comme ces treſors *qu'on cache dans la terre où ils ne produiſent que de l'inquietude & du chagrin, inſpirant ſelon l'occaſion & ſuivant la diſpoſition des ſujets, ou l'audace, ou la timidité au préjudice & au dés-honneur de la Profeſſion,* penſée qu'un de nos Poëtes a ainſi exprimée.

At contra eſt inſcitia mater
Erroris culpa & ſceleris

C'eſt pour cela que l'ignorance des Medecins du temps de Galien, étant d'autant plus grande qu'elle étoit volontaire, il en parle ainſi. *Ces gens ſont quelquesfois tombés d'accord que leur*

Z z

Laurent. Hofmann. de vero uſu, & fero abuſu Medicam. Chimicor. in Præfat.

A Medico indocto à cibo incocto, à muliere, Libera nos Domine.

Lib. de lege.

V. Cornari Lectionem.

Marcell. Paling. Stellat. in Zodiac. vita human.

5. Method.

methode n'est pas la plus seure, mais qu'ils n'osent suivre la meilleure, n'ayant pas d'autre moyen de se mettre en reputation chez le peuple qu'ils endorment par la complaisance. C'est la raison qui m'a empêché jusqu'à present de mettre une methode au jour, prevoyant qu'elle ne seroit que pour peu de personnes : car à parler franchement, s'il n'arrive dans les affaires du siecle quelque changement que je n'ose esperer, je croy que c'est fait des bonnes lettres, tant il y a de corruption, & tant on est content pourveu qu'on fasse du bruit : car vous sçavez bien, vous l'ayant dit plusieurs fois, que je ne connois pas seulement cinq hommes qui preferent la solidité de la doctrine aux apparences, avec lesquelles on impose presques à tout le monde. Les siecles qui ont suivi celuy de Galien, n'ont apparemment été gueres plus heureux que le sien : car quoi-qu'il se soit trouvé quelques bons Auteurs depuis luy, on ne sçait s'ils ont fait de bons disciples. Nous voyons, dis-je, quelques Medecins de reputation depuis le troisiéme siecle jusques au neuviéme & au dixiéme, qui furent des siecles de fer & d'ignorance ; mais à parler generalement, il y en a peu qui ayent laissé de grands témoignages de leur capacité dans leurs Ouvrages, n'ayant presque tous été que des Plagiaires, si on en excepte quelques Arabes dont les découvertes meritent quelque estime. C'est pourquoy les Medecins du onze, du douze & du treisiéme siecle sont si mal traittez par Saint Bernard, par Jean de Sarisberi, Estienne de Tournay, le Conciliateur & l'Abbé Tritheme. Et quoi-que le quinsiéme & le seiziéme siecles ayent été fort fertiles en Medecins, il y a neanmoins bien de l'apparence qu'il s'y en est bien plus trouvé d'ignorans que de sçavans, non seulement parce qu'on n'y voit que peu de bons écrits, & que Symphorien Champea & Scaliger s'en plaignent hautement dans leurs Ouvrages ; mais encore parce que le fameux Sylvius assure n'avoir trouvé dans tous ses voyages, que Symphorien Champier & Hierôme Montuus de bons Medecins. * Quant à la plûpart des Medecins de nôtre siecle qui se sont fait connoître par leurs écrits, ils prétendent, fondez sur leurs Principes & sur les nouvelles découvertes, que tous ceux qui les ont precedez ont été fort ignorans dans la Phisique. Quoi-qu'il en soit, il n'est que trop vray qu'on pourroit appliquer à present à une infinité de Docteurs, qui inondent Paris & toute la France, ce que l'Abbé Tritheme disoit de ceux de son temps, *Quoties indoctus, & sine scientia homo in Doctorem sublimatur, gratus magistratus datur in signum ubi*

* Rem forsan sæculo pudendam reique Medicæ infamem ac probrosam.

sufficiens non invenitur signatum, ce sont des enseignes qui n'en-
seignent rien, *circulus ante domicilium positus, ubi non venditur vinum.* Enfin que ne peut-on point dire de tant d'ignorans qui
n'ont qu'un ou deux remedes pour tant de differentes maladies?
Mais que ne diroit-on point encore si leurs fautes étoient connuës, & sautoient aux yeux comme celles des Historiens, des
Orateurs, des Poëtes, des Peintres, & même des Artisans qui
travaillent au grand jour. *Miseri ed infelici noi s'il mundo arivasse* *Marco Zucchar.*
a saper mai le deboloze nostre, che ne meno ne possiam prometter colla
nostre Medicina d'avere a guarir in picciolo Carboncello, certamente
che ne converrebe apparar altro mestiere? mais plûtôt quel bien n'ar-
riveroit-il pas si l'on pouvoit discerner les sçavans d'avec les
ignorans, puisqu'il est certain que ceux-cy renonçans au métier,
ils ne feroient plus enrager les habiles, comme ils font à la faveur de l'ignorance publique, qui s'en accommode mieux que
des doctes. Ce qui les devroit faire rougir de leur ignorance,
c'est qu'on n'a jamais eu plus de moyens de s'instruire qu'en ce
temps-cy : car enfin les Ecoles, les nouvelles découvertes, les
Conferences, ne sont-elles pas des moyens d'aller bien plus
loin que nos predecesseurs n'ont été, si l'avarice, l'envie, la vanité & l'oisiveté n'avoient tout gâté, & si l'on n'avoit introduit
les visions de l'Astrologie, Physionomie, Chyromantie, & particulierement celle des secrets prétendus qui l'emportent tous les
jours sur la sincerité & sur la seureté de la methode, confirmée par le raisonnement & par l'experience. On ne se met plus
en peine dans l'exercice de la Medecine, de cultiver l'arbre
dont on joüit, on ne pense qu'à le dépoüiller de ses fruits. On
pense à se rendre maître du fond, & jamais à l'entretenir en bon
pere de famille. Mais voudroit-on voir un racourci de l'ignorance du siecle, jointe à cette vanité pedentesque dont nous avons
parlé cy-devant. Un Docteur qui passoit pour un des habiles
sur le pavé de Paris, étoit allé voir un malade de consequence
à la campagne, où on l'avoit conduit dans un carrosse à six chevaux, & où il trouva un de ces Medecins de Village qui en
sçavent souvent plus que les Medecins des grandes Villes.
D'abord que le Medecin du carrosse voit le malade, il propose
son avis à l'autre d'un air à luy faire comprendre que c'est un
Arrest qu'il prononce, & dont il auroit tort d'appeller. Celui-
cy répond à ce beau début en des termes fort modestes, & qui
marquoient neanmoins assez qu'il étoit fondé en raison, & qu'il

avoit lû non seulement les bons Praticiens ; mais mêmes les
Cicerons de la Profession Ce langage étoit trop relevé pour le
Medecin à six chevaux, c'est pourquoy il ne manque pas à critiquer ce qu'il n'entendoit nullement, s'en prenant même aux
termes les plus élegans qu'il traitte de barbares & de ridicules,
tant il est luy même ignorant & ridicule. Ainsi le Medecin de
Village outré de chagrin & d'indignation, hausse les épaules,
quitte la partie & se retire au petit pas, ne pouvant comprendre
comment on s'étoit avisé de faire partir de Paris avec tant de
ceremonie un Medecin si fat & si ignorant. Car ce qu'il y eut encore de singulier & de fâcheux pour nôtre pauvre Medecin de
Village, c'est que le Medecin à carrosse emporta tout l'honneur de la cure, quoi-qu'il eût pris tout le contrepied de la
vraye methode. Avançons : car on feroit un Livre de pareilles Histoires, si on vouloit s'y arrêter. Il faut avoüer que les
quatres Medecins qui viennent à la fin de nos Chapitres, n'é-
toient pas de ces ignorans-là, & qu'avec un peu d'application,
& quelque rectification de leur methode & de leurs manieres,
ils auroient été assez bons praticiens en comparaison de tant
d'autres. Car si le Neptune eût pû regler son imagination, ses
vanitez, ses emportemens, ses jalousies, sa cupidité, il avoit
assez d'étude & d'experience pour en faire quelque chose de
bon. Mais par malheur il s'étoit accoûtumé à jurer par ses eaux
avec autant d'entêtement & de ceremonies qu'un Jupiter d'Homere par celles du Stix, faisant au reste son *Non plus ultra* des
pilules gommées, du crocus & du boüillon rouge. Le Grand
n'alloit pas encore si loin que cela, n'écoutant d'ordinaire que
sons sens, n'ayant gueres d'autres remedes que la saignée, la
purgation, l'Emetique, le Diaphoretique, & ne faisant pas au
reste grand cas de l'avis des autres Medecins. Combien de fois
s'est-il contenté de renvoyer les malades au *Melancholicon pa-
thos*, après avoir tenté ou l'Emetique, ou l'Opium, ou le Thé
qu'il mit en pratique dés qu'il vit qu'il étoit du goût de la
Cour ? Il étoit même quelquefois si court de remedes, que ne
sçachant plus que dire à une femme de 75. ans qui se plaignoit
d'une toux dont elle étoit incommodée depuis 40. ans, il l'a
renvoya, luy disant : Je souhaitte, Madame, que vous la gardiez
encore autant que vous l'avez gardée. Voila le sirop de longue vie dont il l'a régala. C'est ainsi qu'un Medecin qui n'é-
toit pas plus fort en remedes que luy, ayant répondu à un pau-

vre malade que sa maladie étoit une maladie de cette année
là, il luy repartit : *Je le croy, Monsieur, car je ne l'avois pas l'an
passé.*

Le Politique sçavoit ce qu'il y avoit de plus agreable dans
le Diagnostic & le Prognostic de la Medecine : mais il avoit
si peu d'armes offensives contre les maladies, qu'il disoit ordinairement à ces jeunes Medecins qui lui faisoient la cour : *Je
suis pour Galien, parce qu'il ne tuë pas, comme font les Arabes &
les Chimistes*, comme s'il eût fait grace aux malades de ne les
pas tuer, & comme si Galien n'étoit pas copieux en remedes ?
Aussi est-ce parce qu'il n'en employoit que trois ou quatre,
que les maladies lui enlevoient souvent les malades presque
sans coup ferir. On raconte à propos de cette sterilité de remedes, que ne sçachant un jour que dire à une femme qui se
plaignoit de ce que la derniere medecine qu'elle avoit composée & prise de son ordonnance, ne lui avoit servi de rien, il
lui dit enfin d'un ton traîné, mais décisif en la quittant : *Met-
tez-y encore un peu de cerfeuil.* De bonne foy toute la matiere
medicinale, toute cette forest de remedes, dont la nature est si
liberale, ne lui eût-elle presenté qu'un peu de cerfueil, s'il
l'eût étudiée avec autant d'application que la langue Grecque
& la Latine, & s'il eût voulu se souvenir de ce bel endroit de
son Breviaire ? *Nullaque usquam est remediorum penuria, sed no-*   *Fernel. in Præfat.*
stra plerumque turpis ignoratio. Quant au Petit-homme, il n'en   *l. 4. Method. me-*
sçavoit que trop pour se faire, comme il fit, un grand nom par-   *dend.*
mi ceux qui se payent de consultations toutes prêtes sur toutes
sortes de sujets. Il sçavoit même assez de matiere medicinale,
pour s'attirer l'estime des Apotiquaires & des malades, qui aiment la drogue, mais pour cette application, ce jugement &
ce discernement qui sont le fin, & pour ainsi dire, l'ame de la Medecine, il ne s'en étoit jamais mis en peine, ce qui le rendoit
encore plus dangereux que ces ignorans, qui attendent tout
de la nature, & qui ne font que des fautes d'omission : tant l'u-
sage des remedes donnez sans discretion est dangereux. Je ne
parlerois pas icy de sa profonde ignorance des belles Lettres,
n'étoit que sa vanité ne laissoit pas de le porter à juger temerairement des ouvrages d'érudition & d'esprit, quoi-qu'on n'eût
jamais vû son nom que dans des recipez pendus aux crocs des
Apotiquaires, & dans des gazettes, où il avoit mandié quelques
lignes par ses affidez, disant pour se disculper de son ignoran-

ce, qu'il eût mieux aimé avoir vû deux malades, que d'avoir mis au jour trois volumes.

L'ignorance étant donc encore à prefent fi commune chez la plufpart des Medecins malgré les beaux Ouvrages que quelques-uns nous ont donnez depuis cinquante ans, qui ne voit qu'ils font d'autant plus obligez à s'inftruire, que les fuites de leurs ignorances font de confequence, perfonne n'étant plus obligé, felon Caffiodore, * à étudier avec affidui-té que ceux qui s'employent à la cure des maladies? En effet nos Cafuites & nos Medecins font une affaire de confcience au Medecin ignorant & peu ftudieux. Paul Zachias tombe d'ac-cord avec J. B. Cedronchius, Michel Boduvin & plufieurs au-tres Medecins, que celui qui fait ignoramment la Medecine, peche autant de fois mortellement. Ahafner. Fritzchius le der-nier des Cafuites qui nous ont donné quelque chofe touchant les devoirs du Medecin, eft de ce fentiment, qu'il appuye de l'au-torité de l'Ecriture fainte, des Peres, des Theologiens, & des Loix. Mais ce qu'il y a de fâcheux pour la Medecine dans la con-duite de nos Medecins ambulans, eft que le public eft tellement prevenu de l'opinion de leur ignorance, qu'un fameux Librai-re de Paris ayant fort peu eftimé une Bibliotheque de Mede-cine qui étoit en vente, répondit à ceux qui lui demandoient pourquoi il en faifoit fi peu de cas, *C'eft parce que les Mede-cins ne les achetent, ni ne les lifent.* Je fçay à la verité que la vie étant courte, l'efprit de l'homme fort borné & l'Art difficile, le Medecin, comme nous l'avons remarqué cy-devant, ne laif-fe pas, après de longues études, d'ignorer encore bien des cho-fes, & qu'il y a des ignorances pardonnables. C'eft pourquoi le grand Hipocrate, * Celfe, Galien *, Avicenne, & tant d'au-tres n'ont pas rougi de leurs ignorances ; & c'eft encore pour cela que le fameux Jean Stenon avoua franchement à fes amis, qu'après dix ans d'étude, d'obfervations & de diffections, il ne connoiffoit encore rien à la conformation du cerveau. Ainfi Paul Zachias n'ayant pas affez diftingué à mon avis dans les queftions qu'ils fe fait fur cette matiere, je croi que quand à ce que les Medecins doivent penfer d'eux-mêmes, & à ce qu'ils font obligez de taire, ou d'avouër de bonne foi touchant leur conduite ; je crois, dis-je, qu'un Medecin, qui avouëroit fes fautes & fes ignorances publiquement devant le vulgaire & devant des efprits mal-faits, feroit fort imprudemment : mais

Marginal notes:

* Nemo juftius affidnè difcit, quam qui de falute ho-minis tractant.

Ahafner. Fritzch. Medicus peccans.

*L de veter. Medic. a Lib 12. Method. & de lpcis ffect.

V. Lionard. di Ca-poa pag 43.

qu'il n'en eſt pas de même quand un Medecin donne des obſervations au public , & qu'il écrit pour la poſterité ; comme ont fait les Heros de l'Art. Car qui doute non ſeulement qu'on peut avoüer hardiment ſes fautes & ſes ignorances en ces occaſions ; mais encore que cela ne ſoit digne d'un homme qui croit ne faire point de tort à ſa ſuffiſance , comme nous l'avons remarqué cy-devant avec Celſe ? Il ſuffit que ces fautes ne viennent pas de la petiteſſe de ſon genie & de ſon peu d'application. Auſſi le Legiſlateur Bocchoris vouloit-il qu'on pardonnât les mauvais ſuccés aux Medecins de ſon tems , quand ils avoient ſuivi les loix & les maximes de la Medecine. Et c'eſt pour cela que Sénéque , Lucien , & même les Juriſconſultes , bien éloignez de vouloir rendre les Medecins reſponſables des évenemens , & de les obliger à guerir toûjours , n'en demandent que de l'étude , de l'application , de l'experience & de la probité , ſans ſe mettre en peine de cette ignorance , qu'il n'eſt pas poſſible d'éviter.

Concluons donc que comme il y a quelques ignorances pardonnables au Medecin , il y en a beaucoup d'autres dont il ne ſera pas quitte au jugement de Dieu , en diſant : *Ignorans feci.*

CHAPITRE XI.

De l'impudence des Medecins.

LEs fautes que les Medecins commettent contre la pudeur, ſemblent d'une ſi grande conſequence, que je n'ay pas crû les devoir paſſer ici ſous ſilence. Car quoi-que je ſçache qu'on ne met gueres le vice tout nud, quand ce ne ſeroit que pour le châtier , que l'imagination n'en ſouffre, & que l'Apôtre nous défend même de nommer * tout ce qui choque la pudeur & l'honnéteté, j'eſpere neanmoins que les ſcrupuleux ne trouveront rien à dire en tout ce Chapitre, tant j'y apporterai de circonſpection. Il faut avoüer que le vice eſt bien ingenieux à ſe déguiſer, puiſque les anciens bien loin d'inventer une * Etoile de Minerve ou de Diane pour diviniſer quelques vertus s'aviſerent d'en inventer une de Venus pour diviniſer l'amour prophane. C'eſt ainſi qu'on jette à

* Fornicatio nec nominetur inter vos *Epheſ. 5. cap.*

Turpitudo , aut ſtultiloquium , aut ſcurrilitas.

* Quid tantum mali caſtitas , aut tantum boni volu-

prefent fur l'Etoille toutes les foibleffes dont on eft capable, &
que pour fe difculper de ce qu'on appele tendreffe, on en parle
comme *de ces maladies des enfans dont peu de gens fe peuvent fau-*
ver. Et voila comment le cours naturel de cette paffion entraîne des gens de tous les âges & de toutes les Profeffions, & comment les Medecins même qui font plus particulierement obligez à la pratique de cette vertu, qui demande plus qu'aucune
autre de la force & de la refiftance, ont lâchement cedé aux
attaques d'Afmodée, & fuivi le char de triomphe de ce vilain
conquerant. Car enfin quoi-que les Profeffeurs en Medecine
ne foient plus obligez d'être Clercs, & à faire les vœux que font
tous ceux qui fe confacrent au Miniftere des Autels, ils ne laiffent pas d'être obligez à une auffi grande retenuë auprés des malades que ceux qui ont voüé. C'eft pour cela qu'un fçavant Interprete de l'Epître aux Coloffiens, qui fçavoit quelque chofe,
dans la Medecine, a penfé que ces paroles du Texte, *Non par-*
cendo corpori, honorem habere corpori auroient bien pû être expri-
mées par ces mots, *ordine vivere,* fi d'atrues Interpretes n'avoient
crû que S. Paul avoit voulu nous marquer dans ce précepte que

les Medecins qui font leur devoir ont toûjours grand foin de
ne rien dire & de ne rien faire de dés-honnête auprés des malades, dont ils ont pour ainfi dire le corps en dépoft, *fic loque-*
retur Medicus. * Car, comme les Medecins fe trouvent par
une neceffité indifpenfable en la compagnie des femmes & des
filles, ils font pour ainfi dire conftitués les gardiens de ce qu'Hipocrate a apelé *des Thréfors* en fa langue; nom qui convient d'autant mieux au fexe que les peres & les meres en font fouvent
plus jaloux que de ceux qu'ils enferment fi foigneufement fous
la clef. En effet, la converfation, la confidence, l'occafion, &
tout ce qui faute fouvent aux yeux leur tend des pieges où il
eft bien difficile de ne pas donner quand on n'a pas fait un
fond de vertu, & quand on ne fe pique gueres de fidelité. Car
enfin ce n'eft pas d'aujourd'huy que les Medecins tirent avantage des occafions. C'eft pour cela que le Medecin Didyme

eft communément appelé *Mœchus,* & qu'un Philofophe le voyant
fi attaché à la guerifon de l'œil d'une belle fille, le raille déli-
catement fur l'équivoque du nom Grec qui ne fignifie pas moins
une fille que la partie de l'œil la plus délicate, *Cave ne pupillam*
attingas. Ce fera donc pour confirmer cette verité, que comme
les exemples ont quelque chofe de touchant, je m'arrêteray icy
fur

fur l'Hiftoire du Medecin Apollonides, dautant moins fufpe-
cte de fauffeté, qu'elle eft rapportée par Ctefias Medecin &
Hiftoriographe d'Artaxerxe Roy de Perfe, & contemporain
de cet Apollonides ; fans vouloir particularifer tout ce que
les fiecles-paffez & le nôtre nous fourniffent fur une matiere
qui ne veut être touchée qu'en paffant, & qui ne fouffre
que des exemples des fiecles les plus reculez. Celui-cy donc
tirant avantage de la maladie d'Amitis fille de Xerxes & femme de Megabizus, qu'il aimoit éperduëment, s'avifa de luy
faire croire qu'elle ne trouveroit jamais la fin de fon mal, que
dans le commerce honteux qu'il luy propofa. Comme la crainte
de la mort peut tout fur une ame foible, la pauvre Princeffe crût
que ce que luy difoit l'artificieux Medecin étoit veritable, & s'a-
bandonna à tous fes defirs. Mais enfin voyant aprés quelque
temps qu'elle ne laiffoit pas de feicher, & qu'elle ne fe trouvoit
pas mieux du remede prétendu, elle ouvre les yeux fur le déreglement de fa conduite. Ainfi, touchée qu'elle eft de dépit &
de honte d'avoir été féduite fi facilement par ce Medecin, elle
s'en explique à fa mere Amiftris, & peut-être de la même maniere ou à peu prés que Lucrece s'expliqua de l'entreprife de
Tarquin. Quoi-qu'il en foit, Amiftris raconte le fait comme il
luy plaît à Artaxerxes, qui ne voyant point d'autre remede que
de permettre la vangeance à une femme outrée de l'injure faite
à fa famille, abandonne le coupable à fa volonté : & voila qu'elle invente tous les plus cruels fupplices que la paffion luy peut
fuggerer, & qu'enfin aprés les avoir fait endurer à Apollonides
pendant deux mois, elle s'avife de le faire enterrer vif jufqu'au
cou, de maniere qu'elle a la trifte confolation de le voir mourir
dans les douleurs, au moment que fa fille expirant de fa mala-
die, femble le pourfuivre jufqu'aux enfers, *planè quafi adulte-* Flor. Epitom. lib.
rum ad inferos ufque fequeretur. On fçait le fupplice de Vectius I. cap. 10.
Valens ce fameux Medecin & adultere de l'Imperatrice Meffa-
line, celuy du Medecin Eudemus corrupteur de la jeune Livie,
& s'il n'eft rien arrivé d'auffi tragique aux Medecins de nôtre
temps qui ont abufé de l'occafion ou du fecret, au moins ont-ils
tant eu de part aux Vaudevilles, aux Satyres, & aux Comedies,
qu'ils ne font fortis de ces affaires que bien contrits & confus.
Encore fi ces vilains Purgons avoient auffi bonne mine que ce
Docteur dont le Pogge nous fait le conte, peut-être pourroient-ils *In facetiis.*
fe tirer de femblables pas auffi heureufement que fit ce fou-la, en

une occasion des plus dangereuses. La Republique de Florence l'avoit envoyé vers la Reine de Naples pour quelques affaires, s'imaginant qu'étant fort bien fait, & cette Reine d'un assez bon goût, elle ne manqueroit pas de le voir & de l'écouter avec quelque complaisance, ce qui arriva en effet ; mais le Docteur voyant qu'il avoit obtenu avec tant de facilité ce qu'il avoit demandé pour son païs, se persuada qu'il n'en avoit obligation qu'à sa prestance, & que la Reine en étant charmée, il n'avoit plus qu'à pousser sa pointe. Aussi ne manqua-t-il pas de marquer sa passion à cette Princesse dans une Audience particuliere, & en des termes si formels, qu'elle comprit facilement qu'il aspiroit à la derniere des faveurs. Ce qu'il y eut de joli du côté de la Reine, & d'heureux pour l'extravagant Envoyé, est qu'au lieu de la foudre qui le devoit écraser, il en fut quitte pour cette réponse que luy fit la Reine, *La Republique avoit-elle aussi chargé vos cahiers de cette demande?* Mais comme nos Docteurs se croyent bien plus en seureté chez les malades que le Florentin ne l'étoit chez la Princesse, ces prétendus souverains des Infirmeries poussent en de semblables occasions leur autorité, jusques à user de main mise & de violence, tant les voyes de fait sont de leur goût, traittant de pauvres malades comme des Villes prises d'assaut, où la soldatesque porte ses mains sacrileges jusques sur les Temples de la pudeur même : car ces vilains Escarbots ne craignent ny les vilaines exhalaisons, ni les ordures mêmes qui sortent du corps des gisans, & prennent l'occasion aux cheveux sans aucune formalité ; insolens Tarquins qui n'en veulent qu'à ces Lucreces que la langueur a mises hors de resistence ! terribles galans ! puisque sans se mettre en peine s'ils sont assez aimables pour être aimés, ils tâchent d'enlever par de furieuses avances, ce que les loix de l'honnête galanterie ne permettent presque pas d'esperer.

Brama assai, poco spera, e nulla chiede.

Ce n'est pas là tout, car comme on ne manque gueres d'aller de vice en vice quand on a une fois lâché la bride à ses appetits, & que quand on est venu à bout de ce qu'on demande, on ne pardonne pas mêmes à ces pauvres petites creatures que la Republique regarde déja comme ses Citoiens ; ce n'est pas merveille, s'il y a des Medecins qui servent leurs amies à leur maniere, & s'ils se mêlent de ce qu'on appelle commerce d'amour en faveur de leurs amis, tant ils sont seurs de s'avancer

dans la pratique par cette espece de négociation & de negoce.
On a beau dire,

> *O chi unque tu fosti che insegnasti*
> *Primo à vender l'amore*
> *Sia maladetto il tuo cener sepulto*
> *E l'ossa fredde.*

On a beau dire qu'Esculape abhorre si fort ce commerce, qu'un de ces vilains entremeteurs se plaint dans la Comedie, d'avoir passé des nuits entieres dans son temple, sans avoir pû le rendre propice à ses vœux. On a beau dire que le grand Hipocrate, non content de nous avoir fait une leçon de pudeur & d'honnêteté à l'égard des femmes, dans son Jurement, va jusqu'à ne pas même permettre les nuditez qu'on peut éviter, *nec multas corporis partes nudet*; que Galien blâme le Medecin Xenophon d'avoir agité des matieres aussi sales que celles qui sont traittées dans un de ses Livres, & qu'il assure en plus d'un endroit qu'un Medecin sujet à ses passions, ne sera jamais habille homme. Ils n'écoutent, dis-je, guerés ces avis : car comment profiteroient-ils des leçons des Payens, puisqu'ils n'écoutent pas celles des Medecins Chrétiens. Le Conciliateur & son fameux disciple ont beau leur crier, *Soyez sages & honnêtes dans les ruelles, & si circonspects en des occasions qui me se presentent que trop souvent, que ny la beauté des filles, ny la bonne grace des meres, pas même ce qu'on peut voir de touchant dans les servantes, ne fasse aucune impression sur vôtre ame.* Ils sont sourds à ces conseils, ce n'est pas pour eux que les Casuites, les Theologiens & les Medecins Chrétiens ont si bien écrit sur cette matiere : car quant aux Jurisconsultes, quoi-que l'Histoire du mari qui abandonna son épouse à son Medecin, ne soit apparemment qu'une fiction, je ne laisse pas d'être surpris de voir que ces Messieurs les Legistes se soient plus mis en peine de disculper l'épouse que de condamner le Medecin qui abusa si lâchement de l'indisposition de l'époux.

Mais si je voulois faire des inductions dans ce Chapitre comme dans les autres, que de sujets de Comedies sur la conduite du Neptune & du Petit-homme, & si je ne m'étois proposé de passer aussi vîte sur ces matieres, qu'on fait ordinairement sur les cloaques & sur les voiries.

Concluons donc des Medecins en particulier, ce qu'on à dit generalement parlant de toutes les conditions de la vie sur cet-

Æquum erat artis castissimæ præside parum propitium esse prostitutæ pudoris homini Tertullian. de Lenon. Plautin.

Lib. de Medico.

L. quod optimus Medicus sit Philosophus & l. de cognoscend. & cur amimi affect.

Arnald. de Villanova l. de cautelis Medicorum.

V. Tiraquell. c. 31. de nobilitat. n. 11.

te matiere ; *Adolescens luxuriosus peccat senex insanit* : que si l'amour prophane est *mansueto fanciullo*, il est *fiero vecchio*, & même qu'un vieillard qui fait l'amour, ne sçait ce qu'il veut.

A l'hora se pieta tu cerchi male
Se non la trovi, & si la trovi peggio.

Tertul. lib. de Pudicitia.

Et qu'enfin c'est particulierement pour le Medecin, comme pour le Gardien du corps que la pudeur est appellée *Honor corporum*. Aussi est-ce pour instruire les Medecins de cette verité, qu'on leur ceint les reins d'une chaîne d'or dans la ceremonie de leur Doctorat, & s'il m'est permis de remonter à l'Antiquité, que les Lacedemoniens adorerent un Esculape vivant dans le celibat, & une des Statuës de ce Dieu nommée *Agnita*, parce qu'elle étoit faite d'Agnus Castus qu'on croit un remede à l'ardeur des Lombes. Mais pour revenir aux Chrétiens, pourrions-nous ne pas observer icy avec le sçavant Erasme, que Saint Luc, ce Héros de la Medecine Chrêtienne, ne vécut si long-tems, & dans une si grande santé, que pour avoir tres-exactement pratiqué la continence ? Verité qu'on peut encore confirmer par l'exemple de tant de sages Medecins qui ont suivi son exemple. Ce n'est pas pour dire le vray sur les difficultez de quelques Casuites, & sur le zele de quelques devots, que comme il est souvent necessaire de toucher les malades, cela ne doive être permis aux Medecins dans le besoin ; mais il faut aussi que cela se fasse avec modestie, s'il se peut devant des témoins, & avec une intention pure & charitable, tant le malade doit être une chose sacrée à ceux

J. B. Mantuan.
Eclog. 6.

Qui tangere venas
Nonnunquam illicitas audent.

Et tant un Poëte a eu raison d'aller jusques à ce point de circonspection.

Nec
Morborum causas per candida brachia quærat.

CHAPITRE XII.

De la complaisance & flaterie des Medecins.

Plat. in Gorgia.

SI l'on a dit de la Rhetorique qu'elle est une partie de la flaterie, pourquoy n'en dirions-nous pas autant de la Medeci-

no, puisqu'elle ne se fait plus à present que *Per tristem adulatio-*
nem? En effet , dit Platon, comme la Politique flateuse a deux
parties qui regardent l'esprit, à sçavoir la Rhetorique & la So-
phistique , de même la Medecine complaisante en a inventé
deux qui regardent le corps, à sçavoir la cuisine & la commoti-   * Fucatrix,
que. * De là vient qu'il n'y a plus d'autre moyen de parvenir
pour les Medecins, que les vilaines complaisances de ceux qui
croyent avoir trouvé le Potozzi, quand ils ont trouvé le moyen
de sortir du neant.

   Quel chagrin pour les Medecins qui ont de l'honneur de
voir que cette honnête liberté que les anciens conservoient
par tout, ne soit plus du goût de nos Medecins ambulans? Ils
sont trop amoureux de la Pratique , depuis que les valets se
sont faits Medecins , & que les Medecins se sont faits valets ,
pour ne luy pas voüer leur humble servitude, & ne luy pas sacrifier tout l'honneur de la Profession. C'est ainsi qu'ils ont mis
en œuvre depuis ce temps-là, tout ce qu'ils ont crû capable de
les approcher des Maîtres, jusques à faire la cour aux portiers,
aux cuisiniers , aux laquais. Toutes les habitudes & toutes les
amitiez leur sont bonnes, ils appelent être populaire , ce que les
honnêtes gens appelent faire le faquin avec les faquins. Ils
boivent par tout de toutes sortes de vins & de liqueurs , & d'autant plus facilement qu'ils boivent les affrons comme on boit
l'eau , offrant encore leur amitié à ceux qui ne la demandent
pas. Il me semble que je les vois dés le matin faire leurs reverences à tous les voisins, s'arrêter aux boutiques de leur connoissance, saluer à droit & à gauche, & n'entrer dans les assemblées
& même dans les Eglises que pour trouver à qui débiter les nouveautez de la Ville , & ensuite leurs belles cures. Ils sçavent
que comme l'homme est naturellement vain, il a de la peine à
ne pas se laisser aller aux complaisances, & que si le flateur est   *Plat. in Phædr,*
une bête veneneuse, la flaterie ne laisse pas pour cela d'être un
poison agreable. Et voila comment il n'y a plus que ces Gna-
tons du Comique qui soient à la mode, particulierement chez les
Dames, *Fœmina laudem* , tant ils sont seurs que les loüanges
sont la glu où le beau sexe ne manque gueres de se prendre. C'est
par ces manieres & ces complaisances que cet Asclepiade de
Pruse , dont nous avons parlé en son lieu , s'attira l'estime de
ceux mêmes qui avoient eu de l'aversion pour la Medecine. Il
n'employa pas simplement la douceur des paroles , il s'avisa en-

core de permettre aux malades l'ufage de l'eau froide: il inventa les lits fufpendus où on les berçoit comme des enfans; il prépara des bains inconnus à ceux de fon temps, & leur accorda tout ce qui pouvoit flater leur inclination. Ayant été affez heureux pour reconnoître qu'un homme que des collateraux croyoient *affez mort*, pour être porté en terre, avoit encore des fignes de vie, & l'ayant réveillé par quelques petits fecours, il n'en falut pas d'avantage pour le faire regarder comme un homme defcendu du ciel. S'il eût tranché auffi hardiment qu'Archagate, & s'il ne fe fût fervi que des remedes que les autres Medecins mettoient en ufage, il n'auroit pas fi bien fait fes affaires, & n'auroit pas été recherché comme il le fut du Roy Mithridate. Les manieres du grand Hipocrate & celle des Medecins qui faifoient comme luy profeffion de fincerité & d'honneur, n'ayant donc été ny de ce temps-là ny du nôtre, il ne faut pas s'étonner fi ceux qui les ont fuivies exactement n'ont jamais été les plus heureux. C'eft ce qui fait que le bon homme s'emporte contre quelques lâches Medecins de fon fiecle, tant le mal eft ancien dans la Medecine. Galien les compare aux plus vils Efclaves, *Eux*, dit-il, *qui ont droit de commander aux malades, ils fuivent comme des valets jufques aux p nnes privées, dont ils ne gagnent la confiance que par des falutations & des flateries indignes d'un homme né libre. Ils fe plaifent particulierement à la table des perfonnes de qualité. Ils tâchent de s'accommoder à leur goût, & leur permettent l'eau froide, la neige, & tout ce qui eft contraire à la fanté.* Le vin, le bain, & tout ce qui vient dans l'efprit du Patron eft fort bon à leur fentiment, fans diftinguer ny les temps ny les fujets. Maxime de Tir ce grand Philofophe & contemporain de Galien, entre dans fes fentimens, fe plaignant hautement de ce que les Medecins ont quitté les nobles maximes des defcendans d'Efculape, flattant lâchement les appetits des malades. C'eft ainfi que le Cavalier dont parle Stobée, tout accoûtumé qu'il eft aux perils & aux fatigues de la guerre, ne peut fouffrir certain Medecin qui tranche & qui coupe. On luy amene un doucet, qui ne parle ny d'incifions, ny de remedes défagreables, qui le laiffe vivre à fa mode, & qui luy fait de jolis contes; comme le premier luy fembloit un bourreau, celui-cy eft juftement l'homme qu'il cherchoit. Et voilà comme il faut être fait pour Paris, où les Bourgeois qui copient les gens de la Cour, loin de donner les mains aux remedes font

L. 1. *Method. & lib. de curand. animi affect. lib. 1. de Praefag. & in 2. Epidom. Item lib. ad Epigenem.*

Lib. 1. *de morborum curationib.*

V. 1. *Talent. Thefaur. recondit. c.* 18.

cent façons, qui laiſſent paſſer l'occaſion de les employer utilement, juſques à ne pouvoir ſouffrir un prognoſtic qui eſt encore
plus de leur intereſt que de celuy du Medecin. La complaiſance
va bien encore plus loin: car nôtre infame eſpece de reptiles
n'a pas de peine à ſe ravaller, juſques à ſuivre les avis des gardes, des ſervantes, des vallets qui ſont auprés des malades,
changeant tout autant de fois d'avis qu'on les en veut faire
changer; & comme ils s'attriſtent facilement avec les triſtes, ils
danſent auſſi la gaillarde & les mataſſins ſi les convaleſcens & les
aſſiſtans le ſouhaitent. C'eſt par ces manieres qu'on voit tant
d'ignorans Medecins faire du bruit dans les Villes, & particulierement dans Paris, pendant qu'on ne dit pas un mot des ha-
biles & des vertueux. *Ces vilains ſatyres,* dit un bon Auteur, *ſont*   *Theod. Zuinger. in*
ſouvent comme ceux des Theatres, plus applaudis que les bons Acteurs,   *prœm. ſupra Theo-*
parce qu'ils ſervent d'intermede à la Tragedie. Auſſi Quintilien   *phraſt.*
avoit-il dit long-temps avant cet Auteur, *qu'il y a des hommes*
ſemblables à ces Comedies qui ſont écoutées à cauſe de la grace que leur
donne le geſte & l'action du Comedien, quoy que ces pieces ne trou-
vent pas de place dans les Bibliotheques. Voila les brodequins de
Theramenes & de la Medecine bien dépeints ; les minauderies, les loüanges, les careſſes & les flatteries qu'ils mettent par
tout en uſage, font qu'on les écoute ; mais pour tout cela il eſt
aſſuré qu'ils n'ont pas l'eſtime des ſages & des judicieux, dont
les ſuffrages tiennent lieu de Bibliotheques aux bons Medecins,
quoy qu'en petit nombre, *ſufficit unus, ſufficit nullus.* Preſque
tout le monde veut être trompé par des complaiſances, & voila   *Raphael Caranza*
pourquoy il n'y a preſques plus de Medecins qui ne trompent,   *nell. confuſioni di*
plûtôt que de perdre la pratique, *oſſequioſi verſo le donacelle ver-*   *Medic.*
ſo la plebe, ſono ſtimati perche mettono la mano à linganno. Tels
étoient parmi les gens de Cour de leur temps, ces Medecins qui   *Tacit. annal.*
furent aſſez hardis & aſſez complaiſans pour conſeiller à l'Empereur Veſpaſien d'entreprendre la cure d'une maladie prétenduë incurable, parce que les courtiſans étoient d'avis qu'il l'en-
treprît.

Quant à nos quatre fameux Medecins, j'auray bien de la
peine à marquer icy nettement comment ils vivoient avec leurs
malades, car il y avoit bien du haut & du bas dans leurs manieres. Le Neptune étoit l'inégalité même, *abrupta audacia, def-*
forme obſequium. Tantôt complaiſant à faire pitié, *triſtis adulatio,*
tantôt fier, inſolent, & tranchant tellement du ſouverain, par-

ticulierement fur fes eaux, qu'il n'y avoit point d'appel de fes jugemens, il en falloit paffer par là, *Barbatum hoc crede magiſtrum dicere.* Le Grand n'étoit pas fait pour la complaifance, fuivant en cela fon inclination, particulierement depuis qu'il fe vit en reputation ; & depuis que loin d'avoir acheté la Cour, il vit qu'elle l'avoit acheté ; car ce fut alors qu'il commença à parler d'un tout autre ton, & qu'il devint pour ainfi dire pedentefquement imperieux, jufques chez les perfonnes qui ont droit d'affecter l'imperatif. Le Politique ayant, comme nous l'avons remarqué, un fond d'honnêteté, & fa reputation étant établi, n'avoit garde de donner dans ces baffes complaifances que nous blâmons. Toutesfois il faut avoüer qu'il ne laiffa pas de paroître un vray politique, lâchant le pied *quoties vacabat*, & fe rendant plus que commode en de certaines occafions ; ou fe tenans en quelques autres dans une efpece de neutralité, jufques à ce qu'il vît qu'il étoit temps de prendre parti. Quant au Petit-homme, il n'y eut jamais un plus grand flateur. Il fe difoit le meilleur ami d'un chacun indifferemment. *Il aimoit,* difoit-il, tous ceux dont il avoit affaire, *comme fes freres.* Il trouvoit tout bon & tout beau, quand on le trouvoit bon ou beau. C'eft ainfi que s'il voyoit les malades & les affiftans refolus à prendre un remede qu'il avoit auparavant improuvé, il avoit des raifons toutes prêtes pour revenir de fon premier avis, & pour donner dans le leur, jufques à paffer du blanc au noir, furtout chez les riches & chez les perfonnes de qualité, dont il avoit grand foin d'épier le foible, refolu d'y donner à tout évenement. Et voila pourquoy s'étant oppofé d'abord à l'établiffement du Quinquina avec chaleur, voyant enfin qu'une Dame qu'il craignoit de fâcher, luy avoit reproché qu'il étoit injufte de nier les effets d'un remede fi experimenté, il outra tellement la complaifance, qu'il ordonna depuis ce temps-là ce remede à tous les malades qui venoient de fa part, ou qui étoient de fa connoiffance. Homme à tout faire, à pied & à cheval, à droit & à gauche, *Alta non temo, e l'humil non ſdegno. In cœlum juſſeris ibit.*

Comment. in 6. Epid. & cap. 13. de valetud. tuenda.
Concluons donc qu'il ne faut être ny trop rigide, ny trop facile, dans l'exercice de la Profeffion, *Vrbanitas*, dit Hipocrate, *non auſteritas. Laborantibus gratiæ*, point de ces hauteurs que Galien blâme avec tant de raifon jufques dans fes Maîtres, ny de ces baffeffes contre lefquelles il invective fi fouvent. Car fi le Medecin veut que fon malade obeiffe, il faut qu'il s'attire fa confiance

ſtance par des manieres franches, *Aufteritas*, dit encore à ce ſujet Hipocrate, *ſanis & ægris inacceſſa*. Ces airs de Commandans
que quelques étourdis Medecins affectent, ne ſont propres
qu'aux Officiers de Guerre, & aux Puiſſances. *Vade*, diſoit le
bon Centurion, *& vadit*; mais il n'en eſt pas ainſi des malades,
car comme ils ſont ſemblables aux enfans, il les faut traiter pa-
ternellement. * Saint Chriſoſtome même nous apprend que les
Medecins de ſon temps leurs donnoient le baiſer d'amitié, pour
les obliger à prendre les remedes ſalutaires. Auſſi ne voudrois-
je pas nier qu'on ne pût employer quelques douceurs, afin de
les faire venir au point qu'on deſire pour leur bien; mais, dit
Galien, il ne faut pas que cette facilité leur puiſſe nuire, puis
qu'elle ne ſe doit mettre en uſage, que pour les rendre obeïſ-
ſans aux ordres de la Medecine rationelle, *rationabile obſequium*.
A cela prés, ces petits accommodemens, qui ſont bien éloignez,
& de ces lâches manieres que nous avons marquez cy-devant,
& tout au contraire de cette noble audace que Jacques Medecin Grec fit paroître à la Cour de l'Empereur Leon le Grand;
ces petites facilitez, dis-je, ſeront quelquefois de ſaiſon, pourveu qu'elles ne choquent la conſcience, ny l'honneur de la
Profeſſion. Mais par malheur pour les Medecins qui s'en tiennent là, ils ne font gueres bien leurs affaires. *C'eſt pourquoy*, dit
Galien, *mes amis me voyant ſi attaché à l'étude & à la recherche de
la verité, me conſeilloient de faire ma cour aux Puiſſances, à leur lever, à leur table, & aux occaſions de plaiſir*; Sur quoy Symphor.
Champerius faiſant reflexion, il ſe plaint que ſon épouſe, ſa
famille & ſes amis luy donnoient le même conſeil.

Ainſi ne laiſſons pas de conclure, quant aux fruits & aux
avantages que les lâches tirent de leurs lâchetez, que ceux qui
ont de l'honneur ne doivent pas pour cela perdre courage ny ſe
chagriner. Ces miſerables flateurs ne ſemblent heureux qu'à
ceux qui ne regardent que les dehors, & qui ne ſçavent pas
avec quelles peines d'eſprit & de corps ils ſont parvenus à leurs
fins. Que de railleries & de duretez eſſuyées, que de hauteurs, de mépris & d'ingratitudes ſouffertes & diſſimulées :
car ſoit dans les Cours ou dans les Villes, je ne doute pas
s'ils étoient auſſi ingenus que ce Courtiſan auquel on demandoit
par quelles voyes il étoit parvenu à ſes fins, ils ne répondiſſent
comme luy, *injurias perferendo & gratias referendo*. *Si la voix du
peuple*, dit Seneque, parlant d'un mal habile, mais heureux per-

B b b

Ægroti verò ſunt
ſicut pueri omnes.
*Galen. lib. de cu-
rat. pueri Epilep-
tic.*

* *Homil. ad popul.
Anthiochen. & lib.
5. de Agno Eucha-
riſtie.*

*Commentar. in 6:
Epidem.*

*Lib. 4. Comment.
Hiſtorial. Campo-
rum Hiſtoria pri-
ma.*

*Senec. lib. 3. de
Ira. cap. 33.*

Epist. 29.

sonnage, *t'aplaudit ; si tous les ignorans & toutes les petites femmes de la Ville te loüent, pourquoy ne nous ferois-tu pas pitié, sçachans qu'elles voyes tu as prises pour gagner l'estime & la faveur du vulgaire? Quante villanie e parole injuriose a sofferte costui prima che d'arrichiare,* disoit l'Empereur Frederic III. voyant le magnifique Palais d'un riche Italien. Que les doctes & genereux Medecins, dont le Chancelier Bacon plaint le malheur avec tant de justice, ne changent donc pas de manieres pour se voir si mal partagez, puisque selon Pithagore il faut toûjours faire les choses que nous croyons bonnes & honnêtes, quoi-qu'il ne nous en doive revenir ny bien ny honneur.

De Augmento scientiarum.

Aurea carmina Pithagor. credita.

Francisc. Petrarch. sirott. 7.

     Pochi compagni haurai per l'altra via
     Tanto ti prego più, o gentil spirto
     Non lesser la magnanima tua impressa.

CHAPITRE XII.

Des bizarreries & singularitez des Medecins.

Habitus, indices, custodesque dignitatis. Tertull. lib. de Resurrect.

Proprius habitus, uniuscujusque est tam ad usum quotidianum quam ad honorem & dignitatem. Tertull. de Pallio.

Aut loquendum nobis est ut vestiti sumus, aut vestiendum ut loquimur. Hieron Epist. 10.

QUOI-QUE Leonardo-Fioramenti fût luy-même un homme singulier, & extraordinaire dans ses opinions, & bizarre dans sa pratique autant qu'aucun Medecin de son temps, il ne laissa pas de composer un Livre intitulé *di Capricci Medicinali*, où il exposa les fantaisies, les visions & les bizarreries des Medecins de sa connoissance & de son païs, tant il est vray que ce n'est pas seulement en France, où les Medecins se plaisent à l'esprit particulier, & à des methodes sans methode. Mais comme il ne s'agit icy que de ce qui se pratique en ce Royaume, je me retranche à nos Medecins, dont je vais observer les bigarures, le fantasque, & le bouru jusques aux habits, puisque le grand Hipocrate, & quelques autres grands personnages n'ont pas dédaigné de regler la maniere de s'habiler honnêtement, & que nonobstant leurs avis, les Medecins de nôtre temps l'ont negligée jusques à se rendre encore ridicules par cet endroit-là. Il est assuré que la propreté est requise en tout & par tout ; que nous devons quelque chose au public ; & que cette crasse que quelques anciens Philosophes & quelques Bizares Medecins ont affectée est extravagante. Platon, comme on le voit dans sa vie chez Diogene Laërce, étoit propre, & recommandoit la propre-

té à fes difciples , quoi-qu'il n'approuvât pas le luxe & les manieres effeminées d'Ariftote. Hipocrate marque fi exactement
à fon Medecin ce qui eft féant , qu'il n'oublie ny les ongles ,
ny les odeurs, voulant que tout y foit grave & honnête, jufqu'à
la contenance. Galien va bien plus loin que fon Maître, puis
qu'il particularife la Tonfure & les regards mêmes. Mais nos
Medecins fe font bien mocquez de tous ces préceptes & de ces
barbons depuis quelque tems, puifqu'ils n'ont voulu reconnoître
aucun autre Maître, que la mode, quoi-qu'elle ne fut pas faite
pour eux , encore ne la fuivent ils pas pour cela fi exactement,
qu'on ne voye bien qu'ils ne font pas plus à la nouvelle mode
qu'à l'ancienne. En effet, les uns ont donné dans le Cavalier,
& en voicy la bizarrerie. Nous avons veu des Trafons montez
fur leurs grands chevaux, à demi caparaffonnez & émmantelez
de violet doublé de rouge, la mouftache & la perruque re-
trouffée, la cravate noüée, la canne en la main, l'épée au côté,
& la mine meurtriere, tout de Rolans & de Ferragus , & peu s'en
faut bufles à manches de velours noir. Les autres ont affecté
une negligence pedentefque , qu'ils appelent Philofophique,
croyant paffer de cette maniere pour des Docteurs profonds &
confommez. Il y en a même qui font les coquets & les galans *de*
toute confequence , en point de France, en rubens, en étoffes de
couleurs & raiées ; mais dont le langage dementant l'habit, n'é-
talle que turlupinades, galimathias & fadaifes. Les vieux ont des
perruques noires fur des cheveux gris, pour faire les beaux &
les jeunes. Les jeunes ont de longues calottes fur des cheveux
courts pour paroître vieux , & prefques tous des habits noirs ,
blancs de vieilleffe. Les uns & les autres enfin fe font laffez d'aller à pied , & comme fi ceux qui ont pû avoir des montures ,
(car il en refte encore bien en pieds,) euffent voulu fe vanger
du fort qui les avoit fait venir à pied à Paris, ils ont affecté de
paroître haut montez, *hi in curribus, & hi in equis*. Mais ce qu'il
y a de pitoyable & de recreatif tout enfemble en cela , c'eft que
pour deux ou trois riches avares qui ont mieux aimé pourrir
dans la crotte, que d'aller proprement & commodément , *Trium-*
phatores Pedanei, il s'en eft trouvé de fi vains, que fans avoir fait
aucun fond pour cela , ils fe font donné des carroffes , *Trium-*
phatores currules, bien que la plûpart incomplets, *dimidiatæ Bigæ*
dimidiatis Medicis, demi Medecin , demi voiture. Mais fi l'on
confidere que ces manieres d'équipages ne font foutenus que

de l'esperance d'une bonne Automne, *Medicis gravis annus in quæstu est*, & que ce n'est que pour donner dans la veuë du peuple qu'ils font cette dépence, *Ad populum Phaleras*, on comprendra facilement que la machine ne subsistant qu'en l'air, il ne faut qu'un Garbin, un zephire, & un petit vent de santé pour la renverser en peu de temps. Si chaque Medecin ne vouloit voir qu'autant de malades qu'il en faut voir pour les bien observer, il n'auroit affaire que de ses pieds & de sa tête ; mais comme on ne veut que courir & multiplier les visites, il faut appeler au secours bêtes & gens. Ce n'est pas toutesfois qu'il ne faille tomber d'accord, parlant generalement, que ces vanitez de carosses, sont bien moins une invention des pauvres maris, que de ces Bourgeoises, qui par une rage de paroître femmes de qualité, se sont avisées de contrefaire celles qui le sont, ne se contentant pas d'usurper le nom de DAMES, mais usurpant encore l'éclat & le faste de leurs équipages.

Demens quæ Divas, *& non imitabile* fulgur
Auro, & capripedum cursu simulavit equorum.

Aucune ne voudroit regarder sa bassesse,
La Dame de deux jours tranche de la Princesse ;
Et celle dont la mere étoit Dame-Alizon,
S'érige en Demoiselle & en porte le nom.
N'admirerez-vous point l'humeur de cette femme,
Qui veut qu'à pleine bouche on l'appelle Madame,
Pour faire remarquer sa grande qualité,
Qui sent encore le suif & le vin frelaté,
Et qui ne voudroit pas, tant sa gloire est exquise,
Le ceder d'un atome à la Dame Marquise,
Ni souffrir dans l'état, qu'elle a pris d'un plein saut,
Qu'aucune autre au fauteüil l'eût pris d'un ton plus haut ?
Si le mari discret, & prudent & modeste,
Pour n'être pas moqué, ce titre luy conteste,
Et de trop de fierté doucement la reprend,
Le fat n'a pas appris à bien tenir son rang,
Et qu'être son mari, c'est à luy trop de gloire.

Encore s'il n'y avoit que de ces femmes de Mathieux & de Zachées qui en eussent amené la mode, elles pourroient soutenir cela ; mais des femmes de pauvres Purgons, en verité, c'est avoir grande envie d'envoyer les familles le grand galop à l'Hô-

pital, où au moins de les renvoyer aux lieux d'où elles font venuës. Voila pour les habits & pour les allures de nos gens , venons aux dogmes, à la methode & aux experiences de cés bons
Docteurs , où fans doute nous ne verrons pas moins de bizarrerie, qu'en tout ce que nous venons d'obferver. Les uns tiennent opiniâtrement la vieille Phifique , & la vieille methode de
leurs Maîtres. Les autres font pour la matiere fubtile , pour les
Corpufcules de diverfes figures, pour les machines Hidrauliques,
& femblables droleries ; d'autres pour les Acides , les Alkali, ou
le Souffre , le Sel & le Mercure, chacun felon fa devotion fou-
tenant la chofe jufques au feu , mais exclufivement. L'un eft
Celfe , l'autre Paracelfe ; l'un ne reconnoît qu'Hipocrate auquel il fait dire comme aux cloches tout ce qu'il luy plaît , ou
n'eftime que Galien & quelques Arabes, quoi-qu'il n'entende
pas plus leur langage que le bas Breton. L'autre ne parle que
de Wanhelmont qu'il ne comprend pas , & tous generalement
ont leur remede favori, qui ne fert fouvent qu'à amufer le tapis. L'un blâme le vin , l'autre l'eau , l'un faigne les malades
jufques à l'eau , & fait tant de cas de cet Element , qu'il le croit
auffi propre à étourdir & à reprimer l'ardeur des fievres , qu'à
éteindre le feu Elementaire, pourveu qu'on s'en noye. Un autre au contraire , croit fe bien diftinguer des faigneurs & des
Medecins d'eau douce , laiffant plûtôt brûler le malade vif, ou
crever de douleur & de plenitude , que de luy ordonner la
moindre faignée , & que de luy donner à boire dans l'accês ,
tant il eft affuré que l'humanité qui porte les femmes , les enfans , les devots de profeffion , & tout le genre pufillanime à ab-
horrer l'épanchement du fang humain , mettra cette foule dans
fon parti. Quant aux remedes qui ne font pas de ceux que la
Medecine appele generaux , * ne fçait-on pas qu'il s'eft trouvé
des Petronas , des Afclepiades , & tant d'autres efprits fi finguliers,
qu'ils leur ont fubftitué les fruits cruds , les pâtifferies , les lai-
tages , & qu'ils ont voulu foûtenir leur methode envers tous , &
contre tous jufques à la fin ; quoi-qu'il n'y eût que ces malades
crédules , & qui ne fçavoient pas la carte du païs de fingularité , qui s'abandonnaffent à ces guides : car enfin un de ces methodiques modernes étoit fi pauvre de remedes , qu'il croyoit
avoir déployé l'Oriflamme de la Medecine , quand aprés avoir
combatu des maladies rebelles & opiniâtres à coups de pommes
cuites & de fromages mous , il fe retranchoit comme en un rem-

* Saignée , purga-
tion.

part assuré dans l'opiate Ecphractique. Pour l'expression, l'un parle Nerveze, l'autre Cyrano, l'un Grec, l'autre Latin, ou François-Latin, tous tres-mal, & comme on disoit d'un qui avoit fort mal harangué en Latin & en Grec *male καὶ κακῶς*. Quant aux mœurs & à la Religion, quelques-uns sont des libertins declarez & impudens, d'autres sont des hipocrites & des grimaciers, Jansenistes ou Anti-Jansenistes, comme on les voudra, puisque le petit collet s'accommode à tout, & que pourveu qu'ils entrent en pratique, ils prendront parti où on voudra, témoin celuy qui postuloit un Benefice avec un air doux & devot, habit long, petit collet & courte perruque, à quoy il avoit ajoûté des Chapelets garnis de Medailles, les uns dans ses bras, & les autres sortans negligemment de sa poche, quoi-qu'il fût connu pour un franc Deïste, & pour un de ces Abbez qui sçachans que les biens d'Eglise sont le patrimoine des pauvres, croyent s'acquitter de leur devoir en donnant une bonne partie de ces biens à ces pauvres femmes qui ne tirent pas grand secours de leurs maris. En effet, à voir parler ces bons Freres, toutes les filles & toutes les femmes sont leurs *Bonnes*, parce qu'il n'y en a gueres qui ne soient bonnes pour leur manege. Bien plus, elles sont les Sœurs des plus composez à les entendre parler, & peut être de celles qu'on pourroit appeler, *& Soror & conjux*.

Voila donc bien de la bizarrerie & du travers dans la plûpart de nos Docteurs, bien du mélange, du bas & du haut, du populaire & du glorieux, du devot & de l'indevot, & bien des hommes faits comme ces femmes qu'on appele *ad ogni cosa*, & desquels je pourrois donner de beaux portraits, si je ne jugeois à propos de me retrancher aux bizarreries de nos quatre Medecins. Mais avant que d'en venir là, n'est-il pas juste, pour donner quelque consolation aux pauvres Medecins, & pour faire leçon à tout le monde sur le fait de la bizarrerie, de faire voir que les malades & les sains de nôtre temps ont leur bizarrerie comme nos Docteurs?

> *Que d'ennuyeux recits, & combien de redites,*
> *Leur font-ils essuyer dans toutes leurs visites?*
> *Combien de questions leur fait-on à la fois,*
> *Sur differens sujets sans doute d'un grand poids,*
> *Sans qu'ils soient écoutez, & que l'on veuille attendre*
> *Qu'ils puissent la reponse en deux mots faire entendre?*
> *Combien souvent faut-il varier le discours,*

Historier les maux par de secrets détours,
Selon l'humeur des gens & les divers genies
De ceux dont le malade aime la compagnie?
Que ne souffrent ils point de sa mauvaise humeur,
Quand il devient fâcheux avec combien d'aigreur,
En sont-ils regalez lors qu'à quelque remede
Une mauvaise nuit ou quelque accés succede?
D'un symptôme imprèveu se trouve-t-il surpris,
C'est le mauvais effet du Julep qu'il a pris,
Deux gouttes de Ptisane ou de telle autre chose,
De ce redoublement seront l'unique cause,
Et dailleurs quelle peine à choisir leurs ragoûts,
A donner dans leurs sens & les connoitre tous?
L'un cherche des Docteurs à son humeur conforme,
L'autre plus avisé veut mourir dans les formes ;
L'un court aprés la drogue & n'en est jamais sou,
L'autre aussi ridicule, & quelque peu plus fou,
Dans la cuisante ardeur d'une langue alterée,
Ne voudroit pas gouter d'un verre d'eau sucrée.
Ceux-là qu'une saignée auroit pû secourir,
Pour conserver leur sang, pourront se voir mourir ;
Ceux-cy l'offrent sans peine, & n'en sont point avares,
Tant les goûts sont divers, & les esprits bizarres ;
Mais qui n'admirera qu'étant si curieux
De leur chere santé, de ce bien précieux,
Qu'avec tant de chaleur les malades demandent,
Ils estiment si peu ceux desquels ils l'attendent,
Qui donnent tous leurs soins, leur peines & leur temps,
A trouver le secret de les rendre contens :
Combien souvent sont-ils, pour toute recompense,
Traitez d'une hauteur qui tient de l'insolence,
Et sans aucun respect fierement gourmandez,
S'ils ne paroissent pas si-tôt qu'ils sont mandez,
Ou si pour quelque avis à leur avis contraire,
Ils n'ont pû meriter le bon-heur de leur plaire,
Comme si l'écu blanc qu'on leur met dans la main,
Leur acqueroit sur eux un droit de souverain ?
Dans l'état malheureux d'une si triste vie,
Par tous ces beaux endroits si peu dignes d'envie,
Ils n'ont pas grand besoin à les examiner,

D'aller chercher ailleurs de quoy se chagriner.
Ajoûtons aux sujets de leur inquietude,
Leurs services rendus, payez d'ingratitude,
La foule des fâcheux, les plaintes des parens,
Qui de tous les succés veulent qu'ils soient garans,
Et le bruit importun que dans le monde excite
Le malade qui meurt sans qu'on le ressuscite.
Jugez si sur cela l'on doit être surpris,
Qu'une nuit de chagrins noircisse leurs esprits,
Et qu'une si fâcheuse & si triste pratique,
Leur donne un air si sombre & si mélancholique?

Le Politique à la vérité étoit le moins bizarre des quatre, car s'il fit paroître quelque bizarrerie ou singularité, ce ne fut gueres que dans les differens partis qu'il prit, tant au sujet des Medecins étrangers, qu'il ne traitta pas tous & toûjours de même maniere, qu'au sujet de l'émetique, pour lequel il étoit tantôt Guelfe, tantôt Gibelin, *Occultus propter metum*, & si vacilant dans la Pratique, qu'il donnoit dans le sentiment de la servante, comme dans celuy de la Maîtresse quand on le pressoit. Le Grand fut le premier qui jetta pour ainsi dire le Froc aux orties, quittant l'habit de son Ordre avec une bizarrerie d'autant plus grande que cet habit le rendoit, luy & ses Confreres, en quelque façon venerables, & que depuis ce temps-là les Medecins ont commencé à être regardez du peuple qui se plaît à ce qui frape l'imagination, comme des prophanes & des farfadets, *Ex illo fluere.* Le Petit-homme étoit la bizarrerie même : dans ses habits, tantôt cavalier, tantôt bourgeois ; dans ses entretiens, tantôt populaire, tantôt prétieux ; dans sa conduite, tantôt soûmis, tantôt menaçant, vray Prothée jusques dans sa pratique : Car si le malade demandoit à être saigné, il citoit aussi-tôt & Grecs & Latins pour autoriser la saignée ; si au contraire, on y avoit quelque repugnance, il ne manquoit pas de raisons pour le contre, & sur tout de dire que comme le sang est le trésor de la vie, & le frain de la bile, on ne peut assez le conserver ; quoique si quelque pauvre Medecin eût allegué cette raison, il l'eût traité d'écolier & de disciple des Arabes. Si on ne luy citoit point Hipocrate il accabloit d'Aphorismes, & si on le citoit plus à propos qu'il ne faisoit, il ne manquoit pas de répondre, que cet Hipocrate étoit trop vieux, & qu'il en faloit faire un à la mode. Mais quelque bizarre qu'il fut jusques dans sa Religion,

faisant

faifant tantôt l'homme confcientieux & tantôt le libertin, ou au moins le commode, & même dans fon domeftique, où il changeoit à tous momens de refolution & de veuë, & où on ne le pouvoit comprendre: Quelque bizarre, dis-je, qu'il fut, il faut neanmoins avoüer que ce n'étoit encore qu'un écolier en comparaifon du Neptune. En effet, outre les bizarreries que nous avons remarquez en paffant dans le portrait de celui-cy, il y a bien encore d'autres traits de bizarreries à remarquer dans fa conduite & dans fa vie. Dés l'an 1619. il fe fit faire un habit de marroquin, croyant fe garentir ainfi de la Pefte qui regnoit alors. Il mit en fa bouche de l'ail, & de la ruë dans fon nez, & dans fes oreilles de l'encens, & couvrit fes yeux de bezicles. Qui ne reconnoîtroit donc pas à ces précautions, & à cet équipage, les bizarreries d'un Dom Guichot de la Medecine, & un Palladin armé de pieds en cap, pour combatre les maladies les plus malignes, & tant d'autres ennemis du genre humain? Il avoit encore inventé des habits de camelot & de ferge d'Arras, de treillis & de taffetas, comme des armes deffenfives, fur lefquelles il s'imaginoit que ce glaive du Seigneur ne feroit que couler: car quant à la diffenterie qui eft une maniere de pefte en de certains lieux, fi l'on en veut croire fon Panegirifte, connu fous le nom de l'Abbé Malotru, il en guerit plus de dix mille foldats au fiege de la Rochelle, en les faifant affoir nuds fur des fieges percez, fous lefquels on faifoit du feu de vieilles favattes, le joly parfum! Quant à luy il portoit, dit l'Abbé, un pantalon depuis les pieds jufqu'à la tête, qu'il confeilloit encore aux Dames de porter pour fe préferver du froid, quoi-qu'elles n'aiment gueres les pantalons. Son fiege de Ruë, continuë l'Auteur, étoit garni en hyver de peaux de liévres, & quand il faifoit l'office de fiege de chambre, on le couvroit de catalognes pliées en quatre. Outre le feu de fa cheminée, il y avoit autour de fa chambre des vafes pleins de feu, & il étoit fi ami de la chaleur, qu'un Chirurgien ayant un jour oublié de mettre une ferviette chaude fur le bras d'une perfonne qu'il faignoit, il luy fit une affaire capitale de cette negligence, *Ne fçavez-vous pas*, luy dit-il, *mon ami, qu'il y a des Juges pour punir ceux qui font de méchantes actions, & que vous ne pouvez commettre un plus grand crime qu'en ôtant la vie aux malades par vôtre negligence, ou par vôtre ignorance; & que fi les Medecins & les Miniftres de la Medecine voudoient s'attacher à leur Profeffion, le Roy de France feroit le*

Ccc

plus puiſſant Monarque de la Terre, & ſon Royaume bien plus culti-
vé que tous les autres, quel debut & quel bizarre raiſonnement
pour une ſerviette chaude ou froide? Continuons. Il portoit
pour ſe preſerver de la Goute, huit calotes d'eſtame ſous ſa
perruque, & autant de paires de bas d'eſtame dans ſes pieds
avec un bas de ſerge fourré, quand il faiſoit froid. Le lit où
il couchoit, & dont il conſeilloit l'uſage aux malades & aux
ſains, étoit enchaſſé dans un mur de brique, l'imperiale dou-
blée de peau de liévres, le tout natté dehors & dedans; mais
il ne falloit pas oublier de porter les deux bottines de marroquin, doublées de cotton, avec les deux paires de bas d'e-
ſtame, qu'il croyoit d'une neceſſité abſoluë quand on avoit paſſé
ſoixante ans. Quant à la bizarrerie de ſa pratique, outre tout
ce que nous avons cy-devant marqué, il declama contre tous
les remedes de la Medecine, dés qu'il ſe fut aviſé de ſon bouïl-
lon rouge & de ſon Crocus, dont il croyoit que le genre humain lui devoit avoir une obligation éternelle, comme du
plus beau preſent qu'il lui eût ſçû faire. Entre autres remedes bizarres, il en avoit un, dont une vieille poule étoit la
baſe: on la mettoit bouïllir vive avec la plume & tout ce
qu'elle portoit au dedans, avec des purgatifs & des alteratifs
de toutes les claſſes, capables de compoſer une Oüile medicinale. A propos de quoy je penſe qu'il ne ſera pas inutile de marquer
icy, pour égayer un peu la matiere, qu'une Religieuſe Infirmiere de certain Ordre ayant un jour trouvé cette compoſition dans
ſon repertoire, & l'ayant miſe en execution & en uſage malgré
un Medecin qui ne put l'en empêcher, elle penſa faire mourir la malade, qui n'en ſeroit pas réchappée, ſi elle en avoit
pris une ſeconde doſe, comme cette bonne Infirmiere le lui
conſeilloit. Enfin nôtre Neptune étoit bizarre juſques dans l'e-
xercice même de ſa Religion. Car comme perſonne ne doute qu'on ne puiſſe adreſſer ſes prieres aux Saints, quand on eſt
malade; les Sages conviennent auſſi que de les leur adreſſer
par rapport à leur nom, ou au genre de martyre qu'ils ont ſouffert, c'eſt une bizarrerie ſuperſtitieuſe & populaire; & neanmoins le Neptune prioit ſaint Laurent de lui impetrer autant
de chaleur naturelle qu'il en falloit pour vivre long-temps. C'eſt

Servaſius à ſervan-
do.

ainſi que le Roy Louïs XI. prioit ſaint Servais Evêque de Ma-
ſtrich pour une longue vie, ſe perſuadant qu'il avoit vécu trois
âges d'hommes. Mais quel rapport du gril de ſaint Laurent &

de ſes charbons à la chaleur naturelle dans l'humide radical,
dont nôtre Neptune demandoit la conſervation à ſaint Laurent? Finiſſons par une bizarrerie, qui pour ne pas regarder la
Medecine, ne marque pas moins le bizarre & le bourru du
Medecin. Il avoit vendu ſa maiſon à un Partiſan nommé Jacob, & le marché étoit preſt à être ſigné, quand il s'aviſa de
demander qu'on y ajoûtât que l'Acquereur ſeroit obligé d'effacer ces mots qui étoient ſur la porte: *Abſtine*, *Suſtine*; & d'y
mettre en la place ceux-cy : *In exitu. Iſraël de Ægypto domus Jacob de populo barbaro*, faute de quoy le marché demeura nul.

Je ceſſerois icy de repreſenter les défauts de la pluſpart des
Medecins, s'il n'étoit encore à propos de les conſiderer en de
certains poſtes, tels que ſont les Cours des Princes : & à de certains égards, tels que ſont ce qu'on appelle fortune, & ce qu'on
appelle charlatanerie. Et pour ne rien oublier de ce qui les regarde, s'il ne me ſembloit encore neceſſaire de s'arrêter au
choix qu'on en peut faire, aux abus de la pluſpart des conſulta-
tions; à ceux des viſites réïterées & affectées; à la retribution,
ou honoraire qui eſt dû au Medecin, & à tant de differentes
Facultez qui nous fourniſſent tant de Docteurs & ſi peu de doctes Medecins. Je commence donc par les Cours.

CHAPITRE XIV.

Des Medecins des Princes.

P U I S Q U E les bizarreries des Medecins nous conduiſent ſi
naturellement dans les Cours, les lieux du monde où l'on
voit le plus d'évenemens bizarres & ſurprenans, voyons ſi les
malades & les Medecins y font mieux leur devoir que dans les
Villes & à la campagne ; ſi ceux-là ſont dans les diſpoſitions
que la raiſon & la Medecine en demandent pour tirer le fruit
qu'ils attendent des remedes, & ſi ceux-cy y portent autant de
capacité, de probité & de ſincerité, qu'ils font paroître de chaleur & d'empreſſement pour entrer dans ces terres de Promiſ-
ſion ; & enfin ſi le choix qu'on fait de cette ſorte d'Officiers
du Prince, eſt toûjours conforme au bon ſens, & aux raiſons
de la Politique. Mais comme il eſt aſſez difficile de ne pas dé-

plaire dans cette difcuffion à ceux qui peuvent prevenir les Puiffances, je crois que pour éviter cet écueil, il n'y a qu'à ne pas defcendre au particulier, fe contentant de reprefenter en general, les devoirs des malades & des Medecins de Cour : car fi les uns & les autres ne font leur perfonnage comme il faut, toute la Medecine ne fera qu'une ceremonie dangereufe pour fes fuites, fe terminant non feulement au deshonneur de la Profeffion ; mais même aux perils & fortunes des Têtes facrées. En effet ce *n'eſt pas aſſez que le Medecin faſſe ſon devoir, mais il*

Aphoriſm. 1. ſect. 1.

faut encore que le malade & les aſſiſtans faſſent le leur. Aphorifme fi conforme au bon fens, que Galien ayant avoüé à l'Empereur Marc-Aurele, que fi un particulier eût eu l'indifpofition pour laquelle il le confultoit, il lui auroit donné du vin

Lib. prænot. cap. 11.

& du poivre; mais que les Medecins n'ofant donner aux Princes que des remedes fûrs, il ne luy confeilloit qu'un Topique chaud appliqué fur fon eftomach. Aphorifme, dis-je, fi plaufible, que l'Empereur ayant compris ce difcours, il voulut être traité comme un particulier. Pourfuivons.

Entre les avantages que les Princes & les grands Seigneurs ont fur les autres hommes, celui d'avoir un Medecin tout à eux, ne me femble pas un des moindres. Ils fe peuvent affûrer de le poffeder, pour ainfi dire, folidairement, commodité d'autant

Bartol. Vicarius de ægrotant. optimo ſtatu. c. 17.

plus grande, qu'un fçavant Medecin de nôtre fiecle avance fur le témoignage de Seneque & même de Galien, qu'il feroit à propos que chaque malade eût fon Medecin affidé & ami : car il ne faut pas douter qu'un tel Medecin n'entre d'autant plus facilement dans la connoiffance du mal, qu'il s'y applique avec plus d'attachement & de loifir. Car *quis ægros in tranſitu curet?* *

* Qui me inter eos quos perambulat ponit. *Seneca Epiſt.* 40.

Il n'y a que le Fils de Dieu qui ait eu ce privilege : *Pertranſibat benefaciendo & ſanando.* C'eft pour cela que les Princes qui aiment leur fanté, & qui en fçavent le prix, ont foin d'attirer en leurs Cours les plus fages & les plus experimentez Medecins, par des honneurs & des recompenfes qui les diftinguent des Medecins ambulans. Car quoi que la Critique ait dit & penfé de la Medecine, les fages Payens l'ont crüe fi neceffaire aux hommes & particulierement aux Princes, que pour faire comprendre à ceux-cy qu'ils fe devoient doucement foumettre à fon autorité & à fes fecours, ils ont donné un Medecin à leurs Dieux. Ces habitans de l'Olimpe ne fe trouvant gueres à la table & au lit dans Homere fans leur Peon, pour lequel l'Antiquité a tant eu de veneration, qu'elle n'a pas crû pouvoir rendre un plus grand honneur aux grands Medecins, qu'en les appellant Peons. Mais quoi-que les Princes soient les images des Dieux, & que quelques-uns mêmes se soient fait adorer comme des Divinitez, ils ne se sont pas tous rendus si obeïssans à leurs Peons & à la Medecine, que les Dieux d'Homère: car s'il s'en est trouvé qui ont mis leurs Medecins à leurs tables & au rang même de leurs favoris, de leurs amis, de leurs Ministres, comme ont fait Phalaris, Denis de Sicile, Darius, Auguste, Julien, & Maurice Césars; pour ce petit nombre, dis-je, il ne s'en trouve que trop d'autres qui ont bien voulu s'en passer, ou qui tout au plus ne les ont retenus que par vanité & pour le cortege, les uns apprehendans que le zele & la preten-duë fidelité d'un Medecin, qui fait quelquefois trop le neces-saire, ne s'opposât au torrent de leurs passions, & les autres se confians en leur jeunesse, ou en la force de leur constitution, ne pouvant se mettre dans l'esprit, qu'un peu de précaution dans la vie dissipée & voluptueuse qu'ils menent ordinaire-ment, est d'un grand secours contre les maladies qui les mena-cent. Il est bien vrai d'autre part que les Princes ne sont pas toûjours assez heureux pour avoir les meilleurs Medecins de leur temps; la prevention, les favoris, & même le lointain des Provinces, où les plus habiles sont quelquefois cachez, les dérobent à leur connoissance; & s'il arrive qu'ils en rencon-trent un bon, il arrive aussi quelquefois qu'il est bien moins à eux qu'aux Ministres & aux favoris qui l'ont donné, & qui lui font dire tout ce qu'ils veulent. C'est pourquoy je marqueray premierement icy ce qu'un Prince qui prend un Medecin, doit faire, pour ne pas se repentir de son choix, d'où je passeray au devoir du Medecin qui s'est engagé au service du Prince. Il ne faut pas que les Princes qui ont choisi un Medecin, & qui pensent à la conservation de leur santé, ressemblent à ceux dont Galien nous fait la peinture, qui faisoient, dit-il, de la nuit le jour, & du jour la nuit; & qui étoient si attachez à la vie animale, qu'il les appelle des *Moutons à la toison d'or.* Il est impossible, dit-il, de se bien porter en menant une telle vie, *quorum vita & ars sagina est, nec vivere diu, nec sanos esse possi-bile est.* Il faut donc qu'ils s'élevent au dessus des sens, & qu'ils s'addonnent à la sagesse & aux vertus morales, qui s'accordent si bien avec la santé & la Medecine; & qu'ils se persuadent,

Commentaires Hi-storiques du Maré-chal de Montluc.

C c c iij

que bien qu'ils soient maîtres de tout, qu'ils soient obeïs, jeunes & de forte complexion, ils peuvent devenir par leurs déréglemens, tels que nous les dépeint un Medecin Italien : *ostropiati dalle gotte, o sorprisi dal caduto, otterati d'alle Apoplexie, afflitti d'ella pietra, o mal trattati d'alla carnosita, o pertugiati da fetenti fistolo.* Et qu'enfin ils peuvent tomber dans des douleurs bien plus grandes, que n'ont été les plaisirs qu'ils ont sentis, au hazard encore de ne pas aller au premier ou au second climaterique. Mais je ne vois pas que l'Histoire nous fournisse un grand nombre de Princes faits comme elle les demande, puisqu'un Morosophe a pretendu pouvoir écrire les noms des Sages & des mieux sensez de son temps dans le chaton d'une bague. L'oisiveté, la bagatelle & les plaisirs occuperent tellement ceux mêmes des derniers siecles, pour ne pas remonter plus haut, qu'un de nos Historiens tranche net, *qu'ils n'étoient nourris qu'à faire les sots en habillemens & en paroles,* & que *de nulles lettres ils n'avoient connoissance.* L'Arioste (peut-être parce qu'il n'avoit pas sujet d'être fort content de ceux de son temps) n'en parloit pas mieux que cet Historien : car après avoir fait faire à quelques Auteurs ce jugement touchant la conduite de l'Empereur Constantin :

Molti lo judicarono di poco ingegno
E-che avesse il cervello sopra la chioma.

Il ajoûte, pour peindre l'entêtement de la pluspart des autres Princes : *Pur come sempre a gran Seignor accade.* C'est ainsi qu'Erasme remarque après Seneque, dans un de ses plus beaux & de ses plus hardis Adages, * qu'un certain Crassus fut jugé digne d'être Roy : tant il étoit un fat achevé. A quoy il ajoûte, après avoir fait une revûë sur toute la Fable & l'Histoire, & même sur les Princes de son temps, qu'il n'y voyoit rien d'un vrai Prince, & de ces qualitez, qui consistent, selon lui, à être le Medecin de son peuple, à le secourir dans ses besoins, à n'en affliger ni retrancher aucun membre, s'il n'est necessaire & à propos pour le bien du corps Politique. Avançons. Il ne faut pas qu'un Prince prenne un Medecin d'une seule main, ni même simplement de deux ni de trois, parce qu'elles peuvent être corrompuës ou suspectes. Il faut qu'il fasse chercher dans son Etat, s'il se peut, les étrangers n'étant jamais assez sûrs, le plus homme de bien, & le plus sçavant qu'on pourra trouver. Il n'y aura qu'à le demander aux Facul-

---

Marginal notes:

Mimicus scurva imperat. Claudii apud Vopiscum.

* *Aut Regem aut fatuum nasci oportere.* Chiliad. p. 8024.

Θεοs Θεφοι & himus. Hesiod.

tez & aux Colleges des grandes Villes de chaque Province, qui
ne manqueront pas de proceder à ce choix fincerement & avec
application par refpeʄt du Prince, pour l'honneur de la Profeffion, & pour ainfi dire, pour leur propre intereft, l'emploi
que l'élû laiffera, reftant à partager entre eux. Plufieurs Princes fe font bien trouvez de cette precaution, comme on le peut
voir dans nos Hiftoires, & même dans quelques endroits de cet
Ouvrage. *S'il arrive*, dit à ce fujet l'Empereur au Code Theo-
dofien, que quelqu'un de nos Medecins meure, qu'on en choififfe un
autre en fa place, fans avoir égard ni aux follicitations des Grands,
ni à la faveur des Juges commis à ce choix, & qu'on nous en faffe
auffi-tòt aprés le raport. Bien plus, il n'y avoit aucun des dix
Medecins de l'Empereur qui ne fût examiné avant qu'on l'ad-
mift au fervice, & cela fe pratique encore à prefent en quelques Cours, où ils ne font reçûs qu'aprés avoir été Profeffeurs
en des Facultez celebres, & qu'enfuite des informations de
de leur vie & mœurs. Rien par faveur, rien par argent; ce
feroit pour ainfi dire, mettre la vie du Prince à l'encan. Mais
à propos de ces Medecins, il faut que l'on fçache que non feulement le Comte des Archiatres, n'eft plus un des Comtes Fiéfés
de l'Empire, pas même un Comte tel que l'étoit ce celebre Medecin de trois Empereurs Jean Crato : mais encore que ces Medecins qui croient tenir la place des dix Archiatres de l'Empereur, ne font dans la plufpart des Cours rien moins que ce
qu'ils penfent, & qu'ils n'ont prefques plus aucune fonƈtion :
car à la referve du premier Medecin & du Medecin ordinaire,
ceux qui fe piquent tant d'être Medecins du Prince, ne le font
effeƈtivement que de nom. Cependant ces bons Meffieurs veulent
avec cette Titulade preceder en de certains païs tous les autres
Medecins, abus dont on pourroit appeller au Prince mieux informé. Car quelle honte qu'un petit Medecin fraîchement forti
de l'Ecole, ou debarqué de la Province, precede des têtes
grifes & confommées dans l'exercice de la Profeffion, la Loi naturelle obligeant les jeunes à prevenir les vieux de civilitez,
affurgere. fenioribus, la vieilleffe étant de foi fi venerable, que
le Prince même eft appellé pour cela *Senior* dans les vieux ti-
tres, de maniere qu'on a fait de *Senior* le *Seignor*, & le *Sere* des
Italiens, qui font le *Seigneur* & le *Sire* des François. Auffi
qu'arrive-t-il à ces Medecins qui fe piquent tant de leurs
Charges, c'eft qu'encore qu'on foit obligé de refpeƈter les Pa-

V. Annæum Robert. Rerum judicat. *l. c. 5.*

tentes qui femblent leur donner quelques attributions , il fe
trouve des hommes fi chagrins , qu'ils prennent plaifir à douter de ce qu'ils fçavent , ou s'ils n'en doutent pas , à y glofer
chacun à fa fantaifie. Témoin le Medecin , qui voyant qu'un
autre le vouloit primer en qualité de Medecin du Roy , quoi-
qu'il fût d'un âge & d'un merite fort au deffus du fien ; fe
retira lui difant : *Je fçay , Monfieur , que vous êtes Medecin des*
Ecuries de fa Majefté c'eft pourquoy je vous laiffe fur vôtre fumier.
Mais pour revenir de cette petite digreffion , au choix qu'on
faifoit anciennement des Medecins du Prince , fuppofé qu'on
le faffe de cette maniere , je croy que le premier Medecin
peut être le Juge & l'Arbitre de tous les differends , & fubfi-
diairement les autres Medecins du Prince , de toutes les affaires de la Medecine , puifque d'autre part Caffiodore y eft fi
formel. *Ut inter falutis Magiftros folus habearis eximius : & om-*
nes judicio tuo cedant, qui fe ambitu mutuæ contentionis excruciant.
Efto arbiter artis egregiæ, eorumque diftingue conflictus , quos judi-
care folus folebat affectus. Car enfin il n'y a que cet Officier , fi

Caffiodor. Epift. 9.
lib. 6. variar. Lect.

on en croit cet Auteur , dont la Charge ne doive point être
venale. *Indulge te quoque palatio noftro , habeto fiduciam ingredien-*
di , quæ magnis folent prætiis comparari. Loin d'être obligé à des
complaifances ferviles , comme tant d'autres Officiers , il eft
établi comme un feu facré , comme une lampe , & comme une
fentinelle qui veille continuellement à la confervation du Prin-

Verus Medicus
corporum Prin-
ceps. Plat. l. 1. de
Republic.

ce : *Tu rerum domino ftudio præftantis obferva.* Car fi le Prince regarde fon Medecin comme un efclave , ou tout au plus , comme
un Officier de parade , il met au hazard fa fanté & peut-être
fa vie & fon Etat. Auffi je ne fçay qui penfoit le moins à ce
qu'il difoit , ou cette Princeffe qui marquoit à fon Medecin la
compofition & le temps de fes remedes , quand il lui prenoit
fantaifie d'en prendre , ou le Medecin qui lui répondoit doucement : *Fort bien , Madame.* Il faut encore que le Prince attache le Medecin à fon fervice , par le témoignage d'une grande confiance : car de le faire par des profufions telles qu'on en
lit dans l'Hiftoire , principalement dans celle du Roy Louïs
XI. cela fent trop l'amour de la vie , & la crainte de la mort;
mais il ne faut pas auffi que cette confiance aille auffi loin que
celle d'Alexandre le Grand , quand il prit d'une main la medecine que Philippes lui prefenta , lui donnant de l'autre la lettre , qui l'avertiffoit que ce remede étoit empoifonné ; car il y
auroit

auroit en cela de la temerité. Il ne faut pas même que cette
confiance tienne de la bonté d'un Prince de nôtre temps, lequel ne pouvant se resoudre de congedier un Medecin qui luy
étoit inutile par son incapacité & par son âge trop avancé,
se gouverna comme s'il n'en eût point eu, & mourut d'u-
ne maladie qu'il auroit évitée, s'il avoit eu prés de luy un
bon Medecin. Il ne faut pas même qu'il fasse comme fit un autre Prince, qui voulant se défaire d'un Medecin trop épais,
le changea malheureusement contre un des plus minces de son
temps. De plus il n'est nullement de la gravité & de l'interest
du Prince de railler son Medecin, quoi-que ce bon Prince que
je viens d'alleguer, tombast fort souvent dans cette irregula-
rité, tout honnête qu'il étoit. Car les Souverains doivent se distinguer en cela comme en tant d'autres rencontres, des personnes privées, tant parce que le serieux leur sied bien, que
parce que faisant, comme ils font, beaucoup de repas & peu
d'exercice, ils sont plus tributaires à la Medecine que les autres hommes. Mais quoi! les grands comme les petits aiment
la raillerie jusques dans ces occasions où il n'y a pas trop à railler. Une grande Princesse recevant à son arrivée en France les
Officiers qu'on lui presentoit de la part du Prince son Epoux,
& entr'autres un Medecin de fort petite figure & mince en toutes manieres, répondit à celui qui le lui presentoit, & qui le
qualifioit son premier Medecin : *Vous avez raison de l'appeller mon*
premier Medecin : car c'est le premier que j'aye eu de ma vie. Mais
elle étoit jeune & d'une grande santé. Il vient un temps où un
Medecin est fort de saison ; puisqu'un sage Juif veut qu'on
l'honore pour la necessité. Il ne faut pas non plus que le Prince
donne comme le peuple, & même quelques riches de trop de
loisir, dans les Empiriques, ni dans les remedes inconnus,
qu'un zele indiscret lui propose sans sçavoir ce que c'est, sans
en connoître la dispensation, & sans sçavoir affirmativement
de quelles mains ils viennent, ces pretendus secrets n'étant
d'ordinaire que bagatelles, ou (s'ils ont quelque force &
quelque vigueur) étant d'autant plus à craindre, que ceux
qui les debitent, sont gens inconnus, ignorans, & qui n'en
connoissent pas les qualitez, comme nous le verrons cy-après.
A quoi on peut ajoûter que la confiance qu'ont quelques Grands
à ces sortes de gens, ne s'accorde gueres avec celle que la Politique veut qu'ils témoignent à leurs Medecins ordinaires, de

crainte que leur zele ne se refroidissant, ils ne laissent tout aller au gré des malades & des flateurs. Le brave Duc de Nevers & tant d'autres Princes, n'ont jamais voulu donner dans ces sortes de remedes, la pluspart violens & superstitieux, & qui font gemir tant d'histoires. Et c'est ainsi qu'un Heros qui vaut seul tous ceux de l'Histoire, fait la leçon & aux Princes & aux particuliers sur cette matiere, cet AUGUSTE se contentant des avis d'un Antoine, qu'il honore de sa confiance.

Quant aux Medecins qui ambitionnent de servir les Princes, il seroit à propos que chacun d'eux se fît justice, avant que de de s'intriguer pour cela, qu'on pensât de bonne foy si on a les qualitez, que demande un employ aussi delicat & aussi important, si on a de la vigueur de corps & d'esprit,

Quid valeant humeri, quid ferre recusent.

Si on a du zele, de la patience, de la capacité, & ce fonds de probité qui doit être à toute épreuve : car comme il se trouve une infinité d'indiscrets zélez, qui font les bons valets quand le Prince tombe malade, il faut que le Medecin s'arme d'une assez grande constance, pour ne pas ceder aux vents qui s'élevent de tant d'endroits, & qu'après avoir pris l'avis des sages & des anciens Medecins, il se fixe à ce que la raison & la conscience demandent. Il ne faut donc jamais qu'il s'accommode, comme la Manne du desert, à tous les goûts des Particuliers, ni qu'il ressemble au brodequin de Theramenes propre à tous les pieds, son ministere étant d'une trop grande consequence pour ne s'y pas appliquer avec fermeté.

Il y a même des Princes si mal habituez, * que si on ne pense souvent à la précaution, le desordre des humeurs ne manquera pas de faire celui des passions.

Palingen. in Capri-corn.

Corporis est etiam ratio non segnis habenda :
Corpus enim malè si valeat parere nequibit
Præceptis animi, magna & præclara jubentis.

Portant à des desirs conformes au temperament : car helas!

Guarin. nelle Rime varie.

Lib. 3.

Qual' immortal che null' ha di terreno
A' terreni diffetti ancor soggiace.

C'est pourquoi dit Lucrece :

Mentem sanari corpus ut ægrum ;

* Nemo sponte malus est, sed ob pravum corporis habitum rudemque educationem Galen. lib. Quid anim. mores seq. temp. corpor.
Tanta est animi & corporis necessitudo, ut sua omnia bona ac mala invicem communicent. *Symph. Campeg. l. de curatione morbor. animi & corporis.*

Et pariter flecti Medicinæ poſſe videmus.

Si ceux , dit Herodote , qui étoient auprés de Cambiſés , ſe fuſſent aviſez de lui donner un bon Medecin , il n'eût pas fait mourir tant de parens & de domeſtiques. C'eſt ainſi que Suetone a remarqué , que ſi on eût bien purgé la bile noire & brûlée de Caligula , l'Empire Romain s'en ſeroit ſenti. Il en eſt de même des Nerons , des Domitiens , des Maximiens & de ſemblables monſtres , qu'on eût mieux fait d'humecter & de rafraîchir , que de les nourrir graſſement. De même de nos Fredegondes, Brunehauds, Auſtrigides, & de quelques autres furieuſes Princeſſes. Car quant à ceux de nos Princes dont la conduite n'a pas été ſi déreglée , on ne laiſſe pas de reconnoître que leurs maladies n'ont été gueries ou entretenuës que ſuivant le bon ou le mauvais uſage qu'on a fait de la Medecine. Quelques méfiances & une terreur panique mettent le Roy Charles V I. dans un état pitoyable , deux Charlatans loin de le guérir le mettent en peril de mort , & le ſçavant & prudent Guillaume de Harcelei le rétablit au moins pour un temps , & lui rendant la vie conſole la Cour , & tous les bons ſujets de ce Prince. Au contraire les inquiétudes , les défiances , & les duretez du Roy Louïs X I. ſont entretenuës par l'ignorance & mauvaiſe foi du Medecin qui abuſe de ſa confiance , & qui penſe plus à faire ſon compte qu'à guérir ſon Maître. Ne ſçait-on pas que Louïſe de Savoye Mere du Roy François I. s'étant oppoſée à l'uſage des remedes neceſſaires à la gueriſon de ſon mal , il fut aſſez foible , & les Medecins aſſez lâches , pour ceder à cette terrible Italienne , & Dieu ſçait ce qui en arriva. Si la Reine Catherine belle-fille de ce Prince , eût bien fait purger la bile jaune & la noire de tous ſes fils , au lieu d'entretenir leurs paſſions, on n'auroit pas vû regner avec eux les vices qui tenoient de leurs temperamens. Si les Medecins d'Edoüard III. dit V I. Roi d'Angleterre euſſent parlé ſincerement de ſa maladie , s'ils en euſſent fait un Prognoſtic veritable , & s'ils ne ſe fuſſent pas laiſſé gagner à ſa maîtreſſe , qui les en empêcha pendant qu'elle faiſoit ſes affaires à la faveur de leur ſilence , il auroit lui-même mis ordre à ſes affaires ſpirituelles & temporelles , au lieu de s'endormir , comme il fit , ſur le bord du precipice où il tomba, pendant que la Maîtreſſe & les Medecins ſe ſauvoient. Car enfin ce n'eſt pas ainſi qu'en uſa le docte Veſal à l'égard de l'Empereur Charles V. car étant interrogé par ſa Majeſté

1377.

Imperiale du succés de sa maladie, & touchant le tems qu'il lui restoit encore à vivre, il lui répondit nettement qu'elle auroit peine à vivre deux ans. C'est ainsi que le celebre Jean Crato Medecin de trois Empereurs, & tant d'autres faisoient profession d'une sincérité inviolable, quand il étoit question de l'interest de leur Prince ; & que quelques-uns de ces Princes de leur côté se sont abandonnez à la fidélité de leurs Medecins en des temps difficiles & des occasions fort delicates.

Voila pour les fautes d'omission que les Princes & les Medecins peuvent faire en matiere de Medecine ; venons donc maintenant à celles de commission, qui sont, pour ainsi dire, mortelles en comparaisons des autres qui ne sont que fautes venielles. Une Medecine donnée à contretems à l'Empereur Maximilien I. ne prive pas seulement l'Empire d'un bon Empereur, mais elle va jusqu'à déconcerter la ligue qu'il avoit faite avec les Princes Chrétiens contre le Turc. Un malhabile Medecin de Cour ayant trop tost arrêté une évacuation que la nature faisoit en faveur de la Reine Claude épouse du Roi François Premier, la mit en peu de tems au tombeau, & causa en même temps une consternation d'autant plus grande, que cette Reine étant la benediction de la Maison Royale & de l'Etat, sa mort en changea toute la face. On n'oseroit dire combien de Princes & de Princesses sont morts de nôtre temps par des remedes donnez mal à propos. Il faut donc que le Medecin du Prince, tant pour se disculper lui-même, que pour faire les choses avec plus de seureté, appelle les plus habiles Medecins de sa connoissance sans acception de personnes, quand il voit que le mal le demande. Car quoi qu'on ait fait dire à un Empereur qui ne parloit plus, que *la troupe des Medecins l'avoit tué*, cela n'arrivera pas, si les Medecins sont sinceres, experimentez, sçavans, & d'accord ; pourveu que les Princes de leur côté, ni les Courtisans ne donnent jamais dans les remedes inconnus, ni dans ces faux Precieux de la Medecine, qu'un de nos Poëtes n'a pas oublié de drapper, non plus que cette foule de soy disans Medecins, & toutes ces ceremonies qui ne font rien à la Medecine, & qui empêchent qu'on ne pense au solide.

Haud decet unus.
Scilicet oppressor, circumdat copia lectum
Purpureum, nulli succo, nullique metallo

Parcitur, ardentes gemmæ jugulantur in hauftum
Quales in vino Ptolomæi filia Regis
Impenfura proco, totum Cleopatra Canopum.
Tam grandes animæ vulgaribus haud contentæ
Tormentis, triftem jactantur ire fub orcum,
Atque occumbere amant medio in terrore cometæ.
Utque rogo exilit clufus jovis ales ab alto
In campo Martis, quoties pyra flamma luxu
Offaque magnorum crepuerunt Romulidarum
Cum fefto clangere alium mittantur in orbem:
Ufque adeo vicini etiam fub funeris horam
Infanire juvat, moribundi relliquias &
Fæces ftultitiæ vix dum exhalamus in urnam
Infertur mimus dignus majore theatro.

Tant il eſt vray que la fanfare, la ceremonie & la flaterie ne quittent pas même les Princes au moment qu'ils quittent la vie. Il faut encore que le Medecin du Prince ſe garde bien de luy faire trop valoir ny ſes aſſiduités, ny les heureux ſuccés des maladies, à moins que de s'expoſer à une réponſe auſſi chagrine que celle que fit Philippes Roy de Macedoine à ce Medecin, dont l'avarice ne laiſſi paſſer aucune occaſion de ſolliciter ſa liberalité. Le Medecin qui demande trop, ou trop ſouvent fait peur, & le Prince qui donne trop témoigne avoir peur. Les Princes aiment aſſez la vie & le plaiſir pour ne pas oublier ceux qui veillent à l'un & à l'autre. Ils ſe comportent même en ces occaſions, dit un ſçavant homme, d'une maniere toute oppoſée au travail du Prophete Eliſée, *Eliſeus implebat vaſa vacua & plena implentur in curia.* Mais quoi-que cela ne ſoit que trop vray, parlant generalement, il ne faut pas trouver à redire à la magnificence de quelques Princes en de ſemblables occaſions. Il y en a de ſi reconnoiſſans & de ſi puiſſans, que ſi ce qu'ils font en faveur de la Medecine ſemble trop pour elle, ce n'eſt pas trop pour leur magnanimité. C'eſt ainſi qu'un Salomon l'honore d'une maniere toute Royale, *& à Rege accipiet donationem,* * & qu'un Aſſuerus honore ceux qu'il luy plaît d'honorer, *ſic honorabitur quemcumque Rex voluerit honorari.* Il ne faut donc pas envier ces faveurs aux Medecins. Comme ils font plus qu'on ne peut penſer pour les meriter & y parvenir, les Princes qui de leur côté ont éprouvé la douleur & la maladie, qui ſçavent par leur propre experience

pag.

Divitiæ accumulantur, nec eſt qui reſpiciat ad inopeim & mendicum. Eliſeus implebat vaſa vacua, & deficientibus vaſis vacuis oleum ſtetit. In curiâ vero contemnuntur vaſa vacua, & plena implentur. Petr. Bleſenſis Epiſt. 14.

* *Hoc eſt regaliter & liberaliter eſſe remunerandam medicinam denique honorandam à magnis Principibus, quippe qui ope medicinæ ſæpe indigent. Cornelius à Lapid. in hunc locum.*

qu'on a eu raison d'appeler les remedes , *les mains de Dieu*, & qui se sentent redevables à ces mains, n'ont pas moins de raison d'ouvrir leurs mains bien-faisantes sur ces Sauveurs. Mais quelques magnifiques & liberaux que soient les Princes, il faut que les Medecins qui s'engagent à leur service avec tant de confiance, en leur pretenduë habileté, & en leur étoille, comme il arrive trop souvent, & qui regardent la fortune en herbe, comme si c'étoit une moisson toute prête ; il faut, dis-je, que ces Medecins pensent un peu qu'une habileté même effective, ny tant d'autres bonnes qualitez ne sont pas toûjours secondées des heureux succês, & que la moisson n'a pas toûjours été égale à la Cour , pour tous ceux qui ont occupé ce poste qu'ils ambitionnent ; & qu'elle ne le sera pas, pour tous ceux qui l'occuperont.

Enfin de toutes les qualitez necessaire à un Medecin de Cour, la fidelité est la principale. C'est celle que le sage Cardinal d'Ossat recommandoit particulierement à ceux qui devoient donner un Medecin au Roy Henry IV. en un temps où sa personne étoit si précieuse & exposée à tant de perils ; car il est certain qu'un Medecin fidelle est preferable à un plus sçavant moins fidelle & moins affectionné, parce, dit Celse, & aprés luy Pline, qu'il n'y a que le Medecin qui connoisse ce qu'il ordonne, & ce qu'il donne comme il luy plaist au Prince. Il se trouve même des occasions où cette fidelité étant secondée de zele & d'application, elle produit quelque chose d'important au Prince & à son Etat, comme il arriva lorsque l'Empereur Charles V. ayant demandé à Louis Burgensis premier Medecin du Roy François I. ce qu'il pensoit de sa maladie, il répondit à cet Empereur que s'il ne mettoit le Roy en liberté, il mourroit indubitablement de chagrin : car dés ce moment Charles se rendit plus accommodant, & prêta l'oreille aux propositions qu'il avoit toûjours rejettées, tant il étoit persuadé par la réponse du Medecin qu'il perdroit une rançon considerable, s'il ne s'adoucissoit un peu. Ce n'est pas qu'aprés la fidelité, la Science & la vigilence ne soyent extrémement necessaires à un Medecin de Cour : car outre qu'il doit avoir horreur de tout ce qu'on luy pourroit proposer contre le service du Prince , il faut qu'il soit sçavant dans la Medecine & dans toutes les belles disciplines, pour pouvoir répondre à propos aux demandes du Prince, & qu'il soit continuellement au guet, comme nous l'avons mar-

Lettres du Cardinal d'Ossat.

Huic soli libertas dadi quidquid vult pro medicamento, atque ut quisquis vult facit medicinam.

Joan. Pottasius in Paranimph. schola medic. Parif.

qué cy-devant , pour prévenir les incommoditez dont il est
particulierement menacé , en sorte que rien n'empêche qu'il ne
se trouve toûjours pour ainsi dire sur les arçons , parce qu'il n'y a
rien qui arrête tant les esprits portez à la nouveauté , que la
contenance vigoureuse d'un Prince toûjours prest à monter à
cheval. Mais s'il est bon que le Medecin soit sçavant , il ne faut
pas pour cela qu'il se pique des chicaneries de l'Ecole , ny même de Poësie , (quoi-qu'il ne soit pas mauvais de sçavoir faire
des vers,) parce que les occupations Poëtiques menent quelquesfois a des Ouvrages mal tournez ou peu chastes , & qui pis
est, à des Vaudevilles & des chansonettes, qui furent fatales au
Neptune , & qui ridiculiserent chez les sages certain Medecin
de nôtre temps , lequel étant aussi peu aimé de la Poësie & de
la Medecine qu'il les aimoit éperduëment , s'attira une réponce
fâcheuse d'un jeune Prince, auquel il vouloit se rendre necessaire. Car luy ayant dit d'un ton pedentesque , que certaines
legumes qu'on luy avoit servie & qu'il aimoit ne valoient rien ,
il luy repartit, *Elles valent mieux que vos vers.*

Mais quelque fidelle & sçavant que soit nôtre Medecin , &
quelque facile & raisonnable que soit le Prince, qu'est-ce que
le Medecin n'a pas à apprehender dans une mer pleine d'orages & d'écueils : car on ne sçait que trop , que quand il arrive
quelque malheur tout tombe sur le Medecin , & que la rage des
courtisans soûtenuë de la prévention & de la calomnie, s'en prend
ordinairement aux Ministres de la Medecine. Hipocrate qui
craignoit avec tant de raison ces revers , & dont la conduite étoit
si judicieuse, ne voulut jamais tâter d'aucune Cour , & son fameux disciple & compatriote Dexippe mit son service à si haut
prix à Hecatombus Roy de Carie, qu'il comprit aisément que   *v. pag. 63.*
ce Medecin ne vouloit pas changer de poste. Democedes de
Crotone , comme nous l'avons veu cy - devant , ne pût être
retenu prés de Darius Roy de Perse , avec tous les honneurs
qu'il luy fit & toutes les richesses qu'il luy donna.   Galien
n'eût pas si-tôt connu le terrain dans la Cour des Antonins qu'il
s'en retira sagement ; & pour ne pas m'arrêter trop long-temps
aux exemples de l'antiquité, Guillaume de Harcelei ayant rétabli la santé du Roy de France Charles VI. aima mieux retourner chez luy , que de commettre son repos & son honneur à
l'inconstance des gens de la Cour , & à l'incertitude des évenemens. Car encore s'il n'y avoit à craindre de cette incon-

itance que le changement qu'elle apporte à l'établissement d'un
Medecin ; mais ce qu'il y a de pire, c'est que la passion des favoris, & celle même des Princes vont quelquesfois jusques à la
violence ; tant il est vray qu'un Medecin est toûjours en un état
chancelant dans des maisons dont les escaliers sont si glissans,
qu'il faut avoir le pied bien ferme, ou joüer d'un grand bonheur
pour s'y tenir long-tems sans tomber. Nous avons parlé cy-devant du pauvre Glaucus, il avoit eu soin de l'Hephestion d'Alexandre, il l'avoit gueri, le malade n'avoit plus qu'à se conserver.
Glaucus va prendre l'air & passer quelques momens à voir les
jeux du Cirque, Hephestion mange cependant un gros coq, il
retombe, il meurt, c'est sa faute, & on ne laisse pas de pendre le
pauvre Medecin ; sottise du côté du malade, & cruauté du côté
d'Alexandre, qui ajoûta encore un sacrilege à cette inhumanité,
faisant brûler le temple d'Esculape pour se vanger de ce qu'il
n'avoit pas rendu la santé à son favori. Les Medecins de Darius avoient fait tout leur possible pour remettre son talon dé-
boîté, ils n'avoient pû en venir about, & ce Roy les condamne
à une mort honteuse, Arrest qui eût été executé, si la generosité & le credit du Medecin Democedes ne l'eût fait revoquer.
Nous avons veu cy-devant comment Ptolomée traitta le pauvre
Chrisipe. Musa Medecin d'Auguste est accusé &, peut-être à tort,
d'avoir fait mourir le jeune Marcellus par une béveüe, & si l'on en
croit quelques Auteurs, le voila déchiré par le peuple, & ses
statuës renversées & mises en pieces. L'Empereur Caracalla
fait mourir tous ses Medecins pour n'avoir pas voulu faire mourir son pere Severe. Ceux de l'Empereur Maximien ont le même sort, pour n'avoir pû soulager les douleurs de ses playes. Rases est menacé de mort par les Courtisans, si le Roy Eresdere
ne revient de la syncope que luy a causé une saignée. Les Triballiens font cruellement mourir le fameux Medecin Zerbus,
qu'ils avoient fait venir avec honneur, pour n'avoir pû guerir
l'hydropisie de leur Prince Scanderbassi. Le Czar de Moscovie
ayant ordonné de nôtre temps, à deux Medecins d'avoir soin
de Jean frere du Roy de Dannemark, qu'il regardoit déja
comme son gendre, les condamna à la mort pour n'avoir pû empêcher celle de ce Prince ; & l'Arrest auroit été executé si les
Ambassadeurs de Jean n'eussent demandé leur grace avec beaucoup d'instance. Que si les Ordres des Princes infidelles ne font
point de peur à des Medecins de Princes Fidéles, au moins
que

Lionard. di Capoa
velli Ragionam.
pag.

point de peür à des Medecins de Princes Fidelles, au moins
que le meurtre de ceux du Roy Gontran, & que les difgraces
de Marilelphe les faffent rentrer en eux-mêmes, ou s'ils veulent quelque chofe de moins ancien, qu'ils penfent un peu au
danger où fe trouva Adam Fumée aprés la mort du Roy Charles V I I. Car pour les cinquante mille écus qu'on fit rendre
par Jacques Cottier aprés la mort du Roy Loüis X I. il faut
tomber d'accord que quelque confiderable, que fut alors cette
fomme, il en fut quitte à bon marché. Qu'on confidere un peu
les ordres que donna la Reine Catherine de Medicis, pour faire pendre les Medecins du Roy Charles I X. aprés qu'il fut
mort ; le danger où fe trouva Monfieur du Laurens pendant
certaine indifpofition du Roy Henry I V, & tout ce que fouf-
frit Monfieur Bouvard à Lion pendant la maladie du Roy
Loüis X I I I. Aprés cela on ne s'étonnera pas de voir, quoy
que dans un fens figuré, la Monarchie d'Efpagne m'écontente
de fon Medecin, donner ordre qu'on le jette par les fenêtres :
car pas moins que cela quand les Puiffances font une fois pré-
venuës contre les pauvres Medecins. Ainfi ce n'eft pas toûjours le merite du Medecin de Cour qui l'avance ; mais en
premier lieu, *la faveur qui fait & défait en ce païs-là, jufques à*
donner de l'efprit & à l'ôter. * En fecond lieu, une patience qui
conduife au terme où on afpire, lequel ne peut être que fort
éloigné, & une autre patience qui faffe paffer fur tant de mauvaifes heures qu'on ne peut eviter aprés qu'on eft arrivé à ce
terme, & qui faffe fupporter les injures au point d'être obligé
de remercier ceux qui les font. A quoy on doit ajoûter qu'il
faut encore que la prévention, l'opinion & les conjonctures heu-
reufes foient pour le Medecin. Car fi celui-là eft heureux qui
arrive fur le declin de la maladie, bien plus heureux, à mon
fentiment, celuy d'un Prince bien fait de corps & d'efprit. Ainfi
comme cela ne fe trouve pas fouvent, il y a toûjours fort à craindre pour les Medecins qui facrifient à la Cour ce qui leur refte
de vie & de repos, en veuë de ces avantages qui tentent leur
cupidité & celle de leur famille. Car quant à ces retraites qui
femblent un remede prompt & affuré aux engagemens précipi-
tés, loin d'être regardées dans le monde comme des effets de
la prudence, elles ne manquent jamais à être interpretées de
travers, & d'être confiderées comme des fuites d'une conduite
fotte ou criminelle, *Facilis defcenfus, fed revocare gradum hic labor.*

Pietra di parag. de
Trajan. Bocalin.

* *Oracul. Manual.*
maxim. 17.

E e e

Et voila comment la Cour étant un fort grand probleme, il est difficile de dire qui avoit plus de raison, ou de ce Philosophe qui aima mieux frire des congres, que de manger à la table de Denis Tiran de Sicile; ou du courtisan de ce Tiran, qui se moquoit de la rusticité & du peu d'habileté du Philosophe. La Cour, dis-je, étant du moins un probleme, si elle n'est un Paradoxe, les Medecins qui considéreront bien l'importance de leur ministére, n'auront ils pas raison de prendre garde à ce qu'ils font quand ils s'y engagent?

Turpissima res est

> *Nimirum possis cum liber vivere parvo*
> *Quærere servitio majoris prætia census*
> *Ac libertatem sine quà laudabile nil est*
> *Vendere, & imperium domini tolerare superbi*
> *Degeneres animi, procerum quid quæritis aulas*
> *Dedecus ut nobis, illis tribuatis honorem?*
> *Væ vobis quæ seu pecudes pastoris egetis,*
> *Tam viles ut non valeatis vivere per vos.*

Marcell. Palingen. Stellat, in Leone

Car quant à nos quatre fameux Medecins.

Le Politique qui étoit le plus sage des quatre en usa ainsi, nonobstant tous les avantages qu'il avoit de la reputation & de l'esprit, ne faisant aucune démarche pour s'approcher de la Cour, jusques à ne paroître pas moins content quand le sort se fut opiniâtré à ne rien décider en sa faveur.

Le Neptune vit plusieurs petites Cours après la grande, où il eût bien voulu demeurer; mais il eût mieux fait de prevoir avant que de s'y engager, que son humeur inégale, inquiete & hautaine, ne l'y arrêteroit pas long-temps, & qu'il n'étoit pas fait pour ce païs-là, quoy qu'homme à tout faire.

Le Grand parvint aux grands Emplois de la Cour, & s'y maintint jusques à la mort, quoi-qu'il n'eût pas toute la politesse & toute la complaisance qu'on y demande; mais comme il y étoit entré par la porte de la prevention, il s'y fit valoir jusques à en remporter le glorieux titre de *Medecin des Princes*, que tant d'autres avoient mieux merité que luy.

Le Petit-homme aimoit la Cour passionnement, il avoit fait la Cour toute sa vie aux petits comme aux grands, & c'est ainsi que par la voye des petites Cours, il s'approcha enfin de la grande sur la fin de ses jours, & que ce vendeur de *Galba-*

num, en goûta même en vision & en esperance, *& tu Galba degustabis* ; mais il n'est pas vray qu'il eût pû y parvenir & y primer, s'il eût voulu changer de Religion : car toutes les machines qu'il employa pour y entrer se renverserent d'elles-mêmes, & particulierement celle dont il est parlé dans la lettre 192. de Guy Patin, où on peut observer en passant un de ses plus ordinaires artifices. En effet, comme il est assez difficile de parvenir à la premiere Charge de la Profession sans avoir du service, qui parle en faveur de ceux qui la briguent, & qu'il n'est pas si facile qu'on se le voudroit imaginer de déplacer ceux qui sont en place à la Cour, il est d'autre part tres-certain qu'il auroit tout fait pour parvenir à ce qu'il regardoit comme sa derniere fin & sa beatitude; mais c'est qu'il apprehendoit qu'après avoir fait tout ce qu'on eût pû desirer de luy, on n'eût quelque raison de ne rien faire de ce qu'il avoit esperé, & qu'ayant quitté Charenton pour Versailles, il ne demeurât exposé à la raillerie de l'un & de l'autre, si celui-cy luy manquoit.

Concluons donc de tout ce Chapitre, que comme la qualité de Comte des Archiatres n'est plus dans les Cours ce *Comitissa primi Ordinis*, & cette dignité que Cassiodore fait marcher du pair avec les Ducs & les Lieutenans des Rois & des Empereurs ; que puisqu'il n'y a plus de Medecins faits comme ce Jacques du temps de l'Empereur Leon I ; que puisqu'il faut à present quelque autre chose que du merite pour entrer dans les Cours ; & que puisqu'elles n'ont pas toûjours ces agrémens que les plus heureux y trouvent aussi ordinairement que les plus dignes. *V. Catal. gloria mundi parte 6. consid. 11.*

Concluons, dis-je, à ces égards, que pour peu qu'on apprehende les revers, & qu'on aime le repos & l'étude, on fait encore mieux de demeurer tranquille dans le port de la vie privée, que de s'embarquer sur cet Euripe.

Vive tibi, nam moriere tibi. *Vetus Poëta apud Filesac. l. 2. opuscul. pag. 66.*

C'est le sentiment de tous les judicieux, & en particulier d'un Medecin de nôtre siecle, qui pour avoir bien connu cette carte donne ce conseil aux Medecins de bon sens : *Nunc enim perversam rationem fortuna instituit, ut in multis gentibus propè sit ad egregii animi indicium arceri à Regiis aut in illis jacere, & ubi Musis olim præcipuum fuit sacrarium, ibi si bene rationem ponis, virtutis jam opus soli agant nummi Imò præter ignorantiam & mores impudicos nulla patet ad honores via. Ita apud populum pariter populique duces munera nostra sordent at lampadis instar aliis inser-* *Jacobi Charletum in Epiphonevato oper. de Scorbut.*

viendo gratis ipsis consumimur . . . . . Sic nudique labo-
rantibus quid aliud super est consilii, nisi ut minimo contenti, tacite-
que solatium petentes à studiis, domi privatim sapere contendamus. Leçon qu'il a peut-être pris luy-même d'un vieux Oracle.

> *Curia dat curas, ergo si tu bene curas*
> *Vivere securè, curia non sit tibi curæ.*
> *Curia curarum genitrix, nutrixque malorum,*
> *Justos injustis, inhonestos æquat honestis.*

CHAPITRE XV.

De la fortune des Medecins.

COMME la plûpart des Medecins qui entrent chez les
Grands s'y soutiennent bien plus *Comite fortuna*, que *vir-
tute duce*, nous ne pouvions parler plus à propos de la fortune
des Medecins, qu'aprés avoir parlé des Medecins des Cours.
Mais pour le faire avec ordre, je crois qu'il faut premierement
sçavoir ce que c'est que la fortune en general, & commencer
par son nom. Tout le monde tombe d'accord que le terme de
fortune signifie quelquesfois les richesses, & ce que le peuple
appele biens de fortunes; & c'est en ce sens qu'on peut appeler
Medecins heureux & fortunez, ceux qui gagnent bien de l'argent, quoi-qu'ils le puissent être encore en un autre sens. Car
à parler proprement, les évenemens qui suivent les causes externes appellées des Philosophes, causes par accident, sont ce
qu'on appele hasard & fortune. C'est ainsi qu'un pinceau jetté
de chagrin & au hasard contre un Tableau, y exprime l'écume
d'un cheval d'une maniere conforme au souhait du Peintre,
terme auquel ni sa main, ni peut-être son idée n'avoit pû atteindre. Telle fut encore la bonne fortune de ces Capitaines,
qui s'étant trouvez plusieurs fois chancelans, & presques hors
d'arçon, par les coups de pique qu'on leur portoit d'un côté
dans la mêlée, furent autant de fois redressez & remis en selle
par ceux qu'on leur portoit de l'autre côté, & c'est encore en
ce sens-là qu'on dit si communément, mais si veritablement, que
la nature fait le merite, & que *la fortune le met en œuvre*, celle-là
ne pouvant rien faire si quelque heureuse conjoncture ou quel-

que Patron ne furviennent comme une machine inefperée. Les anciens Empiriques, dit-on, mettoient ces évenemens fortuits au nombre des principes de l'Art, s'ils obfervoient par exemple qu'une fiévre fe fût terminée par une hemoragie, ils concluoient de-là que la faignée pouvoit être bonne en pareille occafion. Pour les Philofophes ils traittoient de chimere tout ce qu'on appele fortune, quoi que la fuperftition payenne en eût fait une Deeffe, qu'elle l'eût honorée du nom de *Bonne*, * & de plufieurs autres noms. *Bonæ fortunæ, Fortunæ duci, Fatis victricibus*, & que le Senat de Smirne eut fait fraper une Medaille en l'honneur de l'Imperatrice Fauftine, où elle étoit appelée *Bonne*, & repréfentée fous l'Image de cette Deeffe. C'eft pourquoy tant de fages ont écrit que la fortune eft ennemie de la raifon, & directement oppofée à l'Art : car Ariftote veut qu'elle foit fans yeux, fans jugement & fans conduite. Chilon la depeint encore femblable à un ignorant oculifte, qui fait plus d'aveugles qu'il ne guerit d'aveuglemens. Plutarque la fait reffembler à ces Juges injuftes des combats Gymniques, qui couronnent fouvent ceux qui le meritent le moins, & c'eft pour cela qu'on s'eft imaginé qu'elle aime les jeunes gens, les temeraires & les étourdis. Les Poëtes la font fille de l'Ocean, pour marquer fon inconftance & fes fougues, & c'eft dans ce fens-là que Galien en parle ainfi, *Veteres fortunam depinxerunt mulieris fpecie, ut illius imprudentiam amentiamque exprimerent*; mais après, tout le peuple ne fçait ce que c'eft, puifqu'elle ne fe connoît pas elle-même.

Sum vero, at quid fum nemo defcribere novit
De me qui loquitur plus, minus ille fapit
Si quid agas me egiffe refers, clamafque Tyrannam
Atque petis dira vote fupinus opem.
Si fum, fum dea, quid diro male litigat ora
Servus? fi non fum ftultitia ipfa tua eft.

Neanmoins combien y-a-t-il de gens dans le monde & particulierement dans la Medecine, qui s'hypotequent pour ainfi dire à cette chimere, femblables à ce jeune homme dont parle Ælien qui s'amouracha fi eperduëment d'une Statuë de la Fortune, qu'il demanda permiffion aux Magiftrats de l'époufer, mais voicy la Leçon que le grand Hipocrate fait à tous ces petits Medecins qui attendent tout de la fortune. *Quiconque fait la Medecine fuivant les principes de l'Art, n'a pas befoin d'être fecondé de la fortune; car fi tout ce que les Arts ont de beau leur vient de la Mede-*

* ΑΓΑΘΗΙ
ΤΥΧΙΧΙ.
V. *Marmora Oxonienfia* p. 84. 117. 177. 193.

Exhortat. ad bonas artes.

Scaliger. Ænigm. fortunæ.

De varia Hiftor. lib. 29. cap. 19.

cine, elle a l'avantage de ne rien tenir, ny des Arts, ny de la fortune, les bons Medecins étans dans l'exercice de leur Art, ce que font les bons Pilotes dans un Vaisseau, Qu'on ne m'allegue donc pas qu'Hipocrate a crû que la fortune peut quelque chose dans la cure des maladies, puisqu'il n'entend par le fameux ΑΓΑΘΗ ΤΙΧΗ, que cette conduite raisonnable & artificielle des Medecins qu'il appelle εὐπραξίαν, & εὐτυχίαν. Il faut donc toûjours faire, dit Celse, ce que l'Art ordonne, quoi-que ce que l'on en attend n'arrive pas toûjours. Galien dit que ce qui arrive par hasard est directement opposé à ce qui se fait avec Art, & que ceux qui donnent tout à la fortune, arrivent rarement au terme qu'ils se proposent dans l'exercice de la Medecine. Cependant il y a des Medecins qui travaillent avec si peu d'application & d'étude, qu'on diroit qu'ils joüent à un jeu de hasard. Ils font de la vie des hommes, ou peu s'en faut, ce que certain Juge faisoit des procês qu'il décidoit au sort des dez. Ils attendent tout de l'Etoille.

　　　　　Nos te nos facimus fortuna deam cæloque locamus.

　Ils éstiment plus une goute de fortune qu'une tonne de sagesse, & preferent comme Sylla, le surnom d'heureux à celuy de Grand. Ce n'est pas que comme il y a des causes par accident dans la Medecine, il ne puisse arriver quelque chose qui fasse paroître le Medecin heureux ou malheureux, suivant le sens que le peuple donne au nom de fortune, & suivant celuy dont

quelqu'un disoit, qu'il est plus à propos de se reposer quand on est malheureux que d'entreprendre quelque chose. * Mais comme ces accidens ne regardent en aucune maniere le devoir du Medecin, ils ne font rien aux préceptes de la Medecine pratique. Un Medecin qui est presques toûjours appelé à des maladies seures, ou à celles qui declinent, pourra être appelé heureux, qui en doute? & tout au contraire, s'il n'est appelé qu'à des maladies mortelles & incurables; mais pour tout cela il n'y aura pas de fortune dans l'exercice de la Medecine; puisqu'elle opere d'une maniere opposée aux evenemens fortuits, c'est à dire avec Art & avec raison. Ainsi ces ladres qui furent gueris pour avoir bû

du vin d'une bouteille, où une vipere s'étoit glissée; cette femme sterile qui eut des enfans aprés une chute fortuite; l'hidropisie d'Amphiloque dont il guerit par un coup qu'il reçut dans le ventre; ces hommes ausquels des blessures creverent des abcês cachez & inconnus; ces boiteux qui marcherent droit, par

des accidens qui auroient cassé bras & jambes à tant d'autres ; &
enfin ce qui arriva à un Medecin Espagnol, sont des suittes des
causes externes. Celui-cy, dit le conte, n'esperoit plus rien
pour son malade, tant il étoit mal, & croyoit le venir voir pour
la derniere fois, quand attachant comme il avoit de coûtume *Sulpit. Severo in*
sa mule dans la cour du logis, pour entrer de là dans la cham- *Negromantic.*
bre qui étoit au rés de chaussée, il entend qu'on le prie de
monter en haut pour voir une personne qui se mouroit. Il y
court, mais comme sa mule n'étoit pas trop bien attachée, elle
n'eut pas de peine à entrer dans la chambre de son malade. Elle
y fait du bruit, elle approche du lit, & voyant qu'il y a quelqu'un, elle le flaire d'une maniere qui fait ouvrir les yeux & les
oreilles du pauvre malade presque enseveli dans une affection
comateuse, & il en demeure si effrayé, qu'il fait un effort pour
se parer des dents de la mule. Ainsi ce mouvement, secondé de
celuy de la nature, pousse en même temps par haut & par bas la
matiere d'un absès caché au malade & au Medecin. Cependant
celui-cy étant descendu, cherche sa mule, & est étonné de la
trouver dans la chambre, & la garde qui étoit rentrée aprés
quelques momens d'absence bien empêchée à secourir le malade. Il le considere, il touche son poux, qu'il trouve meilleur
quoi-que fort ému, & demeure aussi étonné de retrouver vivant
un malade qu'il avoit presque abandonné, qu'il l'est d'en avoir
laissé mort effectivement un qui se portoit bien quelques heures
avant qu'on l'eut appelé pour le voir. Mais le convalescent
voyant que le Medecin se prévaloit de sa guerison, & qu'il la
donnoit au dernier remede qu'il luy avoit ordonné, ne manque
pas de luy dire, ce n'est ny vous ny vos remedes, Monsieur le
Docteur qui m'ont gueri, mais vôtre mule; & comme vous n'ê-
tes qu'un petit mulet en comparaison de cette grande & habile
Mule, je vous donne ma parolle que si je retombe malade, ce sera elle & non pas vous que je manderay pour me guerir. Tout
cela, dis-je, regarde bien le sort du malade, & les évenement
dépendans des causes externes; mais non pas ces suites, qui ne
dépendent que des regles de l'Art bien ou mal mises en pratique. Il faut connoître les maladies & en faire un prognostic
juste, & cela s'appele raisonnement & conduite; de même que
l'application des remedes, & non pas hasard & fortune, comme
sont les coups frappez en aveugle, & à la maniere des An-
dabates.

Le Neptune étoit un des hommes de son temps qui donnoit le plus à la fortune, tant il abondoit en son sens, & particulierement sur ses eaux: car il ne se contentoit pas d'y commander despotiquement, mais il y faisoit encore des experiences temeraires sur des maladies pour lesquels ces eaux ne paroissoient pas être faites. Le Grand étoit le plus fortuné Medecin de son temps, au sens des conjonctures favorables, & des heureux succés qui le menerent si loin, qu'il luy étoit permis de tout entreprendre & de tout oser; jusques-là, que les malheureux, & la mort même d'un grand Prince, qu'il avoit dû prévoir, & qui l'avoit surpris luy-même autant que la nouvelle en surprit le reste du monde; loin de mettre fin comme il y avoit apparence à sa reputation, ne luy donna pas la moindre atteinte. Le Politique ne donnoit dans la fortune ny par des remedes temeraires, ny en se confiant formellement à l'Etoille; mais il y donnoit sans y penser par des visites si précipitées, qu'il falloit necessairement que ces causes secondes & ces dispositions dont nous avons parlé, fussent pour luy, & pour le malade, quand l'un & l'autre se tiroit d'affaire, *evasit fati ope non Medici.* Pour le Petit-homme, comme il donnoit tout au hasard dans sa maniere de pratiquer, & que sa reputation n'étoit qu'un pur ouvrage de la fortune, il eût bien pû dire, *fortuna supra nos negotium gerit.* Car il étoit si persuadé qu'il falloit tout entreprendre pour s'établir, qu'il ne s'arrétoit jamais pour quoy que ce fût, & qu'il eût mieux aimé faire cent pas hasardeux en avant, que d'en faire deux en reculant avec jugement & raison, *cosa fatta capo à.* Il ne faut donc pas pour conclusion de ce discours, que les Medecins s'attendent aux causes secondes & à l'Etoille, mais à la prudence & aux préceptes de l'Art.

　　　Nulla viam fortuna regit.

Tout ce qu'on s'imagine de cette prétenduë divinité, n'est qu'illusion.

　　　Fulminet insulet, ludat, lasciviat, erret
　　　Sit Deus, nos illam novimus esse nihil.

Que le Medecin joüisse de tout ce qui arrive de favorable du côté des causes externes, à la bonne heure, j'y consens; mais il ne faut pas qu'il s'y attende. Qu'il se tienne donc, & qu'il s'arrête, puisque c'est assez, au précepte du grand Hipocrate, *Nil temere, nil contemnere, naturam operantem considerare, mirare.* Comme il n'est obligé qu'à cela; quoi-qu'il arrive il

n'aura

n'aura rien à se reprocher. *si morborum medicamenta certa sunt,* *Hipocrates de locis in homine.* *non est fortuna opus, alias tam medicamenta quam non medicamenta cum fortuna exhibita proderunt.* Je sçay à la verité, à propos de Medicamens, que le malade peut quelquefois guerir sans cela, & qu'il y a même, si on le veut ainsi, des rencontres où Dieu benit les secours d'une maniere extraordinaire, quand il le juge necessaire pour sa gloire, fussent-ils ordonnez sans methode & à contre temps. Mais comme tout cela arrive rarement, & contre l'ordre de la nature, c'est temerité & tenter Dieu de s'y attendre les bras croisez. Quoi-que Dieu ait creé le Medecin & les medicamens, si le Medecin est ignorant, il n'est pas obligé de donner cette benediction aux remedes, quand même ce Medecin seroit un Saint, si un ignorant Medecin le peut-être. Ainsi comme il arrive ordinairement que si le Medecin fait son métier suivant les preceptes, le succes sera conforme à la Paction que Dieu a fait avec la nature, la fin étant ordinairement telle que *V. Michael Dorin-gium de fortun. Medic. capit. de se-ctis, Sect. 5. & ca-pit. 4. Sectionis 2. & Primeros. c. 13. lib. 1. de vulgi erroribus in Medicin.* sont les moyens dont on se sert pour y parvenir: de même si le Medecin agit sans methode & au hasard, il n'en arrivera rien que de funeste. C'est pourquoy un grand Medecin du siecle passé avoit grande raison de dire qu'il faut se jouer, de ce qu'on appele jeu de la fortune, & qu'elle ne peut rien sur la bonne conduite & sur la prudence.

Scalig. lib. 2. Epidorpir.

> *Quos arbitrio sors facit impotentes ludos*
> *Ludos habeamus, quoque nos & impotentes:*
> *Nam quod sumus imperium illius vitabit,*
> *At sumus animus: corpus, & hæc bona umbra tantum.*

CHAPITRE XVI.

Des Charlatans pretendus Medecins, & des Medecins Charlatans.

IL y a long temps qu'on voit de ces coureurs qui abusent de la simplicité du peuple, puisque Strabon en fait mention dans sa Geographie. Jean Tzetzes,* les appelle *Agirtes*, parce *Lib. 3. Geograph. * In Chiliadib.* qu'ils assemblent le peuple autour d'eux. Ces gens, dit-on, demandoient l'aumône, promenans un idole de Cybele au son des tambours. Quant à ceux des anciens Gaulois, c'étoient des hommes qui vivoient en commun, & sans doute sur le commun à la maniere de nos Bohemiens, & qui au lieu d'une idole promenoient un afne, qu'ils nommoient le Fortuné, en faifant mille jongleries. On ajoûté que les Athletes mêmes étoient appellez *Agyrtes*, & que ces gueux qui chantoient aux fêtes & affemblées des Chrétiens, étoient appellez *Menagirtes*. Mais tout cela n'eft pas ce que nous cherchons, puifque ceux qui fe font mêlez de la Medecine, étoient bien plus anciens que tous ces *Agyrtes*, qu'Hipocrate s'en plaint, & qu'il nous les dépeint comme des gens qui faifoient la Medecine, fans raifon, fans experience & fans probité. Mais pour cela je ne vois pas ni que ce grand homme, ni les Medecins qui font venus après lui, nous aient défini la charlatanerie. Il eft vrai que quelqu'un de nos Medecins a dit affez fpirituellement que c'eft la fauffe monnoye de la Medecine ; & qu'un autre * avoit dit de l'Alchimie espece de charlatanerie, long temps avant celui là : que c'eft un art fans art, qui a le menfonge pour commencement, la peine & l'inquietude pour milieu, & la mendicité pour fin. Et c'eft en ce fens-là que le fameux d'Aviffon définiffoit les Chimiftes, tels que font nos Charlatans & tous ces chercheurs de Pierre Philofophale, *animal credulum, & mendax.* Témoin Penot ce fameux Alchimifte, qui difoit en mourant dans l'hôpital d'Yverdun en Suiffe, *que s'il avoit quelque ennemi qu'il n'o-sât attaquer ouvertement, il lui confeilleroit de fe donner tout entier à la pratique de l'Alchimie, & à la recherche du grand œuvre.* C'eft pourquoy, à mon fentiment, la charlatanerie peut être définie. *Ars illudendi mundum, & à qua totus mundus illufus eft.* Car encore que les ennemis de la Medecine puiffent nous objecter que c'eft ainfi que le fameux Sala Medecin de Padouë a défini la Medecine, il y a bien de l'apparence que l'ayant faite avec raifon, experience & probité, il n'a compris dans cette définition que les Saltimbanques, les Theriacleurs, & fi l'on veut, les Medecins ignorans & de mauvaife foy. Car fi on confidere la Medecine en la maniere que Dieu l'a creée, & qu'elle eft exercée par les Medecins honnêtes & fçavans, comment pourra-t-elle être *l'Art de tromper le monde, & le moyen dont on s'eft fervi depuis tant de fiecles pour dupper les fots ?* Auffi n'étoit-ce qu'à l'égard d'une infinité de Charlatans & de malhonnêtes Medecins qu'un grand Prince de nôtre temps ne pouvoit s'empêcher de dire que la Medecine avoit quatre parties, dont les trois premieres étoient Charlatanerie, & la quatriéme Forfanterie. La charlatanerie n'étant donc pas fimplement renfermée dans l'ignoran-

L. de locis in homin. & de decent. ornatu.

* *Difcours de l'origine, mœurs, fraudes, & impoftures des Charlatans avec leur découverte, dédiée à Tabarin & à Defcombes par J. B. M. O. D. R. à Paris, chez Denis Langlois. 1622.*

M. L. D. D.

ce des Empiriques , mais même dans la maniere intereſſée , avare , trompeuſe & fanfaronne de quelques Medecins dogmatiques , n'aurons-nous pas raiſon de les regarder comme une maniere de Charlatans : l'honneur, la conſcience , & la pureté d'intention n'étant pas moins neceſſaires pour former un bon Medecin , que l'eſprit , l'intelligence & les preceptes de l'Art. C'eſt
pour cela qu'ayant deſſein de faire connoître dans ce Chapitre-
cy les differentes ſortes de gens qui exercent la charlatanerie,
je commence par le nom , l'origine , la deſcription , les manie-   I.
res , la conduite , & l'hiſtoire des vrais & fieſez Charlatans,
pour voir d'autant mieux dans la ſuite , en quoy certains Medecins leur reſſemblent, à travers la morgue & la figure qu'ils   II.
tiennent en public & dans les Ecoles. Aprés quoy je paſſeray
aux Eccleſiaſtiques & aux Reguliers , qui ſortent comme des
transfuges de leurs poſtes, pour ſe mettre de la partie , & fi-   III.
niray les portraits que je feray de ces trois eſpeces de Charlatans , par la peinture de ces femmes inquiettes, qui en veulent
être par curioſité , vanité ou indigence , puiſque tout le mon-   IV.
de ſçait aſſez que

> *Fingit ſe Medicus , quivis idiota , Sacerdos,*
> *Judæus, Monachus , Hiſtrio , Tonſor , Anus,*
> *Miles , Mercator , Cerdo , Nutrix, & Arator*
> *Vult medicas hodie quivis habere manus.*

On croit communément que les Charlatans ſont ainſi appellez
de l'Italien *Ceretani* , & de certains peuples originaires d'une
ville d'Italie appellée *Cereto*, ſituée entre Spolette & Nurſie dans
l'Ombrie , opinion qu'Ambroiſe Calepin avoit avancée avant
l'Auteur d'un Livre intitulé *Diſcours de l'origine des Charlatans*,
imprimé l'an 1622. C'eſt ainſi que quelques-uns font venir *Iſ-*
trio d'*Iſtria* , Province dont ils font les Batteleurs originaires ,   *Polidor. Virgil. l. 7.*
ſoûtenant encore qu'Iſter en Langue Hetruſque ſignifioit ce   *c. 8.*
que les Italiens appellent maintenant *Ludione* , & nous Batte-
leur ; & que d'autres , comme Leandre Albert , ont écrit, que   *In Italia illuſtra-*
les premiers habitans de *Cereto* étoient certains François chaſ-   *ta.*
ſez de leur païs , leſquels ayant prié le Pape de leur aſſigner
quelque retraite , il les établit en ce lieu-là , avec permiſſion
de mendier & de vivre de leur ſçavoir faire. Mais il eſt certain,
quoy que puiſſe alleguer cet Auteur, qu'il y avoit des coureurs
& des Charlatans dans le monde avant que la ville de *Cereto*
fut bâtie , ainſi qu'il paroît par la Loy du Codde *De validis*

Noctium Atticar.
l. 4.

mendicis par le témoignage même d'Agellius, & par quelques
Epigrammes de Martial. Il y a donc bien plus d'apparence,
comme le veut M. l'Abbé Ménage dans ses Origines des mots
Italiens, que le terme de Charlatan vient de *Ciarlare*, dérivé
du Latin *circulare*, qui signifie non feulement *tourner allentour*,
mais encore la même chose que *decipere*, *tromper & fourber*.
L'Auteur du Discours cy-devant allegué veut que ces gens-là
se foient fait un plaisir & un métier de courir, attirant doucement le peuple par leurs jongleries, divinations & prédictions,
& par les fauts qu'ils faifoient fur des bancs & fur de petits
theatres, d'où font venus les mots de Chiromantes & de Saltimbanques. Il ajoûte qu'ils se rendirent enfuite plus agreables
au peuple par le debit des poudres aromatiques, des remedes,
des fecrets & des curiofitez, avec quoy ils amufoient les
gens de trop de loifir. Enfin, dit-il, la charlatanerie fut reduite en Art, & eut fes parties integrantes, dont la premiere fut la mafcarade, la feconde le banc, la troifiéme le menfonge ou tromperie, la quatriéme la raillerie, & la cinquiéme
les boules ou boulettes, poudres & mufcadins, & même les
tours de paffe-paffe, de cartes & de goubelets. Il va bien plus
loin, car il ajoûte que le diable a été le premier Charlatan de ce
monde, le pere de tous les autres; & pour trouver fon compte dans la reffemblance des enfans au pere, que premierement il fe mafqua au Paradis terreftre, fe mettant fous la figure d'un ferpent. 2. Qu'il monta fur l'arbre de vie comme
les Charlatans montent fur le theatre qui les fait vivre. 3.
Qu'il inventa & debita des bourdes, en difant à Adam & à Eve
qui étoient de bonnes gens: *Vous ne mourrez point.* 4. Qu'il fe
moqua d'eux en difant: Vous ferez femblables à Dieu; & en
cinquiéme lieu qu'il leur propofa le fruit défendu comme une
de ces pommes de fenteurs, dont les Charlatans amufent les
femmes & les fimples. Je ne fçay fi le fameux Medecin David
Sturmius n'auroit point eu la même vifion, quand il a écrit
Primus Cacodæmon medicanta præparavit Protoplaftis ; ce qu'il y a
d'affuré eft que les Prêtres des Idoles, les Magiciens, Lamies,
& autres Miniftres des Demons, avoient cela de commun avec
nos Charlatans, que les uns & les autres ont toûjours pris peine à envelopper ce qu'ils debitoient. Mais pour revenir à l'o-
rigine de ces coureurs, qui trompent les fimples par le debit de
leurs fecrets, il y en avoit dès le temps du grand Hipocrate, com-

Chapitre 3.

Chapitre 3.

Discurfu de Medicis
non Medicis.

Lamie Prophetaffe
fille de Neptune.

ne nous l'avons remarqué cy-devant. Herodote nous aprend encore que les Egyptiens & Babyloniens les chasserent de leur païs, comme firent les Grecs aprés eux. Galien ne les a pas oubliez sous le nom de ces pretendus Medecins, qui couroient le païs Latin * & l'on n'a gueres vû de païs depuis, qui n'aient été infectez de ces chenilles de la Medecine. Mais il ne faut pas passer outre sans remarquer que quand on les appelle Empiriques, on leur fait bien plus d'honneur qu'ils n'en meritent, & qu'il ne faut pas s'étonner s'ils ne s'en offensent pas : car encore que les anciens Empiriques fussent ainsi appellez à cause de l'experience, à laquelle ils ne se mettoient pas en peine de joindre le raisonnement, que les Dogmatiques y ajoûtoient, leur pratique neanmoins ne laissoit pas de rouler sur *la nature, la fortune, la revelation, & l'imitation,* d'où ils tiroient quelques lumieres outre celles de l'experience; gens au reste la plûpart de bon sens, philosophans à leur maniere, dont les Chefs tels qu'étoient Philinus de Cos, Acron d'Agrigente, Gorgias, Philoxene, Sostrate, Hieron, Ammonius, Triphon, Evolpius, Meges, firent de fameux Disciples, & dont Galien avoüe de bonne foi avoir apris d'assez bonnes choses. Ainsi je laisse à penser si des miserables, sans étude, sans principes, sans raisonnement, sans honneur, ne sont pas bien aises de se voir appellez du nom d'une telle Secte. Ce seroit les traiter encore trop favorablement, que de les appeller les singes de la Medecine, comme fait Galien, eux qui ne doivent être considerez que comme les insectes & les escarbots de cet Art. Quoi qu'il en soit, voici comme il nous dépeint ceux qui de son temps usurpoient la qualité & le nom de Medecin : *Gens qui se vantent d'être de certaines Sectes.* C'est ainsi que nos Charlatans se disent Medecins Spagiriques, Chimistes, & même de Monpellier, où ils n'ont jamais mis le pied. *Il n'y a rien de si difficile qu'ils n'entreprennent hardiment, grands menteurs, jusqu'à faire des écrits pleins d'impostures.* Voilà les impertinens livres des plus hardis, les placards & les affiches des plus timides *sur des matieres qu'ils n'entendent pas.* Témoin celui qui disoit de Galien, qu'il avoit écrit en fort beau Latin. *Ils n'ont ni experience ni raisonnement,* comme nous le verrons cy-aprés. *Ils ne comparent jamais les temps;* le present, le passé & l'avenir leur sont une même chose. *Ils ne connoissent ni les especes, ni les differences des maladies; & comme ils ne sçavent pas même ce que c'est que diviser, ils font*

F f f iij

(marginalia:)
Raptores Medici, qui fora frequentant ruditate ac inscitia imperitis imponentes, &c. Hipocr. Lib. de elegant.
* Qui grassabantur in campis, Latiis.

Comment. in 6. Epid.

Comment. i. in Epidem.

L. de Theriac.

comme ces mal-adroits Cuiſiniers, qui au lieu de ſeparer proprement les membres des animaux, les déchirent & les écraſent. Ils auroient bien de la peine à dire ſimplement ce que c'eſt qu'humeur, & de combien d'humeurs la maſſe du ſang eſt compoſée. Que diſ-je, c'eſt leur faire encore grace que de ſe ſervir de ces traits de Galien, pour faire voir ce qu'ils ſont, puiſqu'il y en a tant qui ne ſçavent ni lire ni écrire. Auſſi eſt-ce pour cette raiſon que quelqu'un les appelle *les fleaux de la Medecine*, comme ſi c'étoit des ennemis & des peſtes qui portent par leur ignorance & leurs mœurs corrompuës, la mort & la déſolation par tout où ils vont. Cependant les uns paroiſſent au grand jour, *publians leurs ſecrets, par un Zani*, dit l'Auteur du Diſcours cy-devant allegué *par un Gratian & par une Florinde.* comme s'il n'y avoit rien de plus rare pour la ſanté, ſans que le peuple s'apperçoive que tout cela n'eſt que mommerie, & qu'il ne peut rien venir de bon de gens perdus d'honneur & de conſcience dés l'enfance, & declarez pecheurs publics par l'Egliſe ; outre que s'ils debitent quelques antidotes, ils ſont ſi differens de ceux dont les Anciens nous ont donné la deſcription : que ſi la diſpenſation qu'ils en font, étoit faite fidélement, ils perdroient leur peine & leur argent, les donnant à ſi vil prix. Il y a même tant d'abus à ce que diſent & à tout ce que font ces Saltimbanques, ces debiteurs de remedes & ces diſeurs d'Oroſcopes, que le Duc de Rocheſter l'homme de ſon tems qui ſe plaiſoit le plus à changer de divertiſſemens, & à éprouver comme un Prothée toutes les conditions, voulut voir par curioſité juſques où pouvoit aller la credulité à l'égard de ces gens-là. Comme le peuple de Londres ne va jamais à la Cour, & qu'il ne connoiſt gueres les grands Seigneurs, il ne lui fut pas difficile de faire le Charlatan dans cette grande Ville. Il y propoſa donc ſur une maniere de theatre ſes remedes, & les vendit, aprés les avoir un peu cajolez, ce qu'il voulut ; & comme ils n'avoient rien de dangereux, la confiance qu'on y avoit, faiſoit d'aſſez bons effets. Il diſoit la bonne avanture aux femmes, & étoit ſouvent conſulté ſur des matieres qui le faiſoient entrer dans le ſecret des conſultans : ainſi étant homme à profiter de tout, il lui arrivoit quelquefois des avantures Romaniſques & des plus galantes. Et à ce ſujet je ne puis oublier ici, qu'un Comedien de Londres, qui n'avoit pas tous les jours occaſion de paroître ſur la ſcene de cette Ville, s'en alloit quel-

1. Meth. c. 6.

Capit. de iis qui notantur infam. S. Thomas 2.2.q.164. articul.1.
Laurentius Hofmannus pag. 20. l. de fero abuſu & vero uſu Medic. C ymic.

quefois faire le Charlatan dans les Villages où il vendoit fort
bien son baume, à force de le préconiser aux païsans ; mais
parce qu'il avoit par malheur le cartilage du nez à demi ron-
gé d'un vieux ulcere, cela gastoit tout le métier auprés des
Villageois les plus spirituels. Comme il eut donc appris que
quelques-uns railloient de son nez, il ne manqua pas de leur
dire un jour dans son allocution, qu'à la verité il avoit un nez
qui sembloit accuser son baume de peu de vertu ; mais qu'il
faloit qu'on sçeût que le mal avoit été si grand, qu'il n'avoit
plus du tout de nez, & que ce qui lui en paroissoit alors, étoit
un effet miraculeux de son remede, dont il esperoit une entiere guérison, quand il s'en seroit encore servi quelque tems.
Voilà pour ceux qui travaillent au grand jour : car quand à
ceux qui se cachent dans les tenebres, il est si difficile de les découvrir, que si l'affiche ne marquoit précisément la ruë, l'enseigne, le voisin, la porte & l'étage du logis avec le nom de
l'Esculape, on ne le trouveroit jamais. Et ce qui fait qu'on
le cherche nonobstant l'obscurité du lieu, c'est qu'on s'y croit
bien caché, quoi-que plusieurs personnes de l'un & de l'autre
sexe, qui ne s'entrecherchoient pas, se soient souvent rencon-
trez à un même Oracle. Oracle au reste qui n'est, si on le
veut bien examiner & connoître à fond, qu'un valet, qu'un
artisan ruiné, qu'un solliciteur de procés, qu'un ignorant &
méchant Prêtre, ou tout au plus, dit un sçavant homme, un
Barbier ou un Herboriste déguisé en Medecin. Galien parlant
de tous ces gens là, dit agreablement que ce sont des voleurs
des plus singuliers, puisqu'aprés avoir volé & tué, ils trouvoient le moyen de s'en faire remercier par ceux qui devroient
les poursuivre en justice. C'est pourquoi le docte Scaliger qui
les connoissoit tres parfaitement, n'a pas fait de difficulté de
nous en faire cette peinture :

Cynicum species nova & pudenda
Pro morte Ah! pretium petens
Manum carnificum æmulatoris. Auri,
Argentique siticulosiores quam
Boni nominis & boni pudoris.
Vale carnificum cohors cruenta,
Plena sanguinis & necationum.

Quand même ils ne feroient pas tant de vols & de meurtres, qui
doute que ce ne soit au moins de veritables usurpateurs de la

L. 1 Méthod. & de Precog. ad Epig. & l. 1. prænot.

In manibus Catul-lian.

L. de Elegant.

Medecine, comme Hipocrate les appelle. Car enfin la Medecine est un Art, qui comme tous les autres, a ses principes : tant elle
est une habitude, qui s'acquiert par l'experience & par la raison, &
dont les principes dépendent de l'étude qu'on fait. De plus,
tout Art doit connoître son sujet & sa matiere. il a des principes
vrais & universels. Or est-il que l'experience seule n'est point tout
cela : car elle n'a rien que de singulier, & toute singularité n'est jamais de l'Art : donc les Empiriques ne peuvent se mettre en possession
de la Medecine que par la tromperie & par la violence qu'ils lui
font. Que leurs patrons disent donc tout ce qu'il leur plaira,
cette experience est infidéle, étant sans raisonnement : car quiconque, dit Platon, s'imagine posseder un Art sans l'avoir apris
avec methode ; qu'il sçache qu'il n'en a que l'ombre. Pensée que
Galien a empruntée de ce grand Personnage, & qu'un autre
a empruntée d'eux. *Cependant, dit Roderic. Zamorensis, on se
fie à ces gens-là en des maladies, où les plus sçavans Medecins sont
assez empêchez. Comment, ajoûte cet Auteur aprés saint Jerôme,
ce Medecin prétendu pourra-t-il sçavoir ce qu'il n'a apris d'aucun
Maître. Les Charpentiers, les Tisserans, les Foulons, les Serruriers,
les Maçons, & tant d'autres Artisans ne peuvent exercer leur métier,
s'ils ne font leur apprentissage ; & cependant il sera permis dans la
Medecine, où il n'y va pas de moins que de la vie, de ne rien
sçavoir ? Les uns consultent les malades mêmes pour en apprendre
la Medecine, quoi-que ces malades n'y entendent rien ; les autres
s'informent des femmes comment il se faut prendre à traiter les hommes ; les autres apprennent des Infidéles les remedes dont ils abusent dans les maladies des Fidéles ; les autres feuilletent des livres
de receptes, dont ils font servir les remedes à tous les âges, à tous les
tems, & à tous les sexes : ainsi un aveugle en conduit un autre.
Combien de maladies entretenuës & prolongées par ces remedes, ou
changées en de pires ? Combien de poisons donnez en parfums ? Combien de remedes de prix employez sans necessité, & seulement pour
rendre la cure pretenduë plus precieuse en des occasions, où un peu de
patience & de regime auroient été suffisans : car aprés tout, il se trou-

Lauremberg. porti-
cus. Æsculapius in
lib. 1. cap. 3.

Plato in Philebo.
9. Method.
In Speculo vita hu-
mana.

Epist. 103. ad Pau-
linum.

* Curatio vera, procedit methodo ; sine qua omnis medicatio stolida & empiri-
ca. Ut ex Galeno artifices errant sine perpendiculo & norma, sic Medicus, si lanet
non arte sed casu, sic Hippocentauros producit, & inaniter ut implumes ciconiæ
subsultantes alas vibrat. Sic idem Galenus, l. 13. Method. c. 10. Si quis adimeret
judicationem sumptam à parte, totam Medicinam non modo sex mensibus, sed etiam
sex diebus addisceret. *Laurent. Hofmann. de sero abusu remediorum Chimicor.*

ve, que bien loin de ressusciter des morts, * *comme on l'avoit promis,* *on a fait mourir des vivans. De plus,* dit saint Jerôme, *il n'y a* *ni barbon, ni vieille causeuse, qui ne deshonore la Medecine jusques* *à l'enseigner sans l'avoir apprise, imposant au peuple par un air gra-* *ve,* & par des paroles pesées & étudies. Aussi est-ce ce qui l'oblige à emprunter ces vers du Satyrique.

> *Quòd Medicorum est*
> *Promittant Medici.*

Ne seroit-il pas beau voir, dit Sanctorius, un aveugle & un lourd, qui n'ayant jamais vû ni connu les roües & les ressorts d'une horloge, voudroient donner des avis pour la rétablir, quand elle est démontée ou rompuë.

Mais quoi ? *Antiquum & vetus est,* c'est un viel abus chez les personnes de qualité, & même dans quelques Cours, où on ne se contente pas de proteger des fourbes & des ignorans ; mais où on s'en coëffe encore honteusement, & quelquefois tres-malheureusement. Car pour ne rien dire de nôtre tems, & pour ne fâcher personne, y eut-il jamais rien de plus ridicule, que de voir le Lieutenant d'un Empereur Romain donner dans les promesses & dans les jongleries d'un Alexandre, dit le faux Prophete, au point de se faire son gendre. C'étoit à la verité, dit Lucien, un homme bien fait, qui ne manquoit pas d'esprit, & qui sembloit sçavoir quelque chose de la Medecine, mais dont les discours n'étoient que des coqs-à-l'âne pour ceux qui avoient du bon sens, & qui le vouloient faire raisonner. Il étoit disciple & compatriote d'Appollonius de Thianée, & peu moins fourbe que ce déterminé fripon ; & cependant il se disoit fils de Podalire de Triques; quelle extravagance ! Apres avoir fait publier par ses emissaires qu'il avoit des remedes pour toutes sortes de maladies, il ne manquoit pas de répondre à ceux qui le consultoient, à la maniere des Oracles, de sorte que soit que le malade mourût, ou qu'il guérît, ses partisans interpretoient toûjours ses réponses dans un sens qui lui étoit avantageux. Il s'associa premierement d'un nommé Coconas, homme aussi perdu de débauches que lui ; & comme il étoit resolu de commencer le debit de ses fourberies par les plus grand badaux de son siecle, il commença par les Chalcedoniens, qui étoient les plus grosses ganaches de toutes celles de la Paphlagonie. Cependant il fut assez malheureux pour voir mourir son cher Coconas; mais il ne perdit pas pour cela con-

* Illi de mortuis suscitabant; illi de vivis mortuos faciebant. Sic Simon Magus, Manes & Cyrola Ariahorum Patriarcha excecavit miserum, qui se cæcum finxerat.

Sanctorius libri vi-
tand. Error. 2 o. c.
17.

Lucian. in Alexan-
dr.

rage, & fit tant de tours de son métier, qu'il étonna tout le monde. Voici ce qui lui reüssit le mieux, & qui établit sa reputation. Il avoit caché un œuf en terre, dans lequel il avoit ajusté un petit serpent, & publia, quant il fut temps, que le Dieu de la Medecine se vouloit manifester aux humains par son ministere. On fait donc semblant de chercher ce Dieu, & on trouve l'œuf, d'où le serpent ne manqua pas de sortir par l'artifice d'Alexandre. On adore aussi-tôt ce Dieu & son Auteur même. Le serpent est montré au peuple comme un Genie tutelaire. Il change tous les jours de taille & de tête : tant on sçavoit lui donner la forme qu'on croyoit la plus convenable à la mommerie ; de sorte que Rutilien Lieutenant de l'Empereur Marc-Aurele fait venir Alexandre à Rome, par l'ordre de cet Empereur, où il est conduit comme un Esculape, & se laisse enfin tellement mener par le nez à Alexandre, qu'il épouse sa fille, & sacrifie aux Manes de la mere de cette fille. Ce qu'il y eut de honteux & de tragique ensuite du Comique de ces nôces, pour l'Empire Romain, est qu'on se fia tellement aux Oracles que rendoit le serpent, qu'ils firent perir des armées entieres. Il y eut même, dit Lucien, un vieux Medecin à Rome nommé Poëtus, qui se fit disciple & partisan *du Medecin faux Prophete par un motif d'avarice & d'interest, faisant en cela une chose indigne de sa profession.* C'est pourquoi il ne faut pas s'étonner si on voit à present des Medecins, qui non seulement souffrent patiemment les Charlatans, mais qui font encore une maniere d'association avec eux. Enfin qu'arriva t-il d'Alexandre ? Il mourut à l'âge de soixante & dix ans d'un vilain ulcere, après avoir publié qu'il en vivroit 150. *digne fin,* dit Lucien, *du fils de Podalire.*

En voicy un moins extravagant à la verité, mais qui fut bien plus heureux qu'Alexandre, quoi-qu'il fut aussi ignorant & aussi effronté. Uranius natif de Syrie, faisoit le Medecin à Constantinople, & le Docteur sur toutes sortes de matieres, se poussant par tout & même dans les assemblées des Sçavans, encore qu'il n'eût pas la moindre teinture de la Philosophie d'Aristote, & que toute sa critique ne vint que d'une presomption & d'une insolence qui le rendoit comparable au Tersite d'Homere ; mais ne trouvant pas son compte dans cette Ville, il s'avisa de passer dans la Perse, où il s'insinua par la faveur d'Areobindus dans l'esprit de Cosroës Roy de Perse,

Agathias l. 2. Hist.

qui l'écouta premierement avec quelque satisfaction, & qui s'accoûtuma ensuite de telle maniere à ses hableries, que non seulement il le considera comme un habile homme, mais encore il le
préfera à tous les plus sçavans Philosophes de son tems, luy faisant des presens considerables, le faisant manger à sa table, & luy
faisant presenter la premiere coupe de vin par honneur. Il l'appeloit même son Maître & son Précepteur dans les lettres obligean-
tes qu'il luy écrivoit, & tout cela parce qu'Uranius avoit assez eu
de complaisance pour publier que Cosroës étoit un fort sçavant
personnage, & parce qu'il luy donnoit tout l'encens qu'il pouvoit
souhaitter. Voilà, dit l'Histoire, comme, il amassa des richesses
qui le rendirent si vain & si insolent, qu'étant retourné à Constantinople chacun le fuïoit comme un homme insupportable, &
digne du dernier mépris.

Voicy quelque chose de bien plus burlesque, c'est un venerable Savetier qui se met en tête de faire la Medecine, ne sçachant plus de quoy vivre, & auquel on donne, tant on est sot,
sa tête à guerir, quoi-qu'on refuse de luy donner son pied à
chausser.

Malus cum sutor inopia deperditus
Medicinam ignoto facere cepisset loco
Et venditaret falso antidotum nomine
Verbosis adquisivit sibi famam strophis.
Hic cum jaceret morbo confectus gravi
Rex urbis, ejus experiendi gratia
Scyphum poposcit: fusa dein simulans aqua
Antidoto miscere illius se toxicum
Hoc bibere jussit ipsum, posito præmio.
Timore mortis ille tum confessus est
Non artis ulla, Medicum se prudentia
Verum stupore vulgi factum se nobilem.
Rex advocata, concione hæc addidit
Quanta putatis esse dementia
Qui capita vestra, non dubitatis credere
Cui calceandos nemo commiserit pedes?

Epigramm. Phædr.
lib. 1. Fabul. Æsop.

Car qu'on ne me dise pas que c'est une fable, puisqu'il n'y a
rien de si frequent à Paris que des copies de ce bel original, qui
feroient rougir ceux qui se fient à ces miserables, si on n'avoit
l'honnêteté de supprimer leurs Histoires.

Le Medecin de Florence fit tout au contraire de ces vilains

hommes changeant de métier. Aussi fut-il plus heureux profitant de la credulité d'un Abbé passionné pour l'Architecture ; car au moins mit-il un Palais sur pied, aprés avoir tant renversé d'hommes.

> *Dans Florence jadis vivoit un Medecin,*
> *Sçavant hableur, dit-on, & celebre assassin*

> *C'étoit un riche Abbé fou de l'Architecture.*
> *Le Medecin d'abord semble né dans cet Art,*
> *Déja des bâtimens parle comme Mansard.*

> *Enfin pour abreger un si plaisant prodige*
> *Notre assassin renonce à son Art inhumain,*
> *Et désormais la regle & l'équaire à la main,*
> *Laissant de Galien la science supspecte,*
> *De méchant Medecin devient bon Architecte.*

Quel bon-heur pour le public, s'il prenoit envie à nos Charlatans, & même à tous ces Medecins dont nous parlerons cy aprés, d'imiter ce brave Architecte, ils ne risqueroient, comme le remarque Galien, que des materiaux. L'Histoire est jolie de celuy qui de Savetier se fit Baigneur, de Baigneur Cabaretier, de Cabaretier Tisseran, de Tisseran Brasseur de biere, de Brasseur Magicien, de Magicien Medecin, quelle gradation? Voila, dit l'Auteur de l'Histoire, l'ancre sacrée, & l'azile des fripons & des scelerats, & c'est pour cela que l'ânesse d'un de ces guerisseurs, si l'on en croit un Medecin Poëte, se voyant si mal traittée par son Maître, luy remontroit pitoyablement qu'il devoit bien épargner son dos & luy faire quelque grace, en consideration du changement qui pouvoit arriver de son sort, puisqu'il en arrive tous les jours de plus grands, & qu'elle pourroit bien se rendre aussi habile que luy, s'il daignoit luy faire leçon.

> *Non me tam diro miserandum verbere cæde*
> *Quin condiscipulam des residere tuam*
> *Hanc venio auditum quam vos sic discitis artem*
> *Huic operam studio, nunc dabo vestra Comes.*
> *Tot si quidem video, Medicina beavit asellos*
> *Mutabit sortem forsan & illa meam.*

Que ne diroit-on point encore du Medecin Grillo des Italiens, dont les François ont fait le *Medecin malgré luy*, ce Païsan si brutal & si ignorant qu'il s'imagina, que par ce qu'un de ses freres qui

---

marginalia:

Commentar. in Aphorism. 2. Sect.

Freitagii noctes Medic. pag. 30.

Epigrammat. Valer. Cordi l.

étoit Medecin, avoit découvert un trefor dans un champt, il
n'avoit qu'à fe faire Medecin pour avoir une pareille fortune,
& qui en fit en effet une confiderable après avoir acheté des
habits de Medecin & un Livre, où, quoi-qu'il ne fçût pas
lire, il croyoit fe rendre un grand Docteur. La difference qu'il
y a entre ce Grillo & nos Efcarbots de la Medecine, eft que ce
brutal fe fit riche par hafard & par la fottife du Prince, qui attri-
bua à fa capacité, ce qui n'étoit que fortune, & qu'au contraire
nos Charlatans meurent prefque tous dans la pauvreté, après
avoir trompé riches & pauvres. On n'auroit jamais fait fi on vouloit donner toutes les hiftoires de pareils changemens, & toutes
celles où l'effronterie d'un côté, & de l'autre la credulité, n'ont
jamais parû foutenables aux gens de bon fens. Auffi voyons-
nous qu'un bel efprit qui avoit obligation à la Medecine rationelle, voulant luy donner quelques marques de reconoiffance,
luy facrifie dans la Préface de fes Poëfies tous ces effrontez,
comme autant de bêtes & de victimes ; mais d'une maniere que
je n'ay pas jugé à propos de traduire, de crainte d'ôter quelque
chofe à la force & à la beauté de fon expreffion. *Ego infuper,*
Chriftiani orbis Medici, qui vitam, vitæque ufuram vobis debeo ;
grati animi effectum demonftraturus, reparatorib. tefta mea, etiam *Jacob. Balde Poë-*
mat. T. 3. in Me-
dicin. gloria.
delicias facere conabor, fimiis artis veftra complurib. quales Glandiola,
Villanovanus, noviffime Jonftonius Medici præftantiffimi depinxere ;
monftris quoque aliquot ut oculos pafcant, in voluptatis fpectaculum
adductis, ut delippis & Tonforibus taceam. Simia Medicinæ funt agir-
tæ, circumforanei, cingari, idiotæ, & muliercularum malagmata
componentium curiofa, imo abfurda fagacitas. In monftris licebit nume-
rare Atheos, atque Judæos. Hi omnes medicinam hoc eft terrarum de-
ufc, & Reipublic. columen vel infcitia corrumpunt, vel impuritate in-
famant, digni proinde qui ficut alieni nominis atque honoris raptores,
victimarum ritu ad tumulum Galeni mactentur. Medicis quemad-
modum fimia ægris, leonibus objecti, facrificent alii Gallum Æfcula-
pio, ego ex Poëta Poppa factus, pofteris profanum hoc genus hominum *sa-*
tirica fecuri immolandum putavi. Quantus decor affurget nobiliffimæ
Artis probris refectis, ita poft pampinationem vitib. fuccrefcit lation
amænitas hebefcentibus gemmis ; deterfa labe primævus affunditur
fplendor &c.

Mais ce qu'il y a, nonobftant tout cela, davantageux pour ces
belîtres, & de fâcheux pour la Medecine, c'eft qu'ils ne font
pas fi ignorans qu'ils ne fçachent bien qu'il y a des gens de tou-

Scip. Mercur. cap.
8. lib. 3.

tes sortes de conditions encore plus ignorans qu'eux, & qui ne
manqueront pas de donner dans leurs pieges, *Accorgiendo beniſſi-*
me, che più di loro ſono ignoranti quelli qui di loro ſi ſervono, témoin
cet Artiſan qui ne voulant pas ſouffrir qu'on luy tirât du ſang
pour une douleur de côté preſſante, afin d'épargner douze ou
quinze ſols, envoya chez un Operateur dont la Ptiſane purgative étoit en reputation de guerir de tous maux, qui luy en fit
pour trente ſols une doſe, tirée d'une petite tonne d'où elle
ſortoit pour aller au ſecours de toutes les maladies indifferemment.

> *Si vis ſanari de morbo neſcio quali,*
> *Accipe herbam, qualem ſed neſcio, vel quam,*
> *Ponas neſcio quo, ſanaberis neſcio quando.*

Tout cela parce que le peuple & tout ce qui eſt peuple par ſa
ſimplicité, croit que tout ce qu'ils debitent eſt un ſecret dont
il n'y a qu'eux qui ſçachent le miſtere, & c'eſt ce qu'il faut examiner pour le bien public, & pour déſabuſer, s'il ſe peut, ceux qui
ſont pitoyablement prévenus de cette erreur, après avoir remarqué, pour égayer un peu la matiere par un petit conte, que ny
le Charlatan, ny le malade, ne ſçavent ſouvent ce qu'ils font,
& ſe laiſſent tromper l'un & l'autre auſſi facilement qu'ils croyent
avoir trompé les autres.

Plaut. in captivis

> *Qui cavet vix etiam cavet, cum etiam cavet.*
> *Etiam cum caviſſe ratus eſt ſæpe is tautor captus eſt.*

Une femme qui avoit de la diſpoſition à la Phtiſie avoit acheté
chérement une boëte de Pilules d'un Charlatan, dont elle ſe
ſervoit tous les jours avec une grande confiance. Son Medecin
Obſerv. 146. Anni
6 & 7. Ephemerid.
German. 1675. &
1678.
en ayant été averti par le mary même de cette femme, ils firent
faire de concert des Pilules avec de la mie de pain, qu'ils co-
lorerent de maniere que la malade ne s'apperçût pas qu'on les
avoit ſubſtituées à celles du Charlatan. Cependant le Medecin
luy ayant ordonné les remedes neceſſaires pour ſon mal qu'elle
prenoit pour ne pas fâcher ſon mary, & s'étant enfin trouvée
guerie par ces remedes, elle s'aviſa de dire que c'étoit un effet
des Pilules dont elle s'étoit ſervie à leur inſçû, & que ſans ce
remede d'un tres-habille homme, elle étoit morte; mais quand
elle vit qu'on luy preſenta ces Pilules, & qu'on luy dit qu'elle
n'avoit pris que de la mie de pain & du ſyrop, elle fut ſi éton-
née que je ne ſçay ce qui en arriva. Voyons donc, je vous
prie, ce que c'eſt que tous ces ſecrets & toute cette conduite des

Chârlatans, & comment le peuple en est la dupe?

Le docte Freitagius dit d'un fort bon sens que ces Panacées, cet or potable, cette quinteſcence & tous ces remedes qu'on cherche avec tant de ſoin, de dépenſe & de ſuperſtition, ſont de veritables *non êtres*, à peu prés, à mon ſentiment, *comme ces eſprits dont tout le monde parle, & que perſonne n'a veus.* Un nouveau Caſuiſte les appele des *enfans malheureux de la cupidité.* En effet, il n'y a pas juſques au nom de ſecret, qui eſt l'ame de leur negoce, qui ne choque le Chriſtianiſme, parce que *celuy qui connoit un remede propre à quelque maladie, & qui loin de le propoſer dans les occaſions, ſoit aux malades ou aux Medecins Conſultans, en fait un miſtere & le taiſt, peche contre le prochain & la charité: car s'il eſt bon, il faut qu'il entre dans la Pratique, & ſi aprés avoir été examiné, il ſe trouve que ce n'eſt pas ce qu'on vouloit faire croire, il faut que le public en ſoit informé, de crainte que les Charlatans & les ignorans n'en abuſent.* Le nouveau Caſuiſte que je viens d'alleguer, & qui n'a rien oublié des devoirs & des obligations d'un Medecin Chrétien, nous apprend encore que *le Medecin qui refuſe de mettre au jour ce qu'il appelle un ſecret, & ſon coup d'ami eſt d'autant plus coupable que nous ne poſſedons rien, que par grace du ſouverain bien-faîteur. Quid habes quod non accepiſti?* Ammanus Spizelius docte & honnête Medecin, & tous les Auteurs qu'il cite ſont de ce même ſentiment. Auſſi y a-t-il long-temps que Suidas a écrit qu'il eſt indigne d'un Philoſophe de celer ce qu'il ſçait par un eſprit d'envie, & que c'eſt une perfidie de cacher ce que la nature nous a manifeſté ſi liberalement, en le faiſant tous les jours ſortir de ſon ſein. Ces prétendus ſages, dit Marinellus, * ces prudens du ſiecle ſont des ennemis declarez de la nature, *Quelli che volevano, eſſere chiamati ſavi erano, nemici della natura percio che cercando l'honore & l'utile proprio deſideravano che niune ne foſſe participe, ma che ne havea biſogno foſſe coſtretto pregandoli a domandare ajuto.* Quoi-qu'il en ſoit, d'autres ont dit auſſi veritablement qu'agreablement, que les ſecrets ſont les brides-à-veaux de la Medecine Charlatane; car qui ne ſçait que ces beaux ſecrets, quand même il y auroit quelque choſe de bon, ne puiſſent être contraires à de certaines indiſpoſitions, & à des maux compliquez avec ceux, pour la cure deſquels on les donne? Mais quoy on veut des ſecrets, quoi-qu'il arrive ſouvent à ces belles découvertes, ce qui arrive à ces eſſences & à ces poudres odorantes qui perdent leur agrément auſſi-tôt qu'elles

Penſées D. M. D. L. R. F.

Ahaſner. Fritzchius Medic. peccans concluſ. 31.

Paul. Zachias T. 1. lib. 6. q. 16. quaſt. Medicolegal.

Ahaſn. Fritzchius concluſ. 21.

Medicin. deciſor. diſcurſ. 65.

* Nella prefat. della Medicin. de le donne.

V. Epiphonem Tra. ſtat. de Scorbut. Gualter Charleton. de Medicam.

font éventées. S'il n'y a du miſtere en tout, & particulierement
dans la Medecine, adieu le métier, on n'y donne point ; c'eſt
pourquoy le Neptune donnoit de ſi grandes idées, d'une ſimple
poudre de Senné & de Jalap, diſant que c'étoit *des perles que les
Anges avoient préparées.* C'eſt ainſi que Loques Chimiſte de reputation faiſoit prendre par un ſemblable artifice, même aux
plus délicats en douze heures, quatre priſes de boüillon rouge,
où il ajoûtoit le Polipode, le Senné & la Caſſe infuſez, diſant
qu'on n'*avoit jamais veu un purgatif mieux inventé, ny plus facile
a prendre,* quoi-qu'il fut en effet tres-commun, tres-foible & tres-
dégoutant, & qu'il eût été impoſſible au Medecin qui ne l'auroit pas traité de ſecret, de le faire paſſer en pratique. Qu'ainſi
ne ſoit, il eſt évident que pluſieurs Medecins de Province,
& même quelques-uns de ceux qui ſont habituez à Paris, ayant
en vain taché de mettre le Quinquina en uſage, enfin il vient
un Anglois qui parle d'un ſecret pour les fiévres, qui n'en manque, dit-on, point, & le miſtere met auſſi-tôt le Medicament &
le Medecin en vogue ; on y donne tête baiſſée, & d'autant plus

*Cupidine ingenii
humani liberius ob-
ſcura credi. Tacit.
hiſtor. lib. 1.*

facilement qu'il eſt précieux, *& de ultima Thule præatium ejus.*
Les connoiſſeurs ont beau dire que c'eſt l'infuſion du Quinquina, on n'en veut rien croire. Qu'arrive-t-il au bout de deux ou
trois ans, on revele le miſtere, & il ne laiſſe pas de paſſer encore pour un ſecret chez ceux qui ſe vantent qu'il n'y a qu'eux
qui ſçavent le moyen de le préparer, quoi-que le miſtere ne con-
ſiſte qu'à le donner tantôt en infuſion, tantôt en extrait, & quelques-fois avec l'opium, ou quelque Sel vegetal ; mais quoi-qu'il
en ſoit, le ſecret n'étant plus ſecret, & par conſequent à cher prix
comme auparavant, perd plus de la moitié de ſon eſtime chez
les ſots dorés, juſques à ce qu'ayant réüſſi ſur des perſonnes du
premier rang, il revient non ſeulement en pratique, mais il reprend un ſi grand credit qu'on s'en ſert quelque temps par précaution, en attendant qu'il retombe encore une fois, comme
nous le dirons dans la troiſiéme partie de cet Ouvrage. C'eſt
ainſi qu'il faut des ſecrets & qu'il en a fallu de tout temps. Car

*Lucian. in Trago-
pédagr.*

qui doute que les deux Syriens dont parle Lucien, ne fuſſent
des ignorans affamez ? ils en tombent eux-mêmes d'accord. Ils
reſſemblent mieux à des gens qui demandent l'aumône qu'à des
Medecins. Cependant comme ils s'aviſent de dire que leur pere
leur a laiſſé en mourant un remede ſouverain, mais qu'ils ont juré de n'en donner jamais la connoiſſance à perſonne, c'eſt aſſez

les-

les gouteux y donnent, & s'imaginent d'être soulagez.

> *Syri quidem gente Damascenti sumus.*
> *Multa fame vero coacti, & inopia*
> *Terra & mare peregrinamus, errantes vagi*
> *Habemus autem quod pater unguentum dedit*
> *Per hoc mala consolamur ægrotantium.*

Voila les gens & leur sçavoir faire. Et voicy comment il répondent quand on leur demande quel est leur remede.

> *Sacrum tacendi jam mihi jurandum datum*
> *Me talia dicere, mihi sane non sinit*
> *Nec ultimum morientis edictum patris*
> *Qui jussit hanc celare nos vim Pharmati*
> *Quod savientem te quoque scit compescere.*

Voila le mistere, mais parce qu'on l'ignore on s'y abandonne. Qu'en arrive-t-il, le remede ne fait que blanchir, ou plûtôt que salir la peau ; de sorte que les Syriens tombent eux-mêmes d'accord qu'ils perdent l'escrime, & que le remede est trop foible pour un si grand mal ?

> *En unximus, levat neque dolorem tamen.*

Mais le malade n'a garde de s'en plaindre, on se moqueroit de luy, & il laisse aller les Medecins, les mains & l'estomach vuides. C'est une fable me dira quelqu'un, mais ce que Lucien semble traiter de fable, ne laisse pas d'être une image de ce qui se passoit de son temps, & de ce qui se passe tous les jours au nôtre.

Que si l'on m'objecte en faveur de ces prétendus secrets que quelques anciens Medecins, & mêmes quelques-uns de ces modernes, ont fait mistere de leurs remedes. Je réponds que c'est parce qu'il ne faut pas en faire connoître la dispensation à ceux *ensa* qui en peuvent abuser, ni mettre le timon du Vaisseau d'Hipocrate entre les mains des passagers qui n'entendent rien à la navigation. C'est pour cela que ce grand homme a dit nettement que ceux-là meritent d'être châtiez, comme les Esclaves qui donnent la connoissance des remedes aux idiots, aux fripons & aux vieilles comeres, parce qu'ils sont cause de ce qu'ils font un commerce, qui mene à la perte des corps & des ames. C'est *Lib. de Veteri Me-* pourquoy il préparoit luy-même ses remedes ; pourquoy Pa- *dicin.* chius préparoit sa Hiere de ses propres mains, qu'Eschrion Précepteur de Galien cachoit la dispensation de son remede pour la rage ; & pourquoy Fornel au siecle passé ne vouloit

Ne si aliter fecisse-
mus semiscioli isti
sibi ansam arripe-
rent in vitas crudu-
lorum artisque no-
stræ gloriam por-
rho precand. *Gual-*
therus Charleton.
loco supracitat.

Vide Defensionem
Medicinæ Joann.
Filesacii.

Sine Medico vitæ
poculum sit letha-
le. *Petr. Chrisolog.*
sermon. 6 o.

Theodor. Kerkrin-
gius.

Laurent. Hofmann.
supracitat.

Multis causa fuit
moriendi morbum
suum nosse. Quæ-
dam ignorantibus
ægris curanda. Se-

pas préparer ses remedes devant des ignorans, & pourquoy un habile Medecin Anglois a écrit que s'il n'a pas ajoûté des receptes
& des formules de remedes a la fin de son Traitté du Scorbut,
il a imité en cela Hipocrate. En effet, si le Philosophe n'a pas
voulu rendre les dogmes de sa sagesse fort intelligibles, si l'intelligence & l'autorité des loix ne se communiquent ni aux jeunes gens, ni aux ignorans, si les misteres de la Religion se cachent aux Cathecumenes, si le secret du gouvernement des
Estats ne passe pas le cabinet, pourquoy faire part des misteres
de la Medecine au peuple, qui s'ingerera sur des connoissances
informes de juger des maladies & des Medecins, & qui aprés
tout ny comprendra rien, ne pouvant bâtir qu'en l'air & sur
le sable, faute de fondemens & de principes? Les remedes ne
sont-ils pas déja tombez en trop de mains sales & serviles, & la
Medecine n'est-elle pas déja assez malheureuse sans la prostituer
à tous venans, mettant entre les mains d'un chacun des instrumens aussi dangereux, & aussi difficiles que le sont ceux dont
elle se sert? Car enfin à quoy pouroit être bonne cette publica-
tion de remedes, si le secret consiste à s'en bien servir, à prendre
le tems & les occasions, ce que le peuple niles Charlatans ne
peuvent sçavoir. Il vaudroit mieux, dit Saint Jean Chrisostome,
qu'un Medecin n'eût point de remedes que de s'en servir à la
ruine du prochain & à sa confusion, puis que comme le remarque un autre Chrisostome, un Elixir même de vie peut causer la mort, s'il n'est donné par un sçavant Medecin, pensée
qu'un habile Medecin pourroit avoir imitée, quand il a écrit que
les medicamens chimiques, ne sont qu'une Medecine morte,
& même mortelle dans les mains de ceux qui ne sçavent pas les
animer. C'est ainsi que ce Charlatan dont parle Thomas Erastus tua un malade avec quelques goutes d'esprit de virriol,
pour n'avoir observé ny la dose, ny le temps de les donner, ny
la maniere convenable, bévûë dont nous voyons tous les jours
des exemples dans l'exhibition des remedes des Charlatans à
Paris, où ils entrent dans le corps des imprudens, comme l'I-
cneumon dans le corps du Crocodile, causant la mort de ce
grand animal, en luy déchirant les entrailles aprés s'y être doucement insinué. Il suffit donc que le Medecin ordinaire déclare aux Medecins ses Collegues le remede qu'il a dans l'esprit,
& même au malade s'il est capable de comprendre son raisonnement, & d'en faire un bon usage. Car combien y en a-t-il

qui s'affligeroient & qui se croiroient perdus, s'ils sçavoient leur nec. de brevit, vita cap. 18.
mal & le remede qu'on y prepare, & qu'il faut traitter comme
cette délicate, & apprehensive malade dont parle Seneque? car Lib. de Ira cap. 37.
le Chirurgien qui sçavoit qu'elle ne pourroit voir l'appareil de
sa guerison sans se lamenter & troubler l'operation, ouvrit sa
tumeur avec la lancette qu'il avoit cachée dans l'éponge, dont
il fit semblant de la fomenter doucement. Car si on me vient
dire que c'est pour cette raison qu'ils tiennent leurs remedes
secrets, qui ne sçait que ces secrets, n'étant rien ou tout au plus
des remedes violens, ils ont raison d'en faire un secret, & que
quoy qu'on en pense, ils n'ont ny la connoissance de la vertu
des remedes, ny le raisonnement necessaire pour les appliquer
seurement, & qu'enfin ce n'est pas par un motif tel que celuy
des Medecins sages & prudens, qu'ils cachent la connoissance
de leurs remedes, mais par interest, & de crainte qu'on n'en
connoisse le chimerique. Aussi lisons nous dans Æce qu'un Tetrab. 4. ferm. 2. cap. 23.
de ces debiteurs de secrets, ayant perdu son repetitoire fut
obligé de quitter le métier, & qu'un autre mourut de chagrin
d'une pareille perte, c'est pourquoy ces jaloux de leurs reper-
toires feroient bien s'ils pouvoient, de suivre ce conseil.

Menti non carta tradas quod scribitur arte
Nam si carta cadit tota scientia vadit.

C'est ainsi qu'on lit dans Averrhoes qu'un pauvre malade
meurt, pendant qu'un de ces Medecins perd le temps à chercher
dans son Livre de secrets le remede à une bévûë qu'il a faite.
Qu'on nomme donc comme on voudra toutes les visions des cu- Ubi necessitas urget excusabilis est novitas. Item ubi utilitas. *Bernard.* consider. 3.
rieux de secrets & de remedes nouveaux; qu'on produise tout
ce qu'on croira avoir découvert de plus rare, le bon sens voudra toûjours qu'avant qu'on en ait fait des expériences bien
averées, on s'en tienne à cette belle sentence d'Hipocrate, *Ce*
qui est nouveau & peu usité n'est jamais si seur que ce qui est ancien, Nova & ancipitia præcolere avida & plerumque fallax ambitio est. *Tacit.* annal. 14.
& qui pour avoir été experimenté tant de fois, ne nous permet pas de
douter de ses facultez. C'est sur ce principe & sur ce fondement
que les sages Princes, & les Magistrats après avoir fait examiner
les remedes nouveaux, n'en permettent encore l'usage qu'aux
vrais Medecins, de crainte qu'après les avoir abandonnez aux
ignorans, ils ne fassent encore passer ce qu'il y a de commun
pour des specifiques. Car combien de fois avons-nous veu entre
les mains de ces gens-là, & même en celles de quelques bons
Religieux, & de quelques femmelettes, des Ordonnances & des

Recipez des Medecins de leur connoissance, qu'il faisoient passer pour des avis & pour des secrets de Medecins de Rois &
de Princes des climats les plus éloignez ; mais qui ne laissoient
pas de tuer quelquefois, quoi qu'il n'y eût rien de bien malin
dans ces remedes, parce qu'ils étoient donnez mal à propos.
Dum cogitat sanare, interficit Empiricus & mulier.

On a donc grande raison de dire des pretendus secrets, de tant
de temeraires & d'ignorans souffleurs :

Crede ratem ventis, corpus ne crede Chimistis ;
Est talis Chimica tutior unda fide.
Vestrûm nemo bonus, vel si bonus obtigit ullus,
Nescio quo fato res mala facta bona est.

✻✻✻

Pseudo-Galenistas fuge, perversosque Sophistas
Audax ne placeat Pseudochimista tibi.
Dedita sed Chimicus, operis studiisque Galeni
Agmina secteris ; sic bene tutus ages.
Non tamen ullius jurandum in verba Magistri,
Judicio gaudent liberiore Sophi.

Voicy comme une femme qui en avoit peut-être épousé un,
s'en plaint en ces vers :

Voyons nos grands Artistes,
Nos illustres souffleurs, nos sçavans Alchymistes,
Qui sur l'heureux succés d'un fumant Athanor
Ne promettent rien moins que des montagnes d'or,
Et qui d'une belle ame au grand œuvre occupée
Recherchent ardemment la noble Chrysopée,
En font nôtre rivale ; & pour nous desoler
L'embrazent de leurs feux, & nous laissent geler.
Ce prodige de l'Art, qu'en terme de cabale
Il leur plait de nommer Pierre Philosophale,
Est le fameux écueil où tous les entêtez
En dépit du bon sens se trouvent arrêtez :
Qui les fait tous suer, qui leur remplit la tête
Du chimerique espoir d'une riche conquête,
Plus fabuleuse encor que celle du Heros
Qui fut tirer la laine au climat de Colchos.
Dans un si grand dessein où se font les avances,

Li Largius in Epist.

L'on voit s'évaporer au creuset leurs finances ;
Et ce qu'on peut juger de leur revenant bon,
C'est qu'ils sçavent réduire en cendres le charbon :
Et pour mieux établir leur haute renommée,
Qu'ils sçavent convertir tout leur bien en fumée.

A quoi nous pouvons ajoûter ce bon mot du docte Laurentius Hofmannus, comme une belle leçon à ces gens qui font la Medecine toûjours à bon compte, quoi-qu'ils ne sçachent pas ce qu'ils font, ni ce qu'ils disent. *Qui sesquipedalia fundunt, similes sunt Monialibus psallentibus, sed non intelligentibus quæ dicunt.* Quant à l'experience dont nos Empiriques ne se piquent pas moins que de secrets, tant ils sont impudens, il faut sçavoir qu'ils ne sçavent pas seulement ce que c'est ; & que comme il n'y a rien de si seur que l'experience quand elle est jointe au raisonnement, il n'y a rien de si dangereux quand elle est seule, Aphorisme du grand Hipocrate que le fameux Jean Damascene a illustré dans les siens. *Credere,* dit-il, *experimento sine ratione fallax & incertum, quoniam Litterarum rudes & plerumque patriæ desertores, &c.* C'est pourquoi le docte Primerose a écrit qu'un Medecin versé dans les principes & dans les indications de l'Art, se rendra plus habile en une année d'experience, qu'un homme sans principes & sans raisons ne peut faire en cent années. *De vulgi erroribus in Medicin. l. 1. cap. 13.*

Aussi Platon disoit-il que comme les bourreaux n'apprennent leur métier que par l'experience, il n'appartient qu'à eux de la tant vanter. *L'experience,* dit Leonard di Capoa, *dont tant de faux Medecins se piquent, est souvent chez eux ce que le cœur d'une Dame est à l'égard de certains amans, qui au moment qu'ils le croyent tenir étroitement, sont fort étonnez de voir qu'ils ne tiennent rien.* Il y faut donc joindre la science des principes & de la methode : car à moins de raisonner & de distinguer, on ne fait que s'éloigner du but qu'on s'est proposé de fraper, bien loin d'y atteindre. C'est ainsi que cet Empirique dont parle Galien, au lieu de guerir un ulcere avec un remede propre à la cure des ulceres, le rendoit de jour en jour plus sordide & moins curable, faute de connoître la constitution & le temperament de la partie ulcerée, qui ne pouvoit souffrir ce remede de la maniere qu'il étoit mis en œuvre : car comme l'experience est ou historique, c'est-à-dire tirée des livres, & des leçons qu'on y prend, ou tirée de nos propres observations & pratiques, le moyen de la diriger, si nous ne connoissons exa- *Plato in Phædro.*

ctement la nature des corps, tant en particulier qu'en general, celle de chaque partie de ces corps, & enfin les remedes qui different en substance, en qualitez premieres, secondes, tierces ; manifestes, occultes, &c. de sorte que ce qui feroit l'effet d'un remede à certain homme, ne serviroit que d'aliment à un autre, & feroit tout au contraire l'effet d'un poison, ou d'un violent remede en un autre sujet.

Quant aux maladies, de combien d'especes y en a-t-il sous un même genre, tels que sont les fiévres, dont les unes demandent qu'on commence par l'obstruction, & les autres par la simple intemperie : Qui peut sçavoir par l'experience seule si le remede doit être donné simple ou alteré, à qui en quelle maniere & en quel tems toutes circonstances dependantes de l'indication & de la coindication des forces presentes & absentes ; ou dissipées par l'âge, l'exercice, le poison ou par la malignité des humeurs enflâmées & bouillonnantes par une nouvelle fermentation, choses inconnues à ceux qui ne sont pas, pour ainsi parler, initiez aux principes & aux mysteres de l'Art, & faute de quoi on peche, *contre la quantité*, *contre le temps, contre la maniere & contre l'occasion.*

Ars, ætas, fortuna, regio, complexio, virtus,
Mos & symptoma ; repletio, tempus & usus.

Ou si vous voulez :

Temperies, ætas, cæli status, ars rata, morbus,
Usus, causa, locus, symptoma, innata facultas,
Consimiles morbi, mos, motus, Pharmaca, gustus.

Il faut donc appeller tout au conseil de la Medecine pratique, à moins de cela il arrive cent malheurs, particulierement aux femmes & aux filles que ces ignorans veulent traiter ds maladies du sexe. Car combien y en a-t-il qui pour avoir pris des remedes aperitifs des mains de ce temeraires, ont été précipitez dans des paralisies ? Combien ont-ils dépechez d'hommes travaillez de la colique ou de la pierre, par des remedes pires que ces maux ; puisqu'il y tant d'exemples funestes de ces temeritez, à la vûë desquels le peuple & les personnes de qualité s'efforcent de fermer les yeux. C'est ce qui a fait pousser cette triste plainte à un bel esprit : *Indolui rursùm generis humani vicem ; quòd in se grassari tam diu hanc inscitiam patiatur, atque interdum vitæ spem pretio emat, unde mors certissima proficiscatur.*

Hi & si tenebras palpant est facta potestas

Margin notes:

Circa quantum, circa quando, circa quomodo, circa ubi agendum. Sanctorius à Sanctorio.

V. Ephemerid. Germanic. passim.

I. B. Mantuan, in Prœm.

Difcruciandi agros, hominefque impunè necandi.

Tous leurs remedes, felon eux, font propres à tous les âges &
bons en tout temps ; & par confequent ce Vindicianus dont
faint Auguftin fait tant d'eftime, lequel avoit ordonné cer-   *Epift. ad Marcel-*
tain remede à un infirme qui s'en étoit bien trouvé, avoit   *lium.*
grand tort de répondre à ce même homme qui fe trouva mal
de s'en être fervi au bout de quinze ans ; que s'il l'eût encore
alors confulté, il ne lui auroit pas confeillé de s'en fervir.
En effet c'étoit bien le même homme, mais ce n'étoit pas
la même conftitution, ny le même temperamment ; mais comme nos Empiriques n'y font pas tant de façons, les Parifiens
ny prennent pas garde de fi prés. Aprés tout cela qu'on mette
en avant l'experience d'un homme fouvent affez jeune, ou qui
n'a rien moins fait pendant une longue vie, que le métier dont
il s'avife quand il eft vieux, & quand il ne fçait plus de quoy
vivre, & enfin qui ne fçait pas la moindre des chofes neceffaires pour former un Medecin. Soranus dit à ce propos, qu'on
appliquoit de fon temps les jeunes gens à l'étude de la Medecine dés l'âge de douze ans. On lit même qu'Averrhoes y fut
mis par fon pere qui étoit du métier, dés l'âge de fept, mais
apparemment cela ne s'entend que de cette étude, qui confifte dans l'Autopfie ou fimple infpection des parties du corps
humain, puifque Galien blâme ceux qui veulent apprendre la   *Lib. de Libris pro-*
Medecine avant la Grammaire & avant la Philofophie. S'il eft   *priis.*
eft donc vray que même un Medecin qui s'eft donné à l'étude
de cette fcience dés la jeuneffe, *ne fera jamais habile fans cette*   *Scalig. de re Poetic.*
divine & fameufe Encyclopedie, feule capable de rendre l'homme heu-   *lib. 3. cap. 16.*
reux & content en ce monde, que peut-on attendre de ces preten-
dus Medecins qui commencent fi tard & fi mal, & qui ne pourroient répondre à la moindre queftion de Phifiologie ? C'eft peut-
être pour fe diftinguer de ces ignorans fieffez, qu'il s'en trouve
qui contrefont les fçavans, parce qu'ils peuvent trouver des gens
qui leur demanderont quelque chofe de plus qu'un fecret. Ainfi
les uns fe piquent d'Aftrologie, témoin celuy qui la pouffa fi
loin il y a quelque temps, qu'il promettoit de guerir les fiévres,
pourveu qu'il fçût le nom du malade & l'heure de fa nativité.
D'autres font les Chimiftes confommez, quoi-qu'ils meurent
fouvent jeunes, & empoifonnez des vapeurs arfenicales de ces
remedes, avec lefquels ils ont fait partir leurs malades les premiers. D'autres font les methodiques, fe difans Medecins de

Monpelier, étourdissans les malades de quelques mots de Latin, leur serrant le poux, & regardant leurs urines attentivement. Quant aux premiers, je ne diray rien de ce que les sinceres Astronomes en pensent, tant il est vray & connu d'un chacun, qu'ils se moquent de leurs vanitez. Je ne m'étendray pas même sur ces Chimistes fiefez, la plûpart yvrognes, étourdis & sans cervelle, tant elle est desseichée par le feu, & par les esprits malins, des metaux & des mineraux qu'ils preparent mal, & dont ils se servent encore plus mal à propos, & dont le docte Laurentius Hofmannus fait cette peinture. *Parochi Polypragmònes, Jurista Apostata. Pharmacopoei clata mentis, organista vulgares. Omnes Iro pauperiores divitias pollicentur, pro tinctura colorem, pro lapide Philosophico saxum, pro thesauro carbones referunt, quorum ars sapientes in moriones, sanos in ægros, divites in pauperes, pauperes in fugitivos velut altera Circe transfert.* Arrêtons-nous donc à ces Marchands mêlez, qui contrefaisant les Medecins & les sages, s'ingerent de juger des maladies simplement par le poux & par les urines, autant de guides infidelles qui trompent même les meilleurs Medecins, quand ils ne les font pas marcher de compagnie, avec ce qu'on appele *l'amas & la collection des signes.*

Il y a tant de differens poux, non seulement quant à leur nature & à leurs mouvemens, mais mêmes quant aux noms, & tout y paroît si obscur, à moins que d'y être fort exercé, qu'il y a de quoy étonner d'abord quiconque voudra s'appliquer à cette étude sans la connoissance des Langues & de la Physiologie. Ainsi ce n'est pas une petite affaire de vouloir juger des forces du malade par la disposition du poux, qui n'est jamais semblable dans tous les sujets, & de *vouloir conter sur ses doigts,* * *quand il faut prononcer sur la nature & sur le succès d'une maladie.* Voila pourquoy Hipocrate ne s'est pas trop attaché à la connoissance du poux, si l'on en croit Theophile & Galien. Aussi Celse qui a copié Hipocrate, dit-il hardiment, *Egone fidam pulsui rei fallacissima?* C'est donc pour cette raison que le docte Primerose ne peut s'empêcher de rire, quand il voit de petites femmes toucher le poux des malades avec une confiance & une presomption ridicule, puisqu'un Poëte a dit même d'un Medecin experimenté.

Clinicus ipse autem, qui nunc Phisicus quoque fertur
Dum lotium infelix spectans, inde omina captat
Dum tentat pulsum venæ, dum stercora versat
*　　　　fallitur, & fallit.*

* *In venis deprehendere vires corporis & de successu hominis digitos interrogare. Eunod. Epist. 11.*

Lib. 3. de crisib. cap. 11.

Marcell. Palingen. in Leræ.

Car

Car il en eſt de même des urines où ces ignorans ſe noyent ſans y penſer, quand ils veulent voguer ſur ce vilain Ocean de charlatanerie. Ils croyent s'être fort bien tirés d'affaire, quand ils ont dit à bon compte ſur l'inſpection de l'urine d'un enfant, que *ce ſont les vers qui le mangent*, & ſur celle d'une femme ou d'une fille, que *c'eſt la matrice qui l'offuſque*. Il eſt bien vray que non ſeulement l'inſpection de la langue & des urines, peuvent ſervir à la connoiſſance du mal, & conduire au Prognoſtic; mais de plus que les urines priſes par la bouche, ont des vertus particulieres pour quelques indiſpoſitions, & que ſi on en croit quelques Medecins, elles ſont une maniere de preſervatif contre la peſte, & c'eſt peut-être pour cela qu'un fameux Rabin les appelle Borith-dam, *ſapo ſanguinis, le ſavon du ſang.* Mais de vouloir prononcer ſur les urines d'un malade qu'on n'a pas veu, imitant ces lâches & pareſſeux Medecins d'Alexandrie dont Galien ſe moque, leſquels ainſi que ces Prêtres & ces fameuſes Fatidiques de la chaire & du trepied d'Apollon, prononçoient au haſard ſur tout ce qu'on leur demandoit; n'eſt-ce pas expoſer & le Medecin & la Medecine à la raillerie publique, & s'oppoſer à tout ce qu'il y a de bon ſens? Gardez-vous bien diſent Rhaſes & Jean Damaſcene * de conclure ſur l'inſpection des urines, que vous n'ayez veu & interrogé le malade. Il y a, dit le celebre Medecin Langius, * deux ſortes d'impertinens hommes dans la Medecine, les premiers ſont les debiteurs de ſecrets, les ſeconds ſont les Uromantes qui devinent par les urines. En effet, la couleur, la conſiſtence, les choſes contenuës, * & les cauſes externes qui les alterent confondent tellement la matiere, que Plantius, ce docte diſciple de Fernel, ne peut ſouffrir que ſon Maître donne avec tant de confiance dans ce ſigne, particulierement quand les urines ont été tranſportées. Celles mêmes qu'on garde dans les chambres des malades peuvent changer pour ainſi dire du blanc au noir, par le plus petit incident. Que ſera-ce donc quand elles auront été gardées, portées au loin & expoſées à l'air dans quelque vaiſſeau mal propre? Tertulien dit que les Medecins rationels étoient anciennement appelez Cliniques, comme les Chrétiens le furent depuis, parce que les uns & les autres ſe tranſportoient dans la chambre des malades, pour y obſerver les ſignes & les accidens des maladies. Comment donc en pouvoir juger d'auſſi loin qu'en veulent juger nos Charlatans, puiſqu'on n'y peut regarder de trop prés? Mais que répondroient ces ignorans inſ-

γλῶϑϑα, ὄυρϱι εϱμαιϱ[.]

V. Hieronim. Reuſner. de urinis, & remed. ex iis paratis.

Rabi Eliezer.

Commentar. in lib. Hipocrat. de natur. human.

* Lotium quippe cum morbus infra venas exiſtit fallax eſt nuntius. *Aphor. 25. lib. 1.*
* *Epiſt. 23. lib. 2 Langii.*

* *Contenta.*

pecteurs d'urines alterées & transferées, si on leur disoit qu'il y a une infinité de maladies, dont les causes & les signes n'ont rien de commun avec les urines. Fuchse traitte *d'ânes & d'imposteurs*, ceux qui pour se distinguer & se rendre agreables à la populace, s'attachent scrupuleusement aux urines, & semblent pour ainsi dire s'y mirer. C'est ainsi qu'un Poëte du douzieme siecle, raille les Medecins de Manuel Comnene Empereur de Constantinople, qui observoient ses urines avec des lunettes, & que le docte Evêque de Tournai, se moque de ceux qui s'y mi-

rent à travers d'un verre ou d'une bouteille. Que ne pouvons-nous donc pas dire de ces fourbes qui promettent de cette inspection jusques au discernement des sexes ; mais que dire encore de l'impudence de ceux qui prétendent reconnoître la grossesse d'une femme par ce signe, chose si impossible à l'esprit humain, que le fameux Avenzoar avouë de bonne-foy s'y être trompé en celle de sa femme, & que Jacobus Foroliviensis ordonna un remede à un malade sur la supposition qu'on luy fit, d'un verre de vin pour un verre d'urine ? En effet, qui n'y seroit trompé dans de certaines maladies des reins & de la ratte ? Cependant les simples & les curieux ne laissent pas de consulter les Medecins, & ceux-cy de répondre toûjours à bon compte, & quelquesfois même de deviner. La servante d'une Païsanne

casse la bouteille dans laquelle elle portoit de l'urine de sa maîtresse au Medecin, elle en remplit une autre de celle d'une vache, & le Medecin qui se doutoit qu'elle étoit d'une Païsane qui ne mangeoit guères que des legumes, répond que celle dont on luy presente l'urine mange trop d'herbes & de racines, ce qui surprit bien la servante, qui crût qu'il avoit devine la chose. Une autre devine par des illations qu'il fait sur les réponses d'un Païsan à ses demandes, que le malade a une douleur de côté, qu'il n'a pas de fièvre, qu'il est tombé, & même dans un escalier ; mais étant ensuite interrogé par ce Païsan simple & grossier, combien il y a de marches dans l'escalier, il est contraint d'avoüer que le nombre n'en paroît pas dans l'urine. C'est ainsi qu'une femme demandoit après quelques autres questions à un Medecin, s'il ne voyoit pas l'âge du malade dans l'urine, parce qu'on luy avoit dit qu'il falloit qu'il y parût autant de croix qu'il avoit de dixaines d'années ; mais ce qui la guerit enfin de son erreur, est que le Medecin luy demandant de bonne-foy s'y elle y voyoit elle-même ces croix, elle ne sçut que luy répondre. Une autre vouloit non seulement que le Medecin devinât que le malade avoit une douleur de côté, mais encore qu'il vît dans son urine, le chariot d'où il étoit tombé, & les bœufs qui le traînoient. Un Frater Apotiquaire vouloit qu'un Medecin devinât par l'urine, si le mal de celuy qui l'avoit rendue, ne venoit point d'avoir trop pris de peine à fendre du bois. Une Demoiselle voulant tromper un Medecin, luy envoye de l'urine d'un Païsan par sa femme, avec ordre de luy dire qu'elle est du mari de la Demoiselle, mais la Païsanne ayant bouché la bouteille avec une herbe qui ne croissoit qu'aux environs de son Village, le Medecin qui connoissoit cette Plante, & qui se douta ainsi de la fraude, ne manqua pas de dire que cette urine est d'un Païsan, & non pas du mari d'une Demoiselle. Une jeune enjoüée presente à un Medecin un verre plein de malvoine, pour decider de sa maladie sur cette urine pretenduë, & y apporter le remede convenable; mais le Medecin ayant apperçu que le sediment qui est assez ordinairement dans les urines, & le cercle qu'elles forment autour du verre n'y paroissoit point, outre que quelques esprits qui exhaloient de la liqueur luy frappoient le nez qu'il avoit fort fin, commença par le prognostic de la maladie, luy disant *Signora tu è guarita*, & finit aprés avoir avalé toute la liqueur par ces mots, *ecco il segno*. Mais tout cela ne s'appelle pas prognostiquer ny juger, parce que ce ne sont que des effets de la sagacité d'un Medecin sur ses gardes, qui tâche de ne se pas meprendre, & quelquesfois même des coups du hasard. Car il n'y avoit pas sans doute ny tant de prudence, ny tant de sincerité dans le procedé de celui-cy, mais il ne laissa pas de passer pour habille comme les autres. Il se cachoit entre deux portes pendant que sa servante de concert avec luy, interrogeoit ceux qui luy apportoient de l'urine; & comme il étoit fort attentif à la réponce que ceux-là faisoient à chaque interrogation de la servante, il ne manquoit pas de dire au porteur de l'urine tout ce qu'il avoit entendu à travers la porte : car je ne parle pas icy de ces débauches qui n'ayant point d'argent pour fournir à leur dépense, s'aviserent de faire un Medecin sur le champ, qui trouva bien-tôt le moyen en arborant un urinal à sa porte de leur en gagner; encore moins de ces scelerats, lesquels à l'aide de certains miroirs & de certains anneaux enchantez, mêmes par des points & figures de Geomantie devinoient sur les urines des choses qui

Forestus de incerto urinar. judicio.

I i i ij

fe trouvoient quelquesfois veritables, tant le démon avoit envie de tromper & ces devins & leurs confulteurs. Je m'arrêteray donc fimplement encore à quelques coups d'Almanach, pour ainfi parler. Goldafte rapporte dans fon Hiftoire d'Allemagne qu'un

Henri Duc de . . . . envoia de l'urine d'une Dame de fa Cour groffe de huit mois, au fameux Moine & Medecin Notker, le faifant confulter comme fi c'eût été de la fienne, & le Medecin répond qu'on verra dans un mois un fort grand prodige, à fçavoir un Duc de . . . mere & nourrice d'un enfant dont il doit accoucher dans ce terme, ce qui arriva en effet à la femme qui avoit donné l'urine. Une femme qui fe mêloit de prédire par les urines étoit fi ignorante, qu'elle prit de l'eau de puits pour de l'urine, & fut fi heureufe qu'encore qu'elle eut prononcé au hafard, la chofe arriva comme elle l'avoit prédit. Marquons encore quelques coups de fourbes. Une femme devinereffe par les urines difoit à un jeune marié que fa confomption venoit de fon incontinence, que fon foix étoit tout ufé, & réduit à la groffeur d'une fève, & qu'il ne pouvoit vivre fi on ne luy en faifoit un autre, ce qu'elle entreprit moyennant mille florins. Un Charlatan ne manquoit jamais de dire, quant il faifoit des prognoftics à mort, que c'eft qu'il voyoit dans l'urine comme de petits cercueils flotans. Mais en voicy un qui trompa même un Apotiquaire, qui vouloit apprendre l'art de déviner par les urines, quoi-que fa femme, qui avoit plus d'efprit que luy, fe moquât de fa credulité: car toute la magie du Charlatan, aboutit, aprés qu'il eût bien mangé l'Apotiquaire, & qu'il luy eut tiré quelques pieces d'argent, à l'affurer qu'il ne fe tromperoit jamais en difant que c'eft l'urine d'un mâle, lorfque que celuy qui la luy apporteroit, entreroit dans fa chambre le pied droit le premier, & que c'eft de l'urine d'une femelle, quand il avanceroit le pied gauche avant le droit. Celui-cy ne fut pas fi heureux que tant d'autres, & merita bien d'être berné pour avoir répondu affirmativement à celle qui luy prefentoit

de l'urine épaiffe & chargée, *que c'étoit une femme qui menoit une vie fedentaire dans un coin de fa maifon, qu'elle avoit une difficulté de refpirer, & qu'elle avoit une enflure au genou:* car la Dame ne perdant point de temps, luy dit auffi-tôt, *vous vous trompez, car cette urine eft la mienne, je me porte bien, & fuis, comme vous voyez, fur mes pieds bien ferme.*

Auffi eft-ce pour éviter que les Medecins ne foyent trompez, &

qu'ils ne trompent eux-mêmes les gens trop credules, que le College des Medecins de Londres, a fait un decret par lequel il défend aux Medecins d'affecter de prédire sur les urines qu'on leur
apporte, leur conseillant de ne s'y fier que de bonne maniere,
même chez les malades, & en tout cas de joindre tous les autres
signes à celui-là, même en jugeant des maladies dont les causes
sont contenuës dans les veines, dans les arteres, dans les reins
& dans la vessie. C'est dans cet esprit & dans cette vûë que le
docte Langius nous fait le conte d'un Apotiquaire d'Aix-la-   *Epist. 44. l. 2.*
Chappelle, fils d'un Medecin Juif, qui avoit mis sur les mon-
tres de sa boutique la figure d'un fou, qui montroit aux passans
d'un doigt & d'un air moqueur l'urinal qu'il tenoit de l'autre
main, pour signifier qu'il avoit appris de son pere, que ceux
qui s'arrêtent trop à l'observation des urines, étoient semblables à cet insensé. Je ne m'étonne donc pas si de sçavans Medecins ont regardé cette matiere comme une étable d'Augias,
qui ne demande pas moins qu'un Hercule Medecin pour la   *Lamentat. cap. 2.*
nettoyer; si le sçavant Minderer introduit la Medecine se plaignant, que son ancienne beauté est salie & profanée par les
pots de chambre dont on la coëffe : *Se olim decoram, nunc lotio
perfusam rancescere* ; & si le sçavant Douza, qui connoissoit tous
ces vilains Uromantes dont nous parlons, les traitte de cette
maniere :

> *Abi idiota circulator, hinc abi*
> *Facesse agirta de foro,*
> *Quibus loquaris affatim ignorantia est*
> *Peritiæ parum aut nihil,*
> *Neque ulla mica literarii salis.*
> *Crumenimulga natio*
> *Locutuleia Turba abite.*
> *Abite Carcinomata*
> *Iatricam professa lotio tenus*
> *Sophisticoque schemate.*

Encore si ces miserables ne faisoient autre chose que de prédire par le poux & par les urines, il n'y auroit gueres plus d'in-
convenient à les consulter, qu'à consulter des Almanachs ; mais
de donner ensuite des remedes inconnus à ceux qui les prennent, & même à ceux qui les donnent, sans sçavoir à qui ni
comment, jusqu'à y mêler de l'arsenic, comme il seroit facile
de le verifier, s'il n'y avoit une infinité de personnes de cre-

III.

dit dans la robe & dans l'épée, qui se font * un plaisir ou un honneur de les proteger ? Sur quoi le grand Erasme tranche hardiment, que plus ils sont fades & ignorans, plus ils sont agreables à ceux qui font profession d'une fiere ignorance. Il n'y a rien de si facile que de purger les humeurs, mais de le faire avec choix & discretion, *Hic labor,* c'est un Opera. C'est Socrate, dit le docte Hurnius, *qui est le Medecin, & Socrate qui est le malade,* c'est-à-dire un sage directeur des remedes, & le malade en *individu,* & non pas la nature humaine. Ce n'est pas là tout, il faut encore observer, que quand les Provinces refusent de donner creance, comme elles font ordinairement à ces debiteurs de secrets, ils ne manquent jamais de se refugier à Paris, où ils trouvent une ample moisson dans ces maladies qui symbolisent avec leurs mœurs & leurs infames manieres. On s'imagine qu'on est bien caché, & que le secret sera bien gardé, parce qu'on n'est point connu de ces gens-là, & qu'on sera bien-tost hors d'affaires, sans penser que des gens sans honneur, sans lieu, sans conscience, ne se mettent gueres en peine de garder le secret; qu'il n'est pas chez eux à l'épreuve d'une bouteille de vin; & qu'ils pensent encore moins à guérir le malade; suffit qu'ils tiennent l'argent, & qu'ils ayent platré la cure. Car enfin tout ce qu'ils font, n'est que palliation, & gare ensuite le fameux & souvent funeste ΠΑΛΊΜΒΟΛΟΣ ΝΟΣΟΣ de Galien, c'est-à-dire en nôtre langage.

Le garçon du Barbier luy dit fort mal content:

Adieu, Monsieur, jusqu'au Printemps.

C'est pour cela que quelqu'un a dit fort à propos, que ceux qui ont recours à ces guerisseurs & à leurs remedes, sont semblables à ceux qui se saisissent de l'ancre du vaisseau pour se sauver du naufrage. *Anchoram amplectuntur, qui in desperatis morbis circumforaneis utuntur.*

Il y a bien plus, car comme on se fait ordinairement scelerat par degrez, ils passent après s'être servis de remedes violens & perilleux, aux philtres, aux abortifs, aux poisons, pour ne point parler des remedes de la Cosmetique, * par lesquels nous finirons cet Ouvrage; & par où ces vilains hommes entrent dans l'esprit de ces femmes, dont la conduite n'est pas fort reglée. En effet n'est-ce pas de ces noms de fard, que tant de Dames Romaines instruites dans l'Ecole de semblables Medecins, couvroient les poisons qu'on leur trouva après en

avoir fait perir leurs maris, & qui furent verifiez tels par l'é-
preuve qu'on jugea à propos d'en faire sur quelques-unes de
ces megeres. Et c'est à peu prés de cette maniere qu'on commença il y a quelques années à Paris avec des fards presque tous
ennemis du cerveau, leur associant ensuite les abortifs, & fi-
nissant par ces fins poisons dont nous avons appris tant de funestes & de pitoyables suites. C'est pour cela que Platon vouloit
qu'on chassât de sa Republique tous ceux qui donnoient des
remedes sans permission du Magistrat, & que tant d'autres Republiques ont suivi ce sage conseil. * Car qui ne sçait que les
Loix Civiles & Ecclesiastiques ne permettent à personne de se
mêler de la Medecine, s'il n'est approuvé des Medecins & des
gens de Police. C'est ainsi que saint Leon Pape dans ses Epitres, & saint Gregoire dans ses Morales se declarent contre
l'insolence des faux Medecins, & contre la tolerance des Magistrats, pour ne point parler des Casuites & des Docteurs cy-
devant alleguez, & que nous alleguerons encore cy apres. Le
Jurisconsulte Carpathius veut qu'on les fouette, & qu'on les
bannisse. Sur quoi la Loi Divalt. 23. c. de Testam. dit qu'il n'y
a rien de si absurde, que de souffrir le desordre & la confusion, qui
ne manquent jamais de se trouver par tout où quelqu'un se mêle du
metier d'autruy. L'Empereur Charles V. veut dans son Ordonnance de l'an 1532. qu'on punisse tous ceux qui professent la Medecine, sans avoir employé à l'étude le temps porté par ses
Declarations. L'Empereur Frederic II. avoit defendu dés l'an
1237. sous de grieves peines, que personne ne s'ingerât de pratiquer la Medecine dans ses Etats, s'il n'avoit étudié trois ans
en Philosophie, & s'il n'avoit ensuite été examiné par des
Medecins sçavans & experimentez. Jean Roy de France rendit l'an 1352. une Ordonnance contre les femmes, les Apoticaires,
les Herboristes & les Ecoliers, qui faisoient la Medecine, de-
fendant même aux Apoticaires de donner aucun remede, sans
ordonnance du Medecin; à cause, dit-il, du peril des corps & des

* Rhenta Scotorum Rex edixit capitis poenà, ne quisquam nisi doctus & exper-
tus, Medici nomen assumeret. Hector Boetius in Hist. Scotic.
Nullum pro conservanda vita sanitateque utilius, Pharmacum quàm abstinere à Me-
dicis indoctis. V. Legem Aquiliam.
In Republica bene constituta non admittuntur Medici nisi probati & jurati. Petr.
Gregor. l. 17. de Republ. cap. 9.
Uti Aphon. à Fonte in Specul. Medici Christi. dub. 1. pag. 5.
Amator. Medicin. decisor. discursu 72.
Abusus. Fritschius Medic. peccans conclus. 1.
Gaspar Franco à Reies in campis Elisiis Jucundar. quast.

T. Livius l. 3. de Republ. Pag. 85. Chap. 32.

ames, & à cause des abortifs clandestins, sous les peines ordonnées par le Prevost de Paris. Le Roy Charles VI. en rendit une autre contre les Chirurgiens & autres gens qui promettoient des cures au dessus de leur capacité. Sur quoy il ne faut pas oublier que deux Augustins s'étant presentez pour la cure de sa maladie, aprés avoir receu bien de l'argent, ils le mirent en si grand peril de sa vie, qu'ils furent condamnez, aprés avoir été degradez, à être décapitez aux Halles de Paris, puis écartelez, & leurs corps pendus au gibet, & leurs têtes mises sur des *demies-lances*. Il y a des Arrêts du 9. Mars 1535. 1536. & 1566. deffendans à toutes sortes de personnes d'exercer la Medecine sans avoir subi l'examen, & avoir pris le bonnet de Docteur. L'Ordonnance de Blois, art. 87. y est formelle. Un nommé de Melun soy disant Medecin, est arrêté le 17. Mars 1579. pour être examiné par la Faculté de Paris, & est renvoyé pour son ignorance. L'an 1598. sur la remontrance du Procureur General en consequence du Reglement de l'an 1536. sur ce que les Parisiens se laissoient aisément decevoir sous la qualité de Medecin, le Parlement fait défenses à tous Empiriques de pratiquer la Medecine, comme avoit fait l'Ordonnance de Blois. Mais pour égayer la matiere, je croy que le Lecteur non entêté sera bien aise d'apprendre icy, que quand il se trouvoit des Charlatans à Monpellier au siecle passé, on étoit en possession de les mettre sur un asne maigre & fâcheux, la tête tournée vers la queuë; qu'on les promenoit en cet état par toute la Ville au bruit des huées des Enfans & de la populace, * les frappant, leur jettant des ordures, les tiraillant de tous côtez, & les maudissant comme on faisoit autrefois cette celebre victime de Marseille; & qu'aprés les avoir ainsi chassé de la Ville, on les assuroit que s'ils y remettoient le pied, ils n'en sortiroient pas à si bon marché. Pourquoy donc ne nous écrierons-nous pas voyant à present tant de sages Ordonnances & de coûtumes si mal gardées:

> *O miseræ leges, quæ talia crimina fertis*
> *O cæci reges, qui rem non cernitis istam*
> *Vos quib. imperium est, qui mundi fræna tenetis*
> *Consulite humano generi, quot nocte diéque*
> *Horum carnificum culpâ mittuntur in Orcum!*

Est-ce que ces Loix étoient trop severes, ou si nous sommes trop indulgens & trop endormis? Se trompoient-elles, ou si nous nous trompons nous-mêmes? Car enfin tous ces Charlatans, comme

---

Marginal notes:

Histoire de Charles VI. par Jean Juvenel des Ursins pag. 130. & 135. 1398. Et par M. l'Abbé le Laboureur, Tome 2. Livre 18. chap. 8.

☞

Jacobus Silvius in Præfat. operum.

*O Rex, triumpha, qui tot insontes non armis, sed medicinis trucidasti.

Marcell. Palingenius Zodiac. vita in Leone.

comme nous le verrons encore cy-après, ne sont-ils pas autant d'aveugles qui en conduisent d'autres en la personne de ceux qui s'y fient, & qui meritent qu'on les traitte comme on traita celuy qui parut encore plus aveugle que l'aveugle même, dont il vouloit faire le métier. Voicy l'affaire. Pilpai, qui signifie en langage Indien, *Medecin aimable*, écrit dans ces jolis Apologues dont nous avons une traduction sous le titre de *La conduite des Rois par Pilpai Bramin*, qu'il y avoit un Roy dans son païs dont la fille tomba fort malade, & laquelle fut d'autant plus à pleindre, que le seul Medecin qui pouvoit se servir d'un remede enfermé dans le cabinet du Roy, étoit devenu aveugle ; mais que comme il étoit difficile de trouver ce remede, il se presenta un Medecin si ignorant, qu'il tuoit les malades dés la premiere visite, qui ne laissa pas de promettre qu'il le distingueroit de tant d'autres compositions qui étoient dans ce cabinet. Ainsi parce qu'on s'imagine facilement ce qu'on desire, on le conduit dans ce réduit, il y prend une boëte au hasard, & la porte au Medecin aveugle, & le Medecin en tire une pilule qui n'étoit pas faite pour la malade, puisqu'elle meurt quelque temps après l'avoir prise, temerité qui couta la vie à celuy qui avoit apporté la boëte à l'aveugle. Chacun sçait l'Histoire du fameux heretique Manès, qui au lieu de guerir le fils de Sapor Roy de Perse, le tuë par son ignorance, & comment son corps fut donné en proye aux oiseaux & aux autres animaux, après en avoir rempli la peau de boure & de paille, & l'avoir exposée sur une des portes de la Ville à la veuë de tous les passans. Mais qu'on pense peu à faire justice de pareilles gens dans une Ville qui a tant de tristes preuves de leurs attentats, où tant de personnes pourroient dire ;

> *Quæque ipse miserrima vidi*
> *Et quorum pars una fui.*

Et où on pourroit bien s'écrier ;

> *Vrbs orbis caput es, cur capis omne scelus ?*

Le mal est si grand, que non seulement on ne traitte pas d'infames ces hommes infames, comme on faisoit du temps d'Hipocrate, qui se plaint qu'il n'y avoit point d'autre peine attachée à leur temerité que l'infamie ; mais encore qu'on les recompense plus largement que les bons Medecins ; c'est ainsi que comme nous l'avons marqué cy-dessus, cette Ville qui est le rendez-vous, & comme l'egout de toutes les ordures du monde, ouvre

Lib. de Lege.

Tacit. annal. l. 15.

K k k

son sein à ces Escarbots de la Medecine qui se trouvent dans
ses boües, comme dans leur centre & leur élement : car voicy
comme ces fleaux de la Medecine luy enlevent plus qu'on ne
croiroit de ses Citoyens. Ces infames Parietaires commencent
par des affiches infames, & qui font rougir l'effronterie même,
par des témoins apostez, & par des gens *ad ogni cosa*, qui certi-
fient pour quelque écu les effets miraculeux du remede. Les valets & les servantes y sont pris les premiers, & les maîtres naturellement inquiets & amoureux de la nouveauté, & peut-être
lassez de quelque ignorant Medecin y donnent à leur persuasion,
& tombent ainsi d'un fossé dans un précipice. Car comme les
naturels Parisiens sont bonnes gens, & qu'ils seroient encore les
plus grandes dupes du monde, si la Normandie & la Gascogne
n'étoient venu à leur secours des deux extrémitez du Royaume,
par des alliances & par des manieres tout-à-fait opposées à leur
facilité naturelle ; les Charlatans de leur côté, sont les gens du
monde les plus hardis & les plus entrans ; & d'autant plus que
la pauvreté les rend tels, & les pousse à tout entreprendre en
une Ville pecunieuse, hors laquelle il n'y a point de ressource
à leur misere. D'ailleurs ils sçavent que tout l'avantage est pour
eux : car si le malade meurt, ils n'ont rien à perdre, au pis aller,
ils n'ont qu'à changer de nom & de quartier pour être à l'abri
des braillards : à quoy on peut ajoûter que comme ils ne sont
gueres appelez que dans le progrés ou dans la vigueur de la
maladie, si le succés n'est pas heureux, ils ne manquent jamais
à dire qu'on les a appelez trop tard ; que le Medecin avoit tout
gâté, & ce qu'il y a encore de favorable à leur manege, c'est qu'on
veut soûtenir à Paris tout ce qu'on a fait, & qu'on n'a garde de
se plaindre d'un choix & d'un succés dont on seroit raillé &
blâmé comme d'une sottise : entêtement à peu prés semblable à celuy que nous raconte un bon Auteur. Un Medecin Juif, soi-disant Medecin Arabe, ayant rendu aveugle un Roy de Boheme, auquel il promettoit de restituer un
œil perdu, ce Prince pour en dérober la connoissance à son
peuple, ne laissoit pas d'assister aux jeux publics, où il assignoit
le prix à celuy qui avoit le mieux fait, comme s'il eût été spe-
ctateur, aprés que ses affidez le luy avoient nommé à l'oreille.
Que si au contraire le malade guerit, soit par la force de son
temperamment, soit par le contre-coup du remede, comme il
arrive quelquefois, le triomphe leur est assuré : car on ne man-

Dubravius, histor.
Bohemic. lib. 6.

que jamais de donner la guerison de la maladie au dernier ve-
nu, pour peu qu'il ait changé les gardes. Quand il n'auroit fait *Hipocrat. de ratione
vict. in acutis.*
que reformer un peu le regime ; c'est assez : *Heureuse la vieille*,
dit le Proverbe, *qui arrive à la fin du mal.* Ils sçavent qu'il n'y
a qu'à oser, *audendum dextra.* Il arrive comme dans la politique
cent choses, & cent incidens du côté de la fortune, dont on pro-
fite quand on est hardi, *Fortuna juvat*, & quoi-qu'il arrive on
est en place, & avant que le public soit desabusé, on a vendu le
secret & touché l'argent, qui n'est pas une petite affaire pour
un gueux sans honneur & sans conscience. Aprés tout qui jugera de l'ignorance de ces gens-là ? des ignorans & des entêtez
dont le monde est plein ; & des gens qui s'y fient sottement. Car
on ne sçait pas, & on ne veut pas même sçavoir que leur ignorance est si crasse, qu'ils disent quelquefois que le malade à la
fiévre, quoi-qu'il n'en ait point, & tout au contraire, assurent
qu'il n'en a point au milieu même d'une fiévre ardente. Comment jugeront-ils donc de ces fiévres malignes, qui ne se ma-
nifestent qu'à la faveur des signes, dont la pluralité & l'observation est necessaire, eux qui ne sçavent pas même ce que c'est
que cet amas de signes. * Ainsi combien de prédictions de tra- * Collectio signo-
rum.
vers, de causes ignorées, de cures manquées, & de *qui pro quo*,
pour ne sçavoir pas distinguer ce qu'on appele *rerum similium
dissimilitudines, & dissimilium similitudines*, qui est le fin de la
Medecine & de la prudence politique, tant ils sont ignorans &
tant ils ont d'impatience, de donner un remede dont ils ne connoissent ny la nature ny la dose.

Mais, dit le Parisien, ne guerit-on pas quelquefois entre les
mains de ces gens-là, & même en des occasions où les Medecins paroissoient à bout de leur Latin & de leurs remedes. Ces
gens guerissent quelquefois, j'en tombe d'accord ; mais c'est
en la maniere que les Archers mal adroits frapent le but, &
comme des écoliers portent une botte franche à un Prévost
de Salle, choses fort rares. Ces cures, dit Celse, ne sont pas Sed cum eadem
omnibus conve-
nire non possint
fere quos ratio
non restituit, reme-
ritas adjuvat, ideo-
que ejusmodi Me-
dici melius alienos
ægros quam suos
nutriunt. *Celsu l.*
3 *cap. 9.*
des coups de l'adresse, mais du hasard & de la temerité. *Ils
traittent*, dit cet excellent personnage, *les malades des bons Medecins avec quelque succés, mais il n'en est pas de même de ceux qu'on
leur confie.* En effet, qu'on leur donne une maladie qui commence, ils ne sçavent par où s'y prendre, ne sçachant distinguer ni les signes, ni les accidens, ni les temps. Mais qu'on
les appele dans la vigueur du mal, ils risquent le tout pour le

tout, seurs qu'on ne leur sçaura pas mauvais gré du succès, quelque funeste qu'il soit, tant on est alors effrayé de la vehemence des accidens. C'est ainsi que des Alexandres * pareils à celuy de Lucien coupent hardiment ce nœud gardien, au lieu de le dénoüer. A quoy on peut ajoûter que l'impatience naturelle aux Parisiens leur est encore fort favorable ; qu'on y aime le changement, & même le ragoût dans les Medecines & dans le choix des Medecins. L'inquietude y suit par tout, & les gens de Ville & les gens de Cour, jusques dans la Medecine spirituelle où on se lasse, & où on veut changer de Directeur sans sçavoir pourquoy : car enfin je demande à ceux qui s'entêtent des apparences & de quelques cures palliatives, si parce qu'un témeraire aura réüssi sans ordre & sans conduite dans quelque expedition militaire, il faut negliger l'ancienne discipline, & faire des coups d'étourdi.

Quel remede donc à tant de désordres, puisque les Magistrats les souffrent, puisque c'est en vain que le bon sens se récrie, *non si quid turbida Roma elevet accedas*, & qu'enfin nos Charlatans font des manieres de Juifs qui font chaque jour des Proselytes qui ajoûtent foy à leurs Rabinages, *credit Judæus appella.* La Loy a beau nous dire que c'est aux Medecins & non pas aux Juges de porter jugement sur la capacité & sur l'établissement des Medecins ; *Qu'il ne faut pas permettre aux malades de se servir de ces prétendus Medecins, parce qu'il est de l'interest public que les Citoyens n'abusent pas de leurs facultez, se mettant imprudemment au hasard de perdre la vie en se confiant à des ignorans.* En vain Pythagore nous enseigne, *que le Magistrat qui ne punit pas les méchans, est coupable de l'injure qu'ils font aux gens de bien.* Aussi qu'arrive t-il quelques-fois de ce désordre ? le voicy. Des Presidens, des Lieutenans Civils & d'autres Magistrats subissent eux-mêmes la loy de l'Adrastie pour n'avoir pas tenu la main à l'execution des loix qui s'opposent à cette licence.

Ulpian. tit. 3. leg.
1. & titul. 9. 5. &
ultim. digest.

V. Annæum Robert.
rerum jud. catar.
lib. cap. 5.

Pour moy qui dans la situation où je me trouve, & qui de la maniere dont j'ay toûjours fait la Medecine, n'ay point d'autre interêt à voir changer la face des choses, que celuy qu'un bon citoyen & un Medecin désinteressé y doit prendre ; je ne joindray ni mes plaintes, ni mes remontrances à celles des Facultez, à celles des Colleges de Medecine, & à celles de tant de graves Auteurs qui en ont fait tant d'inutiles ; * mais je me contenteray d'essayer un remede à peu prés semblable à celuy dont les La-

cedemoniens s'aviserent pour donner de l'horreur de l'yvrognerie à leurs enfans, leur mettant devant les yeux la figure horrible de leurs Esclaves envvrez. C'est ainsi que je ferai voir par
les portraits de nos singes de la Medecine, & par l'histoire
Chronologique d'un siecle entier, en quelles mains les Parisiens
confient leurs vies, & que tirant le rideau qui leur dérobe la
connoissance de ceux qu'ils consultent, comme les Oracles de la
Medecine, je les laisseray, après les leur avoir montrez tels qu'ils
sont, avec ces paroles de l'Exode : *Hi sunt Dii tui , Israël. Pa-*
ris , voilà tes Sauveurs.

Mais avant que d'entrer en matiere, il est à propos de marquer icy que tous ceux qui ont été traittez de Charlatans par
la Faculté de Paris, n'étoient pas tels qu'ils sont dépeints dans
les écrits de ses Supposts & dans ses registres. Comme elle se
trompa dans le fait, l'an 1566. le Parlement, qui ne prononça
que sur ses remontrances, se trompa si effectivement dans le
Droit, qu'il fut obligé l'an 1650. de révoquer l'Arrest donné
l'an 1566. au requisitoire de cette Faculté. C'est pourquoy le
Decret formé l'an 1608. contre Paumier un de ses Docteurs,
fut d'autant plus precipité & injuste, que c'étoit un fort habile
homme, & auquel on ne pût rien imputer non plus qu'à Re-
nier, qui ne fut pas mieux traité l'an 1609. que de s'être servis de quelques preparations d'antimoine. Ainsi elle n'épargna
ni Maierne Turquet, ni Duchesne dit Quercetan, Medecins de
Monpellier, dont les cures & les écrits marquent assez qu'ils
en sçavoient trop pour ne pas faire des envieux. Qui ne sçait
l'injuste censure qu'elle fit encore de la methode des nommez
Haruet & Bancinet, parce qu'ils se servoient de quelques remedes Chymiques. Il ne faut que lire les écrits faits de part
& d'autre, pour voir qui avoit raison. Paul Reneaume autre
Medecin de la Faculté de Monpellier, qui faisoit la Medecine à Blois, fut encore déferé au Parlement de Paris l'an 1615.
par cette Faculté, comme s'il eût été ennemi de la Religion
& de la Domination, parce qu'il se servoit de Medicamens
Chymiques, qu'il employoit à la verité un peu bien hardiment.
Louis de Launay natif de la Rochelle, pareillement Medecin de Monpellier, avoit passé par cette imperieuse censure
dans les écrits de Grevin dés l'an 1560. pour même raison que
les precedens. Car pour peu qu'on se servît des remedes Chymiques en ce temps-là, on ne manquoit pas d'être declaré

KKK iij

do invadunt est ,
coërceant si possint
quib. hæc cura est
quorumque id in-
terest. Hipocrat. l.
de arte.

Recherches tou-
chant la Faculté de
Monpellier par Rio-
lan.

V. Animadvers. in
Ioan. Autaruet.
& Apol. pro I. Har-
vet.

Charlatan fiefé par la Faculté, & anathême à qui en doutoit, parce que n'ayant pas encore ouvert les yeux pour voir ce qu'elle commença à reconnoître l'an 1637. elle s'arrogeoit un Empire despotique sur tout ce qu'il y avoit de Medecins qui n'étoient pas frappez à son coin. Quand à Jean le Brun qu'elle chassa en même temps de son Ecole, je crois que j'aurois quelque raison d'entrer en matiere par ce personnage, & qu'elle en eut quelques-unes de censurer l'or potable & quelques autres remedes dont il faisoit trop de mysteres. Car pour Roch Bailly, dit la Riviere, dont le procés fut si fameux, il avoit tant mêlé de mauvaise doctrine dans ses défenses, tant d'énigmes & tant d'ignorance de la vraie Medecine & de la bonne Philosophie, tant de marques d'inquiétude, de chaleur & d'interest sordide, qu'on ne peut douter qu'il ne fût un vrai Charlatan. Il en est de même des nommez Hureau & de

Statuts de la Faculté, & les Iugemens rendus contre les Empiriques.

Plaidoyé d'Anne Robert contre Hureau.

Mélun, que le Parlement condamna comme Charlatans l'an 1597. ainsi que nous l'avons remarqué cy-devant du dernier, pour n'avoir pû répondre aux questions qu'on leur proposa. C'est ainsi qu'elle avoit fait, condamner Jean Thibaut contre lequel elle obtint Arrest le 2. Mars 1535. Pompée Gavan 1598. François Pena 1601. François Miquely, 1601. les nommez la Montagne, Baurelly, la Brosse, Bourgeois d'Ivelin, le Duc, Rodomont, Vasset Colleville 1607. & Hervieux 1608. tous Charlatans fiefez. Voilà les triomphes de la Faculté; mais quels triomphes, puisqu'elle fut obligée de chanter la palinodie quant à l'antimoine & quant à quelques autres remedes, & qu'elle n'en a été ni plus glorieuse, ni plus riche? Triomphes en un mot, dont on pourroit dire, comme on a dit d'une des

Florus l. 11. c. 18.

plus malheureuses victoires du peuple Romain: *Præda ut de pauperibus nulla, triumphus tantùm de nomine.* Ainsi comme elle sortit ensuite assez mal de quelques autres affaires, elle se lassa enfin de procés. Les Charlatans, dont le nombre croissoit tous les jours, passerent à la montre sous le nom de Medecins de Monpellier, par la negligence des Magistrats; & je ne vois pas qu'elle ait eu d'affaires fort considerables depuis ce temps-là, jusques à celle que lui fit Renaudot, & qu'elle se fit aussi elle-même, & dont elle ne sortit pas tout-à-fait comme elle souhaittoit. Quoi qu'il en soit, car je ne doute pas qu'il n'y ait eu bien de l'aigreur & du mal-entendu de part & d'autre dans ce demêlé-là. Quoi qu'il en soit, dis-je, il est assuré que malgré les plaintes & les efforts de la Faculté , les Charlatans depuis plus d'un siecle ont trouvé une merveilleuse facilité dans l'esprit de nos Parisiens , quoi qu'on n'ait rien vû de singulier dans ces guérisseurs que la vanité , l'effronterie & le libertinage , & qu'ils n'ayent presque tous eu que la fin & le sort de ces miserables victimes des voluptez publiques : car n'ayant vendu comme elle que des repentirs , ils sont presque tous morts comme elles dans l'hôpital , ou sur un fumier , aprés en avoir bien fait mourir par leurs vilains artifices. Aussi est-ce sur le pied de ces beaux faits là qu'un Poëte du temps de Nerveze nous les represente dans cette poësie.

Leurs dogmes dont par eux nos corps sont dissipez.
Sont des Recipez faux & de vrais decipez,
Butinans sur chacun c'est toute leur envie,
De vous faire mourir pour se donner la vie.
Voila comme par eux les hommes sont tous saints,
Venus au lendemain du jour de la Toussaint.

SEMINI pour entrer enfin en matiere est un des plus anciens & des plus renommez de ceux qui ont regné à Paris , aprés les Rivieres qui l'ont inondé , & aprés les Brosses , les Tourelles , les Abelis , les Goris , les Boivenals , les Dumons , les Hureaux & les Meluns , qui ont porté la mort par tout où ils ont employé les metalliques , auxquels on peut ajoûter Denis Lescot , qui gagna cinquante mille écus en deux ou trois ans de tabarinage. Le veritable Tabarin , Mondori & Descombes gens naturellement éloquens , & si rejouïssans qu'ils coupoient la bourse en riant. Semini , dis-je , étoit un homme si hardi , quoi-que fort ignorant , qu'il trouva moyen de se faire adorer à Paris dés l'an 1620. & cela parce qu'il avoit des remedes pour les Dames comme pour les hommes : car c'est ce qui le fit bientôt connoître aux Grands & à la Bourgeoisie. L'antimoine qu'il donnoit déguisé de differentes manieres , étoit son grand Achille , en un temps où la Faculté en avoit presque aboli l'usage à force de le décrier. Il se servoit encore de quelques preparations du mercure , de l'ellebore & de l'opium ; & parce que les Medecins de son temps étoient si timides , qu'ils regardoient ces remedes comme des monstres & des bêtes feroces , qu'ils ne sçavoient pas addoucir & domestiquer , il profita si bien de l'occasion , que les donnant à droit & à gauche , les heureux succez firent qu'on ne vouloit entendre ni la voix des mou-

rans , ni celle de ceux qui les regrettoient , & qui se plaignoient
de ses remedes. La Princesse Marie de Nevers, *cujus valetudi-*
nem regere erat solitus , fut celle de toutes les Dames de la Cour,
qui lui donna le plus de credit ; mais cela n'empêcha pas qu'on
ne crut depuis , que les remedes qu'il lui avoit frequemment
donnez , avoient extrémement affoibli cette Faculté , dont elle
eut si grand besoin , quand elle fut sur le Thrône de la Pologne , pour laisser des heritiers vivans au Roy son époux.
Cependant comme il n'y a souvent que la maniere de se servir
des remedes dans la pratique qui les rende bons ou mauvais,
le Grand , comme nous l'avons remarqué dans son portrait,
voyant que Semini avoit fait quelques belles cures , eut enfin
envie de tâter de cette pratique , & tempera si heureusement par la
prudence & par le raisonnement l'effet cavalier de ces grands remedes , que malgré les braillards de l'Ecole qui s'étoient furieusement élevez contre luy , il fut approuvé & applaudi d'un assez
bon nombre tant de cette Ecole , que de celle de Monpellier,
qui firent taire la pluspart de ces declamateurs. Voilà la porte
par laquelle il entra , & l'échele par où il monta à ce degré de
reputation où nous l'avons vû. Mais ne perdons pas de vûë
Semini. On dit donc que le Neptune s'étant un jour rencontré
avec lui chez le Cardinal de Richelieu , & que ce Medecin
lui ayant montré trois paquets de certaine poudre , pour voir
ce qu'il en diroit , il se jetta à ses pieds lui demandant son
amitié , & le priant de ne pas divulguer cette preparation de
remedes qui l'avoit fait subsister si heureusement. Mais pourrions-nous oublier ici une veritable turlupinade que fit nôtre
Neptune au sujet de ce Charlatan , chez un Curé de saint Sulpice , où ayant trouvé un mourant qui avoit pris ce jour-là un
de ses remedes , il laissa cet écrit sur la table : *Secta Empirico-*
rum anathema sit , & semini ejus in sæcula sæculorum amen. Au reste , on fut fort étonné de voir enfin que cet homme , dont les
Grands & la Bourgeoisie avoient été comme enchantez , tomba tout d'un coup du faiste de la reputation où il étoit parvenu , pour avoir donné une poudre à une Eminence qui en
mourut quelque temps aprés.

DILLERAIN ne fit pas tant de bruit à beaucoup prés que Semini , quoi-qu'il eût peut-être autant fait de besogne , & l'on n'en
auroit pas même conservé la memoire , sans le remede que
le Premier President le Jay prit de sa main , & aprés lequel il
mourut

mourut faute de bon appareil ou autrement.

Ceux qui vont fuivre ces deux là, font prefques tous contemporains, c'eft pourquoy je les prens comme ils me viennent
dans la memoire, fans affecter de les ranger chacun felon leur
temps & felon le bruit qu'ils ont fait.

Roula natif de Monpelier, condamné par le Parlement
de Touloufe pour friponeries & pour crimes, ne manqua pas
d'éviter l'exécution de fon Arreft, fe refugiant à Paris, l'afile
de fes femblables, & où il n'étoit pas connu. Son principal
fçavoir faire (car il en fçavoit bien d'autres) étoit comme il
le difoit de tailler au petit appareil, nouveauté qui ne déplût
pas. Il trompa donc fort facilement ceux qui fe laifferent prévenir les premiers, en efcamotant la pierre qu'il faifoit femblant
de tirer. Ainfi l'on n'en parla au commencement que comme
d'un homme miraculeux, & particulierement Meffieurs de la
R. P. R. fes Confreres en Chrift ; mais enfin ayant été obfervé
de prés par les Maîtres de l'Art, il demeura court à une operation où il étoit trop éclairé, enfuite de quoy il emporta au clair
de la Lune, ce qu'il avoit raflé des plus credules, dont aucun
ne fe trouva gueri de fa pierre.

Damascene, hardi Italien, bien fait de corps & beau parleur,
parut fur les rangs à Paris, aprés avoir fait fon entrée en France,
applaudi comme un Efculape parti d'Epidaure. Il étoit vêtu d'u-
ne robe rouge parée de chaînes d'or, & de tout ce qui fait dire
de cette efpece de Medecins, *Medicorum eft honefte veftiri, fire-*
nue mentiri, audenter occidere, à quoy il avoit ajoûté ces anneaux,
qu'Ariftophane nous dépeint d'un trait auffi grand que les
doigts, qu'ils ornent & qu'ils rempliffent, σφαγιδονυχαργοκομῆται.

    E el dado de un Dottor
    Engeftado in orovi
    Un finiffimo rubi
    Perche fempre efte color
    Et antidoto major
    Contro la melancholia.

Gongora Poët. Hif-
pan.

Les poudres aromatiques qu'il exhaloit de tous côtez, augmentoient l'opinion qu'on avoit de fes remedes, & le faifoient,
pour ainfi dire, fentir d'une lieuë : car quoi-qu'il en eût bien
expedié en paffant, on ne laiffoit pas de donner dans le fafte &
dans le brillant, *cum occideret eos quærebant eum.* On ne pouvoit s'imaginer que la mort partît d'un fi bel endroit, ou du

moins ne l'apprehendoit-on pas trop venant d'un si beau personnage.

O viso che puo far la morte dolce.

Ainsi comme il n'y a rien de si sot que le peuple prévenu, on
se pressoit par tout pour le voir ou pour le consulter. C'est ainsi
que quand Philis pêchoit chez un de nos Poëtes.

On voyoit batre les poissons,
A qui plûtost perdroit la vie,
En l'honneur de ses ameçons.

En effet, un homme qui avoit le secret de guerir, les femmes steriles meritoient bien qu'on les consultât pour le bien public. Il n'y avoit rien qu'il ne sçût & qu'il ne pût, de tout ce
qu'elles pouvoient en demander. Il leur disoit comme le Prothée du Poëte, la bonne avanture, il n'oublioit ny le passé ny
l'avenir.

Georgic. 4. *Quæ sunt, quæ fuere, quæ mox ventura trahentur.*

Et quand les plus curieuses luy demandoient avec quel remede
il guerissoit la sterilité, il répondoit aux plus gaillardes & aux
plus jolies, appliquant doucement ses mains sur ses côtez, *le*
remede & le secret est en Damascene. Le voila donc enfin arrivé à
Paris, où on l'attendoit comme le Messie de la Medecine, il y
est visité, consulté & adoré comme un Oracle; mais comme il
pensoit bien à autre chose qu'à plaire à la bourgeoisie, & qu'il
regardoit la Cour comme la fin & le but où il avoit toûjours
visé *al bersaglio*, il y vola, croyant qu'il n'y avoit qu'à payer de
promesses, d'affirmations & de sa belle figure pour s'emparer de
tous les esprits; mais il y outra tellement la Charlatanerie, &
poussa ses impertinences si avant, qu'on ne le prit que pour ce
qu'il étoit en effet. Ainsi ce nouveau Phenomene de la Medecine Charlatane évanoüit devant le Soleil, après avoir été regardé quelque temps du peuple comme un Astre d'heureuse
influence.

SARRAZIN n'étoit pas d'une figure à donner dans la veuë du
peuple comme Damascene, cependant il voulut comme luy tenter la fortune. Il vint de Genêve à Paris avec un Gilla de vitriol, qui faisoit toute la boutique de ce pauvre Gille; & comme il fut assez idiot pour avoüer aux Parisiens qu'il n'étoit ni
Medecin ni Chirurgien, & qu'il paroissoit fort impecunieux,
non sum Médicus, nec est in mea domo neque vestimentum neque panis,
en un mot, comme il ne sçavoit pas faire claquer son foüet, il

fut obligé de s'en retourner aprés avoir fait mentir une fois au
moins le sçavant Erasme, qui croit qu'il ne faut qu'un ou deux
remedes de bibus pour nourrir les gens de ce métier-là ; car
enfin l'experience nous apprend tous les jours que s'il y en a qui
vivent de leur effronterie, il y en a bien plus qui n'en font que
vivoter. Mais voicy bien une autre figure.

Du CLOSEL étoit à peu prés tel que cét Uranius dont nous
avons parlé ci-devant, grand parleur, diseur de rien, petit esprit,
ignorant, vanteur & manteur, formant des difficultez & des
questions sur toutes sortes de matieres sans en pouvoir éclaircir
aucune. Mais comme il sçavoit quelque chose au jeu, & qu'il
vit par l'exemple de ses semblables, que Paris luy tendoit ses
bras de misericorde, il ne se contenta pas de vendre des secrets
pour le mal des dents & pour la colique, dans les Provinces où
il ne faisoit pas d'assez bonnes affaires, il vint en cette Ville-
là joüer au plus seur, à la faveur de son sçavoir faire & des dupes qu'il y rencontra, tant il étoit habile parmi les ignorans ;
mais on ne parle point des cures qu'il y fit ; car, quant à sa fin,
quelques-uns ont crû qu'il avoit fait naufrage sur la Grève.

LE CERF ne ressembloit à rien moins qu'à l'animal dont il
portoit le nom, & dont on croit que la tête & quelques autres
parties sont Medicinales, car ce n'étoit qu'un pauvre animal, &
un veritable Escarbot de la Medecine, qui s'étoit borné au traitement des fistules de l'Anus, quoi-qu'il n'eût pas la moindre
teinture de la Chirurgie. Tout son sçavoir consistoit en une huile
de Gaiac, qu'il pretendoit faire passer pour miraculeuse, mais
il perdit son huile & sa peine, & n'en vécut pas plus riche. Et à
ce propos il ne faut pas oublier celuy qui luy a succedé en cet
employ, quoi-qu'il soit venu bien plus tard, paroissant encore
à present sur la scene Charlatane.

L. M. donc est un pauvre diable dont le nom seul porte sa
reprobation ; cependant il ne laisse pas de débiter & de se servir
d'une maniere de *Tetrapharmacum*, sous le nom de Baume infaillible pour les fistules ; mais nous ne marquerons de toutes ces ef-
fronteries que celle qui suit. Un des grands Officiers de la Robe, qui s'imaginoit avoir été gueri par ce Baume d'une fistule à
l'Anus, produit cet homme, ou plûtost ce cheval, pour penser
celle que le M. D. Ch. R. avoit effectivement, & qu'on ne pouvoit guerir que par l'operation, & ce croquant l'entreprend ;
mais qu'en arrive-t-il aprés quelque temps, le malade est obli-

Lll ij

gé de s'en retourner chez luy, l'intestin tout pourri, & la fiévre
hetique dans le corps dont il meurt 15. jours aprés. Ce qu'il y
eut de honteux dans l'affaire, est que le Medecin qui voyoit
ce malade avec ce vilain Escarbot, n'osa jamais proposer l'o-
peration de crainte de fâcher l'Officier qui l'avoit produit, &
de perdre sa pratique & celle du malade.

R A B E L étoit Provençal, vilain borgne, & dont les traits de
visage étoient non seulement irreguliers, mais horribles; sans esprit, sans étude, sans Religion, au reste bréteur & tres-débauché,
invidus, iracundus, vinosus, amator. Il fut premierement Maître
d'Ecole en son païs, où pour premiere leçon & apprentissage des
meurtres qu'il devoit faire dans l'exercice de la Medecine, il
tua sa femme d'un coup de mousqueton. Il est vray que ce fut
un malheur, en consideration de quoy il n'eut pas de peine
à obtenir sa grace. Depuis s'étant mis la Medecine Chymique
dans la tête, il étudia, disoit-il, sous un Anglois & sous un Turc;
(il vouloit sans doute dire un Juif) de maniere que non seulement il se fit fort bon Artiste, mais encore il herita, si on
l'en croit, de tous leurs secrets aprés leur mort. Quoi-qu'il en
soit, il vint à Paris où il employa des eaux & des huiles, qui le
firent connoître & qui le mirent en reputation. Mais parce qu'il
n'avoit ni conduite ni probité, s'étant vanté qu'il avoit en main
de quoy faire avorter toutes les femmes de Paris malgré qu'on
en eût, & que quelques malheureuses filles s'adresserent à luy
pour cette fin; on l'enferma dans Vincennes, d'où ayant été
transferé quelque temps aprés à Pignerol, il y fit un tour de son
métier : car s'étant sauvé avec plusieurs autres prisonniers qui
voulurent bien joüir du benefice, il retourna au Capitaine du
Château, comme un prisonnier de bonne-foy, qui ne vouloit
tirer aucun avantage de son évasion, ou qui tâchoit de luy
persuader que celle de tant de prisonniers n'étoit pas de son
invention. Ainsi la Cour en ayant été informée, le tout bien
consideré, on luy fit donner de l'argent & un habit avec ordre
de sortir du Royaume, & de n'y mettre jamais le pied. Aussi
se retira-t-il à Avignon & de là en Italie, où on dit qu'il continuë à se servir de son sçavoir faire, quoi-qu'il ne gagne pas
tant en ce païs-là qu'avec les Parisiens, gens de grand loisir,
credules & pecunieux.

picoté dit bilaistre

T I C O P É *de gente Belistra*, étoit à la verité Medecin à L.
mais sa vanité & ses insolences l'ayant mis mal dans son Colle-

ge, il se retira à Paris, le port de salut des hommes de son caractere. Comme il n'avoit donc aucune methode, qu'il étoit
le plus brutal, le plus vilain sagoin, le plus impudent & le plus
temeraire drogueur de son temps, il ne faut pas s'étonner si
tout Docteur qu'il étoit, je le range parmi les Charlatans. Il
portoit une grosse canne dans la main, bien moins pour soutenir son corps chancelant, que pour en menacer ceux qui n'a-
voient pas le don de luy plaire. Dés qu'on s'opposoit à son sentiment, il haussoit sa voix de Stentor pour pouiller les gens, &
sa canne pour les en charger. Aussi eût-il bien de la peine à
se soutenir les premieres années, mais enfin ayant fait desenfler
un Evêque avec une certaine préparation de scamonée qu'il débitoit, & qu'il vantoit comme un secret, il commença à être regardé comme le sauveur des hydropiques. Ce n'est pas qu'il ne
se servit aussi des metalliques les plus violens; mais son gilla de
vitriol & son Précipité de mercure, étoient son *ratio ultima*, &
comme ses bombes & ses mortiers. En effet, ce dernier fit tant
de ravage qu'on en vit mourir dans un long martire, bien des
personnes de merite & de qualité. Il ne vouloit presque jamais
conferer avec les Medecins qu'on luy proposoit : car la langue
Latine, quoi-que copieuse en injures, n'étoit pas sa langue. Tous
les Medecins n'étoient que des ânes, des perroquets & des turlupins, selon luy, il étoit le seul qui sçût la Medecine. On souffrit d'abord ces manieres extraordinaires, tant on aime les nouveautez & le singulier à Paris; mais enfin la plûpart de ceux qui
en avoient ri, voyant qu'il perdoit le respect, commencerent à
s'en lasser, d'autant plus facilement qu'il ne faisoit pas auprés
des malades tout ce qu'il promettoit, & qu'il faisoit des choses
qu'ils ne demandoient point. On commença donc à le congedier
avec quelque espece d'honneur & d'honoraire; mais comme il
n'y avoit rien de si facile que de le faire venir, il n'y avoit rien
de si difficile que de le chasser. Il rentroit toûjours hardiment,
expellas furca talem usque recurrit, & son artifice le plus ordinaire,
quand on luy refusoit l'entrée des maisons, étoit de menacer
d'une mort prochaine ceux qui méprisoient ainsi sa personne &
ses remedes : *in interitu*, disoit-il, *vestro ridebo*. Au reste, jamais
content des retributions les plus honnêtes, demandant toûjours
qu'on haussât la dose, *modicum adhuc*, particulierement quand le
malade sortoit d'affaire. Ce qu'il y eût de singulier dans la conduite des Parisiens à l'égard de ce Medecin, est qu'un peu avant

que l'âge & les maladies l'eussent forcé à faire retraite, ne sçachant plus ni ce qu'il disoit, ni ce qu'il faisoit, mangeant & écumant, comme un porc à table, il s'en trouva encore d'assez bons pour le souffrir, les uns par entêtement, & les autres vaincus par ses importunitez. Mais enfin il partit de ce monde aprés avoir envoyé marquer son logis en l'autre, à un bien plus grand nombre d'hommes que n'avoit fait aucun Charlatan, & mourut comme il avoit vécu, c'est à dire en gueux, nonobstant tout ce qu'il avoit escroqué des plus credules. Mais voici un Medecin bien moins aigre que Ticope, puis que c'est un veritable Medecin d'eau douce, & pour ainsi dire un Monopoleur des eaux de la Seine, car comme on est en possession de vendre l'eau à Paris,

BARBEREAU n'eût qu'à déguiser l'eau de la Seine & à luy changer le nom, pour la mettre à bien plus haut prix que le meilleur vin de Champagne. Il en établit donc le Bureau dans le College des quatre Nations, & pour en faire la distribution d'une maniere un peu galante, il la commit à sa femme & à sa fille, deux Nymphes qui ne paroissoient pas les plus refroidies de charité; de sorte qu'on croyoit toûjours boire à juste prix, quelque chere que fût l'eau, quand on la prenoit des mains de ces deux prétieuses. Ce qu'il y avoit de particulier dans cette eau, au moins si l'on en croyoit Barbereau, est que comme si le transport luy eût donné quelque qualité qu'elle n'avoit pas dans son logis (au contraire de celles qui perdent quelque chose quand on les transporte,) celle qui partoit de chez luy dans de certaines bouteilles, étoit bien plus chere que l'autre, étant séelé du sceau *de la fontaine perpetuelle* : car le Dieu du fleuve qui y presidoit, & qui la faisoit partir avec cette attache pour le bien public, assuroit qu'elle étoit impregnée d'une vertu miraculeuse, quoi-qu'il n'y parût qu'un mélange d'antimoine vitriolé, ou de vitriol antimonié, encore en si petite dose qu'il n'étoit pas capable de la faire changer de nature, *aqua pura puta* ; ce grain verd qu'on voyoit au fond, n'excedant pas la grosseur d'un grain de froment sur six pintes d'eau. Mais parce qu'il y avoit du mistere, & qu'on la regardoit comme une fontaine de jouvence, on la payoit si grassement que quelques coffres forts en donnoient depuis dix jusqu'à trente loüis d'or, le prix la faisant passer pour une eau de longue vie & de santé, & le maître des eaux du College comme un tres-grand maître dans la Medecine, se disant Conseiller & Mede-

cin ordinaire du Roy, dans le Livre qu'il intitula, *les Remedes
souverains & incomparables du sieur Barbereau*, quoi-qu'il ne sçût ni
A, ni B, & qu'il bût plus de vin en un jour, que les plus forts
de ses beuveurs, & si vous voulez le Manfredy Maltois ne beuvoient d'eau en deux journées. On avoit beau dire aux gens
prévenus que ce n'étoit que de l'eau de riviere, & que le grain
verd qui étoit au fond de la fontaine perpetuelle, n'étoit qu'un
mistere, ils n'en croient rien; mais enfin on s'en éclaircit, & voici comment. Un petit laquais avoit retenu l'argent de son Maître, & avoit rempli sa bouteille de l'eau de la Seine, au lieu
d'aller porter l'un & l'autre chez Barbereau, & cependant le
Maître du laquais n'avoit pas laissé de se trouver fort bien de cette
eau, c'est pourquoy il ne manqua pas d'aller remercier le Maître
des eaux aprés sa convalescence, quoi-qu'il crût avoir bien payé
son remede. Comme il eut fait son compliment on le pria de dire
son nom, mais ne le trouvant point sur le Registre, où celuy de
tous les beuveurs étoit couché, on soupçonna qu'il y avoit du mal
entendu, & que le laquais pouvoit bien avoir changé l'eau en
vin. Ainsi le Maître de retour au logis luy ayant commandé
d'aller trouver Monsieur Barbereau & pour cause, le fripon change en même-temps de couleur, se trouble, & se jette enfin à ses
pieds, demande pardon, & offre pour l'obtenir plus facilement,
de rendre la plus grande part de l'argent qui étoit encore en
nature. Voila la premiere & la principale cause du reflus des
eaux, *ex illo fluere*, voila comment leur merveilleuse reputation
& celle du Medecin des eaux se perdirent; car on remarqua
depuis ce temps-là, que le Maître des eaux & sa boutique fon-
dirent insensiblement, sans qu'il eût rien fondé pour sa pauvre
famille, non plus que ce fondeur de cloches, dont on a dit,

  Il fondit & rien ne fonda.

 Nous ne sommes pas encore hors de l'eau, car depuis le fameux la Riviere du siecle passé, il s'est bien trouvé d'autres
Rivieres qui se sont débordées dans l'exercice de la Charlatanerie. On n'a qu'à voir la description de la Riviere Boissard,
dans *le bel Ouvrage de l'Abbé Malotru*, où on pourra voir combien d'hommes ont payé le tribut à cette Riviere. Mais pour
venir à quelque chose de plus précis; qui n'a pas entendu parler d'une Riviere égale à celle du Stix? car c'est de celle-cy
que furent tirées les deux pierres infernales, qui prises par un
horrible *qui pro quo* en guise de pilules, envoyerent il y a quinze

*Moyens d.nt s'est
servi M. D. L. pour
vivre plus de cent
ans.*

ans en quatre heures un Président aux champs Elisées.

JOSEPH FRANÇOIS BURRHI, appelé communément le Chevalier Borri, a tant fait de bruit par ses manieres Charlatanes, & même à Paris, qu'il ne faut pas passer outre sans en faire quelque mention. Il étoit né à Milan avec un patrimoine fort considerable, il voyagea en divers lieux, & se mit si avant dans les principes de Chimie, qu'étant de retour en son païs, où il parloit un langage tout chimique, même sur les matieres de Religion, il fût mis à l'inquisition, d'où il ne laissa pas de se tirer assez bien. Ainsi je me range de l'opinion de ceux qui ne l'ont jamais crû être un si grand heretique que les Inquisiteurs l'avoient fait. Neanmoins il fut encore une autre fois entrepris par l'Inquisition d'Allemagne, d'où il fut renvoyé en Italie, & où il fut accusé de bien des erreurs & de plusieurs blasphêmes. Je ne m'arrête pas icy à verifier s'il en étoit en effet coupable, parce que cela ne fait rien à mon sujet ; mais ce qu'il y a d'assuré, est que jamais coureur ne fit tant de tours de passe-passe, plus de bruit & moins de cures, quoi-que les Grands en fussent encore plus entêtez que le peuple. Il faudroit faire un Livre entier, ou plûtôt copier tous ceux qui ont dépeint ses manieres & ses tours, pour voir qu'on n'y trouvoit ni le *Vir bonus*, ni le *Medendi peritus*. Je me contenteray donc de rapporter icy un des contes qu'on en fait, d'où on pourra connoître le lion par l'ongle. Comme il gouvernoit la santé de Monsieur le Maréchal de L. M. ce Seigneur l'ayant un jour fait avertir qu'il l'iroit voir avec un honnête homme de ses amis, il se prépara à les recevoir & à leur faire voir dans un admirable laboratoire, un fourneau d'une belle invention, où il y avoit plusieurs matieres en digestion ; mais ce qu'il leur fit voir de plus rare, c'é-toit, disoit-il, un matras dans lequel il y avoit de quoy faire vivre encore cinquante ans ce Seigneur, quoi-qu'il en eût déja davantage par devers luy. Le secret consistoit dans la prépara-tion de cinquante des plus belles perles, des plus grosses & des plus fines qu'on eût pû voir, & qu'il avoit loüées à la Juiverie pour 24. heures ; mais il fut bien étonné de voir que celuy qui accompagnoit le Patron ayant enlevé comme par admiration le matras, le trouva tout froid, quoi-que les registres du fourneau fussent disposez comme s'il y eût eu du feu, & que la matiere eût effectivement été en digestion. Je ne sçay pas si le Seigneur fut convaincu de la fourberie par cette découverte, ou s'il vou-lut

lut foûtenir l'opinion favorable qu'il avoit du Chevalier, comme font d'ordinaire les Grands, qui croiroient faire paroître de la foibleſſe, s'ils revenoient à eux & à la raiſon; mais ce qu'il y a d'aſſuré, eſt que la perſonne qui fit cette obſervation, & qui m'en a fait le conte eſt pleine de vie, d'honneur & d'eſprit

Mais il ne faut pas oublier icy pour égayer un peu la matiere & la parfumer, qu'une maniere de Charlatan trouva grace l'an 1665. par la poudre purgative de la graine des violettes de Mars, dans l'eſprit de Venus de Paris. Elles s'imaginerent que comme il n'y avoit rien de plus agreable au nez que la fleur, il n'y avoit rien de plus ſain à l'eſtomach, ni qui le purgeât plus doucement que cette ſemence. On y rafine donc de telle maniere que quelques Dames auſſi faciles à purger qu'à perſuader, s'en trouverent bien, ou au moins qu'elles ſe l'imaginerent; & voila comment on s'entêta enfin de la graine, ainſi qu'on avoit fait de tout temps des fleurs, & anatême pendant quelques mois à qui eût parlé contre cette poudre dans les ruelles des malades, & mêmes dans les cercles des belles. Elle eut donc ſon temps comme les autres nouveautez, & ce temps fini on n'entendit plus parler du purgatif de violettes, que comme d'un conte violet. Mais à propos de poudre, que n'a-t-on point crû d'abord de la fameuſe poudre de Sympathie? que de Styles armez pour & contre: car qui ſçait ſi elle a plus fait couler d'ancre ſur le papier, qu'elle n'a arrêté de ſang dans les veines. Cependant l'on n'a rien décidé ſur cette matiere après tant de bruit, & l'on n'en dit pas à preſent un mot, tout cela s'eſt éyauoüi, *ſicut pulvis à facie venti.*

Τ R Ε Β Ε Ι étoit un Charlatan Allemand, le plus temeraire, malgré le flegme de ſa nation, de tous les temeraires; les murs des toutes, les ruës de Paris & particulierement des carrefours, n'étoient tapiſſez que de ſes vilaines affiches. Quoi qu'il ſe piquât particulierement de la cure des maladies ſecretes, l'antimoine, la gomme gutte, l'ellebore, les ſels arſenicaux ne laiſſoient pas d'avoir place dans ſon Arſenal, d'où il déployoit d'étranges machines, bien plus contre les malades que contre les maladies. Mais enfin une des machines ſe déchargea contre le Machiniſte. *Redit in autorem ſceleris,*

> *Illo unde venit, ſæpe remittitur doloſa*
> *Fraus, exitio autoris atrox nobilitatur.*

Car un jour qu'il vouloit obliger un malade timide à prendre
d'une de ses essences, il s'avisa pour le convaincre de ses vertus d'en faire l'essay sur luy-même. Il mande donc à sa fille
qu'elle lui apporte une certaine phiole : elle se hâte de lui obeïr,
il en prend quelques goutes ; & ne les a pas plûtost prises,
qu'il sent des douleurs horribles, & qu'il tombe dans les con-
vulsions de la mort.

Furios. dell. Aristot.
cant. 20.

　　　　E cosi quel ché fecce agli altri spesso
　　　　Quel bon Medico, al fin fecce a se stesso.

Beauvaine ⸺ RATNSBEAU étoit un de ces Apotiquaires apostats qui
ne peuvent garder leurs boutiques, & qui quittent là le métier par principe de vanité, d'inquietude & d'interest. C'étoit
un assez beau garçon, au moins s'imaginoit-il bien l'être, doucet & qui portoit la petite boëte en faveur des Dames, parmi
les autres remedes. Comme il ne s'avisa de fermer sa boutique qu'aprés avoir essayé s'il passeroit bien pour Medecin, il fit
quelque temps le Marchand mêlé, donnant & ordonnant des
remedes à ceux qui en demandoient ; mais on ne pouvoit
avoir son opiate, quoi-que ce ne fût que quelque extrait de
bayes de geniévre déguisées avec d'autres drogues, qu'on ne
la payât contant & cherement. Car enfin il falloit payer les
termes de Vanhelmont & la bonne grace de l'Orateur qui sçavoit cajoler le remede, quoi-qu'on n'entendît rien à tout ce
qu'il disoit, le peuple étant bâti à peu prés comme le vision-
naire, dont la Comedie a dit :

　　　　Tout ce qu'il n'entend pas, aussi-tôt il l'admire.

Avant même qu'il eut quitté sa boutique, comme il fit enfin, aprés qu'on lui eut envoyé des Lettres de Medecin de
Caïm, il n'avoit pas laissé de se distinguer des Apotiquaires
sans sucré & des Medecins crotez, par un carrosse complet ;
mais ce qui le rendit bien plus fameux dans Paris, fut la mort
de quatre ou cinq Princes. Saül n'en tua que mille, & ce beau
David en tua dix mille, à compter chaque Prince pour deux mille,
qui est bien le moins. Mais comme on se lasse de tout à Paris,
il ne fut plus tant à la mode quand il commença à vieillir, &
qu'il falut faire place à des Charlatans plus modernes. On
l'auroit même entierement oublié dans cette Ville deux ou trois
jours aprés sa mort, si les Dames n'eussent agreablement conservé la memoire de ses secrets. Nous avons remarqué en parlant des anciens Methodiques, qu'ils n'avoient pour toute do-

ſtriné que leurs deux communitez, *Aſtriċtum & Fluens* ; c'eſt ainſi que nôtre Rainsbeau, maniere de Methodique , pratiquoit ces
deux grandes *Communitez* , & c'eſt pour cela que cet Adonis des
beautez malades fut regreté non ſeulement de mille Venus, &
des Amours mêmes ,

> *Qui non gemuiſtis amores ?*

Joan. Barclaius in Poëmat.

Mais encore de tout le genre Venerien , pour lequel il mourut
trop tôt , *Breves & infauſtos populi cyprii amores.*
Ce n'eſt pas là tout , car il faut des Charlatans à Paris pour
toutes les conditions , auſſi-bien que pour tous les âges & pour
tous les ſexes ,

> *Il en faut pour Dreux de Landelle ,*
> *Dont les ſouliers ſont ſans ſemelle.*
> *Il en faut pour tous les comperes ,*
> *De même que pour les commeres ,*
> *Et pour tous les petits garçons ,*
> *Pour les gadoüars , pour les maſſons.*
> *Il en faut pour laides & belles ,*
> *Comme il en faut pour ces donzelles ,*
> *Qui ne ſont ni chaſtes ni belles ,*
> *Et qui ſans grace & ſans attraits ,*
> *Vivent des pechez du marais.*

Voici donc de quoi contenter tout le monde. Un Villageois
de Bourgogne des plus brutaux , & ce qui n'a pas beſoin de
preuve , des plus ignorans , fait du bruit dans ſon voiſinage ,
fama volat , & il eſt mandé à Paris ſur ce bruit , comme le Grillo dont il étoit une tres-bonne copie , l'avoit été chez un
Prince où on l'avoit fait paſſer pour un Medecin miraculeux.
Il y vient ; & voilà tout Paris aux écoutes. L'Hiſtoire nous
parle d'un Caius Junius Bubulcus , qui dédia le premier un
Temple à la ſanté dans Rome , lequel fut depuis peint & em-
belli par Fabius Pictor proche d'une porte de la Ville , qu'on
appella *Salutaris* à cauſe du Temple. C'eſt ainſi que ce moderne Junius Bubulcus vient de ſon païs pour rendre la ſanté
à Paris ; que la populace court aprés ; & que peu s'en faut
qu'elle ne nomme la ruë où loge cet Eſculape , *La voje de
ſalut* , *Vicus Salutaris.* Car comme la pluſpart des riches
n'eſtiment que ce qui eſt cher , la populace ne court qu'à
ce qui eſt à juſte prix. Ainſi voyant qu'il prend des jettons envelopez dans du papier , pour argent comptant , on l'a-

dore, comme un homme defcendu du Ciel, fans faire reflexion qu'il en donne de fon côté pour le prix de l'argent. Il juge des maladies par les urines, fuffent-elles de douze ou quinze jours, & dans la bouteille à l'huile ou à l'encre, cela ne l'embaraffe pas. On ne penfe plus à tous les autres Medecins, au point que des gens qui ne font pas tout-à-fait peuple, confultent à leur tour ce vilain ferpent comme un Efculape ferpent, fans refpeʤ du Politique & de la Faculté. Ainfi voila le Bouvier * dans le Zodiaque de Paris avec les Efculapes & les Chirons, parce que fes remedes ne font que du foin verd, & qu'on en meurt rarement, & c'eft même parce qu'il dit quelquefois vray, que quelques-uns le croient Magicien *per l'honor.* Mais hélas, il y a fi peu de noir dans fa magie, qu'il traite de poulmoniques des hommes qui ont des po?trines d'acier, & qu'il affure à l'infpeʤion des urines que des filles qui n'ont pas fept ans font groffes de cinq mois. Il fuffit que cet Almanach ait dit une ou deux fois vrai, *il ne fe trompe,* dit-on, *jamais,* & voila le Medecin à laine & à poil, Medecin de Hollande & de foye dans Paris. Qui l'eût dit que la Medecine qui fe plaît dans un air pur & ferain, eût pris naiffance *vervecum in patria,* & *craffo fub ære,* & que comme il y a des Juges guêtrez & bouviers, * des Medecins de vaches, de veaux & de pourreaux, *a* auroient enfin été du bel air à Paris, & qu'ils fe feroient fi heureufement établis & tranfplantez dans ce marais? Mais où fuis-je moy même infenfiblement tombé, en raillant? ferieufement, ne me ferois-je point trop arrêté pour l'honneur de la Medecine fur ces vilains fujets, & ne devrois-je pas même avoir quelque honte d'avoir voulu triompher de l'ignorance de tels belîtres? *de verullis & bouillis pudet triumphavimus.*

Puis donc que le temps de certains Empiriques d'une toute autre figure que ces miferables, nous interpelle de ne pas paffer outre, & pour ainfi dire, *inter medios cleros,* fans y faire quelque ftation, commençons par les Clercs des moindres Ordres, & refervons ceux des grands pour la fin de nôtre Chapitre, où ils fe trouveront, *ad Capitulum capitulantes.*

L'ABBE' AUBRI, ce Clerc qui a tant fait parler de luy à Paris, eft un des grands Charlatans qui ayent titré d'Abbaye; mais comme il étoit né à Monpelier, & qu'il venoit d'une Terre Medecinale, qui ne l'auroit pas crû Medecin à moins que de fçavoir qu'il en avoit été chaffé. Il ne s'amufa pas à Paris comme ce petit Medecin de la Comedie, à de petites maladies, il choifît

* Bootes.

* Bubulco judice.
a Medecin de pourreaux gendre du Medecin de Beus qui luy fucceda.

Flor. Hift. Roman. lib. 1. cap. 4.

d'abord les cancers, comme la fparte qu'il vouloit orner ; mais ayant malheureufement ouvert quelque-unes de ces tumeurs par fes remedes, & fait perir des femmes qui euffent encore pû faire penitence quelque temps, s'il ne les eût tuées charitable-ment, il fut obligé de fe retrancher aux traitemens de ces ma-lades qu'on a nommez precieux, foit parce qu'il y a toûjours de la precieufe, ou plûtoft parce que la cure en eft fort chere. Ce n'eft pas qu'il ne fe piquât de la Philofophie Hermetique, té-moin fon admirable *Triomphe de l'Archée*, *& la merveille du mon-de*, où il n'eft parlé que d'*Arcanes* & de *mifteres*, volume *in quarto*, dont on pourroit faire un des plus petits *in* 16. voire un vrai Bluet, fi l'on en retranchoit les injures, les invectives, les follecifmes & les barbarifmes, au hazard encore de ne rien comprendre au refte du galimathias : tant il y a, outre tout ce-la, de barragoin, d'ignorances craffes, & de fautes d'ortogra-phe. Au refte, je ne fçay pas trop bien fi ce bon Abbé étoit plus ou moins expeditif que les Charlatans laïques : mais ce qu'il y avoit de bon en fon fait, eft qu'il étoit fi bien logé, fi bien meublé & fi bien fervi, que le fort fembloit avoir réu-ni en lui la fortune de tous les Charlatans paffez, prefens & à venir, de forte qu'on pouvoit douter s'il n'avoit point quel-qu'autre fçavoir faire que celui des Charlatans vulgaires & impecunieux. Quoi qu'il en foit, c'étoit un fi galant homme, qu'il profitoit de toutes les occafions, ne laiffant échapper ni brune ni blonde, fans lui debiter d'abord le Lucilio, pour en venir plus facilement à l'Aretin : tant ce bon Abbé avoit bon-ne envie de faire des fruits dignes d'un Commendataire. C'eft à peu prés de cette maniere que tant d'autres Abbez *in voto* ont plus fait de figure à Paris, par les malefices que par leurs Benefices. Comme il y en a donc encore quelques-uns en vie, & qu'ils n'ont pas tous été fi déterminez Chymiftes, ni *ad ogni cofa* que l'Abbé Aubri, il fe faut contenter de les envelopper les uns & les autres dans des couvertures, d'où ils fortiront peut-être plus fages, après que nous les aurons bernez à proportion de leurs merites, s'ils fçavent mieux profiter de ce remede, qu'ils n'ont profité de ceux qu'ils ont debitez.

   L'Abbé de Brepeau ayant fait fes premieres armes en Anjou fa patrie, vint faire quelques campagnes à Paris, d'où après divers exploits dans la milice Empirique, il retourna enfin char-gé de palmes & de butin en fon païs, où il voulut mourir com-

me un bon liévre dans son gîte, & en bon Chymiste ; & voici comment. Il persuada premierement à son frere, qu'il n'y
avoit rien qui purgeât si doucement qu'une de ses poudres, de
sorte que luy en ayant fait prendre une assez bonne dose, le
bon frère en mourut sur le champ. Pour lui, il ne fut pas du
tout si malheureux, le remede ayant fait quelque composition
à son Auteur ; car en ayant pris quelque temps aprés, pour
faire voir qu'il n'y avoit rien que d'innocent, il eut le temps
de penser à sa conscience, mourant lentement & tout à loisir.

Qui ne diroit donc que cette Epitaphe avoit été faite long-
temps avant pour cet Abbé ?

In tumulo Medici qui ægros purgabat, pulvere
composito ex Tartaro, Scammonio, & Anti-
monio, quo ipse accepto periit.

Nondum pulvis eram, pulvere pessimo
Demens conjicior pulverem in ultimum,
Quòd si non fieret, pulvere pessimo
Plures conjicerem pulverem in ultimum,
Evenit misero sic mihi Talio ;
Si nondum Medicus pulvereus cavet,
Hospes tu Medicum pulvereum cave.
Gaudent tartareo pulvere Tartara,
Hanc escam, moneo, Dæmonium voca,
Quam dat Scammonium, quam Stibium tibi.

Stephanus Rode-
ric. Castriens. in
Posthum. varietat.

Mais n'oublions pas, que comme il se vantoit d'avoir un remede infaillible pour dissoudre la pierre de la vessie, il répondit à ceux qui lui conseilloient de la porter à Cromvel, qu'il
se garderoit bien de sauver la vie à un Tiran.

Si celui cy est un bon Beneficier, comme je le croi, il n'est
neanmoins Abbé & Medecin, que *ut Luci lumine lucent*, tombant lui-même d'accord qu'il n'est nullement Medecin. Ainsi
c'est pour cet Abbé, ou plûtost pour des Medecins faits comme
lui que cette Epigramme semble être faite.

l'abbé de Lucé

IN EUNOMUM.

Languentem Caïum, moriturum dixerat olim
Eunomus, evasit fati ope non Medici.
Paullo post ipsum vidit aut vidisse putavit

Pallentem , & multa mortis in effigie.
Quis tu ? Caius ait , vivis-ne ? hoc abnuit. At quid
  Nunc agis hic ? Juſſu Ditis ait venio.
Ut quia notitiam rerumque hominumque tenerem,
  Accirem Medicos. Eunomus obriguit.
Tum Caius , metuas nihil , Eunome , dico ego & omnes
  Nullum , qui ſaperet , dicere te Medicum.

Ce qu'il y a d'aſſuré , eſt que les heures qui lui reſtoient aprés
celles qu'il employoit aux procés ; lui firent naître la curioſité
de lire les œuvres de la Framboiſiere ; & que comme le François s'y trouve *è regione* du Latin , il y prit goût , & crut y comprendre quelque choſe , & aſſez pour faire la Medecine à Paris. Mais pour lui faire juſtice , il faut avoüer que ſa Medecine ne fit ni grand bien , ni grand mal au commencement :
tant on s'y fioit peu. Tout ce qu'il put faire , c'eſt de faire tâter à quelques Dames de ſon eau de Scorzonere avec du ſirop
violat , qu'il donnoit pour les vapeurs ; de ſes bouïllons qu'il
faiſoit rouges , pâles : doux , piquans : clairs , épais , comme on
les vouloit. Les ptiſanes purgatives , les poudres cordiales , &
quelques autres drogues innocentes entrerent enſuite dans ſa
pratique : mais comme tout cela ne faiſoit pas aſſez d'eſcarre ,
& que le mitonmitaine n'eſt pas du goût de tous les Pariſiens ,
il s'approcha un peu des fourneaux , & y trouva de quoi faire
feu auprés des malades. Mais ce qui le mit le plus en credit ,
eſt que ſes remedes étoient à juſte prix , & qu'il publia hautement , qu'étant Gentilhomme , il n'avoit garde de vendre des
drogues , *& ſi donnoit ſes denrées à qui en vouloit* ; * mais par mal-   *Chanſon du temps
heur pour ce bon Abbé , non ſeulement l'inconſtance ſi naturelle   du Roy François I.
aux Pariſiens , & ſon air peu affirmatif ; mais de plus les Mede-
cins à robe griſe étans venus alors à la rencontre des noirs qu'ils
pouſſerent terriblement , cet Oracle fut ſi negligé qu'on ne le
conſulta plus que par occaſion , & chemin faiſant ; mais qui ne
s'étonneroit de voir parmi nos petits Clercs un   *l'abbé ſanguin*

 ABBE' DE SANG qui n'en peut voir répandre quatre
onces ſans horreur. Il eſt dans l'Egliſe par un petit Benefice ,
dans la Nobleſſe par la naiſſance , dans la Juſtice par les procés ,
dans la Spagirie par le Laboratoire , & dans le Tiers-état par la
VENTE & DISTRIBUTION de ſes ſecrets. C'eſt ainſi qu'il a fait
du bruit pendant quelque temps. Mais les deux Medecins de robe griſe qui vinrent de Syrie s'établir au Louvre , battirent ſi

vivement son coin du College, que l'épouvente l'obligea à quitter ce *Palladium*, où le destin de sa pratique sembloit renfermé.
En effet, tout son Balsamique & toute sa Mumie s'exhalerent &
se perdirent en l'air depuis ce temps-là. C'est ainsi qu'autant en
emporte le vent qu'il en apporte, par la Charlatanerie Spagirique, & que nôtre Abbé se perdit sur les Syrtes, * où l'illustre
Barbereau avoit fait naufrage avant luy. Il est vray qu'il sembla
revenir sur l'eau, lorsqu'il fit une tentative pour se rétablir, en
cette ruë de Paris, que le combat & le tombeau de la grande
Reine Miphleset & de ses Amazones a renduë fameuse ; mais
comme cette tentative fut malheureuse, & qu'elle fit trop de
bruit dans le voisinage & aux allentours, son nom n'en a plus
du tout fait depuis ce temps-là. Quoi-qu'il en soit, pour moy
si j'avois quelque Noblesse & quelque rang dans l'Eglise, quand
le tout ne seroit qu'à simple Tonsure, je me garderois bien de
faire comme ont fait ces deux derniers Abbez, un métier que
tant de miserables & de faquins dés-honorent, & que la plûpart
des Medecins sinceres & sçavans ne veulent plus faire que pour
leurs amis. Avançons, car j'apperçois une autre maniere d'Abbé,
& un genti joli petit Medecin en

* Le College des
quatre Nations.

La ruë pavée d'an-
doüilles.

Proffagne

L'ABBÉ STAROGNE. C'est un petit Clerc des Terres
du Luxembourg, dont la mine, les gesticulations, le Nerveze,
& les contes jaunes vallent un Polichinelle & un Brioché, pourveu que la farce ne dure qu'un demi quart-d'heure, tant on
s'y ennuie passé ce temps-là. Il compose des chansons, des Recipez, & même des Ouvrages de Theologie & de Controverse,
témoin le Livre où voulant *démasquer la fille de Calvin*, il se bar-
boüille luy-même, & se represente comme un drôle masqué.
Ce qu'il y a de singulier dans toutes ses compositions & dans ses
discours, est qu'ils ne fatiguent personne tant on est soigneux
de ne s'y arrêter qu'un moment. Mais peut-on oublier

DU MAS, dit communément la Grand'barbe, quoi-qu'il
ait passé le fleuve d'oubli depuis quelque temps. Son habit long,
ses rubans violets, ses cheveux gris, sa barbasse, son bâton, son
allure, tout cela n'avoit-il pas quelque chose de Paternel, d'Ab-
batial, & de Philosophe Hermetique ? Mais, me dira-t on, si cet
Abbé s'est rendu sçavant en Turquie, comme il dit, & s'il a
passé par tous les Oda du Serail, comment n'y a-t-il point laissé
cette marque de virilité qui faisoit tant d'honneur à son visage
& à son menton : car il semble qu'on ne sort pas de ce lieu là
         comme

comme on y entre, & fans y laiffer quelque chofe de ce qui hu-
manife même les Barbares ? Quoi-qu'il en foit, il apporta tant
de fecrets, & de belles chofes de ce païs-là, qu'on jugea à propos, quelque temps après qu'il fe fut fait connoître à Paris, de
le loger dans un Château à plus de fept tours ; mais comme cette maifon n'eft pas incommutable, quand on a des amis & des
amies, il en fortit après quelque temps, & fut encore plus confulté qu'auparavant fur des matieres qui n'étoient ny de fon
Breviaire ny de la Loy. Car enfin on croit que ce Marabout
faifoit pis que la Jobin, & qu'il étoit auffi incommode à la Republique, qu'il étoit commode aux particuliers. Au refte le
bon Abbé paroiffoit avant que de difparoître, fi courbé fous le
poids des années, & fous celuy de fes terribles exploits, que je
ne fçay qui luy convenoit le mieux de toute la matiere de fon
Breviaire, du *ficut onus grava gravata funt*, ou du *fabricaverunt
supra dorfum meum peccatores*.

Nous avons remarqué cy-devant dans l'Hiftoire Chronologique des Medecins, un Ammonius de la Secte des Empiriques;
mais voici un veritable Jupiter.

AMMON, un Juvans Pater, tant il a fçû aider à la lettre,
& voici comment. Ce Pere ou Abbé, c'eft tout un, n'étoit
premierement qu'un Frater Apotiquaire, portans les juleps &
clifteres dans Rome. De-là il vint au fervice du Duc de Br...
en France ; mais s'étant enfin érigé en Medecin auprés de l'Ab-
beffe fœur de ce Duc, il ne mit guere à fe faire Abbé Medecin. Car luy ayant fait croire qu'il y alloit de fa fanté de fe défaire de fon Abbaye en faveur d'une Dame de la faveur, il fut
recompenfé de tous les côtez de fa negociation, & fe fit ainfi
d'un Juvans Pater un veritable Jupiter Ammon, bien au deffus
de tous les Cabires de la Medecine Empirique.

L'ABBE' LIOFALES eft celuy dont la Philofophie &
la methode a fourni le fujet de la jolie Comedie de......
où il paroît comme un Medecin qui devine les malades
& les maladies, & qui n'a pas de befoin qu'on luy en raconte
l'Hiftoire. Un Medecin qui fçait reparer les pertes que fait la
machine Hidraulique, par les échapées des petits corps, & où
cet échapé d'Efculape eft appelé pour cette raifon, l'homme aux
petits corps : homme fi fingulier qu'il n'y a point de mal pour lequel il n'ait un fpecifique. Pour moy ce que j'en ay veu de remarquable, c'eft qu'il appliqua un jour à une bonne femme qui

N n n

n'étoit malade que par la tête, une boëte sous les aixelles, *& ad summum Domina femur,* qui la devoit guerir de toutes ses infirmitez putatives. Cette boëte à la verité ne contenoit qu'une taupe; mais la boëte fut une maniere de Boëte de Pandore pour la pauvre Dame, qui la pensa envoyer au Royaume des taupes, luy causant un rhumathisme & une grosse fiévre, par l'admission de l'air externe qui la saisit à force de promener la boëte sur son pauvre corps. Combien de *Malades Prétieux* n'at-il point entrepris de guerir sans garder la chambre, pourveu qu'on luy donnât la Boëte à Perrette? & que faisoit tout cela, que de donner quelque petit delay au mal, & que de l'engourdir jusques à ce qu'il vint enfin à se déclarer hautement, *tempore & loco?*

l'abbé de grace

L'ABBE' Gracieux ne trouvant pas assez son compte à la Medecine Charlatane, s'avisa d'une autre invention. Il feignit qu'il avoit reçû un jour, qu'il étoit en prieres devant l'Autel de Nôtre-Dame de Paris, des mains d'un homme inconnu, un billet, qui le mettoit en droit de prendre vingt mille livres sur la succession de P. C. pour les employer en œuvres pies. Le jour d'aprés s'étant encore mis en prieres au même lieu, il en reçoit, dit-il, encore un de pareille somme & à même fin. Il en fait donc la demande à la veuve de Pierre. On considere ce billet, il est précis, & fort approchant de l'écriture du Lega-

teur

te; mais pour tout cela, la veuve bien conseillée, ne laisse pas de s'inscrire en faux. Ainsi on convient d'experts pour examiner le billet, & pendant que les Maîtres à écrire & les Officiers de la Justice y regardent de si prés, qu'apparemment il ne doit point y avoir de grace pour l'Abbé, s'il continuë à soûtenir sa demande, il s'avise pour sortir d'affaire, de déclarer qu'il s'en déporte, pourquoy il intervient Sentence renduë au Châtelet de Paris le 26. Septembre 1669. par laquelle le Demandeur est débouté de sa demande, & condamné aux dépens. Voila de ces gens qui font la Medecine gratis & par charité.

Encore deux autres Abbez qui ont mis le pied en si bon lieu, & la main à l'œuvre avec tant de confiance, qu'ils meritent d'être distinguez des autres, parce qu'il est écrit *fortunam reverenter habe & Principibus placuisse sat est.* Ainsi le premier de ces deux Abbez ne fut pas long-tems abbayant, il devint bien-tôt un veriable Commendataire. C'étoit à la verité bien moins qu'un arbrisseau,

l'abbé Gendron

tant que fon efperance ne fut qu'en herbe ; mais il ne fe fut
pas tranfplanté du jardin de la Chirurgie campagnarde, dans
celuy de l'Urbique qu'il devint un de ces grands arbres qui
portent ombre dans celuy de la Medecine. C'eft ainfi qu'un
peu de tréve avec les matieres de Breviaire, & un peu de commerce dans la matiere Medecinale, en fit un grand Pharmacien, grand Chirurgien & grand Medecin. Il fçavoit que les
cancers fe trouvent quelquesfois fort utilement dans le Zodiaque de la Medecine pour des Chirons faits comme luy, & ce fut
par ce figne là qu'il fe fignala. En effet, cela luy fucceda fi bien,
qu'il eut depuis des imitateurs qui ont fait valoir jufqu'à *oculi
cancri* ; & c'eft ainfi que bien des cancres font enfin devenus les
précieux & les bijoux de la Medecine de Paris. Depuis ce
temps-là, bien plus avifé que nos Abbez Charlatans, qui s'en-
tregâtent par le nombre, il alla commander en veritable Commendataire, dans une Province où on obeïffoit à fes Ordres, &
d'où il étoit même confulté de Paris comme un Oracle. Il n'y
répondoit qu'à fes heures, & tout ce qu'il daignoit proferer fur
le deftin des malades de fa bouche fatidique, étoit toûjours interpreté favorablement, parce qu'il étoit l'unique en fon efpece,
& le feul Apollon qui vaticinât de fon trépied dans tout le païs.
Ce n'étoit pas feulement le peuple qui le croyoit fort habile,
car il étoit luy-même tres-perfuadé de fon infaillibilité. Quoi-
qu'il n'entendît que le Latin de Breviaire, il ne laiffoit pas de
répondre fur les queftions les plus difficiles de la Medecine ; les
vapeurs, ces maux à la mode, & pour lefquels la Medecine n'a
gueres de modification, ne laiffoient pas d'être de fon gibier.
Il en parloit comme de tous les autres maux, toûjours à bon
compte, & d'autant plus commodément qu'il n'étoit contredit
de perfonne. Il avoit, difoit-il, la Philargirie en horreur, c'étoit
un Anargire, un Saint Damien de la Spagirie ; mais quoiqu'on
ne foit pas riche en Province comme à Paris, on ne laiffe pas d'y
être honnête, & il y avoit pour ce Damien plus que de ces œufs
que Palladia donna à Saint Damien: car il acceptoit franchement
quelque chofe d'approchant du jaune & du blanc de ces œufs
d'Empedocle, dont nous avons parlé dans le feptiéme Chapitre
de la premiere Partie de cet Ouvrage, & qui valoient bien les écus
d'or de ce Frere jufte, dont nous parlerons cy-aprés en parlant
des œufs de Palladia, & du devoir des Religieux : car outre les
honneurs que la Profeffion luy attiroit, l'honoraire y étoit quel-

Chap. 7. *part.* 1. *p.*
Chap. 17.

que chose de plus effectif que des paroles & des reverences. Il est bien vray que comme tout est sujet à la décadence, l'Oracle devint fort usé aprés quelque temps , soit que la cessation vint de son côté , ou qu'on se lassât de n'en remporter que des réponses confuses.

le prieur de Caborieree

MERINDOL à la verité étoit moins qu'Abbé, mais s'il eût vécu , de petit Prieur qu'il étoit , il fût devenu *Prior in donis*, & même *major in imperio*, que cet Abbé à Crosse dont nous venons de parler , pour avoir demeuré bien plus long-temps que luy dans une terre de promission, seule capable d'engraisser toute sorte de Medecins. Quoi-qu'il en soit , il fut premierement l'Oracle & le Salomon d'une Province , où on le consultoit de tous les païs ; mais il ne fut pas arrivé dans cette terre de promisson, où il se transplanta si heureusement , qu'on ne se donna pas même la peine d'examiner les secrets qu'il avoit apportez *de ultimis finib. Regni.* On en jugea aussi favorablement de prés qu'on en avoit jugé de loin ; on les admira *cominus* comme on avoit fait *eminus* , sur les simples étiquettes ; & les Parisiens ne manquerent pas de les mettre d'abord sur leurs comptes, comme des jettons qu'on fait valoir ce qu'on veut dans les comptes & dans le calcul ; & c'est ainsi que tous ces secrets ont le sort & l'avantage de ces pieces de monnoye , dont les Declarations fixent la valeur, &

Pensée de M. D.
L. R. F.

qu'on *est obligé de recevoir selon leur cours, & non pas selon leur veritable prix* , jusques à ce que le temps les ayant usées, on leur en substitue d'autres : si l'on n'aime mieux dire à ce sujet, que comme il arriva autres fois que des visionaires & des flagellans des vallées du Dauphiné, attirerent d'abord les regards & l'admiration du peuple amoureux de la nouveauté , il arrive de même assez souvent que ces hommes que Galien appele les Heretiques de la Medecine, sont bien mieux reçûs & traitez du public que les Ortodoxes.

On me dira peut-être que j'oublie le plus singulier de tous les Abbez qui ont fait la Medecine à Paris , un Docteur effectif, & dont la methode & toutes les manieres meriteroient un beau grand portrait. Il est vray que c'est une matiere où on pourroit s'étendre fort au long; mais outre que tant d'autres l'ont traittée je croy la pouvoir remettre à un autre endroit , & marquer simplement icy en faveur de la Charlatanerie , la plus jolie & la plus divertissante des affaires qu'elles luy a faites. Un jour qu'il déclamoit de toute sa force en une belle & grande compagnie

l'abbé Bourdelot

contre les meilleurs Medecins de son temps, mettant sa capacité, ses remedes, ses cures & tous ses prétendus talens fort audessus des leurs ; un homme de grande qualité las de le voir
haranguer si mal à propos, s'avisa pour le faire taire & pour luy
faire comprendre ce qu'il étoit, de luy jetter d'un bout de la
chambre son mouchoir noüé par une des extremitez, comme
on a coûtume de faire dans les places publiques aux Charlatans,
qui vantent leur baume, ce qui obligea le declamateur à se taire
& à se cacher derriere la tapisserie, la partie n'étant plus tena-
ble après un tel coup.

Que d'autres Abbez dignes d'être un peu chapitrez dans ce
Chapitre de Charlatanerie. Mais laissons les-là crainte d'oublier
le reste de nos Charlatans Laïques.

Le Procureur de Castres, dont le bien & la Charge avoient
été décretez, étoit à Paris en reputation d'assez bon Medecin, se
vengeant ainsi sur la Medecine, du mauvais tour que luy avoit fait
la chicane, ne l'épargnant pas, luy qui l'avoit minaudée en veritable Grippeminaud. Il vivoit, dis-je, dans la grande Ville de
quelques secrets, & alloit son train comme tous les autres, quand
il fut reconnu d'une Dame de son païs, à laquelle on l'avoit produit comme un Esculape pour la guerir de ses vapeurs. Ils s'en-
tre-regardent d'abord sans parler ; mais comme ils furent un peu
revenus de leur surprise, il avoüa à la Dame qui luy demandoit
s'il n'étoit pas un tel qui avoit été son Procureur à Castres dans
une telle affaire ; il luy avoüe, dis-je, qu'après avoir pensé plus
d'une fois comment il pourroit subsister après avoir tout perdu
dans son païs, il n'avoit pas trouvé de plus prompt secours que
de faire la Medecine, à Paris où tout vit, Procureurs & autres ;
mais qu'il la prioit au nom de Dieu de luy garder le secret, &
de ne pas luy arracher le pain de la main, tant il est vray que
plures alit Medicina nefandos.

R E B A R étoit encore vivant il y a quelques années, mais s'il
est mort depuis ce temps-là, comme il a laissé un fils digne de
son pere, il a bien pû dire en mourant ; *non totus moriar multa-*
que pars mei vitabit libitinam. Il ne vendit d'abord que de l'é-
cume du fer de Spa, mais il debita ensuite des remedes qui
tranchoient comme le plus fin acier : car on verifia qu'il avoit
donné à un malade des tablettes arsenicales, qui ne sortirent
pas de son corps comme elles y étoient entrées.

Un Medico d'inganni pieno.

Che fa meglio uccider di veleno.

Che riffanar de Silopo.

Il n'y avoit que trop de quoy le prouver par l'ouverture du corps du défunt, mais il n'y a gueres d'affaires qui ne s'accommodent à Paris avec des amis. En effet, il fortit de prifon peu de temps après y être entré : car des témoins qu'on croyoit ne devoir pas être d'un fentiment different de celuy des Medecins & des Chirurgiens, fe trouverent enrumez lorfqu'on les voulut faire chanter.

Voicy quelque chofe de femblable au faux Demofthene dont il eft parlé dans la vie de Saint Bafile, lequel étant devenu de cuifinier Secretaire de l'Empereur Valens, fut renvoyé à la cuifine & aux fauces par ce Saint, un jour qu'il avoit fait un folecifme voulant faire le beau parleur & le Theologien. Ce font des vallets devenus Medecins & gens d'importance, à la faveur de leurs Maîtres, depuis que les Medecins font eux-mêmes devenus valets. Vrais Cliniques, fi on confidere qu'ils n'étoient nez que pour les chambres, & les Garderobbes, d'où ils ont effectivement paffé, aux lits & aux ruelles des malades qu'ils promettent impudemment de guerir. Cependant je n'en marqueray icy que trois ou quatre des moins formidables, de crainte de heurter quelqu'un de ceux qui me pourroient faire des affaires, auprés de leurs Maîtres ou de leurs Maîtreffes.

GONDASE fut premierement vallet de chambre de Monfieur le Préfident B. & enfuite de Madame la Princeffe de M. en titre d'Office ; mais il fut chaffé de la maifon de celle-cy à caufe d'une infidelité qu'il fit à fon bien-faiteur. Se voyant donc fans bien & fans place, il fe fit Medecin de defefpoir dans la place M. de Paris, où il commença par les Fruitieres. Il s'amouracha enfuite & fe maria, autre efpece de defefpoir, & tout cela ne laiffa pas de luy fucceder fi admirablement, qu'il fe trouva affez bien monté pour battre les ruës de Paris, où il paffe pour grand Medecin, à la faveur des lettres qu'il a fait venir en pofte de l'Univerfité de C. Ainfi la furprife ne fut pas petite dans la chambre de la Princeffe, quand on le reprefenta comme un de ces Medecins qui vont le trot à Paris, tant la Metamorphofe parut grande à ceux qui l'avoient veu fous fa premiere figure. En voicy encore un de même efpece.

SAINT-AMOUR, c'eft fon ancien nom ; mais ne le croyant pas capable de faire tant de bruit dans la Medecine, que l'ancien & le moderne Saint-Amour en avoient fait dans la Religion, il eut l'effronterie de le changer arrivant à Paris, en celuy d'une maison Royale finie il y a long-temps. Saint-Amour, dis-je, avoit été vallet de chambre d'un Secretaire des Commandemens d'un grand Prince. Il parvint ensuite à être un des Barbiers de ce Prince. Mais ses bons Maîtres étans morts, il ne perdit pas courage, & crût qu'il gagneroit à ces pertes s'il pouvoit passer de la Barbarie dans la Medecine Charlatane.

Il commença donc par quelques Villages, d'où il apportoit à la Ville des grains, des fruits, des estoupes, & de semblables denrées qui le faisoient subsister, pour de l'Antimoine, de la Gomme gutte, des pignons d'Inde, de l'Ellebore, & tout ce qu'il luy plaisoit de donner aux Païsans. Mais comme on fit un fort grand bruit de sa temerité, & qu'on le regarda comme un meurtrier, il pensa à la grande Ville. Il y vint, il y pratiqua où il pût, & comme il pût, car on ne manque jamais d'y trouver des duppes ; mais ayant demandé d'abord à une femme fort impecunieuse, huit cens quarante livres pour autant de visites qu'il avoit faites à son mari & à sa famille, & la demande faisant regretter le pauvre défunt sur nouveaux frais à la pauvre femme, elle trouva enfin un prompt secours en l'avis d'un Procureur qui excipa pour elle de ce que Saint-Amour n'étoit pas Medecin. En effet, comme celui-cy ne pût pas prouver qu'il étoit gradué, & le Doyen de la Faculté de Paris étant incidemment intervenu en la cause, Saint-Amour fut débouté de sa demande, & défenses à luy faites d'exercer la Medecine sur les peines portées par les Ordonnances, & condamné aux dépens. Mais croyez-vous que le Saint-Amour se rebutte, & qu'il recule pour les oppositions qu'il trouve à ses desseins ? Rien moins, il n'a garde de perdre courage, ce n'est pas le genie de l'Amour, & particulierement de l'Amour Medecin. Cet Amour n'est pas un enfant comme les amours des peintures & des Romans ; il renverse tous les obstacles chez les sains & chez les malades ; il entre par la porte & par la fenêtre, & fait largesse de ses remedes pour se faire jour. Comme il n'est donc en amour que de perseverer malgré les disgraces ; enfin un homme de plume, auprés duquel il avoit été introduit par un homme à tout poil, comme un grand Medecin, s'imagine avoir été soulagé de certain mal par ses soins & par ses remedes. Le Richard n'en est pas ingrat, il le paye bien, il le prône, & le mene chez tous ses

Arrest rendu l'an 1672. pag. 109. 10. & 11. des Statuts de la Faculté.

amis. Saint-Amour de son côté ne manque pas de se soûtenir, & voyant qu'on luy applaudit, il dit du Latin comme un possedé. Il pousse sa pointe, il se marie ; enfin comme il ne luy reste
plus qu'à faire taire les Medecins qui le connoissent pour ce
qu'il est, & qui ne veulent pas conferer avec luy, il fait venir
des Lettres de C. Aprés cela vous eussiez veu le Saint-Amour
Medecin, monté comme un Saint George, & du Regiment de
la Medecine la plus cavaliere de Paris. C'est un grand secret
que de sçavoir se transplanter, témoin cet Apotiquaire de Paris, qui ne devint pas moins grand Medecin à Londres, que le
garçon Apotiquaire de Londres le fut à Paris, avec une écorce
déguisée en secret. Si l'Orvietan fut demeuré en Italie, la

*Theriaque * qu'il a mise en reputation, & qui l'avoit mis luy-
même en vogue sous le nom de sa Patrie ; cette Theriaque,
dis-je, *d'un quatrino*, n'auroit pas bravé la grande Theriaque d'Andromachus, & n'auroit pas fait passer son Auteur du
Theâtre dans la Bourgeoisie de Paris, s'il n'avoit passé les Monts
avec elle.

* *Diateffaron.*

*Diateffaron seu de
quatuor.*

> *Fugge il tetto Natio chi gloria brama*
> *Alata enco e la fama*
> *Ne giugne a lei chi d'al patrio albergo*
> *Non volge il passo, e non s'impiuma il tergo.*

*Fuln. Testi nelle
Poës. liriche p. 53.*

Il est vray que le garçon Orfévre n'a pas été si heureux que
tous ces vallets, quoy qu'aussi hardi. Il croit avoir trouvé le
secret de la surdité dans une eau que son Art luy a fait voir, &
il s'imagine ensuite après quelques épreuves faites sur des sur-
ditez Periodiques, qu'il va guerir les plus habituelles. On le
produit donc à une femme qui n'étoit pas tout-à-fait sourde ;
mais le remede se trouva si peu fait pour elle, qu'elle demeura sourde achevée.

> *Non habui febrem Symmache nunc habeo.*

On lit qu'un Lucius Callidius donna des oreilles d'argent à
Minerve Medecine, pour avoir recouvré l'oüye par son assistance ; & voicy un Medecin Orfévre qui change une oreille
d'argent en une de fer, & qui se fait lu-ymême des oreilles de
Midas, pour s'être voulu faire Medecin d'or. En effet, prévention à part, à voir raisonner tous les Empiriques comme ils
font, en est-il un seul, dont on ne puisse dire sans l'offenser :
Auriculas asini quis non habet?

Puisque nous voicy sur les maladies incurables, venons
de

de la surdité ; aux cancers & aux goutes.

Guillemot donna d'abord de grandes espérances touchant la guérison des cancers ; mais il devint enfin bien moins qu'un Roy Guillemot & qu'un Roy de cartes entre les Charlatans, & dans l'esprit même des badaux. On ne parla plus de boire ses précieuses liqueurs, depuis qu'il eut laissé mourir trois femmes qu'il avoit entrepris de guerir de leurs cancers, *au peril de sa vie*, & c'est en punition d'avoir si témérairement juré *sur sa vie*, qu'il meurt à présent de faim, & qu'il est devenu un cancre avec tout son or potable.

Talcimon étoit un bon-homme qui vendoit ses Médicamens *montaley*
chimiques le mieux qu'il pouvoit, & qui promettoit même la cure des maladies les plus incurables ; qui se donnoit un air de jeunesse, tout vieux qu'il étoit, publiant toûjours qu'il avoit trente ou quarante années sur la tête, de plus qu'il n'en avoit en effet, & tout cela pour faire valoir son baume de vie. Cependant si simple, qu'il prioit tout le monde de luy faire vendre des paperasses chimiques, qu'il regardoit comme des Traittez uniques de Raimond-Lulle, d'Arnaud de Villeneuve, de Geber & autres Alchimistes, au point qu'il promît un jour à l'Auteur de cet Ouvrage, qu'il ne seroit pas ingrat s'il les pouvoit faire acheter par une grande Dame de sa connoissance, à la verité fort passionnée pour les Charlatans & fort curieuse ; mais la plus impécunieuse & la plus grande idiote de Paris. Il ne pouvoit même s'empêcher, aprés avoir montré tous ces parchemins & vélins peints en rouge, jaune, vert & bleu, de s'écrier que les Ministres n'étoient gueres jaloux de la gloire du Roy, de ne luy pas donner vingt mille livres de ces trésors, capables d'enrichir & d'orner la Bibliotheque de sa Majesté.

Ermef est un Suisse guérisseur de goutes, qui ressemble à un   *Le Jeune*
Médecin, comme un Suisse est un homme raisonnable. Il fait un or potable avec de l'eau de vie, qu'il donne pour toutes sortes de maux, pretendant que cette eau peut guérir les goutes au défaut de son or. Voilà toute la raison qu'on trouve en ce Suisse, & une véritable raison de Suisse. C'est ainsi qu'Elviett, dit la Dindonelle, Musicien, jadis vray fausset, & maintenant une des basses de la Medecine Charlatane, vend & distribuë le baume, & les autres merveilles marquées dans son affiche.

Encore un Medecin sans barbe, un Apoticaire sans sucre, un Chirurgien metamorphosé en Apotiquaire Medecin, un Marchand mêlé, dans la Medecine ; & un grand Seigneur vendeur d'opiate & de mitridat : car quand au premier j'avoüe que

Iacobi Balde Me-
dic.Gloria Satyr.
XV.

Non possum ferre Marullum
Nasutum juvenem, mentisque errore superbum
Qui nihil à Phœbo deducens præter inane,
Nomen, & intonsi pondus florile capilli,
Imberbesque genas, jam se majoribus æquat.
Quin crasim tamen atque crises ignorat, & idem
Uberis ac fluvii cancrum distinguere nescit.
Nescit ab Angina quanto mala limite distent,
Argentangina. Quoties maculas elephantus
Audit pellucidas, de barro cogitat unde,
Cardiacum morbum residere in poplite credit.

Et quant au second & à ceux qui le suivent ;

Præterea tumidum non possum ferre Gliconem
Unguibus an scissisque comis, an forfice summa
Promptum ad cædes, Medicis nunc æquiparat se
Tonsor heri, aut digito confundens unguem Aliptes.

Pour commencer donc par ce premier, si l'Antiquité a dépeint Esculape avec une grande barbe, pour marquer que l'âge & l'experience sont necessaires au Medecin, elle ne nous a pas peu surpris, quand elle nous a fait voir un *Apollo imberbis,* & par consequent le pere d'un barbon, sans barbe. C'est ainsi que Paris naturellement idolâtre des Medecins extraordinaires & recens, n'eut pas si tôt vû un Apollon barbe d'étoupe, ou si l'on veut du plus fin lin de Hollande, que cette Ville lui accorda plus facilement droit de Bourgeoisie, qu'à tout ce que les Muses & le Parnasse inspirerent aux sçavans de son païs. C'est ainsi qu'un peu de Quinquina déguisé, un peu d'Opium & quelque Eau-Imperiale passent pour des secrets quand on vient de loin, & quand on a affaire à de bonnes gens. Mais de bonne foi, quels que soient ses remedes, & excellens tant qu'il vous plaira, est-ce assez d'avoir un bon cheval pour être Ecuyer, & de bons instrumens pour être artisan ? Qu'ainsi ne soit, ne sçavons-nous pas que ce guerisseur ayant frotté les jointures du corps de Mademoiselle de D...... fille de qualité & d'une grande esperance, avec une solution d'Opium, elle s'endormit au Seigneur ? Ne sçait-on pas même que la fille de

M. M... groſſe Fermiere, étant malade de la petite verole, il prétendit non ſeulement la guérir par les ſueurs, mais encore de la preſerver des marques & coutures que laiſſe trop ſouvent ce mal ; & que l'ayant fait mettre pour cet effet dans une lanterne, elle y mourut, après avoir prié pluſieurs fois qu'on la tirât de là : La Religieuſe de Belle-chaſſe & quelques autres malades n'en eurent pas meilleur marché. Ainſi de ſemblables coups ſont-ce des coups d'Eſculape ? ou s'ils ſont d'un Appollon ſans barbe, ſans étude & ſans experience ; & d'une figure ſi enfantine, que M. le Cardinal de B... l'ayant vû chez un malade avec un autre Medecin qui ne paroiſſoit gueres plus vieux, dit fort ſpirituellement qu'il croyoit que la Medecine étoit tombée en enfance ? Mais pour en venir à la bonne foi du perſonnage, & pour faire voir qu'il y a auſſi peu de *vir bonus* que de *medendi peritus,* un petit conte qui n'eſt pas un conte, mais une verité inconteſtable. Un bon Eccleſiaſtique avoit un laquais malade d'une petite fièvre & d'une petite diarrhée dont il fut bientôt convaleſcent. Il n'y avoit plus qu'à le purger : mais le Medecin qui en avoit eu ſoin, craignant que s'il le purgeo't ſi tôt il ne s'empifrât de ſoupe & de vin, & qu'il ne retombât malade, differoit le plus qu'il pouvoit la purgation. Cependant le malade avoit grand' faim, & ſe plaignoit continuellement ſans dire de quoy. Le Maître qui n'avoit pas vû ſon Medecin depuis prés de deux jours, crut qu'il negligeoit le malade, & qu'il étoit bien plus mal qu'il ne le penſoit. Cela l'obligea de mander M. H... Il vient, il conſidere le giſant ; & après avoir blâmé la conduite du Medecin dit au Maître qu'il ne pouvoit pas répondre de la vie de ſon laquais, qu'il étoit menacé d'une mort prochaine, qu'il lui conſeilloit premierement dans cette extremité de lui faire adminiſtrer tous les Sacremens, & que cela fait il pourroit tenter un remede, à la verité violent, mais que c'étoit tout ce qu'il pouvoit faire pour le ſauver. Le Maître ſe voyant fort empêché de cet appareil de remedes ſpirituels & corporels, ne ſçait d'abord à quoi ſe reſoudre : mais à la fin il s'aviſe d'aller trouver un Eccleſiaſtique de ſa connoiſſance, qui ne faiſoit plus la Medecine que *ad faciendos fructus,* & de le prier de voir ce laquais, & de lui dire ce qu'il en penſe ; & le Medecin Eccleſiaſtique ne l'eut pas plutôt conſideré qu'il lui dit : Monſieur, vôtre laquais n'eſt plus malade, il n'a beſoin que d'une petite purgation, & d'une

bonne soupe, tant il a grand faim. Dit & fait : car le Medecin ordinaire étant venu sur ces entrefaites, & ayant ordonné la Medecine au laquais, il fut sur pied dés le lendemain,
sans qu'il fût necessaire de tenter le remede dont M. H... vouloit sans doute faire l'experience *in vili anima*, seur que s'il
tuoit le malade, on accuseroit le Medecin ordinaire de sa mort.
C'est ainsi qu'il donnoit hardiment des clisteres d'infusion de
tabac, dont Monsieur le Marquis de Vieup.. & Monsieur Ber-
n.. Officiers de dragons ont peri pitoyablement. Que des hommes sottement prevenus vantent donc tant qu'il leur plaira les
cures vraies ou palliatives de tels Medecins, il sera toûjours
vrai de leur dire qu'ils font sans y penser, ce que faisoient
les Prêtres de Neptune, qui montroient les representations de
ceux qui s'étoient sauvez du naufrage, & les presens qu'ils
avoient faits au temple de cette fausse Divinité : mais qui n'a-
voient garde de parler de ceux qui s'étoient noyez nonobstant
les vœux & les promesses qu'ils lui avoient faites : tant son
pouvoir étoit chimerique, & tant il est vrai qu'on ne parle jamais de ceux que nos Charlatans ont tuez.

L'Apoticaire sans sucre est ainsi nommé, parce qu'il y en a
bien moins dans ses tablettes febrifuges que d'autres ingrediens,
pour ne point parler des sels arsenicaux. Il est vrai, puisque nous
sommes tombez sur ces tablettes, que quelques cavalieres qu'elles
soient, elles ne vont pas toûjours également vîte : car si ces
trompettes en délogent quelques-uns dés le premier coup, elles laissent le temps à d'autres de se reconnoître & de plier bagage ; & c'est toute la grace qu'on peut attendre des remedes
de cet Apotiquaire de Gr. Ainsi je ne fais aucun doute que
les Prêtres ne gagnent plus avec lui que les Epiciers, & que
s'il est long-temps à Paris, il n'y fasse plus perir d'hommes que
le Roi Goth dont il prend le nom, n'en expedia au siege de
Rome. Car encore si cet Apotiquaire s'en tenoit où se bor-
ne nôtre Chirurgien metamorphosé en Apotiquaire Medecin, on n'y verroit que du comique, au lieu du tragique ;
car pour expedier son portrait d'aprés ceux qui y ont travaillé
avant moy, ce n'étoit au commencement qu'un Bedeau de saint
Cosme ; ensuite de quoi il se fit Frater de la petite espatule,
d'où il est devenu Conseiller & Medecin du Roi & de son
Altesse Royale, Artiste & Directeur d'une Societé de nouvelles découvertes, & Auteur qui travaille avec autant de facilité

que faifoit autrefois la Serre. Il n'y a , dif-je ; que du comique dans fes remedes : car quelques barbares que foient leurs noms, ils ne font pas grand mal aux Chrétiens, tant il y a de recreatif & de prétieux dans fa boutique pour les précieufes. En effet, qui n'ouvriroit les oreilles & les yeux au Sirop de Thé, Febrifuge , au Chocolat degraissé et Antivenerien, au Caffé Volatille, au Tabac & au Thresor d'Esculape. Mefdames les Surannées, *le lait de Perles, les Caffolettes Royalles*, & tant d'autres nouveautez que la Scene prefente d'abord , ne vous font-elles point efperer de paroître encores jeunes pendant quelque temps. Pour moy fi fon Orvietan n'avoit pas été condamné par Arreft comme une ufurpation, je croy qu'il n'y auroit plus qu'à chanter

Voyez les entretiens fur un Livre intitulé les nouvelles découvertes du remede Anglois , où eft le portrait de ce Medecin Chirurgien & Apotiquaire.

Ah la grande vertu de l'Orvietan !

Mais pendant que nous fommes fur la Chirurgie, il ne faut pas laiffer paffer un

Autre Chirurgien-Medecin fraîchement arrivé de Province au rendez vous des Charlatans : car je croy qu'on fera bien-aife d'apprendre qu'un homme fi fingulier y a enfin établi fon domicile.

ballet chirurgien de Bloye

Il étoit né & établi dans la Ville de B , & je laiffe à penfer quand on aura lû ce qui fuit , s'il n'étoit pas la créme fouettée, ou au moins fouerable des Maîtres-Aliborons de fon païs. Un vieux Cabaretier de cette Ville, bon-homme, & qui avoit une jolie femme, mais fort infirme , ne laiffoit pas avec toute fa bonté de tromper autant qu'il pouvoit les Officiers des Aides de cette Ville , dérobant toûjours quelques Tonneaux de vin à leur vigilance & à leurs vifites. C'étoit en vain que les Officiers l'obfervoient, il trompoit toûjours ces Argus. Le Chirurgien dont il s'agit étoit leur ami, & comme il avoit appris que le bon-homme donneroit tout à qui rendroit la fanté à fa jeune époufe , il trouve le moyen de voir cette femme , & de luy faire conter fon mal ; enfuite de quoy il l'affure que tant d'incommoditez ne viennent que des vers qui la mangent , & peut-être encore de quelques autres animaux ; mais qu'il a un moyen & un remede tout particulier pour l'en délivrer. La jeune femme en fait le rapport à fon bon mari, comme elle auroit fait de la meilleure nouvelle,& voila que l'un & l'autre conjurent le Chirurgien d'employer fon fçavoir & tous fes remedes pour cette cure, luy promettant tout ce qu'il voudra. Dieu sçait s'il manqua à toucher quelque argent d'avance. Il sçavoit que les bonnes gens avoient des loüis d'or, & qu'il n'y avoit plus qu'à convenir avec les Officiers des Aydes du moyen qu'il faloit tenir pour venir à bout de l'affaire : *Quid vultis mihi dare & ego eum vobis tradam?* Ils jettent donc leur plomb de concert, après quoy le Chirurgien dit à la malade qu'il ne peut confier la connoissance & l'application de ses remedes à personne; que ce sont des manieres de lavemens & d'injections qui demandent de l'adresse & du secret, que c'est à elle de s'abandonner à sa prudence & sa conduite, si elle veut qu'il l'entreprenne. Elle y consent après en être tombée d'accord avec son mari; & dés la premiere fois nôtre Chirurgien ne manque pas de luy envoyer dans le corps à la faveur d'un lavement les vers, & tout ce qu'il en prétendoit faire sortir. La pauvre femme qui voit tous ses corps étrangers hors du sien, ne sent plus son mal tant elle est transportée de joye. Ainsi elle ne se contente pas de faire part à son bon mari de cet heureux succés du premier remede; mais elle le communique encore à une commere, & luy fait naître l'envie de voir & le Medecin & l'effet miraculeux de son remede. On recommence donc l'injection à deux jours de-là, & voila qu'elle rapporte du lieu où on l'a envoyée, des insectes d'une figure si extraordinaires, qu'une de ces femmes s'imagine avoir observé une fleur de lys sur la tête d'un des plus gros. Cependant le perfide en rit en son ame, & va faire le recit de tout à ses Officiers des Aydes, d'une maniere si fripone, qu'on ne la peut honnêtement exprimer; mais après avoir amusé le tapis pendant quelques jours, & avoir endormi la malade avec une vaine esperance, la cure de ses maux n'ayant été qu'en imagination, ils se renouvellent comme auparavant, & c'est à quoy s'attendoit le Chirurgien, & ce qu'il demandoit pour venir à ses fins. En effet, aux premieres plaintes qu'elle en fait, il luy avoüe qu'il n'avoit pas connu le mal parfaitement dés les premiers jours, mais qu'en étant à present mieux informé, il voit bien qu'il est encore plus grand qu'il ne se l'étoit imaginé; enfin qu'il n'y a plus qu'un remede à y faire; mais qu'il n'y a qu'un homme au monde qui sçache le préparer, que c'est pour cela qu'il le met à un prix excessif, & qu'il craint qu'elle n'en veuille pas faire la dépense. La malade en raisonne avec son bon mari, & comme il ne pense qu'à contenter sa jolie femme, il prie luy-même nôtre fourbe de ne rien ménager pour une affaire de cette conséquence ; mais il luy répond que tout ce qu'il peut faire pour son service est d'écrire à Paris au sieur Barlet fameux Medecin Spagirique qui seul sçait préparer, *l'extrait Balsamique, quintessentié dans la noix malabatrum*, le secret des secrets & la véritable panacée, pour convenir du prix le plus juste. Et de fait huit ou dix jours après, il fait voir une lettre supposée de Barlet, par laquelle il n'a jamais donné *l'extrait Balsamique quintessentié dans la noix malabatrum*, *l'abregé de la Médecine*, à moins de six-vingts loüis d'or, mais qu'en faveur de la Chirurgie il en rabat vingt. Ainsi le bon homme se resoud à donner les cent loüis d'or, qu'on fait semblant d'envoyer à Paris, au moyen d'une lettre de change tirée des Officiers des Aydes. En effet, quinze jours après le remede arrive avec la quittance de Barlet ; mais l'un & l'autre supposez. On met le remede en œuvre, on en continuë l'usage pendant quelques jours, & pendant que le Chirurgien & les Officiers tiennent effectivement les cent loüis pour se dédommager de tout ce qu'ils prétendent que ce Cabaretier leur a fait perdre fraudant la Gabelle. Mais enfin comme la pauvre malade ne se trouve pas mieux de l'extrait prétendu que de tous les autres remedes, & qu'elle voit que le Chirurgien la neglige, & qu'il ne répond à ses plaintes que d'une maniere goguenarde, le bon-homme & la bonne femme commencent à se persuader qu'on pourroit les avoir pris pour duppe. Ils s'avisent donc d'écrire à Barlet pour sçavoir s'il a effectivement donné un Chirurgien de B, l'extrait Balsamique pour la somme de cent loüis d'or, & Barlet répond que c'est luy à la verité qui dispense ce grand trésor, & qu'il est le veritable & l'unique ; mais que le Chirurgien qu'il ne connoît point est un trompeur, & qu'il ne le luy a jamais envoyé. Que faire à cela si non d'aller au conseil, quand on est aussi dépourvû de conseil que nos bonnes gens l'étoient ? Ils y vont, & le conseil est d'avis qu'on fasse cacher des témoins dans un cabinet ou derriere la tapisserie, pendant qu'ils se plaindront au Chirurgien de l'inutilité du remede, & qu'ils luy feront avoüer qu'il en a touché le prix. Dit & fait, le Chirurgien tombe d'accord de tout, ajoûtant qu'il faut esperer & attendre patiemment le succés de l'extrait. Sur quoy on porte l'affaire en justice, on produit la lettre de Barlet, les témoins sont entendus, le Chirurgien qui ne s'attendoit pas à cela, est interrogé & gâte toute son affaire, voulant exciper de

v. Scaliger. de fabulosis qualitatibus malabatri, & Henric. Smetium miscellau. c. xj. p. 481.

quelques raisons & de quelques impudences qui ne servent qu'à le convaincre qu'il a fait des remedes à la malade, le reste parlant assez contre luy. Mais les Officiers voyant qu'il le faloit tirer d'affaire, & n'y pas entrer eux-mêmes fort avant, font parler d'accommodement. On represente à nos bonnes gens, que leur partie est un gueux, qu'il n'y a pas où se prendre, quand on aura bien fait des frais, & on leur fait comprendre qu'ils feront mieux de prendre les soixante loüis d'or qu'on leur offre, que d'en mettre encore autant sans esperance de les retirer. Ils aiment la paix, ils prennent les soixante loüis, on passe l'accord, & les Officiers des Aydes sont contens de s'être dédommagez de tout ce que le Cabaretier leur a fait perdre. Au reste si on veut sçavoir toutes les circonstances de l'affaire, le Chirurgien est à Paris où il s'est retiré après cette belle expedition pour y vivre de la Charlatanerie, & où il raconte aussi effrontément qu'il faisoit en Province la chose comme elle s'est passée. Mais c'est assez parler des Medecins, Chirurgiens, & Apotiquaires Charlatans, entrons dans la Marchandise, & finissons par la Noblesse comme nous l'avons promis.

D'angoue

GUDANS le vieux est un homme qu'on prendroit d'abord pour Raminagrobis vieux Poëte François, mais dans le vrai ce n'est pas cela. C'est un veritable Marchand mêlé, qui loin de broder à la maniere des Poëtes, n'a travaillé que dans les manufactures de point de France, où il étoit interessé, & où il ne joüa pas de bonheur. C'est ce qui l'obligea à passer dans la compagnie des jeunes gens, où il faisoit le garçon avec ses manieres galantes. De là il se fourra parmi la vieillesse qu'il promettoit de reverdir avec des Elixirs & des Specifiques enchantez, quoi qu'il ne debitât en effet que des ptisanes, ausquelles il joignoit des pilules, quand celles-là n'étoient pas assez effectives. Mais quelles pilules ? Car c'est pour avoir passé une de ces petites bales au travers du corps de Mad. de Vaugien, qu'il la guerit de tous maux, & qu'il la rendit bienheureuse à jamais : car ce maître Aliboron en sçait bien plus qu'on ne s'imagine.

> *Il dissout, il philtre, il cohobe,*
> *En Paracelse à courte robe.*
> *Mais pas moins impecunieux,*
> *Car quoi-qu'Intendant de l'Archée*
> *Il n'en paroit pas plus Zachée.*

Enfin

Enfin nous voici à ce qui paſſe infiniment tous ces Grippeſous de la Medecine Charlatané dont nous avons parlé ci-devant. C'eſt de la nobleſſe, mais quelle nobleſſe ? Une veritable Alteſſe, & pour ainſi dire, la Hauteſſe & le grand Seigneur des Charlatans de nôtre ſiecle, la terreur de toutes les Facultez, & un Medecin, ſi l'on s'en rapporte à la genealógie qu'il nous a donnée, de bien meilleure maiſon que les deſcendans de Podalire & de Machaon. Auſſi eſt-ce par cette fine Chevalerie que je ferme la Compagnie d'Ordonnance de la Charlatanerie fiéfée, & avec cette fine écaille de tortuë appellée communément Carret, que je finis le cabinet des ſecrets de la Medecine Empirique.

Je veux donc, s'il le faut vouloir pour avoir la paix, & pour ne pas paroître ruſtique parmi la Nobleſſe, que ces beaux ſecrets d'Alexis Piémontois, & de Deſiderio Deſcombes compatriotes de nôtre Heros Charlatan ; je veux, dis je, que l'or potable & tout le réſte de la boutique ſoit miraculeux ; mais j'avoûe que je ne puis comprendre pourquoy ce prétendu Taumaturge n'a fait qu'un miracle. Pourquoy des remedes regardez & préconiſez comme les mains de Dieu n'ont été ſalutaires qu'à un grand Seigneur, ni comment il s'eſt fait que pour un malade qui a ſenti les effets des Panacées de nôtre Panurge, tous les autres ſont morts, ou demeurez en l'état qu'ils étoient avant qu'il les entreprit ? Quoi ſes Elexirs n'auroient-ils été bons qu'à une perſonne ? Car je n'ay garde de dire avec les Philoſophes & les Medecins, quant à cette fameuſe cure, que les remedes qui avoient precedé lès ſiens, avoient pû introduire des diſpoſitions favorables aux derniers ; que la Chirurgie auſſi bien que la Medecine nous fournit tous les jours des exemples de malades gueris par la nature, lorſqu'on les croyoit deſeſperez. Je n'ay garde, dis-je, d'alleguer ces raiſons & quelques autres qui plairoient peut-être encore moins : car c'eſt bien à des Philoſophes & à des Medecins à raiſonner avec de Grands-Seigneurs. Mais, quoi-qu'il en ſoit, ſi le remede qu'on a employé à cette cure, eſt ſi ſouverain, n'étoit-il pas de la generoſité d'un Seigneur Medecin, tel qu'étoit M. C... d'en faire part à la pauvre Medecine & au public ? * Et s'il vouloit mettre ce talent à profit, n'avons-nous pas des mains magnifiques & toutes Royales, qui font gloire de recompenſer toutes les belles découvertes, & de ne ſouffrir jamais la lumiere cachée ſous le muid ? Voilà

Carreti

Morbis plerumque profuere tempora, quibus non profuit Medicus. *Hildebert. Epiſ. op. Turon. Epiſtol.* 31.

* Parum ſepultæ diſtat inertiæ Celata virtus.

pour la Panacée, pour l'or potable, & pour le *medendi peritus*. Voyons maintenant si le *Vir bonus*, ce veritable caractere d'un Medecin, se trouve dans cet Esculape Transalpin ! *Loquere ut te videam* : car c'est ce me semble traiter un homme bien doucement, que de le faire juge en sa cause. Il dit donc par son petit Factum ou Manifeste imprimé à Tournay ; car je ne diray rien icy du beau Livre, que cet Esculape Theologien a fait contre les Decrets du Clergé, ces visions nous arrêteroient trop & ne sont gueres de nôtre sujet. Il dit donc dans le manifeste imprimé à Tournay, que s'étant attiré l'envie des Medecins par sa science & par les graces que le Seigneur lui a faites, qu'il est las d'affaires au point de ne vouloir plus faire la Medecine qu'à ses amis & aux pauvres. Fort bien, si cela se trouve vrai aprés que nous l'aurons examiné. Quant au Manifeste imprimé à Paris, ce n'est qu'un galimathias, il n'y a ni dessein, ni ordre, ni sens, ni orthographe, ni pureté de langage. Il conclud tout comme au premier, & ne fait rien moins que ce qu'il projette. Car aprés s'être étendu sur une Genealogie qui ne fait rien à la Medecine, & avoir protesté qu'il ne la veut plus faire que *gratis*, il ne laisse pas de prendre de l'argent & d'en exiger même d'avance. Encore si on en avoit été quitte pour de l'argent, & qu'il eût agi de bonne foi, on auroit eu la consolation d'avoir consulté un Medecin du bel air, & de s'être servi d'un remede à la mode, dans une maladie d'importance ; mais ne sçait-on pas qu'il y avoit ordinairement de la collusion entre ce Marquis & des gens dignes d'être marquez au coin des fripons ? Ne sçait-on pas l'histoire de la maladie de Mad. de Q. où il aposta une femme qui avoit, disoit-il, un remede souverain, & avec laquelle il partagea l'argent, quoiqu'il fît semblant de ne la pas connoître ? Y avoit-il plus de sincerité dans la guerison pretenduë de M. L. M. D. C. pulmonique outré selon nôtre Esculape & ses partisans, entre lesquels il se trouva même des Medecins qui attesterent qu'il étoit pulmonique formé, pure supposition, puisqu'on ne guerit jamais de tels pulmoniques, & que dans le vrai il n'étoit que scorbutique ? Ainsi tout le bruit qu'on fit de cette cure en idée, ne venoit que de ce que les scorbutiques paroissent quelquefois dans un état déploré, quoi qu'à quelque temps de là ils soient sur leurs pieds, tant cette maladie est bizarre, & tant il est facile de confondre quelques symptômes de ce mal avec ceux de la pul-

monie. Encore s'il n'avoit fait qu'éxiger une fois pour toutes de
l'argent des malades ; mais qui a jamais entendu parler de retourner à la charge comme il fit, & de vouloir prendre une seconde
fois pour duppe un honnête-homme Conseiller au Parlement de
M, & de luy vouloir encore faire des affaires avec la Cour sans
sujet ; cela s'appele-t-il, *Vir bonus medendi peritus*, ou ce que
nous avons appelé avec Sala, *Ars illudendi mundum* ? Car je laisse
à chacun d'en juger sur le narré de l'Histoire. Il promet de guerir le Conseiller dans trois mois, moyennant quinze cens écus,
& il en reçoit cinq cens comptans par provision, le reste paya-
ble après la guerison, pourquoy on convient d'arbitres. Mais
ce temps expiré, le malade n'étant pas mieux que le premier
jour, au jugement même de ces arbitres. Et reconnoissant qu'il
est allé un peu trop vîte, il se le tient pour dit ; de sorte que les
cinq cens écus demeurent au Seigneur Medecin. Il n'y avoit
pas un fort grand mal si la chose en fût demeurée là. On l'avoit
stipulée ainsi ; mais voicy qu'au bout de huit jours un Monsieur
Fleurant bien plus precieux que celuy de la Comedie, & une
maniere de Monsieur Chicaneau, apporte pour six ou sept cens
livres de Parties au Conseiller pour remedes, dit-il, à luy fournis suivant les Ordonnances de Monsieur le Marquis Medecin. Le Conseiller demeure surpris, & va demander raison de
ce procedé au Marquis ; mais il demeure fort étonné quand il
voit qu'il ne le connoît plus, & qu'il luy dit que ce n'est pas
là son affaire, qu'il en sorte comme il pourra avec cet Apotiquaire. On s'échaufe de part & d'autre, mais l'épée ne pouvant plus souffrir les reproches de la robe, fait enfin une fort
genereuse saillie ; en un mot le Marquis ouvre la fenêtre, &
prend à témoins les passans de ce que le Conseiller luy vient
faire un appel contre les défenses de Sa Majesté. N'étoit-
ce pas là sortir d'une affaire de cette nature, d'une maniere
des plus cavalieres ? Car quelle apparence que la Sotane d'un
Conseiller né pour la manutention des Edits, ne tint pour
ainsi dire qu'à un bouton, en un temps où toutes les épées
tenoient au foureau, quand il étoit question de duel ? Mais
quoy de plus surprenant, que de voir qu'un Cavalier refuse
de prêter le collet à un Conseiller, luy qui étoit étranger &
grand Seigneur, ne pouvoit-il pas esperer quelque grace du
Prince, ou se la faire luy-même, quittant le Royaume après le
combat ? Achevons parce qu'il y a de plus joli dans le manifeste

imprimé à Paris, aprés avoir remarqué en paſſant qu'il fut
attiré en la Citadelle de Tournay par le Gouverneur, auquel il promit de guerir Madame la Gouvernante à de certaines
conditions, mais que comme ce Gouverneur vit qu'il avoit donné trop facilement dans ſes hableries, & que la gueriſon qu'il
avoit promiſe n'avoit été que palliative, il ſe crût obligé de
diſſimuler & de le retenir, comme s'il luy eût encore été necéſ-
ſaire, juſques au prétexte qu'il eût de le laiſſer aller, quand il
fut mandé de Paris pour M. L. D. D. L. F. Le reſte du Factum
repreſente donc le Marquis Medecin comme un brave : car
quant à l'affaire du Conſeiller, c'eſt ce ſauteur de la Fable qui
ſautoit ſi bien à Rhodes où il n'étoit pas, & qui ne pouvoit ſau-
ter où on l'en prioit. Il a, dis-je, fait, n'en déplaiſe à l'affaire
du Conſeiller, des querelles, des combats, des tours de garçon,
voire de Gaſcon, & des procés à qui en a voulu tâter, & de plus le
diable-à-quatre chez les maris qui ne le vouloient pas ſouffrir
auprés de leurs femmes ; & ce qui me paroît d'un adroit & achevé brave, c'eſt qu'il évite fort habilement les Sbirres qu'on luy
met aux trouſſes. Qui ne s'étonneroit donc pas de voir enfin un
ſi brave perſonnage reduit à vendre du Galbanum, ſi Lucien ne
nous apprenoit qu'Antiloque aprés la mort de ſon pere Amphia-
raus étant chaſſé de Thebes ſe retira en Aſie, où il prédiſoit
l'avenir pour deux carolus de nôtre monnoye ? Mais ce qui doit
bien autrement faire ceſſer l'étonnement, c'eſt d'apprendre d'un
Auteur * de ſa Nation, que non ſeulement il n'eſt pas ſans
exemple de voir des gens de qualité s'attacher à la Medecine
comme à une planche du naufrage, aprés qu'ils ont diſſipé leur
bien ; mais encore que le Miniſtre d'un grand Prince (qu'il
auroit dû nous nommer,) ayant été diſgracié & privé de tous
ſes biens, ſe réduiſit à vendre des pilules, des pommes de ſen-
teurs, & des muſcadins pour entretenir ſa miſerable vieilleſſe.
Voila de nos Marquis Medecins, gens, s'ils ſont Marquis bien
marquez, dont on pourroit dire les voyant conſiderer les urines
& les autres excrémens des malades. *Ubi eſt dignitas illa plena
decoris ? qui nutriebantur in croceis, amplexati ſunt ſtercora ?*

Demeurons-en là aprés un ſi bél exemple ; car qui doute que
ſi on vouloit chercher tous les Empiriques de Paris, on n'en
trouvât aſſez pour former une *Legion foudroiante*, & pire que le
* Demon de ce nom, tant ce genre d'hommes eſt brave & expeditif, paſſant au reſte ſous ſilence quelques-uns de ceux, qui

* *Lionardo di Ca-
pea Raginam.* 3.
pag. 166.

* *Legio.*

aprés avoir fait faire naufrage de leurs biens & de leurs vies à tant de personnes trop credules, ont enfin eux-mêmes fait naufrage, jettez sur la gréve. Car quant à tant de grands noms de cette nature, tout ce qui a parû cy-devant sur la Scene Charlatane est si usé, qu'il n'y en a plus à present que deux ou trois qui soient à la mode.

Encore une fois donc Paris, les voila vos Sauveurs & vos Divinitez sensibles : *Hi sunt dii tui*, les voila vos Dieux qui malgré toute la confiance que vous y mettez, ne sont autre chose que *genus hominum potentibus infidum, sperantib. fallax, quod vetabitur semper & retinebitur*, foiblesse si grande qu'elle ne peut être excusée qu'avec ces paroles d'un pauvre malade, qui raillé pour avoir consulté de pareils Oracles, répondit ingenûment, *Que voulez-vous, ce n'est pas moy qui fais cette faute, je ne suis plus l'homme que j'étois avant que d'être malade.* *Plutarch. de cessa- tion. Oraculor.*

Mais il est temps de passer outre, & de venir à la seconde Partie de nos Peintures. Ceux donc qui ne sont pas Charlatans fiéfez & par excellence, tels que le sont ceux que nous avons dépeints cy-dessus, ne laissent pas de l'être avec la robe & le bonnet, suivant les marques que nous avons données de la Charlatanerie au commencement de ce Chapitre. Car si la sincerité, la fidelité & les bonnes mœurs manquent à un Medecin, pourra-t-il être *Vir bonus medendi peritus* ? Le grand Prince que nous avons cy-devant allegué quelquesfois, & qui parloit si agreablement, disoit qu'il y avoit quatre sortes de Charlatans dans le monde. Il y mettoit les Princes tous les premiers, parce, disoit-il, que la plûpart promettent bien plus qu'ils ne donnent. Il y mettoit ensuite certains Theologiens qui promettent hardiment le Ciel, qui dépend bien plus de nos bonnes œuvres & du bon plaisir de Dieu, que de leurs promesses. En troisiéme lieu, il y mettoit ces gens du Palais qui promettent le guain de toutes les causes ; & enfin les Medecins qui promettent la santé, qui dépend autant d'une infinité d'incidens & de circonstances que de leur sçavoir. En effet, la plûpart de ceux cy sont à peu prés comme ce Philippes le Sophiste, qui promettoit l'immortalité à ceux qui voudroient bien s'abandonner à sa conduite & à ses remedes. Rien ne leur est impossible non-plus qu'à ce Medecin que le Comique introduit ainsi.

Num larvatus ille aut ceritus fac sciam ?
Num eum veternus, aut aqua intercus tenet ? *Plautus in Mena- chm. Actu 1 Scen.5.*

Perfacile quidem est.

Sanum futurum, mea id quidem promitto fide

Quin suspirabo plus sexcentos in dies

Ita illum curâ magnâ curabo tibi.

C'est ainsi qu'un autre parle presque le même langage.

In Pseudolo actu 3.
Scen. 2.

Quia sorbitione faciam ego te hodie mea

Item ut Medea Peliam concoxit senem.

Quem medicamento & suis venenis dicitur

Fecisse rursus ex sene adolescentem.

Item ego te faciam.

Ils s'imaginent que c'est assez d'être Docteur pour être habile homme, sans faire attention que ce titre ne se refuse gueres à qui a de l'argent, & qu'il ne s'accorde jamais à qui n'en a point. Combien y a-t-il d'ignorans avec leur Doctorat, & même de'sprits mal tournez avec toute leur science, qui prennent tout de travers ! Galien appelle ces derniers les Heretiques de la Medecine, tant ils paroissent entêtez. Mais ce qu'il y a encore de pire dans nos Docteurs, est qu'ils joignent la mauvaise foi à l'ignorance & à l'entêtement, tâchant de persuader, comme font les Empiriques fieffez, qu'ils ont des secrets pour toutes sortes de maux.

V. Navarr. & Sil-
vest. art. 15. p. 1.
& parag. Sed obji-
ciuntur.

Qu'il fait beau les entendre alleguer leurs miracles,

D'un air imperieux prononcer leurs oracles ;

Contre les plus grands maux se declarer garands,

Et de leurs beaux discours infatuer les gens.

L'un prônera par tout son grand Alexitaire,

L'autre de son extrait fait son plus grand mystere ;

Celui-cy vous produit pour remede à tous maux

Son Elixir tiré de mille vegetaux.

L'autre ayant fait éclore en docte phantastique

Et Triacleur expert son œuf philosophique.

D'un si pompeux fatras chargé ses Recipez,

Qu'il n'en donne le goût qu'à des préoccupez.

Le feu misterieux de son Laboratoire

Fait le plus beau concert de leur rare grimoire :

Leurs mots si bien choisis de Cohobation,

De Cinefaction, d'Amalgamation,

De Clissus, d'Algarot, & mille autres semblables,

Qui dans le bas Breton seroient peu supportables ;

Et tout ce qui s'y dit, & tout ce qui s'y fait,

Tout ce qui peut entr'eux rendre l'œuvre suspect,
Ne va qu'à découvrir le Pactole en sa source;
Et pour parler François, à nous couper la bourse.

Appellez-vous ces gens-là *Vir bonus medendi peritus*? car pour
moi je croi qu'ils*font encore pires que les maladies. Le celebre
Medecin Capivaccius étoit bien éloigné de cette vilaine ma- *Medici morbis*
sæviores. Ex Celso.
niere, renvoyant directement à sa pratique tous les Ecoliers qui
lui demandoient des secrets. En effet ces Medecins à secrets
font souvent si destituez de remedes, qu'il s'en est trouvé qui
ont ordonné en même jour le même remede à plus de vingt ma-
lades. De plus ils s'imaginentqu'il n'y a qu'à courir & à mendier *Tomaso Bovio. fla-*
gello cont. i. Medic.
des pratiques pour les meriter, se rendans importuns & venteurs
jusqu'à fatiguer ceux qui les entendent, ne parlans que des
cures qu'ils ont faites, des personnes de qualité qu'ils servent, &
de l'ignorance de tous les autres Medecins. Témoin ce fat qui disoit d'un malade où il avoit été introduit par un Apotiquaire affidé, après de bien plus habiles gens que lui, qu'il avoit trouvé
le *par où*; ce qui n'empêcha pas le malade ne mourût quelques jours après avec son *par où*, le pauvre ignorant ne voyant
pas que la maladie étoit incurable. Voilà neanmoins où la vanité conduit des Docteurs, sous les pieds desquels la terre s'ouvre tous les jours, qui joignent le son des cloches aux illumi-
nations des Eglises, & qui remplissent les familles de deüil,
vrais Hermocrates, pas moins redoutables la nuit que le jour.
Tant il est vray que

 Tout est à redouter d'une main meurtriere,
  C'est en vain qu'un Mirthe amoureux
  En espere un sort plus heureux
  Que le houx & que la fougere.
  Malheur à qui s'en trouve prés!
 De tout ce qu'elle touche il n'est rien qui ne tombe,
  Point de laurier qui ne succombe
  A l'approche de ses cyprez.

Enfans perfides & dénaturez, dit un bon & sçavant Mede- *Meinderer. in Tre-*
nou. Medic.
cin, qui ne deshonorent pas moins la mere qui les a élevez,
& qui les fait vivre, que font les Empiriques mêmes avec lesquels ils semblent avoir conspiré sa honte & sa perte. Car quelle douleur à la Medecine de voir qu'ayant tant d'enfans qui
devroient être sa couronne & sa gloire, la pluspart paroissent
si peu sinceres, qu'ils montent en spectacle de fourberie sur le

a A Fourbe, four-
be & deni, Come-
die Italienne.

theatre. ✶ De là vient fans doute que la Medecine cette lumiere de la vie, eſt réduite comme à ſon couchant ᵃ par le peu
d'application que les Medecins ont en un temps où les belles
découvertes des plus vigilans & des plus ſtudieux devroient
luy avoir attiré les regards de toute la terre. Aprés cela qui
pourroit ne pas s'écrier ?

Defficile eſt ſatyram non ſcribere...

Qui ſoit en proſe ſoit en vers,
Ne draperoit pas ſur ces roſſes,
Qui font tant draper de caroſſes
Par des Recipez de travers.

Car enfin ,

Marcell. Palingen.
Stellat. in Leone.

Vel perfectè artem diſcant, vel non medeantur :
Nam ſi aliæ peccant artes, tolerabile certè eſt ;
Hæc verò niſi ſit perfecta, eſt plena pericli,
Et ſævit tanquam occulta, atque domeſtica peſtis.

Diſons donc encore que s'il n'y a que trop de Chirurgiens &
d'Apotiquaires , qui bien loin de garder leurs boutiques , ont
une horrible demangeaiſon de faire la Medecine, il y a des
Medecins qui ont l'ame auſſi baſſe que ces gens ont le cœur
élevé : car les uns font les Chirurgiens, penſant eux-mêmes les
malades de toutes ſortes de maux ; les autres font les Apotiquaires, vendans dans leurs logis, & portans dans ceux des malades
des remedes qu'ils appelent leurs ſecrets : tant ils ſont ou avarçs
ou indigens.

Scaliger in Epidor-
ptis.

Ne exitio aut fame periret
Factus clinicus ipſemet coquinis
Pinſit ptiſanam , & rotat verutum ,
Rimatur luteum foramen ani ,
Quo cliſteria tergimenda condat.

Il y en a d'autres , qui pour parvenir plus facilement à leurs
fins, intereſſent certains hommes dans leur reputation, les mettant de part du profit ; & c'eſt ainſi même que les creanciers
de certain Medecin , qui craignoient de le voir tomber dans
l'inſolvance, reſolurent entre eux de le faire paſſer pour un Me-

ᵃ Medicina ſuo malo fato obruta , ſi non profundè obdormit , ſaltem malè feriatur,
dum corruptâ ſeu detortâ ratione , pellacibus ſenſibus diſtrahitur , & ſic eam ipſum
trepidanti greſſu ad orcum properare obſervamus. *Ant. G. à Turr. in Hiſt. Plantar.*
ſeu Driadum Amadriadum Chloridiſque triumpho.

decin

decin miraculeux. Ces gens entrent chez les malades sans être mandez ; ils y promettent tout, ils donnent même leurs remedes à qui en veut, s'ils n'en peuvent faire de l'argent. Ils ne contredisent jamais personne ; ils admirent jusques aux sotises des gens qui semblent propres à leur manege, accordant même aux malades tout ce que leur passion demande. La poudre Antiecliptique de celui dont il est parlé dans la lettre 35. de Guy Patin vaut seule toutes les Charlataneries imaginables, & l'effronterie avec laquelle il soutint le jugement que deux de ses Confreres firent en sa presence, *mutato nomine* de celui qui debitoit cette poudre, va au delà de l'imagination. Nous avons connu deux ou trois de ses Confreres, à la verité beaucoup moins Grecs & Latins que lui, mais de mêmes mœurs & de mêmes humeurs :

> *Et cantare pares & respondere parati.*

Que de coups frappez sans bruit, que d'œuvres de Tenebres, que de poudres de differentes couleurs, que d'extraits employez à divers usages. Et au bout du conte nous ne voyons pas qu'ils soient morts plus riches que ceux qui ont cheminé plus droit. Mais avant que de venir au détail des plus Charlatans, voyons comment un vieux Docteur en instruit un jeune, & les bons avis qu'ils lui donne.

> *Si tu veux, mon enfant, disoit un vieux Rabi*
> *A son fils en Docteur nouvellement fourbi,*
> *D'un brave Medecin meriter la loüange,*
> *Et faire en bon terroir une bonne vendange.*
> *Fais grand bruit ; Parle en Maître avecque tes égaux,*
> *Et par un noble orgueil, sçachant ce que tu vaux,*
> *Mire-toi dans toi-même, admire ton genie ;*
> *Que toute étude soit de ton esprit bannie.*
> *Etre Docteur suffit sans aller plus avant,*
> *Et quant on le peut être, on n'est que trop sçavant.*
> *Ton application & toute ton étude*
> *Soit à faire en beau lieu quelque utile habitude ;*
> *Et pour ne pas commettre en vain ta gravité,*
> *Ni faire raisonner sur ta capacité,*
> *Fais-toi dans les maisons par quelqu'un introduire,*
> *Qui sçache avec adresse une intrigue conduire.*
> *Une femme en ce cas mieux qu'un autre l'entend :*
> *N'exige rien d'abord, c'est le point important.*

Qqq

C'est mettre en interêt le droit de l'honoraire.
Jusqu'au moindre valet prend bien soin de complaire,
Fais bien de l'empressé, sois fourbe, mais discret,
Improuve hardiment tout ce qu'un autre a fait,
A contenter les sots mets toute ta science,
Epuise en leur faveur toute ta patience :
Ce que l'un dit de nous un autre le redit ;
Et c'est de-là qu'on peut esperer du credit.
Sur tout tâche à gagner par intrigues secretes,
Nonnains, Dames de Cour, Devotes & Coquettes ;
Si tu peux une fois meriter leur faveur,
Te voila dans ton Art, au souverain bon-heur.
Pour d'autres ne sois pas d'un accès si facile,
Fais dire, étant au lit, que tu cours par la Ville,
Pour te donner le bruit d'avoir beaucoup d'employ,
Il ne faut pas souffrir qu'on te trouve chez toy.
D'un hableur rafiné prens les belles manieres,
Dis par tout qu'il te faut veiller les nuits entieres ;
Que les jours les plus longs, sont pour toy toûjours courts,
Et que de tous côtez on attend ton secours,
Enfin que la pratique aux autres souhaitable,
Te vient contre ton gré, t'importune & t'accable.
Aprés de si grands mots semez adroitement,
Qui t'osera payer d'un froid remerciment ?
Pour faire croire aux gens que ta recolte est ample,
Et donner à chacun un favorable exemple ;
Quoy-qu'on paye assez mal nos peines & nos soins,
Dis que les sacs d'écus te tombent dans les mains,
Qu'un torrent de presens vient chez toy se répandre,
Que pour quelque visite on te contraint de prendre.
Cet avertissement entre les bons amis,
Pourra revéiller ceux qui seront endormis :
Fuis toute nouveauté, que l'antique croyance,
L'emporte sur les sens & sur l'experience ;
Quand même ta raison viendroit t'ouvrir les yeux,
Il en faut demeurer aux decrets des ayeux,
Pourquoy vouloir sonder aprés eux la nature,
Sa vaste profondeur est toûjours fort obscure,
Et ces nouveaux Marchands de fumée & de vent,
S'abusent de penser penétrer plus avant.

Il nous feroit beau voir pour quelque tête folle,
Changer nos sentimens, sentir toûjours l'Ecole,
Et devenus barbons, avoüer sottement,
  Que nous n'aurions pas eu le bon discernement ;
Que nous avons besoin d'aller à d'autres sources,
Que l'art a de nos jours trouvé d'autres ressources ;
Et qu'on peut, en quittant ces Auteurs de renom,
Apprendre de ceux-ci quelque chose de bon.
Ces illustres Sçavans que par tout on reclame,
Nous mettent à couvert des plaintes & du blâme,
Et sans nous arrêter aux curieux du temps,
Dont la temerité fait tant de mécontens,
L'Aphorisme poussé d'un ton de Pedagogue,
Nous absout pleinement quand nous sommes en vogue,
De tous pechez commis contre les trépassez,
  Que la terre souvent ne couvre pas assez.
De mon temps l'habit long nous rendoit venerables,
Quelqu'un même entre-nous des plus considerables,
Proposa d'ordonner par decret Magistral
Qu'on porteroit par tout le bonnet Doctoral ;
Mais aujourd'huy qu'on tient cet avis ridicule,
Que les habits traînans ne chargent plus la mule,
Et qu'on les a laissez à ces gens de relais,
Qui vont en balayer la salle du Palais.
Tu peux joüir du droit que te donne la mode,
Te mettre du bon air sans que rien t'incommode,
Et pour te conformer aux plus honnêtes-gens,
Te faire bigarer de points & de rubans.
Ainsi bien décrassé, tu plairas mieux aux belles,
Et feras mieux ta cour dans toutes les ruelles,
Où l'on estime plus la veste de brocard,
Qu'un discours chamarré des plus fins mots de l'Art.
Qu'un cheval pacifique à longue & haute échine,
Porte à pas concertez ta pesante machine,
Pour l'humble & basse mule, il faudroit moins de foin ;
Mais tu ne pourrois pas être veu de si loin.
D'un & d'autre côté inclinant dans la ruë,
Tout le monde sans choix courtoisement saluë,
C'est un subtil moyen d'être bien-tôt connu,
Et de ne passer pas pour un nouveau venu.

Soit pour faire fracas, ou pour courre à ton aise,
Fais toy suivre en carosse ou galoper en chaise,
Deux porteurs à la ruë attirent bien des yeux,
Et le malade au lit, s'en croira toûjours mieux.
Porte la drogue en poche & sçache où tu t'adresse,
Prend garde qu'elle soit donnée avec adresse,
Avant qu'elle s'évente, & prens bien garde encor,
Que tu n'ailles pécher avec l'hameçon d'or.
Pour aller à tes fins cet avis est à suivre,
Les Moines sur ce fait nous apprennent à vivre;
Et puis ne faut-il pas s'accommoder au temps,
Où tu trouves des foux, sois sage à leurs dépens.
Verrons-nous tous les jours sans que le Juge en gronde,
Nos fourbes de secrets infatuer le monde.
Jusqu'à s'en divertir avecque les amis,
Et qu'un si bon trafic ne nous soit pas permis?
Il ne faut pas, mon fils, par une sotte honte,
Perdre l'occasion de bien faire son compte,
Quoi-qu'on veüille alleguer sur un si beau dessein,
Estre un peu Charlatan, sied bien au Medecin.
Ménage bien le temps qui s'employe aux visites,
Tâche que le discours tourne sur les merites,
Que les succés y soient ornez de mots exquis,
Et toûjours sur l'aveu de Ducs & de Marquis.
Pour nous faire valoir, mon fils, tout est de mise,
Sur nôtre propre fait la loüange est permise;
Et je t'estimerois le plus fou des humains,
Si tu ne sçavois pas te payer par tes mains.
Que l'honneur des amis jamais ne t'interesse,
Qu'à loüer & blâmer ta conduite paroisse,
Aprés les avoir mis jusques dessus l'Autel,
D'un tour ingenieux donne le coup mortel.
Sur ces sages avis dresse ta Politique,
La vertu dans ce siecle est un bien chimerique,
Et si tu fais dessein d'attendre son secours,
Ta science est au croc, tu remperas toûjours.

Mauuilain VIMAULAIN étoit un Medecin de ce caractere, mais il avoit encore plus qu'aucun l'air d'un veritable Empirique, *Os humerosque;* la taille, la barbe, les discours, & sur tout, les secrets tous prests pour les femmes & pour les filles. On eût dit à l'entendre parler, qu'il portoit dans sa poche comme l'Alexandre de Lucien Esculape enfermé dans un œuf. A le voir sur son Hypogriphe, on l'eût pris pour un Roland, ou un Ferragus, si l'animal n'eût marché assez lentement pour le faire observer des passans.

C'est luy qui s'imaginoit avoir gueri un de ses amis, lequel feignit d'être malade, pour empêcher qu'il ne se mit d'un repas qu'il faisoit préparer, & qu'il vouloit faire *incognito*, avec quelques femmes. Cet homme, dis-je, pour se défaire de Vimaulain feignit qu'il étoit tourmenté d'une furieuse colique, & comme Vimaulain luy eût dit qu'il alloit luy envoyer une poudre qui le gueriroit en bref, il fit semblant de l'avoir prise & de s'en être fort bien trouvé ; mais ce qu'il y eût de bon dans la feinte, est que le Medecin n'eût pas apperçû l'operation supposée de la poudre, qu'il s'écria, *Tu vois, mon ami, où tu en étois si tout cela te fût demeuré dans le corps, c'étoit fait de toy sans le secours de la Medecine. Voilà ce que c'est que d'avoir un Medecin ami & éclairé.*

LONPI le jeune est à peu prés un homme de même caractere, *Pilon*
gros & grand cheval, housse rouge, chapeau troussé, manteau violet, air menaçant, tout d'un vray Thrason & d'un jeune fou, témoins les coups qu'il a donnez, & qu'on luy a rendus ; sur quoy on peut voir les jettons qu'il donna au public l'an 1687. sur ses avantures. Au reste plus expeditif en pratique que le Capitan de la Comedie.

Est-ce une maladie ? ah qu'elle est attrapée,
J'extermine les maux du vent de mon épée.

PELOPS ne juroit pas Dieu comme ceux-là dés la porte, *Lopez*
mais il n'alloit pas moins vîte, tout Vulcain qu'il étoit, & n'en sçavoit pas moins le chemin de la chambre & de la ruelle du malade. Ce vilain marran faisoit même le devot, quand ce moyen luy paroissoit le plus seur : car un jour qu'il avoit envie d'entrer au service d'une bonne Princesse, quoi-qu'il n'eût aucune connoissance auprés d'elle, il s'avisa de luy faire dire que si elle avoit la bonté & le loisir de l'entendre, il venoit luy faire un recit fort édifiant de la mort d'une Demoiselle qu'elle regrettoit beaucoup. On le fait entrer, il débute par la patience Chrétienne & par la pieté de la défunte, & prie la Princesse de trouver bon qu'avant d'en venir au recit de la belle fin de cette bonne servante de Dieu, il commence par un *De profundis* pour

le repos de son ame, & il l'entonne avec tant de ferveur & d'humilité, les genoux en terre, que la Princesse touchée de sa dévotion & de l'histoire qu'il luy fit, le choisit pour son Medecin ordinaire. Jugez de-là de quoy Pelops étoit capable, & s'il étoit un *Vir bonus medendi peritus?*

En voulez-vous un pitoyable & recreatif, c'est une maniere d'Esope, si on le regarde par la taille & par ce qui étoit le plus à charge à ce pauvre Esclave. Au reste Medecin de Basle ou de Caën, ce qu'il vous plaira. Comme il affecte fort de se distinguer, il ne saigne les malades ny en Grec ny en Latin, mais il a des remedes venus de l'Arabie, de l'Egypte & des montagnes de la Lune, où il a de grands commerces par les visions de l'Astrologie; il livre aussi quelquefois chance à la nature & à la maladie, comme un Bridoie de la Medecine, & hasard au jeu, ainsi que faisoit ce bon Medecin, qui aprés avoir mis le soir quantité de recipez dans un sac, les tiroit le matin comme ils venoient, disant à chaque malade qui les recevoit de sa main,

Prega il Dio che ti la mandi buona. — priez *Dieu que vous en rencontriez un bon.* Au reste veritable mine d'Abbé, qui ne sçauroit ny A, ny B, mais qui sçauroit bien boire, & dont on pourroit dire avec assurance.

Fæcundi calices quem non fecere disertum.

Voicy deux hommes qui vont bien plus vîte, & d'une figure toute autre que celle d'un petit Esope.

Deniau

NIAUDE' est un Docteur & un Professeur, dont les affiches sont seules capables de nous donner une idée de son genie. Quant à son alleure, c'est la même que celle de sa monture.

Scalig. in manib. Catullian.

 Hinc nil non satagens, gemens, percurrens
 Subsultans, volitans, sercans, popinans,
 Perfrictam caperans, scabensque frontem
 Secum verbula mansa, murmurillans
 Ægros expedit, enecat valenter.
 Ut qui olim fuerat crumenicida
 Nunc occiso homine, illo, & illo, & illo
 Furaci exanimet manu crumenas.

Mais il ne monte plus sa chere mule depuis qu'elle a perdu, queuë, crins & oreilles, & voicy comment. Il avoit des secrets pour tous les maux, & sçavoit fort bien les faire valoir.

 Secum bona non ruminat circulator
 Sed retia tendit fatuis, hiantibusque.

Car il luy falloit le tout ou partie de ce dont il convenoit avec

le malade, avant que d'entrer en matiére. L'accord étoit fait
avec une vieille credule de la guerir, moyennant certaine somme dont il touche la moitié d'avance; mais il commence la cure
par une pilule si active, que la bonne femme meurt pendant l'o-
peration. Cependant, comme il ne s'attendoit pas à la trouver
sur les tréteaux, il est non seulement surpris de ce spectacle,
mais encore de voir que des collateraux qui luy avoient tant
d'obligation, & qui avoient mal pris l'histoire de la convention
& du remede, luy reprochent son avarice & son ignorance, &
qu'aprés luy avoir fait rendre l'argent qu'il avoit escroqué, ils
le conduisent à coups de pieds, jusques dans la cour du logis.
Ce n'est pas là tout, car un de ces Picrocoles avoit coupe la
queuë & les oreilles de la pauvre mule, sur laquelle on le jette
avec précipitation, & il ne s'apperçoit de cette mutilation que
lorsqu'il entend les enfans crier dans les ruës *au Renard, au Re-*   *Il Bernia.*
nard. Qui ne diroit donc à le bien considerer que c'est luy-même qu'un Poëte Italien nous figure en la personne d'un Docteur
cherchant pratique, & promenant sa mule & sa morie de porte
en porte.

> *La mula va Zoppicando e trahendo*
> *Dice il magistro, vobis me commendo*
> *Non so s'io me n'entendo*
> *Ma certe a me pare, che costuisia*
> *Colui che va bandando la moria.*

Outre tant d'affaires de cette nature que le sort & sa conduite
luy firent, il luy en arriva bien d'autres du côté de dame chicane; de sorte qu'il n'y a presques rien de luy, qui ne soit un
sujet de Comedie.

Voicy encore du plus fin, & une figure de Gascon toute extraordinaire.

REPOURT vint à Paris en vray Gascon, & y demeura quel-   *pouret*
que tems sur le pied qui l'y avoit amené. Enfin il s'y fit Docteur
comme tant d'autres, & ce qui fait enrager tant d'honnêtes gens,
fut ce qui le tira d'affaire & de la misere *Vetula vesica beata. A vir-*
ga sic crevit. Jamais l'avanturier Buscon ne fit tant de tours, & ne
trouva tant de moyens pour venir à ses fins. La vigilence des valets
ne servoit de rien quand il avoit resolu d'entrer en quelque maison. Il apprivoisoit le Suisse le plus Suisse, & si la porte se trouvoit fermee, il regardoit s'il n'y avoit point de fenêtres basses.
Entré qu'il étoit il se faisoit écouter du malade malgré qu'il en

eût, il promettoit tout, & ne haranguoit pas avec moins de vehemence & de succés pour ses secrets que le veritable Tabarin.
Il étoit même si liberal des remedes qu'il portoit ou qu'il faisoit
porter par l'Apotiquaire son affidé, qu'il en restoit toûjours assez
après la mort du malade, pour en tuer quatre ou cinq autres.
Au reste si reconnoissant envers le métier qui luy avoit mis le
pain à la main, qu'il eut souffert le martire pour luy ; en voici
des marques. Il avoit resolu d'entrer en qualité de Medecin ordinaire dans la maison d'un Prince, grand Officier de celle du
Roy. On avoit beau le chasser, il ne manquoit jamais de revenir le même jour : Car

> *Quand on obtient ce qu'on aime,*
> *Qu'importe, qu'importe à quel prix.*

Mais les Officiers de la maison ayant enfin eu ordre de le
faire déserter, s'aviserent de l'engager à un jeu où un homme
étant monté sur son dos, deux autres luy serrerent de si prés,
qu'on luy coupa facilement l'éguillette. Voicy donc que comme il ne peut se défendre de tendre beau dos pendant le jeu,
celuy qui étoit préposé pour l'exécution, *aperit ramum qui veste*
latebat, & luy en donne tout d'un temps jusqu'au sang, le tout
en riant, & comme aux nôces du Seigneur de Baché. La Princesse qui regardoit cette Comedie d'une maniere de loge, ne
pouvoit s'empêcher de rire avec quelqu'une de ses Damoiselles,
& comme elle ne pût même s'empêcher d'éclater, le Gascon qui
s'en apperçût en sortant d'affaire, se tourne vers elle, luy disant tout consolé de l'honneur de sa presence. *Cadedis, Ma-*
dame, je leur pardonne la sottise puisqu'elle vous plaît, je suis tres-
heureux de vous pouvoir un peu divertir. Voila *comme se passa une*
Comedie qu'on eût pû intituler la Crême foüettée de la Medecine Char-
latane & Gasconne. Mais ce n'est pas encore là tout, car tout
foüetté qu'est le Docteur, il ne perd pas pour cela courage, tant
il a bonne envie d'être aux gages de l'Hôtel. Il se presente donc
quelque temps après pour un voyage de campagne, & comme
on voit qu'il en veut être malgré qu'on en ait, l'Ecuyer non
content de luy donner un fort méchant cheval, luy fourre encore du savon entre la selle & la housse. Il soufle aussi-tôt d'inquietude comme un Asthmatique, & ne peut comprendre d'où
luy vient le mal. Ceux qui l'ont causé le questionnent mali-
cieusement, & s'offrent à le soulager, mais il dissimule & patien-
te le mieux qu'il peut, & pendant que ces Officiers rient sous
cape,

cape, le temps paſſe & l'on arrive au gîte, où la ſoupe & le vin racommodent tout. Cependant comme il ſçait qu'il y a un païs dans les Indes où l'on paſſe Medecin à grands coups de foüet, & après d'autres fatigues, il ſe croit déja Medecin de l'Hôtel, & c'eſt pour cela que les Officiers de leur côté le regardans comme un incorrigible, l'abandonnent à la valletaille qui emplit ſa botte d'une matiere qui luy ſaute au nez & aux yeux, au moment qu'il y met le pied. On ne ſçait s'il fit quelque nouvelle tentative depuis ce temps-là, ou s'il comprit enfin que c'étoit en vain qu'il ſouffroit le martire pour une ingrate pratique.

Voyages de Vincent le Blanc.

Autre martyr de la Medecine, tant il a fait de choſes pour parvenir à ſes fins.

GINOMONT étoit le plus grand flateur, le plus doucereux, le plus complaiſant, le plus grand loüangeur & le plus diſſimulé de tous les martyrs de la Medecine Charlatane. Il ne ſe laſſoit jamais dépiloguer ſur la fraîcheur du teint, & ſur la beauté & l'eſprit des Dames : & Dieu ſçait par conſequent s'il étoit leur homme ! Cependant ce miſerable entêté, au lieu de joüir doucement de ce que la Medecine, la maltôte & la flaterie lui avoient apporté, & qui, lui avoit tant coûté de peines & de baſſeſſes, ſe fait une affaire d'Etat ſous prétexte de Religion, ſans autre raiſon que la vanité & l'ambition d'avoir une place dans le Martyrologe de Charenton. Après ces exemples de patience, qu'on m'allegue les Alapiſtes de l'Antiquité & les Chicanoüs du Lucien François, qui mettoient les coups à l'enchere.

montgînot

Au reſte, comme il y a des Charlatans fieſez de toutes ſortes de conditions, il y a encore de nos Docteurs Charlatans de toutes ſortes de métiers, des piqueurs & des prêteurs à poſte ou ſur gages, des Marchands, des Courtiers, & même des Uſuriers publics ; mais on ne ſçauroit s'imaginer combien grand eſt le ſecours qu'ils tirent des femmes, des meres, des ſœurs, des niéces, des couſines & des commeres, quand elles ont quelque ſçavoir faire qui leur donne entrée chez les Dames. En effet, qui auroit jamais crû qu'on eût pû s'embarquer dans l'exercice de la Medecine, par la voye de certains petits canots de coton piqué, où les femmes entrent par la tête ; c'eſt neanmoins ce qui a ſi bien réüſſi au Gaſcon Cucufa. Car enfin le Gaſcon

Vagina capitis.

⋆ CUCUFA qui n'étoit qu'un mouſſe de la Medecine ſe voit dans une caleche, où il vogue à la faveur des voiles & des coëffes dont ſa femme & ſa ſœur joignent le commerce à celuy des au-

⋆ Cucufa eſt un bonnet, coëffe ou calotte piquée, ou l'on fait tenir entre

⋆ aulot qui a eſpouſé une faiſeuſe de bonnete piquez & de caffot

tres toiles piquées. C'est ce qui fit dire un jour à un Medecin qui avoit l'esprit un peu Philosophe, & qui se lassoit de l'entendre exagerer ses pratiques, ses gains, ses meubles & son beau carosse avec une sotte ostentation. *Il ne faut pas s'étonner de tout ce brillant, puisque vous êtes nez coëffé vous & vôtre femme.*

deux toilles des poudres déssëichátes pour les intmperies froides & humides du cerveau.

Finissons cet article du Chapitre en faisant nous-même justice au Grand & au Politique. Ils n'étoient pas à la verité de ces Docteurs Charlatans que nous venons de décrire, car on n'a pas besoin d'artifice quand tout va comme on le souhaitte. Ils avoient leur plein, ils étoient recherchez & adorez, & les fleuves de la Charlatanerie fieffée, quoi-que deja larges de leur tems, n'avoient pas encore inondé Paris comme à present. Il est facile d'être vertueux quand on n'a point de tentation du côté de la pauvreté & de l'oisiveté. Quoi-qu'il en soit, ils étoient sinceres & bien éloignez des vilaines manieres de tous ceux que nous venons de depeindre. Quant au Neptune & au Petit-homme, on n'a qu'à jetter les yeux sur leurs portraits & sur ce que nous y avons ajoûté en chaque Chapitre de cette seconde Partie, pour voir s'ils n'étoient pas des Docteurs en Charlatanerie.

Venons à la troisiéme Partie de ce Chapitre ; mais après avoir averti que nous ne prétendons toucher, ni à la dignité du Sacerdoce, ny à celle des Ordres Religieux, n'en voulant qu'à quelques particuliers qui s'étant enrôllez en une si sainte Milice, profanent la dignité de leur vocation par un commerce tout seculier. *Personne,* dit la verité même, *ne peut se donner à deux maîtres ;* c'est pour cela que les hommes consacrez aux Autels ne doivent jamais regarder derriere eux, c'est assez d'avoir mis la main à l'œuvre par un vœu solemnel, pour ne pas penser à la retirer, *nemo mittens manum ad aratrum &c.* On se jette dans un précipice, dit Saint Leon Pape à un Moine Charthaginois qui se mêloit d'un employ seculier, *quand on sort une fois de son cercle, & c'est ainsi qu'on perd ce qu'on pouvoit facilement acquerir, quand on passe à des choses qui ne sont pas faites pour nous.* Tant de bonne-foy qu'on voudra du côté des Ecclesiastiques & des Religieux, qui se mêlent de la Medecine, cette bonne-foy les distinguera bien des Charlatans & de ces Medecins qui n'ont pas la probité, & la pureté d'intention necessaires à ceux qui pratiquent ; mais l'ignorance, le défaut de caractere, & l'obligation de s'en tenir à leurs vœux, *in quâ vocatione vocati estis,* les feront tous regarder comme des Charlatans, par les vrais

Moral. cap. 28.

Chrétiens & par les gens de bon sens : Car quelle apparence y a-t-il qu'un homme attaché aux fonctions du Sacerdoce, ou à la Regle de son Patriarche, & qui s'est spirituellement mutilé pour le Royaume de Dieu, puisse s'appliquer à un Art qui demande un homme tout entier, & de plus, sçavant & experimenté ? chose si difficile aux Prêtres & aux Reguliers, que le Docte Primerose remarque *qu'il n'a jamis veu de Ministre Anglois exerçant la Medecine, qui sçût la dixiéme partie de ce qu'un Medecin est obligé de sçavoir.* Aussi pourrions-nous assurer que nous n'avons jamais veu ni Prêtre, ni Theologien, ni Religieux, qui ne parlât de la Medecine en veritable novice, soit dans la chaire, soit dans la conversation familiere. Tout ce qu'ils alleguent n'est que pieces rapportées tirées de quelques bouquins, & pour l'ordinaire fort mal-placées. Jugez donc à plus forte raison, ce qu'on en doit attendre, s'ils veulent mettre ces materiaux en pratique, l'application d'un remede étant bien d'une autre conséquence que l'application d'une autorité & d'un passage. On m'objectera peut-être qu'on permettoit aux Prêtres l'exercice de la Medecine dans la primitive Eglise, & que les Religieux la font encore à present chez les Infidelles & chez les Fidelles des païs Orientaux ; mais qui ne sçait que c'est la necessité qui a autorisé cette pratique, & que faute de Medecins gradués & Laïques, on souffroit que des hommes préposez pour la consolation des malades, leur donnassent quelques conseils pendant leurs infirmitez, parce que la plûpart des Medecins étoient alors Juifs ou Payens. De plus, il faut que l'on sçache que ces Prêtres & ces Religieux entroient dans la Medecine par la porte de la Philosophie, par les Langues sçavantes, & par une methode raisonnée ; Exercice qui les dispensoit de quelques-uns de leurs devoirs Reguliers. Ils sçavoient comme on parle dans l'Ecole *par les causes*, & non pas par cette experience que le grand Hipocrate appele, *populaire simple & perilleuse :* c'est ainsi que tous ceux que nous avons marquez dans nôtre histoire Chronologique, avoient appris la Medecine, la plûpart avant que d'être dans les Ordres Sacrez, ou dans les Monasteres : car quant à ceux qui ne sçavoient que la Theorie, ils ne visitoient les malades en qualité de Medecins, que quand il ne s'en trouvoit point de plus experimentez. Et c'est de cette maniere, pour venir à nôtre tems, que les Prêtres & les Religieux font la Medecine aux Indes, où le Pape Gregoire XIII. permit aux

De vulgi error l. in Medic. lib.

R rr ij

Peres Jesuites de l'exercer, ce qu'ils font avec discretion. Premierement, dit la Bulle de ce Pape, *citra adustionem* ; mais combien voyons-nous de Prêtres en France employer le fer & le feu, & pis que cela, des remedes chymiques, qui sont souvent plus actifs que le fer & le feu? Secondement, *Medicina peritis*, tels que peuvent être des Jesuites, qui sont ordinairement Philosophes, gens d'erudition, d'esprit & d'application : car quant à leurs Freres, ils les reservent pour la preparation & exhibition des remedes, & pour les operations de la Chirurgie. En troisiéme lieu, *in regionibus Medicorum penuria laborantibus, & quando Medici saeculares haberi non possunt* ; voila comme on en usoit du temps des premiers Chrétiens. En quatriéme lieu, *cum superiorum permissu.* Ah si le pauvre Superieur de tant de Moines Mandians avoit le pouvoir des Superieurs des Peres Jesuites, & s'il pouvoit s'empêcher de ceder au torrent d'un homme inquiet, & prévenu de l'opinion qu'il a de son sçavoir faire, & dont il apprehende l'oisiveté, il se garderoit bien de souffrir ce qu'il souffre, quoi-qu'il semble le faire crainte de pis. Aussi la Bulle du Pape Gregoire, traitte-telle cette permission même qu'elle accorde aux Peres Jesuites *de Tolerance*, pour marquer que ces Peres ont la discretion de n'exercer jamais la Medecine en Europe, & que ni les Prêtres ni les Religieux ne s'en doivent mêler que dans une necessité pressente. En effet, ne voyons-nous pas que Marcile Ficin, tout habile Prêtre qu'il étoit, n'a jamais été bon Praticien. Turisan étoit plus habile, je l'avouë, quoi-que malheureux dans la pratique ; mais dés qu'il eût pris l'habit de Chartreux, il ne pensa plus qu'à sa Regle, laissant la conduite des malades de son Monastere aux Medecins seculiers. Raimond-Lulle même n'a jamais été qu'un fort malheureux Praticien.

Gabriel. Aiala popular Epigrammat. pag. 25.

> *Lullium ego novi, doctumque probumque fuisse*
> *Illius infelix praxis at omnis erat.*

ARRIAS MONTANUS, cet homme si connu des Sçavans, étoit Prêtre comme ceux-là, & avoit enseigné publiquement la Chirurgie ; mais comme il ne croyoit pas pouvoir servir au monde & à Dieu, il abandonna l'exercice de cet Art. Le fameux Monsieur Stenon est une belle leçon aux Prêtres & aux Religieux qui se mêlent de la Medecine : car ce sçavant & pieux personnage n'eût pas si-tôt mis le pied dans la vigne du Seigneur, & pour ainsi dire la main à la charruë, qu'il ne regarda

plus derriere luy, & qu'il ne voulut plus même entendre parler
de maladies corporelles, de chofes naturelles, ni de curiofitez,
pour ne point parler de tant d'autres qui ne firent la Medecine
que *ufque ad aras*, jufques aux Autels exclufivement ; mais
quoi qu'il en foit, quelle comparaifon, je vous prie, de tant de
petits Prêtres & de petits Moines ignorans qui exercent hautement la Medecine avec ces grands Perfonnages des fiecles paffez, & avec nos Miffionnaires des Indes, eux qui n'entendent
pas même le Latin qu'ils jargonnent ? Quant aux Chanoines de
Paris qu'on pourroit encore mettre en avant, outre que c'étoit
bien autre chofe que de petits Capellans, ils ne faifoient la Medecine qu'aux pauvres du grand Hôpital, *in nofocomio*, encore
en abandonnerent-ils l'exercice quand il fe trouva affez de Medecins Laïques pour leur être fubftituez : Et quant aux Ecclefiaftiques qui ont fervi nos Rois en qualité de Medecins, c'é-
toit des gradués en des Facultez celebres, qui avoient des difpenfes des Papes, & d'autant plus juftes & plus feures qu'elles
n'etoient pas obtenuës fur de faux expofez, & fur des capaci-
tées chimeriques, dont les fuppliques font ordinairement char-
gées. Ces Medecins étoient tous frappez au coin de ces Moi- *De divinis nemini-*
nes Medecins, dont Caffiodore parle fi avantageufement, gens *bus cap.* 31.
de literature, qui avoient appris la veritable Medecine avec application, & qui ne l'exerçoient encore que dans leurs Communautez, ou pour les Souverains avec difpenfe. Car enfin quoi-
que la Medecine, foit comme nous l'avons cy devant remarqué, *Decret.* distinction.
une pieté, l'Eglife a toûjours fait quelque difficulté d'en per- *22. question 2.*
mettre l'exercice aux Miniftres des Autels fans neceffité ; c'eft
pour cela que Martirius fe jugeant indigne du Diaconat, parce
qu'il avoit fait la Medecine, refufe humblement de prendre cet
Ordre. Le Pape Silveftre II. n'étant encore que Gerbert Evêque de Ravenne, étoit fçavant dans la Medecine ; mais comme
il le marque dans une de fes Epîtres à un Anonime, il ne s'eft *Sozomen. in* Hiftor.
jamais voulu engager à la pratiquer. Alexandre Pape III. défend *Gerberti* Epift. 150.
aux Religieux de fortir de leurs Cloîtres pour étudier en Me- *V. Pelag. Papam ad*
decine. Honoré III. étend la défenfe jufqu'aux Ecclefiafti- *universos Italiæ*
ques non Religieux, les declarant excommuniez *ipfo facto*, s'ils *Episcop. & Tom. x.*
contreviennent à fes Ordonnances. L'Eglife Grecque n'en a *& xj. Concil. & 9.*
jamais permis l'exercice ni aux Prêtres, ni aux Diacres Moines, *Canon. Concil. La-*
parce, dit un de fes Patriarches, *que ce feroit une chofe fcandaleufe* *tet. & 6. Concil.*
de voir des hommes revêtus d'habits Sacerdotaux & accoûtumez à *Rhemenf.*

Luc. Patriarch.
Conſtantinopolit.in
Reſponſ. c. 13. l. 3.
Juris Græco-Roman.

In reſponſ. balſa-
mon. interrogat. 24.

manier les choſes Sacrées, reprendre l'habit ſeculier & commercer avec des Laïques, tels que ſont les Medecins : car quoi-qu'on définiſſe la Medecine, l'Art de conſerver la ſanté, elle ne parvient pas toûjours à cette fin. D'autre part il n'eſt pas raiſonnable que le Prêtre, le Dia-cre, ni le Clerc, paſſent d'un Miniſtere ſûr & irreprochable, à un Etat auſſi incertain, & à une Profeſſion auſſi perilleuſe qu'eſt la Medecine. Que diroient donc les grands perſonnages que nous avons alle-guez ci-devant, s'ils voyoient des Freres ignorans & des Prêtres, qui ne ſont gueres plus ſçavans que des Freres, donner des re-medes pour des maladies dont les plus éclairez Medecins ne ſont ſouvent qu'entrevoir les cauſes ; pour des malades abſens & dont ils n'apprennent les indiſpoſitions que ſur le rapport d'un vallet ou d'une ſervante, & ſur l'inſpection d'une urine corrompuë par le temps & le ſejour ? Que diroient-ils s'ils les voyoient traiter des maladies honteuſes, entendre des recits & conſiderer des objets encore plus honteux, & enfin s'ils les voyoient donner des remedes, dont la doſe, pour peu qu'elle ex-cede, met le malade en peril de mort, ſi elle ne le tuë effecti-vement, comme il arrive tous les jours ? Si, dis-je, l'Egliſe Latine & la Greque ont enfin jugé à propos d'interdire l'exercice de la Medecine aux Moines, & aux Prêtres mêmes qui l'avoient ap-priſe par les principes dans les Ecoles, & qui avoient caractere pour la faire, dés-lors qu'il y eut aſſez de Medecins Laïques ? Que peut on penſer de tant de Prêtres & de Religieux ſans étu-de & ſans Caractere, qui font un commerce qui leur eſt défen-

* Habentes locu-
los.

du, & un Métier * d'une Profeſſion qu'en tout cas ils ſont obligez d'exercer *gratis* ? Car ſuppoſé même qu'il ſe ſoit trouvé quelques hommes qui ayent appris cette ſcience par leur appli-

J. B Condronch. de
Chriſt medend. ra-
tion. cap. 15. lib. 1.
diſtinct. 33.

cation par la force de leur genie, ſans tradition ni demonſtra-tion, outre que cela eſt fort rare, ſi on en veut tirer quelque conſequence, voila la porte ouverte à tous les abus. Il n'y aura plus qu'à faire le ſçavant, le bel eſprit, & à ſe dire Theologien, Juriſconſulte, Medecin, & tout ce qu'on voudra. Il ne faudra plus parler ni de principes, ni de methode, ni d'Univerſitez, ni d'experiences ; & parce qu'on fera ſervir la charité de prétexte, il n'y aura qu'à dire hardiment ſon avis des cas de conſcience, des points de Droit & des maladies, *licet ſi lubet* : Car pour ne rien oublier ſur cette matiere, qui ne voit clairement que quant aux diſpenſes dont nous avons parlé ci-devant, elles ne ſont données que *ad faciendos fructus* ; mais que ces fruits loin d'être pour le public, ne font que pour les particuliers qui obtiennent ces difpenfes, & pour les Communautez qui y prennent part ?

C'eft pour cela que les fages Superieurs des Communautez défintereffées, ne permettent jamais à leurs Religieux de faire une Profeffion qui ne leur convient nullement, & qu'ils défendent même à ceux qui ont quelque talent effectif & utile au public, de s'en fervir quand il fe trouve des feculiers capables d'exercer ces œuvres de charité. Exemples notables. On lit dans les decretales qu'un Moine ayant ouvert une efquinancie à une femme qui en mourut, on forma cette queftion, s'il devoit paffer pour difculpé, attendu qu'il avoit fait cette operation par un motif de charité; & on répond que quelque habile que foit le Moine, & de quelque efprit qu'il puiffe avoir été porté à cette action, il doit en faire fatisfaction à l'Eglife, & que s'il refufe de la faire, on le doit fufpendre *à divinis*. Un Religieux de Flaviac avoit appris la Medecine avant que d'entrer dans la Religion, & s'y étoit rendu fort habile par l'exercice qu'il en avoit fait dans le monde. Son Abbé qui avoit fes veuës & qui étoit plus grand politique que grand cenobite, le veut obliger à en reprendre l'exercice en faveur de quelques Laïques, *& de fervir non à Dieu, mais au monde, à des Profanes, à des Publicains, & à des Excommuniez.* Le Religieux en fait quelque difficulté, & confulte cependant Saint Bernard Abbé de Clervaux, & le Saint prend le parti du Religieux contre fon Abbé. Ce grand perfonnage va bien plus avant, défendant à fes Religieux la frequentation d'un Medecin ami du Monaftere, de crainte qu'il ne prenne envie à fes Moines d'apprendre la Medecine, & de la faire enfuite par un efprit d'illufion. Autre induction & bien plus nouvelle, puifqu'elle eft de nôtre temps, & que nous en pouvons dire *quod vidimus teftamur.* Un Religieux des plus habiles à remettre les os déboëtez & les fractures, rendoit cet office de charité avec difpenfe & permiffion de fes Superieurs, aux environs d'une Abbaye de l'Ordre de Saint Benoît, éloignée de Chirurgiens, fituée entre le Blefois & la Touraine, fans diftinction d'âges, ni de fexe, ni de qualitez. Mais le bon pere homme fimple & veritable Religieux, ayant deja fervi de divertiffement fans s'en appercevoir à des femmes qui venoient faire les bêtes épaulées, fon Prieur en eft averti, & balançant entre la charité qu'on doit au public, & celle qu'il doit à fon Ordre & à fes Religieux, il apprend enfin que quelques étourdies avoient

Bernard. Epift. 67. & 68. ad Flaviacum.

apporté à la sortie d'un grand repas, des membres bien sains &
bien situez au bon Pere, pour être remis en leur place ; & qu'a-
prés avoir dit des folies à l'Operateur sur l'operation, elles en
avoient ri à son nez, & s'étoient enfuïes. Je laisse à penser si ce
Superieur envoya le pauvre Pere renoüeur si loin, que non seulement il n'est jamais retourné en cette Abbaye ; mais encore
qu'il ne luy a pas été permis de remettre ni bras ni jambes. En
verité si tous les Monasteres étoient rentez comme celui-là, ou
si les Superieurs de ceux qui ne le sont pas s'abandonnoient un
oui　　　peu à la prudence, on ne verroit pas de pareils desordres ; on
ne verroit pas des Reguliers interroger des femmes ni les toucher d'une maniere qui ne paroît pas trop reguliere, ni se produire dans des Hôpitaux & dans d'autres lieux, d'où après
être sortis avec confusion, ils servent encore de divertissement
aux libertins. Il n'y a donc de tous les Religieux que les Freres
de la Charité, parmi les hommes qui ne soyent pas suspects
d'interêt & de vanité dans cet exercice : car outre que ces bons
Religieux ne donnent jamais de remedes aux malades hors les
cas de necessité, & sans l'ordre du Medecin ou du Chirurgien,
ils ne possedent rien en particulier, se consacrans par un vœu
solemnel, & qu'on peut appeler heroïque, au soin des hommes
malades, laissant les femmes aux Religieuses Hospitalieres,
autre espece d'heroïnes du Christianisme. Ainsi quant à ceux
qui prennent de l'argent, ou des presens, voici leur leçon en
particulier, après leur avoir fait voir les Freres de la Charité
pour le general. Un certain Frere Juste qui se mêloit de la Me-
Gregor lib. 4. dia-
log. c. 55.　decine Pharmaceutique du temps de Saint Gregoire, avoit caché trois écus d'or dans des drogues, on ne sçait pourquoy ;
mais on sçait qu'en ayant été convaincu, quoi-qu'il en eût témoigné un grand repentir en mourant, il ne pût obtenir la grace d'être enseveli avec les Freres du Monastere ; qu'il fut enterré par l'ordre de Saint Gregoire dans un fumier, & que
pour donner à toute la Communauté un exemple formidable ;
ce Saint obligea tous les Freres de dire en jettant les trois écus
sur sa fosse, *pecunia tua tibi sit in perditionem.* Bien plus, nous
apprenons que Saint Damien ayant accepté deux œufs d'une
Dame nommée Palladia, qu'il avoit guerie, & qui l'avoit prié
Simphorian. Cam-
pegius in speculo
Medici Christian.　instamment de recevoir ce petit present, la chose étant venuë
à la connoissance de Saint Cosme, non seulement il l'en reprit
severement, mais encore il défendit qu'on l'ensevelît avec ce

　　　　　　　　　　　　　　　　　　　　　　　　　　　prétendu

prétendu mercenaire, exemple que Saint Gregoire pourroit
bien avoir fuivi dans l'affaire du Frere Jufte. Mais hélas que
les gens de ce temps-là étoient bonnes gens, & que ceux du
nôtre font raffinez en comparaifon : car ce n'eft pas tout que de
prendre de l'argent, ou des chofes qui accommodent le Religieux ou la Communauté ; on court la Ville, on bat la calabre,
on paffe les monts & les mers, croyez-vous que ce foit pour faire
quelque converfion, un Profelyte, ou pour accomplir quelque
vœu ? Ce n'eft pas celà, c'eft pour éprouver quelque remède,
pour découvrir quelque fecret, pour fervir une grande Dame
ou un grand Seigneur qui en fçauront gré, & même pour entrer dans quelque Cour, fi on peut ; fans penfer combien l'air
des Cours eft dangereux au corps & à l'ame d'un Religieux,
témoins ces deux Auguftins dont nous avons rapporté l'Hiftoire ci-devant, & qui devroit faire trembler les Moines qui mettent en ces occafions le tout pour le tout, fans en prévoir les
confequences. Voila l'exercice de quelques uns de nos Medecins de longue robe, & qui dans le vray font fi peu habiles,
qu'un honnête-homme demandant un jour fincerement à un
Religieux, ce qu'il penfoit d'un des Peres de fon Convent qui
étoit alors à la mode, il luy répondit, *Je croy que le froc à part,*
on verroit que nôtre Pere en fçauroit beaucoup moins, que le moindre
Frater de boutique. Cependant fi on en croit un de nos Poëtes,

Le bon Gilla fe vend chez le Frere Didace,
Frere Alain a cent fois trompé la populace,
Et s'eft fi finement inftruit dans fon Métier,
Qu'il fçait tirer de l'or de fa poudre d'acier.
Le Frere Valentin a de la quinteffence,
Qui guerit de tous maux, même de l'impuiffance,
Il en fçait beaucoup plus que Braier ni Vallot,
Et le plus habile homme aprés luy n'eft qu'un fot.

En verité c'eft un plaifir de voir la jaloufie qui regne entre
ces bons Freres, tout comme entre les feculiers : car loin de rire
entr'eux de la fottife du peuple, les manches l'arges font ja-
loufes des étroites. De plus les noires, les blanches, les tanées
ne peuvent s'entre-fouffrir, & fouffrent encore moins les grifes,
celles-cy mêmes ayant du mépris les unes pour les autres. Car
ne fçait-on pas que l'étroite eft tout-à-fait défolée par la lar-
ge, & que pendant que Barbe-piece eft au filet, Sans-barbe &
fans piece, joüit non feulement de tous les avantages du Rouffin,

mais encore de ceux de l'Afne de l'Apologue. En un mot, le
petit gris n'est plus à la mode, & ce qu'on regardoit autresfois
comme un Raphaël, n'est plus qu'un Ange déchû de la grace
de la nouveauté, *Lucifer mutatus in carbonem.* En effet, si l'on
en croit le public & le bruit commun Sans-Barbe & Sans-piece,
est bien un autre Medecin & un autre Sauveur que Barbe piece.
L'un n'est qu'un Frere Simplicien, l'autre est un veritable Pere
aux autres, grand, gros, gras, frais, découplé, bien vétu ; qui a
l'attache des Dames, & plus que cela, fondé en une maniere de
revelation, quand on le consulte, & voila comment. On introduit premierement dans la boutique du Pere Esculape, celuy
qui le vient consulter, quand il a des lettres de créance qui
equipollent à lettres de change. On l'interroge & on l'écoute
attentivement, ensuite l'Esculape gris ayant ordonné à un de
ses Eleves de luy aveindre certaine boëte, il la pose fort pensif
& avec quelques ceremonies sur la table ou comptoir de l'Offi-
cine. Cela fait l'Oracle rêve encore plus profondément, & demande, aprés être revenu de sa rêverie, certaine phiolle qui ne
se trouve pas si-tôt. Enfin il se jette sur un Prié-Dieu, il y mé-
dite quelques momens, & se reléve d'un air d'extasié, & comme un Numa qui vient de parler à son Egerie, disant d'un ton
d'inspiré, qu'il aura sans doute encore besoin d'une telle poudre, que l'Éléve cherche fort diligemment. Je laisse à penser si
aprés ce mystere, celuy qui vient de consulter l'Oracle manque à faire un fidelle rapport de ce qu'il a veu, & si toutes ces
mommeries ne donnent pas du relief aux remedes & à la consultation. En effet, si l'on en croit ses Partisans de l'un & de l'autre
sexe, & si l'on prend garde à ce qui se passe chez les malades,
où il s'est une fois impatronisé.

> *Quelque chose qu'on en demande,*
> *Le beau Pere n'ignore rien,*
> *Il en sçait plus que Galien.*
> *Prés d'une prestance si grande,*
> *Hipocrate n'est qu'un oison,*
> *Et par tout où femme commande,*
> *Il est le maitre en la maison.*

Car qui pensez-vous qui a donné commencement à sa reputation ?

> *Une figure surante,*
> *Une machine recoûée,*

Et plus grondeuse que la mer ,
N'est à la Saint Martin d'hyver.

Ce n'est pas grand chose à la verité que cette patrone, mais tels sont les commencemens des plus grands progrès : car enfin il s'est tant acquis d'autorité pendant quelque temps, qu'il n'y avoit pas d'appel de ses ordonnances, & qu'il en faloit passer par où il vouloit. On raconte à ce propos que comme il se trouve assez souvent des femmes qui ont quelques indispositions, des Hypocondres dont il faut s'assurer par le tact ; il leur signifie d'abord d'un ton magistral, qu'elles ayent *à se mettre en forme,* & que si elles témoignent quelque pudeur, il met du tabac sur sa main, & l'envoyant de son souffle au vent, il leur dit, *Je me soucie de vos ventres comme de cela.* En vôtre avis, n'est-ce pas là un veritable soldat Chrétien ? quel Paladin de la chasteté qui passe sur le ventre de tels ennemis, & qui fait ferme en des occasions, où les Jerômes & les Hilarions, quitteroient la lance & le bouclier pour prendre la fuite ? Mais quelqu'un voudroit-il sçavoir comment ce Panurge de nôtre temps fit l'Anglois Quinaut ? Celui-cy fut assez simple pour abandonner L. pistoles à sa discretion, à condition qu'il le gueriroit dans quinze jours d'un dévoyement causé par une consomption de deux ans ; mais comme les trois prises d'Opiate qu'il luy donna pour tout remede ne luy servirent de rien, & qu'il vit bien qu'il se mouroit, il fit revendiquer son argent par l'Envoyé d'Angleterre. Que répond à cela le Pere : Qu'on ne luy échaufe pas, dit-il, davantage la tête de cet affaire, puisque le remede qu'il a donné au malade est si précieux, qu'il luy en faudroit six fois autant qu'il en a reçû. On va donc droit au Superieur du Convent, & ce Superieur répond froidement, que telles affaires sont choses externes ; & on luy demande, *Mon Pere, si un de vos Religieux avoit fait quelque chose mal à propos hors du Convent, vous dispenseriez-vous d'en connoître, parce que ce sont choses externes ? Quoiqu'il en soit, il s'agit icy d'une piperie faite dans le Convent même, & après une stipulation verballe & de bonne-foy ; croyez-moy laissons là tous ces faux fuyans, rendez-nous l'argent, au moins en partie, que nous ne soyons pas obligez à en faire bruit, & nous consentirons que le reste soit censé avoir fait Profession & incapable de rentrer dans le commerce du monde, comme destiné à des usages Saints, & non prophanes.* Mais quoi que le Banquier & le Superieur pûssent dire & faire, le Pere Medecin n'en rendit que treize pistoles, les

S ss ij

trente-sept autres demeurans pour la nourriture & entretien des Freres de N. S. J. Christ. Si l'Anglois eût été aussi grand Clerc que celuy de l'Original, il n'eût pas consigné les cinquante pistoles en de telles mains, & ne seroit pas demeuré plus Quinaut que celuy qui ne perdit que des signes & des gesticulations, dans la celebre dispute qu'il eut avec Panurge, puisqu'il y laissa la bource & la vie.

Que ne peut-on point encore penser des 40. écus qu'il reçut de l'Intendant de M .... Commandant de la premiere Compagnie des Mousquetaires, pour traiter un domestique de ce Commandant ; parce, disoit-il, qu'il faloit commencer par l'achapt des medicamens de grand prix ? convention dont il ne voulut pas tomber d'accord, quand on le somma de l'executer ou de rendre l'argent. Il est vrai que l'Intendant piqué de cette perfidie & du peu de satisfaction qu'il eut de son Superieur, le traita d'une étrange maniere, mais ne s'étoit-il pas attiré ce traitement ? Le Sculpteur de la ruë du Sepulchre fauxbourg saint Germain n'en fut pas quitte à si bon marché : car quoi qu'il eût promis de le guerir en bref d'une douleur de côté, il y laissa corps & biens.

Voicy du Thrason un Conseiller de Châlons, qui s'imaginoit avoir la pierre, & qui prit pour en guerir une poudre d'un Frere Martinet qui n'étoit encore que Charlatan de Province ; mais qui pourra enfin avoir une place dans la troupe, & sur le theatre de Paris. Ce Conseiller, dis-je, voyant que la poudre l'avoit mis en un état si pitoyable, que le Frere qui la lui avoit fait prendre, avoit pris la fuite, fut conseillé d'avoir recours au fameux Sans-barbe & Sans-piece de Paris, & de substituer ce Medecin gris au Minime qui l'avoit si maltraité. Il addresse donc pour cet effet une lettre instructive & une phiole pleine de son urine à un Medecin de son païs qui étoit alors à Paris pour affaires, le priant de faire voir le tout au bon Pere & d'en conferer avec lui. Mais comment croyez-vous qu'il reçut une lettre où il n'y avoit rien d'effectif à son gré, ni qui brillât à sa vûë. *Allez*, lui dit-il, *vous vous moquez de moy, de demander mes avis pour des Juges de village, moi qui ne vois que des Conseillers de Cours souveraines & des Maîtres des Requêtes ! Apprenez que je ne suis que pour de tels Magistrats, pour des Ducs, des Maréchaux de France, des Princes & des Evêques.* A quoi il ajoûta, rompant la lettre, qu'il ne

daigna pas lire : *Vous voyez comme je reçois de telles lettres, &*
les Medecins qui les apportent. Aprés cela & aprés mille incarta-
des de cette nature, tant d'insolences faites à des personnes
de qualité, tant de prognostics faux, & de temeritez, peut-on
douter qu'on ne se lasse enfin d'un tel Droguiste & de ses drogues, & qu'on ne traite ce Sans-barbe & Sans-piece, comme
on traita ces deux Barbe-pieces venus de Syrie, qu'on renvoya de Paris en Province il y a quelques années ?

AUX AUTRES, dit celui qui traita les Moines de S.......
selon leur merite. Je dis pareillement : Aux autres. Un bon
Frere [ʞ] [ʞ] ayant purgé au mois d'Août dernier
un malade avec un remede arsenical, ce
pauvre homme en fut si tourmenté jusqu'à la mort, que criant
continuellement qu'il étoit empoisonné, & qu'il se mouroit, le
Frere s'avisa, pour faire cesser le scandale, & pour appaiser la
douleur, d'un remede le plus carminatif du monde, ce n'étoit
que cinq ou six coups de poignard à la Cesarine, pour quoi il
aposta des assassins, qui n'eurent pas la cruauté d'executer ce
qu'ils lui promirent, mais qui ne laisserent pas de prendre son
argent. La plainte en ayant été portée au Commissaire sur la
declaration d'un de ces honnêtes-hommes, *qui pænitentiâ du-*
ctus, tamen argenteos non retulerat. Et le Pere Superieur ou
Prieur des [ʞ] [ʞ] ayant été assigné pour representer
le Frere fugitif, l'affaire fut acco-
modée moyenant vingt louïs d'or. Cependant le pauvre malade
ayant été obligé de faire son testament, je laisse à penser, s'il
pensa aux Peres du vieux Testament. Ce qu'il y a d'admirable
dans tous ces Medecins de robes noires, blanches, grises & ta
nées, c'est qu'ils nourrissent de grandes familles, pendant qu
les petites familles des Medecins de robe courte meurent d
faim : tant ces robes de toutes couleurs ressemblent au plaisant
d'un Prince, qu'un certain Critique regardoit comme un fat,
magro bouffone, mais qui fut declaré d'autant plus habile par *Perronian. fol. 37.*
son Patron, qu'il vivoit d'un métier, lui & sa famille, qu'il ne
sçavoit pas. Quoi qu'il en soit, allons un peu plus avant, venons au solide, & voyons si ces Medecins Reguliers font leur
Regle, & s'ils font en leur centre dans les chambres & dans les
ruelles de certains malades. *Cave Ursicine.* C'est un saint Martyr
qui ne leur addresse pas moins sa parole, que quand il parle à un
Medecin chancelant dans la foi : *Prends garde,* dit-il, *mon cher*

Ursicin , de te perdre enfin toi-même aprés avoir sauvé tes malades.
En effet je demande à ces Seraphiques, à ces esprits superieurs,
qui pretendent avoir quitté le monde , si le grand monde, si cet
air du monde qu'ils ne laissent pas de venir encore quelquefois
respirer si doucement, & tout ce qu'on appelle le bel air, n'est
pas plus l'air du Prince du monde , que l'air de la retraite &
du silence qu'ils ont épousé en quittant le monde? Je demande
à ces Anges de nôtre siecle s'ils feront plus resolus & plus fermes quand ils seront livrez à Satan pour être criblez comme le
bon grain, s'ils feront, dis-je, plus fermes, que ces enfans de
Dieu , qui ne purent tenir contre les filles des hommes en un
tems où elles n'avoient pas encore pensé à se décrasser? Saint
Jerôme n'est tourmenté des femmes qu'en vision & en dormant,
cependant ne diriez-vous pas à le voir s'en plaindre, que c'est
un Job qui s'écrie : *Vim patior!* Et aprés cela nos Anges hommes au fonds faits comme ceux d'Enoch ou de la Genése , se
trouveront volontiers en des ruelles & à des toilettes de femmes lavées, parfumées & parées comme des Autels. Est-ce à
ces Autels là qu'on s'est si solennellement consacré? *Altaria ,*
Altaria Domini , c'est là , peres & freres, ce sont ces Autels
qu'il ne vous est permis de quitter que pour vous reconcilier
avec vôtre frere, *Cave Ursicine:* car tout autre part qu'au pied
de ces Autels-là , vous êtes hors de vôtre sphere. On a beau
dire que ces Dames qu'on va visiter , sont des malades qu'on
veut secourir , ces malades, si malades sont , ne sont pas toûjours si défigurez ni si foibles, qu'ils ne triomphent quelquefois
de la force des plus resolus. Tout depuis la tête jusques aux
pieds en est meurtrier. Qu'on ouvre les yeux auprés d'elles ,
on est en butte aux traits d'un bel œil : *In uno ictu oculi vulne-*
rasti. Il ne faut qu'un de ces éclairs pour gâter la vûë : *In uno*
baleno d'ochio. Il n'y a pas jusqu'à un cheveu qui ne porte coup:
In uno crine colli. Autant de cheveux, autant de piques heris-
sées contre un pauvre cœur, & particulierement s'il se trouve
embarassé *in tortis crinibus :* car le voilà déslors *in laqueis diabo-*
li , dans les lacets du demon , & pris à la glu, des gommes,
des essences & des mucilages. Car qui ne sçait qu'il y a un
demon qui preside à toutes ces frisures , &'qu'on appelle pour
cela *Cincinnatulus.*

Que s'il n'ose lever les yeux , & qu'il les porte humblement en terre , il trouve des pieges jusques dans les pieds

de la Dame : car s'il est écrit d'un grand Capitaine , & des souliers d'une belle femme : *Sandalia ejus rapuerunt oculos ejus*, le moyen à des fantassins de tenir, où des Cavaliers, des Generaux d'armes & des Heros mêmes rendent les armes.

> *Celui qui de son poil tenoit toute sa force,*
> *Ne pût se dérober à cette douce amorce.*
> *Et ce petit berger qui devint un grand Roy,*
> *Ne fut il pas soûmis à l'amoureuse loy ?*

Il n'y a jamais eu qu'un Mome qui se soit moqué des souliers de Venus après les avoir regardez. Ce n'est qu'un soulier tout vuide qui se presente à la vûë de ce Solitaire, dont il est parlé dans la vie des Peres, il ne laisse pas d'en fremir, & de le considerer comme une pierre de scandale, qu'il auroit évitée, s'il en avoit pû prevoir la rencontre. L'œil simple tant qu'il vous plaira, les cabinets, les ruelles, les toilettes, les lits & les tapisseries ont des objets qui sautent aux yeux malgré qu'on en ait, le plus ferme ne s'y trouve jamais sur un pied fort sûr : *Penè moti sunt pedes ejus.* C'est donc bien mieux fait de demeurer dans sa solitude, quand on n'en est pas arraché pour le bien de l'Etat & de la Religion, comme le fut cet Ange du siecle passé, qui n'y retourna que par un miracle : tant il est dangereux d'en sortir, & tant le cabinet d'une Dame a peu de rapport avec une celle. Car

> *De bonne foi, Peres en Dieu,*
> *Ni les Vespres ni les Matines*
> *Ne se chantent point en ce lieu.*

Mais ce n'est pas encore là tout, on n'en est pas quitte au sortir d'une ruelle, d'un cabinet ou d'une toilette, pour ce qu'on a vû, cette mouche volante & importune qu'on appelle Tentation, vous suit par tout. L'imagination mene bien encore plus loin que la vûë.

> *L'amoroso pensier non gia s'arresta*
> *Che non ben pago di belessa esterna*
> *Ne gli occulti secreti anco s'interna.*

Que sera-ce donc sous pretexte de Medecine, d'un long tête à tête, en un siecle où on voit des femmes si vaines & si malicieuses, qu'elles ne se plaisent qu'à blesser & qu'à vaincre ; je ne dis pas de ces galans-hommes, ni de ces Cavaliers qu'elles reputent sans force & demi vaincus, mais de ces Solitaires, de ces mélancholiques & de ces vieillards, ausquels l'âge

A déja fait couler la glace dans les nerfs.

Elles ne mesurent leurs forces qu'avec celles de ces hommes forts, & dont la mine austere semble à toute épreuve ; parce qu'elles sont persuadées que dans leur champ comme dans celui de Mars

A vaincre sans honneur on triomphe sans gloire.

★Omnes in te ætatis periclitantur. *Tacit. de cultu mul.*

Quoi qu'il en soit, tous les âges y sont en peril, & pour ainsi dire, tous les états de la vie. Chacun sçait l'histoire de cette belle, laquelle ayant demandé un Confesseur, un Medecin & un Notaire, dans la surprise d'une vapeur un peu violente, les renvoya tous plus malades qu'elle n'étoit.

Il est vrai que comme il se trouve souvent des esprits fort émerillonnez, dans les cloîtres mêmes, un pauvre Superieur est en ces occasions aussi empêché d'un Moine discole, qu'un pauvre mari & un pauvre pere l'est de sa Nicole. Ils dissimulent, disent-ils, ils patientent l'un & l'autre crainte de pis, témoin le Frere qui menaça son Superieur, tout simple Frere qu'il étoit, de prêcher dans les Paroisses de la campagne, si on lui ôtoit son Laboratoire : tant il est vrai que

Rimans magna ludibria, Chymicosque folles
Inflabis, & inflaberis.

Mais cette leçon n'est pas du goût de ceux qui ne veulent ni leçon ni conseil sur cette matiere. Quoi qu'il en soit, le Superieur est obligé de faire son devoir, si ceux qui dépendent de sa conduite s'oublient du leur : *Virga directionis, virga regni ejus.* Le pauvre Frere ne sçait ce qu'il veut : *Non auditur perire volens,* quand il ne veut pas ce qu'il doit vouloir. *Sollicitus es circa plurima.* Mon pauvre Frere, mon pauvre Ursicin, songez à vous, *cave Ursicine,* ne vous mettez pas en peine des malades de la Ville & de la campagne : *Dormi securé* de ce côté-là. Il y a des hommes préposez pour en avoir soin, vous êtes plus malade qu'eux avec vôtre inquietude. Faites vôtre Regle, *porrho unum,* c'est l'unique necessaire : *ut vocatus es, ita ambula.* La veritable charité est celle que chacun se doit : *sic ordinavit charitatem,* c'est par là qu'il faut commencer : car pour quelques charitez qui reviendront à la Communauté, de ce commerce de remedes, le pauvre Frere se va perdre si on n'y prend garde, *mors in olla :* c'en est fait, le voilà perdu, le voilà mort en cherchant la vie : tant il est vrai qu'un Solitaire est en grand hazard de se perdre, pour peu qu'il sorte de sa

solitude.

folitude. On nous raconte à ce propos que certain Hermite qui fembloit avoir preferé les trefors du ciel à ceux de la terre, s'étant attiré l'eſtime d'un Roi qui l'avoit viſité dans ſa ſolitude, il en fut enlevé par ce Prince qui le fit ſon Conſeiller, & enſuite le premier Miniſtre de ſa Juſtice. Le pauvre Hermite, quelque ſurpris qu'il fût de ce changement, ne fut pas pour cela long-temps ſans s'accoûtumer aux riches habits, aux grands équipages, & à la bonne chere, juſqu'à oublier enfin prieres & meditations. Un de ſes Freres Hermites qui l'étoit venu viſirer, lui repreſente ſur cette conduite, qu'il ſemble n'être plus le même ; mais l'Hermite Miniſtre le renvoye dans ſa ſolitude, l'aſſurant qu'il ſçaura bien mettre d'accord la vie Heremitique avec celle de la Cour. A quoi le bon Frere repart hardiment, que l'aveugle de la Fable qui avoit pris un ſerpent au lieu de ſon foüet, en avoit été mordu. A ces paroles l'Hermite de Cour ſemble un peu revenir de ſa léthargie ; mais un moment aprés il ſe trouve tellement entêté des vapeurs du monde, qu'il retombe dans ſon aſſoupiſſement, & que le Frere eſt obligé de le laiſſer là comme un incurable. Il continuë donc l'exercice qu'il a commencé, & tout enſemble la vie du grand-monde. Il rend la juſtice, à la verité, comme à l'ordinaire fort tranquillement, & ne vit pas moins doucement, juſqu'à ce qu'ayant été convaincu d'avoir condamné à mort un innocent, il eſt condamné lui-même par les loix du païs au ſupplice qu'il avoit fait endurer à cet innocent. L'Hermite en Cour eſt le Religieux & le Prêtre qui retourne au monde ; l'Hermite Juge eſt le Moine Medecin ; l'innocent condamné à mort eſt le malade que le pretendu Medecin a rendu plus malade, ou qu'il a tué ; & Dieu eſt la Loi & le grand Roi qui juge ſouverainement ceux qui veulent juger des matieres qui ne ſont pas de leur profeſſion, & qui font des commerces défendus, *animas negotiando*, & auſquels on pourroit bien dire : *Stulte, animam hanc repetent à te.* En effet il faut être bien hardi & bien fou pour ſe charger d'affaires auſſi delicates que celles de la Medecine, quand on n'eſt pas du métier, & quand on n'y eſt pas obligé. Encore un exemple, mais réel & de nôtre tems, quoi-que le tragique de l'évenement n'ait été puni que d'un honnête éxil, à quoi on condamna deux manœuvres de la Spagirie, plus ruſez que tous ceux qui ont travaillé à Luxembourg, puiſqu'ils trouverent moyen de quit-

ter leurs cellules, pour se venir loger dans un Palais encore
les Capucines du Louvre plus grand, plus beau & plus Royal que le Luxembourg. Deux
Docteurs qui ont fait leurs études en Turquie, si on les en
croit, & apporté de la science d'un païs où il n'y a ni Univer-
sités ni Ecoles; d'un païs où on a brûlé toutes les Bibliothéques,
où on se passe de la Medecine, où l'on détruit sans rien rebâ-
tir; & où l'ignorance est un mystere de Religion. Deux Medecins, qui loin de vouloir observer & voir les malades, se
rapportoient de tout à droit ou à gauche, comme en le voü-
loit; dont tous les remedes étoient des extraits des essences &
des huiles plus actives que l'huile bouïllante, & dont tant de
malades ont été échaudez. Ces deux Medecins, dis-je, avoient
pour caution de leur sçavoir-faire, un Secretaire si violent,
qu'il menaçoit de l'indignation de son Maître, qui étoit Secretaire d'Etat, & même de celle du Maître de son Maître,
ceux qui refusoient d'en faire l'épreuve. Qu'en arriva-t-il enfin? Il paye pour tous ceux qui se sont hypothequez à ses promesses & aux remedes de ces manœuvres de la Spagirie. En
voicy l'histoire. Il avoit quelque petite indisposition de poitrine accompagnée d'une fiévre lente, lorsque la passion de gagner vingt ou trente pistoles lui fait prendre la commission d'un
Valet-de-pied, ou d'un Courrier, laquelle le réduit au lit, &
l'oblige en même-temps d'implorer le secours de ces Medecins à longues robes & à larges barbes. Il crache le sang, il
brûle, il créve de plenitude, tout cela, disent les Medecins,
n'est rien, il ne faut que quelques goutes de nôtre huile pour
éteindre cette incendie. On les lui donne, & on hausse insensiblement la dose, sans s'appercevoir que l'on perd son huile &
son travail, & que le malade n'a plus besoin que des huiles de la
Parroisse. Car pendant qu'on leur demande comment il se porte, ils répondent que tout va bien, qu'il sera bien-tôt hors d'affaire. Cependant la pauvre épouse du malade ne laisse pas de
se desesperer. On lui dit qu'elle ait bon courage, que les sueurs
precedent déja comme il faut, & qu'il sera guéri en vingt-
quatre heures. En effet il ne manque pas d'être guéri de tous
maux dans le tems porté par la promesse. C'est, dis-je, de cette maniere que l'huile du Juvans Pater guérit la fiévre qui con-
sumoit le microcosme du pauvre malade.

Ovid. Metam. 7.   *Sic sævus compescuit ignibus ignem.*

Qu'en dites-vous, Messieurs les Patrons de ces Medecins?

N'eſt-ce pas là la verité du Medecin *tant mieux* de la Fable,
qu'un de nos Poëtes a ainſi renduë ?

> *Ægrotus Medico, ſudavi plus ſatis, inquit ;*
> *Cui Medicus placido ſubiit ore, bene eſt.*
> *Ad Medicum rurſus, febris me perculit horror ;*
> *Cui Medicus placido reddit & ore : Bene eſt.*
> *Tandem ægrotus ait, me turgidus occupat hydrops ;*
> *Et Medicus placido non minus ore : Bene eſt.*
> *Mox autem ut valeat viſens dum quærit amicus ;*
> *Heu! pereo multis, dixit, amice, bonis.*

Franc. Vavaſſ. 8.
I. *Epigrammat.*

On dit même à ce propos que ce Monſieur le Commis ayant
voulu un mois avant ſa mort obliger certain Medecin de faire
l'épreuve des huiles ſur un de ſes malades, & que l'ayant menacé de l'autorité de ſon Maître, s'il ne le faiſoit, le Medecin
ayant premierement répondu avec reſpect pour le grand nom
qu'on mettoit en avant, dit en ſortant du logis du malade à
un de ſes amis : Ce Monſieur le Commis là meriteroit bien
qu'on le fît paſſer par l'épreuve de cette huile, lui qui ne trouve
rien de trop chaud, nous verrions comme il s'en tireroit : *Et*
hoc puta vatem dixiſſe : car un mois aprés il y paſſa, & y demeura échaudé, comme nous venons de le voir.

> *Non eſt lex juſtior ulla,* &c.

Punition, diroit Homenas, *& vengeance divine.* Aprés cela nos
Medecins, comme toutes choſes n'ont qu'un temps à la Cour
& à Paris, eurent ordre de déloger du Palais, & reçûrent leur
obedience pour quelque Quimper de la main d'un homme qui
n'avoit pas la barbe faite comme la leur. Enfin que pourroient
répondre ces hommes inquiets & leurs protecteurs à une Sentence du Prevoſt de Paris renduë au mois de Novembre 1612.
contre Frere Gabriel de Caſtagne Prêtre Cordelier, ſoi-diſant
Docteur en Theologie, Conſeiller & Aumônier du Roi, *atten-*
du qu'il n'eſt pas juſte, qu'un qui n'eſt pas approuvé du College de
Medecine, ſe mêle de medicamenter & penſer les malades, & ſpecia-
lement Prêtres & Moines qui ont une profeſſion du tout contraire,
ne ſe devant employer qu'au ſpirituel. Et attendu que pluſieurs plain-
tes étant ſurvenuës à l'endroit de Gabriel de Gaſtagne, il lui ſeroit
plus ſeant de ſe renfermer dans un Monaſtere de ſon Ordre, que non
pas de vaguer parmi le monde, pourquoi à lui faites inhibitions
de pratiquer la Medecine à peine de punition exemplaire.

Que pourroient même dire les Magiſtrats en faveur d'un

Magiſtrat Prêtre, qui ſous pretexte de charité s'aviſa d'une
choſe fort extraordinaire. Coſme Guimier, ſoi-diſant Medecin,
Chanoine de ſaint Thomas du Louvre, Prêtre, Licentié dans
l'un & l'autre Droit, & Preſident aux Enquêtes, s'offre à Meſſieurs les Chanoines de Paris de guerir tous les malades *giſans*
dans leur Cloître ſur la paille, à leur charge & ſoins, comme porte l'Original, *morbi Boteroſi currentis, quemlibet pro uno ſcudo, ſa-*
nandi & nutriendi. Et Meſſieurs du Chapitre le remercient
de cette offre, apparemment parce qu'il n'étoit pas Gradué en
Medecine, & qu'il eſtoit un temeraire de parler ainſi. Sur quoi
l'on peut voir le Regiſtre de l'Egliſe de Paris du Lundi troiſiéme Avril 1497. qui m'a été communiqué par M. Petit-pied,
Docteur de Sorbonne, Chanoine de Paris, & Conſeiller au Châtelet de cette Ville, homme curieux, d'une grande érudition, d'u-
ne admirable memoire, & infatigable au travail. Ainſi je ne vois
pas qu'un de nos Poëtes ait eu fort grand tort quand il a parlé de
la Medecine & de cette eſpece de Medecins en ces termes:

Cet Art qui dans nos maux s'offre à nous ſecourir,
Qui les ſçait détourner, & qui les peut guerir,
Bien loin de faire voir ces divines merveilles,
Ces effets ſurprenans, & des cures pareilles,
Nous fait bien aujourd'huy rabattre de ſon prix,
Eſt même en pluſieurs lieux dans le dernier mépris;
Et par les ſots plaiſans traduit en ridicule,
Paſſe par toutes mains juſqu'aux gens de Cuculle,
Qui pour s'être ennuyez de leur profeſſion,
Sont devenus ſçavans par revelation;
Et comme Saints Zélez gueriſſant de leur ombre,
De Medecins fameux viennent croître le nombre.
Cherchez-vous un remede & bien prompt & bien ſûr.
Le Couvent a pour vous un maitre-gueriſſeur,
Grand Courtier de ſecrets, Thaumaturge admirab'e,
Qui ne trouve à l'épreuve aucun mal incurable,
Et qui du ſaint habit s'étant autoriſé,
Eſt de tout l'inſtitut par tout preconiſé,
Sans que dans les maiſons aucun autre on propoſe,
Lorſqu'avec plein pouvoir du malade on diſpoſe,
Ni que les amis même entre les Reverends
Faſſent difficulté de s'en rendre garands:
Cependant en ce fait ce qui le monde étonne

C'eſt qu'on voit que chez eux le Medecin ordonne,
Et qu'à de tels Docteurs aucun Ordre reglé
Ne voudroit pas fier le moindre Frere-lay.
Eſt-ce que leur ſcience eſt au grand air fonduë
Ou que par le chemin elle s'eſt repanduë?
Eſt-ce pour n'aller pas prendre la choſe au pis,
Que l'on n'eſt pas toûjours Prophete en ſon païs :
Et que comme un torrent qui fait bruit dans ſa courſe,
Eſt à peine connu dans le lieu de ſa ſource ;
Ces eſprits merveilleux ceſſent de faire bruit,
Dans le ſe our clauſtral où leur vœu les réduit?
Ou plûtoſt n'eſt-ce pas que ce corps venerable
Eſt d'une autre importance & plus conſiderable
Que ces chetifs mondains, qui ne meritent point
Qu'on ménage leur vie avec tant de ſoins?
Je laiſſe au directeur de ce pieux commerce
A décider à fond ce point de Controverſe.

Achevons le Chapitre par le plus bel endroit de la Charlatanerie, puiſque le beau ſexe s'en mêle, & que ſi les femmes ne
le veullent, on ne les empêchera jamais d'avoir voix deliberati-
ve dans le Chapitre des Medecins,

Protinus accedunt Medici Medicæque.

tant elles prennent de plaiſir à faire les Métiers des hommes ;
mais qu'en arrive-t-il ?

Dum quæque è trivio ſatagit Podalirius eſſe
Fœmina, & in dubiis præſtare machaona rebus
Non infelicem faciet Proſerpina meſſem.

Sur quoy on peut remarquer icy, que quand il eſt même
queſtion de ceux qui font des Métiers défendus, des remedes
improuvez & des incantations, le Texte ſacré ne ſe ſert gueres du maſculin, mais du feminin. Le Magicien, l'impo-
ſteur, le Charlatan, ou le Medecin eſt toûjours une maniere
de *mulier incantatrix* & de Pithoniſſe. Et voila ſans doute pourquoy l'Abbé Tritheme ne ſe ſert que du feminin quand il eſt
queſtion de ceux qui font des maleſices, dans le grand traité
qu'il en a fait, & dans ſa réponce à l'Empereur Maximilien ſur
cette matiere. Quant au temps de l'Egliſe naiſſante, on trouve
dans les Peres & nommément dans Tertulien, que les femmes
ne ſe mêloient pas ſeulement de faire la Medecine ; mais encore de dogmatiſer & de diſputer mêmes ſur des matieres de

V. Tritbem. in An-
tipalo ſeu Antitheſi,
c⁶. de poteſtate ma-
leſicarum ad Maxi-
mil. Cæſar. & Hi-
politum redivinum
pag. 31.

Religion, *mulieres hereticorum quam audaces quàm procaces quæ audent docere, contendere, curationes repromittere, forſian & tingere.*
Auſſi Pline avoit-il marqué longtemps avant, toutes celles qui
avoient inventé les venins & les malefices. *Theſſala mulier* avoit
même paſſé en exemple chez les Romains comme chez les
Grecs.

    Aditum venenis palla fœmineis dedit.

C'eſt aſſez que les choſes leurs ſoient défenduës, pour les vouloir faire. Saint Jerôme s'en plaint dans l'Epître à Furia, juſques à les peindre de vives couleurs, ou pour mieux dire des
plus noires, *finiſſans par ce vers d'Ovide.

    Cauſa mali tanti fœmina ſola fuit.

    *Quid autem à mulieribus iſtis non expeEtes ex quarum nugis &
affraniis & affaniis Medici quandoque honor & nobilitas conſtituitur,
quæ ſola garrulitate Rhetorum omnium ſuperant ſubſellia, interim
æger moritur,* & c'eſt pour cela que je ne m'étonne pas de voir les
juſtes plaintes qu'en font quelques obſervations des Ephemerides
Germaniques, & en particulier celle que faiſoit l'illuſtre Medecin de trois Empereurs Jean Crato, dont une de ces folles penſa mettre à bout la patience, juſques dans la maiſon Imperiale.
Mais pourquoy non, diſent quelques-unes, n'en ſçaurions-nous
pas autant que les hommes, qui empêche que nous ne liſions
comme eux, & que nous n'ayons des ſecrets ? Elles le diſent
comme elles le croient, & veulent même qu'on s'en rapporte à
leur jugement, quand il eſt queſtion de la reputation des Medecins, qu'elles font valoir ce qu'il leur plaît, *mulieres Tibicines
Medicorum.* Car quant à la Medecine pratique, ſi elles ne donnent pas toutes des remedes, elles donnent preſques toutes des
avis, elles veulent regler le temps, la quantité & la qualité des
alimens, & même des medicamens, & ne permettent pas même
aux Medecins de faire un prognoſtic ſincere de l'iſſuë du mal.
Ainſi quel plaiſir pour un habile homme de voir une DAME
Moderne, qui n'eſt encore que candidate & ſimple aſpirante
au Caroſſe, luy dire d'un ton de Ducheſſe & d'un air magiſtral,
qu'elle n'eſt pas d'avis de ce remede.

    *Barbatum hoc crede magiſtrum
     Dicere*

Bien plus, de voir une commere qu'on peut définir, *un animal fort impecunieux, fort intereſſé & fort grand flateur,* parler du
même ton que cette Bourgeoiſe exaltée. Comment, dis-je, les

ſouffrir, puiſqu'à moins d'être préoccupé de l'amour de la Patrie, comme l'ont été quelques particuliers, on auroit peine même à ſouffrir un Oliva Sambuco, qui a eu la temerité de vouloir renouveller le ſyſtéme de l'homme de Platon, & d'en faire
une plante renverſée, dont le cerveau eſt la racine, où elle s'i-
magine un ſuc glaireux qui partant de la tête va arroſer toutes
les parties du corps, qui dit que ce ſuc eſt froid & humide, mais
qu'il change de couleur dans le foye, & qu'enfin il ſe change
en ſang chaud & ſec dans le cœur. Une fille qui philoſophe ſur
ce fondement, à perte de veuë touchant la vie, la mort, la generation, la corruption, les remedes & les maladies: car falloit-
il pour ces viſions qui ont plû à Guevarre, & qui ſemblent
n'avoir pas déplû à Lionardo di Capoa, l'exalter comme a fait
ce dernier en luy appliquant ces vers faits pour une veritable
Heroïne ?

Oliv. Sambuc.
Epiſt. ad Philipp. 2.
Reg. Hiſp. contra
novos Medicos, dia-
logus de vera Me-
dic.

> *Coſtei gl' ingegni feminili & uſi*
> *Tutti ſpreſſò, fin de l'Etade acerba*
> *A' l'avore d'Arachne, à l'ago aſuſi*
> *Inchinar non degno la man ſuperba.*

Falloit-il que Scaliger dit en ſa faveur, ce qui avoit été dit
de la Muſe Sulpitia, *ut tam laudabilis Heroïna ratio habeatur non*
auſim objicere ei judicii ſeveritatem ? tant il eſt vray que les Sça-
vans-mêmes craignent cette eſpece de Cathedrantes, auſquelles ſans doute j'aimerois mieux appliquer ces vers d'un de nos
Poëtes, gardant cependant tout le reſpect & toute la conſideration dûës à celles qui ſont dans la moderation & la bien-ſeance
qu'on demande de leur ſexe, & qui n'ont pas de peine à ſe mettre dans l'eſprit, que comme les femmes ne ſont pas obligées à
être ſçavantes, elles le ſont à ne pas faire les ſçavantes.

> *Fœmineas Cathedras, præceptoreſque ſtolatos*
> *Mirentur laudentque alii, ſed non ego, plena*
> *Invidia atque odii neſcit Servilia, magnum*
> *Docta nomen habens & honorem nominis hujus*
> *Quam ſanctum cura ſervans matrona pudorem.*

Jacob. Bald. Satyr.
17.

Mais quoy ?

> *Une illuſtre ſervante, & d'un eſprit ſublime,*
> *Charme dis-tu nos ſens, & gagne nôtre eſtime,*
> *Regle nos volontez, & par mille beaux traits ;*
> *Qui ſont pour l'émouvoir de merveilleux attraits,*
> *Fait par tout admirer ſa ſcience profonde :*

Sonde-la tu verras qu'elle trompe le monde,
Et que ses beaux discours & ses raisonnemens
Ne font qu'un vain écho des Docteurs en Romans,
Et qu'un ramas confus d'expressions nouvelles,
De mots du bel usage, & des fines ruelles,
Qu'avec grand appareil elle nous va chercher,
Dont elle est toûjours grosse & prête d'accoucher ;
Et si l'humeur la prend d'aspirer au sublime,
Et de broüiller la feüille ou de prose ou de rime,
C'est d'un stile si froid & si mal châtié,
Qu'il donne lieu de rire ou de faire pitié.
Elle ne laisse pas en toutes conferences,
De presider en forme & prendre la balance,
Pour peser les Auteurs & donner ses decrets,
Et magistralement prononcer ses Arrests,
Qu'il nous faut recevoir sans leur rendre justice,
Pour suivre aveuglément son ravissant caprice.
Manquez-vous d'applaudir à tout ce qu'elle a dit,
Vous ne meritez pas le nom de bel esprit,
Ni d'étre distingué dans l'Encyclopedie.

Elles feroient bien mieux de se mettre dans l'esprit, au moins celles qui ordonnent chez les malades, qu'outre le defaut de caractere & la peine qu'elles ont à garder le secret, elles ne sont pas assez désinteressées.

Gratiani.   *L'interezza & la dona*
                            Una sol cosa.

De nobilitat, c. 31. Et qu'étant, selon le Jurisconsulte Tiraqueau, naturellement portées à la vangeance, il n'est pas juste qu'elles ayent la vie des hommes entre leurs mains. Aussi les Loix y ont-elles pourveu de tout temps ; témoin cette femme d'Achaïe qui voulant faire la Medecine avec des paroles, fut condamnée à mort par l'Arcopage : car de nous dire qu'Agnodice & tant d'autres ont fait la Medecine par permission des Magistrats, & qu'elles l'exerçoient même anciennement par les mains des servantes ; tout cela s'entend de certains ministeres & offices que les femmes se rendent en de certaines maladies par honnêteté & pudeur, à l'exclusion des hommes. Qu'ainsi ne soit, outre les Loix Romaines & les Ordonnances de tant de Princes & de Magistrats de l'Europe, il y a, quant à la France, un Arrest du Parlement de Toulouse du 3. Juillet 1558. contre Claude Joanne, dite Ca-
landre

landre, femme empirique prifonniere à la Conciergerie. Un autre du Parlement de Paris du 12. Avril 1578. qui fait défenfe
à une femme nommée Jeanne l'Efcollier, d'exercer & pratiquer
l'Art de Medecine. S'il ne faloit que des Arrefts pour reprimer la paffion que ces femmes ont de dominer fur le corps humain, il y en a fuffifamment ; mais paffons outre & marquons en
faveur des fages, que comme il fe trouve des femmes de toutes
conditions qui fe font un fot honneur de prendre le parti de
leur fexe en faveur de ces gueriffeufes, on voit un bien plus grand
nombre de ces Prûdes qui fe retranchent aux connoiffances qui
leur font permifes par les loix divines & humaines ; laiffans les
caufeufes & les inquietes applaudir à leurs femblables. En effet,
linum & lanam operata eft, voila le partage de celles qui prétendent à la fageffe. Il ne faut donc pas oublier icy que nous n'a-
vons garde de comprendre parmi les Charlatanes ni parmi leurs
protectrices, ces Dames fi fages & fi avifées, & encore moins les
Religieufes qui fe font vouées au fervice des malades. En
effet, ces fages vierges laiffent aux Medecins & aux Chirurgiens le foin d'ordonner & d'operer : elles fe contentent de veiller le jour & la nuit, à la garde de ces pauvres gens, & de leur
préparer les remedes & les alimens, confervant pour eux le feu
fond d'une charité qui *ne tombe point*, & ne fe laiffant aller ni à
la vanité, ni à l'entêtement de nos Charlatanes. Cela fuppofé,
je viens à tout ce qu'on pourroit chercher dans l'Antiquité en
faveur de nos Medecines : car celles dont il nous refte des infcriptions & des Epitaphes, n'étoient que des Sages-femmes, &
de femblables perfonnes prépofées, comme nous l'avons dit ci-
devant, pour rendre de certains offices aux femmes malades.
Telles étoient une FLAVIA HEDONA MEDICA, JULIA
QUINTIANA CLINICA, JULIA SABINA MEDICA,
MINUTIA ASTA MEDICA. Telle étoit encore celle dont
cette Epitaphe fait mention.

> Q. CORNELIUS MELIBEUS SIBI
> ET SENTIAI ELIDI MEDICAI,

Et celle-cy.

HELPIS LIVIÆ ADJUTRICI VALETUDINARIÆ. * * *Clinica.*

Je fçay que comme l'Antiquité avoit fes Dieux & fes Deeffes,
de tous les métiers, elle avoit fait une Minerve Medecine, témoin cette Infcription.

Vuu

MINERVÆ
MEDICÆ CABARETIÆ
VALER. SAMMON
VERSEL. V. S. I. M.

Reinesii nova re-
perta.

Quelle avoit une *Venus Phisica* qui présidoit au desir naturel d'a-
voir des enfans.

IMPERIO VENERIS PHISICÆ JOVI. O. M.
ANTHISTIA METHE ANTHISTI PRIVIGUI
VXOR D. D.

Je sçay encore que les anciens avoient leur *Diana Arthemis*
qui guerit Enée blessé par Diomede ; mais pour tout cela Hipocrate qui sçavoit discerner les fables des veritez, & qui ne
donnoit jamais dans la superstition, se declare hautement contre ceux qui permettent aux femmes l'exercice de la Medecine,
jusques à les croire dignes du supplice des Esclaves, tant il en
croit les suites dangereuses : car outre ce que nous avons remarqué cy-devant, le docte Primerose marque encore qu'elles manquent de cette docilité naturelle si necessaire à faire changer d'a-
vis quand les choses changent de face, *& pro re nata.* Comment
changeront-elles donc à present, & dans un temps où chacun
fait gloire de soutenir ce qu'il a avancé, & où elles ont accoûtumé les hommes à les laisser dire & à leur accorder tout. Il est
donc bien plus à propos qu'elles se retranchent à l'égard des
malades, à ces petits soins qui ne leur sont pas inutiles, & qui
font le sens de cette Sentence du Sage, *ubi non est mulier inge-
miscit æger.* Car quant à celles que l'Antiquité nous marque
comme des sçavantes présomptueuses, celles de nôtre temps en
doivent avoir horreur, & les regarder comme des folles. En
effet, il fait beau voir une Leonera dont la temerité alla jusques
à écrire contre Theophraste ; une Cleopatre qui a écrit des
V. Suidam.
fards ; une Astianasse qui fit des peintures honteuses ; & si l'on
m'allegue Medée, Folia, Michané, Sagana Veia, Canidia, &
même Circe, Anguse, & Ocirrhoë sœurs ; Igée, Panacée &
Ægle prétenduës filles d'Esculape. Oevone, Polidamne, Erichto,
Dipsas, Eriphie, Hechanide, Gigé, Pidamne, Dorcade,
Anthiochis Romaine, & Fabula Lybienne citées par Galien;
même une Helena Flavia Augusta, qui a écrit divers Traitez,
& la Trotula de Salerne qui fit un Livre des maladies des femmes & des enfans. Si, dis-je, on met en avant ces prétenduës
sçavantes dans la Medecine, il n'y a qu'à dire que les unes sont

fabuleufes, d'autres, des femmes perduës de débauches, & qui
n'ont fçû que l'art de farder ; d'autres, des femmes curieufes
de remedes qu'elles compofoient felon leurs veuës ; d'autres ,
des accoucheufes & des gardes de malades, que Platon admet à
la verité dans fa Republique à caufe du befoin qu'on en a , &
que le Senat d'Athenes confidera en la perfonne d'Agnodice :
car de croire que celle-cy eût appris la Medecine fous un habit
d'homme comme le veut Higinus, cela n'eft pas fans difficulté.
Ainfi on feroit mieux de m'alleguer une Placilla époufe de l'Empereur Theodofe , une Pulcheria fœur du jeune Theodofe. Les
fages difciples de Saint Jerôme, Salvia, Gervilia, Fulvia. Une
Nicerata vierge fi celebre, une Hildegarde vierge de Maience,
une Theodofie, une Jutte. Les Saintes Elifabeth & Radegonde Reines, l'une de Hongrie & l'autre de France, qui fonderent
des Hôpitaux où elles fervoient elles-mêmes les malades avec
leurs Demoifelles. Une autre Elifabeth Reine de Portugal ,
une Brela, une Marguerite de Sicile, une mere & une époufe
de Saint Louis , & tant de prudes de qualité , qui ne fe font
occupées qu'à confoler les malades , fans fe laiffer aller à des
extrémitez vicieufes , par un zele qui n'eft nullement felon la
fcience. Car enfin qui ne fçait que ce n'eft pas affez de donner
des remedes fouvent violens à des maladies d'inanition ; qu'il
faut des alimens de bon fuc, & que fi le charitable Samaritain
penfa les playes du bleffé , non feulement il ne le fit que dans
le befoin , & n'y employa que des remedes doux & benins ; mais
encore que ne fe contentant pas de cet office de charité, il le
fit conduire en un logis où on luy donna tous les alimens &
raffraichiffemens neceffaires à fon mal ? Je paffe fous filence, la
vanité, l'illufion & le peril qu'il y a dans cette adminiftration de
remedes que des femmes ne fçavent proportionner , ny à l'âge,
ni au temperamment , ni au fexe des malades , quelques bien
intentionnées qu'elles foient ; & je viens à celles qui bien loin
d'être pouffées par la charité, ne le font que par un efprit d'intereft, & qui font fi ignorantes avec leurs emplâtres , leurs eaux
& leurs purgatifs, qu'elles ne fçavent pas même la fituation des
parties du corps les plus connuës. L'une difoit à un Païfan qui
la confultoit, que fon poûmon étoit tombé dans fes inteftins ;
l'autre accufoit les boyaux de la tête d'être caufe d'une migrai-
ne ; l'autre accufoit la matrice d'un homme, qui fe plaignoit
d'une maniere de colique ; & l'autre bien plus habille que celles

là, tiroit quatre-vingt florins d'un fot pour luy refaire tout de neuf un foye qu'il croyoit pourri. Combien y en a-t-il qui donnent des noms aux parties du corps, & à leurs prétendus fecrets qui ne font connus que d'elles feules, & qui font fi fuperftitieufes dans l'application de leurs remedes, qu'elles leur donnent des Etiquettes, comme autant de Bulletins pour les conduire au gîte qu'elles leur deftinent, femblables à peu prés à ces Ombiafes des peuples barbares qui leur font avaller ce qu'ils ont écrit fur du papier, en attendant que le malade meure ou gueriffe? fur quoy on peut voir ce que nous avons marqué ci-devant aprés les Ephemerides d'Allemagne. Encore fi elles avoient quelque pudeur, & qu'elles ne traitaffent que les femmes; mais combien en voit-on de femblables à la Damoifelle Giot, qui traittoit fans honte les maladies des hommes les plus honteufes, aprés avoir tapiffé les murs des carrefours de Paris de fes belles affiches? Telle eft encore à prefent une de celles qui font les plus à la mode, laquelle aprés avoir été fervante de M. D. B. puis femme d'un Barbier de Village, dit & fait publier qu'elle a des fecrets qui luy ont été confiez par fon mari en mourant, qu'elle caution? fecrets qui ne font que des herbes & des racines connuës, *Lippis & Tonforibus.* Cependant des femmes riches comme des Juifs, qui feroient mieux de la faire vivre à leurs dépens, que de mettre la vie de leurs amis en compromis avec fes fecrets, la prônent par tout, & l'ont enfin mife fur le pied de tenir boutique de prédictions & de remedes. Ce qu'il y a de joli en cela, eft que quand la Pithoniffe a répondu à ceux qui la confultent, fi on ne répond pas manuellement, elle dit aux gens, *Vous prendrez de mes remedes fi bon vous femble, mais payez cependant ma confultation,* Sa confultation: *Hercules tuam fidem, Harlequin où étes-vous?*

Mais comme ce n'eft pas feulement à Paris qu'on trouve de ces Charlatanes, & qu'il y en a par tout païs qui veulent refformer les Ordonnances des Medecins; finiffons ce Chapitre pour égayer un peu la matiere par un exemple des plus comiques, qui verifiera ces vers fi communs, mais fi veritables.

Nulla quidem noftri tam regula forma Galeni
Quam non interdum curva refellat anus.

Une de ces Medecines s'étoit tellement mife en poffeffion de regenter à Venife chez les malades, qu'on l'écoutoit comme un Oracle, & qu'elle donnoit même la vogue aux Medecins qui

Ex Valer. Cordo.

Voyage de Vincent le Blanc.

Mercur. Scipion. l. 3 c. 13. de gli errori popol. d'Italia.

avoient le don de luy plaire. Un jour qu'un Profeſſeur de Padouë, qu'on avoit fait venir pour un noble Venitien, propoſoit de purger ce malade en preſence de cette femme, elle luy demanda magiſtralement de quoy il prétendoit le purger, & le Medecin ayant répondu que ce ſeroit avec le *Diacatholicon*, elle luy repart inſolemment que cette Medecine luy ſembloit bien gaillarde. C'eſt pourquoi le Docteur ſurpris de cette ignorance & de cette vanité, crût qu'il faloit voir juſques où elle pouſſeroit l'extravagance, & fit ſemblant de lâcher le pied, luy repliquant qu'il faudroit donc le purger avec le *Diaſatyrion*, à quoy la folle ne manqua pas de tauper en même-temps, & de luy dire toute émûë de joye: Ah Seigneur Docteur, que ce remede me plaît, & qu'il me ſemble effectif, en comparaiſon de l'autre. Cependant le Medecin n'ayant pas laiſſé de donner le *Diacatholicon* au malade, & ce remede ayant fort bien fait, nôtre Charlatane fut ſi perſuadée de la vertu du *Satyrion*, qu'elle en conſeilla depuis l'uſage à tous les hommes & à toutes les femmes de Veniſe. Le bon fut que pendant que le Medecin, de retour à Padouë, rioit avec ſes amis, & de l'impudence & de la credulité de la Venitienne, elle ſe vantoit chez tous les malades qu'elle ſçavoit réduire les Medecins comme il luy plaiſoit, & qu'elle avoit fait venir à ſon point le plus fameux Medecin de Padouë. Voila le bel endroit de la Medaille, à quóy il ne me ſemble pas mal à propos d'ajoûter icy le revers pour fruit & concluſion de ce grand Chapitre. *Queſti ſon*, dit l'Auteur du conte, parlant des erreurs populaires de ſon temps & du nôtre, *queſti errori che alle volte eſtingono le famiglie, chiudono le caſé, orbano i Padri, ſconſolano le matri & bene ſpeẓ̃o ſono atti à rüinare i regni e a deſtruggere le Republiche, quando per differto d'eſſi errori puo morire il buon Ré, come l'ottimo Senatore, & perche per lo piu tali errori ſono comeſſi da donne le quali tropo preſumono nella Medicina.* Mais il ne faut pas oublier la deſcription qu'un de nos Poëtes fait de ce manége, tant la conduite des malades & celle de nos gueriſſeuſes, y eſt naïvement exprimée.

An neſcis Baſſum nuper ſanaſſe propinquum
Scilicet in dubio Chriſtalli vita pependit
Donec cum tibiis anus unguentaria venit
Decrepita eſt, hoc ſe profert, frontemque coruſcat
Sulcatam rugis, ſed quid facit inter olores
Argutos male ſtridula anus . . . . .

Jacob. Eald. Sat. 17.

Fabula cum finita est , & posuit Calliendrogen.
Vasa domi purgat ,scalasque , & mollibus aptat
Straminibus radios , & versat pollice fusum

Primas petit hæc Galenus habere
Si tamen & veri Galenum nomine Patris
Dignatur, nec cuncta volet debere sibi ipsi.

Aprés cela & aprés tout ce que nous. avons marqué dans ce
Chapitre de la Charlatanerie, ne nous sera-t-il pas permis d'a-
joûter que c'est sans doute pour cette espece de femmes, qu'est
fait le précepte *de castigandis mulieribus* , attribué à Hipocrate
par Stobée, *veruntamen aliquo habet opus mulier à quo castigetur ,*
habet enim in natura lasciviam qua nisi quotidiè amputetnr luxuria-

Stobæus sermon. 71.   *tur & silvescit instar arborum?* Car y a-t-il rien de plus honteux
& particulierement à un Medecin, dit Democrite chez le même
Auteur, *quam mulieri parere quod extremum dedecus viro?* De plus
ne faut-il pas tomber d'accord que les bons Medecins ont raison

Francisc. Bacon. de   de n'aimer la Medecine pratique, qu'autant qu'ils en sont ai-
augment. scientiar.   mez, & que s'il s'en est trouvé dans tous les païs, & dans tous les
Lionard. di Capea
à Ragion. 6. pag.   temps qui en ont enfin quitté l'exercice, de chagrin de voir tant
467.   d'indignes sujets les mieux partagez dans l'employ, & tant de
badauderie chez les malades ? la declaration qu'un sçavant Me-

Epitre de M. M. M.   decin a faite depuis peu sur cette matiere, doit-être une leçon
à son ami.   à ceux qui n'ont pas encore eu le courage d'abdiquer ou de ne
se prêter qu'à leurs bons amis.

CHAPITRE XVII.

Du choix des Medecins.

COMME il n'y a rien de si difficile à trouver qu'un bon Medecin des ames, il n'y a rien de si rare qu'un bon Medecin
des corps. C'est pourquoy Eudo Nehusius semble avoir raison
de comparer les bons Medecins aux Elûs , *Rari quippe boni.* Il
ne faut donc pas s'étonner si celuy qui choisit un Medecin est
facilement trompé , & si celuy qui est choisi impose d'autant
plus facilement qu'il n'y a aucun moyen assuré pour s'empê-

cher d'y être trompé, & que fi l'on en croit Saint Bernard, la
reputation d'un Medecin eft fouvent fans fondement & fans aucune raifon. Si les traits du vifage marquoient infailliblement le
caractere de l'ame & de l'efprit ; s'il y avoit dans la pratique une
chaife & une Tribune ; & fi l'on faifoit la Medecine au grand
jour, on n'auroit pas tant de peine à choifir des Medecins dans
ce grand nombre qui fe prefente ; parce que comme il y en auroit une infinité qui déferteroient, il ne refteroit gueres que
le bon grain après cette feparation des criblures. Mais les chofes n'allant pas de cette maniere, le moyen de faire un bon
choix du côté de ce qu'on choifit ? Car n'eft-il pas facile à un
Medecin de tromper par une mine compofée & feinte, par des
complaifances, des flateries, & même par des expreffions har-
dies, toutes chofes qui le rendent femblable à ces fruits qui ont
belle apparence, mais au dedans defquels il n'y a que des vers
& de la pourriture ? C'eft pour cela que Thales propofe au Parnaffe chez le Bocalini de faire une fenêtre à l'endroit du cœur
des Medecins, naturellement fi diffimulez, que l'Art eft pour
ainfi dire moins impenétrable avec toutes fes obfcuritez, que le
cœur de l'Artifan. Mais encore comment choifir où il n'y a
prefques pas de quoy faire un choix ? car de bonne-foy où font
ceux qui n'agiffent que fuivant les loix de l'Art, celles de la
Religion & de l'honneur ? où font ceux qui ont de la diligence,
de l'affiduité à l'étude & de l'amitié pour leurs malades ; du défintereffement & de la confiance en Dieu, & qui penfent à tout
cela en un temps où on ne paffe gueres pour grand Medecin
qu'avec de grands Patrons, qu'en faifant grand bruit, bonne
figure & donnant à tout ? Qui de tous ceux qui s'engagent
dans la Profeffion voudroit feulement penfer avec ce Galien
qu'il eftime tant, *que de même qu'un malade habituel ne ceffe de*
mettre remedes fur remedes, jufques à ce qu'il fe fente foulagé, nous ne
devons penfer qu'à mettre bontez fur bontez & vertus fur vertus, quoi-
que nous ne puiffions jamais parvenir à ce degré de fcience & de fa-
geffe, qu'il eft plus facile de fe figurer que d'acquerir. Qu'elle peine, dis-je, à faire choix d'un bon Medecin de ce côté-là ?
Pour l'autre côté, c'eft à dire, quant à celuy qui choifit. Comment pourroit-il réüffir ? On ne fçait fouvent ce qu'on veut ;
Non feulement on change de Medecins à Paris, comme on
change d'habits, mais encore d'avis fur l'élection même des
remedes, dont on ne décide que comme il plaît au Compere

& à la Commere : au lieu de se raporter au Medecin qu'on a choisi, comme au plus sûr. On ne se contente pas de guerir, on veut guerir par un tel remede, parce qu'il est à la mode, ou à l'exclusion d'un autre quoi-que bon, parce qu'il ne plaît pas, témoin cette femme âgée, qui s'étant fait une idée affreuse du Quinquina, ne voulut jamais pardonner à ceux qui le lui avoient fait prendre *incognitò*, quoi-qu'ils l'eussent sûrement & doucement guerie d'une longue & dangereuse maladie. Voicy leurs humeurs bien décrites.

> *Qu'un Medecin exact comme il est obligé,*
> *Luy montre son devoir, il est bien-tôt changé,*
> *Son sçavoir ne va pas jusqu'à sa maladie,*
> *Il faut qu'il s'en défasse & qu'on le congedie.*
> *Celui-là seul est grand & celebre Docteur,*
> *Qui sur son mal de tête est un adroît flateur,*
> *Et qui possede à fond l'art de la mommerie,*
> *Et les belles vertus de la forfanterie.*
> *C'est de ces gens d'honneur qu'il prend les bons avis,*
> *Qui sont sans contredit aveuglément suivis,*
> *Et dans les visions où son esprit s'égare,*
> *Il devient d'une humeur si sottement bizarre,*
> *Que plus qu'aucun mortel il a peur de mourir,*
> *Qu'il cherche le remede, & ne veut pas guerir.*
> *La garde y tient son rang, fait de la necessaire,*
> *Dit qu'autour du malade il la faut laisser faire,*
> *Que mieux que les Docteurs les choses elle entend;*
> *D'être admise au conseil la servante prétend.*
> *La commere au fauteüil dans quelque autre intermede,*
> *Avec autorité propose son remede,*
> *L'ami d'un grand secret fait grand charivari,*
> *Assurera les gens qu'un tel en est guari.*

Il y a bien plus, tout le monde se plaint qu'il n'y a plus de bons Medecins, & personne ne voudroit contribuer quelque chose pour en avoir un bon, pas la moindre honnêteté & civilité, le meilleur ne semblant bon qu'autant qu'il donne d'une maniere servile dans le sens & dans l'inclination du malade. On se repent même bien-tôt d'un bon choix ; & s'il arrive qu'on en ait fait un mauvais, on le veut souvent soûtenir parce qu'on l'a fait : tant on se plaît à être le duppe de soy-même, ou de celui qui nous a porté à ce choix dans une ma-

tiere

tiere où il n'y va pas de moins que de la vie.

7. Cæf. Scaliger.
Epidorp. lib.

> *Difcrimine nullo Medicus bonus malufque*
> *Æquè profitetur, & creditur æquè.*
> *Stultos fic levis homines infania verfat.*

Quel embarras donc encore une fois : car je veux même, que celui qui choifit foit homme de bon fens, a-t-il affez vécu avec ce Medecin pour connoître fes mœurs, fes inclinations, fon penchant? L'a-t-il entendu raifonner, & après tout, eft-il capable, avec tout fon bon fens, de juger d'une Profeffion où on ne voit que de l'obfcurité? Il n'y a donc gueres que les Souverains, comme nous l'avons remarqué cy-devant, qui puiffent réüffir dans ce choix, difpofant, comme ils font, des Colleges & des Univerfitez, feules capables de leur indiquer les plus habiles & les plus vertueux. Tout ce que je puis, dis-je, faire icy, puifqu'on finit ordinairement les matieres par une recapitulation de ce qu'on a dit dans les Chapitres precedens, c'eft de faire voir dans celui-cy ce qu'en penfent de bons Auteurs, & d'oppofer les portraits qu'ils ont faits des bons Medecins à ceux qu'ils ont fait des indigues, pour fervir de guide à ceux qui cherchent dans les épaiffes tenebres de la Medecine un Medecin éclairé. Il faut donc qu'on fçache, outre ce que nous avons marqué en divers endroits de cet Ouvrage; qu'il ne faut jamais juger de la capacité ou incapacité du Medecin par le feul fuccez de deux ou trois maladies, foit que ce fuccés foit bon ou mauvais, *& qu'il a fait fon devoir, s'il n'a rien oublié de ce que la raifon & l'experience lui dictent; qu'il fuffit, s'il difcerne les chofes poffibles des impoffibles, & s'il obferve les chofes futures, prefentes & paffées :* Car, dit Erafme, *s'il fait tout cela, on n'en doit rien demander davantage.* Auffi eft-ce fur ce grand principe que le Medecin fi fameux dans Lucien, fe difculpe de n'avoir pû guerir fa belle-mere, quoi-qu'il ait gueri fon pere d'une maladie prefques femblable. Un Moderne croit avoir marqué un Medecin au veritable coin de la Medecine, quand après l'avoir figuré : *Timorato del Seignor Iddio, dotto, e tuo amico,* ce qui femble tout comprendre; il conclud par ces fept marques. 1. La modeftie & propreté dans les vétemens. 2. La fageffe dans les difcours. 3. La prudence dans la converfation. 4. La vigilance dans les occafions. 5. L'adminiftration judicieufe des remedes. 6. La charité pour les malades. 7. Et la crainte du Toutpuiffant. A quoy on peut ajoûter, à mon fentiment, avec un fça-

Didimus apud Stobæum Duret, in Coac. Hipocrat.

Erafm. in Laud. Medic.

In abdicato.

Scipion. de Mercur. lib. 2. cap. 1.

Hieronym. Bardi in Politia sacr. Medicin.

vant Theologien, *qu'il n'en faut qu'un seul, mais sage, fidelle, de bonnes mœurs , & bon Catholique ;* & que *c'est avec celui-là qu'il faut se resoudre à rechaper ou à mourir ,* aussi plusieurs ont-ils preferé le sage & conscientieux à l'habile. Quant aux Medecins qui ne meritent pas ce nom , un sçavant Medecin Allemand nous

Joann. Ætho à Freudemberg.

apprend que *ceux-là sont dignes du dernier mépris , qui n'ont qu'un remede pour tant de differentes maladies , que ceux-là sont ridicules qui veulent se signaler par de superstitieuses observations des urines ; que ceux qui font consister le merite des Medecins dans les habits de prix ; dans les équipages & dans l'ostentation, ne sont que des Medecins en peinture ; mais que les Medecins qui promettent la cure des maladies incurables, sont des fripons achevez , des gens de Theâtre & des Saltimbanques.* Roderic à Castro dit encore, *que les faux Medecins sont ceux qui ne sçavent ni langues sçavantes , ni Philosophie ; ceux qui preferent leur interest au bien des malades , qui n'ont point de methode, qui ne parlent que pour parler , qui ont des opinions monstrueuses, qui parlent enigmatiquement, & qui se vantent d'avoir des secrets.* Cardan en veut à ceux *qui n'ayant jamais pratiqué , veulent décider des points de pratique par des raisonnemens en l'air , & qui nous donnent leurs rêveries pour de beaux dogmes.* Gabriel Zerbus y ajoûte ce caractere ; *ceux qui ne font état que des remedes qu'ils affectent , pour se distinguer de ceux qui ne se servent que des plus usitez.* A quoy je voudrois joindre les jeunes présomptueux, puisque Jean Damascene dit formellement que *nulli studioso credendum est , nisi ætate probato.* Mais plus particulierement les mauvais plaisans, tel étoit celuy qui répondoit à quelqu'un qui luy reprochoit qu'il ne faisoit pas ce qu'il ordonnoit, *j'ordonne ce que la Medecine m'ordonne d'ordonner, & je n'en fais quant à moy que ce qu'il me plaît.* Celuy qui beuvant du vin dans sa fievre,

Guevarr. liv. I. de ses Epitres dorées.

répondit à ceux qui luy demandoient pourquoy il ne beuvoit pas de la décoction de chicorée, *Hipocrate a conseillé la liqueur du fruit de la vigne à ses disciples, & a reservé les eaux distillées pour les malades.*

Lib. 1. de valetud. tuenda.

Celuy qui faisant manger à sa femme malade une soupe de santé, dit , qu'il faut traiter de cette maniere les gens qu'on aime. Il faut, dis-je, éviter ces plaisanteries : car comme dit Galien à ce propos, elles ne sont point du tout d'un Medecin sage & serieux. Voicy encore en passant comme un Poëte apparemment Medecin s'en explique.

> *Ceux qui des corps arides ,*
> *Sçavent faire en tout âge évanoüir les rides,*

Ceux qui pour eux ont pris le parti des vapeurs ;
Ceux qui d'un seul unguent, comme hardis trompeurs,
Promettent de guerir clous, cancers, playe & bosse ;
Ceux que Dame Venus fait aller en carosse,
Ceux qui font un secret du fameux Quinquina,
Qu'ils disent avoir seuls, & qu'aucun autre n'a ,
Qui sçachant travestir en noble fabrifuge,
Y font courir les gens comme au dernier refuge.
Tous ces fourbes enfin en tous quartiers épars,
Soit Docteur en intrigue, ou Docteur en placards,
Qui sans examiner ni causes ni symptômes,
Vont combatre les maux comme de vains atômes.

Mais tous nos Auteurs conviennent qu'il n'y en a pas de plus
dangereux que les yvrognes , comme nous l'avons cy-devant
marqué. En effet, un homme de plume , un homme d'épée,
un Artisan & tant d'autres, ne sont pas necessaires à tous les momens & à tous les hommes comme l'est un Medecin, qui doit
être le jour & la nuit maître de luy-même & de ses veües, &
bien éloigné de l'insolence de ce Cointus dont parle Galien ,
qui vouloit que son malade soûtint l'odeur de son vin, puisqu'il
soûtenoit l'odeur de sa fiévre. A quoy l'on pourroit bien ajoûter
les joüeurs d'habitude & de Profession : car en verité un homme
qui a manqué un grand coup de dé ou de carte, ou qui a perdu
son argent, ne pense gueres, quand il vient à son malade, à autre chose qu'à ce coup fatal qui fait son chagrin, & qui occupe
son imagination. Sur quoy nous pourrions bien nous étendre,
& faire de belles inductions si nous ne voulions faire icy grace
aux vivans & aux morts, & si nous ne nous contentions de renvoyer les Medecins qui ont cette passion aux remedes qu'ils y
trouveront dans le Traité de *Paschas. Justus,* marqué ci-devant
page 182. Je pourrois bien encore conseiller à ceux qui ont des
défauts, tels que celuy qui infectoit les pauvres malades de la   *Galen. Comment.4.*
puanteur de son haleine, de ne pas se mettre dans la pratique,   *in 6. Epidem.*
parce que les pratiquans ne doivent rien avoir de choquant, &
de rebutant pour les malades, raison peut-être pour laquelle le
Pape Urbain V. dans une de ses Bulles, défend aux Universitez   *Etiam spurios.*
de recevoir les bossus, boiteux, galleux, épileptiques & laids,
tels que sont bien des Medecins qui font bien les beaux. Je concluray donc icy simplement, sans rappeler sur les rangs nos fameux
Medecins , & sans donner pour modelles les preux de la Me-

decine de nôtre siecle, parce que cela pourroit être trop long
& paroîtroit affecté. Je concluray, dis-je, avec Erasme.

Que le Medecin n'est parfait que quand la science & la probité s'entredonnent la main, & se rencontrent en un degré
éminent, qualitez à la verité qui ne sautent pas toûjours aux
yeux de ceux qui les cherchent, quoi-qu'elles se rencontrent en
effet en quelques sujets.

Felix hic nempe, sed illum
Felicem magis esse reor qui pollet utroque
Qui probus, atque idem doctus.

Car qui doute qu'il n'y en ait

　　　　　　　　　　D'un autre caractere,
De sentimens divers & d'humeurs bien contraires,
Qui faisant peu d'état & de biens & de guain,
Bornent tous leurs souhaits à servir le prochain;
Qui sont dignes d'honneur & dont la bonne vie
Jointe à leurs grands talens à les aimer convie.

Medicus feliciffi-
mus eft ubi in arte
fit perfectus & mo-
ribus optimus.

V. lib. Hipocrat.
de lege.

Marcell Palingen.
in Tauro,

CHAPITRE XVIII.

Des Assemblées & Consultations des Medecins.

TANT de formulaires de consultations, & tant de differ-
tations sur cette matiere données au public par tant de
Medecins, marquent assez que le jeu ne leur a pas depû. Aussi
ces consultations sont-elles d'ordinaire de l'argent comptant, &
fort aisé à gagner, en comparaison de celuy des simples visites
qu'on fait aux malades, souvent pures prétentions. Zacut. Lu-
sitan. Medecin Juif, est un des grands tenans pour les Consultations; mais en alleguant comme il fait une infinité de passages
d'Auteurs pour établir la necessité & l'utilité des conseils, il ne
prend pas garde que tout cela ne vient point au particulier des conseils qui regardent la santé. Autant vaudroit presques, qu'il nous
eût allegué un *Consus*, divinité que les Romains faisoient presider
aux déliberations de leurs Assemblées. Ce n'est pas à la verité
qu'Hipocrate, Aristote, Galien & quelques autres Medecins,
tant Grecs, Latins & Arabes que des derniers siecles, ne semblent être effectivement pour la Consultation, aussi ne vou-
drois-je pas blâmer ces Assemblées de Medecins, si elles étoient

V. Vanderlind. de
autoribus confuf-
tat. Medicin.

faites comme il faut ; mais ne sçait-on pas, par de fâcheuses expériences, qu'il en resulte souvent plus de bruit & d'embarras, que de satisfaction pour le malade & pour ses amis ? Il n'y a rien de si frequent dans Galien que de voir des Medecins disputer chez le malade sur des sujets qui ne font rien à la maladie ; aussi, dit ce grand Medecin, le peuple ne manque-t-il pas d'observer ces inconsiderations, & de rire de ces gens qui ont une démangeaison continuelle de contredire : *Mentes verò sabiosæ* ; & *qui trahiroient plûtôt leur patrie que leurs premiers sentimens*, tant ils ont peu d'affection pour la verité. En effet, on mettroit plûtôt d'accord trois Orloges, trois Almanachs & trois Coquettes que ce genre d'hommes ; témoin les trois differens avis de trois Medecins, dont l'un disoit que le malade en mouroit, l'autre qu'il réchaperoit, & l'autre qu'il y avoit du peril dans son mal, *Heu vatum insanæ mentes.*

Lib. de Medicam. purgantib.

Ut cum mutuis maledictis se asporserint inutiliter ante tempus discedant. Galen. lib. 1. Method. cap. 5.

Guillelm. Onciac. in colloq. mixtis.

Il faloit bien que Saint Jean Chrisostome eût veu de ces opiniâtres dont parle Galien, puisqu'il en dépeint de si attachez à leurs sentimens, qu'ils eussent mieux aimé faire perir le malade que de se dédire. Pierre de Blois qui en avoit veu des exemples s'en plaint à un Medecin de son temps, comme d'une chose fort commune. Polidore Seraphin dit de ceux du sien, *in furias ignamque ruunt*, à quoy il ajoûte, *tuncque ira impedit animum ne possit cernere verum.* On a pû observer ci-devant dans le Reglement de la Cour de Parlement de l'année 1558. ce qui se passoit alors à Paris dans les Consultations, & l'on ne sçait que trop ce qui s'y passe encore tous les jours. Il seroit donc bien plus à propos, selon la pensée de Jean Damascene, de n'avoir qu'un Medecin que de se commettre à ces embarras. Car qui vous assurera que l'esprit de Dieu, qui n'est promis dans son Evangile qu'à ceux qui seront d'accord entr'eux, se puisse trouver dans des Assemblées si discordantes. Car si l'on m'allegue celles où quelques Medecins paroissent en bonne intelligence, je puis assurer que ce n'est souvent qu'interest & cabale. On s'entre appelle, on s'entre applaudit, on s'entre-loue à la pareille, & on s'entre-fait des passe-droits qui ne valent souvent gueres mieux que des avis differens. Qui ne sçait au reste que ces Conferences que Duret même appele *nugarum garulitates*, commencent par des Préfaces apprises par cœur, & que tout ce qu'on y dit, est plus fait pour les Auditeurs que pour les malades, quoi-que tous les Consultans ne soient pas toûjours également bien fournis de ces pieces, tant il s'en trouve qui,

Homil. 58. de vita Monach.

Epistol. 43.

In Aphorism.

In Coac. Hipcrat.

comme ces miserables troupes volantes de **Comediens**, n'en ont que deux ou trois qui servent à toutes sortes de sujets, mais plus particulierement à la fiévre ; & d'autant plus facilement que la fiévre étant une grande entremeteuse, elle se trouve dans la plus part des maladies, où on n'a pas peine à faire venir la Préface & les discours, toûjours prest à paroître comme le rôlle du Poëte de la Comedie des Visionnaires, l'étoit à partir de sa poche. Celuy qui a convoqué & choisi les autres fait l'ouverture du discours, & comme on voit dés-là où il tend & où va son opinion, on ne manque guere d'y donner.

Qual capra all'altra per sentiero alpestro.

Il y a bien pis : car on voit souvent dans ces Assemblées des Medecins si miserables, qu'encore qu'ils fassent souvent meilleure figure que les habilles, loin d'avoir quelques pieces étudiées, ni même de sçavoir le Latin, ils ne sçavent pas seulement leur langue maternelle, au reste hardis à dire des mots favoris, du Nerveze, des Turlupinades, & tout ce qui leur vient dans la bouche pour plaire à des gens d'assez mauvais goût, & à ce vulgaire dont on peut dire :

Tout ce qu'il n'entend pas, aussi-tôt il l'admire.

Car il me souvient qu'un des grands Officiers d'un des premiers Parlemens du Royaume, ayant entendu en Province 4. Medecins, consultans pour un malade de ses amis, il donna la palme de la Consultation à un Barbare, ignorant & pitoyable Medecin, qui n'avoit été en effet entre les trois autres que ce qu'est une oye avec des cignes. On voit donc bien par toutes ces remarques, que la plûpart des Consultans ne pensent gueres à la maladie, à ses causes, au temperamment du malade, au tems passé, au present ni à l'avenir. Comme on a commencé par du Latin, que bon que mauvais, on continuë par quelques saignées, bien boire, deux écus de Senné, & on finit par un grand *dixi,* qui vaut bien un *Calepinus recensui.* Ce qu'il y a encore à remarquer dans ces sortes d'Assemblées, & dont les malades & les sains doivent être avertis, est que si on laisse le choix des Consultans à celuy qui est le Medecin ordinaire, il ne manquera pas de faire venir ceux qui sont de sa cabale. Il se souvient qu'il doit une, deux ou trois Consultations à un tel qu'il n'a pas encore acquitées, qu'il faut conserver son amitié, sa chalandise & le commerce : car de choisir & de faire appeller le plus habile qu'on connoisse, il n'y a souvent rien à gagner avec luy, il pourroit enlever la pratique fi on le faifoit connoître. Il faut donc des hommes de la faciende du Clinique, & qui ne luy jettent point de pouffiere aux yeux. Si tout au contraire le malade & les Affiftans veulent choifir à leur fantaifie, il y a tout à craindre des differens fentimens de nos Confultans, particulierement s'ils font ennemis, ou de differentes Facultez. Ils fe brufquent fouvent, dit Langius, pour un rien, ou par efprit d'obftentation. Ils ne cherchent pas la verité dans les Conferences: car quelque difference d'opinion qui s'y trouvât, dit Duret, cela feroit tolerable, s'ils n'avoient que la verité pour motif; mais ils cherchent à contredire & à quereller. Ainfi voila non feulement de l'argent & du temps perdu; mais encore bien du chagrin qu'on fe fait, & qu'on auroit pû éviter avec un feul Medecin. Il y en a, dit le Boccalini, qui au lieu d'employer les premiers momens de la vifite à examiner le malade, & à écouter l'hiftoire de la maladie, perdent le temps en préliminaires, en ceremonies, ou à difputer fur le pas & fur d'autres interêts chimeriques, comme fi cela faifoit quelque chofe à la maladie, *perdono il tempo nel collegiare fenza aver vifita l'infirmo & u dita i'hi-ftoria del male*; témoins ceux qui difputoient s'il faloit dire Galien ou Galen, pendant que l'occafion fe paffoit de faire quelque remede au malade. On dit à ce propos, que le Cardinal Albornos voyant des Medecins qui ne pouvoient s'accorder fur l'efpece & fur les remedes de fa maladie, il leur dit : *Vous voila, Meffieurs bien empêchez, hé quoy, ne voyez-vous pas qu'il y a fi long-temps que je fuis fur pieds, qu'il eft temps que je me repofe, & que je dorme d'un long fommeil.* C'eft fans doute dans ce même efprit, qu'un Poëte Italien difoit au fujet des Medecins qui font tant de bruit, & qui donnent fi peu de fatisfaction,

> *La Medicina con fue herbe, è cofe*
> *Che fas? caccia carotte à tutti mali*
> *Infin che l'huom, per fempre fi rifpofe.*

En effet quelles pitoyables conclufions n'avons-nous pas fouvent de pareilles confultations? autant vaudroit dire :

> *Che Mecenate non havena fonno*
> *Eguéra cagion, che Mecenate non dormiva.*

Car n'eft-il pas vrai qu'on répond fouvent au malade comme les Medecins du Roman Comique, qui répondirent en fort beau Latin au Curé de Domfront, qui les confultoit pour fa gravelle, qu'il avoit la gravelle. C'eft ce qui obligea un autre malade, qui

Inter Medicos bona opinionum diffentio, peffima voluntatum. Dur. t. in Coac. Hipocrat. p. 250.

Ragagl. 77.

V. Le Poëme de L'Abbé d'Aubigni fur ce fujet.

aimoit le vin, & qui voyoit que les Medecins ne difputoient que d'un des fymptomes de fon mal, fans aller aux caufes, & qu'ils lui ordonnoient une ptifane fort defagreable ; c'eft, dis-je, ce qui obligea ce malade à leur dire : *Meffieurs, vous n'avez qu'à m'ôter la fiévre : car pour ma foif qu'on me laiffe faire, je fçauray bien y redier.* Le fameux Rabelais ne pouvant, dit-on, fouffrir le refultat d'une confultation faite pour le Cardinal du Bellay fon Patron, parce qu'elle ne concluoit qu'à une décoction aperitive, dit aux Medecins qu'il n'y avoit qu'à faire bouïllir des clefs, rien n'étant plus aperitif après le canon de la Baftille. Mais n'oublions pas nos inductions fur une fi belle matiere.

Le Neptune étoit fi terrible dans les confultations, qu'il faifoit tout trembler, jufqu'au logis, par le fon de fa voix, comme s'il eût falu tout accorder au droit du Trident, jufques fur les terres de fes collegues, & loin de fes eaux. Le Grand ne faifoit pas tant de bruit dans ces occafions que le Neptune, mais il n'y étoit pas moins maître abfolu, impofant non feulement aux malades par fa reputation, mais aux Medecins qui redoutoient fon credit, & particulierement aux jeunes, qui le regardoient d'un œil de refpect & de crainte.

> *Si fortè virum quem*
> *Confpexere, timent.*

Le Politique étoit de toutes fêtes en matieres de confultation. Chacun le vouloit avoir, c'étoit le bel-air, auffi étoit-il un des plus agreables Confultans de fon fiecle, pourvû qu'on le laiffât dire. Il fçavoit fi bien qu'il étoit à la mode chez les malades, qu'il difoit lui-même, qu'aucun n'eût ofé mourir fans lui, & qu'ils lui devoient tous un écu d'or ou d'argent. Mais de bonne foi, *ut quid perditio hæc* ? puifque tout cela n'étoit que vanité du côté des malades & de leurs proches, & qu'intereft du côté des Medecins, qui ne le faifoient appeller que par complaifance & flaterie pour avoir fon approbation, témoin la querelle de deux jeunes Docteurs, dont l'un qui fe piquoit fort de confcience, dit à l'autre : *Songes feulement à reftituer l'argent des confultations inutiles, que tu as fait faire pour capter la benevolence de B. . .* Quoi qu'il en foit, comme Caton difoit des Rheteurs de fon tems, qu'ils s'appliquoient à l'Art Oratoire avec autant de chaleur que s'ils euffent été prêts de plaider leur caufe devant Eaque, & Rhadamante, de même le Politique & fes Eleves apportoient fouvent tant d'artifice à ces confultations qu'il ne faut pas douter que fi la mort eût eu des oreilles, elle n'eût rendu les armes à la douceur de leur Rhetorique.

Le Petit-homme étoit fi bien affûté de confultations, qu'il en avoit, pour ainfi dire, un Avent & un Carême tout prêts pour toutes fortes de maladies, les faifant toûjours venir à fon point, quoi-que rarement au mal dont il s'agiffoit, & individuellement au malade.

Concluons donc que les confultations font fort fouvent inutiles : car fi l'on m'objecte qu'Hipocrate confeille à fon Medecin d'avoir recours à fes Collegues, quand il eft en doute, je répons que cela eft bon, quand les Medecins qu'on appelle, font tels que les demande Hipocrate même, *graves, doux, fidéles, experimentez* ; s'ils font comme les veut Caffiodore, doux, defintereffez, confolans, & tels que les demande l'Auteur du Luminaire, fçavans, fimples, finceres, fidéles, commodes : autrement cette pluralité de Medecins fera une de celles dont on a dit : *Plures occidere medendo Cæfarem.* Et comme a dit quelqu'un : *Orationes funebres adhuc viventium ægrotum, funefta prænuntiæ, hofpitiique mortis defignatrices.* Auffi Rhafes, Jean Damafcene, Cardan & tant d'autres nous affurent que *qui plures confulit Medicos, incidit in errores plurimorum.*

Impediunt certè medicamina plura falutem ;
Non plures Medici, fed fatis unus erit.
Nunquam, crede mihi, à morbo levabitur æger
Si multis Medicis creditur una falus.

A moins de cela voici encore une fois l'avis d'un habile homme fur cette matiere : *Efto unus, bonus, fidelis, Catholicus, fi moriendum cum hoc uno morere.*

Erafme dit d'un pauvre malade qui avoit eu dix Medecins en confultation, & qui ne laiffa pas de mourir-après cette ceremonie, que c'étoit plus qu'il n'en faloit pour faire mourir non feulement un malade, mais l'homme du monde le plus fain. Auffi le Pape Clement V I. qui avoit eu grand' raifon de fe voüer à la Vierge Mere, pendant une maladie où il étoit tombé entre les mains de huit Medecins, ne fe tira-t-il de cette affaire que par une efpece de miracle, qu'un Poëte du tems exprima en cette maniere :

Quefto è un voto che Papa Clemente
Aquefta noftra Donna à fodisfatto

L. de Præfcrip.

Ibid.

Alphonf. à Fortecb. Lumin. 1.

Hieronym. Bardus in Medic. Cathol. Politic.

Francifc. Bernier.

Perche da otto Medici à d'un tratto
Lo libero, miracolosamente !

CHAPITRE XXIX.

De l'honneur ou de la reconnoissance dûë aux Medecins

LA reconnoissance qu'on doit aux Juges, aux Avocats & aux Medecins, n'est pas un salaire ni un payement, mais une marque d'honneur. En tout cas, dit le Jurisconsulte, si c'est un salaire, il n'est que pour la peine du corps, *Solvitur pro corporea fatica, non pro munere sanitatis*, le service que les Medecins rendent, ne se pouvant assez payer. Les Latins appellent *Honorarium* en general la reconnoissance qu'on doit aux gens de Lettres, les Grecs φιλονομια ; mais quand il s'agit des Medecins, ceux-cy l'appellent Σῶσρον. * Les Hebreux appellent toute sorte de reconnoissance *Beroch*, *benediction & mindach*, qui est proprement le present que l'on donne aux Rois & aux Princes par honneur. Quoi qu'il en soit, on n'est pas à present si soigneux de rendre cette marque d'honneur aux Medecins, qu'on l'étoit autrefois. Je ne sçai si la pauvreté fille du luxe & de la vanité qui regnent par tout, ou le mépris que les Medecins se sont attiré, ne seroit pas cause de ce changement, ou s'il ne seroit point arrivé par hazard ce qui arriva autrefois à Rome par l'adresse des Magistrats, qui ne trouverent point de meilleur moyen de ruiner le vilain commerce qu'on faisoit alors de la Medecine, que d'admettre en cette Capitale du monde les Charlatans ; ou enfin si le mal ne viendroit pas, & particulierement à Paris de toutes ces causes. Ce qu'il y a de plus assuré est, que comme il arrive souvent qu'on est dégoûté par la quantité des viandes ; de même le nombre infini des Medecins & de ceux qui les contrefont a rendu l'Art si méprisable, que bien souvent on ne se sert des Medecins qu'à l'extremité, ou sur l'esperance de ne leur donner que ce qu'on voudra : injustice d'autant plus grande que la santé est d'un prix infini, & que nonobstant le desordre qui s'est glissé dans la Profession, il y a encore quelques bons Medecins à Paris & dans les Provinces, qui meritent bien qu'on

les diftingue par quelques marques d'honneur. Quand on n'auroit donc, pour être convaincu de ce devoir, & de la dureté,
dont les convalefcens femblent fouvent faire trophée, que le
texte & la glofe la plus naturelle de cet Oracle : *Honora Me-*
dicum, id eft, ex tua fubftantia. Ne feroit-ce pas affez pour l'in-
ftruction de ceux qui fe contentent de donner des paroles &
de faire des reverences : car enfin le terme de *fubftance* au langage de l'Ecriture fainte, s'entend d'autant plus naturellement
de l'*Honoraire*, que faint Paul appelle *honoraria*, les portions tirées du fond des aumônes des Fidéles affectées à l'entretien
des Prêtres & des veuves. Car c'eft ce qu'il appelle *honorer les*
veritables veuves, & ce qu'il entend, en difant que les Prêtres
font dignes *d'un double honneur*, terme qui a paffé des Juifs
Helleniftes dans les expreffions de ce Saint, & de là chez les
Jurifconfultes, pour marquer ce qu'on doit aux Avocats & aux
Medecins. En effet l'honneur, dit faint Jerôme, ne fe prend
pas feulement pour des déferences, des falutations & des ceremonies, mais pour des prefens, pour des dons, & pour toutes les chofes neceffaires à la vie des Prêtres & des Medecins.
Tous nos Theologiens font de ce fentiment, & particulierement ceux qui ont commenté le 38. chapitre de l'Ecclefiaftique,
où il eft parlé de ce devoir des malades : à quoi on peut ajouter que c'eft une chofe d'autant plus honteufe aux Chrétiens d'en vouloir douter, que les fages Payens mêmes
s'en font acquitez avec beaucoup de generofité. On con-
facroit, dit-on, à Minerve la premiere reconnoiffance * qu'on
recevoit de chaque difciple. Les Philofophes ne faifoient aucune difficulté de la recevoir; c'eft ainfi que Socrate, Ariftote, Æfchines, & tant d'autres prennent les prefens qu'on leur
fait, & que le Philofophe Licon a foin d'honorer Pafitheme
& Media qui l'ont gueri. Et le Poëte même n'entend autre chofe par le terme d'honneur, que cette recompenfe qu'on doit à
la vertu, & aux Profeffeurs des Arts & des Sciences.

Hîc pietatis honos.

Ciceron honore fon Medecin de cette maniere. * Seneque fe
fait une affaire d'honneur d'en ufer aïnfi. Cependant

Scire volunt omnes mercedem folvere nemo.

Mais les grands Princes, les Republiques & les fages Magi-

Vide Grotium in
hunc locum Goldaft.
Fr. Valefium de
Philofophia facra,
c. 74.

* *Minerval.*

Diogenes Laërt.l.5.

Curioni mifi ut
fibi honos habea-
tur, ut fibi daret
quod opus eft. Cic.
Epift.Famil.lib.16.

* *Senec. Epift.88.&*
paffim.

ftrats n'en ufoient pas autrefois , & n'en ufent pas encore à prefent , comme fait tout ce qui a un efprit de peuple. Ces Legiflateurs fe font fait une Loy de leur établir des penfions & des recompenfes honorables ; parce que , comme le remarque Erafme , on ne peut affez reconnoître le bien qu'ils font. En effet quelles peines & quelles incommoditez n'ont-il point à fouffrir, le jour, la nuit ; à la ville, aux champs ? Quel plaifir de voir des objets lugubres , mélancholiques, mal-propres ; de rifquer fa vie dans un air puant & contagieux , jamais à l'aife , jamais en repos , toûjours trottant autour d'une Ville.

Hic vifum vocat , hic auditum triftia
Spretis omnibus officiis , cubat hic in colle Quirini ,
Trans Tiberim , longè cubat hic prope Cæfaris hortos ;
Ille in extremo Aventino , vifendus uterque.

Lucien plaint Efculape d'avoir à converfer avec des malades ordinairement chagrins , emportez , & fe prenans au Medecin de la longeur de leurs maladies. De plus, fi ce Medecin fait fon devoir, & qu'il n'ait d'application qu'à fon miniftere , quelle vie de n'avoir pas un moment à donner au foin de fon domeftique , & de fes affaires du dehors , & de n'être jamais en état de jouir de quelques-unes de ces douceurs de la vie, pour lefquelles la Medecine n'a aucunes vacations. A quoi on peut ajoûter la calomnie qui fuit toûjours les mauvais fuccès, & qui afflige toûjours un bon cœur. Et c'eft ce qui faifoit parler en ces termes une femme qui ne confeilloit pas à une fille d'époufer un Medecin chez un de nos Poëtes.

Mais avec quelle ennui , de quel air verrons-nous,
Dans la part qu'on doit prendre aux chagrins d'un Epoux ,
Les cuifans déplaifirs & les rudes tempêtes
Qu'un emploi fi bizarre attire fur leurs têtes ,
Et la confufion qu'ils ont à tous momens.
Qu'on les prenne en défauts fur les évenemens ;
Ils ont beau fur fon fait confulter la nature,
Elle ne leur répond que par la conjecture ;
Et leurs Arrêts de mort en condamnent fouvent
Qui pourroient bien un jour les voir aller devant.
La vapeur qu'au trepied humoit la Pythoniffe ,
Et celle du Baffin dans ce noble exercice :
Quoi qu'icy le parfum en foit un peu plus fort,

Pour l'obscure équivoque ont beaucoup de rapport ;
Et de quelqu'autre fonds qu'ils tirent leur science,
Ils n'ont rien de certain que leur docte ignorance,
Sans qu'ils puissent pretendre, y voulant raisonner,
D'autre éclaircissement que pour bien déviner.
Et que pour trouver lieu dans ces sombres tenebres,
De former en concert leurs oraisons funebres ;
Où souvent on leur voit prodiguer leur latin ;
Lorsque la douleur presse, & qu'on tire à la fin.

Il faudroit donc quelque petit adoucissement, & pour ainsi
dire, quelque leurre, pour obliger la jeunesse à s'engager à l'é-
tude & à la pratique. Je sçay que le grand Hipocrate n'approu- *Epist. ad Senat. Ab-*
ve pas fort que le Medecin fasse une paction avec le malade ; *deritan.*
qu'il voudroit qu'on exerçât liberalement un Art aussi liberal *Lib. de de decenti*
que la Medecine ; qu'il se plaint qu'*elle a passé de l'étude de la* *ornatu.*
sagesse dans le commerce des hommes. Je sçay même qu'il a crû *L. de Præceptionib.*
qu'il seroit plus avantageux au Medecin de pouvoir tacitement
reprocher au malade son ingratitude ; que de la lui marquer
par quelque plainte, ou par quelque demande. Je sçay qu'Ausone rend ce témoignage à son pere, qu'il se contentoit en faisant la Medecine, du plaisir qu'on sent à bien faire ; que nos
Casuites défendent même de rien exiger, particulierement
quand la douleur ou la peur pressent le malade ; & que comme
il n'y a que l'esperance de la montre & du payement, qui fassent aller les simples soldats aux occasions, les Capitaines n'ont
point de plus pressant motif que l'honneur de la victoire qui les
anime. Je tombe, dis-je, d'accord de tout cela ; aussi les honnêtes Medecins ne marchandent-ils jamais avec les malades.
Mais si le Medecin est honnête, faut-il que le malade soit mal-
honnête à l'endroit de son bienfacteur ? Car si le souverain
Medecin guerit gratuïment, comme le remarque saint Gregoire, c'est qu'outre qu'il est la bonté même, & qu'il le fait
d'une parole, il n'a pas besoin de nos biens ; mais quant à ceux
qu'il a établis pour guérir par des voyes naturelles, ils ont bien
autre chose à faire, que de dire : *Surge & ambula,* & c'est pour
cela que le malade est obligé de faire quelque chose pour celui qui a tant travaillé pour lui. J'avouë qu'il seroit à souhaiter que les Medecins étant gagez du public, fussent excitez
par là à travailler plus pour la gloire, que pour des retributions journalieres. Mais puisqu'Hipocrate tombe d'accord qu'on

peut même faire marché en de certaines occafions , & qu'on

ne peut raifonnablement refufer l'*Honoraire* qu'aux ignorans
& à ceux qui abandonnent le malade ; puifque la nobleffe de l'Art ne confifte pas entierement en ce qu'il fe fait gratuitement , témoins les reconnoiffances qu'on fait aux Prêtres &
aux Juges , & qu'enfin pour parler avec Caffiodore , puifque
les gains font juftes quand ils ne font tort à perfonne , & quand
ils font honnêtes ; puis , dis je , qu'il en eft ainfi de la Medecine , ne doit-on pas en cela fuivre les loix & les coûtumes de
chaque païs , quand elles font raifonnables ? 1. *Honos alit artes ,*

2. *vis morborum pretia medentibus ,* 3. *fi quid deteriùs contingat quid
ni fibi fuifque caveat Medicus.* Car quelle coûtume que celle
des Gots , qui obligeoit le Medecin à guerir le malade , s'il
vouloit être payé , ou à payer les frais de la maladie , s'il ne le
guériffoit pas ? Le Medecin du Comique eft bien plus precieux.

         Nummo fum conductus
         Plus jam Medico , mercede opus eft.

Car quant à Martial , c'eft un jeu d'efprit que ce qu'il dit
de la récompenfe à laquelle un Medecin fe relâchoit fi bon-
nement.

         Santonica medicata dedit mihi pocula virga ,

          Os hominis mulfum me rogat Hipocrates.
         Tam ftupidus nunquam nec tuputo Glauce fuifti ,
          Chalcea donanti chryfea qui dederas.
         Dulce aliquod munus , pro munere pofcit amaro
          Accipiat , fed fi petat in Helleboro.

C'eft donc fuivant le travail du Medecin , & proportionné-
ment aux commoditez du malade , que les loix ont reglé la
chofe à Paris , & dans les autres Villes riches du Royaume , où
on fait la condition du Medecin plus avantageufe que dans les
petites Villes. On donne , dit-on à Londres , douze ou quinze
livres pour la premiere vifite , & la moitié pour les vifites fui-
vantes ; mais apparemment qu'on n'eft pas fi liberal dans les
autres villes d'Angleterre. Quoi-qu'il en foit , la reconnoiffance
eft fi jufte , étant fondée fur le droit naturel , que plufieurs Cafuiftes vont jufques à foutenir , que le Medecin auroit droit de
la demander à un malade qu'il auroit affifté , ou contre fon gré ,
ou fans qu'il le fçût. A quoy ces Cafuiftes ajoûtent même
que ceux qui auroient mandé le Medecin pour ce malade ,

pourroient se faire aloüer en justice ce qu'ils luy auroient donné pour ses visites. Cependant il y a des gens si peu raisonnables, qu'on diroit à voir leurs manieres que c'est encore trop
pour le Medecin d'avoir l'entrée de leur maison, & qui ne son-
gent non plus à leur devoir, après que le Medecin s'est aquitté
du sien, que s'ils étoient exempts de tous les devoirs d'honnêteté. Il y en a d'autres qui promettent tout quand ils sont malades.

> *Medicis in morbis, totus permittitur orbis.*

Ægros vide si mor-
tis. periculum ad-
motum sit propius
Medicorum genua
tangunt. *Senec. de
brevit. vita cap.* 8.

* *Oracul. manual.*

Et qui, comme le remarque Seneque, se mettent à ses pieds,
quand ils sont pressez du mal ; mais le peril passé, ils se moquent, pour ainsi parler, du Saint. *Dés qu'on a bû,* dit l'Oracle, *
on tourne le dos à la fontaine ; dés qu'on a pressé l'orange on la jette.
Si le pauvre Medecin est un Dieu pendant quelques jours,
ce n'est plus qu'un Ange quand la douleur cesse un peu, & si
tout va de mieux en mieux, c'est encore moins, ce n'est rien
qu'un homme ; & enfin un vray démon quand il est question
de payer, *Lucifer mutatus in carbonem.* Voila ses trois faces.
Et c'est ce qu'une Epigramme dès plus communes nous marque
en peu de paroles *Tres Medici facies,* &c, & ce qu'un de nos Poëtes a dépeint en ces termes, d'après les Estampes qu'on en voit
par tout.

> *La figure d'un Dieu, la figure d'un Ange,*
> *Et celle d'un demon fait un contraste étrange,*
> *Où sans y bien garder l'unité du dessein,*
> *L'on veut representer le sort du Medecin.*
> *Là partout le malade avec son air severe,*
> *Qui le reçoit d'abord comme un Dieu tutelaire,*
> *De toute la famille on le voit honoré,*
> *Et dans l'expression même presque adoré.*
> *Icy vous le voyez dans une autre posture,*
> *Qui semble l'assurer d'une santé future,*
> *Et montrer de la main qu'il est hors de danger,*
> *Ce qui fait le Theâtre & la Scene changer,*
> *Où le sçavant pinceau dans la main d'un grand Maître,*
> *Comme un Ange du Ciel la sçû faire paroitre,*
> *Faisant voir par l'accueil de tous les Assistans,*
> *Combien ce grand succés les a rendus contens.*
> *Mais voicy qu'en ce groupe, il paroît effroyable,*
> *Où l'Art luy donne un masque & la laideur d'un Diable.*

A ce hideux aspect, voyez comme on s'enfuit,
Et comme vers la porte un Laquais le conduit.
D'où vient, me direz-vous, cette figure horrible?
C'est qu'il le faut payer & ce mot est terrible,
Tout grand Dieu qu'il étoit, il a dégeneré,
Et l'on ne le voit plus qu'ainsi défiguré.

On veut avoir droit de se plaindre de la Medecine & du Medecin, cela est même à present du bel air, & on ne veut pas
qu'il se plaigne de l'ingratitude de ceux qui se plaignent si mal
à propos. Aristophane voyant que les Atheniens se plaignoient
de l'ignorance de leurs Medecins, leur insinuë qu'il ne tient
qu'à eux d'en avoir de sçavans, & qu'il ne faut que les recompenser largement pour les obliger à bien faire. Ainsi, il n'y a
pas de plus méchante épargne que celle qu'on fait de la reconnoissance qui leur est dûë. Il se trouve tant de momens pres-
sans ausquels on peut en avoir besoin, qu'il y a bien à apprehender qu'ils ne soyent alors à qui plus leur donne. Que de vilains
hommes, & pour ainsi dire que de vilains banqueroutiers de la
Medecine, qu'on a fort spirituellement comparez aux ladres de
l'Evangile, *decem curati sunt & unus egit gratias.* On dit d'Hermocrate * qu'il étoit un si extravagant avare, qu'il s'institua luy-
même heritier de ses biens par son Testament, aimant mieux
mourir que de donner quelque chose à un Medecin, qui l'auroit pû tirer d'affaire. Mais quelle plus grande folie que celle
de l'avare Criton, qui étant tourmenté d'une douleur d'estomach, au lieu d'y mettre ordre par de bons alimens & de bons
remedes, y appliquoit une piece de monnoye, aprés l'avoir un
peu considerée comme un topique souverain? Je ne m'étonne
donc pas si c'étoit en vain qu'un Medecin vouloit faire entendre
raison à un avare qui luy demandoit comment se portoit un malade de sa famille, en luy répondant *un peu mieux, mais je ne*
suis pas encore content; ainsi un autre se proposant de faire saigner
un malade de même humeur que le precedent, *ex vena arca,* il
ne comprit pas ce Latin.

Quelle honte à ces vilains hommes de vouloir qu'on se sacrifie à leur service, sans vouloir sacrifier la moindre petite piece
de monnoye à leur propre bien? Ne devroient-ils pas sçavoir
que les petits presens rendent les hommes & les Dieux propices,
munera placant hominesque deosque. Quoi-que le Seigneur n'ait
besoin de rien, il veut neanmoins quelque petite reconnoissance

* *Apud Lucilium.*

ce de ce que nous tenons de fa bonté , *non apparebit coram me quifquam vacuus.* *Qu'on faffe* , dit Seneque , *tout ce qu'on voudra pour le Medecin & pour celuy qui nous enfeigne, on n'aura jamais affez fait pour ce qu'on leur doit.* Effectivement on ne les enrichira jamais par toutes ces petites reconnoiffances , tout ce qu'on leur donne n'eft qu'une marque d'honneur femblable à celle qu'on donne aux Profeffeurs , & de quoy les faire fubfifter avec décence; c'eft à peu prés comme ces Medailles que donnent les Princes , & comme ces manieres de monnoye qu'on diftribuë aux membres de quelques Academies, plus pour marquer l'eftime qu'on fait de leur application , que pour leur tenir lieu de falaire , & dont un grand perfonnage a dit en cette occafion.

De beneficiis lib. 6.

> *Calcule fac noftris faveas argentee libris*
> *Si defit nummus , tu quoque nummus eris.*

Ce n'eft , dit Erafme, qu'une ingratitude à l'égard des Jurifconfultes ; mais à l'égard des Medecins , c'eft un facrilege que de leur dénier la reconnoiffance qui leur eft dûë. N'avons-nous pas veu ci-devant, que des Princes ont accordé des droits de Bourgeoifie dans de grandes Citez, à des Medecins de merite. A quoy on peut ajoûter que la fameufe ville de Tebris doit fa fondation à la reconnoiffance dûë aux Medecins. Car fi l'on en croit l'Hiftoire, Zeb-El-Caten qui fignifie la fleur des Dames, époufe de Haron Caliphe de Bagdet, étant tombée malade l'an de l'Egire 165. & ayant été guerie d'une maladie qu'on croyoit mortelle , fon Medecin ayant demandé pour fa récompenfe qu'on fondât une Ville en fon païs , qui confervât la memoire de cette cure , elle en fit bâtir une, qu'on nomma *Tebris* , parce que *Theb* fignifie Medecine , & que *ris* eft le participe de *Richen,* qui fignifie *verfer, répandre & faire largeffe,* en langue Perfienne : car la maniere dont quelques autres rapportent la chofe , eft prefques le même.

Voyages du Chevalier Chardin, page 362.

Mais fi le malade eft obligé de fatisfaire à fon devoir à l'égard de fon Medecin , il faut auffi que celui-cy fçache comment il en doit ufer à l'égard du malade. Il y a des Medecins fi alterez , qu'ils ne font jamais contens, & qui regardent, dit le jeune Pline , un pauvre malade comme une ferme ; indignes Pafteurs qui écorcheroient s'ils pouvoient la brebis, au lieu de fe contenter d'un peu de laine & de lait, *pro modo laboris.* Mais cette décifion d'un grand Philofophe , grand Theologien & grand Saint, n'empêche pas qu'ils ne faffent un éléphant d'une mou-

Zzz

che, se figurant les services qu'ils ont rendus comme des services de mercenaires, le *conditio perfonarum* leur faisant encore regarder toutes sortes de perfonnes, comme s'ils étoient tous riches en des temps & en des lieux, où il ne s'en trouve presques plus. Ainsi voila les beaux Aphorismes de ces Medecins Grippesous.

Exige dum dolet post curam Medicus olet.

❊❊❊

Exige dum dolor eft, nam poftquam cura recivit
Audebit fanus dicere multa dedi.

❊❊❊

Dum dolet infirmus Medicus fit pignore firmus
Ars quæ non venditur vilipenditur.

❊❊❊

Empta folet carè, multos Medicina juvare
Si data fit gratis nil confert utilitatis.

❊❊❊

Medici, ut dicant da da, cum dicit languidus ah ah!

Concluons donc avec Soranus, fans autres inductions que celles que nous avons faites au Chapitre de l'avarice, que *fi le malade offre quelque chofe, il le faut prendre fans regarder de trop prés ce que c'eft, & que s'il ne donne rien, il ne faut rien exiger, parce que quoi-qu'il donne, cela fera toûjours au deffous de la grace qu'il a reçûe.* Il faut, dit Accurse, prendre ce que le malade offre de bon cœur & en faire eftime.

Exiguum munus quod dat tibi pauper amicus
Accipito placide plane & laudare momento.

En effet, il ne faut jamais faire de confusion à des gens qui en ont peut-être affez, de ne pouvoir faire d'avantage: car il n'eft permis qu'à des Publicains, gens qui moiffonnent où ils n'ont rien femé, de s'enrichir aux dépens de tout le monde; mais n'oublions pas auffi qu'il y a des gens fi puerilement formalistes, qu'ils font differer l'honoraire dû au Medecin qui vient en chaife ou en caroffe, de celuy du Medecin à pied ou à cheval, payant quelquesfois la fanfare d'un Medecin de clinquant avec une piece d'or. Encore s'ils avoient une raifon auffi apparente que celle du Gentilhomme Milanois, qui donnoit un écu à fon Maréchal, & qui n'en donnoit qu'un demi à fon Medecin pour chaque vifite; parce, difoit-il, qu'il faut être bien plus habile pour guerir un animal qui ne s'explique pas de fa maladie, que pour guerir un homme qui en raconte toute l'hiftoire. Quoi-

qu'il en foit ; c'eſt toûjours une bonne politique, comme nous
l'avons remarqué ci-deſſus, d'offrir au Medecin ce qu'on peut
ſans s'incommoder ; c'eſt le moyen de l'avoir en tout temps. &
à toute heure : car croit-on que l'Oracle même d'Apollon ré-
pondît volontiers aux ingrats ? point du tout, dit un bon Auteur.
Niente ſa refredir i Medici nell' opre, e ſa tacer le muſe, e rende Apol-
lo mututo.

Scipion. de Mercur.
lib 1. cap 3 & 6.
lib 3. cap 18.

CHAPITRE XX. ET DERNIER.

Des Medecins de differentes Facultez, & de ces Facultez en particulier.

SI le terme Latin * qui ſignifie en nôtre langue, *licence*, permiſſion & facilité, ſignifie auſſi les *richeſſes*, pris au plurier ; il
n'y a pas de meilleures licences que celles qu'on prend avec permiſſion & facilité, dans les Bureaux des Recettes & dans l'E-
xercice des finances. Cependant il ſe trouve toûjours des gens
preſt à porter leur argent à quelqu'une de ces Facultez, d'où
on n'apporte que des bayes, * ou tout au plus une Licence de
reprendre, où on pourra & en détail ce qu'on a donné en gros.
Patres noſtri comederunt vos, & nos vos, & vos comedetis alios, qui
n'eſt pas une grande eſperance. Cependant chacun ne manque
pas de paroître content de ſes honneurs, de s'en faire fort
accroire.

* *Facultas.*

Faculta.es.

* *Baccalaureatus.*

> *Sunt & quibus undæ*
> *Caſtaliæ vili cum paupertate bibuntur*
> *Et placuit cognota fami dulciſſima fama*

Et de diſputer chacun pour ſa Faculté comme pour les Autels, &
les foyers, quoi-qu'elle ne mene ſouvent à rien. Il y a à la verité
d'autant moins de ſujet de s'en étonner que ces diſputes ne
ſont pas nouvelles : car quant aux Facultez de Medecine, quoi-
que les anciennes Echoles de Gide, de Rodes & de Cos ne
fuſſent autoriſées que par la reputation de leurs ſuppoſts, &
qu'elles ne fuſſent pas ſoûtenuës comme les nôtres de l'autorité des Princes & des Souverains Pontifes, on ne laiſſoit pas d'y
diſputer de l'ancienneté, du merite & de la certitude des dogmes. Et voila comme on a inſpiré depuis à de jeunes gens l'eſ-

prit d'orgueil & de division, se contentant de les faire Docteurs, sans se trop donner la peine de les rendre doctes. Ce n'est pas que je blâme ces lettres qui sont une declaration des preuves que la jeunesse a donné de sa suffisance ; mais il seroit fort necessaire que ce qu'elles contiennent fût veritable, & que quant à la France, on n'y donnât pas ces Attestations, & ces Lettres avec la même facilité qu'on fait en tant d'autres païs, où elles

Primerosus error.
popular. lib. 3.

ne dependent souvent que d'un leger examen, ou d'une These proposée en l'air, & soûtenuë de quelques pieces de monnoye, comme nous le verrons ci-après plus au long, marquant cependant ce qu'un Poëte Italien a pensé, d'une des Facultez de son païs.

Ma per Ferrara medicando quanti
Veggo andar io, che Barbagiani sono
Ridicoli, inesperti ed ignoranti
Se non studiar duo anni, e fur a suono
Di gran campana alsati al dottorato
Per amicizia o per promesso dono.
Che ne Aristotel mai lesser, ne Plato
Ne Avicenna, o Galen, ma due Ricette
E le Regole à pena de Donato.

Perronian. pag.

C'est pour cela que le Cardinal du Perron répondit un jour à des Professeurs en Medecine, *qu'il seroit à souhaiter, qu'excepté Paris & Monpelier, toutes les Vniversitez en Medecine, comme Roüen, Caën, Bourges, Orange, Angers, & tant d'autres fussent abolies, parce qu'elles ne servent que d'asile à l'ignorance.* Cependant ces deux

Flortus lib. 3. cap.
18 & 19.

Facultez qu'il excepte, ont plus de peine à s'entre-souffrir, que si elles étoient dépendantes de differens Princes. Car quant à celle de Paris, outre qu'elle est en de continuelles divisions

Ibid. lib. 4 cap. 12.

chez elle-même. *Bellum Sociale,* elle a encore une guerre étrangere avec celle de Monpelier, *Bellum adversus gentes exteras ;* mais ce qu'il y a de plus fâcheux pour les Medecins de la Faculté de Monpelier établis à Paris, est qu'encore qu'il n'y soient qu'en tres-petit nombre, toutes les autres se vantent d'en être, jusques aux Charlatans ; de maniere que si l'on admettoit les femmes à la Licence en quelques-unes de nos Facultez, comme on fait chez les Etrangers, je ne doute pas que nos Charlatanes ne se vantassent d'autant plus hardiment d'être Licentiées de Monpelier, que le sexe se licentie merveilleusement en France, de dire, & de faire tout ce qui luy plaît. C'est pour

cela que les Medecins de Paris, qui ne se voyent pas trop les
maîtres chez eux, semblent avoir quelque raison de ne conferer qu'avec ceux qui leur sont connus, ne pouvans facilement
distinguer dans un si grand nombre le bon grain d'avec l'yvroie.
Mais ce qu'il y a en cela d'incommode pour le public, est que
quelques Medecins de Paris ne voulans pas avoir plus de commerce avec ceux de Monpelier qu'avec ceux des autres Facultez, les malades ne peuvent avoir la consolation de les voir
conjointement ; de sorte que si Sa Majesté qui les admet tous
dans sa Capitale, n'y apporte quelque remede, la raison & la
charité, qui devroient être le veritable motif de leur union &
intelligence, ne les mettront jamais bien d'accord. On a parlé
plusieurs fois de travailler à ce grand œuvre, on en voit la necessité ; ainsi comme ce n'est pas un mal sans remede, après
avoir remedié à de bien plus grands sous les Ordres du plus
grand des Rois, ne pourroit-on pas terminer une affaire dont
la fin ne dépend que du commencement ? Que n'a-t-on point
fait pour l'étude des loix Civiles & Canoniques ? Que ne fau-
droit-il donc point tenter pour regler ce qui regarde l'exercice
d'une Profession en laquelle il n'est pas permis de faillir deux
fois. On plaide souvent, pour ainsi dire, de gayeté de cœur,
mais on ne consent jamais à être malade, & de quelque façon
qu'on le soit, il n'y a pas d'appel du jugement de quelques Medecins de Villages établis dans de grandes Villes, comme il y
en a du jugement d'un Juge guêtre, & même de celuy d'un
ignorant assis sur des fleurs de lys. L'ordonnance du Medecin
s'execute presques toûjours sans delay, il n'y a ni procedure, ni
Superieur qui corrige le jugement, & qui en empêche l'exécution, quand une fois le malade s'est soumis à cette espece de
Jurisdiction, où il a encore mieux aimé s'exposer que de laisser
l'affaire de sa santé au hasard & à l'abandon. Voyons donc,
puisqu'il est ainsi, en quoy consiste le mal de la Medecine en
general, & particulierement à Paris ; pourquoy cette Profession
s'y fait avec tant de bruit & si peu de fruit ; & enfin ce qui se
peut faire pour remedier à des désordres qui ne continuent,
que parce que la plûpart des Medecins ne pensent qu'à leur
interêt, & ne donnent rien ni au prochain ni à la raison.
Mais pour faire la chose avec ordre, & pour sçavoir en quoy
les differentes Facultez y sont discordantes ; disons premierement quelque chose de leur établissement & de leurs pro-

gres. commençant par celle de Paris.

Il est certain que la Profession de Medecine a fleuri en France, & particulierement à Marseille de temps presque immemorial, & que quelques-uns de ces Medecins mêmes qui ont tant fait de bruit à Rome, étoient originaires de Marseille, Bordeaux & Toulouse. Quelques autres Villes de France, si l'on en croit Sidonius Apollinaris, eurent comme celles-là de grands Medecins. Mais quant à Paris, la Medecine ne commença à y être enseignée avec la Philosophie que sous l'Empire de Charlemagne, temps auquel il y avoit des Maîtres qui lisoient dans son Palais, & qui pratiquoient comme nous l'apprend Alcuin, parlant des disciplines Palatines.

Accurrunt Medici, mox Hipocratica tecta.
Hic venas findit, herbas hic miscet in olla,
Ille coquit pultes, alter sed pocula profert.

Mais à parler proprement & precisément, l'Ecole de Paris ne se distingua gueres des autres avant le douzième siecle: car outre qu'elle étoit encore bien avant dans la doctrine des Arabes, elle n'avoit pas reçû la forme & le caractere de Faculté, qui la rendit depuis fort considerable. Tout étoit alors bien venu à Paris, & par tout ailleurs à faire la Medecine comme il luy plaisoit. Les Moines, les Prêtres, les Chanoines, tout s'en mêloit indifferemment; mais quoi-que la plûpart de ces Ecclesiastiques ne fussent ni des ignorans, ni des temeraires, comme le sont ceux de nôtre temps, ils n'en continuerent pas long-tems l'exercice: car les Papes & les Princes qui en avoient reconnu l'abus, ne mirent gueres à le reformer. Le Pape Pelage II. defendit à tous les Ecclesiastiques de se mêler d'aucun commerce seculier. Alexandre III. défendit aux Moines & aux Prêtres de frequenter les Ecoles de Medecine & d'exercer cette Profession. La Faculté de Paris de son côté, sous l'autorité du Prince, se rendit Juge de ceux de ces supposts qui contreviendroient à ses Statuts, défendant encore aux Juifs, aux Chirurgiens, aux Apotiquaires & aux Charlatans de se mêler de la Medecine, & aux Apotiquaires en particulier de donner aucun remede sans ordonnance de Medecin. Aussi paroît-il par les Registres de l'Ecole, par ceux du Chapitre de nôtre Dame, & par l'Histoire de l'Université, qu'il s'y trouva enfin de bons Medecins; mais comme toutes choses sont sujettes à la décadence, on vit un grand changement vers le milieu du dernier siecle, par l'opiniâtreté, l'envie, & la diffention des Medecins de ce temps-là ; defordre fi funefte aux malades, que la Cour de Parlement fut obligée d'y mettre ordre au requifitoire du Procureur General, comme il paroît par l'Arreſt du 13. Octobre 1558. rapporté dans le fixiéme tome de l'Hiftoire de l'Univerfité de Paris. Depuis ce temps-là, non feulement ces défordres n'ont pas laiffé de continuer, mais il y en eſt encore arrivé de nouveaux : car fous prétexte de maintenir la doctrine d'Hipocrate & de Galien, les uns fe font oppofez à toutes les belles découvertes, les autres les ont voulu foûtenir, & tous de concert fe font liguez avec tant de chaleur contre les Medecins qu'ils appelent étrangers, que quelques-uns mêmes de leurs fuppofts qui fuivoient la methode de ces derniers, furent chaffez de leur Ecole fur la fin du fiecle paffé, comme nous l'avons remarqué cy-devant ; de forte que tout n'a été depuis que confufion, faute d'un peu de défintereffement & d'intelligence.

Les autres Facultez ne fe formerent gueres plûtôt que celle de Paris : car Oderic Vital nous apprend que celles de Monpelier & de Salerne, les plus fameufes de la Chrétienté, ne commencerent que vers l'an 1058. Pour moy je ne cherche icy ni le temps précis de leur érection, ni à particularifer le bien & le mal, que divers Auteurs en ont dit fuivant l'efprit qui les animoit ; ce qu'il y a de plus affuré, quant à celle de Monpelier, eſt que depuis qu'il ne s'y trouva plus tant d'Arabes & de Juifs, elle fut fi confiderée, que c'étoit affez d'y avoir pris fes Degrez pour être crû bon Medecin, comme il fuffifoit du temps d'Ammian Marcellin d'avoir étudié à Alexandrie. C'eſt pourquoy Chriftophor. Clavius en parle de cette maniere

V. Rauchin. in A-
pollinar. Sacro.

J. Stephan. Stro-
bilbergerus Gallia
defcript. Politico-
Medic. pag. 220.

> *Magna fuit quondam Romanum gloria civem*
> *Dicier, in toto quod Roma excelleret Orbe*
> *Non minus ergò decus civem nunc effe licæi*
> *Montifpeliaci, quod tantum excellit in arte*
> *Pœonia, quantum Romana excelluit armis.*

La famofiffima fchola, dit Lionardo di Capoa Medecin Napolitain, *di Monfpelii : dacui fon fempre ufciti ed efcon tuttavia valorofi germogli.* Qui doute donc après ces Eloges qu'elle n'ait été en France pour la Medecine, ce qu'étoit Abela du temps des Rois de la Paleftine, & pour ainfi dire la Dabir & la Cariathfepher de

Ragionament. 2.
pag. 98.

la santé ? Auſſi les Papes, les Empereurs & les Rois luy ont-ils accordé des privileges & des prérogatives, dont le détail n'eſt pas de ce lieu-cy.

Je viens donc enfin aux abus, qui nonobſtant le merite & l'excellence de ces deux plus celebres Facultez de la France, n'ont pas laiſſé de s'y gliſſer, quoi-qu'aprés tout elles ſe ſoient encore bien mieux conſervées, que tant d'autres qui leur ſont inferieurs en toutes manieres. Car commençant par les dernieres qui font des Medecins en 24. heures pour ſe dédommager du retranchement de leur gages ſur de miſerables recipiendaires, je demande (avant que de parler de Paris & de Monpelier) ſi on ne pourroit pas leur rétablir ces bienfaits du Prince, pour les obliger à une plus grande exactitude dans les Actes & dans les octrois des degrez, ou s'il ne ſeroit pas plus à propos de ſuivre l'avis du Cardinal du Perron, qui vouloit qu'on les abolît comme inutiles. Il ſe feroit à la verité bien moins de Docteurs qu'il ne s'en fait, mais il ſe feroit de bons Medecins. Il n'y en a que trop en France de même qu'en Allemagne, où il y a, dit le Proverbe, autant de Medecins que de mouches en Armenie. L'Empereur Antonin ordonna, & aprés luy quelques-uns de ſes ſucceſſeurs, qu'il n'y auroit en chaque Ville que certain nombre de Medecins, dont les principaux ſeroient gagez du public. Il n'y en avoit même du temps de nos peres que trois ou quatre dans les Villes, où on en voit à preſent dix ou douze, & aucun dans celles où il y en a trois ou quatre, tant il eſt facile de ſe faire graduer dans ces petites Facultez. Ils ne multiplioient pas alors les viſites ſans neceſſité, & les malades ne les appeloient que dans le beſoin ; & comme les Medecins n'étoient pas obligez de ſe ſauver ſur la quantité des viſites, & qu'on les payoit exactement ils ſervoient les malades de même. Les jeunes, les charitez & les gardes avoient ſoin des pauvres, & ces jeunes barbes faiſoient leurs experiences, s'il eſt permis de parler ainſi, *in vili anima, & in noſocomiis,* ne trouvant point alors de Patrons & de Patrones, auſquels ils ſerviſſent *ad ogni coſa.* Mais nos jeunes & nos anciens ont bien changé de methode, ils courent à tout, embraſſent tout, prennent & entreprennent tout, & paſſent ſi cavalierement & ſi legerement ſur le tout, qu'ils n'y touchent que du bout des doigts. Meſſieurs de la Religion prétenduë Reformée étoient il n'y a pas encore long-temps admis aux Charges & Offices, ils avoient d'autres

reſſources

Tot Medici in Germania quot muſcæ in Armenia.

Modeſtin. lib 7 de exemption: ius & decretis ab ordine fa iend 1. & 2. e. de Profeſſ. Medic.

reſſources que la Medecine ; mais comme ils ſe virent depuis ce tems-là ſans ces reſſources, ils ſe retrancherent dans la Medecine, & s'emparerent tant qu'ils purent de ce fort, ſans qu'on s'apperçût que cela étoit d'une grande conſequence. Pluſieurs entrerent par les petites Facultez, & trouverent enſuite moyen d'entrer & de ſe maintenir dans l'Employ par les complaiſances, & les manieres affectueuſes, *dolus an virtus quis in hoſte requirat.* Mais il n'y a plus rien à craindre de ce côté-là ; à quoy donc bon à preſent tant de Facultez & tant de Medecins, *qui ont pris & qui prennent tous les jours l'eſſort en moins de temps qu'il n'en faut aux oiſeaux pour ſortir du nid*, puiſqu'il s'en fait même ſouvent par la Poſte, & par les Meſſagers qui leur apportent des lettres, où pour mieux dire, de ridicules Atteſtations de leur capacité & vertu.

Joann. Sarisberienſis in Policratico.

Quant à la Faculté de Monpelier, quelque choſe que ſes adverſaires en publient, on ne peut nier que les Certificats qu'on exige des Ecoliers touchant leurs études, la quantité des Actes probatoires, & la modicité du prix qu'on y met, ne ſoyent des moyens de faire d'aſſez bons Medecins. Mais d'autre côté, il faut avoüer en premier lieu, que la faveur entre trop avant dans le choix des Profeſſeurs de l'Ecolle, & que les Regences ne ſont plus ſi ordinairement accordées qu'elles l'étoient autrefois au merite, pour des raiſons qui ne ſont pas de ce lieu-cy. Les plus ſinceres Profeſſeurs s'en ſont plaints il y a long-temps, comme on le peut voir dans leurs Lettres. En ſecond lieu, tous les actes des recipiendaires ne ſont pas aſſez exacts, ou s'ils le ſont, les Profeſſeurs ne rapportent pas au *Conclave* fort fidélement le foible des répondans qu'ils ont ſondez dans ces actes. En troiſieme lieu, les *Triduanes*, ces Leçons que le Bachelier eſt obligé de faire aux Ecoliers pendant trois mois, par les Statuts, ne ſe font plus qu'en l'air depuis long-tems ; de ſorte que les Atteſtations qu'on en rapporte ſont fauſſes, ce qui eſt honteux. Ainſi ce relâchement, qui s'eſt inſenſiblement introduit, en fait bien paſſer à la montre, les Profeſſeurs trouvant moyen de ſe dedommager par cette facilité, du retranchement de leurs gages. De là vient qu'ils font quelquefois des Medecins d'auſſi bas alloy, que ceux des petites Facultez.

Voyez les recherches curieuſes des Ecolles de Monpelier, page 159. & 183.

Ingenium ſibi quod vacuas deſumpſit Athenas
Et ſtudiis annos ſeptem dedit, inſerviitque
Libris & curis, ſtatua taciturnior exit

Horat. lib. 2. Epiſt. 2.

Plerumque & risu populum quatit.

Et qu'ils reçoivent mêmes des sujets qui n'ont aucune de ces dispositions, sans lesquelles on ne peut rien faire, en quelque Profession que ce soit. Car enfin,

> *Sempre natura se fortuna trova*
> *Discorde a se, com' ogni altro semente*
> *Fuor di sua Region forma la prova.*
> *E s'il mondo la giu, ponesse mente*
> *Al fondamento, che natura pone*
> *Seguendo luy aura bona la gente.*
> *Ma voi torcete à la Religion*
> *Talche fu nato a cingersi la spada*
> *E fato Rè di tal che da sermone*
> *Onde la Traccia nostra e fuor di se.*

Il Dante nello inferno.

Comme s'il n'étoit question que de faire d'un Pedant un Medecin, & d'un laquais un Chirurgien ou un Apotiquaire. C'est pour cela que les Colleges des plus grandes Villes de France, ont jugé à propos d'examiner derechef tous les Medecins de quelques Facultez qu'ils soient pour y être admis & aggrégez, la plûpart étans comme le remarque le docte Primerose, *si ignorans dans la pratique, quoi-que superbes, grands causeurs & contredisans, qu'il n'y a rien de plus dangereux, perdant même souvent le respect qu'ils doivent à leurs anciens.* Docteurs, comme on dit, en cire & en plomb, *Doctores bullati,* de l'ordre & du caractere à peu près de celuy auquel le Pape Gregoire XIII. demandoit *voi siete dottore, ove addotorato.*

Posse Medicum à Republica reprobari quamvis semel probatus sit. D. l. 27. Tit. 1. lib. 6. §. 6.

> *Doctorem te Bulla creat, tibi Bulla decori est*
> *Bulla tibi vires, Bulla ponit Titulos*
> *Sed caveas ne forte nimis te Bulla perennet*
> *Bulla homo es, & Doctor, Bulla quid ergo tumes?*

Les choses à la verité vont sur un autre pied à Paris, mais il ne laisse pas pour cela de clocher comme à Monpelier. Les Doyens & les Professeurs de la Faculté sont souvent si jeunes, si peu experimentez, & quelques-fois même si extravagans, qu'on voit bien que la faveur & la cabale les ont faits. Les seules affiches de D. & semblables placards qui n'ont été que trop publiez,

fuffiroient pour prouver ce que j'avance, fi on vouloit enfoncer
la matiere.

> *Nondum maturas Medicorum furgere plantas*
> *Impuberes Pueros, Hipocratica tradere jura*
> *Atque Machaonias fancire & fundere leges*
> *Doctrina quibus opus est , ferulæque flagello*
> *Et pendere magis veluti Doctoris ab ore ,*
> *Quàm fibi non dignas cathedra perfolvere laudes.*

De plus on perd trop de temps à faire un Docteur ; on prend
trop d'argent, & on y fait trop de formalitez. On veut qu'un
Ecolier ait fait fa Philofophie dans l'Univerfité de Paris, &
cependant on fouffre que les Bacheliers & les jeunes Docteurs
y debitent & foûtiennent toutes les vaines Philofophies que l'U-
niverfité n'enfeigne nullement , & qui ne fervent qu'a criailler
& à rendre la jeuneffe préfomptueufes , & enfin Pirrhoniene ,
tant il y a peu de certitude & de folide. Mais fi la Faculté veut
abfolument que les Ecoliers produifent ces Lettres de Maître
és Arts, pourquoy les Lettres de Doctorat des autres Facultez
tiennent-elles lieu comme elles font parmi eux de ces Lettres ,
ce Doctorat étant, à leur fentiment, fi peu de chofe ? On demande encore quatre années d'étude, & cependant on en retranche la moitié en faveur des enfans des Maîtres , ce qui ne fe
fait ni à Monpelier ni ailleurs , pour ne point parler de quelques autres paffe-droits, ni du fameux Jubilé de l'Ecole inventé pour faire venir des Bacheliers & de l'argent avec eux.
On n'employe aux Actes & aux difputes que fort peu de jours
de ces deux années , qui s'écoulent depuis le Baccalaureat jufqu'à la Licence. Cependant on fait des préparatifs de Thefes ,
des harangues & des difcours de pûre oftentation , & qui ne font
jamais un bon Praticien. On y propofe par exemple. *An luè*
venera convalefcentibus rufticatio ? Et on conlud par l'affirmative ,
aprés avoir paffé la matinée à reciter une defcription de la pureté de l'air des champs, du ramage des oifeaux, du gazoüil-
lis des ruiffeaux, de l'émail des prairies, des promenades & de
tous les plaifirs de la vie ruftique. * On n'y difpute que par
vanité , & pour ainfi dire *de lana caprina* ; & enfin aprés qu'un
pauvre Bachelier a long-temps tenu contre les vens & les
orages des fubtilitez de ceux qu'il a payez pour faire ce bruit ,
il fe trouve que s'il n'a que cinq ou fix mille livres vaillant , il
a fait naufrage de toutes fes Facultez fur les bancs de la Facul-

* Hæc tolerabilia forent fi ad Medicinam ituris viam fternerent. *Petron. in fatiric.*

té, pour s'être embarqué mal à propos. Car quoi-qu'on puisse dire, on auroit peine à m'alleguer en tout un siecle, trois sujets ausquels on ait fait quelque grace & quelque remise considerable en faveur de leur merite & de leur pauvreté, veritable esprit de Communauté. Achevons. La ceremonie finie, & le Docteur fait & formé, on luy insinuë pour le dédommager de sa patience & de son argent, qu'il est bien-heureux d'être membre du Corps le plus sçavant & le plus fameux de l'Europe, qu'il ne luy reste qu'à se faire valoir ; & que comme il n'y a pas de salut hors la Faculté, il ne doit regarder les Enfans des autres Facultez, que comme des abortifs ; que c'est errer avec les Arabes & les Juifs de s'écarter tant soit peu de la methode qu'on lui a transmise ; que qui ne suivra pas ses maximes, est heretique dans la Medecine ; qu'il le faut éviter comme tel, & qu'il faut déferer à la salubre Faculté tous ceux qui auront du commerce avec les Docteurs qui n'ont pas l'avantage d'être frapez à son coin.

Sic labyrintheis ambagibus ad sua tecta *Instructi redeunt ; atque Euthymemata vibrant.* *Hinc tumidi incedunt, hinc publica præmia poscunt.*

Moriell. Paling- *ellat in leone.*

Sur quoi toutefois il ne faut pas oublier icy de rendre au Grand & au Politique toute la justice qui leur est dûë pour avoir fait justice aux honnêtes gens de la Profession, qui avoient quelque merite, & ne s'être assujettis aux loix de la Faculté, qu'autant que la raison & l'honnêteté leur permettoient de le faire, tout leur paroissant bon quand il étoit bon. Mais le tems de ces Dictateurs & les beaux jours de cette Faculté n'eurent pas plûtost pris fin avec eux, qu'on y fit de nouveaux sermens de ne plus conferer avec ceux qu'on appelloit Etrangers, & qu'on proposa de donner des exemples de la derniere severité contre les faux Freres. En effet le sort étant malheureusement tombé sur un veritable Israëlite, un homme sans dol & sans malice ∗ accusé par un Anytus, ou pour mieux dire, un maître Antitus, d'avoir consulté avec un Medecin de Monpellier ; & en ayant été bien & dûëment convaincu, on le suspend de toutes les fonctions de l'Ecole, le privant encore pour six mois entiers de tous les émolumens de la Faculté. Le coup fut terrible, puisque le bon-homme en mourut effectivement de chagrin : mais un homme mort n'est pas fort grand' chose

∗ AKAKIA,

pour une Synagogue medicinale ; au contraire *expedit unum hominem mori* en des cas de cette importance ; *Omne magnum exemplum habet aliquid ex iniquo , quod contra fingulos autoritate publicâ rependitur.* C'eſt ainſi, dirent-ils , peut-être que les Atheniens mirent à l'amende le Peintre Micon, pour avoir égalé les Corps des Perſes à ceux des Grecs dans une repreſentation de la bataille de Marathon. Mais n'oublions pas que le Petit-homme & le Neptune ne gardoient pas chacun à ſa maniere les mêmes meſures à l'égard de cette Faculté, que le Grand & le Politique gardoient à l'égard des honnêtes-gens des autres Facultez : car le Neptune traitoit ſi cavalierement ces Docteurs, qu'il alloit ſouvent juſques à leur faire de terribles avanies , quand ils s'en faiſoient trop accroire. Le Petit-homme au contraire , les gâtant par des complaiſances ſi baſſes, qu'il leur ſacrifioit l'honneur de ſa propre Faculté ; conduite qui le fit paroître ce qu'il étoit, & qui ne lui fit des amis d'aucun des deux côtez. Voilà tout ce qui regarde l'hiſtoire de nos Facultez ; venons donc maintenant, comme nous nous le ſommes propoſé, au remede qu'on pourroit apporter au mal de la Medecine de Paris.

Le premier de ces remedes non ſeulement ſeroit que chacun commençât par ſe faire juſtice, pendant que les Magiſtrats de leur côté feroient ce qui eſt de leur miniſtere, & ce qui dépend de leur autorité ; Qu'on ſe défît de la prevention , de la jalouſie & de l'interêt qui ont fait le mal, & qui l'entretiennent ; Qu'on ne penſât qu'à vivre en paix & en gens d'honneur ; Qu'on ne fût plus ſur le *qui vive*, pour des chimeres dont le public n'a pas affaire ; & enfin qu'on bannît pour jamais

Les fâcheux démêlez & les gros differends,
Que ces bons Docteurs même ont entr'eux pour les rangs.
Leurs conteſtations, leurs haines , leurs envies ,
De lâches tours d'adreſſe & de brigues ſuivies.
Les debats éternels entre les Facultez ,
Les ſchiſmes d'interêts , leurs partialitez,
Les ſoins que chacun prend de ſe faire connoître ,
Et ſur ſes compagnons de chercher à paroître.
Tout ce qu'il font enfin pour l'oſtentation,
Et pour bien ſoûtenir leur reputation.

Car quand à ce qui touche la Faculté de Paris , en particulier, & quant à ces examens que les Colleges des autres Villes font si justement & si judicieusement; repassant pour ainsi dire, les Docteurs qui s'y presentent pour l'aggregation; je tombe, dis-je, d'accord qu'à l'égard des Medecins de ces Facultez, qui veulent s'établir à Paris, cet éxamen se doit faire par les Medecins de Paris, pourveu qu'il ne s'y fasse pas trop de formalitez. Car de demander à un Medecin qui a blanchi dans la pratique, qu'il subisse l'éxamen du Baccalaureat sous de jeunes barbes; qu'il rebatte sur des bancs des questions de Physiologie assez inutiles, & dont il peut avoir perdu les idées; qu'une tête grise frissonne pendant deux années sur ces bancs; qu'il se mette au hazard d'avoir un des derniers lieux de la Licence, & de voir des Novices obtenir les premiers, parce qu'ils auront eu ou plus de memoire, ou plus de faveur; & qu'enfin il en coûte cinq ou six cent pistoles pour tout ce manége: ou qu'il faille, pour avoir le simple privilege de consulter avec Messieurs de la Faculté, trouver de quoy acheter des Charges bien cheres chez le Roy, ou en quelqu'une des Maisons Royales; de bonne foi tout cela est-il juste? & tout cela rend-il le Medecin plus digne de consulter avec la Faculté, s'il ne l'étoit pas avant? Car enfin puisque le Roi admet tous les Medecins Graduez à pratiquer dans sa Capitale, ne seroit-il pas juste qu'on y aggregeât avec quelque facilité & distinction ceux qui meritent qu'on les distingue par leur âge & capacité? Ainsi ne pourroît-on pas en dédommageant la Faculté par quelque petite contribution faite en consequence de l'aggregation, separer de la masse de la jeunesse, des hommes venerables, qui ne peuvent être sur des bancs qu'en une situation fort violente & désagreable.

Ne seroit-il pas encore juste de proportionner ce qu'on donneroit pour les seances & vacations des Examinateurs, à l'âge, à la reputation, aux emplois des Recipiendaires, & à la Faculté où ces Medecins auroient pris leurs degrez. Ce qui n'empêcheroit pas que les jeunes, jusqu'à certain âge, ne se missent à l'ordinaire sur les bancs, après avoir été reçûs Bacheliers. Et parce qu'il ne seroit pas plus juste que Messieurs de la Faculté de Paris fussent seuls les Juges de ceux qui demanderieont à être aggregez, je croi qu'il seroit fort à propos de leur joindre en cette fonction quelques-uns de ceux qui auroient été les premiers aggregez, avec quelques-uns des Medecins des Maiſons Royales, de Facultez differentes de la leur, afin que tout ſe paſſât avec ordre & ſans paſſion. Voilà, ce me ſemble, un avis d'autant plus ſincere, qu'il part d'un homme, qui dans la ſituation où il eſt, & où il ſe trouve aſſez bien, ne peut paſ-ſer pour intereſſé. C'eſt, dis-je, la voye la plus convenable & la plus propre à tirer de peine tant de malades & d'honnê-tes-gens, qui ſouhaitent un remede à ce deſordre, le moyen d'exclure de l'aggregation tout ce qui n'eſt pas Medecin, & de chaſſer de Paris tous ces pretendus Medecins, qui comme des voleurs & des aſſaſſins n'y ſont entrez que par la fenêtre. Ainſi voilà, ſi je ne me trompe, le *Vir bonus* expedié dans cette ſeconde partie : paſſons donc au *Medendi peritus* dans celle qui ſuit.

Fin de la ſeconde Partie.

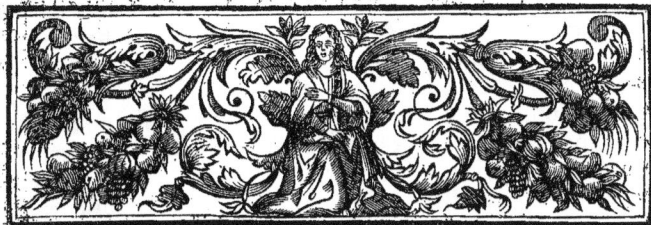

ESSAIS
DE
MEDECINE
TROISIEME PARTIE.
DES SECOURS DE LA MEDECINE.

CHAPITRE I.
Des Maladies, & du Devoir des Malades.

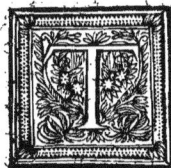

OUT ce qui blesse l'action des parties du corps s'appelle maladie, chez les Medecins. C'est pourquoy l'homme semblant né pour être dans une action continuelle, & se plaisant d'autant plus à agir que l'inaction est une maniere de mort, tous les hommes regardent les maladies comme quelque chose de mortel. De plus, comme elles ne vont gueres sans la douleur, & que ce symptome empêche de goûter la vie, on les considere encore comme les plus piquantes des tribulations. Aussi la douleur & la maladie ne sont-elles pas seulement appellées des épines chez le Prophete Roy, *dum confligitur-spina*, mais encore chez le Prince *des Medecins. Or

Tribulationes à tribulis quia tanquam tribuli cor ipsum pungunt. Isid. in Etimolog. Psalm. 31.

* *In visceribus etiã*

a

veluti spina videtur, utque illam pungere. *Hippocr. lib. de Morbis.*

Præcordiorum suppurationes & febres viscera ipsa torrentes. *Senec. Epist.* 14.

la fiévre, outre qu'elle blesse toûjours l'action, & qu'elle nous brûle tantôt à petit feu, comme il arrive dans les fiévres lentes, tantôt à grand feu, comme dans les ardentes ; la fiévre dis-je, a encore cela de particulier, qu'elle se met de la partie avec une infinité d'autres maladies ausquelles elle tient bonne compagnie ; ce qui nous oblige, dit Tertullien, à être toûjours en garde contre ses insultes. Mais quoy qu'on convienne de tout cela, les maladies ne sont pas des monstres aussi horribles qu'on se les figure, si on considere de prés leurs suites, & si on les regarde du bon côté. Car comme les séditions qui arrivent dans le corps politique servent souvent à purger les Villes des mauvais citoyens, de même dans le corps humain le boüillonnement & la fermentation des causes internes, préparent souvent des évacuations qui font succeder une longue santé à une maladie de peu de jours. Mais ce qu'il y a de bien plus considerable dans plusieurs maladies, est que comme Dieu tire aussi facilement le bien du mal qu'il a tiré la lumiere des tenebres, il arrive souvent que les maladies du corps operent la santé de l'ame. En effet, rien ne nous fait retourner à Dieu

David *Psalm. Ecclesiastic. c.* 3.

Augustin. in Joann.

comme une grande maladie. *Multiplicatæ sunt infirmitates eorum postea acceleraverunt. Gravis infirmitas salvam facit animam.* C'est pour cela que S. Augustin appelle la maladie, *la mere de la vertu,* & qu'il dit que le sage n'appelle jamais les maladies des maux, *Nemo sapiens ægritudinem malam dixerit.* C'est encore pour cela qu'il vaut bien mieux être malade du corps, que d'être

Nazianz. Epist. 60. ad Philagr. um.

sain du corps & malade de l'ame, *Innocentius ægrotaret qui scelerata sanus est,* & que les vrais sages disent à l'approche des maladies : *Veni flagellum Dei.* En effet, plus le corps est affaissé

Hugo à Sanct. Vict. lib. de claustr. anim. *Tertull. in Scorpiac.*

sous le poids des maladies, plus l'esprit s'éleve. Dieu, dit un saint Personnage, ne fait pas moins paroître sa misericorde que sa justice, dans la distribution des maladies. Elles ne parlent

Infirmitates virtutû officina. *Ambros. in Psalm.* 39.

pas moins à l'oreille des jeunes gens, qu'à la vieillesse la plus avancée ; & elles ne sont pas moins les meurtrieres des voluptez, que la santé en est la nourrice. C'est pour cela que les amis du Roy Etheric luy témoignant la douleur qu'ils avoient de sa maladie, il leur répondit qu'il n'y avoit pas tant de quoy s'affliger, puisqu'elle luy avoit fait plus de bien que de mal. Et c'est encore dans cet esprit qu'un sçavant homme a écrit de

Pensées de M. Paschal.

nos jours, que *la maladie étant l'état naturel des Chrétiens, on doit s'estimer heureux d'être malade, puisqu'on se trouve alors par necessité*

dans l'état où on est obligé d'être. Les Payens même ont si bien
pensé des infirmitez, qu'ils ont sceu en tirer de la force.
Theagene ne se seroit jamais rendu grand Philosophe, si les
maladies ne luy en avoient facilité le loisir; aussi est-ce pour
cela que Platon voulut bien placer son Academie en un lieu
mal-sain. Hieron Roy de Sicile, Straton fils de Carrage, Pha-
ge, & quelques autres fameux dans Platon, ne parvinrent à
la connoissance de la sagesse que par cette voye. Ptolomée, qui
fit tant de cruautez & de meurtres, ne fit un grand magazin
de Livres & de vertus, qu'aprés avoir pris leçon de quelques
grandes maladies; tant il est vray que le lit est une carriere &
un champ dans lequel on s'exerce à la vertu. Antigonus Roy
de Macedoine, aprés être sorti d'une fâcheuse maladie, avoüe
de bonne foy qu'il est bien plus disposé à changer de vie, qu'il
ne l'étoit pendant sa santé; & que les touches qu'il a senties
luy font bien voir qu'il est mortel. Il faut qu'il en coûte du
sang au grand Alexandre pour guerir de la fole prévention
d'être fils de Jupiter. *La maladie de cet ami,* disoit Pline le jeune, *me fait souvenir que nous ne sommes bons que dans l'affliction.*
Et de fait, l'amour, l'avarice, l'ambition, & les autres passions
ne se trouvent gueres chez les malades. Que Tite-Live est admirable, quand il nous dépeint Tullus Hostilius troisiéme Roy
de Rome, comme un personnage bouffi d'orgueil & plein de
luy-même, jusques à ce qu'ayant été bien châtié par une longue & fâcheuse maladie, il revint tellement de cette humeur
fiere & impie qui le rendoit insupportable aux Dieux & aux
hommes, que non seulement il se donna tout entier au culte
de la Religion, mais encore il en poussa les ceremonies jusques
à la superstition, recevant dans Rome toutes les Divinitez
étrangeres, luy qui jusques-là n'avoit pas même fait cas de celles de son pays.

> *Ergo ego qui nec fata hominum, nec facta Deorum*
>   *Curabam, amenti petere torva anima:*
> *Qui Divum bona contempsi, qui sidera sprevi*
>   *Qui magni irrisi tela Trisulca Jovis.*
> *Plector & indomito nec quicquam succensus ab igne*
>   *Exitii patior pignora certa mei?*
> *Et mihi sum, ut desim, & desum ut possim esse superstes*
>   *Omnia num feci, nunc nihil ut fierem?*
> *Spirat adhuc vis fulminea vesana juventæ*

Marginal notes:
Plat. 6. de Republ.

Hieron αἱμωθεὶς postquam in morbum incidit factus literatis simus.

Lectus palestra est in qua ad virtu-
tem exercemur.

Plutarch. in Apoph-
tegm.

Lib. 7. Epist. 16.

Scaliger in Farra-
gin. de suo morbo.

Vt vir sim : ambitio, non sinat esse hominem?

Voulez-vous voir comment une grande santé n'est que le bagage de la vertu, ce qui l'incommode & ce qui l'embarasse plus qu'il ne luy sert ? Un brave de l'armée du Roy Antigonus ayant été obligé, par ordre de ce Prince, de s'abandonner aux soins des Medecins, à cause d'une maladie qui l'avoit rendu inutile & méconnoissable, ne se trouva plus si brave quand il fut gueri. Ainsi Antigonus s'en étant appercû, & luy en ayant demandé la raison, il luy répondit franchement qu'il n'avoit cherché pendant ses douleurs & les chagrins de sa maladie, qu'à se delivrer honnêtement de ces incommoditez en exposant sa vie, & que c'étoit pour cela qu'il avoit bravé la mort tant de fois, mais qu'elle luy paroissoit bien plus redoutable depuis qu'il étoit gueri. Voilà ce que peuvent faire les maladies, quand les malades, sçavent en tirer quelque fruit. Mais helas ! les pauvres malades loin d'y songer serieusement, ne pensent pas même qu'ils sont obligez d'avoir quelque égard pour leurs amis, & pour les Ministres de la Medecine qui les assistent. Comme la chambre & le lit sont leur partage, *Supra lectum doloris*, & que c'est pour cela qu'ils sont aussi bien appellez Cliniques, que l'étoient les anciens Medecins ; ils sont ordinairement si incommodes, qu'Euripide les represente tous à peu près comme son Oreste. Jon autre Poëte, dit expressément, que *les malades sont une espece d'hommes fort impatiens, qu'ils ont du dégout pour leurs femmes ; qu'ils se fâchent contre leurs Medecins ; que les visites de leurs amis leur sont à charge ; & qu'ils se fâchent même contre leur lit.* Ils ne daignent pas seulement se mettre dans l'esprit qu'ils feroient bien mieux de chercher le moyen de guerir que de perdre le temps à se plaindre, & que comme il n'est pas impossible de faire un bon usage de la santé, on doit penser serieusement & tranquillement à la recouvrer.

Οὐδ' ὑγίεις τὸ πεοὶ σῶμα ἀμέλιαν ἔχει·

Car pourquoy nous figureroit-on la maladie sous le Hyerogliphe d'un lion qui devore un singe, sinon pour nous marquer qu'il faut de la force & du courage pour chercher le remede qui nous convient ; & que la santé qui succede à la maladie dépend fort souvent de cette resolution qu'on prend de tout faire pour la rétablir ? Mais pourquoy alleguer des Payens pour sçavoir ce qu'on doit faire quand on est malade, puisque le saint Esprit nous l'apprend ? *Fili in malis tuis ne sis negligens.* C'est

V. Plutarch. de Tranquill. anim. Brussonus in Specul. mundi. l. 4. c. 20.

Carmina aurea Pythagor. erudita.

pour cela que quelques Theologiens & quelques Jurisconsultes regardent comme des insensez ceux qui resistent à la Medecine, & qu'il y a des Casuistes qui ne les exemtent pas de
peché mortel, quand ils refusent les remedes naturels & exems
de superstition. Non seulement Erasme est de leur sentiment,
avec quelques Peres ; mais quelques Casuistes vont si avant,
qu'ils croyent qu'on doit donner un Medecin au malade malgré qu'il en ait, & qu'il ne luy est pas moins necessaire que l'a-
mi l'est au malheureux. Ce n'est pas que les maladies, comme nous l'avons observé cy-devant, ne puissent avoir une bonne suite ; mais il ne s'ensuit pas pour cela qu'il y faille croupir
par vanité ou par negligence, ny qu'il faille tenter Dieu en
méprisant les remedes qu'il a créez. S'il s'est vû quelques maladies, comme celle de Job, dont le Seigneur s'est immediatement reservé la cure, il ne faut pas pour cela s'attendre à ces
coups de Maître, qui sont encore plus rares que ces maladies.
Qu'on allegue tant qu'on voudra la belle mere de S. Pierre,
comme un modelle de cette sainte indifference qu'on peut pratiquer dans les maladies ; une Petronille, à qui ce saint Pere ne
jugea pas à propos de prolonger la vie : un S. Gilles, qui ne
permet pas qu'on pense sa playe : un S. François, qui se donne
en proye aux infirmitez corporelles : un S. Benjamin, qui ne
permet pas qu'on remedie à son hydropisie, parce, dit-il, que
son corps ne luy a rendu aucun service, tant qu'il a été en
santé. Qu'on mette encore en avant le malade, qui ayant recouvré sa santé par l'intercession de S. Thomas de Cantorbery,
retourna à son tombeau le prier de luy rendre la maladie dont
il l'avoit délivré. Qu'on allegue même si l'on veut, cet Arabe,
qui répondit à ceux qui le prioient de prendre quelques remedes pour tâcher à se guerir, *quand il ne faudroit qu'oindre mon*
oreille, je ne daignerois pas le faire ; le Seigneur & le Dieu auquel je
m'en vais est un trop bon Maître, pour ne pas partir quand il m'ap-
pelle. Tout cela est grand, mais outre que quelques-uns souf-
froient leurs maux à dessein de faire penitence, il est encore vray
que ces exemples sont souvent plus dignes d'admiration que d'i-
mitation, puisque nous avons ceux d'une infinité d'autre Saints,
& d'autres personnages considerables dans leur etat & condition, qui ont fait cas des secours de la Medecine, & particulierement tous les Patriarches des Ordres Religieux. Ces saints
Politiques ont tous fait des Loix dans leurs Regles qui assujet-

S. Thom. 2. 2. q. 98.
S. Antonin. p. 3.
tom. I. cap. II.
Zachias l. 8. t. 2.
quest. I. art. 2.

Omar-Ebn-Abdi,
l'Asis. Histor. Dy-
nastiar. Abulpharaii
p. 131.

tissent leûrs Religieux peuples à la Medecine, & les ont eux-mêmes gardées, quoy que quelques-uns d'entre eux eussent le don des miracles pour de certains maux. Mais comme la Medecine a ses scrupules de même que la conscience, il est plus difficile de dire, quant au particulier, en quoy consiste le devoir des malades, que de marquer celuy des Medecins & des assistans. Il se trouve des malades qui ont trop de confiance en la Medecine, & d'autres qui en ont trop peu. Le Medecin Kirstenius a cru, quant à ceux-cy, avec quelques devots, que la pieté du malade jointe à celle du Medecin guerissoit plus d'infirmitez que ne peuvent faire tous les remedes ; mais à bien considerer cette opinion, elle n'est soûtenuë que d'un zele un peu déreglé, & qui n'est pas selon la science ; car outre que la pieté du malade & celle du Medecin ne se trouvent que rarement de concert, il est certain que le saint Esprit est formellement pour les remedes, & que comme nous l'avons cy-devant remarqué plus d'une fois, une infinité de saints Personnages l'ont approuvée & s'en sont même quelquefois mêlez. En effet, il y a long-temps que la Piscine de Bethsaïda & les eaux du Jourdain ont passé, & qu'ils ont perdu toute leur vertu ; l'eau de Siloé & la Terre d'Alcedama sont usées. Mais quand tout cela seroit encore ce qu'il étoit au temps passé, qui sçait si la Piscine même n'auroit rien eu de mineral, & si ce mouvement qu'elle recevoit d'une intelligence n'auroit point excité cette vertu qu'elle avoit naturellement, comme il arrive au feu qui ne sort de la pierre que par le mouvement du fer, & ainsi des autres remedes qui paroient surnaturels ? Quoy qu'il en soit, dis-je, & quant à l'opinion de ces devots, qui attendent tout de la pieté du Medecin jointe à celle du malade, n'est-il pas vray que S. Paul, qui ne manquoit pas de pieté, conseilloit à ses Disciples de l'un & de l'autre sexe, gens pieux s'il en fut alors dans l'Eglise de Dieu, d'user des précautions, du regime, & des remedes de la Medecine ? C'est ainsi que saint Jean l'Evangeliste, saint Polycarpe, & long-temps après saint Germain Evêque de Capouë, ne negligent pas les bains faits pour la santé. Saint Hierôme n'obeït-il pas aux Medecins, & sainte Paule ne suit-elle pas l'exemple de ce veritable Directeur des Dames ? *Il ne faut*, dit saint Basile, *ny fuir la Medecine ny s'y confier qu'avec discretion ; mais comme nous avons soin de cultiver la terre, & que nous en demandons les fruits à Dieu ; comme nous laif-*

Petr. Kirsten. de vero usu & abusu Medicin. Tractat. 2. cap. 2.

F. Gretzer. in Curolopat. pag. 230.

Euseb. in Hist. Eccl.

Gregor. in Dialog.

fons le maniement du gouvernail au *Pilote* pendant la *tempefte*, *&*
que nous prions *Dieu* qu'il nous conduife au port: de même quand nous
appellons le Medecin, nous ne devons pas oublier de mettre notre efperance au Seigneur. *Vous me demandez*, ajoûte ce Pere fort à　Gregor. in Monit.
propos, *s'il n'y a rien qui choque la pieté dans l'ufage de la Medeci-*
ne, *& je vous répons que comme l'Agriculture eft permife & neceffaire*
pour l'entretien de la vie, *la Tiffenderie pour couvrir le corps*, *&*
l'Architecture pour nous parer des injures de l'air; de même la Me-
decine eft faite pour guerir, *& pour préferver le corps humain d'une*
infinité de maux, *& pour en affermir les mouvemens. Il ne faut*,
dit le fçavant Erafme dans le même efprit, *ny méprifer le Me-*
decin quand on eft malade, *ny pour ainfi dire l'adorer comme font*
quelques idolâtres de la vie. Que toute notre éfperance foit en Dieu,
qui peut feul feparer l'ame du corps, *comme c'eft luy feul qui l'y met.*
Mais il ne faut pas pour cela differer de prendre l'avis des Mede-　L. de Prapar. ad
cins, *principalement dans les maladies aiguës; pourveu que le nombre*　Mortem.
de ces Docteurs ne foit pas trop grand, *non pas parce que le nombre*
des Medecins a fait perir, *fuivant le proverbe*, *un Empereur; mais*
parce que les foins trop officieux, *& la jaloufie qui s'y met*, *les fait*
tomber en des contradictions qui ne manquent jamais à embaraffer le
malade, *& à l'empêcher enfuite de s'occuper au falut de fon ame.* Nous
lifons dans la vie de faint Ignace de Loyola, qu'étant malade
entre les mains d'un Medecin, jeune & ignorant, il ne laiffa
pas de luy obeïr jufques à ce fes Religieux s'étans apper-
çeus de fon incapacité luy en amenerent un autre tant l'un
& l'autre luy paroiffoient bons pourveu qu'il fift à la volonté
de Dieu, & qu'il ne parût ny trop prévenu ny trop indifferent
à l'égard de la Medecine. Rien à mon avis de fi inftructif ny
de fi confolant pour les malades que ces paroles d'un Saint de
nos jours. *Il faut être malade puifque Dieu le veut*, *comme il le*　Entretien 21. de
veut, *quand il le veut*, *autant de temps qu'il le veut*, *& en la ma-*　S. François de Sales.
niere qu'il le veut. Cependant il n'eft que trop vray que les ma-
lades, comme nous l'avons marqué cy-deffus, ne penfent gue-
res à mettre ces avis en pratique. *Ils parlent même*, dit Plutar-　In Moralib.
que, *comme des égarez;* la peur & la douleur leur font dire mille
pauvretez, ils veulent & ne veulent pas, on n'y entend rien,
& je ne comprens pas même fi un bel efprit, qui n'étoit pas
des plus malades, railloit ou s'il parloit ferieufement, quand il
écrivoit à un de fes amis en ces termes: *Dites*, *je vous prie*, à　Lettres de Balzac.
mon Medecin que je luy demande la vie, *& que je mets fes Ordon-*

nances immediatement aprés les Commandemens de Dieu. *Qu'il accor-*
de mon foye & mon estomach, & qu'il fasse cesser cette guerre civile.
Ainsi je me range du côté de celuy qui fit cette judicieuse réponse, à ceux qui luy recommandoient d'avoir soin de sa santé: *Ce n'est pas là mon affaire, c'est celle de mon Medecin.*

CHAPITRE II.
Des Remedes en general.

CE que nous appellons remede en notre Langue, a des si-
gnifications bien differentes dans les Langues mortes. Car
le mot Φαρμακον chez les Grecs ne signifie pas moins un venin,
qu'il signifie un des secours de la Medecine. C'est peut être
pour cela qu'Homere a dit des medicamens de l'Egypte, qu'il
y en avoit autant de mauvais que de bons, & qu'Ovide a dit:

Eripit interdum, modo dat Medicina salutem
Quæque juvet monstrat, quæque sit herba nocens.

Et c'est encore en ce sens là que Galien a donné le nom de
medicament, même à tout ce qui nous peut nuire *de toute sa*
substance. Ce terme ne se prend en gueres meilleure part chez
les Latins que chez les Grecs, puisque Varron, Suetone, Nonnius, & autres s'en sont servis pour signifier des poisons. Et
c'est sans doute pour cette raison que le Jurisconsulte a écrit,
que quand on parle de poison, il faut distinguer entre un bon
& un mauvais, tout ce qui apporte quelque changement à notre nature pouvant être compris sous le terme de medicament.
C'est ainsi qu'Hippocrate appelle un remede *tout ce qui change*
l'état present de notre corps, de sorte que l'aliment même est une espece de remede : Et c'est de cette maniere que Galien l'entend,
appellant* secours tout ce qui peut alterer notre nature. C'est
encore ainsi que le terme de medicament signifie, tantôt un aliment simple, & tantôt une simple addition de remedes alteratifs à un aliment *medicatam frugibus offam.* Il signifie même quelquefois des fards ou des confections de remedes odorans, d'où
vient qu'on appelle les Apoticaires *Pigmentarj,* & les baumes
qu'on prepare pour conserver les corps, *pigmenta medicinalia,*
& qu'on dit *corpora medicata condimentis sepulturæ.* Or encore
qu'on soit redevable de l'invention de quelques remedes à
quelques

Odiss. 8.

Trist. l. 1.

Caius Digest. qui
venenum. Pandect.
titul. de verbor. &
rerum signific.

L. de locis in homine.

* *Auxilium.*

Galen. method. l. 11.
Tertull. l. de Carne
Christi & de Idolol.

quelques animaux, & même qu'il y en ait autant de violens
que de mediocres & de doux parmi ceux que l'experience &
la tradition nous ont fait connoître, les Anciens n'ont pas laiſſe de nommer les remedes *les mains des Dieux*, & de les garder avec ceremonie, & d'une maniere religieuſe dans leurs
Temples.

Un Juif, plus ſage infiniment que tous les ſages Payens, compare le medicament, tout amer qu'il eſt, à une choſe utile &
aimable de ſa nature, & même à un ami fidelle. En effet il eſt
toûjours ſalutaire, quand il eſt donné d'une bonne main, de
quelque lieu qu'il ſoit ſorti. Le miel tiré de la gueule du lion
ne laiſſe pas de conſerver ſa douceur, *de forti exivit dulcedo.*

　　　E di meſſo la tema eſce il diletto.

Je ſçay à la verité que comme ceux qui gouvernent les lions
ont beſoin de prudence & de diſcretion, pour prendre le temps
d'en approcher, de même ceux qui manient les remedes que
la Medecine appelle *genereux*, ne peuvent être trop circonſpects;
que c'eſt pour cela que les Arabes marquans leurs vertus, con-
ſeillent encore de les conſiderer avec attention avant que de
s'en ſervir; qu'ils n'aſſurent rien en matiere de pratique, &
qu'ils y mettent toûjours du *forte* & du *fortaſſis* aprés Ariſtote, &
ſon fameux Diſciple Theophraſte: que le grand Hippocrate, loin
d'en parler trop affirmativement, y mit du *puto*, & que Galien
ne peut s'empêcher de dire des purgatifs, aprés les avoir tant
celebrez en divers endroits de ſes Ouvrages, *qu'ils ſont de mau-*
vais ſuc, ennemis de l'eſtomach, chauds & ſecs, colliquatifs, & qu'ils
conduiſent promptement à la vieilleſſe. C'eſt pour cela que le ſçavant Actuarius nous avertit que ceux qui ſont vehemens demandent bien de la diſcretion dans l'uſage qu'on en fait. Je
ſçay encore que Plutarque nous objecte icy, que les mouvemens qui ſe font dans le ventre inferieur par les remedes, corrompent les parties *contenuës*, qu'ils y mettent plus d'ordures
qu'ils n'en tirent, & que qui prend des purgatifs fait comme
ceux qui ne pouvant ſouffrir des Grecs dans une ville y feroient venir des Arabes & des Scythes. Je ſçay, dis-je, tout cela,
mais n'eſt-il pas vray, parlant generalement, que ces remedes
ne ſont tels qu'entre les mains des inconſiderez & des ignorans; que s'ils y ſont des armes offenſives, ils ne ſont pas moins
les mains ſalutaires des Dieux, en celles des ſages & ſçavans Medecins; & que c'eſt ainſi qu'il faut entendre tout ce que nous

V. Herodot.

Eccleſiaſt.

Generoſa præſidia.
J. Jacob. Chiſletius
in Dædalivat.

Τάχα ίσως αξ'.

Galen. Commint in
lbr. 2. c. 12.
Lib. Hippocrat. de
rare victi. in acut.

In Catarticis ve-
hementioribus, &
parva doſi cautio
magna requiritut,
induſtria ſingula-
ris, premeditatio
acris, exercitatio
longa; judicium
limatum examen
perfectum ſi piè &
recte velis mederi,
Actuar. l. 3. cap. 7.

b

avons marqué cy-devant? Car quant à Plutarque en particulier, ne voit-on pas bien qu'il ne blâme que les vomiſſemens
& les purgations faites ſans neceſſité, un des grands abus de
ſon temps? Et que quant à ſon induction, n'ayant rien ſçu dans
la pratique, il raiſonne bien plus en Sophiſte qu'en Praticien,
avec ſa prétenduë corruption des parties internes, les remedes ne demeurans pas plus de temps dans le ventre inferieur
que les ſucs excrementeux qu'ils en délogent en fort peu temps
aprés les avoir attirez? Ainſi comme je ne prétens pas répondre en ce Chapitre-cy à toutes les objections qu'on pourroit
faire, ny inſtruire perſonne de la Medecine, mais apprendre
ſeulement aux gens de bon ſens, qu'il n'y a rien de ſi dangereux que de faire le Medecin quand on ne l'eſt pas, ou qu'on
ne l'eſt gueres, je me contenteray de les avertir icy

I.

Premierement, qu'il ne faut jamais ſe ſervir des grands remedes que dans le beſoin, & encore avec prudence & circon-

II.

ſpection. Qu'il ne faut pas s'en prendre aux Medecins ſi les
remedes ne font pas toûjours ce qu'on en deſire, leurs effets
étans differens ſelon les lieux, les regions, & les doſes; & que
comme il ne faut gueres plus qu'un bon ſens commun pour
connoître les ſimples alteratifs, il faut de l'etude, de l'experience, & des inſtructions pour connoître les remedes qui agiſſent de toute leur ſubſtance, & par ce que les Philoſophes appellent *craſis & modus mixtionis.* C'eſt pour cela qu'Heraclide
de Tarente comparoit ceux qui ne ſçavent l'hiſtoire des Plantes que par le ſecours des Peintures, à ces crieurs publics qui dépeignent aſſez naïvement un Serf fugitif qu'ils ne connoîtroient
pas pour cela, quand il ſeroit devant eux. Pourſuivons. Qu'il

III.

faut prendre ſans façon le remede quand le mal nous preſſe,
non ſeulement parce qu'il y a de la lâcheté & de l'extravagance à croupir dans le mal; mais parce que le fruit qu'on en
tire eſt bien au deſſus de l'horreur qu'on en a naturellement,

Miſerum ſecari &
cauterio exuri, &
pulveris alicujus
mordacitate anxia-
ri. Tamen quæ per
juſuavitatem me-
dentur, & emolu-
mento curationis
offenſam ſui ex cu-
ſant, & præſentem
injuriam ſuper ven-
turæ utilitatis gra-
riâ commendant.
Tertull. de Pœnit.

horrorem operis fructum excuſat. C'eſt pourquoy *obſecra increpa in
omni patientia*, & pour ainſi dire *compelle eos*, & ils vous en ſçau-
ront gré, s'ils ſont raiſonnables, quand ils ſeront ſortis d'affaire. Combien de gens de merite & de qualité precipitez par
la negligence & par la repugnance qu'ils avoient aux remedes,
en des maux d'une terrible conſequence, particulierement
quand cette repugnance eſt ſecondée d'une fauſſe tendreſſe de
la part des aſſiſtans, ou de la complaiſance du Medecin? Com-

bien d'hypocondriaques, de phrenetiques, de maniaques se sont eux-mêmes fait la derniere violence, faute d'un peu de violence du côté de leurs amis & de celuy de leurs Medecins? Et combien en a-t-on vû perir de sang froid, qui n'étoient pas déplorez, par leur opiniâtreté, & par apprehension des remedes?

Quant à ces secrets qu'on vante tant, & qu'on recherche avec des soins inutiles, & souvent dangereux, il est bien plus seur de se servir des remedes connus & qui sont en usage, comme nous l'avons cy-devant marqué, que de se servir des inconnus dont les operations sont ordinairement violentes, *Mitia grata magis, mitia tuta magis.* C'est pour cela que Galien s'est emporté contre Xenocrate & contre certain Empirique, le premier ayant écrit sur le fait des medicamens, des choses non seulement infames & honteuses, mais d'une fort dangereuse pratique: Et l'autre s'étant servi si mal-à-propos des cantharides qu'il en avoit tué deux malades, se jouant, dit-il, de la peau des hommes, comme il avoit fait de celles des bêtes.

J'avertis encore que c'est sans raison, que les malades prêtent les oreilles à ces grands mots de Panacée, de Baume de vie, d'Elixir, de Sirop de Longue-vie, d'Or potable, & qu'on ne sçait ce qu'on fait quand on méprise les remedes simples & communs, comme fit ce ridicule Richard dont Galien se moqué; parce que ce grand Medecin ne luy ayant proposé que des remedes à juste prix, il luy répondit que tout cela n'étoit bon que pour des gueux, & qu'il falloit quelque chose de plus prétieux pour un homme de sa qualité. En effet, à quoy bon de proposer des remedes difficiles à trouver, comme font quelques-uns de nos Charlatans, & même de nos Medecins, sinon à jetter leurs malades dans le desespoir de guerir, par la crainte de la dépense, ou s'ils donnent dans le piege à leur couper lâchement la bourse? Et à ce propos si l'on me demande s'il est plus digne d'un Medecin de donner luy-même les remedes convenables que de les ordonner chez les Artistes, je croy que parlant en general il faut en cela suivre la coûtume des lieux où on se trouve, comme fit Galien, qui s'abstint de faire la Chirurgie & la Pharmacie à Rome, parce qu'il y trouva des *Chirurgiens & des Apotiquaires établis; ce qui ne se pratiquoit pas alors à Pergame sa Patrie. Ainsi les mieux sensez de nos Medecins conviennent qu'*il ne faut pas qu'un Me-*

I V.

V.

3. *de Composit. Medic. per gener.*

* *Distinctos artifices.*

Primerof. de vulgi

b ij

errorib. in Medicin.
l. 1. c. 2.

Amman. Medicina
dec for. difcurf. 25.

decin vende des remedes, ny publiquement ny en chambre, cela n'étant pas fort honnête ; mais qu'il en peut compofer quelques-uns pour s'en fervir dans la neceffité, pourveu qu'il ne les vente & qu'il ne les vende comme des fecrets ; celuy-là pechant contre le faint Efprit, qui connoiffant la vertu d'un remede, le tait malicieufement à fes Collegues, & en laiffe perir la connoiffance avec luy, parce qu'il eft écrit : *Malheur à qui enfoüit le talent qu'il a receu, & à qui cache la lumiere fous le muid.*

Quant à la découverte des remedes, & à leur ufage en particulier, quoy qu'il y en ait fi grande quantité que les Grecs
Da filva
l'ont exprimée par le terme de *Foreft*, à l'égard feulement de ceux qui fe tirent des vegetaux, il ne faut pas fimplement de la difcretion, mais encore de l'application pour découvrir ceux qui font cachez. C'eft ce qu'ont fait les anciens Medecins en leur temps, avec bien du foin. C'eft ce qu'ont fait ceux du moyen âge, & c'eft ce qu'on fait encore fort heureufement depuis quelque temps par des recherches, des operations, & des Analyfes dans les principales Academies de l'Europe. Mais comme il eft arrivé que tous les fecours, qui ne devroient être employez que par l'ordre des habiles Medecins, font malheureufement tombez entre les mains des Charlatans, & que les Miniftres de l'Art & les malades les appliquent tous les jours de leur chef temerairement & fans l'avis des Maîtres, j'entreprens pour le bien public de donner dans cette troifiéme Partie de mes Effais, l'hiftoire de la plufpart de ces fecours & de ces remedes, pour apprendre à tant de perfonnes inconfiderées combien il eft dangereux de s'en fervir fans confeil, & de les prendre d'une main inconnuë & peu feure. C'eft donc pour cela qu'ayant affez parlé du devoir des Medecins dans la feconde Partie de cet Ouvrage, je paffe en celle-cy au devoir des Chirurgiens, des Apotiquaires, des Sages-femmes, & des autres Affiftans des malades, fans oublier les malades mêmes ; aprés quoy je m'étendray en particulier fur l'ufage de ces fecours, qu'on confie à chacun de ces Miniftres ou Affiftans, fous la direction des Medecins ; par où l'on verra combien il eft important, & à ces Miniftres & aux malades, de ne pas paffer les bornes que la prudence, la juftice & la raifon leur prefcrivent ; & que fi les remedes n'ont pas toûjours des effets funeftes dans leurs mains, au moins ils y font auffi inutiles que l'épée de Georges Caftriot l'étoit en toute autre main que la fienne.

CHAPITRE III.

Des Chirurgiens.

LA Chirurgie eſt la plus ancienne partie de la Medecine, & pour ainſi dire la plus ſeure, *Chirurgi certior eſt Ars*
Nam quid agat certum eſt, & aperta luce medetur,
Et celle en laquelle les anciens Medecins tâchoient d'exceller, car étant obligez de ſuivre les Heros à la guerre où cet Art étoit neceſſaire, il leur apportoit beaucoup de profit & d'honneur. Depuis ce temps-là, comme ce même Art depend entierement de l'operation manuelle, les ennemis des Chirurgiens n'ont pas laiſſé de les appeller *Manœuvres*, nom qui ne leur eſt pas ſi injurieux qu'on pourroit penſer, puiſque celuy même de Chiron vient du mot Grec qui ſignifie la main, & que celuy qui ſignifie un Medecin dans la même Langue eſt tiré du terme qui ſignifie un dard. * Quoy qu'il en ſoit, c'eſt de ce Chiron qu'Achille tenoit la connoiſſance de la Chirurgie, outre toutes les autres belles diſciplines dans leſquelles il l'avoit élevé ; témoin la playe du Roy Telephe qu'il guerit avec un cataplaſme, où il mêla de la roüille de la lance qui l'avoit bleſſé.

Ego Telephon haſtâ
Pugnantem domui, victum orantemque refeci.

C'eſt ainſi que Patrocle guerit Euripile, que Podalire, Machan, & tant d'autres Heros de l'Antiquité exercerent cet Art avec un ſuccés admirable, & que Denis Tyran de Sicile, ne dédaigna pas de faire les ſections, les uſtions, les reductions, & tant d'autres operations de la Chirurgie. Les Princeſſes même des vieilles Hiſtoires paroiſſent ſi ſçavantes dans la Chirurgie, que les Auteurs les y font entrer avec les Princes malades, pour le dévoüement de ce qu'il y a de plus intrigué. Auſſi étoit-elle ſi neceſſaire, que les bêtes même ont eu des lumieres naturelles pour la connoître, & pour s'en ſervir. En effet, le cheval marin ne ſe ſaigne t-il pas heureuſement, & les chévres de Crete ne tirent-elles pas le fer de leurs playes par l'application du Dictame, avec tant d'adreſſe & de ſuccés, que les premiers hommes en tirerent des leçons pour la Chirurgie? Non ſeulement les Heros ont appris cet Art, mais les Poëtes

Marcellus Palingen. in Leone.

Lettres de Guy Patin.
Χείρ manus unde Chirurgus.

* *Natal. comit. l. 4. Et ſextus Empiricu in verbo lôt, unde ια ηρος, Ovid. Metamorph. 15 Iliad. 4.*

Iliad. 4. Odyss. 19. encore ont crû ne pouvoir traiter aſſez dignement leurs ſujets, ſans la connoiſſance de la Chirurgie. Homere n'ignore ny l'A-natomie ny la Botanique, juſques à parler des bandages en vray Chirurgien. Les anciens Medecins furent ſi jaloux de cette par-tie de leur Art, qu'ils ne voulurent jamais ſouffrir qu'on la ſé-paraſt des autres. C'eſt pourquoy il n'y paroiſſoit alors rien de méchanique tant ils l'exerçoient noblement & heureuſement, comme on le peut voir dans Hippocrate. Cela dura juſques au temps de Galien, qui l'exerçoit de cette maniere à Pergame, & qui n'en quitta l'exercice qu'à Rome, où il la trouva ſéparée de la Medecine, qui ne s'étoit reſervé que la cure des maladies internes, laiſſant les operations manuelles aux Chi-rurgiens. Depuis ce temps-là elle commença pour ainſi dire à faire bande à part en d'autres pays, & à ſe ſéparer de ſon tout; ce qu'on ne devoit pas ſouffrir, puiſqu'il eſt certain que les Medecins qui ſont ordinairement Philoſophes, & ſçavans dans les Langues & dans la Botanique, auroient operé bien plus ſeurement que des hommes qui ne ſçavoient que par habitude, & qui après tout n'ont pris la place des Medecins qu'en les co-piant, ſoit en écrivant, ſoit en operant; mais qui ont été ſi heu-reux dans cet hardi projet, que le docte Primeroſe ne peut com-D' vulg. errorib. in Medicin. l. 1. c. 10. prendre comment il eſt arrivé qu'on ajoûte ſouvent moins de foy à un Medecin faiſant le Chirurgien, qu'à un Chirurgien faiſant & la Chirurgie & la Medecine. Car enfin il eſt aſſuré que juſques au temps des Arabes, les Chirurgiens s'en ſont te-nus aux operations manuelles, & que c'étoit-là leur partage. Mais ſoit que depuis ce temps-là les Medecins ayent continué à negliger cette partie de la Medecine, où que les Chirurgiens ſe ſoient plû à pouſſer leurs conquêtes petit à petit, ils ont en-fin uſurpé la cure des Tumeurs contre nature, des playes & des ulceres d'autant plus injuſtement, que cela étoit de l'ancien do-maine de la Medecine rationelle. Qu'ainſi ne ſoit, Galien com-mence ſa Methode par la cure des ulceres, & la finit par celle des Tumeurs, tant internes qu'externes; maladies qui ne peu-vent être bien traitées qu'avec les indications de la Medecine curative. Et c'eſt pour cela que dans quelques Villes bien po-licées, il n'eſt pas permis aux Chirurgiens de faire leur Mé-tier ſans y appeller un Medecin, & particulierement quand il eſt queſtion d'une operation conſiderable, au point même qu'il faut en quelques-unes de ces Villes que le Chirurgien ſoit Docteur en Medecine. Cependant les chofes vont bien autrement à prefent en France, où les Chirurgiens ne fe contentant pas de la plus feure & plus lucrative partie de la Medecine, ufurpent encore, par un abus inconcevable, les fonctions des Medecins, par tout où ils en trouvent occafion. Les Medecins font en droit de rentrer dans la poffeffion de la Chirurgie, il n'y a ny prefcription ny police qui s'y oppofe, ils n'ont fait que tolerer la féparation fans renoncer formellement à la pratique de la Chirurgie. Ils fe ferviront s'ils veulent, dit Galien, des inftrumens de la Chirurgie, comme les Princes & les Generaux d'Armées font de l'arc, de l'épée, & de la pique. Ils commanderont comme les Generaux de la Medecine, quand il leur plaira, abandonnant quand ils le jugeront à propos l'ufage du fer & du feu, & des autres remedes aux Miniftres de la Profeffion, & fe contentant d'en avoir l'intendance & la direction quand ils ne voudront fe donner la peine d'agir, & de fe fervir de ces inftrumens. Voila ce que la raifon & l'ancien ufage leur permet, & qu'ils peuvent faire d'une maniere qui feit affez le defpotique fur la Chirurgie. Cependant ils ne le font pas par honnêteté, pour ne pas paroître innover & pour laiffer le monde comme il eft. Les Chirurgiens tout au contraire, qui n'ont aucun droit de faire la Medecine, l'exercent fans capacité, fans caractere, fans permiffion. Il n'y a ny fievre ny autre maladie, foit aiguë foit chronique qu'ils n'entreprennent & qu'ils ne traitent, jufques à ce qu'ayant perdu la tramontane ils fe voyent obligez d'appeller des Medecins à leurs fecours, & fouvent fi tard qu'il n'y a plus de remede. Soit que ce deforde vienne de l'inquietude naturelle à l'homme qui n'eft jamais content de fon état, ou que quelques-uns de ces Meffieurs foient naturellement tels que le proverbe les figure, Glorieux, & tous pleins d'eux-mêmes, il eft certain qu'il y en a peu qui fe contiennent dans les bornes de la Chirurgie, *Superbia illorum afcendit femper.* Mais quelque bonne opinion qu'ils ayent de leurs perfonnes, & quelques favorables que leurs foient les jugemens que les ignorans & les entêtez font en leur faveur, s'imaginant que la connoiffance du corps humain jointe à l'habitude d'operer & de voir des malades, leur applanit le chemin de la Medecine Pratique ; tout cela eft comme qui diroit, qu'un Procureur à force de dreffer des Requeftes, & un Notaire des Actes, auroient appris à dé-

Comment. in 6. Eliud. 1. Text. 1.

V. les Statuts de la Faculté de Paris, pag. 64.

cider un point de Droit, Badauderie.

Nugæ, non si quid Turbida Roma
Elevet accedas.

Ce n'est pas ainsi que la Medecine se fait. Il faut sçavoir
distinguer, comme on dit, la lettre de la lépre. Il faut sçavoir la
Philosophie, les Langues, les Principes, & generalement tout
ce qu'on n'apprend que par tradition dans les écoles, & dans
la Pratique, pour ne point parler de tant d'autres dispositions
que les Maîtres de l'Art demandent, & dont nous avons dit
quelque chose cy-devant. Mais quoy? tout cela n'est point
necessaire, si on en croit ces Chirurgiens, qui ont une furieuse demangeaison de faire la Medecine, & particulierement
dans la campagne & les petites Villes, comme si les hommes
y étoient moins précieux qu'autre part. Et c'est ainsi qu'on y
fait la Chirurgie & la Medecine avec une confiance d'autant
plus prodigieuse, qu'il s'en trouve, dit le docte Primerose, à
peine un sur chaque douzaine qui ait quelque connoissance de
la Theorie de leur Métier, toute leur Science n'étant que
routine, malheur que Galien déploroit de son temps, les dé-
peignant *des diseurs de rien, imposteurs, vanteurs, ignorans jusqu'à*
prendre des arteres pour des veines, & semblables à cet Archantius
dont il vous fait le portrait d'aprés Pline. *Il vaudroit mieux,*
dit le celebre Langius, *tomber entre les ongles des corbeaux qu'en-*
tre les mains de ces Barbares ignorans, qui n'ont pas si-tôt vû la dis-
section d'un cochon, qu'ils pratiquent insolemment la Chirurgie. Comment pourroient-ils faire non seulement la Chirurgie mais encore la Medecine, puisque les plus habiles Maîtres dans la
Chirurgie paroissent déconcertez quand il est question de raisonner en presence des Medecins, même sur des maladies de
Chirurgie? Revenons donc aux Chirurgiens en general, &
laissons-là ces miserables Barbiers de Villages. C'est bien pis
encore quand ils se veulent mêler d'écrire, que quand ils veulent pratiquer la Medecine; il n'y a ny dessein, ny suite, ny
agrément; la main a beau se mettre en devoir de tracer ce que
la tête a pensé, cette operation manuelle ne sera jamais de celles qui les feront paroître Chirurgiens. Ambroise Paré, qui
étoit habile dans sa Profession, se garda bien d'écrire luy-même ce qu'il en sçavoit, & ce qu'il avoit veu & observé. Il donna ses Memoires à de jeunes Medecins qu'il paya bien, & qui
les mirent au jour sous son nom, de la maniere que nous les
avons.

(marginal notes:)

Rerum similium dissimilitudines, & dissimilium simili-tudines.

L. 3. administr. Ana-tomic. r.

In Proëmio Epistol. Medic. & Epist. 3. l. 3.

avons. Mais ils ne font pas tous fi fages que Paré, comme ils ne font pas fi habiles. Il y en a qui brûlent d'envie de faire paroître une ignorance, qu'ils auroient pû dérober à la connoiſſance du Public, ſe condamnant eux-mêmes au ſilence. Et à ce propos il me ſouvient qu'un Chirurgien de Province, fort ignorant & fort vain, cherchant à ſe faire valoir par quelque écrit dans la Litiſpendence d'une affaire criminelle qu'il s'é-toit malicieuſement attirée, par voye de fait, mit en évidence & ſon crime & ſon ignorance. Car certain Factum où il ſe vou-lut mêler de débiter de la Chirurgie, du Latin, du Droit, & des Humanitez, fit croire au Rapporteur & aux Juges, aſſez embaraſſez à percer dans l'obſcurité du fait, que la main qui avoit barboüillé le Factum avoit fait le coup en queſtion*. Je ne parle qu'en paſſant de l'obligation que les Chirurgiens ont d'appeller les Medecins dans les maladies Chirurgicales ; car comme ils ne font pas grand ſcrupule de paſſer ſur cette obli-gation, les malades s'imaginent facilement, comme nous l'a-vons marqué cy-deſſus, ſoit par prévention ou pour éviter la dépenſe, que le Chirurgien vaut un Medecin en ces occaſions. Cependant il n'y a guéres de Caſuiſtes qui n'obligent les Chi-rurgiens à faire appeller un bon Medecin, ſoit pour convenir avec luy de la neceſſité de faire l'operation, du temps, de la maniere & des remedes neceſſaires, ou pour faire les rapports en Juſtice, & conſeiller enſuite le malade ſur le fait du temporel & du ſpirituel. Ce n'eſt pas toutefois qu'ils ne puiſſent differer l'e-xecution des Ordonnances du Medecin en de certains cas, ils le doivent même ; mais au reſte s'ils font quelque faute de com-miſſion par vanité ou entêtement, autant de maux & même de morts dont ils font comptables à Dieu & au Public, comme il arriva à ce Chirurgien, qui ayant tiré deux livres de ſang à un malade au lieu de huit à neuf onces que le Medecin avoit or-dónnées, le jetta dans une hydropiſie mortelle. Les negligen-ces, les yvrogneries, de même que les fautes de commiſſion, ont auſſi des ſuites qui valent bien des *qui pro quo* d'Apoticai-res, témoin le pauvre Malade qui brûla tout vif dans une ma-chine où on l'avoit mis pour ſuer, pendant que le Chirurgien cuvoit ſon vin, faute de prendre garde à tout ce qui étoit au tour de luy. C'eſt pour cela que Galien ſoûtient que le Mede-cin a droit d'inſpection ſur tous les Miniſtres de la Medecine, comme le Pilote & les Architectes l'ont ſur les Manœuvres.

* Quoties aliquid ſcripturus es ſcito te, morum tuorum & ingenii Chyro-graphum dare. *Sen c. in Epiſtol.*

c

V. les Statuts de la Faculté de Paris, p. 1. des Arrests & Sentences de la Faculté, depuis la premiere page jusques à la page 115.

Auffi y a-t-il des Facultez où ils font obligez d'obeïr aux Medecins, comme les Difciples aux Maîtres ; de ne donner aucun remede fans leurs avis, & de s'en tenir à l'operation manuelle. Ce n'eft pas qu'il ne fe trouve par tout quelques Chirurgiens non feulement tres-habiles, mais encore fort circonfpects en ce qui regarde les chofes qui ne font pas de leur reffort, & particulierement à Paris, où leur capacité paroît fi inconteftable qu'il n'y a pas de lieu au monde où la Chirurgie fe faffe mieux que dans cette Ville, tant à caufe de la commodité que les Ecoliers & Afpirans ont d'aller aux Leçons publiques, qu'à caufe de l'exactitude des examens, & des chefs-d'œuvres. Auffi ne fais-je aucun doute que s'ils vouloient bien fe contenter du Métier qu'ils fçavent, & particulierement de faire les grandes operations, il n'y auroit pas dans le monde de Chirurgiens plus dignes d'eftime ; car je ne paffe pas pour de grands Chirurgiens ceux qui fe bornent à la faignée, à penfer des playes, & à traiter ces maladies dont la Chirurgie n'eft pas moins friande que la chicane l'eft de Decrets. Car comme l'une fait fouvent releguer aux païs des Decrets & des Confignations, des hommes qu'elle auroit pû laiffer en liberté, l'autre fait venir dans fes infirmeries des melancholiques, qui ne font fouvent rien moins que ce qu'ils apprehendent d'être ; manege dont elle tire un fi grand profit que certain Chirurgien fe mettoit, dit on, à genoux devant la Statuë du Roy de France Charles VIII. pour le remercier de ce que fon armée avoit apporté de Naples une maladie qui mettoit fa famille fur un fort bon pied. En effet, ces belles & grandes Operations de la Chirurgie, qui femblent caracterifer les Chirurgiens font feules capables de les rendre egaux aux Chirons, aux Podalires, & aux Machons. Ainfi ni ces Prêtres ni ces Religieux, qui s'adonnent à ce qu'il y a de commun dans la Chirurgie, ne font en aucune maniere Chirurgiens, bien qu'ils faffent encore les Medecins en tant d'occafions. Quoy qu'il en foit, il eft conftant que fi ces Prêtres & ces Religieux dérogent à la nobleffe & à la fainteté de leur Etat, fouillant des mains confacrées aux faints Myfteres, & les occupant à la cure des maladies fales & honteufes, il n'en eft pas de même de nos Chirurgiens, & qu'il n'y a rien du tout que d'honnête dans leur miniftere, étant non feulement laïques, mais étant deftinez pour cela & approuvez des Medecins & des Magiftrats. En effet, un Art ne

peut-il pas être noble & civil, quoy que défendu aux Prêtres
& aux Religieux ; le terme même de méchanique, dans sa veritable signification, n'ayant rien de si bas & de si abjet, que
les ignorans se l'imaginent. Car au reste, si l'on m'objecte que
les Chirurgiens ne marchent dans les ceremonies publiques
qu'à la tête des Artisans, à cause de l'operation manuelle, &
que les Apotiquaires marchent avec les Marchands ; je répons
pour les Chirurgiens qu'ils ont des avantages bien plus considerables que cette marche ceremoniale, partageant avec les
Medecins l'honneur de la conference & consultation dans les
maladies externes ; ce qui n'arrive jamais aux Apoticaires, dont
l'office se termine à la préparation des remedes que les uns &
les autres ont ordonnez.

Chirurgi stringe securim
Lictoresque tui præcedant Pharmacopolæ.

Hieronym. Bard. in
Medic. gloria.

Voila le pouvoir & le Consulat de la Medecine, le devoir
des Chirurgiens, & celuy des Apoticaires. Que ceux-là se sou-
viennent donc que les Arabes se trouvant accablez de maladies, furent les premiers qui leur abandonnerent les operations : qu'ils étoient encore Disciples des Medecins comme ils
le sont naturellement, & obligez de faire leurs Cours sous ces
Maîtres devant le regne de saint Loüis ; que ce Roy & ses successeurs, & particulierement le Roy Jean, les soûmit aux ordres & aux Loix de la Faculté de Paris, & qu'ils s'y sont eux-
mêmes soûmis, comme leurs Ecoliers, comparoissant tous les
ans au jour de saint Luc pour renouveller leur serment ; que
le Roy Charles VI. confirma ces Loix, & qu'ils sont d'autant
plus obligez de se contenter de leur sort, sans usurper ce que
les Medecins se sont reservez, que leur portion est la plus
grasse & la plus fertile de toutes celles de la terre medicinale,
les renvoyant au surplus à la Pharmacopée d'Ausbourg, aux Statuts de l'Ecole de Montpellier, & plus particulierement à ceux
de celle de Paris, outre qu'ils peuvent encore apprendre quel est
leur devoir dans *la Police de l'Art de Medecine d'André du Breüil,*
où ceux qui ne demandent qu'à choquer leurs Superieurs,
trouveront ce qu'ils sont originairement, & une idée de la conduite qui leur a été inspirée par quelques broüillons du siecle
passé & de celuy-cy ; Ce qui a sans doute obligé quelque Docteur, qui n'étoit pas fort content de cette conduite, d'en faire ce beau portrait.

Pag. 64. des Statuts
de la Faculté.

L'on peut faire état même entre les concurrens
Qui viennent à l'envi se mettre sur les rangs
De ces braves Jurez que le serment oblige
A rendre au Doctorat par tout hommage lige ;
Qui pour être grands Clercs, mais grands Clercs non lettrez,
Et de leur suffisance aveuglément outrez,
Osent faire en secret la Leçon à leurs Maîtres :
Eux qu'il faudroit charger de mords & de chevestres ;
Qui vont les décrier sur leur capacité
Pour secoüer le joug de leur autorité.
Quatre mots écorchez de la Langue Gregeoise
Les élevent sur eux tout au moins d'une toise ;
L'enfleure leur donnant cet air imperieux,
Qui les fait honorer du nom de glorieux.
Admirez de ces gens la sage politique,
Et le tour délicat qui les met en pratique.
Le signe du salut, avec le Crucifix
Entre deux chandeliers sur la table est-il mis,
Lors que les accidens portent par tout le trouble,
Que le danger allarme, & que la peur redouble ;
Ils se garderont bien de manquer au respect,
Et de rien avancer qui ne soit de leur fait.
Mais lors que le malade est en pleine assurance,
Qu'aucun succès douteux son destin ne balance,
Toûjours le fin détour, toûjours le contredit
Auprés du patient fait valoir leur credit.
Toûjours quelque bon mot dans l'entretien s'échappe,
Qui va friser la barbe au prudent Esculape.
Entendez-les parler : Si je n'avois pas sceu
Tromper le Medecin, prescrire à son insceu.
Ce remede excellent que le bon homme ignore,
Et qu'à ses beaux avis nous en fussions encore,
Quoy qu'il soit honnête homme, & que j'estime fort ;
Je le dis entre nous : Le malade étoit mort.
C'est un échantillon de leurs tours de souplesse
Où dans l'occasion ils montrent leur adresse,
Et qui chez le Bourgeois, & gens de bonne foy,
Leur fait trouver accés, & donner de l'employ ?

Car quant aux sages, je ne prétens fraper sur aucun, non

plus que le fage Medecin Anglois nommé Jean de la Coi-
gnée, dont je veux bien inferer icy la proteftation d'épargner
les fages Miniftres de l'Art, qu'il fait au commencement du
Livre qu'il a écrit en Anglois touchant les Abus de la Medecine.

Non ferit hæc Medica præftantes Arte Securis
    Nec Medici officio qui benè funĉtus erit,
Non ferit infignes Chirurgos, nec myropolas
    Ars quib. & pietas funt benè junĉta fimul.

Joann. Securis Oxo-
nienf. in quari
mon. Abuf. Medi.

CHAPITRE IV.

Des Apotiquaires.

L E terme de Pharmacie eft fort vague, & fe prend comme
tant d'autres en bonne & en mauvaife part, puifqu'il fignifie auffi-bien cette partie de la Magie qu'on appelle Noire,
qu'une des parties Ancillantes de la Medecine dogmatique.
Quant au terme de Pharmacien & d'Apotiquaire, ils ne different gueres que dans l'etymologie, car quant à la fignification,
elle eft arbitraire dans les Auteurs. C'eft ainfi que Petrone fe
fert de *Pharmacus* pour fignifier un impofteur; mais de dire
qu'*Apothecarius* vient du terme Grec *, qui n'eft pas fort éloigné
de la fignification du *Pharmacus* de Petrone; c'eft ce me femble donner la gehenne à un mot, pour luy faire dire ce qu'il
n'eft pas. La Pharmacie eft donc, parlant proprement, une partie de la Medecine, qui n'eft guere moins ancienne que la
Chirurgie. On lit dans ce que Kirkerus nous a donné pour des
fragmens de la Prophetie d'Enoch, que ceux qu'on appelloit
dans les premiers fiecles *Principes mundi*, enfeignerent à leurs
femmes & à leur maîtreffes la connoiffance & l'ufage des aro-
mats, & de toutes les drogues bonnes & mauvaifes. Homere
parle de la Pharmacie en tant de lieux, qu'on conjecture de
là qu'elle étoit déja en ufage long-temps avant le fiege de Troye:
mais ce qui luy fait bien plus d'honneur, eft que le fils de Sirach la regarde comme le bras droit de la Medecine. En effet,
avec quelles armes le Medecin fera-t-il la guerre aux maladies, s'il fe trouve en des lieux où il n'y a ni remedes fimples
ni compofez? Auffi n'a-t-elle été féparée de la Medecine que

V. Suidam in verbo
φαρμακὸς.

O Pharmace.
* ἀπὸ τ ἀποθήκας.

Ecclefiaft. c. 38.

fort tard, car ces hommes qui amaſſoient des ſimples pour l'u-
ſage des Medecins, & qui les préparoient groſſierement, n'é-
toient pas encore du temps d'Hippocrate, ce que nos Apoticaires ont été depuis. Les Medecins mêmes ne connurent qu'im-
parfaitement les remedes qui ſe tiroient des animaux & des mineraux, juſques au temps de Dioſcoride, *Medicina in Principio
paucarum fuit herbarum.* C'eſt pourquoy les Medecins voyans que
la Medecine étoit d'une trop grande étenduë, ſouffrirent enfin qu'il y eût des hommes qui s'employaſſent ſous leur direction
& conduite, non ſeulement à la recherche des medicamens,
mais encore à la préparation & au mélange. Mais qu'eſt-il enfin arrivé de ce miniſtere autoriſé par les Magiſtrats, & par le
conſentement des Medecins? Les affranchis ont voulu prendre

la place des Patrons, *Dixiſti non ſerviam.* Car quoy que les Apoticaires puiſſent dire, ils n'ont aucun Livre de leur Métier non
plus que les Chirurgiens, qui n'ait été compoſé par un Medecin ou pluſieurs : & s'il s'en trouve quelqu'un ſous leur nom ce
n'eſt que Rapſodie, chou remâché, & barbariſme. C'eſt donc pour
cela qu'ils ſont obligez de reconnoître les Medecins pour leurs
Superieurs & Precepteurs, ne tenant que de leur fond & de
leur bonté tout ce qu'ils ont, & tout ce qu'ils ſont. Cela eſt
ſi vray, que les Loix civiles y ſont formelles, & que les Magiſtrats d'Auſbourg & de pluſieurs autres Villes d'Allemagne,
d'Italie & d'Eſpagne tiennent la main à l'execution de ces
Loix. Et ſi les Ordonnances que les Rois de France ont faites à même fin ne s'executent pas fort ponctuellement, c'eſt la
negligence des Miniſtres de la Juſtice, ou la puſillanimité des
Medecins qui en ſont la cauſe. De là vient que la pluſpart des
Apoticaires, loin de ſe contenir dans leur devoir, veulent marcher ſur les talons des Medecins, faiſant la Medecine avec in-
ſolence, quoy qu'avec bien moins de capacité que les Chirurgiens. Car ſi on vouloit examiner le merite de la plupart de ces
Artiſtes, on ſeroit étonné de voir que de pauvres garçons,
ſouvent ſans eſprit, ſans étude ny application, après avoir fait
un apprentiſſage tel qu'il vous plaira, & battu un peu la calabre, entrent dans la Maîtriſe par les ſeules voyes de la patien-

ce & de la dépenſe, comme on le peut voir dans le Factum
qui a tant donné de jour à cette verité, & de divertiſſement aux
curieux d'Ouvrages comiques. Ainſi l'argent & les ceremonies
ne leur ont pas ſi-tôt donné permiſſion de lever Boutique, que

ſans ſe mettre en peine combien il faut de temps & d'étude
pour faire un bon Apoticaire, ils ne penſent qu'à faire les Medecins. C'eſt pourquoy un ſçavant Medecin du ſiecle paſſé parlant des Abus qu'ils commettent ordinairement, ne les appelle
pas ſeulement les Singes de la Medecine, mais des *Canoniſtes* ;
les renvoyant ou aux Canons de Meſué, ou à ceux de leurs
Seringues, *Ne ſutor ultra crepidam & Pharmacopæus extra pi-*
xidem.

Liſez Baventio des
abus des Apoticai-
res.

> *D'autres Sçavans en l'Art de donner des clyſteres,*
> *Font valoir le talent par de ſecrets myſteres,*
> *Ordonnent de leur chef pour malades & ſains,*
> *Et pour l'avoir ſongé deviennent Medecins ;*
> *Controllent, ſans reſpeĉt, avec outrecuidance*
> *Des plus graves Doĉteurs la ſçavante Ordonnance ;*
> *Renverſent leurs avis, mépriſent leurs Statuts,*
> *Et dans l'occaſion s'en font les Subſtituts ;*
> *Perſuadant les gens qu'ils ſont fort inutiles,*
> *Qu'eux, ſans d'autres ſecours, ne ſont que trop habiles.*
> *Et ſi l'on les en croit le Juliep épiſſé,*
> *Entre les Recipez adroitement gliſſé,*
> *Ou du fin Cordial une doſe en bouteille,*
> *De votre gueriſon aura fait la merveille.*
> *Ainſi tout s'y faiſant contre le droit des Gens*
> *On eſt pis qu'en un bois, ou parmi les Sergens,*
> *Et l'uſurpation de ces Aides-d'Office*
> *Fait que le Medecin gele dans l'exercice.*

Mais parce que je ſuis perſuadé que ni tous les Chirurgiens
ni tous les Apoticaires ne ſont pas compris dans les deſcriptions
que ce Poëte en fait, je veux bien ajoûter icy cette reſtriction
qu'il a faite en faveur des ſages.

> *Pour garder à chacun le droit & l'équité,*
> *Et ne dire icy rien contre la verité,*
> *Tous ne ſont pas moulez ſur ce mauvais modele.*
> *Pluſieurs peuvent ſouffrir la touche & la coupelle :*
> *Habiles dans leur Art, d'ailleurs honnêtes gens,*
> *Et qui ſçavent bien vivre avecque les vivans.*
> *Ils ſçavent en uſer avec la déference*
> *Qu'à des eſprits bien faits inſpire la ſcience ;*
> *Semblables à l'épi qui porte le bon grain*
> *Qu'on voit plus s'abaiſſer plus il ſe trouve plein.*

Mais si vous en trouvez dont la sage conduite
Force les envieux d'honorer leur merite,
Et loüer leur vertu; vous en trouvez aussi
Un bon nombre de tels que je les peins icy.
C'est à ceux-cy pourtant qu'il faut qu'on s'abandonne,
Contre les étrangers on se précautionne.

Car au reste je n'ay garde de rapporter icy tout ce que de sçavans Medecins de divers Païs ont dit de desobligeant, quoy
que veritable, contre les ignorans & les temeraires, qui paffent de leurs mortiers & de leurs boëtes à la cure des maladies,
dont ils ne sçavent pas mêmes les noms. Qu'ils apprennent
donc qu'ils ne font rien autre chose que des Apoticaires, Marchands, Droguistes, Epiciers, Grossiers, Aromataires: qu'il est
de leur devoir de s'en tenir à leur Art & à leurs Boutiques,
où ils doivent avoir soin de ne rien tenir que de bon & de bien
conditionné; précepte qui les mene loin, si on y joint celuy de
ne rien donner de consequence sans Ordonnance du Medecin.
Qu'ils sçachent encore qu'ils ne doivent faire aucun profit injuste, excessif & tortionnaire; & qu'enfin ce n'est pas à eux à
parler sur les maladies, de quelque nature qu'elles soient. Que
leur experience, s'ils s'en piquent, est une experience sans experience, fausse & trompeuse, & que les Casuistes & les Loix
civiles les condamnent, s'ils osent sortir de leur sphere. Car,
combien en voyons-nous qui veulent faire feuls les Medecins
en des occasions, où les habiles & conscientieux Medecins appellent du conseil, quoy qu'ils ne sçachent pas même la con-
struction de la plus simple Ordonnance? De là viennent les
horribles *qui pro quo*, dont on a tant veu de suites funestes; té-

moin entre une infinité d'autres, celuy qui ayant lû *Philonio*
pour *filo uno*, fit dormir le malade bien loin au delà du sommeil d'Epimonides, puisqu'il dort encore. Car quant à celuy

qui prit *oculi populi* * pour des yeux de pendu, & *auricula muris*
pour des oreilles de souris; & à celuy même qui donna au

vieillard le Diasatyrion, que le Medecin avoit ordonné pour
un jeune marié, & la medecine laxative préparée pour le vieillard au jeune homme, les suites de ces beveuës eurent plus de
comique que de tragique. Cependant, de quelles consequences ne peuvent point être ces méprises, particulierement quand
elles font causées ou par la vanité, ou par la mauvaise foy de
l'Apoticaire? témoin ce que nous en apprend Laurent Joubert,
digne

digne Chancelier de la Faculté de Montpellier. Un Apoticaire, dit-il, portant des parties à un convalefcent de qualité, & homme de bon fens, luy voulut faire valoir, comme un grand fervice, la correction des Ordonnances du Medecin qui l'avoit traité, difant que s'il les eût fuivies ponctuellement il en feroit indubitablement mort. Mais bien loin que ce convalefcent luy en fceût gré, il luy répondit: Et c'eft pour cela mon ami que je m'étonne que je ne fuis mort. C'eft affez que vous foyez tombé d'accord de cette conduite, pour avifer avec mon confeil, fi je dois vous payer ces parties, & fi je ne vous demanderay point en Juftice les dommages & interefts que de raifon pour cette temerité, & pour ce mepris des ordres de mon Medecin. L'ignorance de celuy qui ne voulut jamais appliquer à la region des vertebres du dos un Topique ordonné par un Medecin pour une maladie d'eftomach, eft moins à blâmer à la verité que l'infolence de l'Apoticaire de Montpellier; mais cela ne laiffe pas d'être fort fot, & de faire voir combien cet Apoticaire étoit ignorant dans l'Anatomie. Je ne fçay fi c'eft un conte pour rire, mais on dit qu'un Ecolier en Droit ayant demandé à un Apoticaire s'il avoit du *familiæ hercifcundæ*, & que l'Apotiquaire luy ayant répondu, tout étonné, qu'il n'en avoit pas, l'Ecolier luy demanda encore s'il avoit du *finium regundorum*, à quoy il répondit pour fortir d'affaire, & pour ne pas paroître mal fourni, qu'il en avoit encore le jour précedent, mais qu'il l'avoit vendu ce jour là. Paffe pour cela; mais à qui fe trouveroit en la place d'un pauvre jeune homme nommé Mantias dans Galien, il n'y auroit pas à rire, puifqu'un Apoticaire luy ferra tellement le front d'un bandage que les yeux luy en tomberent de la tête. Il en eft de même de cet Apoticaire de Londres, qui donna du mercure fublimé pour du mercure doux à un homme qui en mourut pitoyablement; car pour celuy qui debitoit l'emplâtre *Oxicroceum*, *fine Croco*, le coup n'étoit pas mortel, quoy qu'il fift en cela une friponnerie. C'eft donc pour les Apoticaires particulierement *que l'Oracle femble avoir parlé*, dit le docte Simon Paulli, *quand il a dit:* CONNOIS-TOY TOY-MESME. *Toutes leurs fautes n'étant qu'une fuite de celles qu'ils font, manque de penfer à ce grand précepte, pourquoy ne pas écrire dans leurs Boutiques en gros caractères, cette fentence du Temple de Delphes; car un homme de bon fens, & qui a de la confcience, ne s'avifera jamais de donner un grand remede, tel qu'eft la purgation, fi ce n'eft dans une*

Differtation Angloife teuchant les Abus que les Apoticaires commettent dans la préparation des Remedes à Londres 1669. Simon Paulli Archiater Regis Danis, in Quadripartito Botanico.

d

pressante necessité. Combien d'hommes ont perdu la vie, ou du moins sont tombez dans de grandes extremitez, par la temerité de certains Apoticaires & de certains Chirurgiens, qui font si peu de cas de la vie d'autruy qu'ils la hazardent pour une Pilule ou pour une Tablette dont ils veulent avoir le debit à quelque prix que ce soit. Car enfin quand ils auroient, eux & tous les Empiriques, les meilleurs remedes de la Medecine, est-on Ecuyer pour avoir un cheval vigoureux, & habile Artisan pour avoir en main les instrumens, & les materiaux de quelque métier ? De plus, prescrire & executer sont-ce pas des choses bien differentes ? Les fonctions de la tête & celles du bras sont-elles les mêmes ? Le Pilote & le Matelot, le Manœuvre & l'Architecte, le Magistrat & l'Huissier marchent-ils sur le même pied ? Sera-t-il donc permis à chacun de se servir de ce qu'il a en main, sous pretexte qu'il le croit propre à sa fin, & particulierement dans la Medecine, pendant que la Police se fait avec tant de regularité à l'égard des Arts les plus méchaniques ? Ainsi les Apoticaires qui ont assez à quoy s'occuper dans le choix & dans le mélange des vegetaux, des animaux, & des mineraux, pourront-ils en conscience sortir de leur Sphere, & traiter des maladies qui surpassent autant leur connoissance, que l'interpretation des Loix & la décision des points difficiles surpassent celle du Procureur & de l'Huissier ? Car quant à ce qui les interesse, supposé que la Pharmacie fût bien moins lucrative que la Chirurgie, & qu'un M. Fleurant ne fût pas un homme *bene faciens partes & lucrans mirabiliter,* il ne seroit pas juste pour cela que les Apoticaires se dédommageassent de ce malheur sur les malades qui tombent entre leurs mains, au contraire l'état pitoyable où ils sont alors les devroit porter à la compassion ; car au reste si les profits de la Pharmacie ne sont plus si grands qu'autrefois, c'est la cherté de leurs remedes, & le peu de respect qu'ils ont eu pour leurs Superieurs, qui ont obligé les Medecins & les malades à se passer d'eux. Pour les gens qui ont la foy tendre, & qui ne laissent pas d'écouter leurs discours & leurs promesses, il faut leur apprendre qu'il y a bien à dire entre promettre & faire, & que parler n'est pas raisonner, quoy qu'il s'en trouve d'assez temeraires pour promettre même ce qui est impossible à la Medecine, aimant mieux voir perir le malade, pourveu que ce soit dans l'usage de leurs drogues, que d'avoüer la verité, & que de quitter la proye qu'ils ont onglée. A quoy j'ajoûteray

☞
Ille qui non est Medicus præstat non habere medicamentum, nam ille qui habet perdit, nescius quando eo uti debet. *Chysost.*

Absurdum sit si promiscuis actibus rerum turbentur officia, & alii creditum alius subtrahat. *Lege D.val.23, capite de Testament.*

encore au ſujet de la cupidité de ces Medecins Canoniſtes,
que ſi le raiſonnement de la pluſpart des Chirurgiens, opinans
avec des Medecins, n'eſt pas fort grande choſe, il feroit beau
voir un raiſonnement Pharmacien s'ils le faiſoient en public &
devant de bons Juges. Car comme tout leur manege ne ſe fait
que devant des ignorans, ou des gens pitoyablement prévenus,
ils parlent toûjours à bon compte, entaſſant, au reſte, ſi on les
laiſſe faire, medecine ſur medecine, juillep ſur juillep, juſques à ce que le malade ſoit mort ou gueri. Quant à l'interêt
du malade, il eſt bon qu'on ſçache qu'en lezinant quelques
viſites de Medecins, que l'Apoticaire ſemble luy ſauver c'eſt
juſtement ce qu'on appelle amaſſer pour diſſiper, la pluſpart de
ces Meſſieurs là n'entrans jamais chez les malades quand ils ne
ſont pas éclairez d'un Medecin fidelle & conſcientieux, ſans y
porter quelques remedes qui ſe trouvent tous ſur les parties, &
dont le prix va bien au de-là de ce qu'on auroit donné à un habile
Medecin, quoy que les remedes ne ſoient ſouvent que ce qu'on
appelle des amuſemens & des colifichets de l'Art, qui a ſa bagatelle & ſon clinquant comme tous les autres Arts, *Ad popu-*
lum Phaleras. Pompoſum remediorum chaos, & indigeſtus acervus,
pretioſa Artis & artificum ſcandala, ſuci quibus Medicina virgo non
indiget.

CHAPITRE V.

Des Sages-Femmes.

QVoy que la groſſeſſe & l'accouchement, conſiderez ſimplement, ſoient des choſes naturelles; les accidens qui les
accompagnent & qui les ſuivent ſont de ſi grande conſequence, qu'on les doit regarder comme des maladies qui ont beſoin
des Miniſtres & des remedes de la Medecine. On accouche
avant le temps ordinaire, & même de joye, de triſteſſe, de rire,
de touſſer, & ſi l'on en croit Pline, par un ſimple baaillement.
Mais comme il n'y a rien non ſeulement de ſi indifferent, mais
même de ſi innocent & de ſi honnête dans les fonctions naturelles, que la critique & l'humeur chagrine ne puiſſent inſul-
ter; ces innocens efforts que font la mere & l'enfant, celle-là
pour ſe décharger d'un peſant fardeau, & celuy-cy pour ſortir

Paul. Zachias T. 2.
l. 2. q. 14.

La comare del Sei-
gnor Scipion. de
Mercuriis.
L. 7. c. 7.

d ij

d'une longue prifon, n'ont pas moins été attaquez par des gens de mauvaife humeur, que les charitables mains qu'on leur tend pour les fecourir ; car pour commencer par ces mains bien-faifantes & charitables, Pline a fi peu d'eftime pour les Sages-Femmes, qu'il les fait marcher prefque fur le pied de celles qui meritent le moins le nom de Sages. Cependant n'en voyons-nous pas qui ont des places honorables non feulement dans les Hiftoires profanes, mais encore dans les Livres facrez du peuple de Dieu ? Ne parlent-elles pas dans ces Livres d'un air d'autorité & de confiance fur les accouchemens de Rachel & de Thamar, & encore plus precifément dans les réponfes des illuftres Sephora & Phua, où elles ne paroiffent pas moins refoluës que confcientieufes ? Leur Art, difent elles, eft fi neceffaire, que toutes les femmes des Hebreux y font fçavantes : Mais qui doute qu'il ne foit encore des plus honnêtes, puifque Job ne dédaigne pas les comparaifons tirées du Métier, quand il eft queftion de marquer la puiffance de Dieu, *Et obftetricante manu ejus eductus eft coluber tortuofus ?* Auffi voyons-nous que l'Antiquité Payenne a tant eu de confideration pour elles, que Plime même donne en particulier de grandes loüanges à une Sotyra & à une Salpé : que le Senat d'Athenes leur accorde de grands Privileges, en confideration de la fage Agnodice : que Theodore Prifcien, grand Medecin dédie fes Ouvrages à une *Salvinia obftetrix*, & qu'enfin elles font appellées dans le Droit *Artis probatæ & fidæi*. Car fi nous voulons remonter encore plus haut, & de là defcendre au détail des fages Matrônes de l'Antiquité, ne trouverons-nous pas une Ocirrhoe file de Chiron, une Polidamné femme de Terée l'Egyptien, & une Phanerete mere de Socrate, qui font ce Métier ; de forte qu'on ne doit pas douter que ce ne foit pour faire honneur à la Profeffion de cette derniere, que ce grand Maître de la fageffe fe compare à une Sage-Femme, quand il difpofe les enfans à la production & exercice des vertus morales. Il introduit même dans cette veuë le grand Hippocrate, tenant des difcours fort à l'avantage de ces Femmes-là. Elles y paroiffent avec autant de force de tête, qu'elles en ont dans les bras : elles y font les mariages : elles tâchent d'aparier les parties, en forte qu'elles ne foient pas inutiles à la Republique, & qu'elles n'ayent pas fujet d'être mécontentes les unes des autres ; précaution & ceremonie dont on auroit grand befoin à prefent. Ainfi comme

L. 28. c. 7.

Genef. 35. & 38.

Ibid.

L. 27. c. 7.

ff de venti infpiciend.

Ovid. Metam. 2.
Odiff. 4.

Socrates in Theteto.

elles étoient bien plus habiles en ce temps-là qu'elles ne font de notre temps en bien des Païs, il ne faut pas s'étonner si elles étoient alors plus confiderées qu'elles ne le font aujourd'huy. Il feroit donc fort expedient pour le bien public, qu'elles fuffent dans toute la France telles qu'elles font à Paris & dans toute l'Efpagne, où elles affiftent aux diffections des corps de femmes que l'on fait dans les Ecoles, & qu'elles fuffent examinées comme on les examine à Copenhaguen, où elles prennent Leçon des Anatomiftes avant que d'être admifes à l'exercice de leur Métier.

Quant à ce que certains heretiques s'imaginoient de honteux dans l'accouchement, l'appellant *Contumeliam*, les Payens même leur fermoient la bouche. Les productions de Jupiter. Pallas qui fort de la tête de ce fouverain des Dieux, & Bacchus qui fort de fa cuiffe, font-ce pas des myfteres de Religion ou d'État, qui font honneur aux accouchemens ? C'eft pourquoy Junon, toute femme & fœur qu'elle eft de Jupiter, veut bien être encore Lucine, & reputée mere des enfans qui viennent au jour, fe trouvant à toutes les couches où elle eft la *Partula*, & même la *Poftuerfa* de Varron, prefidant auffi-bien aux accouchemens contre nature, qu'à ceux qui font naturels.

> *Rite maturos aperire partus*
> *Levis Ilithia tuere matres,*
> 　　*Sive tu Lucina probas vocari,*
> 　　　　*feu Genitalis.*
> *Diva producas fobolem patrumque*
> *Profperes decreta, fuper jugandis*
> *Fœminis, prolifque feraci*
> 　　*Lege marita.*

Horat. in faculari Carmine.

C'eft ainfi que les Poëtes la mettent dans les ruelles des femmes enceintes, comme le plus promt fecours qu'elles puiffent efperer.

> *Lenis ades precibufque fave Lucina puellæ,*
> *Digna es quam jubeas, muneris effe tui.*

En effet, elles en ont un fi grand befoin, que Medée fait cet aveu chez un Poëte.

> *Nam ter fub armis malim vitam cernere,*
> 　　*Quam femel modo parere.*

Medea apud Euripid.

Enfin l'on fait des vœux non feulement à la *Genita Mana*, à l'*Eugenia*, & à la *Fluonia*, mais encore au Dieu *Nixius*, dans le temps des accouchemens. La sage Antiquité n'a donc rien veu que de venerable dans les accouchemens, quelques laborieux qu'ils fussent ; car outre qu'ils sont la colomne & l'appuy des Familles,

Statius 4 Silvar. ad Maximum.

> quod ...
> *Rectè fundasti vacuos penates,*
> *O diem lætum venit ecce nobis,*
> *Maximus alter.*

Il y a même, selon quelques-uns, du miraculeux.

> *Cuncta puerperio cedant miracula mundi.*
> *Infans quo referat claustra pudenda matris.*

Mais que sert d'alleguer les Payens, puisque l'Ecriture sainte est remplie de saints & de mystiques accouchemens, *Impleti sunt dies quibus pareret. Ante omnes colles parturiebar,* & qu'elle ne dédaigne pas même de particulariser les monstrueux. *Melius fuisset si natus non fuisset. Concepit dolorem & peperit iniquitatem.* Ainsi quoy que veulent dire les Marcionites des accouchemens,

L. de Anima & contra Marcion.

Tertullien nous represente la scené & l'action, comme des choses non seulement dignes d'admiration, mais qui ont de la sainteté. *Aspice viventes uteros sanctissimarum fœminarum, nec modo spirantes in illis infantes, verum prophetantes. Sanctissima naturæ opera, & venerationem naturæ.* Considerez ces pitoyables efforts ausquels tous les hommes doivent la vie, *Mulieris enitentis pudorem, vel*

Quis earum non misereatur propter obsequia quæ matres præstant propter partûs periculum, & ipsam liberorum procreationem Novell. 17. Codic. 8. tit. 18. L. ultim. §. ult.

pro periculo honorandum, vel pro natura Religiosum, & voyez s'il y a autre chose que d'humain & de charitable dans ce qui s'y passe, & dans les offices qu'on y rend. Car que peut-on se figurer de plus charitable que de délivrer un pauvre petit criminel, d'une corde qui luy ceint le cou, & qui l'attache par le milieu du corps, en un lieu de tenebres & d'horreur? Quoy de plus humain, que de nettoyer sa bouche salie & fermée par un vilain excrement? Combien y a-t-il d'honnêtes gens utiles à l'Eglise, à l'Etat & à leurs familles, qui ne seroient jamais venus au

Puerperæ mortem præ foribus consistentem habent. Les Imperator.

monde? *Quasi de utero traslati ad tumulum,* si une main bien faisante & adroite ne leur en avoit facilité & ouvert l'entrée. Puis donc que le succés des accouchemens dépend tellement de l'adresse & de la pratique des Sages-Femmes, que même

Augustin. de Civit. Dei. c. 17. l. 3. Tiraq. de nobilitate c. 31 l. num. 4. * L. de Septimestrio partu.

Esculape, interrogé sur cette matiere, avouë qu'il n'y entend rien, & que le grand Hipocrate * renvoye les femmes grosses aux femmes qui ont du jugement & de la pratique dans cet employ ; je ne m'étonne pas que quelques anciens Legislateurs, &

même quelques Juriſconſultes modernes leur ayent été ſi favorables.

Mais quant à ce qui regarde leur exercice & leur devoir, il
faut que j'ajoûte à ce que nous avons déja marqué cy-devant,
que la Medecine Chrêtienne en demande bien plus de choſes
que la Payenne n'en a demandé. Ce n'eſt pas aſſez de l'étude,
de la pratique, de la patience, de la force du corps, & de la
conformation de la main ; elle veut encore qu'elles ſçachent la
veritable forme de baptiſer les enfans dans le beſoin ; qu'elles
appellent les Medecins quand les accidens preſſent ; qu'elles
leur obeïſſent ponctuellement ; qu'elles ne ſe mêlent ny de
preſcrire des remedes de conſequence, ni de debiter des ſecrets ; qu'elles ſoient pudiques dans leurs actions & dans leurs
diſcours ; qu'elles ſoient veritables dans les Rapports qu'elles
font en Juſtice, & dans tout ce qui regarde leur miniſtere.
Qu'elles n'exercent pas le Métier avant que d'être Maîtreſſes
Jurées, à moins que d'y être obligées par neceſſité ; mais ſur
tout que ſi elles ſçavent beaucoup de choſes qu'il n'eſt pas neceſſaire que les autres femmes ſçachent, au moins qu'elles n'en
faſſent aucun mauvais uſage : ſur tout qu'elles ſe ſouviennent
toûjours non ſeulement de ce que les Loix civiles leur défendent ; mais encore de ce que la Loy divine gravée en leurs
cœurs, ne leur permet pas, & que je n'ay garde de particulariſer icy. Il faut encore que la Sage-Femme ne ſoit pas trop
âgée, qu'elle ait, s'il ſe peut, ſouffert les travaux de l'enfan-
tement, pour en être d'autant plus tendre ; qu'elle ſoit aſſiduë,
fidélle, devote ſans ſuperſtition , ce qui eſt de grande conſequence, & même qu'elle ne ſoit ni étourdie, ni inquiete, ni
colere. Voilà le moyen de s'attirer les benedictions dont Dieu
combla les Sages-Femmes de l'Egypte, qui ſacrifierent leur interêt à leur devoir : car ſi on ne peut nier qu'elles firent un menſonge de la maniere dont elles répondirent à Pharaon pour ſauver la vie des innocens, Dieu ne laiſſa pas de recompenſer une
action en laquelle le bien l'emportoit fort notablement ſur le
mal.

Comme je ne doute pas qu'il n'y en ait pluſieurs dignes de
ce nom qu'on leur donne, & particulierement à Paris, où elles
ſont prudentes, experimentées, & ſçavantes plus qu'en lieu du
monde, je ſuis ſurpris de voir qu'il s'en trouve tant d'autres
dans les Provinces, & ſur tout dans la Campagne & dans les

*Paul. Zachias. l. 6.
t. 1. q. 12.*

*La Racoglitrice del
Scipion. Mercur.*

*V. Antilog. Script.
ſacra in cap. 34.
Geneſ. D. Magrii
inclit. Presbyter.
Congreg. Orator.*

petites villes, tres-ignorantes de leur devoir, & fort mal-adroï-
tes; & qu'on n'ait pas soin de les obliger de s'instruire avant
que de faire ce perilleux & important Métier. Car il faut qu'on
sçache, pour fruit de tout ce Chapitre, qu'il meurt tant de
femmes & tant d'enfans des accouchemens laborieux, pour ne
point parler des incommoditez qui restent à celles-là, faute de
quelque précaution; qu'on a eu raison d'appeller la grossesse &
les couches *la Guerre des femmes & des enfans. Certamente non men-*
tirei, si io dicessi che delle dieci donne, che pariscone, nel parto noue
per poca scienzae cognitione, d'ella levatrice se moiono. Sur quoy il
est encore à propos de remarquer avec le docte Primerose, pour
autre fruit de ce Discours, que non seulement en Angleterre
& en Italie, mais encore en France, les abus & la mauvaise
conduite dans le regime des femmes nouvellement accouchées,
en précipitent beaucoup dans de grands perils, sur tout quand
les Gardes & les Sages-femmes s'opiniâtrent à leur donner beaucoup d'aliment, de breuvages actuellement chauds, de liqueurs
& d'aromates sous prétexte de rétablir leurs forces, & plus particulierement quand elles leur font tenir un regime contraire
aux évacuations naturelles, si necessaires à leur parfait rétablissement, que le Texte sacré a bien voulu le marquer.

On voit donc assez par toutes ces remarques, combien il est
de l'interêt de la Republique de mettre ordre aux abus qui se
commettent dans l'établissement de nos Sages-femmes, & particulierement dans les Provinces, où on les devroit renvoyer
aux Medecins, aux Chirurgiens, & aux plus habiles Accou-
cheuses de la Metropole pour y subir les examens, & y donner
des preuves de leur adresse; chose de si grande consequence
que les Medecins des Princes n'ont pas dédaigné en quelques
Païs de s'y appliquer. Je croy même que le public s'en trouveroit bien, si on faisoit revivre quelques-uns des Privileges qu'on
leur a ôté, ou si on leur en accordoit de nouveaux. A quoy on
peut ajoûter avec le docte Langius, que si elles ne sont plus appellées aux assortimens des mariages, comme autrefois, c'est la
faute des filles & des meres, qu'une sotte honte rend trop difficiles: Car au reste ce n'est pas à moy seul, mais aux Théo-
logiens & aux Facultez à examiner si on pourroit se passer de
Sages femmes où il y a des Chirurgiens, & s'il seroit plus honnête, comme il y a de l'apparence, & comme nos anciens Medecins semblent le marquer, de s'en tenir à ces Femmes, particulierement

Marinell. Medicine,
delle donne.

Levitic. 12.

V. Lang. Epist. 10.
t. 2. Epist. Med.

Gregor. Gloss. 8. in
D. l. 17. Titul. 6.
p. 6.

ticulierement quand elles ont les qualitez requifes pour ce miniftere. Je me contente donc de conclure que les Chirurgiens,
non plus que ces Femmes, ne doivent jamais fe mêler du regime & des grands remedes ; ni devant ni pendant l'accouchement, pas même quelque temps aprés, où il y a des Medecins,
& que c'eft aux Magiftrats à exciter ces Femmes de fe rendre
capables de bien faire, par les recompenfes ; & à les punir
quand elles ne font pas leur devoir, comme l'a fort bien remarqué un fçavant Scholiafte * fur une des Obfervations des
Ephemerides d'Allemagne.

* Dolendum eft
apud nos Magiftra-
tum tantis obrui
curis, ut quantum
par eft animadver-
tere nequeat in ob-
ftetricum & puer-
perarum delicta.
Ferme enim garru-
lis & infciis mu-
lierculis, res maxi-
mi momenti credi-
tur, neque Medi-
cis meliora fuaden-
tibus creditur. *De-
curia II. anni I.
Obfervat.* 106.

CHAPITRE VI.

Des fix chofes appellées non naturelles, & des Miniftres de la Medecine qui en ont foin.

LEs fix chofes non naturelles, & cette partie de la Medecine *Dietetique* que le docte Minderer fait confifter dans
l'adminiftration raifonnable des alimens, & de tout ce qui entretient la propreté & les commoditez du corps, font des fecours de la Medecine, quand on en fait un bon ufage, quoy
que d'une bien moindre importance que les remedes qui éva-
cuënt la plenitude & la cacochimie. C'eft pourquoy avant que
de traiter de ceux-cy, je m'arrêteray un peu à ces fix chofes
dont l'ufage & le ménagement ne font pas moins de faifon
dans les maladies que dans la fanté. En effet, les Cuifiniers
mêmes, ceux qui font les lits, & qui préparent divers rafraî-
chiffemens ne font pas moins les Miniftres de l'Art, quoy que
dans un degré fort inferieur, que ceux dont j'ay parlé dans les
trois precedens Chapitres. Pour ce qui eft donc de ces fix chofes
dont les Miniftres de la Medecine ont le foin, & que les Medecins appellent non naturelles *, ils les réduifent à l'air, au
boire & au manger, au fommeil & à la veille, au mouvement &
au repos, aux exeremens vuidez ou retenus, & aux paffions de
l'ame, en l'adminiftration defquelles ceux qui font auprés des
malades faifant fouvent plus de fautes que les malades mêmes,
ceux-cy font bien moins à blâmer que ceux qui leur en accordent l'ufage mal-à-propos. Car comme les Medecins faillent
fouvent, ou par ignorance ou par negligence, les autres Mini-

Mindereri, Threnod. Medic. pag. 581.

* Non naturales
ideft bene utenti-
bus utiles, & male
utentibus moleftiæ.

ç

ftres de la Medecine ne faillent pas feulement en ces deux
manieres, mais encore par préfomption, & particulierement en
France où les Medecins ont beau s'oppofer à ces defordres, &
où le torrent de la coûtume & de l'entêtement l'emportent fur
la raifon. Sur quoy il eft bon, avant que de paffer outre, de
marquer icy que la Diete, à laquelle les fix chofes non naturelles fe rapportent, comme les efpeces aux genres, n'étoit pas
encore inventée du temps des Afclepiades, difciples & fucceffeurs d'Efculape; mais à dire le vray, quoy qu'elle foit une
condition fans laquelle il eft prefqu'impoffible de guerir; &
quoy qu'elle tienne lieu de remede à bien des infirmes, il eût
été bien moins dangereux de n'y pas penfer que d'en abufer,
comme on a fait depuis, & que de faire feicher comme faifoit
Theffale, les pauvres malades par des abftinences de trois jours;
ou tout au contraire de favorifer comme Prodicus, Afclepias,
Petronas, & quelques autres, les inclinations des malades d'u-
ne maniere extravagante. Quant à ce qu'on appelle la diete
des fains, on raconte qu'Ada Reine de Carie, ayant envoyé
quelques uns de fes Cuifiniers au grand Alexandre, comme
un beau prefent, il les luy renvoya tous, difant *qu'il en avoit
de meilleurs, l'exercice & la faim ne manquant jamais de luy faire
trouver bon tout ce qu'il mangeoit.* Et c'eft apparemment ce qui
a fait dire à un grand Perfonnage, qu'un habile Cuifinier eft
plus dangereux pendant la fanté, qu'un ignorant Médecin
pendant la maladie. Les Romains, dit Arnobe, faifoient tant
de cas de la diete & du regime des fains & des malades, qu'ils y
faifoient prefider deux Divinitez, *Victua & Potua,* n'ayans
point d'autre fauffe que celle d'Hipocrate, *nunquam fatiari ci-
bis & impigrum effe ad laborem.* Ainfi la diete des perfonnes mêmes conftituées dans l'Etat *neutre de decidence,* ne doit être gueres moins exacte que celle des malades allitez; car la plenitude
quelle qu'elle foit, faifant dans le corps humain ce que de trop
grandes felicitez font dans le corps politique, on tombe dans
de grandes maladies faute d'un peu de retranchement. En effet, s'il arrive que cette plenitude degenere en ce que la Medecine appelle *Cacochimie,* la chaleur naturelle ne manque gueres à être fuffoquée, ou au moins à degenerer en *ignée.* Il faut
donc avoir un grand foin du regime dans tous les états, même
dans celuy de convalefcence, traitant les maladies, ces ennemis du genre humain, comme Cefar traitoit ceux de la Repu-

Bacon. l. 4. Phifcor.

L. 3. contra gentes.

N I M I A
F E L I C I T A S.
*V. Flor. in Epitom.
cap. 2. l. 4. & lib.
3. cap. 12.*

*Morbi ut hoftes fa-
me fuperandi. Fron-
tin. Stratag. l. ulum.
c. ultim.*

blique, qu'il réduisoit par la faim. Ce n'est pas toutefois qu'il ne faille proportionner la diete non seulement à la constitution des sujets, mais encore à celle des climats. Car pour ne parler icy que du nôtre, quoy que les alimens retardent le marasme naturel, qu'ils soûtiennent les forces dissipées des malades, & qu'ils les humectent, il ne faut pas laisser de les proportionner à la nature des maladies, & des regions, nourrissant davantage dans les Païs temperez que dans les Païs chauds, où les maladies étans plus aiguës elles sont plus proches de leur fin, & encore plus dans les Païs froids, où il faut bien davantage d'aliment pour mener le malade jusques au declin du mal, évitant cependant dans tous les Païs certaines douceurs & certains mélanges dont on flatte & irrite mal-à-propos le goût des malades. Cela étant donc supposé, je descens au particulier des six choses non naturelles, & commence par la premiere.

Comme les choses liquides & *potulentes* tiennent souvent lieu d'aliment solide aux malades, que *l'elixation* s'en fait ordinairement avec l'eau, & que l'eau sert quelquefois de medicament, nous ne parlerons icy que de ce breuvage, remettant à parler du vin, du cidre & de la bierre, cy-après. Je dis donc que de quelque necessité que soit le feu, les Loix le faisant aller du pair avec l'eau dans les punitions, l'eau l'emporte infiniment sur le feu; non pas seulement parce qu'elle l'éteint & parce qu'il y a des eaux chaudes autant que de froides, & qu'il n'y a point de feu qui rafraîchisse, comme il y a des eaux qui échauffent; mais parce qu'il n'y a en effet ny vegetal ny animal qui s'en puisse passer, * rien ne fructifiant sans son secours; ce qui a fait croire à Thales que l'eau étoit faite de feu. C'est pour cela que les Egyptiens se servoient du Hieroglyphe d'une cruche, pour marquer les mysteres qu'elle contient, & l'utilité qu'on en tire. Les Perses, à leur exemple, la faisoient servir aux mysteres de la Religion, comme a fait le divin Legislateur des Chrêtiens, qui ne guerit pas moins l'ame que le corps par une mysterieuse ablution dans la piscine du Baptême, & qui se compare luy-même à une fontaine d'eau vive. Je ne m'étonne donc pas si tant de Peuples differens ont cru que les lotions du corps passoient jusqu'à l'ame: Si Lucien a cru que les Macrobes vivoient long-temps parce qu'ils ne beuvoient que de l'eau, & si quelques Historiens ont écrit que les premiers hommes n'ont vécu plusieurs siecles que parce qu'ils

Interdicere aquâ & igne.

*Aqua, quasi à quâ vivere non possumus!

Igitur medicatur quodammodo aqua per Angeli interventum, & spiritus in aqua corporaliter diluitur, & caro in eadem spiritualiter mundatur.
Tertull. de Baptism.

ne beuvoient autre chose. En effet, Plutarque nous assure que
Theodore de Larisse, Libanius, Democharis, Lucien, & le
fameux Apollonius de Thianée n'ont beu que de l'eau : &
l'experience nous fait voir que ceux qui boivent de l'eau ont
le sommeil plus tranquille que ceux qui boivent du vin. Aussi
Galien, pour me retrancher à ce qui fait à mon sujet, luy don-
ne-t-il le premier lieu entre les Elemens, non seulement parce
qu'elle entre en plus grande quantité qu'il ne nous semble dans
la generation des animaux, mais encore parce qu'elle rafraîchit
tout ce qui tomberoit dans le marasme prématuré, si elle ne
venoit au secours. Le vin même qui n'est autre chose, si
on en croit Empedocle, que de l'eau digerée & rectifiée dans
la vigne, *Aqua in vite cotta*, ne se distribuëroit pas si facilement pour la reparation de la triple substance, si elle ne luy
servoit de vehicule, & si elle ne temperoit les qualitez qu'il tire
du souffrir narcotique, qu'elle dissipe ou qu'elle noye d'une maniere aussi effective qu'elle est indicible. On ne finiroit de
long-temps, si on vouloit alleguer en faveur de cet Element
ce que les Philosophes, les Poëtes, & même les Peres de l'E-
glise en ont écrit. Disons donc simplement icy que pour être
utile aux malades de même qu'aux sains, il faut qu'elle n'ait
ni goût ni saveur ; qu'elle paroisse claire à la veuë ; qu'elle n'of-
L. 31. c. 7.
fense pas l'odorat, qui est ce que Pline appelle ressembler à
l'air ; car ce n'est qu'à ces conditions qu'elle rafraîchit, & qu'elle humecte. Or comme la principale difference de l'eau se prend
des lieux où on la puise, il est certain generalement parlant,
*Galen. 1. de sanit.
tuend.*
que celle des fontaines est la meilleure, n'offensant aucun des
sens, rafraîchissant & passant facilement, particulierement quand
elle ne coule pas vers le Septentrion, & qu'elle n'a pas le Soleil
derriere le lieu de sa source, marques infaillibles de sa bonté.
Ajoûtez qu'étant d'ordinaire plus tenuë que les autres eaux,
elle ne manque gueres d'avoir cette legereté qu'on cherche en
la pesant scrupuleusement dans des balances, & cette facilité à
recevoir les qualitez contraires du froid & du chaud que demande Hippocrate. Les eaux de pluye suivent celles des fon-
*L. de Aëre, aquis &
locis.*
taines, mais elles demandent souvent quelque petite ebullition,
encore qu'elles paroissent douces, legeres, & tenuës, faute de
quoy il les faut filtrer & couler, pour précipiter les ordures &
la crasse qui leur ont été communiquées par les puës, à moins
dequoy elles se corrompent facilement. Celles des puits n'ont

que le troifiéme lieu ; car quoy qu'elles coulent de fource, elles
n'ont aucun mouvement ni infolation, outre que quand elles
paffent par des terres minerales ou par des canaux metalliques,
elles fe fentent de leurs qualitez à proportion du chemin qu'elles font. S'il arrive donc qu'on ait des eaux de puits potables,
c'eft parce que les fources en font pures & qu'elles font fouvent puifées, ou parce qu'elles viennent des rivieres dont les
eaux font bonnes. Et à ce propos fi on me demande ce que je
penfe de celles-cy, je répons que s'il s'en trouvoit par tout d'auffi
bonnes que celles des fleuves Entée & Coafpe, dont les Rois
de Perfe & des Parthes beuvoient ordinairement à caufe de
leur legereté, ou fi celles de la Seine étoient toûjours claires,
je les eftimerois bien autant que celles des fontaines ; mais il
eft certain que toutes ces eaux tiennent toûjours des qualitez du
limon, de l'argile, des fels, de la glaize, & des autres matieres qu'elles charrient, & que c'eft pour cela qu'il les faut toûjours puifer au courant, & au deffus des Villes où elles fe chargent des ordures qui en découlent. De plus, il ne les faut pas
garder dans des cifternes, où elles fe peuvent facilement corrompre, mais dans des vaiffeaux de terre frottez de faumure,
mettant au fond de gros fable, ou de bonne glaife, ou comme
veulent quelques-uns les paffant au travers d'un couloir ; précaution que le docte Primerofe approuve tellement, qu'il la
croit fuffifante pour corriger tout ce qu'elle pourroit avoir d'im-
pur & d'étranger. Ajoûtons que toutes celles des lacs, des
étangs, les glacées, celles qu'on tire de la neige font tres-dan-
gereufes, & même que pour quelques perfonnes qui fe trou-
vent bien, ou peut-être qui ne fe trouvent pas mal de boire à *v. Plinium Hiftor.*
la glace, il y en a plufieurs qui reffentent bien-tôt les impref- *natural. lib. c. 4.*
fions qu'elles font capables de faire aux entrailles, & à toutes *& Hieronym. de lo-*
les autres parties nerveufes, & membraneufes. Mais puifque *cis, Hebraic. ex*
l'eau, dira-t-on peut-être, eft fi propre aux fiévres aiguës, *monte Hermon.*
pourquoy n'en fait-on pas boire d'auffi froide, & en auffi grande quantité dans ces maladies, qu'on faifoit au temps de
Galien ? C'eft premierement parce que notre climat eft fort
different de ceux où Galien a fait la Medecine ; en fecond lieu
c'eft que nous avons des moyens plus feurs que celuy-là pour
la cure des maladies aiguës, & que Galien demande pour cette
tentative des conditions qui ne fe trouvent pas toûjours dans
les temps, les lieux, & les fujets. Quant à l'eau qu'on fait boi-

re aux malades, comme il ne faut pas qu'elle soit trop froide, il ne faut pas aussi qu'elle soit chaude, celle-cy ne rafraîchissant pas assez les entrailles, & celle-là pouvant suffoquer la chaleur naturelle, qui n'est jamais bien vigoureuse dans les malades. Il ne seroit donc pas mal-à-propos, si on pouvoit s'y accoûtumer, de boire tiede, puisque les Histoires nous assurent que les Chinois ne se sont preservez que par ce moyen de la pierre, de la goutte, & de quelques autres indispositions que les eaux froides & glacées entretiennent. Sur quoy il est bon d'ajoûter icy que l'experience nous a convaincus qu'il n'y a rien de si bon aux intemperies chaudes des entrailles que les clysteres d'eau tiede; car soit qu'ils reviennent par les mêmes voyes qu'ils sont entrez, ou qu'on ne les rende que par la voye des urines, ils rafraîchissent & humectent merveilleusement le bas ventre. Quant aux bains d'eau douce, comme on ne les employe pas dans les maladies aiguës, je n'en parle icy que pour remarquer, que pourveu qu'on prepare les malades par les remedes generaux, il n'y a rien qui fonde & qui prepare tant les humeurs grossieres, qui humecte tant les parties desseichées, & qui rafrîchisse tant toutes celles qui sont contenuës sous les hypondres; en un mot qu'il n'y a rien de si seur après la saignée bien conduite pour de certaines douleurs, pour les intemperies chaudes & habituelles, & pour quelques fiévres, que le bain. Aussi Trogue & Lactance disent-ils à ce propos, que les Grecs furent long-temps sans Medecins, cueillant des herbes au mois de May pour s'en servir dans le besoin, se faisant saigner une fois l'an, se baignans une fois le mois, & ne mangeans qu'une fois le jour. Ainsi la pluspart des eaux mêmes minerales froides sont toûjours d'excellens rafraîchissans; car quoy qu'elles soient empreintes des qualitez des mineraux qu'elles rencontrent en faisant chemin, elles n'en sont souvent que plus legeres; & ne sont pas moins utiles dans le déclin de la pluspart des fiévres, que dans les maladies longues & rebelles; veritez connuës des Medecins qui se donnent la peine de les étudier, & qui sont d'assez bonne foy pour vouloir abreger matiere dans le traitement des maladies.

I I.   L'A I R nous environne si exactement de tous les côtez, que Tertullien n'a pas fait de difficulté de le comparer à un vétement, *tenuis corporum vestis*; mais il n'est pas toûjours de ces vétemens qui nous préservent des incursions des causes externes,

car comme il eft fufceptible de toutes fortes de qualitez, il
nous eft ou propice ou contraire, felon l'ufage que nous en
faifons, & felon qu'il eft ménagé. Non feulement il nous environne, mais il fe faifit encore de tout ce qu'il y a de parties
contenuës dans celles que les Anatomiftes appellent *Contenan-*
tes, par fa fubtilité & penetration. C'eft pour cela qu'encore
qu'Hippocrate n'ait touché qu'en paffant bien des chofes de la
Medecine, il a fait un Traité complet de l'Eau, des Lieux, &
de l'Air. Il dit même au Livre qu'il a intitulé *de Flatibus*, que
l'air eft la principale de toutes les chofes qui nous alterent. En
effet, il ne contribuë pas moins au rafraîchiffement dont les
malades ont bien plus de befoin que les fains, qu'il fait à la
matiere des efprits qui fe diffipent ou qui s'alterent continuellement. Il faut donc placer le malade en un lieu où l'air entre facilement, d'où il puiffe fortir avec pareille facilité ; & où
il foit encore plus fubtil que celuy qu'on refpire en fanté, &
s'il fe peut même il faut qu'il ait du rapport avec tout ce qui
entre dans le corps, & avec tout ce qui l'environne : car fi par
malheur le malade fe trouve dans un air mauvais, il ne faut
pas manquer de le corriger par les feux, les bois, les aromates, **Sine aëre neque**
& tout ce qui peut changer fes qualitez premieres & fecondes; **morbus tolli,neque**
fervari fanitas po-
parce, dit Galien, que comme nous ne pouvons vivre fans air, **teft.** *Galen. in Me-*
il eft impoffible de vivre long-temps fans le fecours d'un air *thod.*
temperé. Sur quoy il eft à propos de remarquer, que l'air de
Paris eft d'autant plus propre aux malades qu'on en peut changer fans fortir de cette Ville, où il differe en fubftance & en
qualitez felon les quartiers, felon les pofitions, & felon les fi-
tuations des maifons, & encore plus particulierement felon les
vents qui y foufflent. Or fi l'air bien conditionné eft neceffaire
aux maladies promptes & aiguës, il ne l'eft pas moins à celles
qu'on appelle chroniques, & à toutes les melancholiques, l'humeur qui domine dans ces maladies demandant à être éventée
& moderément excitée, *Melancholici mutent loca;* parce qu'é-
tant d'une nature craffe, terreftre & limoneufe, le changement
d'air & de vents ne manquent gueres de l'attenuer & de l'a-
doucir, particulierement quand il eft fecondé & aidé par des
vapeurs alimenteufes & cordiales, ces expirations le rendant
bien plus propre à la nourriture qu'Ariftote ne fe l'eft figuré. *Primerof. de Error.*
Ainfi le frequent changement de linges & le feu ne doivent *vulgi in Medic. l.3.*
jamais être ménagez aux malades, parce que ces fecours contri- *c. 2.*

buans beaucoup à l'ouverture des pores, le chemin est ouvert aux vapeurs du dedans; & de plus, parce que l'air externe peut s'insinuer par ce secours en la place de ce qui sort par ces pores, commodité que les Anciens tâchoient de compenser par les frictions qui leur tenoient lieu de linges. Les vents n'étans donc, selon quelques Philosophes, qu'un air agité, personne ne doute que les logis des malades doivent être ouverts ou fermez à certains vents pendant les maladies malignes, dautant que ces postillons de l'air, pour parler avec les Poëtes, étans la pluspart d'une nature mal-faisante, ils ne manquent gueres à causer ou à entretenir les maladies conformes à leur nature.

Venti morborum omniũ semina, malignãtis naturæ, degeneres liberi, pestes humani generis, fons & origo omnium infirmitatum quibus humanum corpus conflictatur. Aristot. in Meteor. libr.

III.

LE Sommeil & les Veilles suivent l'air & les alimens dans le regime, & dans la cure des maladies. Les veilles dissipent les esprits & aigrissent les humeurs, si on ne les modere par les rafraîchissans, les somniferes, les tenebres & le silence. Le sommeil au contraire suffoque les esprits, quand il est trop long ou trop profond; si on ne réveille ces esprits, & si on ne dissipe ces vapeurs épaisses & narcotiques qui en sont la cause, par les frictions moderées, par les cordiaux, les sels volatils, & autres remedes penetrans. Mais au reste, quoy que le sommeil ne soit pas moins le symbole de la mort que les veilles le sont de la vie, témoin ce que Plutarque a remarqué d'Alexandre * le Grand, il est si necessaire aux malades & aux sains, que les Poëtes mêmes en tombent d'accord avec toute la Medecine.

* Alexander Magnus se duobus potissimũ rebus mortalitatem intelligere aiebat, sopore ac coïtu, quas sola naturæ infirmitas pareret.

O pseus in Hymn.

Somne quies rerum; placidissime somne Deorum
Pax animi, quem cura fugit, tu pectora dudum
Fessa ministeriis mulces, reparasque laborem.

Senec.

Tuque, ò domitor,
Somne malorum, requies animi
Pars humanæ melior vitæ.

Marcell. Palingen. in Virgine.

Sola quies somni pacem mortalibus affert,
Dum vivunt nihil hac, (nisi tetra insomnia turbant)
Dulcius esse potest.

Il casa nelle Poëte Lariche.

O sonno, ò de la queta umida, umbrosa
Notte placido figlio, odè mortali

Egri

Egri conforto, oblio dolce di' mali
Si grave, ond' è la vita aſpera & noioſa.

Somnus, dit à ce propos Tertullien, *recreator corporum, redinte-*
grator virium, probator valetudinum, pacator operum, Medicus labo-
rum, cui legitimè fruendo dies cedit, vix legem facit, auferens rerum Lib. de Anima.
etiam colorem . . . . Adam ante ebibit ſoporem quam ſitiit quie-
tem, ante dormivit quam laboravit.

Les évacuations exceſſives, & celles qui ſont ſupprimées par IV.
une foibleſſe ou par un oubli de la nature, quelles qu'elles
ſoient, demandent toutes une grande diſcretion, & particulierement celles dont la cure regarde les femmes en particulier ;
car pour celles qui regardent également les deux ſexes, dans
des occaſions où il y va de la conſcience, nous en avons aſſez
dit au ſixiéme Chapitre du premier livre de cet Ouvrage. Pour
nous retrancher donc à celles dont on peut parler librement,
les ſueurs de trop longue durée, celles qui s'arrêtent trop tôt,
les flux de ventre, d'hemorrhoïdes, & mêmes ceux des humeurs loüables qui ne pechent qu'en quantité, ne laiſſent pas
d'être d'une grande conſideration dans la maladie & dans la
ſanté ; car comme il n'eſt quelquefois beſoin que de medicamens doux & benins pour la cure de la pluſpart de ces
flux immoderez ou ſupprimez, il faut auſſi quelquefois avoir
recours aux plus grands remedes pour la gueriſon des plus opiniâtres : & c'eſt dans ces occaſions où les aſſiſtans & les malades ne doivent pas moins être ſoumis aux ordres de la Medecine, que les Medecins ſont obligez d'être prudens & circonſpects dans le choix & adminiſtration des remedes.

Quant au mouvement & au repos, comme ils ſont ſucceſſi- V.
vement neceſſaires aux ſains, celuy-là eſt inutile & même dangereux aux malades generalement parlant, parce que la facilité de la tranſpiration en tient lieu, même dans la pluſpart des
maladies longues. Ainſi ce pauvre Religieux, dont un Auteur Scipion de Mercuriis
Italien nous fait la peinture, ſe trompoit bien loürdement, de gli Error. Popol.
quand pour ſuppléer au defaut de la digeſtion, qu'il croyoit la d'Ital. l. 1. c. 15.
cauſe de ſes incommoditez, il faiſoit de violens mouvemens
après le repas, tantôt ſe donnant des coups de poing ſur le ventre, tantôt prenant des pilules laxatives ou quelques électuaires violens, & tantôt heurtant ſon ventre contre des tables,
des bancs, ou des troncs d'arbres. Car quoy qu'il ſe ſoit trouvé

f

des Medecins qui ont inventé les lits suspendus pour bercer les malades comme des enfans, c'est à present une délicatesse hors de saison, & à laquelle les changemens de linges & les autres rafraîchissemens peuvent suppléer.

V I.
Tantum enim po-
test animi motus
ut multi præ sola
lætitia morbos eva
serint, & multi præ
mœrore ægrota-
rint. Galen. lib.
Palla.

Les passions ne sont pas moins à observer dans la santé & dans les maladies, & particulierement pendant les malignes, que toutes les autres choses non naturelles dont j'ay fait mention cy-devant : & c'est sans doute pour cela que Chrisippe appelloit la tristesse λύπη, tant elle est capable de réduire le corps au neant, & qu'un de nos Poëtes a dit :

> *Præterea procul est mœror tollendus & omnem*
> *Tristitiam de corde fuga, nam macerat artus*
> *Deformatque ipsum corpus, canosque capillos*
> *Ante diem reddit.*

Mais quelque dangereuse que soit la tristesse, neanmoins on peut encore assurer que si la joye ou l'esperance viennent à contre-temps, elles font un aussi mauvais effet que la tristesse, trompant le malade & l'empeschant de mettre ordre au spirituel & au temporel, & dissipant les esprits dont la nature a besoin pour les coctions. Il faut donc bien se garder de surprendre les malades, non seulement par des nouvelles affligeantes, mais encore par celles qui leur pourroient causer une joye excessive, se contentant de leur inspirer quelque gayeté, qui est bien plus de saison dans les maladies chroniques que dans les aiguës, & que pendant la douleur qui leur ôte ordinairement le sentiment des choses agreables. Il ne faut pas même leur refuser les choses indifferentes, & même quelques-unes de celles qui n'ont pas tout ce qu'on y pourroit desirer de bon, quand ils les souhaitent passionnément, les plus bizarres ayant quelquefois produit des effets merveilleux contre toute esperance & raison. Mais à parler franchement, on y est assez empêché. *En effet,* dit Rhases, *un malade me tourmentant pour accorder quelque chose à son appetit, j'ay quelque condescendence, & il s'en trouve mal; j'avoüe ma faute, & ma trop grande facilité : mais quoy, n'est-il pas vray d'un autre côté que s'il fût mort faute de cette petite satisfaction, on auroit dit que c'étoit de faim?* A tout cela je croy qu'il n'y a

Commentario in 6.
Epidem.

qu'à laisser dire le peuple, & suivre le conseil de Galien, qui leur accorde tout ce qui ne peut pas leur faire de mal, afin de s'attirer la créance necessaire pour l'exhibition des grands remedes. Mais soit en santé soit en maladie, heureux est celuy

dont la raifon regle tous les appetits, qui ne fe tient jamais dans
une feureté préfomptueufe, & qui ne defefpere jamais de rien.

> *Sperat incertis*
> *Metuit fecundis,*
> *Alteram fortem*
> *Bene præparatum pectus.*

Et encore plus heureux qui fe conduit par les regles de la
Morale Chrêtienne, quoy qu'il foit fort difficile de fe garantir des attaques des paffions, & particulierement de celles de la
colere & de la trifteffe, deux viperes qui aprés avoir pris naiffance dans notre cœur, le déchirent à tous momens. Avec tout
cela il faut obferver, qu'encore que ces deux paffions foient
fort préjudiciables à la fanté du corps, elles peuvent quelquefois faire d'affez bons effets, pourveu qu'elles foient moderées,
Irafcimini & nolite peccare; car en ce cas, qui ne fçait que la co- P.4.
lere peut réveiller la chaleur naturelle affoupie dans les vieillards, & dans les corps chargez de graiffe & de pituite. C'eft
une maniere de fer, qui frapant fur une pierre dure & froide,
en fait fortir des étincelles capables de réveiller les efprits engourdis dans le cœur & dans le cerveau & d'attenuer & de cuire les humeurs cruës, froides & indigeftes qui empêchent la
coction, & le commerce des efprits & de la chaleur naturelle
dans toute l'habitude du corps. C'eft ainfi que la trifteffe même, quoy qu'elle foit capable de deffecher non feulement la
moëlle des os, mais encore jufqu'à leur fubftance, *Triftitia exfe-*
cat offa dans les temperamens bilieux-mélancoliques, elle ne laiffe
pas de temperer quelquefois les boüillons du fang, lequel dé-
generant par une maniere de fermentation en ferofitez aigres
& piquantes, fait un appetit trompeur, ou des veilles, des fueurs
fymptomatiques, & d'autres accidens qu'une mélancolie mo-
derée ou cette efpece de trifteffe qui procure de la quietude au
corps peut appaifer, tenant ces humeurs en bribe, & les rafraî-
chiffant par l'inaction oppofée à l'agitation qui provient des
caufes externes & internes. Il en eft de même de toutes les autres actions hors le defefpoir, qui peuvent fervir en tous les états
de la vie, fi l'on en ufe comme il faut.

Au refte je croy qu'on ne fera pas fâché, que pour Corol-
laire de tout ce que j'ay avancé dans ce Chapitre, je finiffe par
les remarques d'un bon Auteur. On peche dans le regime des
fains & dans celuy des malades, en le changeant quand on s'y

Polidorus Serephi-
nus in Anagiri Me-
dicâ.

I.

f ij

est habitué, & qu'on ne s'en trouve pas mal, comme il arrive à
ceux qui ne peuvent se passer de quelque aliment solide dans
leurs maladies. Quand on change tout d'un coup, si le changement est necessaire, au lieu de le faire insensiblement, précaution qui regarde particulierement les maladies longues, & ceux
qui sont infirmes naturellement. Quand on substituë au regime ordinaire un regime tout opposé, dans la quantité & dans
la qualité. De plus, comme c'est tromper les malades que d'ê-
tre extraordinairement complaisant; c'est une espece de cruauté de les contraindre à prendre ce qu'ils abhorrent, même de
leur donner trop rarement ou à contre-temps des alimens; de
leur refuser à boire quand ils ont soif, ou de les faire boire
dans le frisson des accés. C'est encore une grande imprudence
de donner les mêmes alimens à tous les malades. Enfin il se
faut conformer, autant qu'on le peut, à l'usage & à la methode ordinaire & approuvée des Medecins du païs où on se trouve, parce que ce qui est bon en un lieu ne l'est pas en un autre, pourveu que cette methode n'ait rien de contraire à la religion, à la raison, & au temperament individuel du malade.

I I.

III.

IV.

V.

V I.

VII.

CHAPITRE VII.

Des Remedes de la Chirurgie, & particulierement de la Saignée.

VOicy la Mer Rouge de la Medecine, où les uns se sau-
vent comme de vrais & de bons Israëlites, & où les autres se perdent comme des Egyptiens inconsiderez, donnant ou
trop ou trop peu à la saignée; car qui ne voit que comme cette mer est seure & connuë aux bons Pilotes de la Medecine,
elle est inconnuë aux malades & aux Medecins prévenus,
Mare incognitum? Mer, dis-je, inconnuë, particulierement à ces
hommes qui ne se plaisent que sur les terres malignes, arsenicales & devorantes de la metallique, *Terra devorans.* En effet,
rien de si connu dans la bonne pratique de la Medecine que la
saignée, mais rien de si apprehendé de quelques pusillanimes.
Rien de si utile, mais de si blâmé par ceux que le nom & la
couleur de sang ne déconcertent pas moins, que les traits & les
couleurs des masques épouvantent les simples & les enfans.

Comme je n'écris donc pas icy pour les bons Medecins, parce qu'ils ont la Loy & les Oracles en veneration, & qu'ils font profession de les suivre, tout ce que je vais dire de ce grand remede ne sera que pour ceux qui s'y opposent trop opiniâtrément & trop souvent, ou pour ceux qui en abusent impitoyablement.

Ceux-là, nous alleguent les Arabes, qui disent-ils ne saignerent pas tant que les Grecs: A quoy je répons premierement, que toutes choses bien considerées ces Arabes ne paroîtroient pas si éloignez de la methode des Grecs, si ceux qui les alleguent vouloient se donner la peine de considerer leur methode avec attention. En second lieu, qu'ils sont eux-mêmes bien plus Arabes que ces Arabes mêmes, & que presque tous ces Politiques Aimaphobes, ont tellement outré la matiere par des complaisances serviles & interessées, qu'après avoir soûtenu le parti de la saignée dans les Ecoles & chez les malades, ils ont ensuite changé de methode pour se mettre en réputation, & se distinguer de leurs Collegues, seurs que le peuple abhorre le sang ; deserteurs infames, qui meriteroient qu'on les traitât de même maniere que les Romains traitoient les soldats lâ- *V. Erasm. in Chi-* ches & peureux, leur tirant du sang comme pour évacuer ce- *lierib. pag. 1028.* luy qu'ils avoient de mauvais, & pour les aguerrir à leur dépens. Ils veulent, ces bons ménagers du sang, qu'il soit la substance de l'homme, le tresor de la nature, & pour ainsi dire l'ame du corps, & par consequent qu'on l'épargne en quelque maladie que ce soit, & cela sans considerer qu'un mauvais Citoyen, quoy que partie de la Republique, doit être chassé & mis hors de la Ville, crainte qu'il n'y introduise le desordre & la corruption, & qu'il ne soit à charge à l'Etat. Ils prennent, pour ainsi dire, droit sur les Disciples d'Erasistrate, gens aussi entêtez que leurs Maîtres, jusques à ne pas saigner même dans les plus pressantes oppressions. Encore s'ils faisoient la Medecine dans les Païs chauds, ils pourroient remonter jusques à la pratique des anciens Egyptiens, qui se contentoient, tant la Medecine étoit alors grossiere, du lavement & du *syrmoïsme* qui étoit une legere purgation ; & pourroient encore mettre en avant ou les Chinois ou les Cochinchinois qui ne saignent point, ou même les Espagnols & les Italiens nos voisins, qui ne saignent que rarement ; gens dont les objections sont de si petite consequence, que je ne dédaignerois rapporter icy les Réponses que nos Medecins y ont faites. Ce qu'il y a encore de pitoyable parmi nos ennemis de la faignée, c'est qu'il s'en trouve de si complaisans qu'ils font semblant de croire avec quelques visionnaires, que les faignées du pied dissipent tellement les forces, qu'il faut pour vingt écus d'alimens afin de refaire huit onces de fang. Mais quelle autre basse complaisance de dire avec le peuple, qu'une faignée attire du cerveau sur la poitrine, comme

Basis humidi & frigid. Hippocr.

si le cerveau qui est le centre * des humeurs froides, étoit celuy des esprits vitaux qui luy donnent l'impulsion, & qui le portent du centre à la circonference, & même au cerveau, où il se refroidit si considerablement, qu'il n'a garde d'y acquerir cette disposition qu'ils s'imaginent, & cette chaleur qui le pourroient disposer à se décharger sur les parties voisines & inferieures. A quoy on doit ajoûter que ces faignées se font ordinairement pour rappeller les humeurs qui se portent des parties basses sur les parties vitales, ou même au cerveau quand elles ne font encore qu'en mouvement, loin de les attirer du cerveau sur la poitrine comme on se l'imagine grossierement. Voila pour les poltrons de la Medecine, voicy pour les impitoyables & les sanguinaires; pour ces Disciples de Botal, qui tout Italien qu'il étoit, ne laissa pas de vouloir soûtenir qu'il n'y a point de maladie où la faignée ne soit necessaire, reïterée plusieurs fois, & en de differentes manieres.

On a dit des loix de Draco qu'elles étoient écrites de fang; que ne pourroit-on donc pas dire des Aphorismes & des opinions de nos Botalistes? On ne parloit plus du cruel Dipsas, de ce Ser-

Ἀιμαγόγοι Φάρμακὸι.

pent affamé de fang, le fameux Aimagogue de Galien étoit peri avec son Auteur, & les épées ni les lances ne répandoient pas assez de fang, quand les lancettes prirent leurs places pour répandre le fang innocent & civil, *Plures occidit lanceola quam lancea*; on voulut faigner en toutes rencontres & jusques à l'eau, tout autant de temps que duroit la fiévre, sans se mettre en peine des forces du pauvre malade. Tel fut l'avis & le bon plaisir de Botal.

Ille quod exiguum restabat sanguinis arte
Hausit

Lucan. in Pharsal.

Excessit Medicina modum, nimiumque secuta est
Quam orbi duxere manus.

V. Duret in Coac.
Hippocrat. p. 517.

Tels étoient encore ces Medecins de notre siecle, qui diffamerent ce grand remede par un abus que Duret déplore, &

dont je veux bien taire les funeftes fuites, pour ne pas renouveller le deüil des familles, & l'indignation que ces Medecins
s'attirerent, me contentant de marquer icy, pour égayer un peu
la matiere, qu'un Medecin de notre temps ayant fait faigner
trente-deux fois le Page d'un Ambaffadeur Italien, qui n'étoit
pas accoûtumé à cette methode, & que l'Ambaffadeur luy ayant
demandé *per la curiofita*, aprés luy avoir bien donné à difné &
de l'argent, pourquoy il avoit ordonné jufques à trente-deux
faignées à ce Page, il luy répondit fimplement faifant volte face : *Il étoit mort, Monfieur, s'il n'eût été faigné que trente une fois
& demie.*

Que faire à tous ces excés, fi ce n'eft de marquer icy, con-
formément à la doctrine & aux raifons d'Hippocrate, de Galien, & même de quelques Arabes, & de tous les Medecins
defintereffez, ce qu'on doit penfer generalement parlant de ce
grand remede. Je dis donc premierement que la faignée eft neceffaire par tout où il y a fievre confiderable, & qui paffe vingt-
quatre heures ; où il y a plenitude, inflammation, ou chaleur
d'entrailles ; dans les maladies de poitrine, même periodiques,
& entretenuës par les difpofitions des parties baffes ; dans les ef-
quinancies, les pleurefies & les toux ; dans les maladies des
yeux, quand il y a douleur ou inflammation ; dans les pertes
de fang pour peu qu'elles foient confiderables, & contre nature ; dans les playes, chûtes, & contufions recentes ; dans les
goutes de caufe chaude, rheumatifmes & fluxions ; dans les
douleurs même caufees par des ferofitez & des vents, fi elles
font un peu opiniâtres & en des parties délicates ; bref en tous
les âges quand la maladie le demande, puifque Celfe & tant
d'autres grands Medecins y font formels, & que l'Arabe Avicenne tira du fang à fon fils âgé feulement de quatre ans. Tout
cela, fi l'indication des temps, des lieux, de la conftitution du
malade, & fur tout fi la coïndication des forces y confentent,
quoy qu'il faille beaucoup de prudence pour ce remede dans
les ebullitions qui pouffent du centre à la circonference, comme nous le verrons cy-aprés.

I.

Je pofe en fecond lieu que c'eft une erreur des plus groffieres entre les erreurs populaires, de craindre plus une faignée
qu'une purgation, tant parce qu'il eft facile de la moderer,
que parce qu'elle ne manque gueres de rafraîchir & de corriger la maffe du fang ; ce qu'on ne peut dire de la purgation,

II.

laquelle fait fon effet quand elle eft une fois entrée dans le corps, où elle échauffe & aigrit les humeurs felon qu'elles font difpofées, laiffant toûjours le malade foible & dégoûté après fon operation, pour ne point parler des fuites funeftes des medecines violentes ou données à contre-temps. Mais il faut qu'on fçache en troifiéme lieu, que

I I I. Les Medecins formez fur le modele des Heros de l'Art, bien loin d'outrer ce grand remede, n'ont pas laiffé de le ménager, tout utile qu'il eft, jufques dans les maladies de poitrine, quand l'expectoration fe fait bien ; luy fubftituant, felon les rencontres, l'abftinence, les breuvages rafraîchiffans, les lavemans, le bain, les frictions, tant il eft vray que la prudence doit-être la guide du Medecin en tout & partout, parce que ce n'eft pas à la nature humaine qu'il fait la Medecine, mais à un homme en particulier. *Socrates eft qui curat, Socrates eft qui curatur.*

I V. Je remarque en quatriéme lieu, que pour parler de bonne foy & fans paffion, Galien n'a pas toûjours écrit de ce remede dans le même efprit, particulierement quand il a difputé contre Erafiftrate & contre fes Difciples ; & que c'eft ainfi que non feulement les Medecins de differentes Facultez, & de differens climats, fe font piquez fur cette matiere comme à quelque jeu, & qu'on en vit au fiecle paffé une preuve en ce qui arriva entre deux fameux Docteurs d'une même Faculté, & d'une même Ville, lors que Fernel & Flexelles difputerent avec tant de chaleur & fi peu de fruit fur l'ufage de ce grand remede.

V. Enfin il s'en faut toûjours tenir, malgré tant de raifons fouvent captieufes, alleguées de part & d'autre, à ce que l'experience & le bon fens en font obferver, & particulierement dans les climats voifins de l'Ocean, où on voit des fuccés fi manifeftement heureux de la faignée, que ce feroit fe priver de ce qu'il y a de plus effectif & de plus feur dans la Medecine, fi on l'épargnoit trop en ces Païs-là, fur tout dans les maladies que j'ay marquées cy-devant. Car qui ne voit que l'air, les alimens, & les frequens repas des peuples qui font entre la Seine & la Loire, font que les enfans même la fupportent avec facilité ; circonftances qui meritent d'être pefées non feulement par les Medecins fincerés appliquez & non prévenus, mais encore par les malades, crainte de tomber dans ces irrefolutions

qui

qui ne font jamais d'affaires, & qui reduiſent les gens aux termes de ce païſan dont parle Horace, qui demeuroit les bras
& les jambes croiſées, attendant une riviere à s'écouler pour
paſſer à pied ſec.

At ille labitur, & labetur in omne volubilis ævum.

Mais n'oublions pas, avant que de venir aux ſubſtituts de ce
grand remede, ces ſaignées qu'on fait dans la petite verolle &
dans la rougeolle, & qui ſont d'une conſequence d'autant plus
grande, que les Medecins ſe trouvant tous les jours d'opinion
contraire, on ne ſçait à quoy s'en tenir dans une occaſion ſi
délicate, où les uns & les autres ne manquent gueres à ſoûtenir leur opinion, ſinon avec pareille probabilité au moins
avec pareille chaleur & oſtination de chaque côté. Il n'y a pas
encore long-temps qu'on n'étoit gueres plus hardi à la ſaignée
dans l'éruption de la petite verolle à Paris, qu'à Montpellier &
dans les Provinces; mais les choſes ont bien changé depuis ce
temps-là. Pour moy je croy qu'aprés avoir ſuppoſé que les peuples voiſins de l'Ocean, ſupportent mieux la ſaignée que
ceux qui ſont voiſins de la mer Mediterranée; il faut encore
avoir égard à l'âge & à la conſtitution des malades, & plus
particulierement aux ſymptomes de la maladie, & à la facilité
ou difficulté de l'éruption des exanthemes. Car tout cela ſuppoſé, je tombe d'accord qu'on peut ſaigner generalement parlant, avant l'éruption, pendant l'éruption, & même aprés l'é-
ruption. Je m'explique. Car quant au temps qui précede l'é-
ruption, il eſt certain qu'il n'y a rien qui diminuë davantage la
quantité de la matiere qui fermente, ni qui en adouciſſe plus
l'aigreur que la ſaignée; outre que le mouvement qu'elle donne
alors au ſang dont on hâte la circulation, aide & avance manifeſtement cette excretion. Cela eſt ſans difficulté; mais il
n'en eſt pas de même du temps où ſe fait l'éruption, car ſi elle
procede ſans accidens & avec facilité, pourquoy troubler la
nature dans ſon operation? Ne vaut-il pas mieux luy prêter la main par des cordiaux temperez, que d'empêcher cette
excretion par des ſaignées qui ne ſont plus alors de ſaiſon? S'il
n'y a donc ni plenitude manifeſte, ni inflammation de quelque
partie conſiderable, ni difficulté de reſpirer, ni toux, ni douleur de côté, ni tranſport au cerveau; que l'urine ne ſoit ni
rouge ni enflammée, & qu'au reſte la fiévre ne ſoit point trop
grande, à quoy bon de retirer la ſaignée faite ayant l'éru-

v. J. Nardius in Noctib.Genialib.lib. 11.c.7.

Langius 16. Epiſt. l. 1.
*V. Cathetum, Se-
beſtian. Badium.
Adian. Aubert. Ver.*

g

dinand. de Valdes. Chriſtiann. From-mann. de V. S. in Morbillis, & Mar-cell. Donat. c.23. de Variol. curat.

ption, ſinon à ſoûtenir un entêtement & une mode qui n'eſt ſoûtenuë ni de l'autorité d'aucun bon Auteur, ni de la raiſon, ni même de l'experience, puiſque nous en avons bien plus vû perir aprés ces ſaignées, que nous n'en avons vû réchaper: car ſi l'on veut toûjours ſuppoſer une plenitude, malheur à ces gens plains d'eux-mêmes, qui impoſent en ſuppoſant tout ce qui leur plaît; mais plus grand malheur au pauvre malade auquel on impoſe de ſi dures loix. Il faut donc que les accidens reglent tout; car ils pourroient être ſi conſiderables, quoy que cela n'arrive que rarement, qu'il faudroit ſaigner non ſeulement dans le commencement & dans le progrés du mal, mais même dans la vigueur; ce qui s'appelle ſaigner pendant & aprés l'éruption, de crainte que les ſymptomes n'accablaſſent la nature, & que les cauſes ne s'emparaſſent de quelques-unes des parties nobles, & n'y fermentaſſent de nouveau lorſqu'on croiroit le malade hors d'affaire, comme il arrive quelquefois; ce qui a fait dire à un Medecin de notre temps, *qu'il ne croyoit les enfans gueris de ce mal que quand il les voyoit joüer dans les ruës,* cette maladie, quoy que puerile, étant de celles qui ſont au deſ-ſus des prédictions ordinaires de la Medecine. Il faut donc, quant aux aſſiſtans & aux malades, qu'ils s'en rapportent à ceux qui en ſçavent bien plus qu'eux, ſur tout quand ils ont fait choix d'un Medecin qui ne s'entête pas trop de la ſaignée, & des autres remedes. A quoy j'ajoûteray contre ceux qui font tant les empreſſez, que les pomades, linimens, & autres préten-dus ſecrets, ne ſont que de purs amuſemens, inventez pour plaire aux femmes & aux gens de Cour, les foſſes, cicatrices, & coûtures qui ſuivent trop ſouvent ce mal étant cauſées par l'impreſſion de la matiere plus ou moins acre & corroſive. Car de même que les galles, clous, froncles, & autres affections cutanées ne laiſſent des marques & des cicatrices que quand leurs cauſes ont quelque qualité corroſive, ainſi les impreſſions que fait la matiere de nos exanthemes dépendent de la qua-lité de cette matiere plus ou moins penetrante, piquante & cauſtique, & de la diſpoſition du cuir plus ou moins délicat. Si donc la matiere en eſt douce, & le cuir ferme & ſerré, il ne ſe fera pas plus de marques ſur le viſage qu'il en paroît d'ordinaire ſur toutes les autres parties du corps, qui ſe dé-fendent bien mieux que cette partie tendre & expoſée à l'air externe. Et voila comme les impreſſions que fait ſouvent ce vilain *dépoſt* ſont irreparables, *Nullâ reparabilis arte*, adieu pour jamais la beauté, *Deperit illa femel.* Quelques petites que ſoient ces foſſes, autant d'abyſmes où cette beauté ſe perd; car enfin, quoy que veule dire la Charlatanerie, toute la matiere medicinale ne combleroit pas une de ces foſſes en un ſiecle. C'eſt pourquoy il ne faut pas prendre à la lettre tout ce que raconte Goldaſte du fameux Moine Medecin Notker. Ce Medecin, dit-il, prognoſtiqua premierement qu'un malade qui avoit une hemorragie auroit trois jours aprés la petite verolle, & il arriva ainſi: Et moy je dis, que l'hemorragie pouvoit empêcher l'éruption, & faire mourir le malade, & qu'ainſi le prognoſtic n'étoit pas ſeur, ni ſi admirable. Mais quand il ajoûte, que ce Medecin guerit ſi parfaitement le malade, qu'il ne luy reſta aucune marque de ces exanthemes; qui ne voit qu'il n'y a rien en cela de fort à l'avantage du Medecin, puiſqu'on en voit tous les jours guerir auſſi parfaitement, ſans Medecin & ſans remede? Quant aux couvertures & étoffes rouges que le peuple met avec une ſotte confiance ſur les lits des malades, croyant faire ſortir ce venin par ce moyen-là, autant de viſions, comme le prouve fort bien le docte Primeroſe, & comme l'experience nous le montre manifeſtement. Je finis en avertiſſant les femmes qui ſe trouvent en un air infecté de cette malignité, & qui craignent plus ces exhanthemes que tous les plus gros bubons, que le meilleur remede eſt de fuir, parce que ni la ſœur en ces occaſions n'eſt en ſeureté avec le frere, ni la mere avec ſa fille, ni l'ami avec ſon ami, *Nec hoſpes ab hoſpite tutus*; & que ſi elles ſont obligées d'y demeurer, toute la précaution qu'elles peuvent prendre eſt de ne point craindre, *Confide mulier*, car aſſûrément la crainte fait de fort méchans effets, par tout où il y a de la malignité.

Error. Popular. l. 3. c. 19.

   Les ſcarifications, les ſangſuës, & les cauteres ſont encore des remedes de la Chirurgie. Les premiers ſont, ſelon Galien, les veritables ſubſtituts de la ſaignée; mais les deux autres ont ſouvent beſoin d'être precedez des remedes generaux. Les anciens Egyptiens ſe ſervoient des ſcarifications fort communément, & les nouveaux en retenoient encore l'uſage au temps de Proſper Alpinus, qui a écrit de leur Medecine. Le Medecin Cleodemus, cité par Plutarque, fit autrefois un Livre des Scarifications, ou pour mieux dire des Ventouſes ſcarifiées. Hippocrate & Galien s'en ſont ſervis dans pluſieurs maladies,

Galen. 2 Aphoriſmi.

3. & l. 4. de Sanit.
tuend. & cap. 3. lib.
t. ad Glaucon.

parce que les enfans & les perſonnes fort âgées n'étant pas toûjours en état de ſoûtenir la ſaignée, ce remede en peut tenir lieu. De plus, comme les humeurs extravaſées & répanduës entre les tegumens & les muſcles ne cedent pas facilement à la ſaignée, on ne peut en faire la dérivation que par cette voye. Mais pour parvenir plus facilement à ce but, on y a joint les ventouſes, qui attirent auſſi du centre à la circonference, comme il arrive ſouvent dans les fiévres malignes, où cette eſpece d'évacuation vient fort à propos, quand les humeurs ſe trouvent ſubtiles & le cuir peu tranſpirale, étant de plus d'un fort grand ſecours aux playes faites par les animaux venimeux. Il y a même des Païs où comme on ſubſtituë les ſcarifications aux ſaignées, on ſe ſert des cornets au lieu des ventouſes, & particulierement aux eaux minerales chaudes; mais quoy qu'on ne s'y ſerve pas du feu pour aider à l'attraction que font ces cornets, ils ſont bien plus douloureux & bien moins utiles que ne ſont nos vantouſes. Galien eſtime l'uſage des vantouſes ſeiches; ce qui m'étonne d'autant plus, que nous n'en voyons pas de fort grands fruits, d'où vient que la pluſpart des Medecins les negligent. Quoy qu'il en ſoit, la principale précaution qu'on doit prendre dans la pratique des ſcarifications, eſt de ne les faire jamais trop profondes, de crainte des accidens dont on a quelques exemples funeſtes, & de s'en abſtenir même dans des parties où il y a diſpoſition à gangrene.

V. Zacut. Luſit. l. 3.
Prax. Admir. Ob-
ſervat. 65. & 66. &
Obſervat. 5. ann. 1.
Ephemerid. German.
Medic. Phiſicor.

Les ſangſuës tiennent lieu de ſcarifications, particulierement dans les parties où il n'eſt pas ſeur de ſcarifier, & quand nous apprehendons la douleur, à laquelle les anciens n'étoient pas ſi ſenſibles que nous. Ce n'eſt pas qu'il n'en puiſſe quelquefois arriver d'auſſi mauvais effets que des ſcarifications; car outre qu'elles ont quelque malignité, il n'eſt pas ſans exemple qu'elles ne ſoient entrées ſi avant dans le fondement & dans le nez, qu'on a eu peine à les en tirer. Mais ce qui ſurprend davantage, s'il eſt veritable, eſt qu'elles ayent penetré dans le cerveau; car pour cette femme qui penſa perdre un œil par une ſangſuë, qui paſſa du grand angle à la conjonctive qu'elle alloit percer, ſi le Chirurgien ne s'en fût apperceu, cela n'eſt pas difficile à comprendre. Quant à leur malignité, nous n'en avons pas d'exemple plus recent & plus conſiderable que l'hiſtoire de la Païſanne, laquelle s'étant cachée dans un lac en-

Galen. 4. de locis
affect. Zacut. Luſit.
prax. admirand. l. 3.
Obſervat. 63.

tre des Rofeaux crainte d'un Cavalier Polonois, dont elle ap-
préhendoit l'abord, fut trouvée morte & environnée de fangfuës, qui fans doute l'avoient fait perir plus apparemment par
leur malignité que par la quantité du fang qu'elles avoient
fuccé. Ainfi je ne m'étonne pas que Galien en def-aprouve
l'ufage; mais de dire, comme le veut Zacutus, qu'il les faut
fuïr comme la pefte, c'eft ce me femble une opinion bien outrée. Mais à ce propos que n'auroit point fait cette plante
dont nous avons parlé cy-devant, ce celebre Aimagogue
dont Galien nous a donné l'hiftoire, bien autre pefte que la
pretenduë pefte des fangfuës, puifqu'il tiroit tout le fang
du corps par tranffudation, & que ce fut de crainte qu'on
n'en abufaft, que l'invention en fut fupprimée, menant au
fupplice les yeux bandez, le Païfan qui l'avoit découvert.
Surquoy il me femble bon de remarquer icy que cette plante
ayant efté inconnuë aux hommes, depuis le fecond fiecle de
l'Ere Chrétienne, jufques au commencement du noftre, Monfieur Laugier Medecin demeurant à Sennez en Provence, la
découvrît de nouveau dans les Montagnes de ce Païs-là, ce
qui nous a été affuré par M. Laugier fon fils, Medecin & Her-
borifte aux gages de feu Monfieur le Duc d'Orleans, & auquel
fon pere avoit promis d'en donner la connoiffance quand il
auroit atteint l'âge de difcretion; ce qu'il ne pût faire ayant
été prévenu par la mort.

Mifcellan. Medi-
co-Phyfic. German.
1683. *ob-ferv.* 142.

l.2. de Purg. Medic.
Facult. cap. 4.

Les Cauteres, ces remedes de la Chirurgie, dont le nom
n'eft gueres moins defagreable que la chofe, font d'un ufage
fort ancien, puifque nous lifons dans Herodote que les Noma-
des, peuples de la Lybie, s'en fervoient contre le mal caduc
des enfans. Les Grecs & les Latins s'en font fervis comme les
Barbares, & on s'en eft toûjours fervi depuis eux. Ainfi je ne
voy pas que le Neptune eût raifon de dire, qu'il n'aimoit ni
les Cauteres, ni les Cauterifes; mais c'eft qu'il aimoit ces al-
lufions du temps du Nerveze, qui paffoient encore de fon temps
pour fubtilités d'efprit. Le Cautere actuel eft un fer chaud fa-
çonné de differentes manieres & figures, felon les befoins, dont
on fe fert pour arrefter les hemorragies & empêcher que la carie des os ne s'augmente; mais le Potentiel n'eft qu'un mélange de fels mineraux ou vegetaux qui brûlent infenfiblement le
cuir, & qui y font une efcare à laquelle fuccede un ulcere qui
donne iffuë aux humeurs qui ont de la difpofition, & de la pen-

te à sortir par ces égouts, quoy qu'on s'en serve aussi quelquefois pour oster le sentiment aux parties où on veut faire des incisions. Je ne suis donc pas surpris qu'on se serve des uns & des autres dans le besoin , mais je ne puis souffrir que les femmes de nostre temps en abusent sottement , persuadées qu'elles sont que non seulement ces égouts empêchent de grandes incommodités ; mais encore qu'ils sont capables de contribuer à la

Scrupulosa au-
ribus vulnera Deus
inculit & tanti fe-
cit vexationem cu-
teris sui ?

netteté & délicatesse de leur teint. Tertullien ne pouvoit souffrir que les Dames de son temps se fissent de petites playes aux oreilles, qu'auroit-il donc dit de ces ulcerées qui cherchent la netteté de leur peau dans l'ordure , & dans la souillure de leurs membres. Car si les ulceres faits dans l'esprit de vanité , ne sont ce que le même Tertullien appelle *Signum Satanæ* , au moins faut-il convenir que c'est estre bien esclave de sa peau, que de la faire marquer au coin des esclaves. On dit de ces ouvertures, & de ces manieres de playes qu'on fait à l'arbre qui donne le Baume, que c'est de ces playes qu'il tire son prix , *dant pretium plagæ* , mais il ne faut pas que les Dames qui souffrent ces playes & ces ulceres dont il est ici question , s'imaginent en estre plus pretieuses, ni devant les hommes, ni devant Dieu; car on ne voit pas ni dans leur intention, ni dans la douleur qu'elles sentent de ces atteintes , cette *odeur*

Odor vitæ in vi-
tam. Paul. ad . . .
Si propter Chri-
stum lacerata du-
ravetit. Tertull.

de vie pour la vie plus odorante que le baume de la Terre-sainte, la chair des Chrétiens n'étant faite que pour ces saintes rigueurs, & pour ces meurtrisseures qui n'ont qu'une fin chrétienne ; à moins de cela toutes ces playes & tous ces ulceres ne passent de la chair à l'esprit, que pour le cauteriser pitoyablement & honteusement. Concluons donc pour fruit de ce discours des cauteres, que quoy qu'ils puissent estre utiles en de certaines occasions, ils ne font pas toûjours ce qu'on en demande ; la nature connoissant les voyes & les routes, dit Hippocrate, qu'il luy faut tenir , il n'est pas si facile qu'on se l'imagine de luy faire prendre le change. C'est donc fort souvent en vain qu'on cherche dans des lieux arides , ce que la

* Fonticuli.

Medecine appelle des fontaines * ; car quand même on les trouveroit, l'un & l'autre sexe n'en feroit pas mieux, de telles fontaines étant plus capables de faire l'effet de celle de Selene , que de faire l'androgine de celle de Salmacis.

S'ils ont quelques égouts outre les naturels ,
Accident fort contraire aux appetits charnels.

Quant à l'amputation des membres, qui est encore un des remedes de la Chirurgie, il y faut bien de la circonspection ; parce que les hommes mutilés deviennent, pour ainsi dire, inutiles à la Republique, même après l'avoir été par les ordres & conseils de la Medecine, ou par les Arrests de la Justice. Rien de si horrible que de voir une fletrissure, qui nous represente *Galbam auriculis nasoque carentem* ; rien de si pitoyable qu'un manchot, & qu'un mutilé, particulierement de certaines parties, quand ce n'est pas pour empêcher un plus grand mal ; car pour nous arrester précisément à cette espece de mutilation dont on abuse quelquefois à l'égard des jeunes garçons, il n'y a rien de si foible que les raisonnemens, & les autoritez que mettent en avant, ceux qui veulent soutenir cette operation faite sans necessité. Ils opposent quelques Loix anciennes aux sentimens des Peres & des Theologiens, & aux Reglemens des Empereurs Chrétiens, & sont d'autant plus opposés aux ordres de Dieu qu'ils gâtent son ouvrage par ce vilain retranchement. Ils ne voyent pas que les Medecins mêmes Payens improuvoient cette operation, faite sans necessité, & que les Magistrats des Gentils la reservoient pour punir les adulteres, & pour fletrir les ennemis pris en guerre. Qui doute donc que ce ne soit un insulte fait à la nature, une espece d'homicide, & une metamorphose contraire à l'intention du Createur, de mettre le chef-d'œuvre de ses mains en un état qui ne le rend ni homme ni bête.

> *Seu parthica ferro*
> *Luxuries noluit nasci lanuginis umbram*
> *Servatoque diu puerili flore coëgit*
> *Arte retardatam Veneri servire juventam.*

Car de dire que le consentement du patient rend l'operation permise, & que *volenti non fit injuria*, n'est-ce pas vouloir ignorer que personne n'est le maistre de son corps, qu'il est tout à Dieu qui l'a formé, & dependemment de luy à l'Etat ?

> *Cuncta solutis*
> *Fungantur membra officiis, nec saucius illis,*
> *Partibus amissum quidquam desideret illis.*

Quant à l'utilité que les personnes passionnées pour la Musique, s'imaginent trouver dans la voix douce & puerile des hommes ainsi *deshumanisés*, cela n'est necessaire ni à la vie civile, ni même à la symphonie Ecclesiastique. On s'en peut pas-

Homines mortui ac viventes. *Gregor. Nazianz. Orat. 16.* Nova funeris facies *Aulugell.*

Umbra Tractabilis. *B. Zeno. Episc. Veron.*

Sed nihil atrocius barbaris visum est, quàm quod abscissis manibus relicti vivere superstites pœnæ suæ jubebantur. *Florus. l. 3.*

P. Nardius noct. genial. discursu 9.

Ausonius.

fer dans tous les états, & d'autant plus facilement *que nous ne devons goûter dans les Temples que ce qui peut nourrir noftre ame, & nous rendre plus gens de bien; car quiconque tombe dans l'extés de ne tirer autre fruit du plaifir que le plaifir même, eft digne de mort.* Et c'eft ce que le docte & pieux Jean de Salifberi confirme par cette induction. *Quidam venerabilis vir circiter feptingentorum Monachorum pater, hanc Monafteriis fuis præfcripfit legem, ut omnia eorum cantica totius melicæ pronuntiationis exuant modos, & ut folà Pfalmorum & laudum fint fignificativa contenti pronuntiatione. Sufpecta equidem fuit fancto viro, voluptati cognata mollities, eo quod voluptas parens libidinum eft.*

Quod enim non excitat inguen vox blanda & nequam?

CHAPITRE VIII.

Des fecours qui dépendent de la Pharmacie.

Ne filvæ quidem, horridiorque naturæ facies medicinis caret, facrà illà parente rerum omnium nufquam non remedia difponente homini, ut Medicina fieret etiam folitudo ipfa. Plin. in Præfat. libri 24.

IL n'y a que le fer & le feu qui foient particulierement de la Chirurgie, elle emprunte tous fes autres fecours de la Pharmacie. Les remedes de celle-cy étant donc d'une étenduë bien plus grande, * que ne font ceux de celle-là, ce que nous avons à en dire fera d'une bien plus grande difcution. On les tire des trois familles de la nature, les animaux, les vegetaux, & les mineraux, & on les divife generalement parlant en fimples & en compofés, qui font ou purgatifs, ou fimplement alteratifs, ou cordiaux, tous differens en qualités & en vertus. Et c'eft pour cela que je diviferai ce Chapitre en trois Articles. Le premier contiendra les principaux purgatifs tant fimples que compofés: Le fecond les alteratifs qui font le plus en ufage: Et le troifiéme les cordiaux, fpecifiques, ou Alexitaires deftinés aux maladies venimeufes, malignes, & d'un méchant caractere, enfuite dequoy je pafferai aux remedes de la Cofmetique; mais bien moins pour en enfeigner l'ufage, que pour avoir occafion d'infpirer de l'horreur de ceux de la Commotique.

Ars ornatrix.
Ars fucatrix.

ARTICLE PREMIER.

Des Remdes purgatifs en general.

LEs purgatifs fous lefquels nous comprenons les vomitifs, font de deux fortes, les fimples & les compofés, mais comme me il en faut avoir quelque idée generale avant que de defcendre au particulier. Remarquons que les remedes purgatifs, felon Hipocrate & Galien, font deftinés à l'évacuation des humeurs gaftées & corrompuës, *& qui ne peuvent plus retourner en grace avec la nature*; c'eft pour cela que ce dernier definit la purgation une évacuation des humeurs qui nuifent par leurs qualités; mais parce que les purgatifs font prefques tous contraires à l'eftomach, qu'ils font chauds, fecs & acres, & en quelque maniere participans des qualités du poifon, il faut bien plus de precaution qu'on ne croit pour en faire un bon ufage. Ce n'eft pas que je pretende faire ici leçon aux Medecins fur cette matiere, ni même donner au public des preceptes fûrs pour fe garantir entierement de leurs mauvais effets; cela ne fe peut. Mais je veux feulement marquer en faveur des perfonnes valetudinaires éloignées de tout fecours, & même en faveur des étudians en Medecine, ce qu'il faut éviter dans l'ufage qu'on en fait communement & trop librement ; & que ce n'eft pas, comme le remarque Hippocrate, une petite affaire que de s'en vouloir fervir de fon chef. Il faut donc qu'on fe mette dans l'efprit : Premierement que l'ufage des purgatifs eft dangereux, quand la nature chaffe d'elle-même ce qui peche en qualité, ou en quantité, parce que quand elle y procede comme il faut; c'eft lui nuire que de la vouloir aider, ne manquant gueres à faire ces évacuations, que nous appellons fpontanées, au bien & à l'avantage des malades, & de ceux qui ne font encore que dans la voye & dans le chemin de la maladie: car quant à ces évacuations qui excedent dans la durée, dans la quantité & dans la qualité, on tombe d'accord qu'il y faut remedier par des fecours proportionnés aux caufes de l'évacuation.

En fecond lieu, il ne faut pas pretendre de purger les humeurs groffieres, terreftres & gluantes, fans avoir preparé le malade, par l'abftinence, les lavemens, le repos, les rafraichiffans & les apperitifs, autrement le purgatif ne fera que paffer deffus, ou irriter ce qui n'eft pas encore preparé & preft à ceder. Cela eft fi vray, que les purgatifs donnez fans cette precaution & à contre-temps, font d'ordinaire des vertiges, des défaillances, des coliques, des naufées, des épraintes, des fiévres, & qu'il arrive même quelquefois qu'ils purgent toute autre chofe que ce qu'ils faut purger.

Commentar, 1. l. 1.
Aphorifm.

V. Fueffium abufuum medic. cap. de purgantib.

I.
In Aphorifm.

h

Or la précaution ne regarde pas seulement la nature des humeurs qu'on veut purger, mais encore le temps de la purgation, & particulierement dans les maladies aiguës, où l'occasion est de la derniere importance, & quelquefois même dans les maladies chroniques, & dans ce qu'on appelle état neutre de decidence, ce qui fait que je ne puis m'empêcher d'admirer la temerité de certains Apotiquaires, & même de certains Chirurgiens, pour ne point parler des Charlatans, & encore plus celle des malades & des assistans, qui se comportent en ces occasions comme si ce n'estoit qu'un jeu. C'est ainsi que sous le nom d'une medecine de précaution, faute d'avoir bien pris ses mesures, on tuë un homme qui se portoit assez bien : malheur dont on n'a que trop vû d'exemples. Ce n'estoit qu'une de ces petites medecines de précaution que prit l'Empereur Maximilien I. & ce petit remede fit une si grande revolution dans son corps, que tous le corps de la Republique Chrétienne en sentit le contrecoup : ce remede ayant fait perir avec ce Prince toute l'esperance qu'on avoit conçuë de la ligue concluë contre les Infidelles ; de sorte que le petit remede ne fut salutaire qu'au Grand Turc.

III.

L. 7. Aphorism. Commentar. 36.

En troisiéme lieu, il faut apprendre d'Hippocrate & de Galien, que ceux qui se portent bien tombent dans la deffaillance & accablement quand on les purge ; parce que le purgatif ne trouvant pas où se prendre, il fait une fonte des humeurs loüables. Cependant on ne laisse pas de voir des mélancoliques, & des Medecins qui ont une sotte passion pour les purgatifs, & qui ne donnent jamais de treves à la nature, qu'ils voudroient faire entrer malgré qu'elle en eût dans leurs visions, sans penser que les purgatifs ne sont faits que pour ceux qui sont actuellement malades, ou qui sont en peril de l'être notablement & bien-tôt. Mais ce qu'il y a encore de bizare dans la pratique de certains Medecins, c'est que comme il se trouve des malades qui periroient plûtost que d'avaller un remede purgatif, il y a des Medecins qui ordonneroient plûtost dix saignées que le moindre minoratif.

IV.

L. de Medicam. purgantib.

En quatriéme lieu, on fait une faute dans l'exhibition des purgatifs, quand on ne considere pas la nature individuelle des malades, chose facile à faire, dit Hippocrate, si on les interroge à loisir, sur la facilité ou difficulté qu'ils ont à supporter l'effet du medicament ; car c'est ainsi que proportionnant, autant qu'il se peut, le remede à la portée & à la nature d'un chacun, on en évite les méchans effets , & que le Medecin se met hors de danger de voir perir son malade le jour qu'il a pris medecine: *Calamité,*dit Hippocrate, *la plus fâcheuse & la plus honteuse de toutes celles qui peuvent arriver à un Medecin.* Comme il y a donc bien des occasions où il ne faut pas penser à la purgation. Voici ce qu'en a remarqué ce souverain Dictateur de l'Art. *Ne purgez jamais dans une fièvre considerable. Dés que les ordures de la premiere region demandent quelque évacuations, tâchez de la procurer par les lavemens revulsifs. Ne purgez ni dans la douleur de teste, causée par l'exercice de la chasse , de la course , ou de Venus. Gardez-vous bien même de purger ceux qui sont pâles , enroüez, rateleux ; ceux qui respirent difficillement, qui toussent, qui sont alterés , engourdis , sujets aux vents , qui ont des duretez d'hipocondres , la veüe basse, bruits d'oreilles, incontinence d'urine, jaunisse, flux de ventre cause par des crudités , dans les perte de sang, & dans les douleurs , car il y a bien du peril à le faire dans ces maladies. On trouble la nature dans ses operations , & dans ce qu'elle medite en faveur du malade , quand on n'a point d'égard à de tels & semblables incidens.* En effet, encore que certains endroits de ce texte demandent quelque glose & explication, il n'est rien de si vrai que ce qu'il contient sur la matiere de la purgation. A quoy on doit ajoûter, comme dit le même Hippocrate en un autre endroit, qu'il faut toûjours commencer par quelque saignée. Mais il est encore plus necessaire de remarquer que si Galien & Hippocrate n'ont pas fait de difficulté de purger les femmes grosses, particulierement à mi-terme, les Medecins Chrétiens sont obligez d'estre plus circonspects que n'ont esté les Payens , & qu'il est bien plus seur de tenir la bride un peu haute en ces occasions , que de la tenir trop lâche, l'experience nous ayant fait voir que comme ce remede donné trop facilement a malheureusement fait accoucher quelques femmes avant le terme ; d'autres femmes , quoy que fort incommodées des accidens de la grossesse & de quelques autres qui sembloient demander la purgation, n'ont pas laissé d'accoucher heureusement sans ce remede. Mais , quoy qu'il en soit, generalement parlant, il faut toûjours plus de precaution pour purger les femmes que pour purger les hommes ; car outre qu'elles sont d'une nature plus delicate, on peut pêcher contre les maximes de la Medecine, & contre la conscience, si on n'est assuré de l'état où elles sont actuellement quand on les purge.

L. de Medicament. purgantib. & de ratione victus in acutis.

V.

L. 4. de victus ration. Textu 19.

VI.　　Mais me dira-t-on peut-être, puisque l'usage des purgatifs est si dangereux, ne vaudroit-il donc pas mieux s'en abstenir entierement & particulierement des Chimiques que de s'en servir ? Non assurement ; car la plûpart des purgatifs bien preparez & même les Spagiriques donnez d'une bonne main peuvent guérir en des occasions, où les purgatifs des Grecs & ceux des Arabes ne feroient qu'irriter l'humeur, & violenter la nature. Car parlant generalement tous les purgatifs ne sont dangereux qu'entre les mains des ignorans & des temeraires qui s'en servent sans les connoître, indifferemment en toutes sortes de maladies & de temps, sans avoir égard à la dose. Ainsi il ne faut pas s'imaginer que les Spagiriques soient de la seule invention de Paracelse, puisque les Medecins Dogmatiques s'en servoient avant luy ; que nous avons mêmes des preparations Chimiques des purgatifs dont Galien & les Arabes se sont servis, & qu'il y a des remedes chimiques aussi benins & aussi seurs que les Galeniques. Ainsi il est des occasions où ils peuvent estre chacun à leur tour de saison, de maniere que le Medecin qui ne voudra pas s'en servir, par negligence ou ignorance ne fera jamais rien de bon. Les anciens Medecins nous ont ouvert le chemin de la Medecine, les modernes les ont suivis, mais ils sont enfin allez plus avant, & il n'y a que les singes de la Medecine qui se soient égarez dans les voyes de la Spagirie.

VII.　　On demande à propos de purgatifs & de leur usage, s'il faut prendre garde au lever, au coucher & à la conjonction des Astres quand on les prend, comme le veulent tous les Astrologues, & comme Hippocrate & Galien semblent le vouloir. Quant aux premiers leurs raisons sont si obscures, pour ne pas dire si chimeriques, qu'il n'y a plus personne de bons sens qui s'y arreste, nos corps n'étant sujets qu'aux influences de la Lune, & à la chaleur du Soleil, & non pas aux influences des autres Astres. On dit même à ce propos, que le sçavant Simon Pietre Medecin de Paris, ne pouvoit souffrir qu'on luy parlât chez les malades des quartiers & des diverses Phases de la Lune, ni de semblables vanitez touchant les Astres. Quant à Hippocrate & Galien, quoy qu'ils ayent été d'avis de prendre garde au lever & au coucher de quelques Astres dans l'administration des purgatifs, cependant nous ne voyons gueres que cela soit de consequence dans la pratique de notre climat, où les purgatifs sont

bien plus doux qu'en celuy des Grecs , & l'air affez tempere ,
outre que fi on vouloit s'arrêter à ces precautions, on ne trouveroit jamais ni les tems , ni les momens propres à la purgation : Que d'oppofitions , de conjonctions , de quadrations ,
que d'équinoxes , de folftices, d'afpecs & de phenomenes où
il faudroit laiffer faire la nature pendant plufieurs jours ; que
de feries pour les remedes, & que de tems pour les caufes des
maladies, qui gagneroient cependant le tems , & qui ne man-
queroient pas à enlever le malade.

On demande encore fi la nature n'a pas fait naître en chaque Païs tous les purgatifs & autres remedes neceffaires aux
maladies qui regnent ordinairement en ces lieux-là? Pline, à la
verité, la crû ainfi , mais il n'eft pas vray abfolument parlant ;
car fi elle a fait naître des fpecifiques pour certaines maladies
de certains Païs, dans le Païs même; elle n'en a pas fait naître
pour toutes les autres maladies que ces Païs ont en commun
avec d'autres climats. Au contraire elle a eu foin de donner
aux uns ce qu'elle n'a pas donné aux autres, pour obliger les
hommes à un commerce d'amitié , outre que tous ces remedes
qu'elle nous donne ont des qualitez differentes à proportion de
ce qu'ils ont de Soleil & de fol. Il faut donc neceffairement
avoir recours à ceux des autres Païs quand ceux du notre ne
fuffifent pas, comme il arrive tous les jours. Mais quant à l'u-
fage de ces remedes, quels qu'ils foient, les malades ne fe doivent pas chagriner ; fi les Medecins les reïterent en quelques
occafions, & s'ils font de mauvais goût, puifqu'ils font obligez
d'en proportionner la quantité & la qualité aux caufes des maladies, n'étant pas en leur pouvoir de les rendre autres que le
Createur les a faits,& de changer les faveurs , ordinairement
defagreables , peut-être afin de nous obliger à mener une vie
reglée, étant au refte falutaires dans leurs fuites & dans leurs
effets; c'eft ainfi que les plus falutaires Antidotes font cachés
fous l'horrible figure du ferpent dont on les tire.

E di meffo la tema efce il diletto.

Et qu'on a dit de celui même qui ne laiffa pas d'effrayer Rome
quand il y vint chaffer la pefte qui la defoloit *Sanat dum terret.*
Ce font deux chofes bien differentes, que de plaire au cœur &
à la bouche, ce qui eft l'agrément de celle cy, eft quelquefois
le poifon de celuy là, & au contraire ce qui caufe de l'horreur
à l'un, eft ce qu'il y a de plus propre à rétablir l'autre.

V I I I

V. Primerof. Error.
Popular. l. 4. c. 7.

IX.

J'avertis encore que c'eſt une erreur populaire de prendre comme font quelques perſonnes des pilules purgatives avant le repas ; car ayant ordinairement l'Aloés pour baſe qui eſt ennemi de l'eſtomach, au lieu de purger les humeurs terreſtres, & ce tartre qui croupit dans les replis du meſentere, & en pluſieurs autres endroits du bas ventre, il ne fait que troubler la coction, & attirant dans le ventricule des humeurs billieuſes, échauffer toute la baſſe region au lieu de purger ce qui peche.

X.

Primeroſius ibid.
l. 4 c. 13.

Il eſt encore à propos de ſçavoir que ſi les purgatifs font un bon effet, dans les maladies periodiques ou de retour, c'eſt une erreur de ne s'en vouloir ſervir qu'au Printemps, une ſeule doſe n'étant pas ſuffiſante pour chaſſer des cauſes qui dépendent de la conſtitution & des diſpoſitions des parties qui les produiſent continuellement.

XI.

De plus ſi l'on vomit, comme il arrive quelquefois, le purgatif, il ne s'en faut prendre ni au Medecin, ni à l'Apotiquaire, comme on fait ordinairement, car ſi cela n'arrive qu'une heure ou deux aprés l'avoir pris, il ne laiſſe pas d'operer, & d'evacuer tout, ou partie de ce qu'il a trouvé dans le ventricule, & dans les parties voiſines, la nature connoiſſant ſes voyes & ſçachant ſe ſoulager en de differentes manieres.

XII.

Quant à la chaleur & à la froideur actuelles des purgatifs que l'on prend, c'eſt une choſe aſſez indifferente, il ne faut que ſe connoître ſoi-même pour n'y pas faillir, les uns ne pouvant boire chaud & les autres froid. Les Anciens beuvoient chaud tout ce qu'ils prenoient le jour de la medecine, mais nos modernes ne font pas toûjours de leur avis, car il y a des rencontres où il faut boire actuellement froid. On dit à ce propos que Jean de Vega Medecin d'un Vice-Roy des Indes, luy ayant ordonné un boüillon de poullet tiede pour exciter une medecine, dont l'operation étoit trop lente, mais que cela n'ayant ſervi de rien, le celebre Medecin Philippes Jugraſſias étant ſurvenu, s'aviſa de luy faire prendre ſeize onces d'eau froide ſucrée, qui non ſeulement appaiſa ſes douleurs, & ſes nauſées, mais encore fit faire à la medecine tout ce qu'on en pouvoit deſirer. Ce qu'il y eut en tout cela de meilleur pour le dernier venu eſt que le Vice-Roy luy donna le gobelet d'or dans lequel il avoit pris l'eau froide ſucrée. C'eſt donc le temperamment du malade, la coutume & la nature du purgatif qui doivent ſervir de regle aux Medecins en ces occaſions,

Primeroſ. ibidem.

Mais une des principales précautions qu'on doit prendre dans le choix & uſage des purgatifs, eſt que non ſeulement il ne s'en faut pas rapporter à tous venans, mais qu'il ne faut pas même s'en rapporter à ſon propre jugement, & encore moins à ces livres de recettes où tout eſt écrit à veüé de païs, & où il ſe peut trouver erreur dans la doſe, témoin ce qui arriva à Mr le Rez Profeſſeur en Philoſophie ſi connu dans Paris. Il trouva dans un de ces Livres certain purgatif qui luy plût, mais qui étoit fort mal doſé, par une faute d'impreſſion, & l'envoya prendre chez l'Apoticaire qui le luy prepara de bonne-foy, ne ſçachant pas ſans doute ce qu'on en vouloit faire ; mais cela n'empêcha pas qu'il n'en mourut en fort peu de temps. Que d'imprudens dans le monde qui ne ménagent gueres mieux leurs vies que le Païſan Thracius ménageoit les arbres, car voyant ſon voiſin tailler les vignes & les oliviers, il les coupoit juſques à la racine. Que de pareilles bévuës dont les ſuites ſont chagrinantes pour les familles, où aucun n'oſeroit s'en plaindre ni s'en conſoler avec ſes amis crainte d'en eſtre blâmé.

XIII.

Au reſte comme on n'eſt pas toûjours en état de prendre des purgatifs ; qu'il y a des corps qui ne les peuvent ſouffrir, & des maladies où ils ne ſont pas encore de ſaiſon, j'avertis icy que les lavemens reïterés ſont quelquefois le même effet, & qu'ils ſont d'un ſecours tres-particulier quand ils ſont bien prepârez, chaſſant ſeurement des matieres que certains purgatifs n'auroient fait qu'ébranler, & aigrir : car quoy qu'ils ne paſſent pas le gros boyau, ils ne laiſſent pas de ſoulager la premiere region du corps, & quelquefois la ſeconde, auſſi s'en ſert-on toûjours fort utilement avant la ſaignée & la purgation, & même aprés celle-cy quand elle ne procede pas bien ; précaution & avis dont les Charlatans ne s'aviſent gueres, tant ils ont envie d'expedier matiere tout d'un coup. Rien de ſi frequent, dit Herodote chez les Egyptiens, que ce remede dont ils tiroient de fort grands ſecours. Ainſi Galien ne peut s'empêcher d'invectiver contre ces Medecins complaiſans, qui pour donner dans la fauſſe pudeur & dans la delicateſſe des malades, les diſpenſent trop facilement de s'y ſoûmettre, en quoy les Arabes ſont de ſon opinion le croyant ſouverain pour les maladies de la premiere region, & pour quelques unes de celles de la ſeconde, & particulierement pour les coliques. Car quant au Philoſophes Plotin *, qui ne pouvoit ſe réſoudre à ce remede, le

XIV.

*Nec Clyſteres, nec ipſam Theria-

eam accepit, cum ne animantium etiam manfueto- rum corporibus ca- pere efcam fe dice- ret.

Porphir. in vita Plo- tini.

Ego verò fi clyfte- res interdicto pu- blico , medicinâ exulare niterentur nollem effe Medic⁹ quidquid contra Helmontius & af- feclæ afferant.

croyant contraire à la gravité Philofophique , il eft à croire qu'il n'eût pas parlé ainfi s'il eût eu quelque commerce avec les douleurs qui le demandent. Pour Vauhelmont & fes Secta- teurs qui n'en voulent jamais entendre parler, je les renvoye à l'experience, & ceux qui n'admettent aucune des raifons de la dogmatique, me rangeant cependant du cofté du fcoliafte de l'obfervation 152. des Ephemerides des curieux de la nature , où il dit à ce propos, que fi on banniffoit les clyfteres de la pra- tique de la Medecine, il ne voudroit plus l'exercer.

Enfin pour derniere précaution touchant les remedes pur- gatifs, je croy qu'il n'eft pas trop feur de prendre le grand air le jour qu'on a pris medecine, & particulierement en hiver, de crainte que l'air externe n'empêche l'action des remedes , & qu'il ne caufe une fuppreffion à laquelle il pourroit furvenir des tranchées , des fievres & d'autres accidens tres-dange- reux.

XV.

Valeriola locorum commun. l. 3. c. 16. p. 581.

L. 4. Aphorifm.

L. 4. de Morbis.

In Antidotar.

Lib. 4. Aphorifm. Comment. 6. 2 17.

2. De caufis Symp- tomat.

Zacut. Lufit. Prax. admirand. c. 45.

Les vomitifs ne font differens des purgatifs qu'en ce qu'ils font leur effet par haut, ce qui les rend fufpects aux fages Mede- cins, qui ne s'en fervent que dans une preffante neceffité. C'eft pour cela qu'il eft à propos d'en dire ici quelque chofe en ge- neral avant que de les examiner en particulier. Les anciens s'en fervoient bien plus frequemment que nous ne faifons, juf- ques à les admettre parmi les remedes de précaution. Hippo- crate avoit pour maxime , qu'il faloit purger les malades en Efté par haut, & en Hiver par bas, mais il ne laiffe pas d'avoüer que l'ufage & des purgatifs & des vomitifs eft dangereux. Auffi Galien nous dit-il que les vomitifs font particulierement pour les maladies longues & rebelles, comme les dejectifs pour les aiguës ; mais qu'on les peut donner au commencement de cel- les-cy quand il y a de la malignité, que l'humeur eft en rut & qu'elle fait effort dans la premiere region. Mais c'eft l'af- faire du fage Medecin de prendre garde, quand, comment , & à qui on les donne. Car outre que toutes les conftitutions ne font pas propres à vomir, & particulierement les poitrines foi- bles , le vomiffement eft un mouvement convulfif de l'efto- mach contre nature , & pour parler avec Galien une efpece d'acouchement de cette partie, C'eft pourquoy je m'étonne qu'un autre moderne faffe difficulté de mêler des purga- tifs avec des vomitifs; car bien loin que ce mélange faffe com- me il le veut des mouvemens contraires, l'experience nous fait

fait voir que les purgatifs déterminent souvent les vomitifs par bas, & qu'ils en bride la violence, les entraînant dans les inteſtins, où ils exercent leur facultez bien plus feurement que ne faiſoient les vomitifs des Anciens, pourvû que les malades ayent été bien preparez, par les rafraîchiſſans & les humectans ; précaution des plus neceſſaires pour en éviter les mauvaiſes fuites. Mais pour cela il ne faut pas laiſſer de rompre toutes les meſures quand on eſt preſſé du mal, les remedes que l'on prend avec quelque eſpece de precipitation, ne laiſſant pas alors d'être de saiſon.

Je croi encore qu'il eſt bon d'avertir ici les jeunes Medecins, qu'il y a des rencontres, où les malades rejettant tous les remedes de mauvais goût, il eſt impoſſible de leur faire avaller ces *Emetocatartiques* : Et qu'en ce cas là, il n'y a rien de ſi feur, que de mêler l'émetique avec quelque ſirop, ou autre liqueur agreable ; ce qui a quelquefois reuſſi en des occaſions où on deſeſperoit du ſalut des malades faute de ce petit ſtratageme.

Il ne reſteroit donc plus qu'à marquer ici d'où viennent les facultés des purgatifs & des vomitifs, ſi cet éclairciſſement étoit de conſequence pour le peuple, & s'il ne paſſoit point ſa portée. Je dirai donc ſeulement & en paſſant en faveur des Etudians en Medecine & en Philoſophie, que Galien, tout grand Philoſophe & Medecin qu'il étoit, s'eſt trompé, attribuant leurs operations aux qualités manifeſtes, & à la convenance que les humeurs ont avec les remedes qui les ébranlent, & qui les attirent enſuite ; car outre qu'il y a bien des implications & des contradictions dans ſon raiſonnement, qui ne ſçait que les operations particulieres viennent des formes ſpeciﬁques, & que comme toutes les formes viennent du ciel, qui ſelon les Platoniciens en eſt le Seminaire ; c'eſt à ce mélange qu'il faut donner toutes les actions des purgatifs & des vomitifs, comme le prouve admirablement le docte Valeriola, par les raiſonnemens & auctoritez de Meſué, d'Avicenne & même de Platon, contre les ſubtilités de Galien, que le même Valeriola ſe croit obligé d'abandonner en cette occaſion ? Tout cela étant donc ainſi ſuppoſé ; venons au particulier de ces grands remedes, que nous ne toucherons neanmoins qu'autant qu'il eſt neceſſaire pour guerir les gens de leurs preventions, maladies d'eſprit qui peuvent cauſer & entretenir celles des corps, ſi on ne ſe tient en garde contre les aﬃrmations des ignorans, & contre ſa propre facilité.

Locor. communium l. 3. pag. 580.

i

ARTICLE II.

Des Remedes purgatifs en particulier.

QUoy que les Auteurs divisent ordinairement les purgatifs en violens, en mediocres & en benins, je sui-
vrai ici ceux qui les divisent en simples & en composés,
commençant pas les plus usités, & descendant insensiblement à ceux dont on ne se sert que rarement & avec grande discretion; marquant même, en passant le degré des qualités de chacun en particulier, par où on pourra distinguer
les benins des violens; car quant à ceux dont l'usage est
tout à fait pernicieux & malhonneste, je garderai un grand
silence, puisque Galien, tout Païen qu'il étoit, a écrit qu'il ne
voudroit pas seulement les nommer. Je commence donc par

Le senné, ces petites feüilles & ces petites gousses qu'on
nous apporte du Levant. Car elles ne sont pas ce que s'imagine le peuple, quoy qu'il n'y ait rien de si commun dans
la pratique de la Medecine. Elles sont chaudes & seches
au delà du deuxiéme degré, ennemies de l'estomach,
operant lentement, & donnant des tranchées, si elles ne sont
infusées en grande eau, & avec de bons correctifs, d'où vient
que quelques Medecins les mettent au rang des violens purgatifs quoy qu'elles ne soient en effet que de celuy des mediocres, & qu'elles ne fassent pas de grands desordres quand le
corps est preparé par les rafraîchissans & les humectans, &
quand l'infusion est aidée par quelques autres medicamens
qui tiennent lieu de correctifs. Quant à l'ancienneté de son
usage, il est certain que les Grecs ne s'en sont jamais servi, & par consequent qu'ils ne l'ont pas connu: car de dire que
c'est le *Colutea* de Theophraste, ou le *Delphinium*, il y a tant
de difference de ces plantes cy à celle là, que le senné même
qui vient d'Italie & d'Espagne est bien inferieur à celuy qui
vient du Levant. Il est vray qu'il y a des constitutions de corps
si particulieres qu'on ne les peut purger avec du senné ni en
infusion, ni en substance, qu'ils ne tombent dans des douleurs
& dans des défaillances terribles. C'est pourquoy les bons praticiens luy substituent en ce cas-là l'infusion du catholicon double de rheubarbe, où il entre du senné bien corrigé, cette infusion étant seure ensuite des fiévres continuës, dans les flux

de ventre opiniâtres, & dans les Tenefmes, ou épraintes. Que ſi l'on veut purger doucement l'humeur mélancholique, on peut ſe ſervir de ſirop de pommes compoſé, où il entre du ſenné en aſſez grande doſe & aſſez bien corrigé pour n'en apprehender rien de mauvais, le mêlant avec d'autres remedes, ſuivant l'indication qu'on a priſe. Il eſt vray que le lait clair dans lequel on infuſe quelquefois le ſenné, peut empêcher qu'il ne cauſe des tranchées & des vents ; mais on ne prend pas garde à Paris que le lait dont on exprime cette liqueur n'eſt gueres bon quand on l'a long-temps gardé & promené dans les ruës, ſur tout quand on y a mêlé de l'eau, & que l'animal dont il eſt extrait a été nourri de mauvaiſes herbes & abreuvé de mauvaiſes eaux, comme il arrive tres-ſouvent.

La Caſſe des Arabes (car la caſſe des Grecs eſt noſtre Canelle) eſt mediocrement chaude & humide. C'eſt un purgatif fort connu, & qui n'eſt gueres moins familier que le ſenné, mais comme celuy-ci eſt quelquefois un peu vehement, celle-là eſt d'ordinaire un peu foible, particulierement celle du Ponant. C'eſt pourquoy ſi on l'employe en d'autres maladies que celles des reins, de la veſſie & de la poitrine, elle émeut ſouvent plus qu'elle ne purge, & eſt tres-contraire aux enfans qui ont des vers, ſi elle n'eſt accompagnée d'autres purgatifs ; mais on s'en ſert fort utilement en de certains cataplaſmes, & autres Topiques. Il y a des gens qui ſe ſervent de celle qu'on a confit ayant que de l'apporter en Europe ; mais fort inutilement, ce remede étant des plus foibles, Cependant *deux écus* de ſenné & une once de caſſe mondée, avec quelque Latin ou quelque Grec font ſouvent l'abregé de la Medecine pratique à Paris.

La Manne connuë des Grecs & des Arabes, eſt une autre panacée de Paris. On ſçait aſſez que c'eſt une eſpece de ſucre ou de miel, qui ſe forme d'une roſée ſur les feüilles de differens arbres dans la Calabre, & même dans noſtre Dauphiné ; car celle qui tombe ſur la Terre eſt fort inferieure à celle qui tombe ſur les feüilles & les branches des arbres. Galien en a connu une eſpece qui tombe quelquefois ſur le Mon Liban, & qu'il appel δροσομελη, & αερομελη *mel roſcidum & æreum.* Surquoy il eſt bon de marquer qu'il y a dans l'iſle de Ceylon une eſpece de fourmis de la groſſeur d'une abeille, qui font de la Manne d'un goût & d'une vertu admirable. Quoy que ce purgatif ſoit

Obſervat. 151. Dicur II. ann. I Ephemerid. Germ. Anic.

3. *De aliment. fa-*
cultatib. cap. 39.

temperé dans ſes qualitez, doux & ami de la poitrine, & qu'il
purge facilement les humeurs ſereuſes, il n'eſt pas propre à
toute ſorte de perſonne & de maladies; car outre qu'il ſe change en bile dans les eſtomachs bilieux, & qu'il ne fait qu'émou-
voir quand il eſt donné ſeul, il arrive tout au contraire qu'il
fait bien plus qu'on n'en demande, quand il eſt falcifié par les
Marchands, qui y ajoûtent quelquefois du ſuc de Thitimale
& de la Scammonée. Auſſi eſt-ce de cette maniere-là qu'il faut

Lettre de Guy Patin
68.

entendre préciſement ce jugement qu'en fait un Medecin de
noſtre temps, écrivant à un de ſes amis. *Nous n'en avons point*
de veritable, & celle qu'on nous apporte d'Italie n'eſt autre choſe que
du ſucre & du miel, meſlés avec un peu de ſcammonée. Dans la Manne
de Briançon il y a du Thitimale & de l'épurge; car cela n'eſt pas
vrai à la lettre, parce qu'il en vient de bonne de la Calabre, &
qui ne fait que ce qu'on en demande quand elle eſt bien choi-
ſie, & parce que celle de Briançon, quoy que plus foible, n'eſt
pas toûjours alterée.

La Rheubarbe, eſt une autre idole du peuple qu'il adore
ſans ſçavoir pourquoy, car encore que cette racine du Levant
ait ſes bons endroits, elle a auſſi ſes mauvais quand on s'en entête. Elle eſt ſeche & chaude au ſecond degré, ſouvent gâtée,
& rarement bien choiſie, & on luy ſubſtituë même quelque-

Rheubarb. Monach.

fois du Rhapontic.* Elle eſt fort contraire à ceux qui ont quelque ardeur d'urine, à laquelle elle communique juſques à ſon
odeur & à ſa teinture. Elle agit ſelon ſes differentes ſubſtan-
ces, car elle purge, ouvre & penetre, & particulierement en
infuſion par la plus ſubtile; mais elle fortifie & reſſere par ce

V. *Valeriolam lo-*
cor. Communic. l. 3.
pag. 618.

qu'elle a de terreſtre, comme il paroît quand ce qu'elle a de plus
ſubtil s'eſt évaporé par l'uſtion & deſiccation qu'on en fait. Mais
il n'eſt pas vray qu'elle ſoit toûjours l'ame du foye comme on
ſe l'imagine. Auſſi Riolan le fils a-t-il marqué fort préciſement qu'elle eſt même la mort du foye quand il eſt chaud &

At mors hepatis
calidioris ac ſiccio-
ris perhibetur Rio-
lan. in Method. par-
ticular.

ſec, & qu'on en uſe trop fréquemment. Elle eſt encore contraire aux femmes groſſes, & aux temperamens bilieux. Ainſi
je ne voy pas à quelle fin les Venitiens en mâchent continuellement, eux qui ſont ſi ardens & ſi ſecs. Le plus ſeur eſt
donc de s'en ſervir dans le ſirop de chicorée compoſé, & dans
le Catholicon double, dont nous parlerons cy après; parce
qu'elle y eſt bien corrigée. Car quant aux enfans, comme ils
ſont fort humides, & ſujets à des flux de ventre cauſés par

des crudités, & même aux vers, qu'elle tuë par son amertume, elle leur est plus propre en infusion, ou en poudre, qu'aux adultes. Elle est encore propre aux ulceres internes, & aux visceres languissans & debilités, sur tout quand on en a fait évaporer la partie purgative, & qu'on l'a meslée avec les poudres aromatiques dans des opiates ou tablettes, car elle ne manque gueres de cette maniere à faire un bon effet, sur tout aux convalescens des longues maladies.

Aloés, ou Aloé est un mot équivoque dans la Medecine; car il signifie le bois appellé *Xilaloe* des Grecs, dont l'odeur est si agreable, que l'Ecriture sainte se sert de ce nom pour marquer ce qu'il y a de plus odorant, & de plus opposé à la corruption; & c'est apparemment de cet Aloé que veulent parler les Auteurs de la Geographie de Nubie *, marquans que le grand Alexandre ayant conquis l'isle de Socotra proche la Terre de Jamaica, Aristote luy conseilla d'y envoyer une Colonie Greeque pour avoir soin des Aloés. Quoy qu'il en soit cet arbre est fort rare, & ne croist qu'en ces regions des Indes, où il y a des Tigres, & semblables bêtes feroces. Il est sec & chaud, & rend une liqueur onctueuse quand on le brûle. Il entre dans la confection d'hyacinte quand on en trouve, faute dequoy on luy substituë le santal.

Canticor. 4. *vers.* 13. *Psal.* 45. *vers* 4.

* *Gabriel & Joan. Syonit. in Geograph. Nubiens.*

Quant à l'Aloé, dont il est question dans cet Article des purgatifs, c'est une fort grande plante & fort connuë. Elle est toûjours verte, & c'est pour cela qu'elle est appellée *semper vivum marinum* par quelques Auteurs, étant si majestueuse & si agreable à la veuë, qu'elle ne sert pas moins à present à l'ornement des Jardins, qu'à la Medecine. C'est le suc de cette plante qui sert de baze à tant de pilules differentes de nos dispensaires, & à celles que chacun prepare à sa maniere. Le Caballin commun en Espagne ne sert qu'à purger les chevaux, mais le socotrin, ainsi appelé, parce qu'il croist en l'Isle de Socotra, est destiné pour les hommes. Il ouvre les veines par sa chaleur tenuité, & est par consequent contraire aux femmes grosses, & aux febricitans, aux tabides & à tous les temperammens delicats, & ne laisse pas pour cela d'être fort utile dans la Chirurgie. Car quant à l'usage qu'on en fait dans les pilules appellées de Francfort, ne peut être approuvé des Medecins methodiques tant l'abus en est grand, si ce n'est pour des Allemans replets, phlegmatiques, & sujets à la crapule; ces pilules n'étant autre chofe que le fuc de cette plante, nourri & lavé dans l'eau de violettes dont on fait un myftere & un fecret, quoy que ce remede ne purge que des ferofités & des crudités des premieres voyes, en la place defquelles il laiffe une chaleur dont il n'y a que les conftitutions humides & replettes qui fe deffendent. Mais pour revenir du fuc à la plante & égayer un peu la matiere : l'Aloés, tout agreable qu'il eft à la veuë, ne laiffe pas d'être le fymbole de l'amertume, qui fe trouve avec les douceurs mêmes de la volupté, *plus Aloés quam mellis habet*, & c'eft pourquoy on en peut dire, malgré tous fes agréemens, *nimium ne fide colori*. Au refte il ne faut point paffer fous filence, que le plus grand de fes agréemens confifte en fa fleur, quoy qu'il ne fleuriffe que rarement, à propos dequoy je ne puis affez métonner de ce que la France, quoy que bien plus chaude que l'Allemagne, n'a point encore vû ce qui arriva dans la Silefie l'an 1663. où cette plante fleurit au bout de trente & un ans de fterilité, & où elle mourut quelque temps après avoir pouffé vingt & une tiges & plus de deux cens fleurs, ce qui donna occafion à un Medecin de ce Païs-là de faire une epitaphe fort fleurie à cette plante, où je renvoye le lecteur, par ce qu'elle eft un peu trop longue pour eftre ici inferée.

1663.

Mifcellan. Medicophyfic.feuEphemerid. Germania part. 1. ann. 16.

L'Agaric eft une maniere de champignon, qui croît au pied des Cedres, & plus particulierement au pied des Larix ; il eft chaud au premier degré, & fec au fecond. L'Auteur du Scaligerana a remarqué que Diofcoride ne fçavoit ce que c'eftoit, quand il a dit qu'il croiffoit fur les cedres dans l'Agarie; doù il avoit pris fon nom ; parce que Agarie eft un nom imaginaire.

Diofcorid.l. 3.cap.3.

Quoy qu'il en foit, il en croît dans le Dauphiné qui ne cede pas beaucoup à celuy qu'on apporte des Païs étrangers. Il fait comme beaucoup d'autres purgatifs, de mauvais effets, s'il n'eft corrigé felon l'art, par de frequentes lotions faites avec l'eau ou le fuc de rofes, après quoy on le réduit en Trochifques. C'eft de cette maniere qu'on l'employe pour purger les humeurs vifqueufes & groffieres des parties les plus éloignées, foit en infufion, ou dans des pilules ; mais l'ufage n'en eft pas fi feur ni fi ordinaire pour les femmes que pour les hommes. Quoy qu'il entre dans la Theriaque, il ne laiffe pas d'être une maniere de poifon quand il eft trop vieux, tant il eft vray que qui dit un purgatif, dit une de ces images qui changent de figure felon leur pofition, & le cofté où on les regarde.

Le Jalap eſt encore un remede fort connu du peuple au
moins de nom , mais il en fait un mauvais uſage ; parce qu'il
n'eſt ni cher, ni difficile à preparer & avaller. Il eſt vray qu'il
purge aſſez bien les ſeroſités , mais outre qu'il n'en tarit pas
la ſource , comme c'eſt une eſpece de Brione des Indes, il eſt ſi
chaud , ſi ſec & ſi vehement qu'il fait ſouvent des ſuperpurga-
tions , & des impreſſions fort fâcheuſes aux entrailles. Cependant on ſe le figure un ſecret pour les cachexies & hydropiſies
à cauſe de quelque ſubſtance reſineuſe qu'on y entrevoit. On
l'employe même pour les maladies ſecrettes, mais tout cela ne
va pas juſques à corriger les impreſſions faites aux parties nour-
ricieres par les cauſes de ces maladies.

L'Iris autre racine, & dont on ſe ſert comme du Jalap eſt
quelque choſe de pire, puiſqu'il eſt plus chaud , plus ſec, plus
acre & plus vomitif, & particulierement celuy de Florence :
car à moins que de s'en ſervir dans ces mélanges appellés *lohoots*,
& dans les Tablettes compoſées pour la poitrine, ou dans les
remedes de Chirurgie ; les vieillards, les femmes & les enfans
s'en doivent abſtenir.

La Coloquinte eſt encore pire que l'Iris , particulierement
quand elle eſt mal corrigée. C'eſt le fruit des courges ſauvages dont la préparation a paſſé dans l'uſage de la Medecine
ſous le nom de Trochiſques Alhandal. Elle eſt humide &
ſeche du ſecond au troiſiéme degré , & a outre ces qualités
manifeſtes quelque degré de malignité. Ainſi elle eſt contraire à l'eſtomach , aux inteſtins , au foye , au cœur , aux vieillards , aux femmes , aux enfans, aux febricitans , & ne doit
eſtre employée que faute d'autres purgatifs, même aux hommes robuſtes & vigoureux. Quoy que certains Medecins s'en
ſervent pour les maladies cutanées , je ne voy pas qu'on s'y
doive trop fier ; car ſi les Arabes l'appellent la mort des plantes, elle pourroit bien encore l'être des imprudens. Auſſi ces pauvres gens dont il eſt parlé dans le quatriéme Livre des Rois , *Reg. 4. cap. 4?*
s'en trouverent-ils ſi mal, qu'ils ne ſe crurent pas moins qu'em-
poiſonnez , & qu'il fallut employer tout ce que le Prophete
Eliſée avoit de connoiſſance naturelle pour les tirer d'affaire.

Le Turbit n'eſt pas ſi connu que la coloquinte , auſſi eſt-
ce la racine d'une eſpece de ferule qui n'eſt pas commune. Il
eſt tres-chaud, tres ſec & tres ſubtil. Il purge le phlegme groſ-
ſier des parties les plus éloignées, mais comme il opere lente-

* Turbit à
Turbando.

ment, il fait de si fâcheufes impreffions, & caufe fouvent de
fi grandes douleurs qu'on croit qu'il a pris fon nom * de ces fe-
ditions qu'il excite dans le bas ventre. Auffi ne l'employe-t-on
jamais que bien corrigé, & dans des compofitions où il n'eft
pas fi dangereux que quand il eft feul. Un Traité MS. compofé par M. Laugier Medecin de Senez en Provence, marque
qu'il eft tres-dangereux de manger du poiffon & de s'expofer
à l'air le jour qu'on a efté purgé avec du Turbit.

Les Herinodactes ces Bulbes ou fruits d'une efpece de col-
chique, auffi peu connuës du peuple que le Turbit, font un peu
moins violentes à la verité, mais elles ne demandent pas moins
de circonfpection dans l'ufage de la Medecine, puifquelles
font chaudes & feches au fecond degré, qu'elles operent tard,
qu'elles font contraires à l'eftomach, & qu'enfin Diofcoride les
croit un peu venimeufes.

La Scammonée, qu'on peut appeller le Salmonée des purgatifs, & des Charlatans, tant elle fait de bruit, & tant elle va
vîte dans fes operations, ne laiffe pas d'être un bon remede,
quand elle a été bien corrigée & réduite en cette efpece de
larmes, d'où elle a pris le nom de Diagrede tiré du Gréc. C'eft
le fuc laitteux d'une de ces Plantes du Levant qui montent
toûjours quand elle trouvent à s'attacher. Les Apoticaires l'appellent le fouet des Electuaires, parce qu'il hafte & excite leur
operation. Auffi ce fuc épaiffi, eft il chaud & fec du fecond au
troifiéme degré, & contraire à l'eftomach, au cœur & au foye,
ouvrant même les veines s'il n'eft corrigé comme il l'eft dans
le diaprum folutif, qui purge fort bien la bile & la pituite, pris
tant par la bouche que par les lavemens, fans caufer aucune
incommodité. Ainfi c'eft un fort bon remede de fa nature,
mais dangereux dans les mains du peuple & des Charlatans qui
en abufent.

L'Ellebore eft connu de tous les fçavans, parce que les
Anciens s'en purgeoient, & particulierement les Poëtes, pour
avoir l'efprit plus net & plus ouvert. On croit que la maniere
de le preparer s'eft perduë avec les Livres qui étoient dans les
Bibliotheques d'Alexandrie, & que la tranfplantation qu'on en
faifoit en des lieux aquatiques, contribuoit beaucoup à l'adoucir. A quoy il y a quelque apparence, puis qu'Æcée s'en fervoit
fort communement, & que Symphor. Campegius * a remarqué
V. Gal. in Comment.
2. l. 3. c. 2. in lib. Hipocrat. de vict. ratio
in acut.
que Galien le mettoit affez fouvent en ufage, & preferable-
ment

ment à la fcammonée. Quoy qu'il en foit cette racine étant non
feulement tres-chaude, tres-feche & tres-acre; mais ayant encore des qualités malignes, on ne peut affez admirer la conftitution finguliere de ce Pafteur nommé Thrafias & de cet Eudemus de Chio dont Theophrafte nous raconte, qu'aprés en
avoir mangé des poignées ils n'en fentoient pas la moindre
émotion. Antiflire eft le nom de l'Ifle où croiffoit ce celebre
purgatif, & même felon Suidas, le nom d'une fameufe courti-
fanne. Hippocrate s'en fert comme d'un *Mochlique,* auffi ap-
pelle-t il tous les violens purgatifs du nom d'Ellebore, mais il
étoit en ufage long-temps avant luy, puifque le Medecin Melampe s'en fervit dans la maladie des filles de Proëtus Roy
d'Argos. Democrite, dit-on, en avoit appris l'ufage en Egypte,
& le communiqua en fuite au grand Hippocrate avec plufieurs
autres connoiffances Il a efté de tout temps le remede dont on
s'eft fervi pour la guerifon des furieux, des atrabilaires des Epi-
leptiques & des ladres. Mais les Medecins des derniers fiecles qui
ont découvert des remedes plus doux, ne s'en font pas fervi
fi hardiment & fi frequemment que les anciens ; car outre qu'ils
n'employent prefques jamais le blanc, il eft certain que le noir
même eft fi violent qu'il porte d'une égale furie, quelque preparé & adoucit qu'il foit par haut & par bas. Je ne m'étonne
donc pas fi le blanc dont on fe fervoit du temps d'Oribafe, ne
laiffoit pas d'exciter le vomiffement, donné fimplement en fup-
pofitoire. Il y a bien plus, puifque preparé avec du fiel de bœuf,
il purgeoit par le fimple odorat, & qu'aprés l'avoir lavé avec
de l'eau marine, de l'huile & du nitre, il ne falloit qu'en laver les pieds pour faire vomir. Aprés cela qu'on s'étonne fi un
Charlatan en tua l'Illuftre Jacques Cardinal de Pavie, l'hon-
neur des belles Lettres, & fi les Ephemerides Germaniques *Obfervat.* 181. *ann.*
ann. 1671.
nous donnent des exemples récens, & funeftes de fa malignité. Surquoy il ne me femble pas mal à propos de marquer icy
aprés Paufanias que Solon Capitaine des Amphictions, ayant
arrefté le cours du fleuve qui entroit dans la Ville des Cirrheens
pendant qu'il les tenoit affiegez, & y ayant fait jetter quantité
d'Ellebore, il ne le laiffa rentrer dans cette Ville que quand il le *Vide Scheukium lib.*
7. *obfervat.* 9.
vit infecté des qualités de ce violent purgatif, & que c'eft ainfi qu'il réduifit les affiegez ; parce qu'ayant bu trop avidemment
de cette eau, quand ils en eurent à fouhait, ils fe trouverent

fi languiffans, & fi étonnez du mal, qu'ils furent obligez de fe rendre.

La Pierre bleuë ou étoillée, appellée des Artiftes & des Artifans *Lapis lazuli*, eft un purgatif beaucoup moins dangereux que la plûpart de ceux que nous avons marqué cy-devant ; puifqu'il entre dans la confection d'Alkermes, quoy que l'ufage en paroiffe fort fufpect au fçavant Leonicenus, furquoy on peut encore voir Symphor. Campeg. Quoy qu'il en foit, comme on ne s'en fert gueres nous n'en dirons pas d'avantage, le peuple n'en ayant entendu parler qu'à-propos des ouvrages de marqueterie & de rapport.

l. 5. Campeg. Elyfior. cap. 3.

Il y a bien encore d'autres purgatifs fimples dans la Medecine que ceux-là, mais comme l'ufage des plus communs n'eft pas dangereux, nous n'avons rien à en dire de particulier, finon qu'ils font la plûpart lents & foibles, s'ils ne font aidés de quelques autres. Tels font les Tamarins, le Polipode, les Mirobalens, l'Epithime, les Rofes, les Violettes, les fleurs de Peché, la Fumeterre : le Tartre ; car quand à ceux dont les Anciens fe fervoient communement, il faut être bien hardi pour les prendre fans confulter quelque bon Medecin, & particulierement la Mirrhe, le Cabarret, la Laureolle, la Gratiolle, le Concombre fauvage, le Mezereon, le Palma-chrifti, la Sabine, le Thitimale, la Gomme-gutte, l'Euphorbe & femblables, tant on a veu de terribles fuites de leur ufage pour quelques-uns qui ne s'en font pas trouvé mal. Je ne parle encore icy, ni de quelques gommes, ni de quelques refines, ni de quelques fels dont l'ufage bien conduit eft fi falutaire, parce que comme il n'y a rien dont on ne puiffe abufer, il n'eft pas à-propos d'en inftruire le public, outre qu'il faudroit entreprendre un ouvrage exprés & particulier qui fe trouveroit encore au-deffus de l'intelligence de bien des gens.

Les purgatifs compofés font compris fous les noms d'electuaires, de firops & de pilules. Les électuaires font divifés en môus & folides, & ont pris leur nom du choix des remedes qui entrent dans leur compofition. Le plus connu, & un des meilleurs entre les môus, eft

ἐκλίγω deligo.

Le Catholicon double de rheubarbe, appellé à Paris lenitif fin ; car le fimple n'eft que pour les lavemens. C'eft un remede fort feur pour tous les âges, & pour les deux fexes, & tres-propre à

purger fur le declin des fiévres continuës, foit en diffolution faite
en une infufion de fenßé, foit en infufion dans de fimple Tifane,
le lait clair, ou decoction pectoralle, y ajoûtant, felon l'indication, quelque firop propre à purger l'humeur qui peche.

Le Diaprun compofé purge fort doucement la bile, comme
nous l'avons remarqué cy-devant, mais il faut garder quelque mefure dans l'ufage qu'on en fait, ne le donnant dans
les fiévres que quand elles ont des intervalles ; car quand il
n'eft queftion que d'évacuer la bile de la premiere region, on
le peut donner dans un lavement en tout temps.

L'Electuaire de fuc de rofes purge fort bien la bile, mais il
demande encore plus de difcretion que le Diaprun folutif, menant quelquefois le malade un peu loin. Le plus feur eft donc
de ne le prendre que de la main d'un bon Medecin, foit qu'on
fe purge par précaution ou pour quelque maladie effective.

Le Diaphenic eft un puiffant électuaire pour purger la bile
& la pituite, & par confequent propre pour les coliques, particulierement en lavemens ; car quand il eft pris par la bouche,
outre qu'il eft d'un goût fort defagreable & même en bol, il eft
un peu vehement & même quelquefois vomitif.

La Hiere de Galien ou celle de Paxius compofée fait merveilles dans les clyfteres revulfifs qu'on ordonne pour les affections du cerveau, & pour quelques coliques, foit en lavement
ou par la bouche; mais on ne la peut gueres donner qu'en bol,
parce qu'elle eft d'un goût encore plus defagreable que le Diaphenic, & qu'elle purge violemment les humeurs, qui ne cedent pas fans fe faire tirer.

La Confection Hamech, grande & petite, purge l'humeur
mélancholique avec vehemence, & fe donne dans toutes les maladies mélancholiques, & même fecrettes. Mais que de Chirurgiens & d'Apotiquaires qui en abufent, pechans ou dans la
dofe, ou dans les indications de la caufe du mal, de l'âge, du
fexe, du températment, de la faifon & des forces du malade.

Les Electuaires folides, dont on fe fert plus ordinairement
dans la Medecine, font le Diacarthami & le de Citro.

Le premier a pour baze la femence de faffran fauvage, dit
Carthamum, d'où il tire fon nom, laquelle eft chaude & feche
au fecond degré, & fert à purger les eaux & la pituite.

Le de Citro eft à peu prés de même nature, mais comme il

a pour baze l'écorce de citron d'où il tire auffi fon nom, il eft plus feur que le Diacarthami , & l'un & l'autre plus commode en poudre qu'en Electuaire folide ou fec, la poudre ne faifant pas un fi grand volume. C'eft un remede familier & ufité , mais toutefois qui demande quelque difcretion.

Les Sirops font ou purgatifs , ou fimples.

Les purgatifs fe font des infufions reïterées des racines , des fleurs , des fruits & des autres parties des plantes , & même de leurs fucs dépurés. On les fait cuire avec le fucre & quelques correctifs, pour en conferver la vertu & les facultés , & quand on les veut rendre plus actifs , on y ajoûte quelque purgatif fuivant l'indication qu'on a prife. Les plus communs font celuy de fleurs de peché pour purger les ferofités bilieu- fes & pour defopiler le mefentere ; celuy de chicorée qui pur- ge mediocrement la bile , & laiffe quelque impreffion corrobo- rative aux vifceres à caufe de la Rheubarbe qui y entre ; celuy de Rofes pâles pour les ferofités & pour la pituite , mais qui n'eft pas propre aux femmes ; celuy de Pommes compofé , pour l'humeur mélancholique, la bile noire & même la pituite craffe & gluante ; car on ne tient pas dans tous les difpenfaires le purgatif de violettes, chaque College de Medecins choififfant ceux qui leur femblent les meilleurs , & les plus propres aux maladies de leur climat , & de leur Païs.

Quant aux firops magiftraux purgatifs on les compofe felon l'indication du Medecin qui les ordonne ; mais que de prepa- rations Antimoniales , & d'autres remedes donnés fous ce nom, par des gens qui ne penfent qu'à purger , fans fçavoir qui , quoy , comment , quant; & qui fouvent purgent la bource & le corps jufques à l'inanition.

Pilula à Pila.

Les Pilules font ainfi nommées , parce que ce font de pe- tites boules qu'on avale facilement , & qu'on eft obligé de re- duire fous cette forme pour cette fin , & à caufe de leur mau- vais goût. Elles different felon l'humeur qu'on veut purger,& font ordinairement un peu gaillardes. Les plus communes font celles de Rheubarbe , de Fumeterre : *Et fine quibus*, propres à purger la bile , & les Agregatives , ainfi appellées parce qu'on en purge toutes les humeurs. Celle d'Agaric font pour la pi- tuite , & mêmes celles d'Aloés , comme font les Stomachiques & les Cochées, tant mineures que majeures, car celles qu'on ap-

pelle de *Lapide Lazuli* font particulierement pour le fuc mélancholique, quoy que peu en ufage, les unes & les autres tirant
prefques toutes leurs noms de leurs bazes. Mais les plus feures
font celles qu'on compofe fuivant les befoins & les indications,
& qu'on appelle magiftralles, où on fait entre les gommes, les
refines, les fels & autres remedes dont on prepare quelque chofe de fort bon pour les maladies chroniques, quand on en fçait
l'œconomie. Voilà pour les purgatifs proprement & précifement appellés purgatifs.

Mais comme les vomitifs font des manieres de purgatifs qui
portent par haut & par bas, & qu'ils font bien du bruit dans
la Medecine, particulierement depuis trente ou quarente ans,
il en faut dire quelque chofe en particulier, aprés en avoir parlé
comme nous avons fait cy-deffus en general.

Je remarque donc, quant aux vomitifs, que comme la reputation des remedes dépend bien fouvent des fuccés qu'ils ont
dans les cours; tout le monde y donne, quand des perfonnes
d'autorité les approuvent. C'eft pour cela que quand Dieu eut
beni ceux que le Roy Loüis le Grand prit il y a environ trente ans dans une grande maladie, le vin Emetique, qu'on ne
donnoit auparavant qu'en tremblant & en cachette, prit le
deffus fur tous les autres remedes, jufqu'à fe faire nommer
vin Royal. Ce fut alors, dif-je, que ce vin fe trouva du goût
de ceux même qui avoient redouté fa force, & qu'on en eut
une fi grande idée, que les femmes l'ayant appellé vin mifti-
que, les hommes crurent qu'elles n'avoient pas tout à fait mal dit.
Quant à nos Poëtes peu s'en fallut qu'ils ne le miffent dans la
cruche de la jeune Hebé, pour en regaler Jupiter & toute fa
table. C'eft ainfi que les Senateurs, les Chevaliers & le peuple Romain compoferent la Theriaque à l'envi, pendant que *Galen. 1. de Antid.*
l'Empereur Antonin la difpenfoit de fes propres mains. Mais
comme cette occupation ne fut plus à la mode dans Rome, dés
qu'il eut ceffé de vivre, de même le vin Emetique ayant été
donné inutilement au Cardinal Mazarin, il perdit beaucoup
de fa reputation. On ceffa alors de luy faire juftice, & on ne
daigna pas feulement confiderer que comme il avoit été employé dans un marafme mortel, on n'en devoit rien efperer.
Il arriva même enfuite à ce grand remede ce qui arrive à ces
Ouvrages d'Hiftoire, d'Eloquence & de Poëfie qu'on fait trop
fonner avant que de les rendre publics, car un bel efprit le

mit malheureusement au raval pour l'avoir excessivement pri-
sé, & pour s'en être trop promis dans ce beau Sonnet.

> Maintenant l'Emetique est dans un grand éclat,
> L'univers en reçoit un avantage extrême;
> Ce miracle est visible, & le siecle est ingrat,
> S'il n'éleve un Trophée à sa vertu suprême.
>
> Il nous a secourus contre un double attentat,
> La Pourpre s'en ressent comme le Diadème,
> Et donné par deux fois, il a sauvé l'Etat,
> En sauvant le Ministre & le Monarque même.
>
> Jules je vois briller la santé dans vos yeux,
> Ayant pû soûtenir ce vin si furieux,
> Vous montrés une force à qui toute autre cede,
>
> L'on sçait vostre douceur & de l'aveu de tous,
> Lorsque vous employez un violent remede,
> Il est à présumer que ce n'est que sur vous.

De là vint ce vilain Sarcasme aprés sa mort,

> C'est ne pas sçavoir l'Art, c'est manquer de pratique,
> C'est de la Medecine ignorer les succés,
> Que de condamner l'Emetique,
> Aprés les biens qu'il nous a faits.

Neanmoins comme les liqueurs se racommodent souvent
avec le temps, avec la patience & avec un peu d'artifice, le vin
Emetique ne fut pas long-temps sans reprendre la reputation
de force & de bonté qu'il a toûjours conservée depuis. Mais
parce que tout le monde ne sçait pas ce que c'est, quoy
que tout le monde en parle, disons quelque chose du nom, des
qualitez & de la matiere de ce grand remede.

Emetique est un mot François tiré du mot Grec qui signifie
vomir; de sorte que tout remede qui fait une subversion de
l'estomach suivie d'une prompte évacuation, est un émetique,
ou vomitif. C'est par rapport à cet effet, que les Latins appellent *Vomitoria* les grandes ouvertures des Amphiteatres par lesquelles le peuple se dégorge, & sort en foule. Il est bien vrai
qu'il y a des vomitifs doux, qui n'agissent que par des qualités manifestes, & qui font une subversion d'estomach qui n'est

pas fuivie d'un effort & d'une évacuation confiderable , telles que font toutes les chofes unctueufes , oleagineufes & tiedes, l'huile, le beurre, la graiffe, & tout ce qui relâche les fibres de l'eftomach; mais il y en a qui font leur effet par des qualités bien moins communes, comme la racine de Raiffort, les femences d'Ortie, d'Anet de Sureau, d'Arroches: le Ciclamen, l'Azarum, les fleurs de Genêt, & plus que tout cela la Catapuce, l'Ellebore, la noix vomique, le Tabac.

Mais comme les uns font trop lents pour fatisfaire l'indication du Medecin en de certaines rencontres , & qu'ils font encore de mauvais goûts, & qu'au contraire les autres font trop violens ; l'expérience en a découvert d'inconnus à la plûpart des anciens, qui n'ont rien de defagreable au goût , après avoir été bien preparez, & qui font un effet d'autant plus feur, qu'ils déterminent l'humeur par bas , quand ils font aidés par quelques purgatifs : c'eft ainfi qu'on a trouvé le moyen de rendre le Vitriol vomitif par fon fel, l'Antimoine par l'ouverture qu'on en a fait , & le Mercure par des mélanges & des preparations qui le rendent tantôt vomitif & tantôt dejectif. Ces deux derniers s'étant donc enfin établis , quoy qu'avec bien de la peine ; ce fera fur ceux-là que je m'arefterai plus particulierement, parce qu'ayant déja parlé de l'Ellebore , fi je m'arrête auffi quelque peu fur le Tabac. , ce ne fera que pour marquer qu'il eft non feulement un vomitif tres-dangereux ; mais encore que de quelque maniere qu'on s'en ferve , il fait beaucoup plus de méchans effets que de bons , & bien plus de bruit que de guerifons.

L'Antimoine eft donc, felon quelques-uns, le Janfenifme de la Medecine, tant l'ufage en femble nouveau , & tant il a fait de bruit de nos jours.

Les Miniftres facrés ont fait la guerre entre eux ;
La Grace étoit l'objet de leurs combats fameux,
Les enfans d'Efculape ont fait la même chofe,
L'Antimoine en étoit le mafque, & non la caufe.
A ceux-là le faint Pere a commandé la Paix ,
Et bani des lieux Saints ces importuns procez ,
Par vous, Grand Senateur, *le parti Blondelique ,*
A vû réduire à rien fa procedure inique ,
Et de fçavans Docteurs reftez victorieux ,
Des écrits diffamans & des traits envieux , &c.

*C'eft M. le Premier Prefident de la Moignon.

On s'eft même imaginé il y a long-temps, qu'il avoit pris
fon nom du mauvais tour qu'il avoit fait à quelques Moynes
aufquels on l'avoit fait prendre en remede ; mais cette allufion
ne répond ni au ςίμμι des Grecs, ni à l'*Antimonium* des Latins, & n'eft qu'un jeu de noftre langue, qui ne conclud rien.
Ce qu'il y a d'affuré eft que les Dames Juives en faifoient des
fards dés le temps du Prophete Ezechiel. Quant à fa nature c'eft
un foffile, ou mineral noir, & rayé de lignes argentées fort fria-
ble, & qui participe de la nature du métail en ce qu'il fe fond,
& de celle de la pierre en ce qu'il fe broie, étant compofé d'un
fouffre à peu prés femblable au fouffre commun, & d'une fubftance metallique, & au refte froid & fec. Quant à fes qualitez
manifeftes, nous n'avons pas d'affurance qu'on ait découvert
fa qualité vomitive, ni qu'on ait commencé à l'ouvrir avant le
douziéme fiecle, où la Chimie revint en vigueur. Quoy qu'il
en foit, le Moyne Bafile Valentin fut celuy qui en mit le premier les preparations en l'ufage. fous le nom de Panacée, enfuite dequoy Paracelfe fe fit, pour ainfi dire, Patron & Protecteur de ce grand remede, & neanmoins quelques Medecins
dogmatiques ne laifferent pas de le traiter de venin, les uns
par prévention, les autres par envie, ou par ignorance, & cela
a duré jufques à noftre temps. Mais ce qui m'a furpris eft de
voir que malgré les effets miraculeux de ce remede, il fe foit
trouvé des Medecins opiniâtres au point de le décrier fans aucune diftinction, ni modification ; & que quelques uns l'ayent
voulu bannir des Pharmacopées, & des Difpenfaires. Car quoy
qu'on en puiffe dire, tout eft fi myfterieux dans ce foffile ; que
la femelle en eft preferée au mâle foit dans la Medecine foit
dans la metallique, où il eft d'un grand ufage. Il faut donc fçavoir, quand à la Medecine, que fi on l'employe cru & fans préparation, il n'a autre vertu que de refferrer & fortifier ; mais
que quand il eft ouvert par le feu, le falpêtre & quelques autres ingrediens, il eft vomitif, purgatif, ou diaphoritique ; ce
qui l'a fait nommer la *Colomne de la Medecine*, par quelques
Chimiftes. Ainfi ce qu'on appelle foye d'Antimoine, parce que
cette prépaparation reffemble au fortir du creufet à du foye
cuit, *& Crocus metallorum*, parce qu'il eft jaune quand il eft
broyé, eft la matiere dont on fait le vin Emetique, quand on
l'a bien broyé & lavé, le faifant infufer dans du vin blanc,
parce que le vin eft fon correctif, & qu'il fe charge de fa vertu

vomitive

Ezechiel. 13.
R g. 4. c. 9.
Hierem. 4.

vomitive & purgative, à proportion de ce qu'il a de force d'efprit & de fubtilité. Voila donc comment ce vin n'eft dangereux qu'entre les mains des ignorans & des termeraires, qui
fouvent le preparent mal, & le donnent encore auffi mal à propos. Surquoy il eft bon de marquer ici que le Neptune mit en
ufage pendant les dernieres années de fa vie, une maniere de
Crocus metellorum, donc il fe difoit l'inventeur, & dont il faifoit une Panacée. Il en donnoit depuis quinze grains jufques
à cinquante en fubftance, fort innocemment à ce qu'il difoit,
mais outre qu'il n'y avoit pas grand myftere à cette preparation
& à cette pretenduë invention, elle ne laiffoit pas, malgré fes
affirmations, de faire fouvent plus qu'on n'en demandoit, tant
il eft dangereux dans la Medecine de vouloir mefurer tout le
monde à même mefure. Et cependant le bon-homme foutenoit toûjours & fort hardiment, que *l'Antimoine ainfi preparé,*
étoit auffi naturel à l'homme que le meilleur pain de froment, qu'il re-
noûvelloit le corps, reverdiffoit la jeuneffe, qu'il feparoit la roüile &
l'impureté de l'humeur radicalle : quel galimathias ! mondifioit *la*
peau, depuroit le fang, & que rien ne pouvoit en payer la valleur.
Quant aux fleurs, au verre & au beurre d'Antimoine, dit poudre d'Algarot, ce font des remedes auffi dangereux entre les
mains des ignorans, que le font les épées & les armes à feu
en celles des fous & des enfans. Il en eft de même du Bezoard
mineral qu'on fait avec le beurre d'Antimoine & l'efprit de nitre. Il eft vray que cette préparation qu'on appelle diaphoritique eft bien moins dangereufe que tout cela, mais outre qu'elle a bien perdu de fon ancienne reputation, il eft certain que
fi ce remede n'eft bien preparé, il ne laiffe pas de faire des naufées & d'autres incommoditez, devenant même vomitif quand
il a été long-temps gardé. Concluons donc de tout ceci que
comme il ne faut pas trop s'effrayer au nom d'Antimoine &
d'Emetique, il ne faut auffi s'y confier que quand il eft conduit
par un Medecin fage & habille, & que tous ces firops de longue vie, & autres grands noms font des machines dont il eft
le grand reffort, & dont l'impetuofité ne s'arrêtera pas comme on voudra, quand elles feront une fois en mouvement. Et
c'eft en ce fens qu'il faut prendre ces vers d'un fçavant homme, qui pour fe mocquer du Livre intitulé l'Antimoine Triomphant, ne le fait triompher qu'à la maniere des Capitanes
Romains.

Laurent. Hofmann:
de vero ufu & fero
abufu & Medicam.
chimicor.

I

FRANCISCI OGERII
IN LIBRUM CUI TITULUS STIBIUM TRIUMPHANS.
EPIGRAMMA.

Nunc, licet, aurato scandat capitalia curru,
  Nunc albis stibium jure triumphet equis.
Plaudite fumosi cinistones , plaudite Agirtæ,
  Inter qui cedat , credite ,nullus erit.
Victoris tanti meritis obstare Triumphis,
  Tot cæsis hominum millib. invidia est.

Ce qui obligea un autre sçavant à luy répondre en cette
maniere.

Victoris stibii meritos damnare Triumphos,
  Tot Domitis morbis quis neget, invidia est,
Post tot servatos , servato Principe cives ,
  Victorem certe querva corona decet.

V. Edition. quartam
poemat Ægid. Me-
nag.

Le Tabac n'est pas seulement vomitif , mais encore purgatif , & quelquefois un poison selon la dose , & selon qu'il est
preparé. Cependant on s'en sert en pourdre , en fumée , en
machicatoire, souvent sans sçavoir pourquoy, ni à qu'elle fin.
Pourroit-on donc en parler avec liberté , puisqu'il est même
du bel air, de tous les âges & de tous les sexes ; jusques-là que
les beaux esprits sont sur le qui vive pour des feüilles, qui ne
seroient que le joüet des vents, si la prévention & l'entêtement
n'en avoient rempli tant de feüilles vuides ; Car s'il s'est trouvé quelques Auteurs qui ont monté sur le Parnasse pour le
foudroier, il s'en est trouvé d'autres qui n'y sont montés que
pour l'élever de la Terre jusques aux nües , pour ne point
parler de ceux qui loüerent,dit-on, leurs plumes aux interessés
quand il fut mis en parti , & qui tâcherent de le rendre precieux à force de le prôner & de luy donner toutes sortes de
bonnes qualités. Car quoy qu'il en soit, que de vers en toutes
les langues, mais que d'expressions outrées dans la Latine &
dans la Françoise pour de la fumée. Aussi n'aurions-nous jamais fait si nous ne nous contentions de deux de ces pieces
qu'on a faites pour & contre. Jean Barclay pour les Latins
n'en fait pas moins dans son Euphormion, qu'une cicuë mortel-

le, qu'une vapeur infernalle & qu'un Aconit sorti de l'écume d'un Cerbere, plus propre à punir les parricides qu'à entrer dans l'usage de la Medecine.

Planta nocens, ò lethifero planta horrida fumo,
Quam bona diversis natura removerat oris,
Quis-te planta nocens tristi vectare carinâ,
Instituit demens, nostrisque ostendere terris?
Scilicet infelix raperet cum sæcula mavors,
Deformisque fames, morbi, cadensque senectus,
Proh dolor! & sævæ legerant aconita novercæ,
Heu etiàm in nostras deerant hæc fata ruinæ!
Quis sordes facinusque tuum, dirosque vapores,
Explicet, & fœdo surgentia nubila fumo,
Talis avernali corrumpit spiritus auras,
Missus in astra lacus, morituraque germina solvit,
Vicinumque pecus volucrumque intercipit alas.
Talis & inferni subter mala limina mundi,
Urget odor manes, cum lampada tristis erinnis,
Solvit & extinctæ fumant post prælia tædæ,
Planta nocens, ò lethifero planta horrida fumo,
Si te lethifero cacus jactasset ab ore,
Alcidem vicissee odor, te sæculâ prisca,
Si nossent poterant vacuis præferre cicutis,
Et de cerbtrea natam te dicere spuma.
Tum si quis patriam violasset cæde senectam,
Huic mites nimium flammas, huica lenta putassent,
Flumina; fumiferi potasset nubila peti.

Un de nos François au contraire est si éloigné de la pensée de cet Etranger, qu'il met le Tabac sur la table des Dieux de la fable, tant il est vray que

Cuique Deus fit dira libido.

Quand je boy ce Tabac salutaire aux humains,
J'ay comme Jupiter l'Univers dans les mains,
Car je tiens dans la pipe & le feu & la Terre,
Je suis environné de nuages fumeux;
S'il fait pleurer le Ciel, je fais pleurer mes yeux,
Puis rottant comme luy je darde le Tonnerre.

Celle qui rajeunit le pere de Jason,
Le faisant retourner en sa verte saison,
Encore que son corps fût sec comme une souche,
Lui donna seullement ce remede invaincu,
Et luy faisoit sortir ses vieux ans par le C...
Au prix que le Tabac entroit dedans sa bouche.

En prenant du Tabac je prens un grand plaisir,
Les mauvaises humeurs descendent à loisir,
Je ne mourai jamais si j'en puis toûjours prendre,
Faites grands Dieux! pour plaire au destin qui me suit,
Qu'en cendre de Tabac l'Univers soit réduit,
Puisqu'il faut quelque jour qu'il soit réduit en cendre.

Bacchus qui tient la clef des portes de mes sens,
M'a toûjours deffendu, de n'user d'autre Encens
Que du divin Tabac sur l'Autel de sa gloire:
Mème il fut arresté dans le Conseil des Dieux,
Qu'on feroit la Balance un des signes des Cieux,
Pour peser le Tabac que les Dieux veulent boire.

Je mets tant de fumée au Tuyau de mon nez,
Que les rais du Soleil sur leurs pas retournés,
Se vont cacher de honte au centre d'une nuë,
A la fin le Soleil m'ayant baisé les mains,
Je lui rends sa lumiere en faveur des humains ;
Mais pour éclaircir l'air il faut que j'éternuë.

L'Espagnol eust vaincu ces braves Hollandois,
S'ils n'eussent rapporté des Rivages Indois,
De ce divin Tabac la liqueur enfumée,
Et je veux soutenir & de bec & de dents,
Que ce n'est qu'une pipe & du Tabac dedans,
La Trompette que tient en main la Renommée.

Ce voleur dont le foye à jamais renaissant,
Nourrit à Table d'hoste un voleur ravissant,
Pouvoit faire aisément un crime sans offense:
Car si pour allumer du Tabac seulement,
Il eust fait le larcin du celeste Element,
Au lieu de chastiment il eust eu recompense.

Mais de bonne-foy, avant que d'en venir à la conclufion, qui ne voit que le Tabac eft ennemi de toutes les parties nerveufes & membraneufes, & qu'une tres-petite portion de fa fubftance, même la fimple fumée, caufe des accidens à ceux qui l'avalent pires que ceux des plus violens purgatifs, & que ceux de la plus vilaine crapule ? Car fi l'habitude & la force individuelle de la complexion, empêche en quelques fujets ce mauvais effet, c'eft à cette habitude & à cette force qu'on en eft redevable, & c'eft de cette maniere que les Marfes & les Pfilles, & cette fille dont parle Pline, ne craignoient plus rien du poifon : Car voudroit-on nier aprés tant d'experience, qu'il ne mette la plûpart des hommes & des femmes en un état pitoyable, particulierement quand ils n'y font pas accoûtumez, & que deux goutes d'huile, de Tabac fur la langue d'un animal ne caufe des convulfions mortelles ? Qui ne fçait encore que du fuc de Tabac mis fur une playe, fait un vomiffement cruel & dangereux, & que la feule picqueure d'une éguille trempée dans de certains extraits de cette Plante, caufe la mort en fort peu de temps ?

Que la pareffe, l'oifiveté, l'inquietude & le mauvais goût plaident donc tant qu'ils voudront fur mer & fur terre pour le Tabac, & que les Dames Françoifes qui en avoient autresfois tant d'horreur, luy accordent fi elles veulent l'entrée de leurs cabinets, il s'en faudra toûjours beaucoup que le nombre de fes Partifans approche de celuy de tant de perfonnes de bon goût qui l'ont en horreur : car toutes chofes bien confiderées, la plûpart même de ceux qui s'en fervent, voudroient s'en être défaits, *contubernalis mea mihi faftidium facit,* & ne le regardent que comme un remede propre à quelques conftitutions Phlegmatiques *habemus fatentes reos.* Auffi n'eft-ce qu'en cette qualité & en cette maniere, que quelques Princes & autres grands Perfonnages en admettent l'ufage & luy accordent l'entrée de leurs Palais. Mais quand on feroit obligé de prendre pour juges dans cette caufe tout ce qu'il y a de grand dans le monde, qui ne fçait que non feulement Jacques I. Roy d'Angleterre ; mais encore un Roy de France qui eft fort au deffus de tous ceux de fon fiecle, & qui a tant de difcernement & de bon goût, n'y a rien apperçû de bon n'y d'honnête, puifqu'il ne luy a pas donné fon approbation, & qu'ainfi ce qu'on nomme l'herbe à la Reine, ne fera jamais celle d'un Roy, qui loin de donner dans la vapeur

Voyez le Journal *des Sçavans de l'an* 1683. 22. Mars.

Mifcellanea Medico phyfic anni 2. Obfervat. 108. *anni* 1683.

Petron. in Satyric.

Jacob. 1. Reg. Anglia Mifocapnos.

& dans la fumée, ne suit que les lumieres de la raison, d'un Roi dont la conduite ne varie jamais, non-plus que l'Astre qui fait sa Devise, & dont il est plus à propos d'admirer la course que de vouloir ajoûter quelque chose à sa splendeur, par des Eloges superflus, tant il est vray dans le langage même des ennemis de ce Prince, qu'on ne peut rien ajoûter à l'or & au brillant du Soleil.

Que mas ne se puede dorar el Sol ne platear la Luna.

Et qu'enfin il est

Da se steffo Freggio assai chiaro.

Puis donc, pour conclusion de tout ce discours, & pour juger sainement & sans passion du tabac, que comme ce n'est tout au plus qu'un remede de précaution pour quelques indispositions & temperammens, il ne faut pas s'en entêter, ni croire qu'il soit fait pour tant de personnes qui en prennent en tant de manieres. Que s'il est utile à une nation, il n'en est pas de même d'une autre. Que comme il est des temperammens tout particuliers, il pourroit être tres-contraire à quelques personnes, même en poudre & en fumée, pour ne point parler de celuy qu'on mâche; Que la Medecine n'en admet l'usage que dans certain sirop * propre aux Asthmatiques, avec sept ou huit fois autant d'autres sirops pectoraux, qu'on se contente de lêcher au bout d'un morceau de Regueliffe, & que les remedes n'étant faits que pour les malades, on doit se passer particulierement de celui-là. A quoy il est bon d'ajoûter que quant à ceux même ausquels il pourroit être utile, il y a tant d'autres sternutatoires, & apophlegmatifmes plus seurs & plus innocens, & enfin qu'on ne devroit s'en servir que dans le particulier & dans la retraite par bien-seance & honnêteté. En effet, peut-on appeler le bel air d'avoir continuellement une boëte de Tabac en main, & de se farcir le nez d'une poudre qui offense peut-être la veuë & l'odorat de toute la compagnie ? Y a-t-il quelque chose d'honnête à s'enfumer d'une vapeur puante & à se salir le visage, non seulement à la table, où il ne se peut qu'on ne dégoûte quelqu'un, mais encore jusques au pied des Autels où on en abuse? Est-ce ainsi qu'on met en usage les secours de la Medecine, quelque besoin même qu'on en puisse avoir? Michel de Montagne peut souffrir qu'on reçoive avec tant de ceremonie & dans des linges si blancs & si propres l'excrément qui sort naturellement du cerveau, & on ne fera pas de difficulté de l'exciter à sortir par des efforts de mauvaise grace, de s'y mirer &

* Sirupus de Bien-nochoide.

ne

de l'expofer aux yeux & au nez de ceux qui n'ont affaire, ni
de nos remedes, ni de nos goûts dépravez, *Emunctam è naribus* *Obfervat.* 108.
fœdam mucofamque pituitam repanfam linteolo intenti, in eaque ve- *anno* 2. 168}.
lut in fpeculo fe intueri : Car enfin tout bien confideré, voicy
comme des Allemans mêmes en parlent dans leurs Ephemerides. *Si j'avois du pouvoir dans la Medecine, j'en banirois pour ja-*
mais l'ufage du Tabac, pour les mauvais effets que j'en ay veus, n'é-
toit qu'il a eu le bon-heur de plaire aux illuftres Bartholin & Dia-
merbroch ; mais ajoûtent-ils avec le docte Simon Paulli,

    Cuique ergo placeat fumus odorque fuus.

Ce qui n'eft pas en faire grand cas, ni même de ceux qui s'en
fervent.

On tire tant d'autres vomitifs, d'autres purgatifs & aperitifs,
de defficatifs, de diaphoretiques, & d'autres fecours pour la
Medecine & la Chirurgie, des Terres, des fels, des fucs, des
bitumes, des pierres précieufes, & non précieufes ; bref, des
mineraux, des vegetaux & des animaux, qu'il faudroit compofer un Livre exprés, fi on les vouloit particularifer. Je me
contenteray donc d'ajoûter à ce que j'ay dit des purgatifs &
des vomitifs, quelques remarques touchant un remede, à prefent fort en ufage, qui purge par haut & par bas ; qui fond, qui
réfoud, qui attenuë, felon qu'il eft préparé, & qui eft fi fufceptible de differentes formes, qu'on le nomme le Protée de la
Medecine & de la nature. C'eft

Le Mercure, ainfi appelé, parce qu'il eft plus fubtil, plus
volatil & plus infinuant, tout pefant qu'il eft, que la Divinité
fabuleufe de ce nom. *Hydrargiro furacior,* dit-on, pour marquer
que comme Mercure étoit chez les Payens le Protecteur des
larrons, & l'inventeur des fubtilitez ; de même ce que nous
appelons Mercure dans la Medecine, s'empare promptement
de tout ce qui peut-être fondu & liquefié dans nos corps. Ou
fi l'on veut de même que les larrons font toûjours au guet pour
attraper l'or ; ainfi le Mercure s'accommode bien plus particulierement de ce métal que de tous les autres. Les feules cein-
tures des Apôtres reffufcitoient les morts de leur attouchement ;
mais il ne faut qu'un ceinturon de nôtre Mercure pour faire
fondre des hommes, comme le beurre au feu, quoi-qu'il foit tres-
froid ; & voila pourquoi les Ephemerides d'Allemagne font fi rem-
plies des mauvaifes nouvelles de ce Mercure. Avec tout cela, les
Hermetiques n'ont pas laiffé de l'appeler la femence des Mé-

V *Observat.* 25.
anni 1. *Ephemerid.*
Germann. ann.
1971. *in Scholio.*

taux ; mais de sçavoir s'il est en effet la baze du grand œuvre, *hic labor.* Il y en a de naturel & d'artificiel, l'un se trouve dans les mines , & l'autre se fait du Cinabre. Il est l'Androgime, chaud & froid, ayant des parties crasses & d'autres tenuës & subtiles. C'est encore le symbole de l'inquietude & de la superbe, parce qu'il est toûjours dans le mouvement, & que pour peu qu'il soit aidé & excité, il monte toujours. Il ouvre, attenuë, fond, resout, pénetre & attire de la circonference au centre, les humeurs ; mais il n'en est pas moins ennemi des nerfs & des membranes , s'il n'est bien bridé & bien corrigé. Ainsi il va quelquesfois trop loin, quoi-qu'employé en petite quantité, devenant corrosif comme il paroît par les ulceres de la bouche, & même par ceux qu'il fait dans les intestins faute de se sublimer. Au contraire, il demeure quelquefois trop court, pour n'avoir pas été donné assez largement ; mais de quelque façon qu'on l'employe, & quelque tour qu'on luy donne , c'est toûjours luy-même, Trallien ayant remarqué qu'un homme qui n'en avoit été frotté qu'aux bras, en vomit quelque temps après de tout crud. C'est ainsi que quand on le croit tout-à-fait éteint, & enseveli dans un liniment, c'est alors que si on l'approche du

Laurentius Hof-
mannus Halosaxo
de vero usu & se-
ro abusu Medica-
ment. Chimicor.

corps, il se réveille si subitement à l'aide de la chaleur naturelle, qu'il s'empare de toutes les dimensions par des courses si précipitées, que l'esprit humain est tenté de croire la penetration des dimensions, malgré toute la Philosophie. On dit à propos de ses préparations & de ses usages, que Democrite ayant eu de grandes conferences avec les Egyptiens , qui avoient tiré du tombeau de Dardanus Egyptien, des Livres ou étoient les secrets de la Chimie, il comprit que ce qu'on y lit touchant le ramage des oiseaux, ne marquoit autre chose que les miste-

Flav. Joseph. lib. 8.
cap. 1. *Plin. junior.*
lib. 3. *cap* 1.

res de la Spagirie ; & que l'*Aigle* dans la Table Smaragdine signifie le Mercure, que nous appelons l'*Aigle blanche* , quand il est dulcifié, comme il est appelé le *Corbeau d'Hermes* à certains égards. Et c'est pour cela que ceux qui en ont parlé à la maniere des Egyptiens nous en ont donné ce portrait Enigmatique,

> *J'habite dans les monts & parmi la planure,*
> *Pere devant que fils, j'ay ma mere engendré,*
> *Et ma mere sans pere en ses flancs m'a porté,*
> *Sans avoir nul besoin d'aucune nourriture ;*
> *Hermaphroidite suis d'une & d'autre nature,*
> *Du plus fort le vainqueur, du moindre surmonté,*

Et ne fe trouve rien deffous le Ciel voûté,
De fi bon, de fi beau & parfaite figure.
A moy, de moy, fans moy, naift un errant oifeau,
Qui de fes os, non os fe bâtit un tombeau,
Ou fans aîles volant, mourant fe revifie,
Et de nature l'art en enfuivant la loy,
Il fe métamorphofe à la fin en un Roy,
Six autres furmontant d'admirable armature.

Ainfi pour en parler plus intelligiblement & fincerement, il n'y a rien de fi utile, ny de fi redoutable tout enfemble dans la pratique de la Medecine, fes effets ne dépendans pas feulement des préparations bonnes ou mauvaifes qu'on en fait ; mais encore de la nature individuelle de ceux aufquels on le donne, témoins tant d'obfervations, & particulierement celle qu'on a faite de ce Medecin, qui l'ayant pris de la main d'un autre Medecin fous le nom de poudre univerfelle, & l'ayant donné à un malade pour lequel ce Catholicon n'étoit pas fait, en vit de fi terribles effets, qu'il ne le crût pas moins *qu'endiablé & forti de l'enfer.* Mais pour ne nous point arrêter à toutes les qualitez que Pline & Galien luy donnent, qui ne fçait qu'outre les défordres qu'il peut faire étant mal donné & mal préparé, il ne laiffe pas d'autre part de faire des miracles dans des maladies qui paroiffent défefperées? & que même il fe trouve quelquesfois fi innocent, employé tout crud & fans préparation, que des femmes de Smirne en avalloient avec des ceremonies fuperftitieufes pour devenir graffes, ce qui leur réüffiffoit admirablement, quoi-que fans raifon apparente. C'eft ainfi qu'encore qu'il porte du centre à la circonference, par cette vivacité qui le fait appeler argent-vif, il n'eft pas fi-tôt dulcifié & comme fixé par une operation tres-facile, qu'il eft un remede doux, pacifique & effectif aux opilations, aux tumeurs fchirreufes, aux cachexies & aux pâles couleurs les plus inveterées des femmes & des filles, aufquelles un Jupiter radouci en pluye d'or, ne pourroit être plus utile qu'un Mercure ainfi dulcifié. Il n'eft pas jufques à celuy qu'on appelle précipité, qui n'ait fes ufages dans les maladies fecrettes, pourveu qu'il foit bien ménagé, ni jufques à la poudre Emetique, dite Turbith mineral où il entre, qui ne fe faffe appeler *Mercure de vie,* fouvent avec autant de raifon, que ce Mercure qui rappelle chez nos Poëtes les morts à la vie, *atque eas revocat orco.* Et quant au Mercure

v. Mifcellan. Medico-Phyfic. obfervat. 80. anni 1. & obfervat. 48. anni 3. 1672. & obfervat. 118. anni 1671.

m

rouge ou rubefié, pourquoy ne l'appellerions-nous pas la pourpre des Chirurgiens, puisqu'il est un des plus beaux ornemens de la Chirurgie.

ARTICLE SECOND.

Des remedes alteratifs.

LEs remedes alteratifs font ceux qui n'agiffent que par leurs qualitez manifeftes, premieres, fecondes & tierces, & non pas par leurs formes fpecifiques, comme font les purgatifs & les cordiaux. Il y a des Alteratifs qui fe changent en nôtre fubftance, tels que font les alimens fimples & les alimens medicamenteux. D'autres qui nous communiquent leurs qualitez fans s'y changer. Ceux-cy font fimples ou compofez ; mais comme on ne les peut particularifer fans employer trop de temps, je m'arrête fimplement à ceux qui font de la claffe des rafraichiffans, parce qu'ils font plus feurs & qu'ils viennent plus fouvent dans l'ufage que les chauds, la plûpart des maladies étant caufées par des humeurs & des intemperies chaudes.

Les plus fimples donc font premierement l'eau bien conditionnée, & telle que nous l'avons marquée ci-devant : car elle corrige puiffamment les intemperies chaudes & feiches, employée dans les bains, dans les lavemens, & dans toutes fortes de ptifanes, d'émulfions & de bochets, retardant l'action de la chaleur étrangere fur les parties folides & fur l'humide radical. En fecond lieu, le lait clair, dit *ferum lactis*. Il eft vray que quelques Praticiens le mettent au rang des purgatifs, à caufe de certaine fubftance nitreufe qu'ils y remarquent, & avec laquelle il déterge & entraîne, comme une petite lexive, tout ce qu'il trouve en paffant ; mais ce qu'il y a d'affuré, eft qu'il n'agit que felon la nature du lait dont il eft tiré : car quoi-qu'il arrive ordinairement que la qualité rafraichiffante & humectante prévale fur la déterfive, celle-cy l'emporte auffi quelquesfois fur les autres. Quoi qu'il en foit, c'eft felon Hipocrate le remede des mélancholiques, s'il eft bien conditionné, comme nous l'avons remarqué ci-devant, celuy qu'on tire du lait promené dans les ruës de Paris n'étant gueres propre pour la Medecine. Il faut donc que l'animal qui en fournit la matiere foit jeune, fain, bien nourri, & que le malade le prenne, ſinon tiede, au moins dégourdi & corrigé avec le ſucre roſat, de crainte qu'il ne bleſſe les membranes de l'eſtomach par ſa trop grande froideur. Les eaux diſtilées des Plantes rafraichiſſantes, ſont encore du rang des alteratifs froids, mais comme elles ſentent toutes le feu, elles ne ſont preſques plus en uſage, à la reſerve des cordiales, & particulierement de l'eau de roſes. Les alteratifs compoſez, outre ceux que nous avons marqué ci-deſſus, ſont les poudres appelées eſpeces dans les diſpenſaires, les bechiques, & quelques autres dont l'uſage eſt preſque aboli par l'impatience des malades, & par l'avarice des Artiſtes ; tout cela d'autre part n'operant qu'avec le temps & un long uſage.

Mais parce que nous avons promis ci-devant de dire quelque choſe du cidre & de la bierre, je croy que nous ne les pouvons mieux ranger que dans la claſſe des alteratifs, quoi-que l'un & l'autre ait quelque choſe d'alimenteux. Le cidre n'eſt autre choſe que le ſuc des pommes gardées quelque temps, puis contuſes & broyées, après quoy on les laiſſe fermenter, & dépurer comme le vin. L'uſage, dit-on, en vient d'Affrique, d'où il a paſſé en Biſcaye & de-là en Normandie. Auſſi Tertullien & Saint Auguſtin, deux illuſtres Affriquains, en font mention ; le premier, l'Appellant *ſuccum ex pomis venoſiſſimum*, & l'autre répondant aux Manicheens qui luy reprochoient que les Catholiques étoient des voluptueux qui beuvoient du vin, que les Manicheens beuvoient du ſuc de pommes plus délicieux que tout les vins. Le meilleur cidre vient de la baſſe Normandie, & ſe conſerve bien mieux en bouteilles que dans des muids : car celuy de la haute Normandie n'a garde d'être ſi bon, non-plus que le Poiré, qui eſt certain ſuc de poires fort mal-ſain, & peu agreable en comparaiſon de celuy des pommes ; mais pour tout cela le cidre ne laiſſe pas d'enyvrer comme le vin, & d'une maniere bien plus incommode, puis qu'étans bien moins chaud, les vapeurs ne s'en diſſipent pas ſi facilement. Le meilleur ſe fait dans le Cotentin avec certaines pommes appellées d'écarlatte, & ſe garde fort bien deux ou trois ans. Ses forces & ſes vertus different, ſelon les païs, les pommes dont il eſt exprimé, la conſtitution de l'année, & les temperammens de ceux qui en uſent. Le ſûr eſt eſtimé le plus excellent & le plus propre aux ſains & aux malades : car l'aigre eſt mal-ſain & ſe reſerve pour les vallets & pour les ſauſſes ; mais il faut ſçavoir qu'il en est de cette liqueur comme de quelques autres que l'usage ordinaire & la coûtume rendent saines à de certaines personnes; c'est pourquoy l'Auteur du Peroniana cite Monsieur de Tiron, disant que si on luy ôtoit l'usage du cidre il mouroit, & c'est ainsi que si on vouloit reduire à ce breuvage bien des gens, qui sont accoûtumez au vin, ils s'en trouveroient fort mal. Quoi-qu'il en soit, il y a des Auteurs qui ont confirmé la pensée des Normans, qui assurent qu'il est ami de l'humide radical, qu'il humecte & rafraichît, & qu'il est excellent à toutes les affections melancholiques, & même aux palpitations de cœur, & que l'usage en a fait des cures admirables, en des maladies chroniques où tous les remedes n'avoient servi de rien, & qu'il est même fort propre aux enfans, parce qu'on le corrige avec l'eau qu'il porte fort facilement.

V palmar, de vino & pomaceo.

Quant à la Bierre, il s'en faut beaucoup qu'on en dise tant de bien que du Cidre, ni qu'elle soit d'un goût si agreable. Cependant elle n'a pas laissé d'avoir ses approbateurs: car quant à son usage, il est fort ancien, puis qu'Athenée parle au Livre 1. des Dypnosophistes d'un vin fait avec l'orge. Mais à parler generalement, c'est un breuvage fort contraire aux sains, mais plus particulierement aux malades, parce qu'il n'y a rien de si flatueux ni de si crud, & par consequent de si difficile distribution, ni qui fasse tant d'obstructions. On a beau dire que la fermentation & le houblon corrigent tout, il est toûjours luy-même, à moins que d'y être accoûtumé: car quand on en a été, pour ainsi dire, petri & nourri, il passe en nature comme plusieurs autres alimens, & rend même les gens gras, frais & sobres au manger, tant il emplit; mais tout cela ne s'entend que des sains, car je ne le crois nullement medicamenteux. Cependant comme chacun approuve les fruits de son païs, Monsieur Grotius n'a pas laissé de répondre aux beaux vers que Monsieur Guiet a faits contre la bierre. On jugera qui des deux a eu plus de raison, & qui a mieux réüssi par cet extrait dont j'ay bien voulu faire part au Lecteur, quoi-qu'on le trouve facilement dans les Lettres de Monsieur de Balzac, où on peut encore voir le jugement qu'Ericius Pateanus a fait de la bierre en prose Latine.

Lettre 38 à Monsieur Morin Liv. 15.

FRANCISCI GUIETI
in Cerevisiam.

Triticei latices, mensis borealibus aptæ
  Munera, sed Celtis tetra venena meis.
Quæ vos sacra tulit tellus, quæ numinis ira
  Æmula lethæis pocula finxit aquis?
Qui vos odit amat musas, bacchumque cyprimque
  Et superos odit, si quis amare potest.
Vos vitiata Ceres, temeratis devovet undis
  Nais & aversis Cinthius horret equis.
Cui sapitis nil ille sapit, dignusque suillo
  Jure sit, & socios glandis habere suos.
Qui bibet, irato tentabit Apolline carmen
  Arcadicosque dabit rusticus ore sonos.
Hinc Batavi, fumis cerealibus ebria turba
  Carmina tot musis inficianda vomunt;
Et miseri placuere sibi, gaudentque profanas
  Frondibus æternis implicuisse comas.
At Deus è Pindo, crassæ deliria gentis
  Ridet, & has pœnas impietatis habet,
Ducite damnatos, gens barbara ducite succos
  Nectareus nobis proluet ora liquor.

HUGONIS GROTII
Pro Cerevisia.

Humor dulcis aquæ, sed igne coctæ
Quam succo Ceres imbuit salubri.
Qui corpus vegetas nec impotente
Commotam furias vomere mentem
Quo potu fruitur Batava tellus
Neptuni domus horreumque mundi
Et quotquot populos maris ab alto
Cæli culmine conspicatur Arctos
Ipsæ te sitiunt novem sorores
Nec Permersidæ proluuntur unda
Ex quo Græcia barbaro sub hoste est
Nec Bacchi cyathos amant puellæ

Sed Rheni Vahalisque temperatos
Almis pastibus hauriunt liquores
Duræ mentis iners, merumque rus est
Si quem Basia non movent secundi,
Et quos Dousa canit parente major
Cælo sydereos rotante cursus
Et quæ spicula Baudio vibrante
Non unum sibi destinant Lycamben
Et quos dat numeros nihil vetustis
Cedens vatibus Heinsii Thalia.
At me (sentio) larga cùm sequatur
Vini copia frigidique fontes
Heu musæ fugiunt. Venite quondam
Dilecti latices: nec esse crudum
Nec contra decet, ebrium Poëtam.

     Erycii Puteani de Cerevisia. *Ibid.*

Que si l'on me demande ce que je pense de tous ces autres alteratifs, dont les Etrangers ont introduit l'usage en France depuis quelques années, & qu'on tâche de faire valoir à l'aide des nouveaux principes de Philosophie, qui sont à present à la mode; je ne croirai pas me tromper, quand je dirai que ce ne sont que les fruits de nos voyages & de nôtre inquietude; ou si l'on veut, des suites de l'entêtement qui regne à present si imperieusement dans Paris. Car qu'est-ce que le Thé, sinon un bochet ou infusion d'une plante, qui a quelque vertu desiccative & diaphoretique; ou tout au plus, comme a dit quelqu'un, *un honête amusement, une oisiveté innocente, un petit artifice pour empêcher que les femmes ne s'ennuyent, & qu'elles ne fassent pis?* Aussi ces feuilles qui viennent de si loin, sont-elles moins estimées dans leur païs que celles de nôtre sauge. Pour le Chocolat, qu'est ce, qu'un melange bizarre d'ingrediens froids & chauds, de la fermentation desquels on peut dire:

Nouvelle de la Republ. des Lettr. de l'an 1685. art. XI. pag. 201.

     Frigida pugnabant calidis humentia siccis?
Mais à la verité dont il peut resulter quelque vertu cordiale, puisque nous lisons dans l'observation 40. du Journal de Leipsic année troisiéme, que de 17. personnes qui avoient pris d'une poudre empoisonnée, mise au lieu de sucre dans du Chocolat & dans des cerises cuites, les cinq qui avoient pris du Chocolat, souffrirent bien moins, & furent bien plus facilement secourus

que les douze qui avoient mangé de ces ceriſes. Je tombe, *quo*
dis-je, d'accord qu'il y a quelque choſe de corroboratif dans
le Chocolat, quoi que bien moins que dans nos eſpeces. Car
à ce propos, que dira-t-on de ce mélange, quand on ſçaura
qu'un Medecin de belle humeur ayant fait prendre à des femmes le Diarrhodon Abbatis pour du Chocolat ; cette liqueur
Abbatiale leur plût tellement, qu'elles s'écrierent toutes &
avec raiſon qu'elles n'avoient jamais bû de tel Chocolat. Quant
à l'Orſate ou Horgeat, ce n'eſt qu'une émulſion faite avec le
lait, les pignons, les amandes, l'ambre & autres choſes propres
à flater le goût. Il en eſt de même du Sorbet, qui n'eſt rien
qu'un ſuc épaiſſi, un ſirop candi, ou une conſerve, qui a eu
par ſa nouveauté l'approbation des riches & des voluptueux.
Ainſi les François étant naturellement inconſtans, je ne deſeſ-
pere pas de les voir revenir de ces entêtemens, auſquels d'autres peuvent encore ſucceder : car qui ne ſçait qu'ils voudroient
tous les jours changer d'habit, de maiſon, de maîtreſſe, & même de morale, & que c'eſt ainſi qu'ils changent de Medecin,
de remedes, d'alimens & de breuvages comme de linge ?

Quant à quelques remedes que Galien appelle *Anaïtiologités*,
parce qu'on ne comprend pas comment & pourquoi ils agiſſent de
telle maniere, je m'en rapporte à l'experience, à laquelle il faut
deferer, lorſqu'elle eſt confirmée par des épreuves raiſonnées,
& quand on eſt aſſuré qu'il n'y a pas de ſuperſtition. Et c'eſt
ce qui m'oblige de dire encore ici quelque choſe du Quinki-
na, du Caffé, des yeux d'Ecreviſſe & de l'Opium, quoi qu'ils
ne ſoient pas tous Anaïtiologités, laiſſant à part les Amulettes,
les Sympathiques & tant d'autres ſecours qui ont quelque choſe de particulier & de ſpecifique, mais qui demandent de trop
longues diſſertations.

Les Philologues n'avoient fait conſiſter pendant un long-tems
la vertu des herbes, des arbriſſeaux & des arbres que dans
leurs racines, leurs bois, leurs fleurs, leurs ſemences & leurs
fruits. Ils n'avoient preſque rien dit de l'écorce, ſi on en excepte celle de l'arbre qui porte la canelle, celle du Coſtus Cor-
ticoſus, du Freſne, du Liege &c. mais voici une écorce qui KINAKINA
fait bien plus de bruit toute ſeule, que toutes les parties de
tant d'autres plantes, *de cortice lis eſt*. Ce n'eſt qu'une écorce à
la verité, mais c'eſt une écorce qui ne tire pas ſimplement ſon
prix du lieu d'où elle vient, *procul & de ultimis finibus*, mais de

ses effets merveilleux, triomphant des fiévres, qui se moquoient des Medecins, & qui avoient des suites d'autant plus funestes, que le peuple negligeoit la cure de ces fiévres, & ne les regardoit que comme des maux rarement funestes. En effet, si tant d'autres écorces ont eu l'avantage, avant l'invention de l'Imprimerie, de faire revivre les morts dans la memoire des vivans; à combien de mourans celle-cy n'a-t-elle pas rendu la vie, particulierement depuis quelques années? Il est vrai qu'il y a déja plus d'un siecle qu'elle commença à se produire à peu prés comme on a dit de la renommée :

Parva metu primò mox sese extollit in auras.

Car les Espagnols furent les premiers aprés les Indiens qui en eurent quelque connoissance, & qui la firent connoître sous le nom de *Palo de Calenduras,* quoi que les Indiens ne la connussent que sous le nom de *Loxa.* Divers Auteurs en ont parlé depuis, chacun selon ses lumieres, sous le nom de *Kina Chinæ,* ou de *Quinquina,* ou de *Cortex Perruvianus.* Les uns l'ont cruë peu seure & même infidéle dans ses effets; d'autres dangereuse; d'autres au contraire divine, & un de ces presens, dont le Perou a bien voulu enrichir ceux qui étoient ruinez de santé, par de longues fiévres. Pour moi qui fais profession de sincerité, & qui n'ai aucun interest à prendre parti en cette rencontre, *sine cortice natus,* je puis assurer avec tout ce qu'il y a de Medecins desinteressez, que si nous avons quelques specifiques dans la Medecine, celui-cy est le plus sûr, le plus innocent, & le plus admirable qu'elle ait encore connu. Car s'il ne s'est établi qu'à peine, c'est en partie la faute du peuple, qui ne vouloit point donner dans une nouveauté à cher prix, & en partie l'ignorance ou la mauvaise foi de quelques Medecins ennemis de l'abreviation. Quoi qu'il en soit, ce specifique a enfin paru comme un grand secret entre les mains de celui qui avoit connu par de frequentes experiences dans un air fiévreux, que le secret ne consistoit qu'à en user plus frequemment & plus long-temps qu'on ne faisoit, & qu'à trouver comme il sit arrivant en France, des sujets d'autant plus dociles, qu'ils ne le prenoient plus sous le nom de Quinquina, mais sous celuy d'un secret infaillible. Cependant il ne sçavoit pas, cet Anglois maître du secret, comme l'experience l'a fait voir depuis aux Medecins, que ce remede ne fait pas toûjours un bon effet, quand on n'a pas préparé le corps par les remedes generaux, & que

c'est

c'eſt faute de cela qu'il ne luy a pas toûjours réüſſi. Il ne ſçavoit pas que tout bon qu'il eſt pour la plûpart des fiévres, il n'eſt pas fait pour tant de maladies auſquelles il le prodiguoit, pourveu qu'il fût bien payé. Car s'il eſt un vray febrifuge, particulierement aux fiévres qui ont un foyer & des retours, il eſt tres-contraire à toutes les diſpoſitions inflammatoires des entrailles, aux maladies de poitrine, aux fiévres malignes, aux opilations, & preſques toûjours inutile où il y a flux de ventre, pour ne point parler de quelques autres indiſpoſitions. Et à ce propos, je veux bien encore avertir icy le public, que tout ce qu'on vante au païs de la Charlatanerie pour des febrifuges aſſurez, n'eſt d'ordinaire que du Quinquina déguiſé & mêlé avec d'autres écorces, des ſels, ou de l'Opium. De plus, que les Marchands ſubſtituent ſouvent à cette écorce du Pérou, des écorces d'arbres fort communs en France, d'où il arrive quelquesfois que les malades & les Medecins ſe trouvent fort loin de leur compte; mais il eſt aſſez difficile de dire pourquoy & comment le peuple s'eſt enfin figuré le Quinquina, ſous l'idée d'un remede violent. C'eſt ce qui faiſoit craindre avec raiſon aux veritables Medecins, que ce grand remede n'eût enfin malgré ſon merite, le ſort de tant d'autres nouveautez, avant qu'il eût triomphé comme à l'ombre des lauriers de l'invincible Louis le Grand, de la fiévre qui avoit oſé attaquer ce Triomphateur: car il eſt certain que quand il fit cette importante gueriſon, il avoit déja perdu beaucoup de ſon ancienne eſtime, & qu'il étoit manifeſtement déchû dans l'eſprit du public, ſoit parce qu'il étoit trop commun & trop connu, & qu'il n'y avoit pas grand miſtere à le préparer, ou parce qu'on en faiſoit ſi bon marché, qu'il ne meritoit plus d'être regardé comme précieux, tant il eſt vray qu'on veut à Paris du miſtere & du ſecret, & qu'on ſe plaît à être trompé.

Le Caffé eſt encore un remede ſi connu & ſi en uſage, qu'après tout ce qu'on en a écrit en diverſes langues il ſeroit ſuperflu d'en vouloir parler fort au long. Il ſuffit donc de remarquer icy qu'il y a effectivement quelque choſe de plus effectif & de plus utile en cette eſpece de Phaſeole, que dans le Thé, le Chocolat, & ſemblables liqueurs qui ſont à la mode. En effet, ſans avoir recours ni à la Philoſophie d'Ariſtote, ni à celle d'Epicure, de Deſcartes, de Wanhelmont & de Willis, l'experience nous a tant fait voir de bons effets de l'uſage de cette

n

décoction, que ce feroit opiniâtreté que de les revoquer en doute. Mais il ne faut pas s'imaginer pour cela que le Caffé foit une Panacée, puifque la même experience nous apprend qu'il eft fort contraire à de certains temperamens. Voila pourquoy le temps qui eft le pere & le meurtrier des nouveautez, pourroit bien faire perir auffi celle-cy. Il ne faudra pour cela que quelque femme extraordinaire qui s'en fera trouvée mal, ou qui fe l'imaginera, une même perfonne donnant & ôtant fouvent à Paris & à la Cour le credit à une même chofe.

Les yeux de Phillis changez en Aftres. Oculi Cancri eft un mot Latin auffi mal appliqué que celuy d'Ecreviffes, fous lequel ces yeux prétendus ont été regardez des malades, comme les yeux de Phillis l'ont été des Amans & des beaux Efprits : car loin d'être les yeux d'une efpece d'Ecreviffes marines, appellée Crabes en Normandie ; ce n'eft qu'une mucofité endurcie dans la tête de ces poiffons ; mais les Medecins & entre-autres Wanhelmont qui les ont vantés, nous auroient bien obligés s'ils les croyoient un fi grand remede, d'en écrire plus clairement qu'ils n'ont fait. Pour moy, comme je n'y ay jamais rien obfervé de fingulier, non plus que quelques Medecins finceres que j'ay confultés fur ce fait, je ne croy pas que cet Alcali foit beaucoup plus effectif que la craie, à laquelle il reffemble, quoy qu'on le prepare avec autant de ceremonie que les perles, aufquelles on fubftituë même quelquefois l'écaille interieure des coques d'huiftres broyée fur le marbre, qu'on fait ainfi paffer pour des perles preparées ou pour des yeux d'écreviffes chez les gens credules, remedes dont quelques Medecins fe promettent des effets qu'il eft plus facile de s'imaginer que de prouver.

L'Opium eft un remede bien autre que les precedens, & contre lequel il eft d'autant plus à propos de fe tenir en garde qu'il femble ort innocent tant on le donne en petite quantité, & tant il s'avale facilement.

*Opium ab imis fuccus. C'eft le fuc d'une efpece de Pavot, qu'on appelle fuc *par excellence, comme fi c'eftoit le plus excellent de tous les fues, & qu'il n'eût rien que d'innocent. Il eft chaud par fes parties huileufes, & par fon fouffre, engourdiffant & affoupiffant. Ainfi ces effets n'ont garde de venir de la froideur que le peuple luy attribuë, auffi caufe-t-il quelquefois tout affoupiffant qu'il eft, des fueurs, des vomiffemens, des felles & des flux d'urine quoy que ce ne foit que par accident. Difons donc que comme les

Anciens avoient leurs fomniferes, dés le temps même d'Hipocrate, les modernes en ont découverts qu'ils ont preparé chacun à leur maniere : car la Medecine ayant confideré qu'il n'y
avoit rien de fi utile aux douleurs, aux veilles, & aux fiévres ardentes, qu'un fommeil doux & tranquille, elle a tâché de le provoquer par des remedes narcotiques, ne le pouvant pas toûjours
faire par de fimples rafraîchiffans, On a donc commencé par la
femence de pavot, qui n'étoit pas inconnuë aux anciens, parce
que les decoctions ou infufions qu'on en fait, peuvent engourdir les efprits & arrêter le mouvement des humeurs, ce qu'on a
tenté d'autant plus hardiment qu'il y a des Païs ou l'huile de
pavot, loin d'être nuifible fert à la cuifine faute de celle d'O-
lives. Mais comme cette femence n'a pas toujours paru affez
effective, il a fallu enfin avoir recours au fuc même des feüilles & des têtes d'un pavot exotique, qui eft le même que le
Moeconium de Diofcorlde, & non pas la larme appellée proprement *Opium*. Ce n'eft pas ici le lieu d'examiner fi ce fuc deffe-
che, comme Galien l'a penfé, il fuffit d'apprendre au public qu'on
s'en peut quelquefois fervir tres-utilement, puifqu'il entre même dans la Theriaque, dans le Mithridat, dans les pilules de *Cy-
nogloffo*, dans le *Philonium*, & autres compofitions ; & qu'enfin
la Chimie a trouvé le moyen de le preparer fous le nom de
Laudanum, d'une maniere qui le rend bien plus feur que quand
il eft pris fans prépation, quoy que les Turcs n'y faffent pas tant
de façons, & qu'au lieu de deux ou trois grains bien corrigés
que nous donnons ordinairement, ils en prennent quelquefois
jufqu'à une dragme. A quoy il n'y a autre chofe à dire finon
que la coutume, le climat, & le temperamment individuel font
fouvent que quelqu'un en prend, fans peril, affez de quoy tuer   *Obfervat. 69. ann.*
cinq ou fix autres perfonnes, témoin cet Ambaffadeur dont les   *2. in Scholio pag.*
Ephemerides Germaniques font mention, qui en prenoit une   *395.*
once entiere pour fe procurer le fommeil. Ce qu'il y a encore
à confiderer dans l'ufage qu'on en fait, eft qu'il ne faut pas   *In animadverf.*
trop s'arrêter aux grandes loüanges que luy donne Bontius :
car comme il faifoit la Medecine en des Païs fujets aux maladies de caufe chaude, & que la preparation s'en fait en ces
Païs-là, en des manieres differentes de celles des noftres, fes
effets y font bien plus grands & plus fenfibles, que dans nos
regions temperées, où les maladies & les fymptomes ne font pas
fi furieux. Car enfin fi l'on voit, pour ainfi parler, des miracles de

ce remede dans noftre Pratique, on y obferve auffi quelquefois de terribles fuites de l'abus qu'on en fait. On a beau le loüer c'eft une medaille qui a fes revers & qui reffemble à ces images, qui regardées d'un cofté reprefentent la vie fous la figure d'une belle jeune fille, & qui confiderées d'un autre cofté nous font voir la mort, fous celle d'un vilain crane. Ne vaudroit-il donc pas mieux s'en abftenir entierement que de le donner trop frequemment, & en trop grande quantité comme font nos Empiriques & même quelques-uns de nos Medecins? Car quoy que le malade puiffe mourir aprés avoir pris un remede innocent, puifqu'on meurt même fans remedes, il n'en eft pas ainfi de l'Opium, quand on a manqué dans la préparation, dans la dofe, ou dans le temps, & maniere de le donner : car il conduit dautant plus facilement & directement à la mort, par fa vertu fomnifere, que le fommeil même eft une efpece de mort, & qu'il n'y a qu'un petit trajet de l'un à l'autre.

Che dal fonno a la morte è un picciol varcho.

témoins tant de morts furprenantes, & l'exemple entre-autres de cette Panacée folaire d'un Charlatan, laquelle n'étoit autre chofe que de l'Opium qui ayant arrefté l'expectoration d'une maladie de poitrine, ne manqua pas d'étouffer le malade, comme on le peut voir dans l'obfervation 232. de la troifiéme années des Ephemerides d'Allemagne, où il eft encore marqué dans l'Obfervation 162. de la feconde année, qu'une femme ayant été tuée par l'Opium & par le Tabac qu'un Chirurgien luy donna temerairement, ce fripon eut l'impudence de dire qu'on l'avoit appellé trop tard, & que le Medecin avoit tout gâté.

V. Marcell. Donat. cap. 18. l. 4. de Medic. furmirab.

Au refte quoy que les unguens, les emplâtres & les cerats foient la plûpart une maniere d'alteratifs, je n'en feray icy aucune mention particuliere, n'étans que des remedes externes appartenans la plûpart à la Chirurgie. Je me contenterai donc feulement de marquer à l'égard des unguens, pour finir le Chapitre par quelque petite érudition, qu'ils étoient autrefois d'un fi frequent ufage, & d'une dépence fi prodigieufe chez les Juifs, les Grecs & les Romains, qu'on s'en fervoit plus pour le luxe & pour la fenfualité, que pour la Medecine, & qu'on y mêloit du myftere jufques à voûloir, que l'époufe fuft appellé *uxor quafi unxor*, parce qu'avant que d'entrer dans la maifon de l'Epoux, elle étoit obligée d'oindre la

porte avec de la graiſſe de loup, pour éviter certains malheurs
que la ſuperſtition Payenne faiſoit apprehender. D'autres diſent que cela ſe pratiquoit encore pour ſignifier qu'il ne falloit
pas appeller les Medecins dans la famille pour de petites maladies, & particulierement pour celles des femmes, mais qu'il
en failloit commettre le ſoin à la mere de l'Epoux, qui ſçavoit
employer les onctions, les linimens & les demi-bains en ces occaſions, & ſe ſervir même, quand l'Epoux & l'Epouſe étoient
broüillés, de certaines petites adreſſes, comme de lenitifs pour
adoucir l'aigreur des eſprits, ſans qu'il fuſt beſoin d'y appeller
d'autre perſonnes, & de ſe ſervir d'autres remedes que de ces
petites addreſſes.

ARTICLE III.

Des Cordiaux, & des Contrepoiſons dits Alexitaires & Antidotes.

COMME on ne peut parler des vertus, ſans ſe faire quelque idée des vices qui leur ſont oppoſés, il eſt impoſſible
de parler des Cordiaux & des Antidotes ſans dire quelque
choſe des poiſons. Mais parce que le ſage Uliſſe ne s'arreſte
que fort peu de temps dans l'air peſtilent des Circés & des Leſ-
trigons, imitons les ſages de la Medecine, qui ne tombent preſques jamais ſur cette matiere, que pour en ſortir le plus promptement qu'ils peuvent, n'en traittant qu'en termes generaux,
& ne ſpecifiant rien dont on puiſſe faire un mauvais uſage. Car
que ne dit point Hippocrate ſur cette abominable ſujet, dans
ſon fameux jurement, & dans ſon Livre du mal Caduc? Quant
à Galien, quoy qu'il ne puiſſe ſe diſpenſer de parler des poiſons en pluſieurs rencontres, il ne laiſſe pas de blâmer un Me-
nedeſius, un Heliodore, & un Aratus qui en ont écrit d'un maniere trop ouverte & trop dangereuſe, concluant que c'eſt tres-
mal fait que d'en enſeigner l'uſage. C'eſt pourquoy je me figure aiſément que le Docte Valeriola, n'a écrit que rela-
tivement aux remedes, & non à la nature & à l'uſage des
poiſons, *que le diſcours des venins eſt une matiere neceſſaire, quoy*   Locor. Comus.
que peu agreable, auſſi eſt-ce pour cela que je n'en parlerai ici   *l. 3. cap. 18.*
qu'en general, & qu'autant qu'il eſt neceſſaire pour venir aux
Antidotes & contrepoiſons. Sextus Empiricus a écrit que la
Medecine avoit été appellée anciennement ιατϱιϰὴ, parce qu'el-

Contra Mathemat.
cap. 6.
in Telum.

Toxeumata.
τοξευματα.

le s'appliquoit alors à guerir particulierément les maladies de causes venimeules *à venenosis succis qui ioi dicuntur eximendis.* C'est ainsi qu'on a apellé les poisons *Toxica*, du nom des flèches que les Scithes frotoient d'un melange fait avec le sang humain, & la sanie de certains serpens. Quant à la définition du venin, c'est dit Galien, *tout ce qui est si contraire à nostre nature, qu'il en peut détruire & corrompre la substance sans perdre la sienne.* Aussi c'est, abusivement que quelques Auteurs ont appellé les medicamens des venins, puisqu'ils ne détruisent pas nostre nature. Surquoi il faut remarquer que les poisons ne font generalement parlant leur effet qu'à proportion de la dose qu'on en prend, & suivant les temperamens, & qu'ils perdent beaucoup de leur force, quand on s'y est accoustumé insensiblement; parce que dés que la nature les admet & reçoit avec quelque facilité, elle les dompte premierement, aprés quoy elle les change en aliment; l'Art même les adoucissant quelquefois au point que Thracias & Alexias de Mantinée avoient trouvé le moyen d'oster à la ciguë ce qu'elle avoit de dégoûtant. Mais il ne faut pas oublier que quoy que les Medecins ayent écrit que les purgatifs ont quelchose de veneneux, il y a cette difference entre le poison & le purgatif, que celui-cy, quelque violent qu'il soit, ne fait que forcer la nature, au lieu que le poison la détruit ordinairement, puisque ces deux Medecins n'ôterent pas à la Ciguë ce qu'elle avoit de mortel en luy ostant son mauvais goût. Ainsi de quelque maniere qu'on prenne la chose, le poison est toûjours amer, & d'une amertume bien autre que celle du medicament, *siccine amara mors cogis?* Le miel même est si mortel en quelques contrées, qu'on en peut bien dire, pour peu qu'on en goûte, *gustans gustavi paululum mellis & ecce morior.* La mort est amere par tout, *Res est amara mori.* Disons donc, avant que de passer aux contrepoisons, que comme il y en a qui imitent la vitesse du Tonnere, par celle de leur action, de même la malice des hommes est allée jusques à en preparer de si lens qu'ils prolongent les langueurs & font sentir la mort tout autant de temps que leur inventeurs le desirent, tel qu'étoit celui que les Carthaginois donnerent à Regulus. Il y en a d'autres si determinés & d'une faculté si précise, qu'ils se portent d'abord & directement à la partie à laquelle ils font contraires; c'est ce que les Anciens appelloient *docta venena,*

V. Variol. locor.
comm. l. 3. c. 18.

Nec nova mortiferi infecit pocula fucci ,
   Dextera , nec cuiquam doɛta venena dedi.

Tel étoit celuy dont un Empereur Romain empoifonna fon
frere , mangeant luy-même une moitié du morceau qu'il avoit
feparé avec un coûteau empoifonné , du côté de celle qu'il
luy fervir. C'eft encore avec un poifon de cette nature *v. l. l'ilenevon. l. ɟ.*
que la femme du Senateur Crefcent fe vangea de l'indignité   *c. 17.*
que l'Empereur Othon III. avoit faite à fon mari, par des gands
qui le firent bien-toft mourir. Et c'eft ainfi que cette fille nor-
rit de venin, faifoit trouver la mort dans le fein même de
la vie, à ceux qu'elle attiroit par fes careffes, & qu'elle infec-
toie mêmes les animaux avec fa falive. Mais ce qui femble
moins croyable, c'eft qu'avec un poifon encore plus fubt il   *Sulpitio Seuero. nello*
que ceux-là, un certain Medecin Juif ait fait perir un Chré-   *Nogromantico.*
tien juftement à l'heure qu'il avoit marqué dans fon prognoftic, luy touchant la langue d'un doigt, fous l'ongle duquel il
avoit caché ce poifon mortel, cruauté qui fut découverte par
Valefius fameux Medecin du Roi d'Efpagne Philippe II. dont   *Noromantico de Sul-*
ce Chrétien étoit beaufrere, comme il paroît par le narré qu'en   *pitio Seuero.*
fait l'Auteur du *Negromantico.* Mais n'étoit-ce pas enco-
re de cette maniere qu'il étoit facile à Cleopatre d'empoifonner Marc-Antoine, malgré la peur qu'il en avoit; car un jour   *Plin. l. 1.*
qu'ils mangeoient enfemble en bonne amitié. cette Reine
l'ayant invité à boire l'un à l'autre, mettant les Couronnes de
fleurs qu'ils avoient fur leurs têtes dans leurs coupes, Antoine
alloit avaller le poifon dont Cleopatre avoit frotté l'extremité
des fleurs de la fienne, fi elle ne luy eût arraché la coupe de
la main, & fi elle ne luy eût fait voir au dépens de la vie d'un
criminel, qui tomba mort dés qu'il eut avalé le vin de la coupe
où elle avoit trempé fa couronne, qu'elle étoit maîtreffe de fa
vie malgré toutes fes deffiances, & qu'elle la luy eût oftée fi
elle eût pû, difoit-elle, vivre fans fon cher Antoine. Ainfi
l'homme eft empoifonné en une infinité de manieres, toutes
les trois familles de la nature femblans confpirer à cette fin.
Car ce n'eftpas affez, quant aux animaux que les plus grands &
les plus furieux le déchirent, la feule piqueure d'un infeɛte donne la mort au jufte Ariftide, qui meurt inconfolable de n'avoir
pas fini par les dents d'un Lion ou d'un Elephant. Il y a prefque
autant de morts differentes que de fortes de ferpens. Le venin
du chien enragé ofte la raifon & l'humanité à l'homme avant

* Qui deguflatis
fardois herbis fe-
runtur in morte
ridere. *Barcla in
Euphorm.*

que de luy ofter la vie. Il y a des plantes, quant au vegetal, qui
empoifonnent, pour ainfi dire, en riant, & d'autres, qui comme
le fameux Aimagogne de Galien, tirent tout le fang des veines. Pour les metaux & minereaux, qui ne fçait que ceux-cy
mêmes ont quelque chofe de plus meutrier que le tranchant du
plus fin acier? Plus que tout cela le corps de l'homme eft quelquefois une fource feconde en humeurs bien pires que la cerufe,
que le plâtre & que le verdet, les plus horribles & les plus venimeux animaux y prennent naiffance, & ce qu'il y a de plus
furprenant la matiere même dont ce corps eft formé le fang
& ce que la nature, a travaillé de la plus pure partie de ce
fang, donne quelquefois la mort par fa corruption, comme on
le peut voir dans une infinité d'obfervations, & comme nous
l'avons remarqué d'une Imperatrice de Conftantinople. Tout
cela, je l'avoüe, defole Pline l'aîné, & avec lui tout ceux qui
ont ozé nier la Providence comme il a fait. Mais le Philofophe
Chrétien ne s'ébranle pas fi facilement, ayant des veuës bien
plus élevées que celles-là, Il regarde l'Auteur des poifons comme un être fouverain, qui pourvoit à tous nos befoins, qui fçait
feul tirer le remede neceffaire au mal de la chofe même qui
a fait le mal. Comme ce grand œil a des veuës infiniment plus
étenduës que celles des hommes, il fait fortir la douceur de l'a-
mertume, & le contrepoifon du poifon même. C'eft ainfi que
plufieurs ferpens portent leur Antidote en eux-mêmes; que le
remede à la piqueure des fcorpions, fe trouve dans les Scor-
pions; qu'une plante toute femblable à l'Aconit en arrête les
violens effets; que le Napel qu'on croit le plus actif de tous les
poifons, a felon quelques Auteurs, fon contrepoifon dans un petit ver caché au fond de fa racine, & qu'enfin toute la nature,
fi elle nous femble une pepiniere de venins, n'eft pas moins une
foreft d'Alexitaires, Qu'ainfi ne foit, la Medecine en a de fimples & de compofés, tous propres à fortifier le cœur à contre-
carrer la malignité, & à reparer les efpries diffipés ou alterés.
Tels font entre les fimples, l'Angelique, le Diétame, le Char-
don Benit, la Tormentille, la Ruë, le Scordeum, le Genieure,
la Zedoaire, la Scorzonere, la Gentiane, les Perles, le Saffran,
les Grenades, le Citron, la Carline, le Kermes, le Macis, le
Gerofle, les fleurs de Buglofe & de Bourroche, le bol d'Armenie, la Terre figelée, le Bezoard, la Corne de Cerf & celles
de tant d'autres animaux. Quand aux compofés on a la Teria-
que

que, le Mithridat, la confection de Hyacinthes & de Kermes, remedes que nous examinerons cy-aprés, au moins ceux
qui font le plus en ufage, & apparemment les meilleurs. Remarquons donc avant que d'aller plus loin, qu'il y a des re-
medes de précaution contre les poifons, & des remedes de cu- *Galen. 2. de Antí-*
re, & que ceux-cy regardent ceux qui font effectivement em- *dote.*
poifonnés, & qu'on ne laiffe pas de les employer quoy qu'on ne
fçache pas même déterminement quel poifon on a à combatre.
Ceux donc qui fe croyent obligez d'être fur leurs gardes, doivent avoir, autant qu'il fe peut, l'eftomach garni de bons alimens & de bons Antidotes. Les figues cuittes, les noix & la
ruë font approuvés des anciens Medecins ; mais quand on fe
croît empoifonné il faut commencer par le vomitif, & prendre le
premier trouvé, parce non feulement qu'il chaffe le poifon ; mais
encore qu'on en connoît à peu prés la matiere & la nature
par l'évacuation qui s'en fait, quand il n'y a pas long-temps
qu'on l'a pris. Les boüillons gras retardent fon impreffion, quand
on croit n'avoir pas tout rendu par le vomiffement, les clyfteres acres, attirant en bas ce qui refte dans l'eftomach & dans
les petits inteftins. Le lait en adoucit encore l'aigreur & malignité, par fa douceur, comme les cordiaux marqués cy-deffus
s'oppofent à fon effort par leur forme fpecifique. Mais quand
ce poifon a été communiqué par la piqueure ou morfure de
quelque animal, il ne fuffit pas d'avoir recours aux cordiaux
pris par la bouche, & appliqués fur la playe, il faut encore fe
fervir des fcarifications & des attractifs. Les Marfes & les Pfilles fameux dans l'Hiftoire, fufçoient le venin ; & c'eft ainfi,
dit l'Hiftoire, que la Reine Eleonor femme d'Edouart II. Roy *Adeo d viri reme-*
d'Angleterre le guérit d'une playe empoifonnée, fi on ne veut *dii inftar eft fœmina*
rapporter cette cure à ce que peut l'onction de l'amour fincere *quam fincerus amor*
d'une Dame Chrétienne envers fon Epoux. Mais il ne faut pas *inunxit. Spicidius*
s'imaginer pour tout ce que nous avons dit des cordiaux, qu'ils *apud I.B.*
foient en tout tems & toûjours de faifon aux poifons, & aux maladies malignes, il faut encore qu'on fçache à ce fujet que les Antidotes des Charlatans ne font ordinairement que des trompe-
ries, & que bien éloignés d'être des fecrets, ils ne font tout au
plus qu'un diminutif des Antidotes de nos Difpenfaires. De plus
que le lait de vache eft un Antidote plus feur contre l'Arfenic & le fublimé que tout ce que ces fourbes debitent. Il faut
encore avertir le public, qu'outre tant de fubtilités qu'ils met-

o

V. *Primerof. de erroribus in Medic. l. 4. cap. 35.*

tent en usage & dont nous avons tant de preuves dans Mathiole & dans les experiences d'un chacun ; celle de se faire piquer à la mammelle est une des plus ordinaires, parce que le venin ne se communique pas si-tost au cœur par les petites veines des muscles pectoraux, que par celles des bras & des cuisses qui sont bien plus grandes. C'est pourquoy les Peintres qui representent Cleopatre piquée d'un Aspic à l'endroit du cœur, se trompent manifestement, selon même le témoignage de Pline & de Plutarque, & si l'on s'en rapporte aux Statuës faites d'après celle qui fut portée au Triomphe d'Auguste Cæsar, où l'aspic paroît attaché au bras. C'est pour cela que le miracle qui arriva en la personne de S. Paul, est d'autant plus grand qu'il fut picqué au bras d'un serpent. Concluons donc que non seulement tous ces Antidotes des Charlatans, mais encore la plûpart de ceux de la Medecine étans d'ordinaire chauds demandent à être bien ménagés, dans les intemperies chaudes & seches où on les donne un peu trop legerement. Car quant au poison de la peste, on n'a pas encore pû sçavoir quel est son veritable Antidote, non plus que de tous les autres qui se communiquent par l'air, les plus dangereux de tous agissant même d'une maniere differente; suivant leur nature, les lieux & les minieres d'où ils partent. Il s'en faut beaucoup que toutes les pestes se ressemblent, quoi-qu'elles attaquent toutes le cœur, chaque poison nous infectant d'une maniere toute particuliere. La vapeur des latrines est suffoquante, si on en approche de prés, & cause une espece d'apoplexie, que les Ouvriers appelent *plomb*, & dont ils meurent si on ne les fait vomir. Les vapeurs arsenicales, celles du plâtre, & de differentes minières enchaînent, pour ainsi dire, les esprits, comme le poison de la peste corrompt le sang. Quelle plus horrible & subtile vapeur que la fumée du flambeau avec lequel on empoisonna le Pape Clément VII. pour ne point parler de celle du Charbon, parce qu'il n'y a rien de si connu ? Tout cela étant donc supposé, il est tems d'examiner les remedes les plus usitez contre les poisons, & toute sorte de malignité.

Le Saffran dont on se sert quelquefois comme d'un cordial est, dit-on, appelé *Crocus* de Coricium, Ville de Lydie, autour de laquelle il croît en abondance ; il est fort chaud, il cause des veilles & douleurs de tête, & est si penétrant qu'on a veu des enfans nouveaux nez, teints de la couleur de celuy dont leurs meres avoient fait un trop frequent usage. S'il eſt même pris en trop grande quantité, il fait non ſeulement perdre l'eſprit, mais encore la vie. Comme il ne ſe donne donc qu'en petite doſe & aſſez rarement, & que les Marchands qui ne font point d'autre commerce que de ce remede, ne gagnent gueres, il eſt bon de marquer en paſſant que c'eſt pour cela qu'on appele en France Saffranier, celuy qui ne fait aucune fortune dans le commerce de la vie. *Obſervat.* 60. *Miſcellan.* Medic Phiſic. Germa, ann. 1.

Le Bezoard eſt communément crû un remede admirable contre les poiſons & contre les maladies malignes, de maniere que tout en paroît miſterieux juſqu'au nom, d'où vient que la plûpart des pretendus Cordiaux des Chimiſtes ont été nommez Bezoardiques. Ce qu'il y a d'aſſuré, eſt qu'on a bien de la peine à en trouver de veritable, & qu'il s'en débite bien de faux. Cela eſt ſi vray, que l'experience en ayant été faite dans la ville de Molins en Bourbonnois du tems de Charles IX. Roy de France, ſur un criminel qu'on empoiſonna, il ne laiſſa pas de mourir malgré le Bezoard, comme on le peut voir au Traité des Rapports d'Ambroiſe Paré; ſur quoy on peut encore voir Louis Guion, Livre 3. chap. 13. de la beauté & ſanté corporelle. On veut que celuy des Indes ſoit preferable à celuy de l'Amerique, à quoy il y a grande apparence, & c'eſt pour cela que s'il s'en rencontre qui n'ait point été ſophiſtiqué ſur le lieu, ou en arrivant en Europe, on s'en peut ſervir hardiment depuis quatre grains juſques à vingt & trente. Quant à ces pierres ſemblables au Bezoard, qui paſſent pour du Bezoard dans le commerce & chez les malades credules, comme elles n'ont point de mauvaiſes qualitez, je ne fais pas de doute qu'on n'en puiſſe donner juſques à une ou deux dragmes & plus, comme d'un Alkali fort innocent. On parle fort de cette pierre de Bezoard gardée dans un vaiſſeau d'Agathe, dans le cabinet du grand Duc de Toſcane, & qu'on en tira mais trop tard, comme on le croit, pour la maladie du fameux Hermolaus Barbarus. *Le Roy de Golconda,* dit l'Auteur du voyage des Indes, *a grande proviſion d'excellents Bezoards. Ils ſe vendent ordinairement quarante écus la livre. Les longs ſont les meilleurs. On en trouve dans quelques vaches qui ſont plus gros que ceux des chevres, mais on n'en fait pas tant de cas, & ceux qui ſont les plus eſtimez de tous ſe tirent d'une eſpece de ſinges qui ſont un peu rares, & ces Bezoards ſont petits & longs,* circonſtances auſquelles ſe rapportent aſſez ce que nous en apprenons des Siamois, & de ceux qui ont fait le voyage de Siam, *Bezahar.* Arabib. & Perſis *Tutator* Latiniſe *Voyage des Indes par Monſieur Thevenot.* l. 1. chap 6.

Obfervat. 115 *ann.*
1. *& obferv.* 189.
anni 2.
d'où on en a apporté d'affez bons, & même ce qu'on en lit dans les Obfervations ou Ephemerides d'Allemagne, où il y a des chofes fort curieufes fur cette matiere.

La corne de Licorne eft bien un plus grand Probléme chez les Auteurs que le Bezoard, quoi-qu'on vende bien des bagatelles pour ce remede. Il eft vray que l'Ecriture Sainte femble faire mention de la Licorne; mais il eft auffi vray qu'encore que les Interpretes ayent traduit le mot Hebreu en celuy d'*unicornu.* Les Juifs, felon la remarque du Pere Morin de l'Ora-

Primerof. lib 4.
cap. 38.
toire, avoüent qu'ils ne connoiffent pas la plûpart de ces animaux que Moïfe a nommez dans le Levitique. Ainfi la mer & la terre nous fourniffans beaucoup d'animaux qui n'ont qu'une corne, on ne fçait pas pofitivement qu'elle eft la plus cordiale de toutes. De-là vient qu'on a perdu la coûtume de mettre un morceau de cette prétenduë corne de Licorne, dans la coupe de nos Rois. Tout ce qui regarde donc les remedes de cette nature, confifte en de bonnes experiences faites diverfes fois, & par des Medecins fçavans & finceres.

Conchæ prætiofas
verrucas.
Les Perles ont paffé des ornemens de la vanité en ceux de la Medecine: car quoi-que Tertullien ne les regarde que comme les *verrues* des coquilles, elles ne laiffent pas d'avoir quelque vertu. Il ne faut donc pas écouter ces Medecins qui les ap-

Quifquilias Ara-
bum.
pelent comme ils font tant d'autres remedes, les bagatelles des Arabes. Ces Meffieurs n'ont pas fait de difficulté de ruiner la matiere medicinale, pourveu qu'ils ruinaffent les Apotiquaires qui abufoient des dépofts de la Medecine par leur avarice & par leur temerité. *Periffe l'ami, pourveu que l'ennemi periffe.* C'eft là ce qu'on appele la voix de Gobrias, mais ce n'eft pas celle de la raifon qui nous oblige à eftimer tout ce qui eft digne d'eftime, & qui nous fait croire que les perles font au moins une maniere d'Alkali, qui peut avoir de bons ufages, fi elles n'ont rien de cordial, à prendre ce mot dans fa veritable fignification.

Le Diamargaritum frigidum, le Magiftere de perles & quelques autres preparations n'ont donc pas moins de vertus que tant d'autres pierres precieufes qui entrent dans les compofitions Alexitaires, & qui ont été eftimées & mifes en ufage par ceux qui nous ont precedez, quoi que les Charlatans & les ignorans prevenus leur attribuent fouvent plus de pouvoir qu'elles n'en ont. Ainfi nous ne pouvons pas nier qu'on n'ait quelque raifon

d'employer l'or dans quelques-unes de nos compositions, étant le plus pur des metaux, & reconnu propre aux maladies mélancholiques, aux défaillances, aux venins, & particulierement à celui de l'Arsenic & du Mercure employé & donné en feüille, en poudre, & en chau.

Observat. 17. ann. 1. Ephemerid. Germann.

Mais quant à cette teinture pretenduë dont on fait une Panacée, sous le specieux nom d'or potable, je suis persuadé qu'il y a bien de la vanité & de la forfanterie en tout ce commerce; que qui cherche l'or potable perd son temps & sa matiere, & que pour parler franchement ce qu'on appelle Sel d'argent a plus affoibli de bourses, qu'il n'a fortifié de cervelles.

O sacra fame che con studi tanti
Cerche volgendo le fallaci carte
De l'oro il fonte, è fabricar per arte
La pietra filosofica ti vanti.

Sonetto del Cavalier Marino.

E curva è china al cavo vitro avanti
Squalida e magra in solitaria parte
Irriti nel Carbon l'aure consparte
Da le Bocche d'i mantici soffianti.

Semini in marle tuë speranze, ô mieti
Ombre false d'error, che altro non sanno
Scopo che'l nulla, e Chimici secreti.

O! qual vano sudor chiaro è l'inganno
Ch' altrui pasce di fumo, o poco lieti
Son quagli acquisti, ove il guadagno è danno.

La poudre Theriacale n'a pas manqué d'être attaquée par ces Critiques, qui en veulent à presque toute la matiere medicinale, ne se retranchans que dans la seignée & la purgation. Mais aprés le témoignage de tant de graves Auteurs, & aprés ce qu'on a observé des differentes preparations des viperes, c'est vouloir s'aveugler & vouloir être plus sage que tous les autres, que de douter de leurs vertus & facultez, témoin entre autres ce Berger qui paroissoit tout jeune, quoi qu'il eût plus de soixante ans, pour s'être nourri long-temps de chairs de viperes.

Joan Stephan. Bellunens lib de inco lumitate diu servanda.

La Theriaque, cette composition si fameuse, qui a les Tro-

chiſques de viperes pour baſe , regne il y a long-temps dans
la Medecine , & y regnera tant qu'il y aura dans le monde
des maladies malignes, des poiſons & mêmes de ces maladies
qui menacent de maraſme. Car quoi qu'on allegue que le Livre de la Theriaque addreſſe aux Piſons , n'eſt pas inconteſta-
blement de Galien , il eſt certain que ce grand Medeçin fait
une honorable mention de ce grand remede dans ſes Livres
des Antidotes , & dans quelques autres de ſes Ouvrages.

Quant au Mithridat , il en eſt comme de la Theriaque , de
laquelle il n'eſt pas fort different. L'Orvietan même , l'Ata-
van & quelques autres compoſitions que les Bâteleurs ont ven-
duës de nôtre tems & du tems de nos Peres , avoient leurs vertus , quoi qu'elles ne fuſſent que des abregez de ces grandes
compoſitions , & qu'elles ne doivent gueres qu'à l'Opium leurs
bons effets. La Theriaque d'Andromachus étant donc d'un ſi
grand merite, qu'elle a même été chantée par les Poëtes , je
croi qu'on voudra bien encore entendre ce joli Sonnet tiré de
la lyre du Cavalier Marin.

Queſta , de le cui polpe , opra vitale
Compar Medica man' vipera ardente
Per le Lybiche vie , volò ſovente
Animata ſaetta , e vivo ſtrale.

Ma ſe più d'una piaga aſpra e mortal
Aperſe gia col velenoſa dente ,
Fatta hor nova d'Achille haſta pungente
Porta Schermo al velen ſalute al male.

Qui los guardo crudel tal hor girate
O voi che vughe , ſol de l'altrui ſangue
Sempre ſempre ferite , e non ſanate

E ſiavi almen di chi trafitto langue
Ad impararpieta donne ſpiettate
Nè la ſchola d'amor maeſtro un' angue.

Mais voici un Antidote bien particulier , puiſque la dyſſen-
terie étant une maladie maligne, on a découvert qu'il étoit ſon
ſpecifique, & d'une maniere ſi ſurprenante , qu'il ne laiſſe pas
d'être purgatif & vomitif. C'eſt le fameux Ipecacuanha des Portugais , ou Beguquella des Eſpagnols , ſi celebre dans les écrits

de Guillaume Pifon Medecin d'Amfterdam, & qui a été le fecret de nôtre *Apollo imberbis*, ou Efculape fans barbe, quoi qu'il
eût été connu long-temps avant de nos Apotiquaires, qui en
negligerent l'ufage, comme on a fait de quelques autres racines,
& comme on fera fans doute à l'avenir des remedes qui font
à prefent les plus à la mode.

Cette racine croît dans le Perou : car fans s'arrêter à la defcription qu'on en peut voir autre part, il fuffit de dire que la
blanche eft la plus douce, la plus alexitaire, & celle qui caufe
le moins de naufées, & qui porte le moins par les felles. L'autre eft plus dejective, vomitive & fudorifique. On peut prendre de la poudre de l'une & de l'autre jufques à un gros, ou
l'infufion de deux gros faite dans de l'eau. Le marc qui en refte eft fort adftringent. Enfin l'on foûtient qu'il n'y a pas un
meilleur cordial, ni un plus fouverain remede pour les diarrhées opiniâtres. Mais il ne faut pas douter que comme tous
les remedes demandent de la prudence, les ignorans ne puiffent faire un mauvais ufage de celuy-cy, étant chaud, fec, acre
& d'un goût fort defagreable.

Les Confections de Kermes, de Hiacinthes, de Salomon,
font d'autres efpeces d'Antidotes & de cordiaux, dont l'ufage
eft d'autant plus feur qu'il n'y entre point d'Opium, pourveu
qu'on n'excede point la dofe ordinaire. Au refte comme le peuple appele du Baume, tout ce qui eft de quelque ufage confiderable dans la Medecine, & même les cordiaux à la maniere
des Chimiftes, qui font entrer le Balfamique dans tous leurs remedes, il eft à propos de marquer icy en paffant, que ce qu'on
appele du Baume tout court, eft diftingué du Balfamique, en
ce que celuy-là caille le lait, quoi-que tout ce qui fait cet effet
ne foit pas du Baume, & que le Balfamique des Chimiftes n'eft
qu'une qualité indicible qu'ils croyent voir dans leurs *mumies*,
& même dans nôtre humide radical. Quant à l'Opobalfamum
des Anciens, il y a long-temps qu'on en a perdu la connoiffance,
& qu'on nous donne de l'huile de mufcade pour ce fuc, quoi-
que Profper Alpinus ait fait mention d'une efpece d'Opobalfamum, dont les Egyptiens de fon temps fe fervoient encore, &
auquel on a fubftitué le Baume de la nouvelle Efpagne, & celuy de Tolu, qui tout falfifié qu'il eft fouvent, ne laiffe pas
d'être l'idole de tant de femmes qui y cherchent ce qui n'y eft
pas.

V. Obferv. 164.
anni 11. *Epheme-*
rid.m German.
1671
V Nicolaum Mo-
nard. l. 3. *& Snie-*
tii . . . . l. 9.
V. Obfervat. 77.
ann. 3. *Ephemeridi*
in Germanie.

On pourroit demander icy, si parce que l'esprit de vitriol est appellé *la pierre angulaire des boutiques des Apotiquaires*, il ne seroit point un cordial, & si le sucre & le miel qui entrent en tant de compositions, & qui les conservent comme l'ame fait le corps, ne meriteroient pas aussi ce nom ? A la verité tout ce qui nourrit, tout ce qui conserve l'humide radical, & qui fomente la chaleur naturelle, semble avoir quelque chose de cordial, puisque l'aliment même est l'ami du cœur, & que quelques Medecins ont pensé qu'il n'y a rien de cordial que ce qui nourrit : mais à proprement parler il est assûré qu'il n'y a que ce qui s'oppose à l'activité & malignité des poisons qui merite effectivement ce nom : ainsi l'esprit de vitriol, celui de soulfre & tous ces esprits volatiles qui sont à la mode, ne sont pas à proprement parler, des contrepoisons, quoi qu'ils contrecarrent la pourriture, à la reserve de ceux qu'on tire de la corne de cerf, des viperes & de quelques autres cordiaux.

Le sucre & le miel, quoi-qu'ils soient d'un grand usage dans la Medecine, & qu'ils entrent même dans quelques compositions cordiales, ne reparent pas la dissipation des esprits, ni ne s'opposent aucunement à la malignité : car ce n'est pas icy le lieu d'examiner, si bien loin d'avoir ces qualitez, ils contiennent des esprits si penétrans & si acres, qu'ils approchent des corrosifs, ou si le docte Turnebe a eu raison de dire, quoi-qu'en un sens figuré.

Adversar. lib. 28.
cap. 45.

  Non etenim cui mel non sapit ille sapit.

Concluons donc que les cordiaux & tout ce qu'on appele contrepoison, quoi que bien plus sûr que les purgatifs, les vomitifs, & même que quelques alteratifs ne laissent pas de requerir bien de la prudence dans l'usage qu'on en fait.

On pourroit encore demander icy, s'il n'est point d'Antidote particulier contre la morsure du chien enragé, le plus formidable des poisons ; à quoy je répons que comme le beurre de vache mis sur la playe, les Ecrevisses, la Gentiane, le Rubia, l'Alyssum de Dioscoride ne passent que pour des remedes de campagne chez quelques Medecins ; les ventouses sacrifiées sur la partie, & enfin l'eau marine, sont quelque chose de bien plus sûr & de plus particulier ; mais qu'après tout, il n'y a rien de meilleur & de plus experimenté pour ce mal, que la poudre de Palmarius mêlée avec la poudre Theriacale.

Je serois enfin au bout de ce grand Chapitre des Contrepoifons & des cordiaux, fi je n'avois jugé à propos d'imiter le fage pere de famille, qui garde ordinairement le bon vin pour la fin du repas.

Le vin donc réjoüit le cœur, raffine les efprits, & en repare la perte quand ils font diffipez, & n'eft pas moins un remede qu'un aliment, pourveu qu'il foit bien choifi & pris mediocrement. Sur quoy on peut voir les vers de Mnefithée marquez dans le Livre 2. des Dipnofophiftes d'Athenée, & marquer en paffant cette autorité de Juvenal.

> *Ipfe capillato diffufum Confule potat*
> *Calcatamque tenet bellis focialibus uvam*
> *Cardiaco * nunquam cyathum Miffurus amico.*

* Ideft fyncope laboranti. *Juven.* Satyr. 5.

Les Grecs l'ont nommé ὄίνος d'un certain Oenus, qui felon eux, fut le premier qui s'avifa de preffer le raifin. Les Latins veulent que *vinum* & *vinea* viennent du mot *vis*, qui fignifie *force*. Quoyqu'il en foit ceux là me femblent avoir parlé affez jufte qui ont dit que le vin avoit été donné à Noé après le deluge comme un figne & une marque d'amitié, & que comme les peres après avoir châtié leurs enfans, leur font quelques prefens, Dieu donna le vin & les chairs des animaux aux hommes après les avoir châtiez par les eaux du deluge. On juge communément de fa bonté par ces qualitez.

Scipie Mertur. c. 27.

> *Vina probantur odore, fapore, nitore, colore,*
> *Fortia, formofa, fragrantia, frigida, frifca.*

Car quand au fol, on veut qu'il en foit comme des hommes, dont le Païs natal eft fort indifferent pourvû qu'ils foient vertueux. Mais quoy qu'on rencontre de bon vin en bien des Païs, il faut beaucoup de defintereffement pour en juger équitablement. Car qui ne fçait que chaque nation prefere le fien à celuy de toutes les autres. M. Redi premier Medecin du Grand Duc de Tofcane, fi connu par fon érudition & par fa politeffe a adreffé un Poëme à Mr l'Abbé Menage intitulé *Baccho in Tofcana*, où il femble mettre le vin Florentin, au deffus des plus excellens vins de l'Europe, quoy que tout ce vin dont il luy fait prefent avec tant de confiance, & en faveur duquel il paroît fi prevenu, ne vaile peut-être pas, deux de ces beaux vers avec lefquels Mr Ménage a payé le vin, quoy qu'un Medecin Italien ait appellé les vins de France les bourreaux de l'eftomach en comparaifon de ceux d'Italie, parce, difoit-il, que leurs vins étant meurs il fe changent en nourriture.

Perronian. fol. 316.

Ainsi la prevention que chaque Nation a pour son vin n'est pas nouvelle, les hommes n'étant gueres moins jaloux de la reputation de leur vin que de celle de leurs femmes. En effet c'est une maladie si universelle, que comme il n'y a pas de mere qui ne soit prevenuë de la beauté, ou de la bonne grace de sa fille, il n'y a pas de pere de famille qui ne prenne son vin pour de l'Ambrosie, & dont on ne gagne le cœur en le loüant. Mais si le vin a tant de bonnes qualités qu'il est appellé chez Suidas οἶνος, du mot ὄνησις, qui signifie utilité & secours; & s'il est un si grand Probleme, qu'il est difficile de dire s'il a plus fait de bien que de mal; c'est pour cela que je croy qu'il ne sera pas mal à propos de le regarder ici par ces deux differens endroits. Je commence donc par ce qu'il a d'excellent, & qui le fait regarder comme un cordial dans la diete des sains & dans celle des malades.

F. *Valeriola commun. locor. l. 2.*

Il est chaud & humide, de facile distribution, & rétablit les forces perduës par sa tenuité, & par ses esprits, toutes qualités d'un cordial & d'un aliment. C'est pourquoy Bacchus est appellé par les anciens le pere de la santé ὑγιότης, & par un Moderne *summus penetrator.* C'est ainsi que Xenophon l'avoit appelé la Mandragore de la tristesse par une expression bien particuliere, & que Platon a écrit un Livre de ses loüanges; & c'est pourquoy les Romains, avoient non seulement une Deesse *Meditrina;* mais encore des fêtes appellées *Meditrinalia,* où on offroit du vin vieux & nouveau, dont on faisoit quelques essais l'avallant en maniere de medicament & de preservatif, en disant *vetus novum vinum bibo, veteri novo morbo medeor.* C'est

7. T. *Nardium in noctib. genial.*

encore pourquoi ils faisoient frapper des medailles, où la Deesse *Salus* assise sur un Thrône donnoit d'une main à manger à un serpent, & mettoit de l'autre une couppe pleine de vin sur un

L. *quod animi mores sequuntur temper. corporis.*

Autel. Dieu, dit encore Galien à ce sujet, a donné le vin à l'homme, comme pour le rajeunir, & comme un charme aux ennuis dont la vie est pleine, & même pour rendre l'esprit plus docile, & ensuite plus ferme, parce que comme le fer se rend plus traitable par le feu, les ames feroces s'amolissant par ce lenitif, viennent enfin à s'humaniser. C'est pour cette raison qu'il dit autre part, qu'on le fait entrer dans la Theriaque, ayant cela de merveilleux qu'il facilite le mouvement du sang & des esprits. Il y a bien plus, puisqu'il adoucit l'amertume de la bile, & rallentit sa ferveur, même qu'il provoque le som-

meil , & que par une faculté oppofée il reveille & éguife l'efprit , le menant quelquefois fi loin par de belles faillies qu'il eft
appellé *le cheval du Poëte*. Qui ne voit même qu'il excite les ris
& les amours; qu'il chaffe la mélancholie , qu'il donne du courage aux pufillanimes , qu'il conferve la chaleur naturelle , qu'il
fortifie les membres , & qu'il donne la fecondité au beau fexe?
Nous avons cy-devant remarqué qu'Afclepiade , qui comparoît
fon pouvoir à celuy des Dieux , fut le premier des Medecins
qui en accorda l'ufage aux malades. Auffi n'a-t-on pas fait de-   *v. Obfervat.* 55.
puis ce temps-là de difficulté de s'en fervir comme d'un reme-   *ann.* 2. *Avicell.*
de , & même dans les fiévres qui ont quelque malignité ; pour   *Medic. Phyfic. Ger-*
ne point parler dequelques autres fiévres , jufqu'à quelques ar-   *man.*
dentes qui ont été quelquefois gueries par l'efprit de vin ; parce
qu'on en pourroit abufer en ces occafions. Enfin le vin n'eft
pas feulement le fpecifique des champignons les plus dangereux , mais encore fon propre contrepoifon , tant il eft capa-
ble de diffiper les impreffions qu'il a faites par fon fouffre nar-   Διὰ λουσίος;
cotique : ainfi c'eft un *Dionyfius* , un liberateur. Voilà ce me femble le bel endroit de cette medaille : mais fi nous le regardons
d'un autre côté , c'eft un revers des plus furprenans , le cordial
changé en poifon par l'intemperance ; les braves compagnons
d'Uliffe changez en pourceaux , par cette Circé , & un Lucifer
en puant charbon ? Plaute a beau nous dire , que fi le vin pouvoit parler , il n'auroit pas de peine à fe deffendre,

> *Vinum fi*
> *Fabulari poffet fe deffenderet.*

puifqu'il n'a pas même pardonné à fon inventeur , *Hoc ad*
unius horæ ebrietatem nudavit femoralia fua quæ poft fexcentos annos   *Hieronym. ad Ocl*
contexerat , pour ne point parler des mauvais offices qu'il rendit   *canum.*
depuis à Loth & à Samfon. Ce n'eft pas fimplement un de ces
filoux qui fe contentent de piper , c'eft un voleur qui depoüille
les gens , comme font l'amour & le jeu quand on n'eft pas fur
fes gardes.

> *Dives eram dudum fecerunt me tria nudum,*
> *Alea, vina, Venus, per quæ fum factus egenus.*

Il va bien plus loin , il infpire la cruauté & le meurtre.   Vę qui confurgitis
Qu'elle plus horrible figure que celle des Centaures & des   mane ad ebrieta-
Lapithes agitez du vin? que de rage , que d'hommes , de fang   tem fectandam.
& de vin répandus par terre? C'eft dans le vin qu'Alexandre   *Ifaia* 5. Cui vę,
tua lâchement fon ami Clitus. Comme le vin n'eft que du feu   cui rixæ, cui furię,
                                                              cui fine caufa vul-

nera , cui suffusio
oculorum, nonne
his qui commorant
in vino, & student
calicib. exolvendis.
Proverb. 25.
*εχνιηιquod opinione
& arrogantia im-
pleat animum.*

chez Homere, il n'est qu'insolence chez Platon. Il ne respire , si on s'en rapporte à Hesiode que flâme & fureur ; c'est ainsi qu'en ont parlé Aulugelle , Macrobe , Plutarque , Suidas & même tous les Medecins. Ce n'est que saillies & boüillons chez les Poëtes Latins *fervida vina*, comme c'est même l'enfant du feu chez les Grecs πυϵιϛ παῖϛ & partant gardez-vous en bien. C'est encore à cause du meurtre & du carnage qu'il a causé, que les Egyptiens se persuaderent qu'il étoit sorti du sang des Geans répandu sur terre, aussi étoit-il le signe du sang dans les sacrifices des Païens.

Fusaque in obscænum mutantur vina cruorem.

1. *Tertullian. adversus Marcionem.*

Comme il est dans les saintes Lettres le sang du raisin *& in san-guine uvæ*, & même le Symbole de la vangeance Divine, *pocu-lum in manu Domini est vino mero repletum.* En effet si on en exa-mine les suites on trouvera qu'il n'a pas moins enflé le cothur-ne tragique, qu'ont fait l'amour, l'ambition & la vengeance, & qu'il n'attaque d'abord la tête que pour mener les pieds dans des precipices, témoin l'inceste de Macareus. * Comme le pre-mier verre de vin , dit un bon Auteur, est dedié à la santé, le second au plaisir, & le troisiéme au sommeil; de même le qua-triéme est la cause des outrages qu'on fait & qu'on reçoit sou-vent aprés avoir beu. Le remede est donc, comme l'a crû Solon, de luy associer les Nymphes.

Eubulus apud Cæl. Rhodigin.

Tres miscebis aquæ partes, sit quarta liæi.

Autrement il ne faut point esperer de quartier de cet enne-mi. Il faut que nous le fassions changer de nature , ou qu'il nous en fasse changer, *vinum perdendum aut ab eo perdi* ; car en-fin sa nature est telle, qu'il le faut noyer pour l'empêcher de faire du mal au genre humain. Mais est-ce de cette maniere que la bonne femme luy fait la Medecine dans le Comique?

Bernard. Poterus Monachus.

Viden ut anus tremula medicinam facit ?

Eapse merum condidicit bibere, foribus dat

Aquam, quam bibant.

Curcul. actu 1. Scena 3.

On remarque même que la Providence divine semble avoir osté la connoissance & le goût du vin à la plûpart des animaux, parce qu'il auroit augmenté leur ferocité ; & quant aux mala-

* Macareus unius congeneris (sororis) amore correptus aliquandiu calamitosam ægri-tudinem suam continuit compescuitque seipsum : verum tandem vino, tanquam duce fretus , quod solum mortalibus audaciam præbet, contra quam sapienter antea decreve-rat , noctu surgens quod cupiebat abstulit. *Athen. l. 10. Dipnosoph.*

des que les fages Legiflateurs en laiſſerent la diſpofition à la prudence des Medecins, & c'eſt ainſi que Zeleucus les puniſſoit de mort s'il réchappoient apres en avoir beu dans leur maladie. En effet on n'abuſe gueres de ce grand cordial fain & malade fans devenir inutile à la Republique & à charge à fa famille. *Vinum quod in corde ſobrii, id in linguâ ebrii.* On dit franchement, ou plûtoſt fortement, ce qu'on penſe quand on a du vin dans la tête. *Vinum animi ſpeculum, In vino veritas.* Le vin eſt entré, diſent les Hebreux, & le ſecret eſt forti. Le pis eſt que cet état pitoyable où il réduit ceux qui en prennent trop, les mene petit à petit à des convulfions, des goutes, des apoplexies, des paralifies, & à des infenfibilités de corps & d'eſprit. Car confiderez un peu cet homme cy-devant ſi vif, ſi agiſſant & qui raiſonnoit avec les intelligences, c'eſt moins qu'une bête. Il n'eſt, dit faint Jeroſme, *ni vif ni mort.* C'eſt quelque choſe de ſemblable aux Idoles des Payens, qui ont des yeux & ne voyent point, des oreilles & n'entendent point. *Cap. 5. ſuper Epiſt. ad Galath.*

Veluti cum ſtat marpeſia cautes.

N'eſt-ce pas là encore un eſtat pire que la folie même, à laquelle il mene ſi naturellment, que Platon a dit que les Dieux ſe voulant vanger des hommes n'avoient pas trouvé de moyen plus feur que de leur donner le vin pour les conduire droit à la folie? Si donc il peut faire tant de mal aux hommes, que ne ferat-il point aux enfans qui ſont bien moins capables d'y refiſter, & dont il n'eſt pas moins le poiſon, qu'il eſt cenſé le lait & le cordial des vieillards. C'eſt pour cela que Galien n'en conſeille l'uſage qu'à l'âge de vingt-deux ans, de crainte qu'aprés avoir infenfiblement echauffé la jeuneſſe; elle ne vienne enfin colere, cruelle, paſſionnée pour les femmes, & enfin hebetée. Auſſi Gallego * Medecin de la Reine de France Anne de Bretagne, ſe declare hautement contre la coutume de ceux qui donnent du vin aux enfans. Un autre * va juſques à le deffendre aux nourrices, de crainte que les enfans qui ont d'ordinaire des difpofitions au mal caduc n'y tombent effectivement, pour ne point parler de tant d'autres graves Medecins qui ſont de leur fentiment. En effet ces jeunes plantes ne manquent gueres à ſe ſentir des qualités de la liqueur dont on les arroſe. Ce qui a fait dire à quelqu'un que le vin étoit ſemblable à la chaux, & que comme elle fait jetter promptement les feüilles

Vinum vero ut multi ferunt ad ultionem datum hominibus ut infaniant. *Plat. lib. de Lege Dialog. 2.*

V. Symph. Campieg. in hiſtor. Galen. l. 3. & Galen. l. 5. de ſanit. tuend.

* *Tractatu de alendis. infantib.*
* *Francifcus Sibachius de potu ſalutiferoſol.* 158.

& les fruits aux arbres, mais qu'elle les fait ensuite mourir ; de même le vin éguaye la jeuneffe, & la réjoüit luy faifant même produire quelques fleurettes, mais que la fuite ne manque gueres à en être funefte, de forte que toutes ces jeunes plantes feichent bien toft fur le pied, & qu'il ne refte de toutes ces fleurs, dont on attendoit quelques fruits, que des bayes d'Asphodeles, & de triftes fruits de Cyprés. Cela eft fi vrai que Galien marque expreffément, que c'eft jetter de l'huile dans le feu que d'en donner aux nourrices & aux enfans. De plus, qu'il emplit le cerveau, caufe la toux, les écroüelles, & enfin la phtifie. Il ne faut donc pas s'étonner fi un grand nombre d'enfans, jolis & fpirituels, ne manquent gueres à degenerer de cet état quand ils entrent dans l'adolefcence, pour s'être trop toft accoutumés au vin, comme Palmarius même Medecin de la Faculté de Paris l'a remarqué de la jeuneffe de cette Ville en particulier dans fon traité du vin : & fi on leur applique cette penfée de quelques anciens qu'un bel efprit a ainfi renduë en fa langue *Fauciuli toto fpirto, Huomini toto feccia. Come il fanciullo Stefichoro choro in bocca loro cantino i roffignoli, fatti piu grandi mughiano come buoi.* Mais il ne faut pas oublier que les Republiques de Rome, de Carthage, de Marfeille, & quelques autres qui entrerent dans l'efprit de leurs Philofophes & Medecins, ne fe contenterent pas d'en interdire l'ufage aux enfans, mais qu'elles n'étoient gueres plus indulgentes, à l'égard des foldats qui campoient, & à l'égard des femmes, parce qu'il eft l'aiguillon de la fenfualité. *Vinum lac Veneris. Veneris fcortator & Armiger.* C'eft ainfi que l'ufage du vin fut entierement interdit aux Dames Romaines, & que pour les appaifer en quelque maniere on leur accorda celuy des bijoux & des ornemens dont elles font fi curieufes, & d'autant plus volontiers, dit Valere Maxime, qu'elles n'étoient pas encore expofées aux yeux & aux atteintes de ceux qui aiment à troubler la paix des familles. Dés le temps même de Romulus, la Loy leur deffendoit fi expreffément de boire du vin, qu'un certain Egnatius Mecennius ayant tué fon époufe pour en avoir bû, il fut abfous en jugement par ce premier Roy de Rome. Un autre Dame meurt par ordonnance du Magiftrat fous des faiffeaux de verges de myrthes, pour avoir bû à fon tonneau. On en fait mourir une autre de faim, pour n'avoir pas gardé avec affez de foin, les clefs du cellier ; & on avoit tant d'averfion pour

V. Perron. fol. 38.

L. 5. de fanit. tuend.

Padre. Bartoli.

Ariftoph. 2.

Apuleius Milefiar. l. 2.

L. 2. cap. 1.

Fabrus picta.

celles qui beuvoient du vin, que les hommes baifoient leurs parentes en les faluant, fous pretexte d'amitié & d'honnêteté,
pour s'affurer fi elles obfervoient la Loy du Prince, qui leur
deffendoit l'ufage du vin. Ces fages Païens n'avoient que des
raifons de Politique & de bien-feance de deffendre le vin aux
femmes; mais les Heros du Chriftianifme ont bien d'autres
veuës, puifque faint Jerôme en deffend l'ufage, à celles qui
ont choifi le fils de Dieu pour époux, le confiderant comme *Hieron. ad Eufto-*
le venin le plus prefent dont le Demon fe puiffe fervir pour *chium.*
empoifonner une *ame. Que ne devons-nous donc pas penfer *Vinum in quo lu-
de quelques Marchands qui non contens de fomenter & d'en- xuria eft.
tretenir l'intemperance par la quantité qu'ils en donnent à tous
venans, le gâtent & le rendent d'un ufage tres-dangereux, y
mêlant des ingrediens corrompus & quelquefois corrofifs pour
luy procurer une force & une vigueur qui n'eft agreable qu'aux
yvrognes, & aux gens de mauvais goût, defordre aufquels les
Magiftrats ne remedient pas affez, tant il eft de grande importance.

Quant à ceux qui paffent jufques à l'ufage de l'eau de vie,
il eft certain qu'elle leur debilite l'eftomach, & les parties nerveufes; & que l'efprit même de ceux qui en abufent n'eft gueres
fans fe fentir de fes impreffions. C'eft pour quoi *Scipio de Mercu-*
riis dans fes Livres des Erreurs populaires d'Italie, fouhaîte que
quelqu'un perfuade aux Princes de mettre un fort gros tribut
fur cette eau ardente : car, dit-il, quelle proportion entre le
feu de cette eau, & la chaleur naturelle; l'une travaillant aux
coctions, & l'autre debilitant tellement l'eftomach quand on
en abufe, qu'au lieu de digerer les alimens il ne produit que
des crudités. Quoy qu'il en foit, ajoûte cet Auteur, de quelque utilité qu'on s'imagine l'eau de vie, c'eft vouloir s'accoûtumer à regarder fixement le Soleil que de pretendre s'y ac-
coutumer. Les Charlatans qui affectent de quitter les voyes
ordinaires de la Medecine, promettent tout de cette liqueur,
mais tout ce qu'ils font avec ce remede, n'eft que tromperie
& palliation; car à la referve des maladies de Chirurgie, il
arrive fort rarement que l'eau de vie entre dans l'ufage de la
Medecine, fi ce n'eft de la Veterinaire. Auffi lifons-nous entre
tant d'exemples que nous pourrions rapporter, icy que François
de Gonzague, Marquis de Monferrat, s'étant fervi de ce remede par l'avis d'un Medecin Italien, pour fe précautionner de

certaines indifpofitions, fon eftomach fe relâcha de telle maniere, que tous les alimens qu'il prenoit fe tournoient en vents,
de forte qu'on eut bien de la peine à le tirer d'une hydropifie
timpanite où elle l'avoit precipité. C'eft ainfi que le fameux
Mr Defcartes mourut-il malheureufement pour en avoir abufé,
comme nous l'avons marqué en fon lieu. Quant à l'ufage qu'en
font quelques femmes idolâtres, de leur teint, comme elles ne s'en
fervent qu'exterieurement, je n'ay pas grand chofe à leur dire:
car fi elles font bien perfuadées que cette eau applanit les iné-
galités du cuir, en vain leur prouveroit-on qu'elle le brûle à la
continuë. Je ne doute pas même qu'elles n'en fiffent, fi elles
font perfuadées qu'elle les peut rendre belles, ce que la bonne
femme faifoit du vin. Son Medecin luy avoit dit qu'elle feroit
bien de s'en laver les yeux, mais elle crut qu'il feroit encore
mieux fi elle s'en lavoit premierement l'eftomach. C'eft ainfi
que nos femmes avaleroient pour devenir belles, non feulement l'eau de vie, mais l'eau de départ, puifquelles fe font polir le vifage par des eaux de cette nature au mépris des eaux
du celebre M. Brieubœuf dont les affiches leur promettent une
jeuneffe éternelle.

Finiffons, revenans au vin, & concluons qu'avec tout ce que
nous avons dit à l'avantage du vin, & avec tout ce qu'on y
pourroit ajoûter, qu'il n'eft abfolument parlant neceffaire qu'en
qualité de cordial, qu'on s'en peut paffer, & qu'il eft même
quelquefois bon de s'en abftenir. C'eft l'opinion de quantité
de graves Auteurs fuivis par le docte Adrian. Turnebus. En effet l'experience nous apprend que tant d'hommes de divers
païs & de diverfes conditions s'en paffent fort facilement, qu'il
s'en trouve même qui n'en ont jamais beu, & qui font tout ce
que font ceux qui en boivent, témoin le docte Tiraqueau fi
fouvent allegué en cet ouvrage dont Mr de Thou a écrit en
fon hiftoire. *Abftemius enim cum effet & triginta liberorum ex ho-*
nefta uxore fufceptorum parens, totidem librorum autor fuit, & fingu-
lis annis fingulos libros & liberos reipublicæ dedit. Mais pour ne pas
paroître d'un opinion particuliere fur ce fait, je crois que le
meilleur eft de décider cette affaire fuivant l'oracle du Chriftianifme : *Utere modico vino ad ftomachum ;* les Prophanes mêmes
ne s'éloignant pas de ce fentiment, comme il paroît par ce diftique:

    Sumite nec nimium, Bacchi valet optimus ufus,
    Nec minimum ; hinc mæror provenit, inde furor.

CHAP.

CHAPITRE DERNIER.

Des ſecours de la Medecine qui ſervent à l'ornement du corps,
& des differens uſages qu'on en peut faire.

Quoiqué les Medecins ayent abandonné il y a long-temps
la cure des maladies externes aux Chirurgiens, elles ne
laiſſent pas d'être toûjours de leur ancien domaine. C'eſt pourquoy ceux-cy ayant abuſé de la conceſſion, ceux-là rentreront
quand il leur plaira dans leur heritage, *jure Dominii & poſtlimi-*
nii, tout ce que les Chirurgiens y poſſedent n'étant tenu qu'à
foy & hommage, faute dequoy il y a lieu à la ſaiſie.

Or ces maladies externes ne ſe raportent pas ſeulement aux
tumeurs, aux plaies, aux ulceres, aux luxations, aux fractures,
mais encore à quelques autres indiſpoſitions qui peuvent eſtre
compriſes ſous celles-là comme des eſpeces ſous leurs genres,
& qui ont leurs remedes particuliers. Mais comme il y a quelques-uns de ces remedes qui ſont innocens & permis, il y en a
d'autres qui ne le ſont pas chez les Chrétiens, au moins en de
certaines occaſions, & à de certains égards. C'eſt ainſi que cette
partie de la Pharmacie, qui s'appelle *Coſmetique,* a produit une
fille appellée *Commotique,* laquelle bien loin d'être regardée
comme naturelle, ne doit être regardée que comme un monſtre que la Medecine & la politique ont droit d'étouffer. Commençons par la mere, car nous ſerons aſſez-toſt à la fille pour
en concevoir de l'horreur, & pour en dire avec le Poëte.

> *Atrum*
> *Deſinit in piſcem mulier formoſa ſuperne.*

La Coſmetique ou l'Art des ornemens permis, tire ſon nom
du mot Grec, qui ſignifie, *netteté, parure & ornement,* & ne comprend pas moins l'extirpation de ce qui ſe trouve de ſuperflu
dans le corps humain, que la reparation & le ſupplément de ce
qui y manque. Surquoy ſi on me demande ſi l'Art de Tagliacot,
qui regarde la reſtitution des membres mutilés, eſt permis. Je
répons que s'il y a quelque ſolidité en cet Art, on le peut
hardiment pratiquer, pourvû qu'il n'en coûte rien au prochain.
Critobule, aprés avoir tiré une fléche de l'œil de Philippes
Roy de Macedoine, fait encore en ſorte qu'il ne paroît pas

V. Joannis Stephani
Bellumenſ. Coſmet.
& Theoleg. Hipocrat.

Ars Ornatrix.
Ars Fucatrix.

Κόσμος

q

qu'il soit borgne, il n'y a rien là que de bien; mais de gâter le bras de Titius, ou l'épaule de Mevius pour reparer le nez, la levre ou quelque autre partie de Marc, c'est ce me semble pecher contre la charité. Car si l'on m'allegue le *volenti non fit injuria*, Qui ne sçait que personne n'est maître de son corps, & que c'est faire un mal évident pour un bien qui n'est que dans l'idée & dans l'intention? Quoy qu'il en soit, l'interest du prochain à part, je croy qu'il est permis de chercher ce qu'on a perdu, & de se défaire de ce qui incommode, & qui met la la vie en peril. C'est ainsi que la Chirurgie, partie ancillarте de la Medecine coupe & tranche, & qu'elle remet des dents & autres instrumens en la place de ceux qu'on a perdu; c'est ainsi, dis-je, qu'elle redresse les membres tors, qu'elle tire les corps étrangers, & qu'elle extirpe les excrescences, les loupes, condilomes, verruës, &c. & quelle remedie même à quelque marques ou taches naturelles qu'on apporte en venant au monde. Elle ne fait donc pas plus de difficulté de passer ses éponges sur le rouge des faces extraordinairement hautes en couleur, que sur le brun & sur le jaune des icteres qui teignent le cuir. Elle n'empesche pas qu'on baigne les hommes & les femmes pour la propreté & pour la santé, comme nous le dirons cy-aprés. Rien de ce qui contribuë à la netteté & à la blancheur du cuir & des dents, ne semble à la Medecine indigne de ses soins quoy qu'elle en commette l'execution à ses ministres, permettant jusques aux remedes qui corrigent les defaux qui peuvent dégouter dans le mariage. Elle permet même de remedier à la perte des cheveux, si on le peut faire, puisqu'il n'y a rien de si vilain qu'une téte chauve, qu'on la compare à un arbre sans feüilles, *& sine fronde nemus*, & qu'enfin Venus la chauve paroît bien moins supportable à Homere que Venus naurée, & couverte de son sang, *Venus calva turpitor vulnerata*. Il n'y a que les rides, ces enfans du tems, qu'elle semble respecter, ou qui lui paroissent des *noli me tangere*. C'est pour ces raisons que Galien définit la Cosmetique, *une habitude effective de l'entendement, qui conserve la beauté naturelle du corps humain, & qui l'a retablit quand elle souffre quelque perte & diminution*, & c'est en cela qu'elle differe de la Commotique, qui ne travaille & ne s'occupe qu'à procurer une beauté apparente, fausse, empruntée & qui n'a rien de naturel, & contre laquelle la Philosophie & la Medecine se declarent comme

Plinius histor. natur. l. 28 c. 12. V. Marcel. Donat. l. 1. cap. 3. 7. & 8. de Medic. histor. mirab.

L. 1. de Medic lo salib. cap. 2.

fait tout le Chriſtianiſme. En effet comme la beauté de l'a-
me regarde le Philoſophe, ou le Medecin habillé en Philoſophe, celle du corps regarde plus particulierement le Medecin
qui l'a définit *un raport, une meſure & une proportion du tout aux
parties, & des parties au tout, ſoutenuë de la grace de la couleur;* ou
ſi l'on veut, *une diſpoſition du corps agreable aux ſens, dont la conſervation dépend de la bonne conſtitution & du loüable temperament
des humeurs.* Or comme cette grace, & cette loüable diſpoſition
ſert à la ſanté des particuliers, elle n'eſt pas moins utile au
public & au commerce de la vie ; car quel plaiſir à vivre & à
traiter avec des perſonnes diſgraciées de la nature ? d'où on
conclut que la Medecine a droit de ſe ſervir de la Coſmetique,
& de corriger tout ce qu'elle appele *Turpitude* dans le corps humain, juſques à la maſſe des chairs, & des graiſſes qu'on y comprend, cette maſſe n'étant pas moins incommode & deſagreable
qu'une extraordinaire maigreur. Car quant aux autres di-
menſions du corps, comme il n'y a pas plus de remede aux
tailles giganteſques qu'à celle des Nains, je ſuis ſurpris de
voir que Galien nous ramene à ce propos la cruauté d'un certain brigand, qui coupoit les pieds de ceux qui luy ſem-
bloient trop grands, pour les réduire à la hauteur naturelle de
l'homme.

Ainſi quant à cette largeur qui vient de la maſſe & de la graiſſe du corps, & par laquelle j'entre en matiere ; comme il n'eſt
pas impoſſible d'y remedier, il le faut faire avec une application
d'autant plus grande, que ces ſuperfluitez ſont, ſelon Avicenne, * Fener 7. tract.
& les entraves du corps humain, *compedes corporis,* & pour par- 7. cap. 3.
ler avec Platon ſa Priſon ; témoin ce Nicomaque de Smirne qui
étoit ſi gros & ſi gras, qu'il ne pouvoit marcher ni même toucher
à ſes pieds. Denis Heracleot, ce monſtre de chair & de graiſſe, *Galen. de diff. mor-*
qui de crainte d'étoufer, ſe faiſoit couvrir le corps de ſang- *bor. cap 9.*
ſuës, & réveiller par des pointes d'éguilles. Ce fils de Lucius *Deipnoſoph ſt. lib.*
Apronius homme Conſulaire, & quelques autres auſquels on **2.**
enlevoit une partie de la graiſſe qui les menaçoit d'oppreſſion.
C'eſt donc de cette maniere qu'il faut entendre Galien, où il
nous dit que ſi cette maſſe n'eſt qu'un Simptôme. quand elle ne
bleſſe que la beauté, elle eſt une maladie quand elle empêche
l'action. Il en eſt de même quand elle cauſe quelque choſe de *Plin. lib. 11. cap.*
ſemblable à cette inſenſibilité des cochons, dont les ſouris, dit- 39.
on, percent le cuir & la graiſſe ſans qu'ils le ſentent ; ſi dis-je,

V. *Marcell. Donat.*
de Medic Hist mi-
rab. lib. 5 cap. 2.

Cardan. lib. de
subtilitate.

Marcellus Donat.
lib. 5 cap. 2. de
Medic. Histor. mi-
rabil.

on veut proceder à la cure de cette superfluité, il n'y faudra pas peu apporter de discretion, puisqu'il peut arriver de grands accidens dans la diete, dans l'administration des remedes, & dans la colliquation ou fonte des matieres, comme il arriva à un Roy d'Espagne, qui mourut pour avoir voulu se dégraisser, par le moyen d'une herbe que Cardan nomme *lingua Avis*, bien different de ce Sanche fils de Ramire Roy de Leon, surnommé le Gros, qui fut dégraissé par le secours d'une herbe que l'Histoire ne nomme pas ; moyen qui sans doute n'étoit ni si seur, ni si effectif que la diete qui ne manque gueres, quant elle est exquise & accompagnée de quelques remedes, de faire l'effet qu'un de nos Poëtes a marqué dans cette Epigramme.

Gomba d livre 3.
Epigramm. 36.

> *Dieux ! est-ce un autre, est-ce luy-même,*
> *D'où vient ce changement extrème ;*
> *Il étoit gros, il est menu,*
> *Veut-il passer pour inconnu ?*
> *Il surprend la veuë, il étonne,*
> *Ce n'est qu'un tiers de sa personne ;*
> *Dame diette volontiers*
> *En a pris les deux autres tiers.*

Pour la cure de la maigreur extraordinaire, si elle est naturelle, il n'y a pas beaucoup de remede à cette espece de *Turpitude* ; mais si elle provient de cette abstinence que le grand Hipocrate blâme dans de certains hypocondriaques, & que les Chrétiens mêmes condamnent quand elle va à l'excés, & à la dissolution des forces, il n'y a que ce que la Medecine appele *Analepsie*, bonne nourriture, repos & tranquillité de corps & d'esprit, qui soient capables d'y remedier. Voila pour la graisse & pour la maigreur.

ἀπυχρητείσητες.

Basil. lib. de virgi-
nib.

Les Varices sont une autre espece de *Turpitude* & d'incommodité qui paroît au cuir, quoi-que le mal soit dans les vaisseaux ; mais la cure en est si douloureuse que la patience du brave Marius, étant allée jusques à souffrir l'operation qu'on luy fit à une des cuisses, il aima mieux garder le mal de l'autre, que de guerir par un remede si douloureux, quoi-que Seneque nous allegue un homme qui tenant un Livre pendant qu'on luy faisoit cette operation, en continua la lecture jusques à la fin. La couleur du cuir peut s'effacer, comme nous l'avons remarqué cy-dessus, quand elle n'est pas naturelle, tant par les remedes internes que par les externes ; mais quand à cette deperdition de substance qui

Senec. Epist. 79.

fait des cicatrices, on n'a pas la même facilité de la reparer non-plus que certains seings & certaines contusions, brûlures & autres impressions, & particulierement ces seings qui sont naturels ou inveterez. En ces cas-là il les faut souffrir & imiter la patience de cet Evêque de Narni dont parle Saint Gregoire, qui se voyant moqué de Totila Roy des Gots, à cause de son teint rouge & horriblement enflammé, ne laissa pas de prendre la chose si doucement que ce Prince ayant ensuite appris que cette couleur étoit naturelle à ce bon Evêque, il luy rendit depuis tous les honneurs dûs à son caractere & à sa vertu.

Cassius Episcopus Narnientis.

Au reste comme Celse & Galien ont observé qu'il étoit permis dans les cas de necessité de faire servir les secours de la Pharmacie à la Cosmetique, ils ont même crû qu'il étoit assez difficile à des Medecins qui suivent la Cour, & qui frequentent les femmes de qualité de ne les pas contenter, & de ne pas donner jusques dans la Commotique, tant on a de peine, disent-ils, à se défendre de leurs importunitez, curieuses qu'elles sont de tout ce qui les peut rendre agreables. Car

> *Si l'on en croit ces belles Dames,*
> *Qui n'ont pour tout que le dehors,*
> *Le Ciel ne leur donne des ames,*
> *Que pour avoir soin de leurs corps.*

Gombaud Epigram.

Mais comme ces Medecins avoient leurs veuës, & qu'ils vivoient dans le Paganisme, il ne s'ensuit pas pour cela qu'un Medecin Chrétien n'ait de plus grandes mesures à garder dans ces occasions, que des Idolâtres. Puis donc que nous voila insensiblement tombez sur la Commotique, il n'y a pas de doute que comme il est permis à un Medecin Chrétien, selon tous les plus rigides Casuistes, de conserver la beauté naturelle par des voyes honnêtes; de même ce qui n'est que fard, platras, apparence & faussecé, ne luy est nullement permis, s'il ne regarde un organe perdu qu'on peut feindre par un supposé, pour éviter une extraordinaire difformité, toutes les autres feintes étant même indignes d'un honnête-homme, & à plus forte raison d'un Chrétien. A quoy on doit ajoûter que ces medicamens dont on teignoit le tein & les cheveux des hommes & des femmes du temps de Galien, & dont on teint encore à present le cûir, causent, selon ce grand Medecin, des maladies dangereuses, & entre autres des fluxions, epilepsies, apoplexies & tremblemens. Pour

Quatenus mulieribus corpori sui cura eripi non potest. *Celsus lib. 5. cap. 6.*

Nemo illarum est quæ non æquiori ferat animo si respublica turbetur quam si coma. *Hipolit. redivivus.*

Galen. lib. 1 de impostt. Medicam. secund. loc. V. Vossium de Idol. lib. 5. cap 34.

le temps où les fards & tous ces vilains artifices qui ne tendent qu'à tromper ont commencé, ce ne fut, dit on, que lors qu'Heraclite de Tarente arriva à Rome, quoi-qu'on puisse remonter bien plus haut, quant aux premiers inventeurs de ces couleurs; car si l'on en croit le fragment qui nous reste de la Prophetie d'Enoch, *les Princes du monde* enseignerent à leurs femmes l'usage des fards prés de 500. ans avant le deluge. Quant à la teinture des cheveux & des sourcils, dont les noirs paroissoient si beaux, que Venus fut appelée par les Poëtes *nigris superciliis;* Clement Alexandrin donne cette invention à Medée. Quoi-qu'il en soit, il est assuré que les Dames Juifves se peignoient les yeux d'Antimoine, témoins Isabel, Tamar & quelques autres, vanitez qu'elles avoient apprise des Egyptiennes, & qui passa aussi des Eyptiennes aux Grecques, & de celles-cy aux Romaines, & ensuite aux siecles suivans sous le nom d'Alkool, ou de poudre, noire apparemment connuë de Juvenal.

Illa supercilium madida fuligine tinctum
              Obliquâ produxit acu,

Et plus particulierement de Tertullien, *nigrum illum pulverem quo occulorum primordia pinguntur.* Plaute, après avoir remarqué que celles-là sentent assez bon qui ne sentent rien, dépeint les vieilles édentées qui se fardoient de son temps, d'une maniere à donner bien du dégoût de leurs fards & de leurs personnes,

     Eccastor mulier rectè olet ubi non olet
     Nam ista veteres quæ se unguentis unctitant interpolles
     Vetulæ edentulæ quæ vitia corporis fuco occultant,
     Ubi se sudor unguentis consociat illicò
     Itidem olent quasi cum multa jura confundit coquus
     Quid oleas nescias nisi id unum male olere intelligas.

Elles se servoient encore d'un mélange de Saffran pour teindre les cheveux, qu'elles faisoient ensuite secher au Soleil, folie, dit Tertullien, qu'elles payoient souvent par de cruelles douleurs de tête. Car quant au rouge & au noir, qui sont encore à present en usage, elles en avoient de differentes sortes, même des eaux composées avec du fiel de Crocodile, du suc de limons & de l'argent sublimé, qui leur enfloit la face & la langue jusques à les rendre oppressées. C'est pour cela que Pline, quoi-qu'assez libre à particularisér la matiere de la Commotique sous le nom de medicamens, ne laisse pas d'armer son stile contre ces désordres, le luxe des fards & des parfums étant allé

Kirker. in arcanoc. M. C. 117.

Kool Stibium κωμίελίφαρσι.

Satir. 1.

Supercilia tenui fuligine depingebat.

Plaut. in Mostell.

fi avant de fon temps, que les femmes ne fe contentoient pas des odeurs avec lefquelles elles attiroient les hommes ; mais elles les répandoient encore jufques fur là terre ; moleffe que les hommes imitoient, les répandant fur leurs meubles, & mêmes fur leurs étendards. Ce qu'il y eut encore de particulier en ce qui regarde l'infame manége de la Commotique, eft qu'il avoit fes couratiers * & fes couratieres, gens qui ont continué ce commerce jufqu'à nôtre temps, marchans fur les pas des Cleo- pâtres, des Elephantes, des Callimaques, des Sotires & autres qui ont écrit de certe matiere, & qui en ont exercé la pratique, laquelle ne paroiffoit peut-être pas fi infame qu'ils ne fe fau- vaffent fous le nom des Parfumeurs, dont la qualité entroit juf- ques dans les Epitaphes, témoin celui-cy.

Mangones virgi- nes, mulieres, vi- ros vendebant, de- fectus corporis corrigebant, pinge- bant. Mercurial. variar. lect. lib. 2. cap. 1. Reinef. pag. 639.

CN. VERGILIVS EPAPHRODITVS
Magifter odorarius à Minerva Medica vixit ann. 70.

Et tant d'autres. Quoi-qu'il en foit de ces métiers, Pline ne fut pas le feul qui cria contre ces défordres : car ce qu'on ap- pele la fage antiquité y étoit fi oppofée, que la Comedie même en fait raillerie ; que les Lacedemoniens condamnoient l'ufage des fards fous de groffes peines, & que Philippes de Macedoine chaffa un Juge du Senat, pour s'être peint les cheveux, difant qu'un homme qui avoit déguifé jufques à fon poil, ne meritoit pas d'être crû fincere en fes jugemens. Auffi Caton fe declara- t-il depuis contre tout ce qui avoit l'air de fard, & de fauffeté touchant les ornemens du corps. Quant aux Chrétiens, quoi- que tous les Peres de l'Eglife ayent declamé contre les fards, nous n'en voyons pas qui l'ayent fait avec tant de zele & d'élo- quence que Tertullien & Saint Hierome. Celui-là dit précifé- ment, *qu'il n'appartient qu'à l'animal dont ces femmes font imita- trices, & dont elles meritent le nom, de changer tous les jours de for- me : Qu'elles macerent leur vifage en des liqueurs & en des medicamens bizarres, comme fi ce n'étoit pas affez de le laver fans le frotter encore d'un vilain mélange. A quoy bon,* ajoûte-t-il, *d'employer les fucs des herbes & les préparations des mineraux pour teindre le cuir & les yeux, comme on teint la laine, faifant violence à la nature, & corrompant l'ufage des chofe qu'elle ne nous donne que pour une bonne fin.* S. Hierô- me fe moque d'une maniere encore bien plus piquante dans fes Lettres à Furia & à Marcella, *de ces Idoles de plâtre, qui fe rendent laides par des beautez empruntées, qui n'ofent répandre des larmes de*

Contra Valentinia- nos.

Idem de virginib. veland.

crainte d'y noyer toutes leurs feintes ; de ces femmes dont les rides comptent les années , malgré toutes les oppositions de l'art & de la frifure, & dont les tours de cheveux font de mauvais tours à leurs têtes , de quelques manieres qu'elles les tournent. Si aveugles au refte , qu'elles ne voient pas que les filles de leurs fils marquent trop évidemment que c'eft en vain qu'elles font les filles. A quoy Saint Cyprien ajoûte qu'il n'y a que celles qui ont perdu toute honte , & qui font à tout faire, qui fe plaifent aux fards & au luxe des habits. * En effet

Paulin. in Epitha-
lam. Julian.

> *Fruftra hæc fe mulier jactaverit effe pudica*
> *Quæ fe tam variis ornat adulteriis.*

Ce n'eft pas là tout, car ne fe contentans pas des fards du païs, elles en faifoient encore venir d'outre-mer.

> *Nitelas oris ex Arabicis frugibus*
> *Tenuem candificum , nobilem pulvifculum*
> *Complanatorem tumidæ gingivulæ*
> *Converritorium Pridianæ reliquiæ*
> *Ne quis vifatur tetra labes fordium*
> *Reftrictis forte fi labellis riferit.*

* Profp. Alpinus
Medic. egiptiorl. 3.
cap. 15.

Elles paffoient mêmes jufque à des bizarreries fi honteufes, qu'on auroit peine à le croire , fi de bons Auteurs ne nous en faifoient la peinture. * Ne faloit-il pas être folle pour vouloir farder jufques à la groffeffe , comme fit cette fille-femme dont il eft parlé dans Plutarque , laquelle étant obligée de fe baigner en compagnie , fe frotta tout le corps à la referve des reins, des lombes & du ventre , d'une herbe qui luy fit enfler tout le refte, à proportion de ces parties, que ce que Tertullien appele le tribut des mois , avoit élevées. Quelle extravagance de fe faire appliquer des ventoufes fcarifiées en divers endroits,

Michael Boduin. q.
14.

comme fit cette Damoifelle de Louvain qui vouloit paroître la plus blanche d'un bal , où elle devoit tenir fa partie.

> *Tanta eft quærendi cura decoris !*

Mais que n'arrive-t-il pas de ces extravagances ? Combien de femmes & de filles mortes de pâles couleurs & d'hidropifie , pour avoir feulement mangé du bled, de l'amidon , & de femblables cruditez qu'elles croyent propres à blanchir la peau ? Que n'eft-il pas arrivé à quelques-unes, qui pour n'avoir fait autre

* Ornamentorum & veftium infignia & lenocinia fucorum nonnifi proftitutis , & impudicis fœminis congruunt , & nullarum fere pretiofior cultus eft , quam quarum pudor vilis eft. Sic in fcripturis fanctis defcribitur civitas meretrix compta. *Cyprian. de habitu Virgin.*

chofe

choſe que ſe laver & baigner mal à propos dans des eaux froides, ont repouſſé un venin qui n'en eſt ſorti qu'avec plus de force, de furie & de peril, & dont les ſuites ont ſouvent été funeſtes? Quand même ces lotions & ces bains n'iroient qu'à une dépen-ſe extraordinaire, & à une moleſſe qui choque le Chriſtianiſ-me; que ne doit-on point craindre du côté de celuy qui ne nous donne des biens temporels que pour en faire un bon uſage? On n'a qu'à lire les Hiſtoires & à conſulter ce qui arrive ſou-vent à ces femmes perduës de moleſſe & de volupté, & particu-lierement ce qui arriva à Calis ſœur de Nicephore Empereur de Conſtantinople, épouſe de Dominico Silvio Duc de Veniſe, laquelle dédaignant de ſe ſervir de l'eau commune & ordinaire pour les uſages de la vie, fut ſurpriſe d'une ſi grande corrup-tion, que ni les eaux naturelles, ni celles que l'artifice & la dé-penſe purent fournir pendant une maladie qui n'avoit rien de naturel, ſe trouverent trop foibles pour laver & tarir les ordures, & le pus qui ſortoient de toutes les parties de ſon corps, & dans leſquelles elle mourut miſerablement.

Quant à ces ornemens des femmes ou plûtôt à ces contraintes, dont la matiere à la verité ne ſe tire pas de la Pharmacie, je croy peanmoins qu'ils ne meritent pas moins la cenſure de la Medecine, que tout ce que nous avons blâmé cy-devant, n'é-tant gueres moins contraires à la ſanté, & faiſant même partie des inventions de la Commotique. En effet, ces modes & tout ce qui expoſe la poitrine & la tête aux injures de l'air & du froid, ſont autant de cauſes de maladies, de langueurs & de villeſſes prématurées. Pour ne point parler de l'honnêteté qu'elles choquent, au point qu'un Poëte Payen & qui n'étoit pas trop chaſte, n'a pû s'empêcher de traiter les femmes qui expoſent leur chair à la veuë d'un chacun, de mal-aviſées & de malheu-reuſes.

Nuda humeros Pſechas, infelix nudiſque papillis. *Juvenal. Satir.* 6.

Ces parures qui ſont du beau monde, & ce qu'on appele *le Monde feminin* * il y a long-temps, & mêmes ces formes de corps de cuiraſſes, ſous prétexte de rendre la taille dégagée, ne la mettent-ils pas dans une captivité effective? Car aprés tout, ne vaudroit-il pas mieux paroître un peu moins grande & moins droite que de s'écraſer les poulmons, par une vanité dont on peut bien dire.

Quid non mortalia pectora copus?

* Mundus mulie-bris.

r

Mais quant il n'y auroit que les égards qu'on doit avoir l'un
pour l'autre, particulierement quand on a à vivre en societé ;

N'est-ce pas un sujet plaisant & bien commode,
De n'entendre parler que d'achapts & de mode,
De rencontrer par tout la pomade & le fard,
Et tant d'autres fatras qu'elle emprunte de l'art.
De la voir au miroir concerter sa posture,
Et du bel air panché prendre la tablature ,
Etudier la grace, amorcer ses regards,
Rappeler en leurs rangs quelques cheveux épars ,
Les compartir de nœuds à distances pareilles,
De fins ou faux brillans se charger les oreilles.
Pour la mouche chercher un poste avantageux ,
Apprendre à radoucir son air trop dédaigneux ,
Ajouter au souris la riante grimace ,
Sans découvrir les dents où la blancheur s'efface ,
Chasser par leur secours des levres la pâleur,
Ou d'un rouge appliqué réhausser la couleur.
Presser de tous côtez la molle corpulence ,
D'un sein qui s'émancipe & prend trop de licence ,
Ou faire avec grand soin rembourer son étui ,
Lors que pour se produire il a besoin d'appuy.
Arborer sur sa tête étage sur étage,
Des coëffes ou des points l'ondoyant équipage.
Aller dans le grand monde étaler ses appas,
Courir aux rendez-vous, dont le mari n'est pas ;
Donner à tous objets, être de toutes fêtes ,
Chercher de tous côtez à faire des conquêtes,
Et recevoir les vœux d'un tas de fins gausseurs,
De jeunes prétendans, de conteurs de douceurs ,
Qui pour se divertir dans le païs de Tendre ,
Sur sa rare beauté se plaisent à s'étendre.
La badine le souffre & le prend sur un ton,
Qu'elle se rit du bruit & du qu'en dira-t-on.
Là ce sont les emplois qui partagent sa vie,
Ce sont les passe-temps où l'âge la convie,
Ses delices, ses soins, ses divertissemens ,
Et les plus grands sujets de ses empressemens.
Et quand de son Printemps les plus belles années ;

Ont juſques au retour pouſſé ſes deſtinées,
Et que ſans nul reſpect, elles ont de leur ſeau,
Dans un âge avancé marqué ſa tendre peau.
Combien pour arrêter cette beauté fuyante,
Apporte-t-on de ſoins ? que de ſecrets on tente,
Que ne fait-elle pas pour reſiſter au temps,
Et pour ſe conſerver quelques vieux ſoupirans ;
Tant qu'enfin ſe rendant & changeant de conduite,
Elle aille ſe laver dans un bain d'eau benite,
Et ſans rabatire rien de ſa préſomption,
Prendre le grand parti de la devotion ?

Ce n'eſt pas, pour ne laiſſer aucun ſcrupule ſur cette matiere, qu'une Dame Chrétienne ne puiſſe avoir ſoin de ſe tenir propre. Les Saints mêmes n'ont ni blamé, ni défendu cette occupation, autre choſe eſt ſe débarboüiller, pour ainſi parler, autre choſe ſe barboüiller. Je tombe, dis-je, d'accord qu'une honnête-femme peut-être quelque temps à ſa toilette pour ſe nétoyer le viſage, & tout ce qui paroît au dehors. Elle peut même tordre les cordages de ſes cheveux, & tendre les voiles dont elle couvre ſa tête, pourveu que ces voiles ne ſoient enflez que d'un bon vent, que le vaiſſeau ne parte du Port que pour un bon commerce, & qu'il n'y ait aucune de ces peintures & de ces ornemens ſuperflus; qui loin de rendre ſa courſe plus ſeure & plus heureuſe, ne ſervent ſouvent qu'à le faire perdre.

Il y a encore d'autres ornemens, qui dans le vrai ſemblent être quelque choſe de fort indifferent, puiſqu'ils ne regardent pas la ſanté, & qu'ils ne nuiſent ni au cerveau, ni à la poitrine. Et neanmoins les Dames Romaines parurent ſi circonſpectes, que n'oſant refuſer de ſemblables preſens dont Pirrhus s'aviſa de les regaler, elles répondirent en les acceptant, qu'à la verité ils leur paroiſſoient digne de la magnificence d'un ſi grand Roy, mais qu'il ne leur étoit pas ſeant d'en faire montre & oſtentation. Des Dames Chrétiennes n'auront-elles donc pas honte d'être non ſeulement *rocoüées*, mais encore *matachiées* & *bijoutées*, comme des idoles du nouveau monde ? Car ſi ces bijoux ne ſont ce que Tertullien appelle les dépoüilles de quelque ſerpent * elles ſont au moins le ſeau de l'ancien ſerpent. En effet ces enſeignes de diamans vraies ou fauſſes, que ſont-elles, que des inſtrumens de la vanité & du vice, qui n'enſeignent que trop ce qu'on ne devroit pas chercher ?

Æliam in Varr. hiſtor.

* Et de frontibus draconum gemmas etui ſolitas & hoc deerit Chriſtianæ ut de ſerpente cul-

tior fiat ? Tertull de cultu fœmin.

Si pulchra es nimium ornata es. Plaut. in milit.

Tertul. lib. de cultu fœminar.

* *Illa placebit quæ formæ neglectu culta eft. Quemadmodum enim ea aqua eft optima quæ nil fapit, ita mulier tum demum bona quæ nil attraxit. Hippolitus redivivus pag 74.*

Ces nœuds, ces banderolles, & tout ce qui environne la tête n'aiant pas peu de raport avec les Couronnes des Payens; n'ont-ils pas tout-à-fait l'air de ce que Tertullien appelle *forma lanam*? Comme c'eſt donc aſſez d'être belle, quand on a reçû du Createur cette *felicité du corps, cet habit de feſte, cette impreſſion de la main de Dieu*, qu'il eſt permis de conſerver; n'eſt-ce pas vouloir outrer la nature, que de la parer avec trop de ſoin, & perdre non ſeulement le temps qui eſt cher, mais encore des vêtemens & des parures qui ſont ſuperflus * aux belles, & ſi inutiles aux laides, qu'ils ſe plaindroient de ſe trouver ſi mal placez, s'ils étoient capables de ſentiment?

> *Qualem iſte demens chlamidem diſperdit.*

✼✼✼

> *Quiſquis te aſpexit improbamque pompam*
> *Dit perdant ait, horridam puellam*
> *Quæ iſtos polluit haud miſerta cultus.*

En effet, ne peut-on pas dire en ces occaſions,

> *Iſabelle a beau ſe parer,*
> *Sa beauté ne peut plus durer,*
> *En vain elle fait la mignarde,*
> *Tous les jours elle s'enlaidit,*
> *Ce n'eſt pas que je la regarde,*
> *Mais tout le monde me le dit?*

Concluons donc que c'eſt en vain qu'on veut rajeunir par la Commotique. Les plaintes, les vœux ni les prieres ne rappelleront pas le paſſé, *nec pietas moram rugis afferet*, à plus forte raiſon les fards & les peintures ne ſeront que de vaines tentatives, dont les laides & les infirmes s'acheveront de peindre pitoyablement. Les bains, les extraits, les huiles, les ſucs, les Terres, les Fiels, les Mineraux, & particulierement le Mercure qui entre dans la compoſition des fards; ſont ordinairement ennemis du cerveau & des nerfs, & ſur tout ce dernier s'inſinuë ſi facilement dans le corps, que Cardan rapporte qu'on en trouva après la mort d'une femme juſques à deux onces dans ſa tête. Ajoûtez que ſi l'on en croit * Appulée, c'eſt non ſeulement une tres-vilaine choſe que le fard, mais qu'au fond, ce n'eſt qu'un appeau de mouches & de ſots.

Lib. de ſubtilitate.

* *Unguentaria res eſt noxia, fallax, ignominioſa illiberalis, figuris coloribus. lineamentis & ſenſu quodam decipiens.*

Scaliger in Hipponace.

> *Venale donis pectus improbæ Mœchæ*
> *Mœchos nec ultra prodigis ciens donis*
> *Quæcumque fuco lacteoque lomento*

Mutat colorem fefe ipfa mentitur
Annofque curvos fæculumque derugat;
Inertiam auget ex probratque naturâ.

On a beau fe crépir le vifage, on ne fe donnera jamais un véritable air de jeuneffe. Tout ce qu'on appele la magie noire des vieilles médailles, ne fait que blanchir un édifice ruiné par le temps, & dont le proprietaire fe rend ridicule quand il fait de la dépenfe, & qu'il prend des foins fuperflus pour l'orner. Mais quoy les rides mêmes ne peuvent pas mettre à raifon cette infame race d'Archianaffa, laquelle continua fon vilain commerce même dans une extréme vieilleffe? Car au refte ne fçait-on pas qu'il ne falut qu'un peu d'eau chaude à cette courtifane, dont parle Galien, pour mettre de la difference entre fa beauté & celle que fes compagnes avoient empruntée de la Commotique? Ainfi c'eft en vain qu'on lave une infinité de têtes Egyptiennes, & qu'on veut rendre des feüilles & de la verdeur à des arbres que le temps a deffechés. Tout ce qu'on fait pour cela n'eft rien que menfonge, *veri nihil, omnia falfa,* & c'eft pour cela qu'un de nos Poëtes parle en cette maniere à nos barboüillées.

Les hommes déteftent le fard,
Celles qui pratiquent cet art,
Les unes les autres s'accufent,
Il eft infuportable à tous.
Dames dont les foins en abufent,
Dites pour qui vous fardez-vous?

Epigramme de Gombaud Livre 2. Epigramme 76.

Quant aux Medecins, concluons encore que c'eft le devoir d'un Medecin Chrétien de dérober à la connoiffance du public autant qu'il le peut, tout ce que les Livres & la pratique de la Commotique n'ont rendu que trop connu. Qu'il eft obligé de fanctifier par un bon ufage, toutes les eaux & toutes les huiles de la Pharmacie. Que nôtre Medecine ne doit admettre que les *odeurs de vie pour la vie,* & ne courir qu'après les parfums du Divin époux. * Que tout ainfi qu'elle ne doit regarder les ornemens de Judith, que comme des infpirations de l'efprit Divin; elle ne doit regarder ceux des Tamars & des Jefabels, que comme des expirations du malin efprit, plus propres de ces malheureufes victimes des voluptez publiques, que de ces colombes du Chriftianifme, qui font bien plus d'eftime de la candeur des meurs que de la blancheur du vifage; & qu'enfin le feul blanc

* *In odorem unguentorum tuorum*

& l'unique rouge dont elle peut conseiller l'usage aux femmes & aux filles, est *le lin de la sainteté , & la pourpre de la pudeur,* seuls capables de leur attirer l'amour du Divin Epoux. *Manus lanis occupate, pedes domi figite, & plusquam in auro placebitis, Vestite vos serico probitatis, bissino sanctitatis, purpura pudicitiæ, taliter pigmentatæ Deum habebitis amatorem.*

Tertullian. de cultu fœm.

F I N,

A D D I T I O N S,

Page 128. ligne 29. aprés *Taumaturge*, ajoûtez , & ensuite par Georg. Villingan. Pictorius, *in Compend. rei Medic.* à cause du regime qu'il prescrivit aux Israëlites.

Page 151. ligne 21. aprés *Angleterre*, ajoûtez Henri VIII. Edouard VI. & Jacques I. Roy d'Angleterre, Eric IX. Roy de Dannemark, Christiern I. Jean son fils, Christiern III. Christiern IV. & Frideric II. Mathias Corvin Roy de Hongrie, Henri Roy de Portugal ; & enfin entre les derniers Empereurs, Charles IV, Sigismond, Maximilien I. Ferdinand I. Maximilien II. & Rodolphe II.

Page 157. ligne 18. aprés *mains*, ajoûtez ; mais il ne faut pas oublier icy que le docte André Tiraqueau s'est trompé dans son *Nomenclatura Medicorum*, quand il a fait Medecin Saint Basile Evêque d'Ancire, sur le témoignage de Saint Jérôme : car s'il eût bien lû le Texte qu'il allegue de son Livre *de scriptoribus Ecclesiastic.* il eût trouvé qu'il n'y a qu'une confusion de paroles dans le Latin qui ne conclud rien, quoi-qu'on y lise le mot de *Medecin*, mais hors d'œuvre, & que quant au Grec, il n'y est parlé ni de Medecin, ni de Medecine.

Page 161. ligne 1. aprés *Christ*, ajoûtez n'oublions pas pendant que nous sommes sur cette matiere, Fabius Pacius Medecin de Vincence, qui a mis les sept Pseaumes Penitentiaux en vers Italiens. Petrus Kirstenius Medecin de Breslau, qui a découvert & illustré un Code Arabique des quatre Evangelistes, & travaillé fort doctement sur le Cantique des Cantiques. Hieronimus Welschius qui a donné, outre ses Ouvrages de Medecine, des Traitez de pieté , & entres autres le *Religio Medici.*

Joan. Wierus Medecin Allemand qui a fait un Traité de la colere, où il n'y a pas moins de Theologie que de Medecine & de Philosophie.

Joan. Gherardus Medecin de Saxe, qui a fait le *Meditationes sacræ*, où à la reserve de ce qui regarde la Polemique , il n'y a rien que de tres-devot.

Richard Capel Theologien & Medecin natif de Glocestre en Angleterre, lequel s'étant retiré à la campagne l'an 1655. pendant les troubles de ce Royaume , y fit non seulement la Medecine avec charité ; mais encore y composa divers Sermons , & un Traité des Tentations qui furent fort bien reçües du public.

Page 165. ligne 6. après *Medecine*, ajoûtez , Pierre V. du nom Evêque de Salerne, étoit un sçavant Medecin , & apparemment celuy de Gesbert Prince de Salerne , qui le fit nommer à cet Evêché l'an de grace 958. où il mourut en odeur de sainteté , l'an onziéme de son Pontificat.

Page 169. ligne 20. après *Bibliotheque*, ajoûtez , Curianus appelé vulgairement *Abbas de curia*, est cité par Nicolaus Antidotarius *in Electuar. Ducis.*

Page 170. ligne 21. aprés *Philosophes.* Il ne faut pas non plus oublier qu'Ezechiel Stephanus Abbé du Monastere Cobaski prés d'Athenes , est un sçavant Medecin.

Page 171. ligne 31. aprés *Orderic*, ajoûtez , Vincent de Beauvais Bourguignon , qui se fit Religieux de l'Ordre de Saint Dominique du temps de Saint Louis Roy de France , a écrit plusieurs choses de la Medecine dans les Chapitres XIII. & XIV. & de son *speculum naturale.*

Page 173. ligne 12. *aprés cinq cent livres*, ajoûtez , Petrus de Alvernia Medecin du Roy Jean, Chanoine de Paris 1550. Jean de Guistri Medecin du même Roy & Chanoine de Paris 1536. *Ibidem.* Ligne 29. aprés l'an 1372. ajoûtez Guillelmus Cardoncelli Medecin , & Chanoine de Paris & Phisicien du Dausin de France, qui fut depuis le Roy Charles VI. Jean Avantagii Chanoine de Paris & Medecin de Charles VII. 1412. Petrus de Chassi Medecin & Chanoine de Paris, 1430.

Page 174. ligne 11. après *de France*, ajoûtez, Guillelm. d'Ange Medecin & Chanoine de Paris , 1444. Engueran. Parenti 1451. Gobert. Cordier 1464.

Ibid. ligne 20. aprés Faculté , ajoûtez , Jacobus Martin Archiprêtre & Curé de la Magdelaine, Profeſſeur en Theologie, Penitencier, Chanoine & Medecin de Paris 1521. Joan. de Reüil Chanoine & Medecin de Paris 1526. & Michael Lami 1533.

Page 175. ligne 31. aprés *Tournay*, ajoutez, Joann. Urſinus, Medecin de Leopold, étoit Chanoine & Profeſſeur à Zamolski en Pologne.

Page 197. ligne 16. aprés *l'an*, liſez 1560. ligne 21. liſez Anutius, au lieu d'*Antonius*. ligne 31. aprés *Seguſianus*, ajoûtez, Jacobus Peletarius Cænoman. 1582. ligne 33. effacez Vincent. Burgund. Belloy. 1520.

Ligne 28. aprés *Fritſchius*, ajoûtez, Juriſconſulte Alleman.

Page 198. ligne 27. aprés *Bodekenus*, ajoûtez, Joannes Oporinus, Joannes Cuſpinianus.

Ibid. Ligne 31. aprés *jeſuites*, ajoûtez, Annibal Codret Savoiard, lequel aprés avoir fait quelque temps la Medecine, ſe fit Jeſuite 1546.

Page 199. ligne 9. aprés *propria*, ajoûtez, auquel le celebre Medecin Louis Anguillara donne de grands Eloges dans l'Epître liminaire du Livre des Simples qu'il luy dédie, où il le qualifie Medecin de Madame Marguerite Ducheſſe de Berry, fille du Roy François I.

Page 274. ligne 4. aprés *Philoſophes*, ajoûtez, par Herophile qui appelle le Medecin la main de Dieu, & par Galien qui appelle les ſçavans Medecins enfans des Dieux.

Page 280. ligne 38. liſez au lieu de 1580. 1530.

A PARIS,
De l'Imprimerie d'ANTOINE LAMBIN, 1689.

TABLE
DE LA PREMIERE
& seconde Partie.

ʃ

f ij

ſ iij

Table de la troisiéme Partie.

cvj
lxiv

Fautes d'impreſſion de la premiere & ſeconde Parties.

Page 1. ligne 2. de *lifez* & Pag. 2. ligne 3. le *lifez* les. Ligne 11. & 14. *lifez* Ecclefiaftique. En marge Evotius, *lifez* Hugo Grotius. Page 14. ligne 40. quatre, *lifez* qui ze Page 54. ligne 30. *lifez* Selinontius. Page 55. ligne 7 de vivant, *lifez* qui ait eu vie. page 48 ligne 2 *principata*, *lifez principata*. page 69 ligne 23. repaifſoir, *lifez* repaifſant. page 125 ligne 11 viendroit, *lifez* voudroit. page 127 ligne 5, *lifez* fur le livre des Sectes de Galien. page 150. ligne 19 aprés l'an, *ajoûtez* 1160. page 213. ligne 36. pitié, *lifez* pieté. page 115 ligne 7 fublime, *lifez* fubtile. page 217 ligne 1. *neque*, *lifez negat*. page 246 ligne 27 *lifez Violanates*, ou ceux qui fe font violence. page 265 ligne 8 *lifez* ce qui n'eſt pas. page 266 ligne 10 Valerde, *lifez* Valerioia. page 377 ligne 14. élevet, *lifez* enlever. page 291 ligne 2. prompt, *lifez* précis. page 408 ligne 9 aprés malheurux, *ajoûtez* fuccez. page 421 ligne 23 trouvoient, *lifez* trouvent. page 426 ligne 33 tica, *lifez* fatiricâ. page 415 ligne 29 difpofition *lifez* difpenſation. page 450 ligne 11 *lifez* meritoit bien qu'on le. page 457 ligne 30, *lifez* de toutes les ruës. page 466 ligne 23. legataire, *lifez* legatur. page 504 ligne 10 prudence, *lifez* providence. page 519 ligne 15. fond, *lifez* feu. page 543. ligne 14 partant, *lifez* paroît.

Fautes de la troiſiéme Partie.

Page xlv *lifez* difent-ils. page lxiv ligne 5 de ceux, *lifez* eux. page lxx ligne 11 Agarie, *lifez* Agarie. page xcv *lifez* qui n'avoient mangé que de ces cerifes. page cr ligne 1. graine, *lifez* graiſſe. Page lxxvj ligne 36 *lifez* Montagne. page cij oſtez en marge ce qui fuit Toxemata.

Extrait du Privilege du Roy.

PAR grace & Privilege du Roy, donné à Verſailles le feptiéme jour de Janvier 1689. figné par le Roy en ſon Confeil, Du Gone; Il eſt permis au fieur Bernier Confeiller & Medecin ordinaire de feuë Madame Ducheſſe Doüairiere d'Orleans, de faire imprimer un Livre intitulé *Eſſais de Medecine*, en telle marge & caractere que bon luy femblera, durant le temps & eſpace de huit années, à compter du jour que ledit Livre fera achevé d'imprimer & mis en vente pour la premiere fois. Avec défenſe à tous Libraires, Imprimeurs & autres de l'imprimer ni contrefaire fous quelque pretexte que ce ſoit, meſme d'impreſſion étrangere ou autrement, ſans le conſentement dudit Expoſant, à peine de trois mille livres d'amende, confiſcation des Exemplaires qui ſe trouveront contrefaits, & de tous dépens, dommages & interets; ainſi qu'il eſt plus amplement porté par leſdites Lettres de Privilege.

Ledit fieur Bernier a cedé ſon droit de Privilege à Simon Langronne Marchand Libraire, ſuivant l'accord fait entr'eux.

Regiſtré fur le Livre de la Communauté des Imprimeurs & Libraires de Paris, le 21. jour de Juillet 1689. Signé, J. B. COIGNARD, Syndic.

Achevé d'imprimer pour la premiere fois, le trentiéme Juillet 1689.

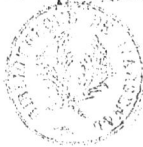

www.ingramcontent.com/pod-product-compliance
Lightning Source LLC
Chambersburg PA
CBHW031542210326
41599CB00015B/1980